传统医学师承人员出师和确有专长人员考核指导

国家中医药管理局中医师资格认证中心　编写

中国中医药出版社
·北　京·

图书在版编目（CIP）数据

传统医学师承人员出师和确有专长人员考核指导/国家中医药管理局中医师资格认证中心编写 . —北京：中国中医药出版社，2016.4（2025.3 重印）

ISBN 978 - 7 - 5132 - 3218 - 0

Ⅰ.①传…　Ⅱ.①国…　Ⅲ.①中医师 - 资格考试 - 自学参考资料　Ⅳ.①R2

中国版本图书馆 CIP 数据核字（2016）第 015655 号

中 国 中 医 药 出 版 社 出 版

北京经济技术开发区科创十三街31号院二区8号楼

邮政编码　100176

传真　010-64405721

廊坊市祥丰印刷有限公司印刷

各地新华书店经销

*

开本 787×1092　1/16　印张 47　字数 1142 千字

2016 年 4 月第 1 版　2025 年 3 月第 15 次印刷

书　号　ISBN 978 - 7 - 5132 - 3218 - 0

*

定价　168.00 元

网址　www. cptcm. com

《传统医学师承人员出师和确有专长人员考核指导》

专家编审委员会

（按姓氏笔画排序）

出版说明

2007 年 2 月，卫生部颁布《传统医学师承和确有专长人员医师资格考核考试办法》（卫生部令第 52 号），同年，国家中医药管理局依据 52 号令制定了《传统医学师承出师考核和确有专长考核实施方案（试行）》（以下简称实施方案）和《传统医学出师考核和确有专长考核大纲（试行）》（以下简称考核大纲），国家中医药管理局中医师资格认证中心参加了实施方案与考核大纲的编写。

近年来，各地纷纷开展了此项考核工作。国家中医药管理局中医师资格认证中心陆续接到关于考试命题、参考用书等的咨询，也承接了甘肃、吉林等部分省份的委托命题任务。为更好地指导广大考生根据大纲进行系统复习，使考核工作更加客观规范化进行，国家中医药管理局中医师资格认证中心组织专家编写了此书，希望能对各省开展工作、考生应试复习有所裨益，对提高考生诊疗水平、为民众提供高质量的医疗服务有所助益。

本书为国家中医药管理局制定的考核大纲内容的细化与扩展，专家在编写时，充分考虑了其导向性、实用性，注重考生临床思维能力及岗位胜任能力的培养与提高，并附模拟试题，以利于考生学习、练习。

衷心感谢专家组成员的辛勤付出！

国家中医药管理局中医师资格认证中心

2016 年 3 月

目 录

实践技能部分

综合笔试部分

附　录

实践技能部分

第一章　基本操作

第一节　望　诊

（一）望面色的影响因素

1. 光线

有色光线可使面色发生相应的色调改变而失其本来面色，故望色诊病时应在自然光线（日光）下进行，如无自然光线也应在无色灯光下进行。

2. 昼夜

白昼卫气浮于表，则面色光泽外映；黑夜卫气沉于里，则面色隐约内含。

3. 情绪

喜则神气发扬而面赤，怒则肝气横逆而面青，忧则气并于中而色沉，思则气结于脾而面黄，悲则气消于内而泽减，恐则精神荡惮而面白。

4. 饮食

酒后脉络扩张，则面红目赤；饱食胃气充盈，则面部荣润光泽；过饥胃气消减，则面色泽减而少气。

（二）诊察小儿指纹

诊察小儿指纹时，让家属抱小儿向光，医生用左手拇指和食指握住小儿食指末端，再以右手拇指的侧缘蘸少许清水，在小儿食指掌侧前缘从指尖向指根部推擦几次，用力要适中，使指纹显露，然后在三关的部位观察指纹的形色变化，以诊察内在的病变。

（三）观察舌象

观察舌象，一般先看舌尖，再舌中、舌侧，最后看舌根部。先看舌体的色质，再看舌苔。因为舌体的色、质位深而易变，舌苔浅表而容易观察。若伸舌时间过久，舌体易随血管变形而色泽变化，而舌苔覆盖于舌体上，一般不会随观察的久暂而变化。如果一次望舌判断不清，可令病人休息 3～5 分钟后，重复望舌一次。

当舌苔和舌体变化不一致时，应对二者的病因病机以及相互关系进行综合分析。如：舌体淡白，苔黄腻，其舌淡白多主虚寒，而苔黄腻又常为湿热之征，舌色和苔色虽有寒热之别，但是舌质主要反映正气，舌苔主要反映病邪，所以，脾胃虚寒而感受湿热之邪可见上述之舌象，表明本虚标实，寒热夹杂的病变特征。

舌体红绛，苔白滑腻，其舌色红绛属内热盛，而白滑腻苔又常见于寒湿困阻，苔和舌亦反映了寒热两种病证，分析其成因可能是由于外感热病，营分有热，故舌色红绛，但气分有湿，则苔白滑而腻；又有素体阴虚火旺，复感寒湿之邪或饮食积滞，亦可见红绛舌白滑腻苔。

所以，当舌苔和舌体变化不一致时，往往提示体内存在两种或两种以上的病理变化，病情一般比较复杂，舌象的辨证意义亦是二者的结合，临床应注意分析病变的标本缓急。

第二节　闻　诊

从咳声分辨病证的性质：

1. 咳声重浊沉闷而有力者，多为寒痰湿浊停聚于肺所致，属实证。

2. 咳声轻清低微而无力者，多因久病肺气虚损所致，属虚证。

3. 咳声不扬，痰稠色黄，不易咯出者，多因热邪犯肺所致，属热证。

4. 咳有白痰，量多易出者，多因痰湿阻肺所致，属实证。

5. 干咳无痰或少痰，多属燥邪犯肺或阴虚肺燥所致。

6. 咳声短促，呈阵发性、痉挛性，连续不断，咳后有鸡鸣样回声，并反复发作者，为顿咳（又称为百日咳），因风邪与痰热搏结所致，常见于小儿。

7. 咳声如犬吠，伴有声音嘶哑，吸气困难，是肺肾阴虚，疫毒攻喉所致，多见于白喉。

第三节　切　诊

寸口诊脉常用的指法有：

（一）选指

医生选用左手或右手的食指、中指和无名指三个手指指目，手指指端平齐，手指略呈弓形倾斜，与受诊者体表约呈45°角为宜。

（二）布指

医生下指时，先用中指按在掌骨内侧的桡动脉处定关位，再用食指按在关前（腕侧）以定寸位，用无名指按在关后（肘侧）以定尺位。

布指要依据病人高矮、手臂长短和医生的手指粗细，做适当疏密的调整。病人身高臂长，或医生的手指较细者，医生三指排布稍疏松，反之则宜紧密。对于小儿，因其寸口较短，一般多用拇指一指定三关，不必细分寸、关、尺三部。

（三）运指

运指指医生布指之后，运用指力的轻重、挪移及布指变化以体察脉象的方法。

1. 举法

举法指医生用轻指力按在寸口脉搏跳动部位以体察脉象的方法，故又称为浮取。

2. 按法

按法指医生用重指力按至筋骨间以体察脉象的方法，故又称为沉取。

3. 寻法

寻法指医生指力不轻不重，按至肌肉，并调节适当指力，或前后左右推寻，以细细体察脉象的方法，故又称为中取。

4. 总按

总按即三个手指同时用大小相等的指力诊脉的方法，是从总体辨别脉象。

5. 单按

单按即用一个手指诊察寸关尺的某一部脉象的方法。主要用来重点判别各部脉象的形态特征。

第四节 拔 罐

拔罐法是以罐为工具，利用燃烧、抽吸、挤压等方法排除罐内空气，造成负压，使之吸附于腧穴或相应体表，产生刺激，使被拔部位的皮肤充血、瘀血，以达到防治疾病目的的方法。

（一）拔罐方法

拔罐时，可根据不同的病情，选用不同的拔罐方法，常用的拔罐法有以下几种：

1. 留罐法

将罐吸附在体表后，使罐吸拔留置于施术部位，留罐的时间视拔罐后皮肤的反应与病人的体质而定，一般为 10～15 分钟，然后将罐起下。

此法是常用的一种方法，一般疾病均可应用，而且单罐、多罐皆可应用。

2. 走罐法

走罐法亦称推罐法或拉罐法。拔罐时先在施术部位的皮肤或罐口上涂一层凡士林等润滑油，再将罐拔住，然后，医者用右手握住罐体，向上下或左右需要拔的部位往返推动，至所拔部位的皮肤红润、充血甚或瘀血时，将罐起下。

此法适宜于面积较大、肌肉丰厚部位，如脊背、腰臀、大腿等部位。

3. 闪罐法

闪罐法即将罐拔住后，立即起下，反复多次地拔住起下、起下拔住，直至皮肤潮红、充血或瘀血为度。

多用于局部皮肤麻木、疼痛或功能减退等疾患，尤其适用于不宜留罐的部位，如小儿、年轻女性的面部。

4. 刺血拔罐法

刺血拔罐法又称刺络拔罐法。将施术部位的皮肤消毒后，用三棱针点刺或皮肤针叩刺出血后，再将罐吸附于点刺的部位，使之出血，以加强刺血治疗的作用。出血量视病情而定，少则几滴，多则 3～5mL。一般刺血后拔罐留置 10～15 分钟。

多用于热证、实证、瘀血证及某些皮肤病，如神经性皮炎、痤疮、丹毒、扭伤、乳痈等。

（二）拔罐的作用和适应范围

拔罐法具有通经活络、行气活血、消肿止痛、祛风散寒等作用。其适应范围较为广泛，一般多用于风寒湿痹、腰背肩臂腿痛、关节痛、软组织闪挫扭伤、伤风感冒、头痛、咳嗽、哮喘、胃脘痛、呕吐、腹痛、痛经、中风偏枯、瘀血痹阻等。此外可用于防病保健、解除疲劳。

（三）拔罐的注意事项

1. 拔罐操作时要做到动作稳、准、轻、快；患者体位要舒适，拔罐后不要移动体位；同时拔多个罐时，罐间距离不宜太近；拔针罐时应避免碰压针柄；留罐过程中，若出现疼痛可减压放气或立即起罐；起罐时不可强拉或旋转罐具，以免引起疼痛或损伤。

2. 拔罐时要选择适当体位和肌肉丰满的部位。若体位不当、移动、骨骼凸凹不平、毛发较多，火罐容易脱落。

3. 拔罐时要根据所拔部位的面积大小而选择大小适宜的罐。

4. 用火罐时应注意勿灼伤或烫伤皮肤。若烫伤或留罐时间太长而皮肤起水泡时，小的无须处理，仅敷以消毒纱布，防止擦破即可。水泡较大时，用消毒针将水放出，涂以烫伤油等，或用消毒纱布包敷，以防感染。

4. 皮肤过敏、溃疡、水肿及心脏大血管分布部位，不宜拔罐；高热抽搐者，以及孕妇的腹部、腰骶部位，不宜拔罐；有自发性出血倾向的疾患、高热、抽搐等禁止拔罐。

第五节　常用针灸腧穴

1. 列缺

【定位】在前臂，腕掌侧远端横纹上1.5寸，拇短伸肌腱和拇长展肌腱之间，拇长展肌腱沟的凹陷中。简便取穴法：两手虎口自然平直交叉，一手食指按在另一手桡骨茎突上，指尖下凹陷中是穴。

【主治】①咳嗽、气喘、咽喉肿痛等肺系病证；②头痛、齿痛、项强、口眼喎斜等头面部疾患；③手腕痛。

2. 少商

【定位】在手指，拇指末节桡侧，指甲根角侧上方0.1寸（指寸）。

【主治】①咽喉肿痛、鼻衄等肺系实热证；②高热，昏迷，癫狂；③指肿，麻木。

3. 商阳

【定位】在手指，食指末节桡侧，指甲根角侧上方0.1寸（指寸）。

【主治】①齿痛、咽喉肿痛等五官疾患；②热病、昏迷等热证、急症；③手指麻木。

4. 合谷

【定位】在手背，第2掌骨桡侧的中点处。简便取穴法：以一手的拇指指间关节横纹，放在另一手拇、食指之间的指蹼缘上，当拇指下是穴。

【主治】①头痛、目赤肿痛、鼻衄、齿痛、口眼喎斜、耳聋等头面五官诸疾；②发热恶寒等外感病证；③热病无汗或多汗；④经闭、滞产等妇产科病证；⑤上肢疼痛、不遂；⑥牙拔除术、甲状腺手术等口面五官及颈部手术针麻常用穴。

5. 曲池

【定位】在肘区，屈肘成直角，在尺泽与肱骨外上髁连线中点凹陷处。

【主治】①手臂痹痛、上肢不遂等上肢病证；②热病；③眩晕；④腹痛、吐泻等肠胃病证；⑤咽喉肿痛、齿痛、目赤肿痛等五官热性病证；⑥瘾疹、湿疹、瘰疬等皮外科疾患；⑦癫狂。

6. 肩髃

【定位】在三角肌区，肩峰外侧缘前端与肱骨大结节两骨间凹陷中。

【主治】①肩痛不举，上肢不遂；②瘰疬；③瘾疹。

7. 迎香

【定位】在面部，鼻翼外缘中点旁，鼻唇沟中。

【主治】①鼻塞，鼻衄，鼻渊；②口㖞，面痒，面肿。

8. 四白

【定位】在面部，眶下孔处。

【主治】①目赤肿痛，目翳，近视；②口㖞，眼睑𥆧动；③头痛，眩晕，面痛。

9. 地仓

【定位】在面部，口角旁约0.4寸（指寸）。

【主治】口㖞、流涎、面痛等局部病证。

10. 下关

【定位】在面部，颧弓下缘中央与下颌切迹之间凹陷中。

【主治】①牙关不利、面痛、齿痛、口眼㖞斜等面口病证；③耳聋、耳鸣、聤耳等耳疾。

11. 天枢

【定位】在腹部，横平脐中，前正中线旁开2寸。

【主治】①腹痛、腹胀、便秘、腹泻、痢疾等胃肠病证；②月经不调、痛经等妇科疾患。

12. 犊鼻

【定位】在膝前区，髌韧带外侧凹陷中。

【主治】①膝肿、疼痛、屈伸不利。②下肢痿痹。

13. 足三里

【定位】在小腿外侧，犊鼻下3寸，胫骨前嵴外一横指处，犊鼻与解溪连线上。

【主治】①胃痛、呕吐、噎膈、腹胀、腹泻、痢疾、便秘等胃肠病证；②下肢痿痹；③心悸、眩晕、癫狂等心、神志病；④乳痈、肠痈等外科疾患；⑤虚劳诸证，为强壮保健要穴。

14. 三阴交

【定位】在小腿内侧，内踝尖上3寸，胫骨内侧缘后际。

【主治】①肠鸣腹胀、腹泻等脾胃病证；②月经不调、带下、阴挺、不孕、滞产等妇产科病证；③遗精、阳痿、遗尿等生殖泌尿系统疾患；④心悸，失眠，眩晕；④下肢痿痹；⑤湿疹，荨麻疹。

15. 阴陵泉

【定位】在小腿内侧，胫骨内侧髁下缘与胫骨内侧缘之间的凹陷中。

【主治】①腹胀、腹泻、水肿、黄疸等脾湿证；②小便不利、遗尿、尿失禁等泌尿系统疾患；③膝痛、下肢痿痹等下肢病证；④阴部痛、痛经、带下、遗精等妇科和男科病证。

16. 血海

【定位】在股前区，髌底内侧端上2寸，股内侧肌隆起处。简便取穴法：患者屈膝，医者以左手掌心按于患者右膝髌骨上缘（或者右手掌心按于患者左膝髌骨上缘），第2～5

指向上伸直，拇指约成45°斜置，拇指尖下是穴。

【主治】①月经不调，痛经，经闭，崩漏；②湿疹，瘾疹，丹毒，皮肤瘙痒。

17. 通里

【定位】在前臂前区，腕掌侧远端横纹上1寸，尺侧腕屈肌腱的桡侧缘。

【主治】① 心悸、怔忡等心病；②舌强不语，暴喑；③腕臂痛。

18. 神门

【定位】在腕前区，腕掌侧远端横纹尺侧端，尺侧腕屈肌腱的桡侧凹陷处。

【主治】心痛、心烦、惊悸、怔忡、健忘、失眠、痴呆、癫狂痫等心与神志病证。

19. 后溪

【定位】在手内侧，第5掌指关节尺侧近端赤白肉际凹陷中。

【主治】①头项强痛，腰背痛，手指及肘臂挛痛等痛证；②癫狂痫。

20. 听宫

【定位】在面部，耳屏正中与下颌骨髁突之间的凹陷中。

【主治】①耳鸣、耳聋、聤耳等耳疾；②齿痛；③癫狂痫。

21. 风门

【定位】在脊柱区，第2胸椎棘突下，后正中线旁开1.5寸。

【主治】①感冒、咳嗽、发热、头痛等外感病证；②项强，胸背痛。

22. 胃俞

【定位】在脊柱区，第12胸椎棘突下，后正中线旁开1.5寸。

【主治】胃脘痛、呕吐、腹胀、肠鸣等胃肠疾病。

23. 肾俞

【定位】在脊柱区，第2腰椎棘突下，后正中线旁开1.5寸。

【主治】①头晕、耳鸣、耳聋等肾虚病证；②遗尿、遗精、阳痿、早泄、不育等泌尿生殖系疾患；③月经不调、带下、不孕等妇科病证；④腰痛；⑤慢性腹泻。

24. 委中

【定位】在膝后区，腘横纹中点。

【主治】①腰背痛、下肢痿痹等腰及下肢病证；②腹痛、急性吐泻等急症；③丹毒，皮肤瘙痒，疔疮。

25. 秩边

【定位】在骶区，横平第4骶后孔，骶正中嵴旁开3寸。

【主治】①腰骶痛、下肢痿痹等腰及下肢病证；②小便不利，癃闭；③便秘，痔疾。

26. 承山

【定位】在小腿后区，腓肠肌两肌腹与肌腱交角处。

【主治】①腰腿拘急，疼痛；②痔疾，便秘。

27. 昆仑

【定位】在踝区，外踝尖与跟腱之间的凹陷中。

【主治】①后头痛，项强，腰骶疼痛，足踝肿痛；②癫痫；③滞产。

28. 至阴

【定位】在足趾，小趾末节外侧，趾甲根角侧后方0.1寸（指寸）。

【主治】①胎位不正，滞产；②头痛，目痛，鼻塞，鼻衄。

29. 涌泉

【定位】在足底，屈足卷趾时足心最凹陷中（约当足底第2、3趾蹼缘与足跟连线的前1/3与后2/3交点凹陷中）。

【主治】①昏厥、中暑、小儿惊风、癫狂痫、头痛、头晕、目眩、失眠等急症及神志病证；②咯血、咽喉肿痛、喉痹、失音等肺系病证；③大便难，小便不利；④奔豚气；⑤足心热。

30. 太溪

【定位】在踝区，内踝尖与跟腱之间的凹陷中。

【主治】①头痛、目眩、失眠、健忘、遗精、阳痿等肾虚证；②咽喉肿痛、齿痛、耳鸣、耳聋等阴虚性五官病证；③咳嗽、气喘、咯血、胸痛等肺系疾患；④消渴，小便频数，便秘；⑤月经不调；⑥腰脊痛，下肢厥冷，内踝肿痛。

31. 内关

【定位】在前臂前区，腕掌侧远端横纹上2寸，掌长肌腱与桡侧腕屈肌腱之间。

【主治】①心痛、胸闷、心动过速或过缓等心系病证；②胃痛、呕吐、呃逆等胃腑病证；③中风，偏瘫，眩晕，偏头痛；④失眠、郁证、癫狂痫等神志病证；⑤肘臂挛痛。

32. 支沟

【定位】在前臂后区，腕背侧远端横纹上3寸，尺骨与桡骨间隙中点。

【主治】①便秘；②耳鸣，耳聋，暴喑；③胁肋疼痛。

33. 外关

【定位】在前臂后区，腕背侧远端横纹上2寸，尺骨与桡骨间隙中点。

【主治】①热病；②头痛、目赤肿痛、耳鸣、耳聋等头面五官病证；③胁肋痛；④上肢痿痹不遂。

34. 翳风

【定位】在颈部，耳垂后方，乳突下端前方凹陷中。

【主治】①耳鸣、耳聋等耳疾；②口眼喎斜、牙关紧闭、颊肿等面、口病证；③瘰疬。

35. 角孙

【定位】在头部，耳尖正对发际处。

【主治】①头痛，项强；②目赤肿痛，目翳；③齿痛，颊肿，痄腮。

36. 风池

【定位】在颈后区，枕骨之下，胸锁乳突肌上端与斜方肌上端之间的凹陷中。

【主治】①头痛、眩晕、失眠、中风、癫痫、耳鸣、耳聋等内风所致的病证；②感冒、热病、口眼喎斜等外风所致的病证；③目赤肿痛、视物不明、鼻塞、鼻衄、咽痛等五官病证；④颈项强痛。

37. 环跳

【定位】在臀部，股骨大转子最凸点与骶管裂孔连线的外1/3与内2/3交点处。

【主治】①腰腿痛、下肢痿痹、半身不遂等腰腿疾患；②风疹。

38. 阳陵泉

【定位】在小腿外侧，腓骨小头前下方凹陷中。

【主治】①黄疸、胁痛、口苦、呕吐、吞酸等肝胆犯胃病证；②膝肿痛，下肢痿痹、麻木；③小儿惊风。

39. 悬钟

【定位】在小腿外侧，外踝尖上3寸，腓骨前缘。

【主治】①痴呆、中风、半身不遂等髓海不足疾患；②颈项强痛，胸胁满痛，下肢痿痹，脚气。

40. 太冲

【定位】在足背，第1、2跖骨间，跖骨底结合部前方凹陷中，或触及动脉搏动。

【主治】①中风、癫狂痫、小儿惊风、头痛、眩晕、耳鸣、目赤肿痛、口歪、咽痛等肝经风热病证；②月经不调、痛经、经闭、崩漏、带下、难产等妇科病证；③黄疸、胁痛、腹胀、呕逆等肝胃病证；④癃闭，遗尿；⑤下肢痿痹，足跗肿痛。

41. 腰阳关

【定位】在脊柱区，第4腰椎棘突下凹陷中，后正中线上。

【主治】①腰骶疼痛，下肢痿痹；②月经不调、赤白带下等妇科病证；③遗精、阳痿等男科病证。

42. 命门

【定位】在脊柱区，第2腰椎棘突下凹陷中，后正中线上。

【主治】①腰脊强痛，下肢痿痹；②月经不调、赤白带下、痛经、经闭、不孕等妇科病证；③遗精、阳痿、精冷不育、小便频数等男性肾阳不足病证；④小腹冷痛，腹泻。

43. 大椎

【定位】在脊柱区，第7颈椎棘突下凹陷中，后正中线上。

【主治】①热病、疟疾、恶寒发热、咳嗽、气喘等外感病证；②骨蒸潮热；③癫狂痫证、小儿惊风等神志病证；④项强，脊痛；⑤风疹，痤疮。

44. 百会

【定位】在头部，前发际正中直上5寸。

【主治】①痴呆、中风、失语、瘛疭、失眠、健忘、癫狂痫证、癔症等心脑及神志病证；②头风、头痛、眩晕、耳鸣等头面病证；④脱肛、阴挺、胃下垂、肾下垂等气失固摄而致的下陷性病证。

45. 神庭

【定位】在头部，前发际正中直上0.5寸。

【主治】①癫狂痫，不寐，惊悸；②头痛，眩晕，目赤，目翳，鼻渊，鼻衄。

46. 水沟

【定位】在面部，人中沟的上1/3与下2/3交界点处。

【主治】①昏迷、晕厥、中风、中暑、休克、呼吸衰竭等急危重症，为急救要穴之一；②癔症、癫狂痫、急慢惊风等神志病证；③鼻塞、鼻衄、面肿、口歪、齿痛、牙关紧闭等面鼻口部病证；④闪挫腰痛。

47. 印堂

【定位】在头部，两眉毛内侧端中间的凹陷中。

【主治】①痴呆、痫证、失眠、健忘等神志病证；②头痛，眩晕；③鼻衄，鼻渊；

④小儿惊风，产后血晕，子痫。

48. 中极

【定位】在下腹部，脐中下 4 寸，前正中线上。

【主治】①遗尿、小便不利、癃闭等泌尿系病证；②遗精、阳痿、不育等男科病证；③月经不调、崩漏、阴挺、阴痒、不孕、产后恶露不止、带下等妇科病证。

49. 关元

【定位】在下腹部，脐中下 3 寸，前正中线上。

【主治】①中风脱证、虚劳冷惫、羸瘦无力等元气虚损病证；②少腹疼痛，疝气；③腹泻、痢疾、脱肛、便血等肠腑病证；④五淋、尿血、尿闭、尿频等泌尿系病证；⑤遗精、阳痿、早泄、白浊等男科病；⑥月经不调、痛经、经闭、崩漏、带下、阴挺、恶露不尽、胞衣不下等妇科病证；⑦保健灸常用穴。

50. 气海

【定位】在下腹部，脐中下 1.5 寸，前正中线上。

【主治】①虚脱、形体羸瘦、脏气衰惫、乏力等气虚病证；②水谷不化、绕脐疼痛、腹泻、痢疾、便秘等肠腑病证；③小便不利、遗尿等泌尿系病证；④遗精，阳痿，疝气；⑤月经不调、痛经、经闭、崩漏、带下、阴挺、产后恶露不止、胞衣不下等妇科病证；⑥保健灸常用穴。

51. 神阙

【定位】在脐区，脐中央。

【主治】①虚脱、中风脱证等元阳暴脱；②腹痛、腹胀、腹泻、痢疾、便秘、脱肛等肠腑病证；③水肿，小便不利；④保健灸常用穴。

52. 中脘

【定位】在上腹部，脐中上 4 寸，前正中线上。

【主治】①胃痛、腹胀、纳呆、呕吐、吞酸、呃逆、小儿疳疾等脾胃病证；②黄疸；②癫狂痫、脏躁、失眠等神志病。

53. 太阳

【定位】在头部，当眉梢与目外眦之间，向后约一横指的凹陷处。

【主治】①头痛；②目疾；③面瘫，面痛。

54. 十宣

【定位】在手指，十指尖端，距指甲游离缘 0.1 寸（指寸），左右共 10 穴。

【主治】①昏迷；②癫痫；③高热，咽喉肿痛；④手指麻木。

第六节　常见急症的针灸技术应用

（一）晕厥

1. 辨证要点

晕厥常与气血不足、恼怒等因素有关。病位在脑，与肝、心、脾关系密切。体质虚弱或情志过激，阴阳之气不相顺接，气血运行失常，导致晕厥的发生。

临床表现为骤起而短暂的意识和行动丧失。突然昏仆，兼面色苍白，四肢厥冷，舌淡，苔薄白，脉细缓无力者，为虚证；素体健壮，偶因外伤、恼怒等致突然昏仆，兼呼吸急促，牙关紧闭，舌淡，苔薄白，脉沉弦者，为实证。

2. 治法

苏厥醒神。以督脉穴为主。

3. 处方

主穴：水沟、百会、内关、足三里。

配穴：虚证配气海、关元，实证配合谷、太冲。

方义：水沟、百会为督脉经穴，为醒脑开窍之要穴；内关为心包经之络穴，可醒神宁心；足三里补益气血，使气血上奉于头以苏厥醒神。

4. 治疗操作

毫针虚补实泻法。

（二）虚脱

1. 辨证要点

虚脱常因大汗、大吐、大泻、大失血等，严重损伤气血津液，致脏腑阴阳失调，气血不能供养全身所致，甚者可导致阴阳衰竭，出现亡阴亡阳的危候。

主要表现是面色苍白，汗出淋漓，神情迟钝，四肢厥逆，少尿或二便失禁，甚则昏迷，血压下降，脉微欲绝。大汗淋漓，汗清稀而凉，手足冷，舌质胖，脉细无力或芤大者，为亡阳；汗出黏而热，手足温，口渴，脉细数无力者，为亡阴。若病情恶化，每可导致阴阳俱脱的危候。

2. 治法

回阳固脱，苏厥救逆。以督脉、手厥阴经穴为主。

3. 处方

主穴：素髎、水沟、内关。

配穴：亡阳者配气海、关元、足三里；亡阴者配太溪、涌泉。昏迷者配中冲；肢冷脉微者配百会、神阙。

方义：素髎属督脉，可升阳救逆，开窍醒神，升高血压；水沟为急救要穴，可醒脑开窍；内关可宁心安神，改善心脏功能。

4. 治疗操作

素髎、水沟毫针泻法；内关毫针补法。

（三）抽搐

1. 辨证要点

抽搐常与感受六淫疫毒、暴怒、头部外伤、药物中毒、失血伤津等因素有关。

本病病位在脑，累及于肝。各种内外因素，导致筋脉失养，热极生风或虚风内动，发为抽搐。

主要表现为四肢抽动，甚者伴有意识丧失，或伴有口噤不开，项背强直，角弓反张。外感抽搐多为实，内伤抽搐多为虚；抽搐有力者为实，抽搐无力者为虚。

起病急骤，四肢抽搐，颈项强直，口噤不开，角弓反张，舌红苔黄，脉洪数者，为热极生风；兼壮热烦躁，昏迷惊厥，喉间痰鸣，舌红，苔厚腻，脉滑数者，为痰热化风；手足搐搦，兼露睛，脉细无力者，为血虚生风。

2. 治法

息风止痉，清热开窍。以督脉经穴为主。

3. 处方

主穴：水沟、合谷、太冲、阳陵泉。

配穴：热极生风配曲池、大椎、中冲；痰热化风配内关、丰隆；血虚生风配血海、足三里。神昏不醒配十宣、涌泉。

方义：督脉为病脊强反折，水沟属督脉，可醒脑开窍，调神导气，为止抽搐要穴；合谷、太冲相配，为"开四关"，是息风定惊的首选穴；"诸风掉眩，皆属于肝。"阳陵泉为足少阳合穴，又为筋会，可镇肝息风，缓解痉挛。

4. 治疗操作

毫针泻法。大椎刺络拔罐，少商、十宣、中冲可点刺出血。

（四）痛经

1. 辨证要点

痛经病位在胞宫、冲任，与肝、肾关系密切。外邪客于胞宫，或情志不舒等，导致气血滞于胞宫，冲任瘀阻，"不通则痛"，为实证；多种原因导致气血不足，冲任虚损，胞脉失于濡养，"不荣则痛"，为虚证。

疼痛发于经前或经行之初，以绞痛、灼痛、刺痛为主，疼痛拒按，月经量少，质稠，行而不畅，血色紫黯有块，块下痛缓者，为实证；月经将净或经后始作痛者，以隐痛、坠痛为主，喜按喜揉，量少色淡或色黯者，为虚证。

经前或经期小腹胀痛拒按，经血量少，行而不畅，血色紫黯有块，块下痛缓，伴有乳房胀痛，舌质紫黯或有瘀点，脉弦者，为气滞血瘀；小腹冷痛拒按，得热痛减，量少色黯，面色青白，肢冷畏寒，舌黯苔白，脉沉紧者，为寒凝血瘀。小腹隐痛喜按，月经量少色淡，面色无华，舌淡，脉细无力者，为气血虚弱；经后小腹绵绵作痛，月经色黯量少，伴腰骶酸痛，头晕耳鸣，舌淡红苔薄，脉沉细者，为肾气亏损。

2. 治法

（1）实证：行气活血，调经止痛。以任脉、足太阴经穴为主。

（2）虚证：调补气血，温养冲任。以任脉、足太阴、足阳明经穴为主。

3. 处方

（1）实证

主穴：中极、次髎、地机、三阴交。

配穴：气滞血瘀配太冲、血海；寒凝血瘀配关元、归来。

方义：中极为任脉穴，与足三阴经相交会，可通调冲任，理下焦之气；次髎为治疗痛经的经验穴；地机为脾经郄穴，善于治痛治血，取之能行气活血止痛；三阴交为足三阴经交会穴，能调理肝脾肾，活血止痛。

（2）虚证

主穴：关元、足三里、三阴交。

配穴：气血虚弱配气海、脾俞；肾气亏损配太溪、肾俞。

方义：关元为任脉穴，又为全身强壮要穴，可补益肝肾，温养冲任；足三里为足阳明胃经穴，功擅补益气血；三阴交可调理肝脾肾，健脾益气养血。三穴合用，可使气血充足，胞宫得养，冲任自调。

4. 治疗操作

（1）实证：毫针泻法，寒凝者加艾灸。

（2）虚证：毫针补法，可加灸。

（五）内脏绞痛

1. 辨证要点

（1）心绞痛：心绞痛常与寒邪内侵、情志失调、饮食不当、年老体虚等因素有关。本病病位在心，与肝、肾、脾、胃有关。各种外邪或脏腑内伤，导致心脉不通，或心脉失养，心络不畅，均可导致心绞痛的发生。

主要表现以心前区突然发生的压榨性疼痛，伴心悸、胸闷、气短为特征。七情诱发，胸闷，心前区压榨性疼痛，烦躁不宁，脉弦紧者，为气滞血瘀；遇寒诱发，唇甲青紫，心痛如刺，心痛彻背，舌质紫黯，脉涩者，为寒邪凝滞；胸中痞闷而痛，痛彻肩背，喘不得卧，喉中痰鸣，舌胖苔腻，脉滑者，为痰浊阻络；面色苍白或表情淡漠，甚至心痛彻背，大汗淋漓，气促息微，四肢厥冷，唇甲青紫或淡白，舌淡红，苔薄白，脉沉细微者，为阳气虚衰。

（2）胆绞痛：胆绞痛常与情志不遂、饮食不节、蛔虫阻滞等因素有关。病位在胆，与肝关系密切。各种因素导致胆腑气机壅阻，不通则痛。

主要表现为右上腹胁肋区绞痛，阵发性加剧，或痛无休止。突然作痛，呈持续性并阵发性加剧，疼痛常放射至右肩胛区，兼恶心呕吐，黄疸，舌苔黄腻，脉滑数者，为肝胆湿热；兼胁肋胀痛，走窜不定，脉弦者为肝胆气滞；突发剧烈绞痛，有钻顶感，呈阵发性，脉紧者，为蛔虫妄动。

（3）肾绞痛：常与湿热之邪相关。本病病位在肾，与膀胱、脾关系密切。湿热蕴结下焦，煎熬尿液成石，阻于水道，通降失利，导致肾绞痛发生。

主要表现为剧烈腰部或侧腹部绞痛，或阴部急胀刺痛，多呈持续性或间歇性，或排尿困难，或淋沥中断，或出现血尿。突发绞痛，疼痛从后腰肾区向腹部、同侧阴囊、大腿内侧放射，兼小便时有中断，尿血，舌红，苔黄腻，脉弦滑数者，为下焦湿热；尿痛已久，兼排尿无力，小便断续，舌质淡，苔薄白，脉弦紧者，为肾气不足。

2. 治法

（1）心绞痛：通阳行气，活血止痛。以手厥阴、手少阴经穴为主。

（2）胆绞痛：疏肝利胆，行气止痛。以足少阳经穴、胆的俞募穴为主。

（3）肾绞痛：清利湿热，通淋止痛。以足太阴经穴与背俞穴为主。

3. 处方

（1）心绞痛

主穴：内关、郄门、阴郄、膻中。

配穴：气滞血瘀配太冲、血海；寒邪凝滞配神阙、至阳；痰浊阻络配中脘、丰隆；阳气虚衰配心俞、至阳。

方义：内关为手厥阴经络穴，又为八脉交会穴之一，通阴维脉，能调理心气，活血通络，为治疗心绞痛的特效穴；郄门、阴郄分别为手厥阴经和手少阴经郄穴，活血、缓急、止痛；膻中为心包之募穴，又为气会，可疏调气机，治心胸疾患。

（2）胆绞痛

主穴：胆囊穴、阳陵泉、胆俞、日月。

配穴：肝胆气滞配太冲、丘墟；肝胆湿热配内庭、阴陵泉；蛔虫妄动配迎香透四白。

方义：胆囊穴为治疗胆腑疾病的经验穴；阳陵泉为足少阳经之下合穴，可利胆止痛；胆俞为胆之背俞穴，日月为胆之募穴，俞募相配，疏调肝胆气机，共奏疏肝利胆之功。

（3）肾绞痛

主穴：肾俞、膀胱俞、中极、三阴交、阴陵泉。

配穴：下焦湿热配委阳、合谷；肾气不足配气海、关元。

方义：本病病位在肾与膀胱，肾俞、膀胱俞为二者的背俞穴，可助膀胱气化，清利下焦湿热，达调气止痛的目的；中极为膀胱募穴；三阴交为肝、脾、肾三经之交会，鼓舞肾气，利尿通淋；阴陵泉清利湿热，通淋止痛。

4. 治疗操作

（1）心绞痛：毫针泻法。寒证、虚证加艾灸。

（2）胆绞痛：毫针泻法。日月、胆俞注意针刺方向，勿深刺。

（3）肾绞痛：毫针泻法。

（六）牙痛

1. 辨证要点

牙痛常与外感风热、胃肠积热或肾气亏虚等因素有关，常因遇冷、热、酸、甜等刺激时发作或加重。病位在齿，肾主骨，齿为骨之余，手足阳明经分别入下上齿，故本病与胃、肾关系密切。外邪与内热等因素均可伤及龈肉，灼烁脉络，发为牙痛。

起病急，牙痛甚而龈肿，伴形寒身热，脉浮数者，为风火牙痛；牙痛剧烈，齿龈红肿或出脓血，口臭口渴，便秘，舌红，苔黄燥，脉洪数者，为胃火牙痛；起病较缓，牙痛隐作，时作时止，牙龈微红肿或见萎缩，齿浮动，舌红少苔，脉细数者，为虚火牙痛。

2. 治法

祛风泻火，通络止痛。以手、足阳明经穴为主。

3. 处方

主穴：合谷、颊车、下关。

配穴：风火牙痛配外关、风池；胃火牙痛配内庭、二间；虚火牙痛配太溪、行间。

方义：手足阳明经分入下上齿，合谷为手阳明经原穴，可清阳明之热，为治疗牙痛之要穴；颊车、下关属局部取穴，疏泄足阳明经气，消肿止痛。

4. 治疗操作

毫针泻法，或平补平泻。循经远取可左右交叉刺，合谷持续行针 1 ~ 2 分钟。虚火牙痛者，太溪可用补法。

（七）高热

1. 辨证要点

高热常与外感风热、暑热或温邪疫毒等因素有关。病位在卫、气、营、血。各种邪毒侵犯机体，或导致肺失清肃，或内入气分，或内犯心包，或内入营血，郁而发热，引起高热之症。

表现为体温升高，超过39℃。高热恶寒，兼咽干，舌红，苔黄，脉浮数者，为风热表证；兼咳嗽，痰黄而稠，脉数者为肺热证；高热汗出，兼烦渴引饮，舌红，脉洪数者，为气分热盛；高热夜甚，兼斑疹隐隐，衄血，舌绛，甚则出现神昏谵语，抽搐者，为热入营血。

2. 治法

清泻热邪。以督脉和手阳明经穴、井穴为主。

3. 处方

主穴：大椎、曲池、合谷、外关、十二井。

配穴：风热表证配鱼际；肺热证者配少商、尺泽；气分热盛者配内庭；热入营血者配曲泽、委中、中冲、内关、十宣；神昏谵语配水沟；抽搐配阳陵泉、太冲。

方义：大椎属督脉，是诸阳之会，总督一身之阳，为退热要穴；曲池为手阳明经之合穴，配合谷清泻阳明实热；外关为手少阳之络，通于阳维脉，宣达三焦之气，疏散风热；十二井在四末，为阴阳经交接之处，点刺之可泻热安神。

4. 治疗操作

毫针泻法，大椎、十二井、十宣可点刺出血。

第七节　针灸异常情况处理

（一）晕针

晕针是在针刺治疗中病人发生的晕厥现象。

1. 临床表现

患者突然出现精神疲倦，头晕目眩，面色苍白，恶心欲吐，多汗心慌，四肢发冷，血压下降，脉沉细，甚则神志昏迷，仆倒在地，唇甲青紫，二便失禁，脉微细欲绝。

2. 处理

立即停止针刺，将针全部起出。使患者平卧，注意保暖，轻者仰卧片刻，给饮温开水或糖水后，即可恢复正常。重者在上述处理基础上，可刺人中、素髎、内关、足三里、灸百会、关元、气海等穴，即可恢复。若仍不省人事，呼吸细微，脉细弱者，应配合其他治疗或采用急救措施。

（二）滞针

滞针是指在行针时或留针期间出现医者感觉针下涩滞，捻转、提插、出针均感困难，而病人则感觉痛剧的现象。

1. 临床表现

针在体内，捻转不动，提插、出针均感困难，若勉强捻转、提插时，病人痛不可忍。

2. 处理

若病人精神紧张，局部肌肉过度收缩造成者，嘱其不要紧张，使局部肌肉放松；医者在局部循按或叩弹针柄，或在附近再刺一针，以缓解肌肉的紧张。若行针不当，或单向捻针而致者，可向相反方向将针捻回，并用刮柄、弹柄法，使缠绕的肌纤维回释，即可消除滞针。

（三）弯针

弯针是指进针时或将针刺入腧穴后，针身在体内形成弯曲。

1. 临床表现

针柄改变了进针或刺入留针时的方向和角度，提插、捻转及出针均感困难，而患者感到针刺部位疼痛。

2. 处理

出现弯针后，即不得再行提插、捻转等手法。如针系轻微弯曲，应慢慢将针起出。若弯曲角度过大时，应顺着弯曲方向将针起出。若弯曲不止一处，须视针柄扭转倾斜的方向，顺势分段退出。若由病人移动体位所致，应使患者慢慢恢复原来体位，再将针缓缓起出，切忌强行拔针，以免将针断入体内。

（四）断针

断针是指针体折断在人体内。又称折针。

1. 临床表现

行针时或出针后发现针身折断，其断端部分针身露在皮肤上面，或断端全部没入皮肤之下。

2. 处理

医者态度必须镇静，嘱患者切勿变动原有体位，以防断针向肌肉深部陷入。若残端部分针身显露于体外时，可用镊子将针起出；若断端与皮肤相平或稍凹陷于体内者，可用左手拇、食两指垂直向下挤压针孔两旁，使断针暴露体外，右手持镊子将针取出。若断针完全深入皮下或肌肉深层时，应在 X 线下定位，手术取出。

（五）血肿

血肿是指针刺部位出现皮下出血而引起的肿痛。

1. 临床表现

针刺过程中或出针后针孔出血，针刺部位肿胀疼痛，继则皮肤呈现青紫色。

2. 处理

若微量的皮下出血而见局部小块青紫时，一般不必处理，可以自行消退。若局部肿胀疼痛较剧，青紫面积大而且影响到活动功能时，在 24 小时内先冷敷止血，24 小时之后，再做热敷，或在局部轻轻揉按，以促使局部瘀血消散吸收。

（六）创伤性气胸

气胸是指毫针刺伤肺组织，使空气进入胸腔，引起肺萎陷。

1. 临床表现

轻者出现胸痛，胸闷，心慌，呼吸不畅；重者出现呼吸困难，唇甲发绀，出冷汗，烦躁，恐惧，血压下降等危急现象。体检时，可见患侧胸部肋间隙变宽，肺脏叩诊呈过清音，听诊时呼吸音明显减弱或消失，严重者气管向健侧移位。X 片检查，可见肺组织压缩。病情轻，出针后并不出现症状，而是过一定时间才慢慢感到胸闷、疼痛、呼吸困难。

2. 处理

一旦发生气胸，应立即起针，并让患者采取半卧位休息，要求患者心情平静，切勿恐惧而反转体位；密切观察病情，随时对症处理，如给予镇咳、抗感染等治疗。一般漏气量少者，可自然吸收。对严重病例，如发现呼吸困难、发绀、休克等现象，需组织抢救，如胸腔排气、少量慢速输氧、抗休克等。

第二章 临床答辩

第一节 肺 胀

（一）概述

肺胀是多种慢性肺系疾患反复发作，迁延不愈，导致肺气胀满，不能敛降的一种病证。临床表现为胸部膨满，憋闷如塞，喘息上气，咳嗽痰多，烦躁，心悸，面色晦暗，或唇甲发绀，脘腹胀满，肢体浮肿等。其病程缠绵，时轻时重，经久难愈，严重者可出现神昏、痉厥、出血、喘脱等危重证候。根据肺胀的临床证候特点，现代医学中慢性阻塞性肺疾病与之相类似。

（二）病因病机

1. 肺胀的常见病因

久病肺虚，感受外邪。

2. 肺胀的基本病机

肺胀病变首先在肺，继则影响脾、肾，后期病及于心。

肺胀的基本病机为久病肺虚，六淫侵袭，以致痰饮瘀血，结于肺间。

肺胀的病理因素主要为痰浊、水饮与血瘀互结。

肺胀的病理性质多属标实本虚，但有偏实、偏虚的不同，且多以标实为急。病程中由于肺虚卫外不固，尤易感受外邪，而使病情诱发或加重。若复感风寒，则可成为外寒内饮之证。感受风热或痰郁化热，可表现为痰热证。如痰浊壅盛，或痰热内扰，闭阻气道，蒙蔽神窍，则可发生烦躁、嗜睡、昏迷等变证。若痰热内郁，热动肝风，可见肉瞤、震颤甚则抽搐，或因动血而致出血。

（三）诊断和类证鉴别

1. 诊断依据

（1）患有慢性肺系疾病史，反复发作，时轻时重，经久难愈。多见于老年人。

（2）临床表现为胸部膨满，胸中憋闷如塞，咳逆上气，痰多，喘息，动则加剧，甚则鼻扇气促，张口抬肩，目胀如脱，烦躁不安，日久可见心慌动悸，面唇发绀，脘腹胀满，肢体浮肿，严重者可出现喘脱。

（3）常因外感而诱发。其他如劳倦过度、情志刺激等也可诱发。

2. 肺胀与哮病、喘证的鉴别

肺胀与哮病、喘证均以咳而上气、喘满为主症，有其类似之处。区别言之，肺胀是多种慢性肺系疾病日久积渐而成，除咳喘外，尚有胸部膨满、心悸、唇甲发绀、胸腹胀满、肢体浮肿等症状；哮病是呈反复发作性的疾病，以喉中哮鸣有声为特征；喘是多种急慢性疾病的一个症状，以呼吸气促困难为主要表现。从三者的相互关系来看，肺胀可以隶属于喘证的范畴，哮病与喘证病久不愈又可发展成为肺胀。

（四）辨证论治

1. 辨证要点

肺胀的辨证首辨标本虚实的主次；其后偏实者分清痰浊、水饮、血瘀的偏盛，偏虚者区别气虚、阴虚以及肺、心、肾、脾病变的主次。

（1）辨偏虚偏实：辨证总属标实本虚，但有偏实、偏虚的不同，因此应分清其标本虚实的主次。一般感邪时偏于邪实，平时偏于本虚。

（2）实者分清痰浊、水饮、血瘀偏盛：早期以痰浊为主，渐而痰瘀并重，并可兼见气滞、水饮错杂为患。后期痰瘀壅盛，正气虚衰，本虚与标实并重。

（3）虚者分辨气虚阴虚以及病变脏腑主次：偏虚者当区别气（阳）虚、阴虚的性质，肺、心、肾、脾病变的主次。早期以气虚为主，或为气阴两虚，病在肺、脾、肾；后期气虚及阳，甚则可见阴阳两虚，病变以肺、肾、心为主。

2. 治疗原则

治疗应抓住治标、治本两个方面，祛邪与扶正共施，依其标本缓急，有所侧重。

标实者，根据病邪的性质，分别采取祛邪宣肺，降气化痰，温阳利水，甚或开窍、息风、止血等法。

本虚者，当以补养心肺、益肾健脾为主，或气阴兼调，或阴阳两顾。正气欲脱时则应扶正固脱，救阴回阳。

3. 证治分类

（1）痰浊壅肺证

主症：胸部膨满，憋闷如塞，短气喘息，稍劳即著，咳嗽痰多，色白黏腻或呈泡沫，畏风易汗，脘痞纳少，倦怠乏力，舌黯，苔薄腻或浊腻，脉小滑。

治法：化痰降气，健脾益肺。

代表方：苏子降气汤合三子养亲汤加减。

常用方：苏子、莱菔子、白芥子、陈皮、半夏、白术、前胡、厚朴、茯苓、甘草。

（2）痰热郁肺证

主症：胸部膨满，咳逆喘息气粗，烦躁，目胀睛突，痰黄或白，黏稠难咯，或伴身热，微恶寒，有汗不多，口渴欲饮，溲赤，便干，舌边尖红，苔黄或黄腻，脉数或滑数。

治法：清肺化痰，降逆平喘。

代表方：越婢加半夏汤或桑白皮汤加减。

常用药：麻黄、黄芩、石膏、桑白皮、杏仁、半夏、苏子。

（3）痰蒙神窍证

主症：胸部膨满，憋闷如塞，神志恍惚，表情淡漠，谵妄，烦躁不安，撮空理线，嗜睡，甚则昏迷，或伴肢体瞤动，抽搐，咳逆喘促，咳痰不爽，舌苔白腻或黄腻，舌质黯红或淡紫，脉细滑数。

治法：涤痰，开窍，息风。

代表方：涤痰汤加减。

常用药：半夏、茯苓、橘红、胆星、竹茹、枳实、菖蒲、远志、郁金。另可配服至宝丹或安宫牛黄丸以清心开窍。

（4）阳虚水泛证

主症：胸部膨满，憋闷如塞，咳痰清稀，胸闷心悸，面浮，下肢浮肿，甚则一身悉肿，腹部胀满有水，脘痞，纳差，尿少，怕冷，面唇青紫，舌苔白滑，舌体胖质黯，脉沉细。

治法：温肾健脾，化饮利水。

代表方：真武汤合五苓散加减。

常用药：附子、桂枝、茯苓、白术、猪苓、泽泻、生姜、赤芍。

（5）肺肾气虚证

主症：胸部膨满，呼吸浅短难续，声低气怯，甚则张口抬肩，倚息不能平卧，咳嗽，痰白如沫，咯吐不利，胸闷心慌，形寒汗出，或腰膝酸软，小便清长，或尿有余沥，舌淡或黯紫，脉沉细数无力，或有结代。

治法：补肺纳肾，降气平喘。

代表方：平喘固本汤合补肺汤加减。

常用药：党参（或人参）、黄芪、冬虫夏草、熟地黄、胡桃肉、脐带、五味子、灵磁石、沉香、紫菀、款冬、苏子、半夏、橘红、炙甘草。

病情稳定阶段，可常服皱肺丸。

4. 常见症治疗加减

痰浊壅肺证，若属外感风寒诱发，痰从寒化为饮，喘咳，痰多黏白泡沫，见表寒里饮证者，宗小青龙汤意，加麻黄、桂枝、细辛、干姜散寒化饮；饮郁化热，烦躁而喘，脉浮，用小青龙加石膏汤兼清郁热；若痰浊夹瘀，唇甲紫暗，舌苔浊腻者，可用涤痰汤加丹参、地龙、桃仁、红花、赤芍、水蛭等。

痰热郁肺证，痰热内盛，胸满气逆，痰质黏稠不易咯吐者，加鱼腥草、金荞麦、瓜蒌皮、海蛤粉、大贝母、风化硝清热化痰利肺；痰热壅肺，腑气不通，胸满喘逆，大便秘结者，加大黄、芒硝通腑泄热以降肺平喘；阴伤而痰量已少者，酌减苦寒之味，加沙参、麦冬等养阴。

痰蒙神窍证，若痰热内盛，身热，烦躁，谵语，神昏，苔黄舌红者，加葶苈子、天竺黄、竹沥；肝风内动，抽搐，加钩藤、全蝎，另服羚羊角粉；血瘀明显，唇甲发绀，加丹参、红花、桃仁活血通脉；如皮肤黏膜出血，咯血、便血色鲜者，配清热凉血止血药，如水牛角、生地、丹皮、紫珠草等。

阳虚水泛证，若水肿势剧，上凌心肺，心悸喘满，倚息不得卧者，加沉香、黑白丑、川椒目、葶苈子、万年青根行气逐水；血瘀甚，发绀明显，加泽兰、红花、丹参、益母草、北五加皮化瘀行水。待水饮消除后，可参照肺肾气虚证论治。

肺肾气虚证，肺虚有寒，怕冷，舌质淡，加肉桂、干姜、钟乳石温肺散寒；兼有阴伤，低热，舌红苔少，加麦冬、玉竹、生地养阴清热；气虚瘀阻，颈脉动甚，面唇发绀明显，加当归、丹参、苏木活血通脉。如见喘脱危象者，急用参附汤送服蛤蚧粉或黑锡丹补气纳肾，回阳固脱。病情稳定阶段，可常服皱肺丸。

（五）转归及预后

肺胀多属积渐而成，病程缠绵，经常反复发作，难期根治。尤其是老年患者，发病后若不及时控制，极易发生变端。如气不摄血，则见咳吐泡沫血痰，或吐血、便血；若痰迷心窍，肝风内动，则谵妄昏迷，震颤，抽搐；如见喘脱，神昧，汗出，肢冷，脉微欲绝者，乃阴阳消亡危重之候。

第二节　肺　痨

（一）概述

肺痨是具有传染性的慢性虚弱疾患，以咳嗽、咯血、潮热、盗汗及身体逐渐消瘦为主要临床特征。根据本病临床表现及其传染特点，现代医学的肺结核基本与之相同。

（二）病因病机

1. 病因

一方面，感染"痨虫"；另一方面，由于禀赋不足、酒色劳倦、病后失调或营养不良导致正气虚弱，难抵"痨虫"侵袭。

2. 病机

从"痨虫"侵犯的病变部位而言，主要在肺。与脾肾两脏的关系密切，同时也可涉及心肝。肺痨的基本病机为虚体虫侵，阴虚火旺。"痨虫"侵肺，耗伤肺阴、脾气，以致气阴两虚，晚期阴损及阳，阴阳交亏。肺痨的病理因素主要是"痨虫"。肺痨病理性质为虚实夹杂，以虚为主。虚证主要在于阴虚，继则肺肾同病，兼及心肝，而致阴虚火旺，或因肺脾同病，导致气阴两伤，后期肺、脾、肾三脏俱亏，阴损及阳，表现为阴阳两虚。此外，还可因气不布津及肺虚不能助心治节血脉之运行而生痰浊、瘀血等标实之候。

（三）诊断和类证鉴别

1. 诊断要点

（1）有与肺痨病人的密切接触史。

（2）以咳嗽、咯血、潮热、盗汗及形体明显消瘦为主要临床表现。

（3）初期病人仅感疲劳乏力、干咳、食欲不振，形体逐渐消瘦。

2. 病证鉴别

（1）肺痨与虚劳：肺痨与虚劳均为慢性虚弱性疾患。但肺痨具有传染特点，是一个独立的慢性传染性疾患，有其发生发展及传变规律；虚劳病缘内伤亏损，是多种慢性疾病虚损证候的总称。肺痨病位主要在肺，不同于虚劳的五脏并重，以肾为主；肺痨的病理主在阴虚，不同于虚劳的阴阳并重。

（2）肺痨与肺痿：肺痨与肺痿均为病位在肺的慢性虚弱性疾患，但肺痿是肺部多种慢性疾患后期转归而成，如肺痈、肺痨、久嗽等导致肺叶痿弱不用，俱可成痿。肺痨后期亦可以转成肺痿。但必须明确肺痨并不等于就是肺痿，两者有因果、轻重的不同。若肺痨的晚期，出现干咳、咳吐涎沫等症者，即已转属肺痿之候。在临床上肺痿是以咳吐浊唾涎沫为主症，而肺痨是以咳嗽、咳血、潮热、盗汗为特征。

（四）辨证论治

1. 辨证要点

肺痨应首辨病变之脏器；次辨虚损之性质；三辨夹火、夹痰、夹瘀之不同。

（1）辨病变之脏器：本病常见咳嗽、咳痰、咯血、胸痛症状，病变主要脏器为肺；若兼有乏力，纳少，腹胀便溏，则病及于脾；如有腰膝酸软，五更泄泻，男子遗精，女子经闭，则病损至肾；或见心烦易怒，失眠心悸，则病及心肝。

（2）辨虚损之性质：肺痨临床以咳嗽、咯血、潮热、盗汗、消瘦、舌红脉细为主症，故以阴虚为主；病变日久，出现咳嗽无力，气短声低，自汗畏风，舌质转淡，则属气阴两虚；若病情进展，兼有喘息少气，咯血暗淡，形寒肢冷，脉虚大无力，则为气虚及阳，阴阳两虚。

（3）辨夹火、夹痰、夹瘀：本病如发热明显，午后潮热，骨蒸颧红，五心烦热，盗汗量多，心烦口渴，属于夹火之证；痰黄量多为兼夹痰热；痰白清稀或起泡沫为湿痰、寒痰；若见唇紫舌黯，则为夹瘀。

2. 治疗原则

治疗当以补虚培元和抗痨杀虫为原则，尤需重视补虚培元，增强正气，以提高抗病能力。调补脏器重点在肺，并应注意脏腑整体关系，同时补益脾肾。治疗大法应根据"主乎阴虚"的病理特点，以滋阴为主，火旺的兼以降火，如合并气虚、阳虚见证者，则当同时兼顾。杀虫主要是针对病因治疗。

3. 证治分类

临床上将分为肺阴亏损、虚火灼肺、气阴耗伤、阴阳虚损等证候，反映了肺痨阴虚为本，阴虚失润，阴虚火旺，日久耗气，阴损及阳的演变规律。

（1）肺阴亏损证

主症：干咳，咳声短促，或咳少量黏痰，或痰中带有血丝，色鲜红，胸部隐隐闷痛，午后自觉手足心热，或见少量盗汗，皮肤干灼，口干咽燥。近期曾有与肺痨病人接触史。舌苔薄白，舌边尖红，脉细数。

治法：滋阴润肺。

代表方：月华丸加减。

常用药：北沙参、麦冬、天冬、玉竹、百合、白及、百部。

（2）虚火灼肺证

主症：呛咳气急，痰少质黏，或吐痰黄稠量多，时时咯血，血色鲜红，混有泡沫痰涎，午后潮热，骨蒸颧红，五心烦热，盗汗量多，口渴心烦，失眠，性情急躁易怒，或胸胁掣痛，男子可见遗精，女子月经不调，形体日益消瘦。近期曾有与肺痨病人接触史。舌干而红，苔薄黄而剥，脉细数。

治法：滋阴降火。

代表方：百合固金汤合秦艽鳖甲散加减。

常用药：南沙参、北沙参、麦冬、玉竹、百合、百部、白及、生地、五味子、玄参、阿胶、龟板、冬虫夏草。

（3）气阴耗伤证

主症：咳嗽无力，气短声低，咳痰清稀色白，量较多，偶或夹血，或咯血，血色淡红，午后潮热，伴有畏风，怕冷，自汗与盗汗可并见，纳少神疲，便溏，面白颧红。近期曾有与肺痨病人接触史。舌质光淡，边有齿印，苔薄，脉细弱而数。

治法：益气养阴。

代表方：保真汤或参苓白术散加减。

常用药：党参、黄芪、白术、甘草、山药、北沙参、麦冬、地黄、阿胶、五味子、冬虫夏草、白及、百合、紫菀、冬花、苏子。

（4）阴阳虚损证

主症：肺痨病日久，咳逆喘息，少气，咳痰色白有沫，或夹血丝，血色暗淡，潮热，自汗，盗汗，声嘶或失音，面浮肢肿，心慌，唇紫，肢冷，形寒，或见五更泄泻，口舌生糜，大肉尽脱，男子遗精阳痿，女子经闭，苔黄而剥，舌质光淡隐紫，少津，脉微细而数，或虚大无力。

治法：滋阴补阳。

代表方：补天大造丸加减。

常用药：人参、黄芪、白术、山药、麦冬、生地、五味子、阿胶、当归、枸杞、山萸肉、龟板、鹿角胶、紫河车。

4. 常见证治疗加减变化

肺阴亏损证，咳嗽频而痰少质黏者，可合川贝母、甜杏仁以润肺化痰止咳，并可配合琼玉膏以滋阴润肺；痰中带血丝较多者，加蛤粉炒阿胶、仙鹤草、白茅根（花）等以润肺和络止血；若低热不退者，可配银柴胡、青蒿、胡黄连、地骨皮、功劳叶、葎草等以清热除蒸。

虚火灼肺证，骨蒸劳热，再加秦艽、白薇、鳖甲等清热除蒸；痰热蕴肺，咳嗽痰黏色黄，酌加桑皮、花粉、知母、海蛤粉以清热化痰；咯血较著者，加丹皮、黑山栀、紫珠草、醋制大黄等，或配合十灰丸以凉血止血。

气阴耗伤证，夹有湿痰者，可加姜半夏、橘红、茯苓等燥湿化痰；咯血量多者，可加山萸肉、仙鹤草、煅龙牡、参三七等，配合补气药，共奏补气摄血之功；若见劳热、自汗、恶风者，可宗甘温除热之意，取桂枝、白芍、红枣，配合党参、黄芪、炙甘草等和营气而固卫表。本证治疗宜益气养阴，补肺健脾，忌用地黄、阿胶、麦冬等滋腻药。进而言之，即使肺阴亏损之证，亦当在甘寒滋阴的同时，兼伍甘淡实脾之药，帮助脾胃对滋阴药的运化吸收，以免纯阴滋腻碍脾。但用药不宜香燥，以免耗气、劫液、动血。

阴阳虚损证，肾虚气逆喘息者，配冬虫夏草、诃子、钟乳石摄纳肾气；心慌者，加紫石英、丹参、远志镇心安神；五更泄泻，配煨肉蔻、补骨脂补火暖土，并去地黄、阿胶等滋腻碍脾药物。

（五）转归及预后

一般而言，凡正气较强，病情轻浅，为时短暂，早期治疗者，可获康复。若正气虚弱，治疗不及时，迁延日久，每多演变恶化，全身虚弱症状明显。出现大骨枯槁，大肉尽脱，肌肤甲错，兼有多种合并症。如喉疮声哑，咯血浅红色，似肉似肺；久泻不能自制，腹部冷痛，或有结块；猝然胸痛，喘息胸高，不能平卧；喘息短气，口如鱼口，面浮足肿，面色青晦；内热不退，或时寒时热，汗出如水；脉小数疾者，俱属难治的恶候。

此外，少数患者可呈急性发病，出现剧烈咳嗽，喘促倚息，咳吐大量鲜血，寒热如疟等严重症状，俗称"急痨""百日痨"，预后较差。

第三节 积 聚

（一）概述

积聚是腹内结块，或痛或胀的病证。分别言之，积属有形，结块固定不移，痛有定处，病在血分，是为脏病；聚属无形，包块聚散无常，痛无定处，病在气分，是为腑病。因积与聚关系密切，故两者往往一并论述。

（二）病因病机

1. 积聚的病因

情志失调，饮食所伤，外邪侵袭，病后所致。

2. 积聚的病机

积聚的基本病机是气机阻滞，瘀血内结。两者比较，聚证以气滞为主，积证以血瘀为主，又有一定区别。病位主要在于肝脾。其主要的病理因素为气滞、血瘀。其病理性质初起多实，后期转以正虚为主。

本病初起，气滞血瘀，邪气壅实，正气未虚，病理性质多属实；积聚日久，病势较深，正气耗伤，可转为虚实夹杂之证；病至后期，气血衰少，体质羸弱，则往往转以正虚为主。

（三）诊断和类证鉴别

1. 积聚的诊断依据

（1）腹腔内有可扪及的包块。

（2）常有腹部胀闷或疼痛不适等症状。

（3）常有情志失调、饮食不节、感受寒邪或黄疸、胁痛、虫毒、久疟、久泻、久痢等病史。

2. 病证鉴别

积聚与痞满均可因情志失调而致气滞痰阻，出现胀满之症，但痞满是指脘腹部痞塞胀满，系自觉症状，而无块状物可扪及。积聚则是腹内结块，或痛或胀，不仅有自觉症状，而且有结块可扪及。

（四）积与聚的主症特点和病机的异同点

积就是癥积，是指腹内结块有形可征，固定不移，痛有定处，病属血分，多为脏病，形成的时间较长，病情一般较重；聚就是瘕聚，是指腹内结块聚散无常，痛无定处，病在气分，多为腑病，病史较短，病情一般较轻。积聚病机主要是气机阻滞，瘀血内结。两者比较，聚证以气滞为主，积证以血瘀为主。

（五）辨证论治

1. 辨证要点

积聚应首先辨明在气在血，其次辨积块的部位，再辨虚实偏重。

首先辨明在气在血。积有形，可见块垒，固定不移，痛有定处，病在血分，属阴；聚无形，时聚时散，痛无定处，病在气分，属阳。病机方面，聚证以气机阻滞为主，积证以瘀血凝滞为主。气滞日久可致血瘀而成有形之积，有形之血瘀，亦必阻滞气机，故两者在病机上既有区别，也有联系。

其次辨明积块部位，明确所病之脏腑。一般而言，心下属胃，两胁及少腹属肝，大腹属脾。如积块出现在右胁腹，伴见胁肋刺痛、纳呆、腹部胀满、黄疸等症状者，病在肝；积块出现在胃脘部，伴见泛恶呕吐，呕血便血者，病在胃；左胁腹部有积块，伴见患处胀痛，倦怠乏力，反复出血者，多为病在肝脾；左腹或右腹部有积块，伴腹泻或便秘，消瘦乏力，或大便次数增多，混有脓血者，其病多在肠。

最后根据病史长短，邪正盛衰，可将积聚分成初、中、末三个阶段。初期，邪气尚浅，正气未伤，病属实证；中期，邪气渐深，正气耗损，受病渐久，属虚实夹杂之证；后期病魔经久，邪气炽盛，正气消残，属正虚邪实。

2. 治疗原则

积证治疗宜分初、中、末三个阶段：积证初期属邪实，应予消散；中期邪实正虚，予消补兼施；后期以正虚为主，应予养正除积。聚证多实，治疗以行气散结为主。

3. 证治分类

（1）聚证

1）肝气郁结证

主症：腹中结块柔软，时聚时散，攻窜胀痛，脘胁胀闷不适，苔薄，脉弦。

治法：疏肝解郁，行气散结。

代表方：逍遥散、木香顺气散加减。

常用药：柴胡、当归、白芍、甘草、生姜、薄荷、香附、青皮、枳壳、郁金、乌药。

2）食滞痰阻证

主症：腹胀或痛，腹部时有条索状物聚起，按之胀痛更甚，便秘，纳呆，舌苔腻，脉弦滑。

治法：理气化痰，导滞散结。

代表方：六磨汤加减。

常用药：大黄、槟榔、枳实、沉香、木香、乌药。

（2）积证

1）气滞血阻证

主症：腹部积块质软不坚，固定不移，胀痛不适，舌苔薄，脉弦。

治法：理气消积，活血散瘀。

代表方：柴胡疏肝散合失笑散加减。

常用药：柴胡、青皮、川楝子、丹参、延胡索、蒲黄、五灵脂。

2）瘀血内结证

主症：腹部积块明显，质地较硬，固定不移，隐痛或刺痛，形体消瘦，纳谷减少，面色晦暗黧黑，面颈胸臂或有血痣赤缕，女子可见月事不下，舌质紫或有瘀斑瘀点，脉细涩。

治法：祛瘀软坚，佐以扶正健脾。

代表方：膈下逐瘀汤合六君子汤加减。

常用药：当归、川芎、桃仁、三棱、莪术、石见穿、香附、乌药、陈皮、人参、白术、黄精、甘草。

3）正虚瘀结证

主症：久病体弱，积块坚硬，隐痛或剧痛，饮食大减，肌肉瘦削，神倦乏力，面色萎黄或黧黑，甚则面肢浮肿，舌质淡紫，或光剥无苔，脉细数或弦细。

治法：补益气血，活血化瘀。

代表方：八珍汤合化积丸加减。

常用药：人参、白术、茯苓、甘草、当归、白芍、地黄、川芎、三棱、莪术、阿魏、瓦楞子、五灵脂、香附、槟榔。

4. 常见证治疗加减变化

聚证之肝气郁结证，如胀痛甚者，加川楝子、延胡索、木香理气止痛；如兼瘀象者，加延胡索、莪术活血化瘀；如寒湿中阻，腹胀，舌苔白腻者，可加苍术、厚朴、陈皮、砂仁、桂心等温化药物。

聚证之食滞痰阻证，若因蛔虫结聚，阻于肠道所致者，可加入鹤虱、雷丸、使君子等驱蛔药物；若痰湿较重，兼有食滞，腑气虽通，苔腻不化者，可用平胃散加山楂、六曲。六磨汤以行气导滞为主，平胃散以健脾燥湿为主，运用时宜加区别。

积证之气滞血阻证，若兼烦热口干，舌红，脉细弦者，加丹皮、山栀、赤芍、黄芩等凉血清热；如腹中冷痛，畏寒喜温，舌苔白，脉缓，可加肉桂、吴茱萸、全当归等温经祛寒散结。

积证之瘀血内结证，如积块疼痛，加五灵脂、延胡索、佛手活血行气止痛；如痰瘀互结，舌苔白腻者，可加白芥子、半夏、苍术等化痰散结药物。

积证之正虚瘀结证，若阴伤较甚，头晕目眩，舌光无苔，脉细数者，可加生地、北沙参、枸杞子、石斛；如牙龈出血，鼻衄，酌加山栀、丹皮、白茅根、茜草、三七等凉血化瘀止血；若畏寒肢肿，舌淡白，脉沉细者，加黄芪、附子、肉桂、泽泻等以温阳益气，利水消肿。

（六）转归及预后

聚证病程较短，一般预后良好。少数聚证日久不愈，可以由气入血转化成积证。癥积日久，瘀阻气滞，脾运失健，生化乏源，可导致气虚、血虚，甚或气阴并亏。若正气愈亏，气虚血涩，则癥积愈加不易消散，甚则逐渐增大。如病势进一步发展，还可出现一些严重变证。如积久肝脾两伤，藏血与统血失职，或瘀热灼伤血络，而导致出血；若湿热瘀结，肝脾失调，胆汁泛溢，可出现黄疸；若气血瘀阻，水湿泛滥，亦可出现腹满肢肿等症。故积聚的病理演变，与血证、黄疸、鼓胀等病证有较密切的联系。

第四节　虚　劳

（一）概述

虚劳是以脏腑亏损，气血阴阳虚衰，久虚不复成劳为主要病机，以五脏虚证为主要临床表现的多种慢性虚弱证候的总称。

（二）病因病机

1. 虚劳的病因

禀赋薄弱，烦劳过度，饮食不节，大病久病，误治失治。

2. 虚劳的病机

虚劳的病损主要在五脏，尤以脾肾为主。虚劳的病理性质主要为气、血、阴、阳的亏虚。由于虚损的病因不一，往往首先导致相关某脏气、血、阴、阳的亏损，但由于五脏互关，气血同源，阴阳互根，所以在病变过程中常互相影响。一般来说，气虚以肺、脾为主，但病重者每可影响心、肾；血虚以心、肝为主，并与脾之化源不足有关；阴虚以肾、肝、肺为主，涉及心、胃；阳虚以脾、肾为主，重者每易影响到心。

（三）诊断和类证鉴别

1. 虚劳的诊断依据

（1）多见形神衰败，身体羸瘦，大肉尽脱，食少厌食，心悸气短，自汗盗汗，面容憔悴，或五心烦热，或畏寒肢冷，脉虚无力等症。若病程较长，久虚不复，症状可呈进行性加重。

（2）具有引起虚劳的致病因素及较长的病史。

（3）排除类似病证。应着重排除其他病证中的虚证。

2. 病证鉴别

（1）虚劳与肺痨：肺痨系正气不足而被痨虫侵袭所致，主要病位在肺，具有传染性，以阴虚火旺为其病理特点，以咳嗽、咳痰、咯血、潮热、盗汗、消瘦为主要临床症状；而虚劳则由多种原因所导致，久虚不复，病程较长，无传染性，以脏腑气、血、阴、阳亏虚为其基本病机，分别出现五脏气、血、阴、阳亏虚的多种症状。

（2）虚劳与其他疾病的虚证：虚劳与内科其他病证中的虚证在临床表现、治疗方药方面有类似之处，两者主要区别有二：其一，虚劳的各种证候，均以出现一系列精气亏虚的症状为特征，而其他病证的虚证则各以其病证的主要症状为突出表现。其二，其他病证中的虚证虽然也以久病属虚者为多，但亦有病程较短而呈现虚证者，且病变脏器单一。

（四）辨证论治

1. 辨证要点

首先辨别五脏气血阴阳亏虚。虚劳的证候总不离乎五脏，而五脏之辨，又不外乎气、血、阴、阳，故对虚劳的辨证应以气、血、阴、阳为纲，五脏虚候为目。

其次辨有无兼夹病证。

（1）因病致虚、久虚不复者，应辨明原有疾病是否还继续存在。

（2）因虚致病者应辨明有无因虚致实的表现。如因气虚运血无力，形成瘀血；脾气虚不能运化水湿，以致水湿内停等。

（3）是否兼夹外邪。虚劳之人由于卫外不固，易感外邪为患，且感邪之后不易恢复，治疗用药也与常人感邪有所不同。

2. 治疗原则

对于虚劳的治疗，根据"虚则补之""损者益之"的理论，当以补益为基本原则。在进行补益的时候，一是必须根据病理属性的不同，分别采取益气、养血、滋阴、温阳的治疗方药；二是要密切结合五脏病位的不同而选方用药，以加强治疗的针对性。

3. 证治分类

以气、血、阴、阳为纲，五脏虚证为目，分类列述其证治。

（1）气虚：面色㿠白或萎黄，气短懒言，语声低微，头昏神疲，肢体无力，舌苔淡白，脉细软弱。

1）肺气虚证

主症：咳嗽无力，痰液清稀，短气自汗，声音低怯，时寒时热，平素易于感冒，面白。

治法：补益肺气。

代表方：补肺汤加减。

常用药：人参、黄芪、沙参、熟地、五味子、百合。

2）心气虚证

主症：心悸，气短，劳则尤甚，神疲体倦，自汗。

治法：益气养心。

代表方：七福饮加减。

常用药：人参、白术、炙甘草、熟地、当归、酸枣仁、远志。

3）脾气虚证

主症：饮食减少，食后胃脘不舒，倦怠乏力，大便溏薄，面色萎黄。

治法：健脾益气。

代表方：加味四君子汤加减。

常用药：人参、黄芪、白术、甘草、茯苓、扁豆。

4）肾气虚证

主症：神疲乏力，腰膝酸软，小便频数而清，白带清稀，舌质淡，脉弱。

治法：益气补肾。

代表方：大补元煎加减。

常用药：人参、山药、炙甘草、杜仲、山茱萸、熟地、枸杞子、当归。

（2）血虚：面色淡黄或淡白无华，唇、舌、指甲色淡，头晕目花，肌肤枯糙，舌质淡红苔少，脉细。

1）心血虚证

主症：心悸怔忡，健忘，失眠，多梦，面色不华。

治法：养血宁心。

代表方：养心汤加减。

常用药：人参、黄芪、茯苓、五味子、甘草、当归、川芎、柏子仁、酸枣仁、远志、肉桂、半夏曲。

2）肝血虚证

主症：头晕，目眩，胁痛，肢体麻木，筋脉拘急，或筋惕肉瞤，妇女月经不调甚则闭经，面色不华。

治法：补血养肝。

代表方：四物汤加减。

常用药：熟地、当归、芍药、川芎、黄芪、党参、白术。

心主血，脾统血，肝藏血，故血虚之中以心、脾、肝的血虚较为多见。

补血养血是治疗血虚的治则，但由于血为气之母，故血虚均会伴有不同程度的气虚症状，所以补血不宜单用补血药，应适当配伍补气药，以达到益气生血的目的，当归补血汤即是益气生血的应用范例。

（3）阴虚：面颧红赤，唇红，低烧潮热，手足心热，虚烦不安，盗汗，口干，舌质光红少津，脉细数无力。

1）肺阴虚证

主症：干咳，咽燥，甚或失音，咯血，潮热，盗汗，面色潮红。

治法：养阴润肺。

代表方：沙参麦冬汤加减。

常用药：沙参、麦冬、玉竹、天花粉、桑叶、甘草。

2）心阴虚证

主症：心悸，失眠，烦躁，潮热，盗汗，或口舌生疮，面色潮红。

治法：滋阴养心。

代表方：天王补心丹加减。

常用药：生地、玄参、麦冬、天冬、人参、茯苓、五味子、当归、丹参、柏子仁、酸枣仁、远志。

3）脾胃阴虚证

主症：口干唇燥，不思饮食，大便燥结，甚则干呕，呃逆，面色潮红。

治法：养阴和胃。

代表方：益胃汤加减。

常用药：沙参、麦冬、生地、玉竹、白芍、乌梅、甘草、谷芽、鸡内金、玫瑰花。

4）肝阴虚证

主症：头痛，眩晕，耳鸣，目干畏光，视物不明，急躁易怒，或肢体麻木，筋惕肉瞤，面潮红。

治法：滋养肝阴。

代表方：补肝汤加减。

常用药：地黄、当归、芍药、川芎、木瓜、甘草、山茱萸、首乌。

5）肾阴虚证

主症：腰酸，遗精，两足痿弱，眩晕，耳鸣，甚则耳聋，口干，咽痛，颧红，舌红，少津，脉沉细。

治法：滋补肾阴。

代表方：左归丸加减。

常用药：熟地、龟板胶、枸杞子、山药、菟丝子、牛膝、山茱萸、鹿角胶。

（4）阳虚：面色苍白或晦暗，怕冷，手足不温，出冷汗，精神疲倦，气息微弱，或有浮肿，下肢为甚，舌质胖嫩，边有齿印，苔淡白而润，脉细微、沉迟或虚大。

1）心阳虚证

主症：心悸，自汗，神倦嗜卧，心胸憋闷疼痛，形寒肢冷，面色苍白。

治法：益气温阳。

代表方：保元汤加减。

常用药：人参、黄芪、肉桂、甘草、生姜。

2）脾阳虚证

主症：面色萎黄，食少，形寒，神倦乏力，少气懒言，大便溏薄，肠鸣腹痛，每因受寒或饮食不慎而加剧。

治法：温中健脾。

代表方：附子理中汤加减。

常用药：党参、白术、甘草、附子、干姜。

3）肾阳虚证

主症：腰背酸痛，遗精，阳痿，多尿或不禁，面色苍白，畏寒肢冷，下利清谷或五更泻泄，舌质淡胖，有齿痕。

治法：温补肾阳。

代表方：右归丸加减。

常用药：附子、肉桂、杜仲、山茱萸、菟丝子、鹿角胶、熟地、山药、枸杞子、当归。

4. 常见证治疗加减

气虚之肺气虚证，自汗较多者，加牡蛎、麻黄根固表敛汗；若气阴两虚而兼见潮热、盗汗者，加鳖甲、地骨皮、秦艽等养阴清热；若气虚卫弱，外邪入侵，恶寒发热，身重，头目眩冒，表现正虚感邪者，当扶正祛邪，佐以防风、豆卷、桂枝、生姜、杏仁、桔梗。心气虚证，自汗多者，可加黄芪、五味子益气固摄；饮食少思，加砂仁、茯苓开胃健脾。脾气虚证，胃失和降，而兼见胃脘胀满，嗳气呕吐者，加陈皮、半夏和胃理气降逆；食少运迟而见脘闷腹胀，嗳气，苔腻者，加神曲、麦芽、山楂、鸡内金消食健胃；若中气不足，气虚下陷，脘腹坠胀，气短，脱肛者，可改用补中益气汤补气升陷。肾气虚证，神疲乏力甚，加黄芪益气；尿频较甚及小便失禁者，加菟丝子、五味子、益智仁补肾固摄；脾失健运而兼见大便溏薄者，去熟地、当归，加肉豆蔻、补骨脂温补固涩。

血虚之心血虚证，失眠、多梦较甚，可加合欢花、夜交藤养心安神。肝血虚证，血虚甚者，加制首乌、枸杞子、鸡血藤增强补血养肝的作用；目失所养，视物模糊，加楮实子、枸杞子、决明子养肝明目；若肝血瘀结，新血不生，羸瘦，腹满，腹部触有癥块，硬痛拒按，肌肤甲错，状如鱼鳞，妇女经闭，两目黯黑，舌有青紫瘀点、瘀斑，脉细涩者，可同服大黄䗪虫丸祛瘀生新。

阴虚之肺阴虚证，咳嗽甚者，加百部、款冬花肃肺止咳；咯血，加白及、仙鹤草、小蓟凉血止血；潮热，加地骨皮、银柴胡、秦艽、鳖甲养阴清热；盗汗，加五味子、乌梅、瘪桃干敛阴止汗。心阴虚证，火热偏盛而见烦躁不安，口舌生疮者，去当归、远志之辛温，加黄连、木通、淡竹叶清心泻火，导热下行；潮热，加地骨皮、银柴胡清退虚热；盗汗，加牡蛎、浮小麦敛汗止汗。脾胃阴虚证，口干唇燥，津亏较甚者，加石斛、花粉滋养胃阴；不思饮食甚者，加麦芽、扁豆、山药益胃健脾；呃逆，加刀豆、柿蒂、竹茹降逆止呃；大便干结，用蜂蜜润肠通便。肝阴虚证，头痛、眩晕、耳鸣较甚，或筋惕肉瞤，为风阳内盛，加石决明、菊花、钩藤、刺蒺藜平肝息风潜阳；目干涩畏光，或视物不明者，加枸杞子、女贞子、决明子养肝明目；急躁易怒，尿赤便秘，舌红脉数者，为肝火亢盛，加夏枯草、丹皮、栀子清肝泻火。肾阴虚证遗精，加牡蛎、金樱子、芡实、莲须固肾涩精；潮热，口干咽痛，脉数，为阴虚火旺，去鹿角胶、山茱萸，加知母、黄柏、地骨皮滋阴泻火。

阳虚之心阳虚证，心胸疼痛者，酌加郁金、川芎、丹参、三七活血定痛；形寒肢冷，为阳虚较甚，酌加附子、巴戟天、仙茅、仙灵脾、鹿茸温补阳气。脾阳虚证，腹中冷痛较甚，为寒凝气滞，可加高良姜、香附或丁香、吴茱萸温中散寒，理气止痛；食后腹胀及呕逆者，为胃寒气逆，加砂仁、半夏、陈皮温中和胃降逆；腹泻较甚，为阳虚寒甚，加肉豆蔻、补骨脂、薏苡仁温补脾肾，涩肠除湿止泻。肾阳虚证，遗精，加金樱子、桑螵蛸、莲须，或金锁固精丸以收涩固精；脾虚以致下利清谷者，减去熟地、当归等滋腻滑润之品，加党参、白术、薏苡仁益气健脾，渗湿止泻；命门火衰以致五更泄泻者，合四神丸温脾暖肾，固肠止泻；阳虚水泛以致浮肿、尿少者，加茯苓、泽泻、车前子，或合五苓散利水消肿；肾不纳气而见喘促短气，动则更甚者，加补骨脂、五味子、蛤蚧补肾纳气。

（五）转归及预后

虚劳一般病程较长，多为久病痼疾，症状逐渐加重，短期不易康复。其转归及预后，与体质的强弱，脾肾的盛衰，能否解除致病原因，以及是否得到及时、正确的治疗、护理等因素有密切关系。脾肾未衰，元气未败，形气未脱，饮食尚可，无大热，或虽有热而治之能解，无喘息不续，能受补益等，为虚劳的顺证表现，其预后较好。反之，形神衰惫，肉脱骨痿，不思饮食，泄泻不止，喘急气促，发热难解，声哑息微，或内有实邪而不任攻，或诸虚并集而不受补，舌质淡胖无华或光红如镜，脉急促细弦或浮大无根，为虚劳的逆证表现，其预后不良。

综合笔试部分

中医基础理论

第一单元　中医学理论体系的主要特点

中医学是以中医药理论与临床实践为主体，研究人类生命活动中健康与疾病转化规律及其预防、诊断、治疗、康复和保健的综合性科学。中医学理论体系蕴含中国传统文化的精华，经过长期医疗实践的经验积累，形成了理、法、方、药及各种治疗方法齐备、临床疗效显著的科学知识体系。

细目一　整体观念

（一）整体观念的概念

所谓整体，是指事物的统一性和完整性。整体观念源于古代唯物论和辩证法思想。中医学整体观念认为，人体是一个有机的整体，构成人体的各个组成部分之间，在结构上是不可分割的，在功能上是相互协调、相互为用的，在病理上是相互影响的。同时也认识到人体与自然环境、社会环境密切相关，人类在能动地适应自然和改造自然的斗争中，维持着机体的正常生命活动。这种内外环境的统一性和机体自身整体性的思想，就是中医学的整体观念。

（二）整体观念的内容

1. 人体是一个有机的整体

中医学在阐述人体生理功能，病理变化，疾病诊断、治疗，以及养生、康复等方面时，都贯穿着"人体是有机的整体"的基本观点。

（1）五脏一体观：人体以五脏为中心，配合六腑、五体、五官、九窍、四肢百骸等，通过经络系统的联系以及精、气、血、津液的作用，构成了心、肝、脾、肺、肾五个生理系统。这种以五脏为中心的结构与功能相统一的观点，称为"五脏一体观"。

（2）形神一体观：形是神的藏舍之处，神是形的生命体现。人的形体结构和物质基础与精神意识思维活动的结合与统一，即"形神一体观"。

2. 人与自然环境的统一性

自然界是人类赖以生存的必要条件，因此其变化又可以直接或间接地影响人体，而机体就会产生相应的反应。例如，春夏季节，阳气发泄，表现为皮肤松弛、疏泄多汗，机体以出汗散热来调节人体之阴阳平衡；秋冬季节，阳气收敛，表现为皮肤致密、少汗多尿，既可保证人体水液代谢的正常，又能保证人体阳气不过分地向外耗散。人体四时的脉象变化，昼夜阴阳生理活动变化等，都说明人与自然界存在着相互统一的关系。

3. 人与社会环境的统一性

人不仅有生物、自然属性，还有社会属性。每个人与政治、经济、文化、宗教、法律、人际关系、婚姻等社会因素密切相关。社会环境因素通过与人的信息交换影响着人体的各种生理、心理活动和病理变化，而人也在与社会环境的交流中，维持着生命活动的稳定有序与协调平衡。

细目二　辨证论治

（一）症、证、病的概念

症，指疾病的外在表现，即症状。病，即疾病的简称，指人体因特定的致病因素、发病规律和病理演变导致的异常变化过程，具有特定的症状和体征。所谓"证"，是机体在疾病发展过程中某一阶段的病理概括，包括病变的部位、原因、性质以及邪正关系，能够反映出疾病发展过程中某一阶段病理变化的本质，它比症状能更全面、更深刻、更准确地揭示出疾病的发展过程和本质。

（二）辨证与论治的概念

辨证论治，是中医学认识疾病和治疗疾病的基本原则。所谓"辨证"，就是将四诊（望、闻、问、切）所收集的资料、症状和体征，通过分析、综合，辨清疾病的原因、性质、部位以及邪正之间的关系，从而概括、判断为某种性质证候的过程。所谓"论治"，亦称"施治"，是根据辨证分析的结果，确定相应的治疗原则和方法。辨证是决定治疗的前提和依据，论治是治疗疾病的手段和方法。

1. 辨病与辨证的关系

中医临床认识和治疗疾病，是既辨病又辨证，并通过辨证而进一步认识疾病。例如感冒是一种疾病，临床可见恶寒、发热、头身疼痛等症状，病属在表，由于致病因素和机体反应的不同，则又常表现为风寒感冒和风热感冒两种不同的证。只有把感冒所表现的"证"是属于风寒还是风热辨别清楚，才能确定选用辛温解表或是辛凉解表，给予适当的治疗。

2. "同病异治"与"异病同治"

中医认为，同一种疾病可以包括几种不同的证，不同的疾病在其发展过程中可出现相同的证，因此，在临床治疗中往往采取"同病异治"或"异病同治"的方法。"同病异治"，指同一种疾病，因发病的时间、地区及患者机体的反应性不同，或处于不同的发展阶段，所表现的证不同，治法就各异。"异病同治"，指不同的疾病，在其发展过程中，出现了相同的病机，因而也可以采用同一种方法来治疗。中医治病重在"证"的区别。所谓"证同治亦同，证异治亦异"，即是"同病异治"或"异病同治"的依据。

第二单元　精气学说

细目一　精气学说的概念

（一）精的概念

精，首见于《老子》一书，书中云："寂兮冥兮，其中有精。其精甚真，其中有信。"在中国古代哲学中，精指充塞于宇宙之中不断运动又无形可见的精微物质。

（二）气的概念

气是精的存在形态，如《管子》曰："精也者，气之精者也。"可见"精"与"气"同义，指一切细微、精粹的物质，是生成宇宙万物的原始物质。故《易经》将气直接称为精气或精，并认为宇宙万物皆由精气所构成。精气是存在于宇宙之中运动不息的极精微的物质，其运动变化推动和促进着宇宙万物的发生、发展和变化。

细目二　精气学说的基本内容

（一）精气是构成宇宙的本原

宇宙中的一切事物都由精气所构成，万物的发生、发展、演变皆为精气自身运动的结果。精气的存在形式有两种，即"无形"和"有形"。所谓"无形"，即精气处于弥散而运动的状态。因用肉眼看不见，故称其为"无形"。所谓"有形"，即精气处于和合、凝聚而稳定的状态，指无形之气以聚合的方式，形成各种占有相对固定空间，具备并保持相对稳定形质特点的物体。以这种形式存在的精气，凝聚于一体，结构紧凑，形态稳定，相对静止，一般都可以用肉眼看清其性状或推测出具体性状，凡此种种物质，都属于"有形"之列。

精气是构成天地万物包括人类的共同的原始物质。故《论衡·自然》云："天地合气，万物自生。"

（二）精气的运动变化

精气是活力很强、运行不息的精微物质。精气的运动具有普遍性，升降与出入是精气运动的基本形式。《素问·六微旨大论》指出："是以升降出入，无器不有。"自然界一切事物的变化，都是精气运动的反映和结果。《素问·六微旨大论》说："气之升降，天地之更用也……生已而降，降者谓天；降已而升，升者为地。天气下降，气流于地；地气上升，气腾于天。故高下相召，升降相因，而变作矣。"天地阴阳二气的升降相因，氤氲交感，才形成了整个宇宙天地间的各种事物的运动变化。

（三）精气是天地万物的中介

中介，是不同事物或同一事物内部不同因素之间相互交接联系的要素，是客观事物转化和发展的中间环节，是对立双方统一的环节。

精气分阴阳，以成天地。天地交感，以生万物，精气成为天地万物的共同本原。因此，天地万物虽是相对独立的物质实体，然其并不孤立，而是紧密联系，相互作用的。无形之精气充斥于天地万物之间，它既能渗入于有形的物质实体，并能与已构成有形物体的精气进行各种形式的物质和能量的感应、交换与转化。精气就成为天地万物相互联系、相互作用和相互感应的中介物质。

（四）天地精气化生为人

精气学说认为万物的本源是精气，人类作为宇宙万物之一，亦由精气所构成，生命过程就是精气的运动过程。新生命的产生，乃是由于精气凝聚而成，同时，精气亦维持着生命活动的全过程，故精气一旦离散，则生命活动亦随之终止，人之生命始于精气之聚合，而终于精气之散失，说明了生命过程的物质性。

细目三　精气学说在中医学中的应用

（一）对中医学精气生命理论构建的影响

中医学的精，又称精气，指贮藏于脏腑之中有形的物质，既包括父母遗传的先天之精，又包括后天获得的水谷精气和清气。它是生命之源，是构成人体和维持人体生命活动的基本物质。中医学的精气学说是研究人体内精与气的内涵、来源、分布、功能、相互关系以及与脏腑经络关系的系统理论。古代哲学精气学说关于精或气是宇宙万物本源的认识，对中医学中精是人体生命之本源，气是人体生命之维系、人体诸脏腑形体官窍由精化生、人体的各种机能由气推动和调控等理论的产生，具有极为重要的影响。中医学的精气理论融汇了古代哲学精气学说的精髓，将其作为一种思维方法引入其中，与其自身固有的理论和实践相融合，创立了独特的中医学精气生命理论。

（二）对中医学整体观念构建的影响

精气是宇宙万物的构成本源，人类为自然万物之一，与自然万物有着共同的化生之源；运行于宇宙中的精气，充塞于各个有形物之间，具有传递信息的中介作用，使万物之间产生感应。作为哲学思想的精气学说渗透于中医学，促使中医学形成了同源性思维和相互联系的观点，构建成了表达人体自身完整性及人与自然、社会环境统一性的整体观念，强调其从宏观上，从自然与社会的不同角度，全方位地研究人体的生理、病理及疾病的防治。正如《素问·六节藏象论》说："天食人以五气，地食人以五味。"《灵枢·岁露》说："人与天地相参也，与日月相应也。"精气中介理论的联系观点，进一步构建和完善了中医学的整体观念。

第三单元 阴阳学说

细目一 阴阳学说的概念

（一）阴阳和阴阳学说的含义

1. 阴阳的含义

阴阳，是对自然界相互关联的某些事物和现象对立双方属性的概括。

它既可代表两个事物相互对立统一的属性，又可用以分析一个事物内部所存在着的相互对立的两个方面。

2. 阴阳学说的含义

阴阳学说，是通过分析相关事物的阴阳属性及变化规律，从而认识和把握自然界事物错综复杂变化的本质和发生发展基本规律的学说。宇宙间的任何事物，都包含着阴和阳相互对立的两个方面，如以天地而言，则"天为阳，地为阴"，天气轻清在上故属阳，地气重浊在下故属阴；以水火而言，则"水为阴，火为阳"，水性寒而润下故属阴，火性热而炎上故属阳；以动静而言，则"静者为阴，动者为阳"；以物质的运动变化而言，则"阳化气，阴成形"，某一物质出现蒸腾气化的运动状态时属阳，出现凝聚成形的运动状态时属阴。一般来说，凡是剧烈运动的、外向的、上升的、温热的、明亮的，或属于功能方面的，皆为阳；相对静止的、内守的、下降的、寒冷的、晦暗的，或属于有形的器质方面的，皆属于阴。阴和阳的相对属性引入于医学领域，即把对于人体具有推动、温煦、兴奋等作用的物质和功能，统属于阳；对于人体具有凝聚、滋润、抑制等作用的物质和功能，统属于阴。中医学运用阴阳学说的基本理论来说明人体的生理活动、病理变化，并用以指导临床的诊断、治疗以及养生、康复。

（二）事物阴阳属性的绝对性和相对性

事物的阴阳属性不是绝对的，而是相对的。其一，阴阳的可分性，即阴阳双方中的任何一方又可以再分阴阳，即所谓阴中有阳，阳中有阴。如昼为阳，夜为阴。白天的上午与下午相对而言，则上午为阳中之阳，下午为阳中之阴；夜晚的前半夜与后半夜相对而言，则前半夜为阴中之阴，后半夜为阴中之阳。其二，阴阳的相互转化性，即在一定条件下，阴阳可以发生相互转化，阴可以转化为阳，阳也可以转化为阴。如属阴的寒证在一定条件下可转化为属阳的热证，属阳的热证在一定条件下也可转化为属阴的寒证。病变寒热性质的改变，使证候的阴阳属性也随之改变。

细目二　阴阳学说的基本内容

（一）阴阳的对立制约

阴阳的对立制约是指属性相反的阴阳双方在一个统一体中的相互斗争、相互排斥和相互制约。

1. 阴阳对立

阴阳对立是说自然界中的一切事物，客观上都存在着相互对立相反的两个方面，这两个方面的属性是相反的、矛盾的。如上与下、左与右、动与静、出与入、升与降以及昼与夜、明与暗、寒与热等，皆具有相互对立之属性。

2. 阴阳制约

阴阳制约是指相互对立的阴阳双方，具有相互抑制和约束的特性。如《类经附翼》所说："动极者镇之以静，阴亢者胜之以阳。"这是说阴阳的任何一方过于强盛，常可抑制对方，使之衰弱，或任何一方由于虚弱不足，常可导致对立面的相对亢盛。如春、夏、秋、冬四季有温、热、凉、寒的气候变化，春夏之所以温热，是因为春夏阳气上升抑制了秋冬的寒凉之气，秋冬之所以寒冷，是因为秋冬阴气上升抑制了春夏温热之气的缘故。再如阳邪亢盛则阴液受损，表现为"阳胜则阴病"，阴邪亢盛则阳气被抑，表现为"阴胜则阳病"；如阳气不足可出现阴寒的相对亢盛，"阳虚则阴盛"，反之，阴液的不足可出现阳热的相对亢盛，"阴虚则阳亢"。人体阴阳之间的动态平衡，是阴阳双方相互对立、相互制约的结果。即《素问·生气通天论》所谓"阴平阳秘，精神乃治"。如果阴阳之间的对立制约关系失调，动态平衡遭到了破坏，则标志着疾病的产生。

（二）阴阳的互根互用

阴阳互根互用，是指事物或现象中相互对立的阴阳两个方面，具有相互依存、相互为用的关系，又称"阴阳相成"。

1. 阴阳互根

是指一切事物或现象中相互对立的阴阳两个方面，具有相互依存、互为根本的关系。阳依存于阴，阴依存于阳，而不可分离，每一方都以对立的另一方的存在作为自己存在的前提和条件。阳依赖于阴而存在，阴也依赖于阳而存在。如果阴和阳之间的互根关系遭到破坏，就会导致"孤阴不生，独阳不长"，甚则"阴阳离决，精气乃绝"（《素问·生气通天论》）。

2. 阴阳互用

是指阴阳双方具有相互资生、促进和助长的关系。如《素问》说："阴在内，阳之守也；阳在外，阴之使也。"指出阳以阴为基，阴以阳为偶；阴为阳守持于内，阳为阴役使于外，阴阳相互为用，不可分离。如王冰注《素问·生气通天论》说："阳气根于阴，阴气根于阳，无阴则阳无以生，无阳则阴无以化。"气为阳，血属阴，气能生血、行血和统血，有助于血的生化和运行；血能舍气、养气，血可资助气以发挥其生理效应。这体现了相对物质之间相互资生、相互为用的阴阳关系。老年人"昼不精，夜不瞑"（《灵枢·营卫生会》），就是因为阴阳双方相互为用关系失调而致。如果人体阴阳之间的互滋互用关系失常，就会出现"阳损及阴"或"阴损及阳"的病理变化。就人体而言，其互根互用关系，体现于相对物质之间、相对功能之间、脏腑组织与功能活动之间等方面。

（三）阴阳交感互藏

阴阳二气的升降运动而引起的交感相错、相互作用，是宇宙万物发生发展变化的根源。

1. 阴阳交感

是指阴阳二气在运动中相互感应而交合。是阴阳二气在运动中相互感应的一个过程（阶段），是阴阳在运动过程中的一种最佳状态，是生命产生的基本条件。天气下降，地气上升，天地阴阳二气相互作用，交感合和，产生宇宙万物，并推动着它们的发展和变化。正如《周易·系辞下》所说："天地氤氲，万物化醇；男女构精，万物化生。"

2. 阴阳互藏

是指相互对立的阴阳双方中的任何一方都蕴含着另一方，即阴中有阳，阳中有阴。如以上下而言，上为阳，下为阴，但上中有下，下中寓上。如《素问·天元纪大论》说："天有阴阳，地亦有阴阳……故阳中有阴，阴中有阳。"阴阳互藏一是阴阳双方交感合和的动力根源。《素问·六微旨大论》说："天气下降，气流于地；地气上升，气腾于天。故高下相召，升降相因，而变作矣。"二是构筑阴阳双方相互依存、相互为用关系的基础。阳以阴为源而生；阴以阳为根而化。若阳中无阴，阴中无阳，就变成"孤阴""独阳"，"孤阴不生"，"独阳不长"，阴阳双方会失去相互资生与促进的联系。三是阴阳消长与转化的内在根据。阴中寓阳，阴才有向阳转化的可能性；阳中藏阴，阳才有向阴转化的可能性。

（四）阴阳消长平衡

阴阳消长，指阴阳双方处于不断地增长和消减的量变之中，在彼此消长的运动过程中保持着动态平衡。基本形式为：①此消彼长，包括阴消阳长和阳消阴长，是阴阳对立制约关系的体现；②此长彼消，包括阳长阴消和阴长阳消，是阴阳互根互用关系的体现。如以四时气候变化而言，从冬至春及夏，气候从寒冷逐渐转暖变热，即是"阴消阳长"的过程。由夏至秋及冬，气候由炎热逐渐转凉变寒，即是"阳消阴长"的过程。阴阳双方在一定限度内的消长变化，反映了事物之间对立制约和互根互用关系的协调平衡，在自然界可表征气候的正常变化，在人体则表征生命过程的协调有序。人体在正常生理状态下，物质与功能之间、兴奋与抑制的转化过程，都是处在互相制约、互相消长的动态变化之中的。

（五）阴阳的相互转化

阴阳转化是指在一定的条件下，阴或阳可以各自向其相反方向转化的运动变化形式，即由阴转阳，由阳转阴。若"阴阳消长"是一个量变过程的话，则阴阳转化便是在量变基础上的质变，需要阴阳依存的内在转化关系，以及事物变化"物极"阶段转化条件。事物转化的条件是各种各样的，随着事物的不同，其促进转化的内部和外部条件也各不相同。

综上所述，阴阳的对立制约、互根互用、消长平衡和相互转化，说明阴阳之间的相互关系并不孤立与静止不变，它们之间相互联系。阴阳对立互根，是事物之间或事物内部所存在的固有属性，而阴阳消长转化，是事物量变和质变的运动变化形式。在一定限度内，阴阳消长运动是绝对的，平衡则是相对的；在一定的条件下，阴阳消长运动可以由量变产生质变，从而形成阴阳转化，这就是中医阴阳学说的全部内容。

细目三　阴阳学说在中医学中的应用

（一）在组织结构和生理功能方面的应用

1. 说明人体的组织结构

人体是一个对立统一的有机整体，一切组织结构既彼此相互联系，又可划分为相互对立的阴阳两部分，可运用阴阳对立制约的关系做具体分析。正如《素问·宝命全形论》所说："人生有形，不离阴阳。"

（1）部位与结构的阴阳属性：就人体的部位与组织结构来说，则外为阳，内为阴；背为阳，腹为阴；头部为阳，足部为阴；体表为阳，内脏为阴。体表中之皮肤为阳，肌肉筋骨为阴；脏腑中则六腑为阳，五脏为阴；五脏之中心肝为阳，肺脾肾为阴。具体到每一个脏腑，则又有阴阳可分。这些阴阳属性的划分，主要是由脏腑组织所在的位置、生理功能特点等所决定的。

（2）气血津液的阴阳属性：根据气是无形的物质，具有推动、温煦作用，血是有形的物质，具有滋养、濡润作用，则气为阳，血为阴；在气中，则卫气为阳，营气为阴。至于津液，则津清稀而薄，故属阳；液则稠厚而浊，故属阴。

（3）经络循行的阴阳属性：就经络系统循行部位来说，则循行于人体四肢外侧及背部者属阳（如手足三阳经），而循行于人体四肢内侧及腹部者则多属阴（如手足三阴经），只有足阳明胃经循行于腹部。

（4）组织结构阴阳属性的相对性：人体各部位、各种组织结构、各脏腑之阴阳属性不是绝对的，而是相对的，常根据一定条件的改变而改变。如以胸背关系来说，则背属阳，胸属阴；若以胸腹上下关系来讲，则胸属阳，腹属阴。同样，五脏阴阳属性，若以上下来分，则心肺在上属阳，心为阳中之阳脏，肺为阳中之阴脏；肝脾肾在下属阴，肝为阴中之阳脏，肾为阴中之阴脏，脾亦为阴中之阴脏（又称"至阴"）。脾属太阴，太阴为三阴之始，故脾为至阴。

2. 说明人体的生理功能

（1）说明机体的防御功能：阳气在外，具有保护机体内部组织器官的外卫机能。阴精在内，是阳气的物质基础，为阳气不断地储备和提供能量补充，故《素问·阴阳应象大论》说："阴在内，阳之守也；阳在外，阴之使也。"《素问·生气通天论》也说："阴者，藏精而起亟也；阳者，卫外而为固也。"

（2）说明脏腑的功能活动：在脏腑生理功能方面，五脏主藏精气为阴，六腑消化、传导饮食水谷为阳。每一脏腑中又各有阴阳，凡属功能活动则属阳，而产生这些功能活动的脏器和精气则属阴。精藏于脏腑之中，主内守而属阴，气由精所化，运行于全身而属阳。人体之气，以其不同的功能作用而分为阴气与阳气：阴气主凉润、宁静、抑制、沉降，阳气主温煦、推动、兴奋、升发。如《素问·阴阳应象大论》说："清阳出上窍，浊阴出下窍；清阳发腠理，浊阴走五脏；清阳实四肢，浊阴归六腑。"正是人体内阴阳二气的交感相错、相互作用，推动着人体内物质与物质之间、物质与能量之间的相互转化，推动和调控生命的进程。

（3）阴阳相对平衡的生理意义：中医学在生理上强调阴阳相互协调和平衡。体内阴阳二气的对立制约、互根互用和消长转化，维系着协调平衡的状态，人体的生命活动才能有序进行，各种生理功能才能得到稳定发挥。故《素问·生气通天论》说："阴平阳秘，精神乃治。""阴阳离决，精气乃绝。"

（二）在病理方面的应用

1. 分析病因的阴阳属性

六淫邪气中，寒、湿、燥属阴，风、暑、火属阳；从内外言，外感病因为阳，内伤病因为阴等。

2. 阴阳盛衰的病理表现

阴阳偏盛偏衰，主要用以概括说明阴阳对立制约和消长关系失调而导致的寒热虚实病理变化。

（1）阳胜则热：指阳热亢盛，功能亢奋，机体反应性增强，产热过剩或散热不利之病理状态。如急性热病初起，发热面红，体温可达38℃以上，甚至高热、烦躁。阳热偏盛则灼耗阴津，故热病常见口渴喜饮、便干溲少等津亏液少的病理表现。

（2）阴胜则寒：指阴寒内盛，功能抑制或障碍，从而导致阴寒水湿病邪积聚，机体热量不足等病理状态。如受寒饮冷，寒邪直中于里的病证，可见腹痛、腹泻、怕冷、喜热等症。

（3）阴虚则热：指阴液（包括精、血、津液）亏损，阴不制阳，导致相对阳亢，功能虚性亢奋，从而出现低烧、五心烦热、颧红盗汗等病理表现。

（4）阳虚则寒：指人体阳气虚损，全身性功能衰退，阳不能制阴，阴相对偏亢，从而出现热量不足的虚寒性病理状态。

（5）阴阳互损及转化：指精与气或气与血之间互根互用关系失调而致的虚实病变。在疾病的发生、发展过程中，阴精阳气任何一方虚损到一定的程度，常导致对方也不足，即"阳损及阴"或"阴损及阳"，最后导致"阴阳两虚"，此即慢性虚性病证常见的病理发展过程。

（6）阴阳转化：疾病在一定的条件下证候的阴阳属性会发生转化，诸如实热证转化为虚寒证、阴寒证转化成阳热证等发生质的变化。临床辨证时，首先要分清阴阳，才能抓住疾病的本质，做到执简驭繁。

（三）在疾病诊断方面的应用

在诊法方面，用阴阳的属性来分析四诊收集到的临床症状和体征。如以色泽的明暗分阴阳，鲜明者病在阳分，晦暗者病在阴分。以声息的动态分阴阳属性，语声高亢洪亮、多言而躁动者，多属实、属热，为阳；语声低微无力、少言而沉静者，多属虚、属寒，为阴；呼吸微弱，多属于阴证；呼吸有力，声高气粗，多属于阳证。以脉象部位分阴阳，则寸为阳，尺为阴；以至数分，则数者为阳，迟者为阴；以形态分，则浮大洪滑为阳，沉小细涩为阴。

（四）在疾病治疗方面的应用

1. 确定治疗原则

（1）依据对立制约的原则，阳盛则热属实热证，宜用寒凉药以制其阳，治热以寒，即"热者寒之"。阴盛则寒属寒实证，宜用温热药以制其阴，治寒以热，即"寒者热之"。阴阳偏盛，即阴或阳的过盛有余，为邪气有余之实证，治疗原则是"损其有余"，"实则泻之"，若其相对一方出现偏衰时，则当兼顾其不足，配合以扶阳或益阴之法。

（2）依据互根互用的原则，阴虚不能制阳而致阳亢者，属虚热证，不宜用寒凉药直折其热，须用"壮水之主，以制阳光"即滋阴壮水之法，以抑制阳亢火盛，这种治疗原则亦称为"阳病治阴"。阳虚不能制阴而致阴盛者，属虚寒证，不宜用辛温发散药以散阴寒，须用"益火之源，以消阴翳"即扶阳益火之法，以消退阴盛，这种治疗原则也称为"阴病治阳"。阴阳偏衰，即阴或阳的虚损不足，为正气不足之虚实证，治疗原则是"补其不足"，"虚则补之"。

对阴阳偏衰的治疗，明代张景岳根据阴阳互根的原理，还提出了阴中求阳、阳中求阴的治法，即在用补阳药时，须兼用补阴药，在用补阴药时，须加用补阳药，以发挥其互根互用的生化作用。

2. 归纳药物的性能

中药的性能，主要依据其气（性）、味和升降浮沉来决定，而药物的气、味和升降浮沉，又皆可用阴阳来归纳说明，作为指导临床用药的依据。

（1）药性：即寒、热、温、凉，又称"四气"。其中寒凉属阴（凉次于寒），温热属阳（温次于热）。具有减轻或消除热证作用的中药，一般属于寒性或凉性，如黄芩、栀子等。反之，具有减轻或消除寒证作用的中药，一般属于温性或热性，如附子、干姜之类。

（2）五味：即辛、甘、酸、苦、咸。有些药物具有淡味或涩味，所以实际上不止五种，但是习惯上仍然称为五味。其中辛、甘、淡属阳，酸、苦、咸属阴。

（3）升降浮沉：升是上升，降是下降，浮为浮散，沉为重镇。大抵具有升阳发表、祛风、散寒、涌吐、开窍等功效的药物，多上行向外，其性升浮，升浮者为阳；具有泻下、清热、利尿、重镇安神、潜阳息风、消导积滞、降逆、收敛等功效的药物，多下行向内，其性皆沉降，沉降者为阴。

总之，治疗疾病，就是根据病证的阴阳偏盛偏衰情况，确定治疗原则，再结合药物性能的阴阳属性，选择相应的药物，以纠正由疾病引起的阴阳失调状态，从而达到治愈疾病之目的。

第四单元 五行学说

细目一 五行学说的概念

（一）五行与五行学说的含义

1. 五行含义

五行，即木、火、土、金、水五类物质元素的运动。我国古代人民在长期的生活和生产实践中，认识到木、火、土、金、水是人类生产和生活不可缺少的最基本物质。常用的五行概念，来自于最初的"五材"说。

2. 五行的特性

以"五材"说为依据形成的五行学说，在对木、火、土、金、水五种物质的朴素认识基础上，进行抽象而逐渐形成了哲学的概念。

（1）木的特性：古人称"木曰曲直"。"曲直"是指树木的生长形态，为枝干曲直，向上向外周舒展。因而引申为具有生长、升发、条达舒畅等作用的事物，均归属于"木"。

（2）火的特性：古人称"火曰炎上"。"炎上"是指火具有温热、上升的特性。因而引申为具有温热、升腾等作用的事物，均归属于"火"。

（3）土的特性：古人称"土爱稼穑"。"稼穑"是指农作物的播种和收获。土具有载物、生化的特性，故称土载四行，为万物之母。农作物的作用。因而引申为具有生化、承载、受纳等作用的事物，均归属于"土"。

（4）金的特性：古人称"金曰从革"。"从革"是指"变革"的特性。引申为具有清洁、肃降、收敛等作用的事物，均归属于"金"。

（5）水的特性：古人称"水曰润下"。"润下"是指水具有滋润和向下的特性。引申为具有寒凉、滋润、向下运行等作用的事物，均归属于"水"。

3. 事物与现象的五行归类

根据五行的特性对各种事物进行归类，方法有二：其一，取象比类法，即将事物的性质和作用与五行的特性相类比，推演得出事物的五行属性。其二，推演络绎法，即根据已知的某些事物的五行属性，推演至其他相关的事物，以得知这些事物的五行属性。现将自然界和人体的五行属性，列简表如下。

事物属性的五行归类表

自然界							五行	人体						
五音	五味	五色	五化	五气	五方	五季		五脏	五腑	五官	形体	情志	五声	变动
角	酸	青	生	风	东	春	木	肝	胆	目	筋	怒	呼	握
徵	苦	赤	长	暑	南	夏	火	心	小肠	舌	脉	喜	笑	忧
宫	甘	黄	化	湿	中	长夏	土	脾	胃	口	肉	思	歌	哕
商	辛	白	收	燥	西	秋	金	肺	大肠	鼻	皮	悲	哭	咳
羽	咸	黑	藏	寒	北	冬	水	肾	膀胱	耳	骨	恐	呻	栗

细目二　五行学说的基本内容

（一）五行相生与相克的概念和次序

1. 五行相生

指木、火、土、金、水之间存在着有序的资生、助长和促进的作用。

五行相生的次序是：木生火，火生土，土生金，金生水，水生木。从五行相生关系来说，五行中的任何"一行"，都存在着"生我""我生"两个方面的联系。"生我"和"我生"，在《难经》中比喻为"母"和"子"的关系。"生我"者为"母"，"我生"者为"子"，故五行中的相生关系又可称作"母子"关系。如以火为例，木生火，火生土，故"生我"者为木，"我生"者为土，即木为火之"母"，土为火之"子"，也就是木和火是"母子"，而火和土又是"母子"。

2. 五行相克

指木、土、水、火、金之间存在着有序的克制、制约的作用。

五行相克的次序是：木克土，土克水，水克火，火克金，金克木。从五行相克关系来说，五行中的任何"一行"，都存在着"克我""我克"两方面的联系。"克我"和"我克"，在《内经》中称作"所不胜"和"所胜"，即"克我"者为"所不胜"，"我克"者为"所胜"。以火为例，水克火，火克金，故"克我"者为水，"我克"者为金。

相生与相克是不可分割的两个方面，"无生则发育无由，无制则亢而为害。"正因为事物之间存在着相生和相克的联系，才能在自然界维持生态平衡，在人体维持生理平衡，故"制则生化"。

（二）五行制化的概念与规律

五行制化指五行之间既相互资生，又相互制约，以维持平衡协调，推动事物间稳定而有序的变化和发展。五行制化，是一种五行相生与相克相结合的自我调节。

五行制化的规律是：五行中一行亢盛时，必然随之有制约，以防止亢而为害，即在相生中有克制，在克制中求发展。具体地说，即木生火，火生土，而木又克土；火生土，土生金，而火又克金；土生金，金生水，而土又克水；金生水，水生木，而金又克木；水生木，木生火，而水又克火。如此循环往复。

所谓"制则生化"，即是说木能制土，火才能生化；火能制金，土才能生化；土能制水，金才能生化；金能制木，水才能生化；水能制火，木才能生化。也就是说，母气能制己所胜，则子气方能得母气之滋养而起生化作用。故《素问·五脏生成》说："心，其主肾也"；"肺，其主心也"；"脾，其主肝也"；"肝，其主肺也"；"肾，其主脾也"。这里所说的"主"，即指生化之主，实际上即是相克制约之意。因其"克中有生"，"制则生化"，所以称其为"主"。

五行学说认为，五行制化调节的自我调控效应，保证了五行系统在正常情况下的生化运动，保持着整体的协调与平衡。

（三）五行相乘与相侮的概念和次序

1. 五行相乘

指五行中的一行对其所胜之行的过度制约和克制，即相克太过，又称"过克"，属异常现象。五行相乘的次序与相克相同，即木乘土，土乘水，水乘火，火乘金，金乘木。导致五行相乘的原因有"太过"和"不及"两种情况。一是指五行中的某一行过于亢盛，对其所胜行进行超过正常限度的克制，产生相乘，如"木旺乘土"。二是指五行中某一行过于虚弱，难以抵御其所不胜行正常限度的克制，产生相乘，如"土虚木乘"等。即土气不足，则木乘土（虚），或因木气亢极，不受金制，则木（亢）乘土，从而使土气受损。

2. 五行相侮

是指五行中的一行对其所不胜之行的反向制约和克制，又称"反克"。五行相侮的次序是：木侮金，金侮火，火侮水，水侮土，土侮木。导致五行相侮的原因，亦有"太过"和"不及"两种情况。一指五行中的某一行过于强盛，使原来克制它的一行不仅不能克制它，反而受到它的反向克制，产生相侮，例如"木亢侮金"。一指五行中某一行过于虚弱，不仅不能制约其所胜的一行，反而受到其所胜行的"反克"，产生相侮，如"木虚土侮"等。即金本克木，若木气亢极，不受金制，反来侮金，即为木（亢）侮金。若金气虚衰，则木因其衰而反克，即为木侮金（衰）。

（四）五行的母子相及

1. 母病及子

指五行中的某一行异常，累及子行，导致母子两行皆异常。其形成多是母行虚弱，引发子行不足，终致母子两行皆虚。如水不足，不能生木，导致木气虚弱，终致水竭木枯，母子俱衰。

2. 子病及母

指五行中某一行异常，影响及母行，终致子母两行皆异常。子病及母的一般规律有两种：一是子行亢盛，引起母行亦亢盛，结果是子母两行皆亢盛，一般称为"子病犯母"，如火旺导致木亢，终至木火皆亢。二是子行虚弱，上累母行，引起母行亦不足，终致子母俱不足，一般称为"子盗母气"，如木不足导致水枯，终至木水皆不足。

细目三　五行学说在中医学中的应用

（一）在生理方面的应用

1. 说明五脏的生理特点

以五行的特性说明五脏的生理功能。肝属木，肝喜条达而恶抑郁。心属火，心阳有温煦之功能，心火易于上炎。脾属土，为气血生化之源。肺属金，肺气具有清宣、肃降之功能。肾属水，肾主水液的蒸化和排泄，并有藏精之功能。

2. 构建天人一体的五脏系统

构建了以五脏为中心的天人一体的五脏生理病理系统，从而使人体内外环境联结成一个密切相关的整体，相互收受通应。

3. 说明五脏之间的生理联系

一是以五行相生说明五脏之间的资生关系。水能生木，肾水滋养肝木；木能生火，肝木上济心火；火能生土，心火温运脾土；土能生金，脾土滋养肺金；金能生水，肺金滋养肾水。二是以五行相克关系说明五脏之间的制约关系。金克木，肺金可抑制肝阳之上亢；木克土，肝气通脾气的壅滞；土克水，脾气调节肾水；水克火，肾水上可制约心火；火克金，心火可制约肺气。三是以五行的制化和胜复来说明五脏之间的自我调节。

（二）在病理方面的应用

1. 说明五脏疾病的发生

由于五脏外应五时，四时六气异常，可导致主时之脏首先受邪而发病。如春季肝先受邪，夏季心先受邪，长夏脾先受邪，秋季肺先受邪，冬季肾先受邪。

2. 五脏病变的相互影响和传变

一是相生关系的传变，包括"母病及子"和"子病及母"的传变。母病及子，又称"母病累子"，指病变从母脏传来，并依据相生方向侵及属子的脏腑，临床常先见到母脏证候，继则又见子脏证候。子病犯母，又称"子盗母气"，指病变从子脏传来，侵及属母的脏腑，临床多见先有子脏的证候，继则又见母脏证候。二是相克关系的传变，包括"相乘"传变和"相侮"传变。相乘传变，即相克太过而导致疾病传变，如木亢乘土，即肝脾不和或肝胃不和证。相侮传变，即反克为害，如木火刑金，即肝火犯肺病证。

（三）在疾病诊断中的运用

依据五行属性归类和五行生克乘侮规律，以确定五脏病变的部位，并推断病情的轻重顺逆。一般多从本脏所主的色、味、脉来诊断本脏病。如面见青色，喜食酸味，脉现弦象，可以诊断为肝病；面色赤，口味苦，脉象洪，可诊断为心火亢盛等。还可从色与脉之间的生克关系来判断疾病的预后。如肝病，面色青，见弦脉，色脉相符；或色脉不符，若见沉脉，则属生色之脉（水生木），为顺，主预后良好；若不见弦脉，反见浮脉，则属相胜之脉，即克色之脉（金克木），为逆，主预后不良。其他四脏亦可据此判断。

（四）在疾病治疗方面的应用

1. 指导脏腑用药

以药物天然色味、不同性能与归经为依据，按五行属性来指导脏腑用药。即青色、酸味入肝，赤色、苦味入心，黄色、甘味入脾，白色、辛味入肺，黑色、咸味入肾。

2. 控制五脏疾病的传变

依据五行母子相及与相乘、相侮关系，五脏中一脏有病，可以传及其他四脏而发生传变。如肝有病可以影响到心、肺、脾、肾等脏，心、肺、脾、肾有病也可以影响肝脏。因此，临床治疗时除对所病本脏进行治疗之外，还要依据其传变规律，治疗其他脏腑，以防止其传变。如肝气太过，或郁结或上逆，木亢则乘土，病将及脾胃，此时应在疏肝平肝的基础上预先培其脾气，使肝气得平，脾气得健，则肝病不得传于脾。如《难经·七十七难》所说："见肝之病，则知肝当传之于脾，故先实其脾气。"

3. 根据相生规律确定的治则治法

有补母、泻子两个方面，即虚则补其母，实则泻其子。补母，适用于母子关系失调的虚证；泻子，适用于母子关系失调的实证。具体治法有四种。

（1）滋水涵木法：滋补肝肾之阴，以涵敛潜制肝阳的治法，又称滋肾养肝法、滋补肝肾法。适用于肾阴亏虚，不能涵养肝木，而致肝阴不足，阴不制阳，肝阳偏亢之"水不涵木"证。临床可见头目眩晕，眼目干涩，颧红耳鸣，五心烦热，腰膝酸软，男子遗精，女子月经不调，舌红少苔，脉弦细而数等症。

（2）金水相生法：滋补肺肾阴虚的治法，又称补肺滋肾法、滋养肺肾法。适用于肺阴虚不能布津以滋肾，或肾阴亏虚，不能上荣于肺，而致肺肾阴虚的病证。临床可见咳嗽气逆，干咳少痰或咳血，音哑，潮热盗汗，腰膝酸软，遗精，体瘦，口干，舌红少苔，脉细数等症。

（3）培土生金法：通过补脾益气而补益肺气的治法，又称补养脾肺法。适用于脾胃气虚，生化减少，而致肺气失养的肺脾气虚证。临床可见久咳，痰多清稀，食欲减退，大便溏薄，四肢无力，舌淡脉弱等症。

（4）益火补土法：温肾阳以补脾阳的治法，又称温肾健脾法。火，在此是指命门之火，而非心火。益火，即补益命门之火，即温肾阳之法。适用于肾阳衰微而致脾阳不振的脾肾阳虚证。临床可见畏寒肢冷，腰膝冷痛，腹泻，完谷不化，或五更泄泻，舌淡胖，边有齿痕，苔白滑，脉沉无力等症。

4. 根据相克关系确定的治则治法

一是抑强，泻其乘侮之太过，适用于相克太过引起的相乘和相侮。二是扶弱，补其乘侮之不及，适用于相克不及引起的相乘和相侮。具体治法有四种。

（1）抑木扶土法：疏肝健脾或平肝和胃的治法，又称疏肝健脾法、调和肝胃法，适用于木旺乘土或土虚木乘之证。具体应用时，对木旺乘土之证，以抑木为主，扶土为辅；对土虚木乘之证，以扶土为主，抑木为辅。

（2）培土制水法：健脾利水以制约水湿停聚的治法，又称敦土利水法，适用于脾虚不运，水湿泛溢而致水肿胀满的证候。

（3）佐金平木法：滋肺阴、清肝火的治法，又称滋肺清肝法，适用于肺阴不足，肝火上逆犯肺之证。若因肝火太盛，耗伤肺阴的肝火犯肺之证，又当清肝火为主，兼以滋肺降气。

（4）泻南补北法：泻心火、补肾水的治法，又称泻火补水法、滋阴降火法，适用于肾阴不足，心火偏旺，水火不济，心肾不交之证。

应用于针灸疗法方面，可依据十二经脉及其"五输穴"的五行属性及其生克关系来进行选穴治疗等。

应用于精神疗法方面，可利用情志之间的五行相胜关系，调节异常情志变化，恢复其正常的情志活动。如恐可以胜喜，是因为恐为肾志属水、喜为心志属火的缘故。

在实际运用中，阴阳、五行学说相互结合不仅可以说明事物双方的一般关系，而且可以说明事物间相互联系、相互制约的较为具体和复杂的关系，从而有利于解释复杂的生命现象和病理过程。

第五单元　五　脏

"藏"，是指藏于体内的脏腑组织器官，包括五脏、六腑和奇恒之腑。由于五脏是所有内脏的中心，中医学的"藏"，实际指以五脏为中心，在内联络六腑和其他组织器官，在外则通应自然界的四时阴阳，所形成的以五脏为中心的五个独特的生理病理系统。

"象"，是这五个生理病理系统的外在现象和比象，其含义有二：一是表现于外的各种病理生理征象；二是以五脏为中心的五个生理病理系统与外在自然环境的事物与现象类比所获得的比象。

藏象，指藏于体内脏腑及其表现于外的生理病理征象及与外界环境相通应的事物和现象。脏腑，是内脏的总称。五脏主藏精气，以藏为主，藏而不泄；六腑传化水谷，传化物而不藏。奇恒之腑，虽名为腑，但其功能却有异于六腑，并有类似于五脏贮藏精气的作用，具有似脏非脏、似腑非腑的特点。

藏象学说的特点是以五脏为中心的整体观，体现在以五脏为中心的人体自身整体性及五脏与外界环境的统一性两个方面。藏象学说中的脏腑，不单纯是一个解剖学的概念，更重要的是概括了人体五脏系统内外环境相参相应的生理和病理学概念。

细目一　五脏的生理功能与特性

（一）心的生理功能与特性

1. 心的生理功能

一是主血脉，二是主神明。

（1）心主血脉：指心有推动血在脉管内运行的作用。心、脉和血液循行在体内构成一个相对的独立系统。在心气、心阳的推动和温煦，心血、心阴的营养和滋润作用下，心的正常搏动维持着正常的心力、心率、心律保证血液在脉内正常运行。如果心的气、血、阴、阳不足或失调，皆可出现异常的搏动现象。

心主血脉，还包括心生血的作用。饮食物经过脾胃的消化吸收，将精微上输于心肺，经心肺的气化作用，奉心神化赤而形成血液。因此，心的搏动和血液的运行，也有赖于全身血液充盈。如果血液不足，可见心悸、脉数等症。

（2）心主神明：又称心藏神，即心有主宰生命活动和主宰意识、思维、情志等精神活动的功能。广义之神，指整个人体生命活动的主宰和总体现；狭义之神，指人的意识、思维、情志等精神活动。心所藏之神，既是广义之神，又包括狭义之神。人体的脏腑、经络、形体、官窍，各有不同的生理机能，但都必须在心神的主宰和调节下分工合作，共同完成整体生命活动，故称心为"五脏六腑之大主"。同时，心具有接受外界客观事物和各种刺激并做出反应，进行意识、思维、情志等活动的功能，如《灵枢·本神》说："所以任物者谓之心。"心主神明的生理功能正常，主要依赖于心血、心阴对心神的滋养和心气、心阳的鼓动及振奋作用。

心主神志与心主血脉在生理上密切相关，血液是神志活动的物质基础，精神活动能调节和影响血液循环。

附　心包络

心包络，简称心包。是包在心脏外面的包膜，为心脏的外围组织。心包的生理功能，具有保护心脏的作用。外邪侵袭于心，首先心包受病，称为心包代心受邪。如在温病学说中，将外感热病中所出现的神昏、谵语等病证，称之为"热入心包"。

2. 心的生理特性

（1）心为阳脏而主阳气：心之阳气能推动心脏搏动，温通全身血脉，兴奋精神，以使生机不息。《素问·六节藏象论》说："心为阳中之太阳。"生理上，心必须保持强大的阳气，才能使心搏动而温运血脉，振奋精神，温煦周身，故曰心为阳脏而主阳气。

（2）心主通明：是指心脉以通畅为本，心神以清明为要。心脉畅通和心神清明，是心阳的温煦和推动作用与心阴的凉润和宁静作用相协调的结果。心阳与心阴的作用协调，心脏搏动有力，节律一致，速率适中，脉管舒缩有度，心血才能循脉运行通畅。

（3）心气宜降：心火在心阴的作用下合而化为心气，下行以温肾，维持人体上下协调。

（二）肺的生理功能与特性

1. 肺的生理功能

（1）肺主气，司呼吸：肺具有主呼吸之气和主一身之气的作用。肺从自然界吸入清气，呼出体内的浊气，吐故纳新，使体内外的气体不断交换，从而保证了人体新陈代谢的正常进行，成为体内外气体交换的场所，吸入的清气与脾胃运化的水谷精气在肺相合生成宗气，贯心脉以行心血。肺气的升降出入运动对全身气机具有调节作用，故"诸气者，皆属于肺"。

（2）肺主宣发与肃降：肺主宣发，指肺气具有向上、向外、升宣、发散的生理功能。肺通过宣发，排出体内浊气；将脾所转输的津液和水谷精微布散周身，外达皮毛；宣发卫气，调节腠理之开合，将代谢后的津液化为汗液，排出体外。肺主肃降，指肺气具有向下、向内、肃降、收敛的生理功能。肺通过肃降，吸入自然界清气，下纳于肾；将脾转输至肺的水谷精微向下布散于其他脏腑，并将津液下输于肾；清肃呼吸道的异物，保持呼吸道的通畅。肺气的宣发和肃降，是维持呼吸运动、水液代谢正常进行的基础。

（3）肺主通调水道：肺气通过宣发和肃降对体内津液代谢具有疏通和调节的作用。一是肺气宣发，将津液和水谷精微布散于周身，同时主司腠理开合，调节汗液排泄。二是肺气肃降，将体内的水液不断地向下输送，经肾和膀胱的气化作用，生成尿液而排出体外。故又称"肺为水之上源"和"肺主行水"等。

（4）肺朝百脉，主治节：肺朝百脉，是指全身的血液，都通过经脉而聚会于肺，通过肺的呼吸，进行气体的交换，然后再输布到全身，同时起到辅心行血的作用。

肺主治节，指肺气具有治理调节肺之呼吸及全身之气血津液的机能。主要表现如下：一是治理调节呼吸运动；二是治理调节一身之气的运动；三是治理调节血液的运行；四是治理调节津液的输布代谢。肺主治节，是对肺的主要生理功能的高度概括。

2. 肺的生理特性

（1）肺为娇脏：肺为清虚之体，外合皮毛，开窍于鼻，与天气直接相通，故六淫等外邪侵袭机体，无论从口鼻还是从皮毛而入，均易犯肺而致病。此外，肺居高位，为华盖而覆盖诸脏，又为百脉之所朝，凡其他脏腑的病变，易上及于肺。又因肺不耐寒热，易受邪侵，无论外感、内伤或是他脏病变，多侵袭或累及于肺而为病，故称之为"娇脏"。

（2）肺气以降为顺：肺为阳中之阴脏，通于秋气，其性收敛下降；肺居位高以覆诸脏，称之为华盖；肺气以降为顺，顺则五脏六腑之气亦顺，故有"肺为脏之长"之说。肺气降，则一身气血津液上升至肺，必归于升已而降，与下焦肾气之降已而升遥相呼应，构成气血津液升降相因的循行模式。

（3）肺喜润恶燥：肺为清虚之体，性喜清润而恶燥。在病理上，燥邪易灼伤肺津，甚化火耗阴，肺失滋润，致肃降无权，故喜润恶燥是肺的特性。

（三）脾的生理功能与特性

1. 脾的生理功能

（1）脾主运化：脾主运化，包括运化水谷精微和运化水液的功能两个方面。运化水谷精微，是脾对饮食物的消化，水谷精微的吸收、转输、布散的作用。饮食物由胃受纳腐熟，必须依赖于脾的运化功能，才能将水谷转化为精微物质，转输到心肺，布散于全身，从而使各个脏腑、组织、器官得到充足的营养，并通过心肺的作用化生气血，故"脾为后天之本，气血生化之源"。运化水液，指脾对水液的吸收、转输和布散作用。

（2）脾主统血：脾主统血，是指脾能统摄、控制血循行于脉内，而不逸出脉外。脾统血的机理，是与气对血液的固摄作用密切相关。脾的运化功能健旺，气血充盈，固摄作用正常，则能统摄血液，使血液循行于脉内，不逸出脉外。

（3）脾主升：一是指升清，指脾气将精微上输心肺、头目，以化生气血，滋养清窍，营养周身。脾不升清，精微失于上输，气血生成不足，则清窍失于滋养，可见面色无华、头目眩晕；清阳不升，水谷并走大肠，则见腹胀、泄泻等症，故《素问·阴阳应象大论》说："清气在下，则生飧泄。"二是指升举，脾气上升对内脏起着升托作用，使其恒定在相应位置。如果脾气虚损升托作用减退，易致下坠感或内脏下垂，如胃下垂、肾下垂、子宫脱垂（也称为阴挺）和直肠脱垂（也称为脱肛）等症，此称之为"脾气下陷"或"中气下陷"。

2. 脾的生理特性

（1）脾宜升则健：脾的气机运动特点以上升为主。脾胃居中，脾气宜升，胃气宜降，为气机升降之枢纽。对维持人体气机升降出入的整体协调，起到了关键性的作用。脾能升清，则运化水谷精微的功能正常，气血生化有源，故说"脾宜升则健"（《临证指南医案·卷二》）。

（2）脾喜燥恶湿：脾胃在五行中属土，根据阴阳属性分类，脾为太阴湿土之脏，胃为阳明燥土之腑。脾主运化水液，以调节体内水液代谢的平衡。脾虚不运则易生湿，而湿邪过多又最易困脾。如《临证指南医案》说："湿喜归脾者，与其同气相感故也。"故称脾"喜燥恶湿"。

（四）肝的生理功能与特性

1. 肝的生理功能

（1）肝主疏泄：指肝气具有疏通、畅达全身气机，进而调畅精血津液的运行输布、脾胃之气的升降、胆汁的分泌排泄及情志活动等作用，其中心环节是调畅全身气机。

1）促进血的运行和津液的输布代谢：机体脏腑、经络等的生理活动，全赖气的升降出入运动。肝主疏泄，调畅气机，气的运行通利，既能使血行通畅和利，又能通利三焦，疏通水道，维持津液代谢的平衡。

2）促进脾胃的运化和胆汁的分泌排泄：肝的疏泄功能，对脾胃的消化起着协助作用。既能调畅脾胃气机，使脾胃之气维持其升清与降浊的特点，从而保证正常的消化吸收，肝又能分泌与排泄胆汁，胆汁有助于脾胃的消化吸收。如果肝失疏泄，可影响脾胃的运化功能，导致肝气犯脾或肝气犯胃，统称为"木旺乘土"。

3）调畅情志：情志活动以气机调畅、气血调和为重要条件。疏泄功能正常，气机调畅，气血和平，则心情舒畅，情志活动正常。疏泄功能障碍，气机失于调畅，则会导致精神情志活动的异常，如易于抑郁、善怒等。

4）通调男子排精与女子排卵和月经：肝气畅达，血脉流通，可促进男子精液的正常施泄以及女子的按时排卵，从而促进生殖功能。由于妇女月经及生育与肝的功能关系密切，所以古人有"女子以肝为先天"之说。

（2）肝主藏血：指肝具有贮藏血液、调节血量和防止出血的功能。一是肝为血海，能贮存一定的血量，以制约肝的阳气升腾，以维护肝的疏泄功能，使之冲和条达。二是调节血量。当机体活动或情绪激动时，肝就把所贮存的血液向机体的外周输布，提供给机体活动的需要；在人体安静、休息或情绪稳定时，机体外周血液需要量相对减少，部分血液回流于肝而藏之。三是防止出血。肝的调节血量功能，是以贮藏血液为前提的，只有血量的储备充足，才能有效地进行调节。四是濡养肝及筋目。肝贮藏充足的血液，可濡养肝脏及其形体官窍，使其发挥正常的生理功能。五是为经血之源。肝贮藏充足的血液，为女子月经来潮的重要保证。肝藏血而称为血海，冲脉起于胞中而通于肝，与女子月经来潮密切相关，也称为"血海"。女子以血为本，肝藏血充足，冲脉血液充盛，是其月经按时来潮的重要保证。

肝主疏泄和藏血功能相互为用，相辅相成。肝内贮藏充足的血液，可涵养肝气，维持肝气的冲和条达，以保证疏泄机能的正常发挥。

2. 肝的生理特性

（1）体阴而用阳：肝"体阴"，一是肝与肾同居下焦，故属阴；二是肝藏血，血属阴。肝为刚脏，非柔润而不和调，必赖阴血之滋养方能发挥其正常的生理作用。肝"用阳"，一是肝主疏泄，其气主升主动，性喜条达，内寄相火，其性属阳；二是肝阳易亢，肝风易动而形成肝阳上亢、肝风内动，临床表现为眩晕、肢麻、震颤、抽搐等症状。故曰肝"体阴而用阳"。

（2）肝为刚脏：肝为将军之官，是指肝内寄相火，其性刚烈，具有易亢、易逆、好动的特点。肝之体阴常不足，肝主疏泄阳易亢。病理上肝气易逆，肝阳易亢，化火生风，常见眩晕、头胀、头痛甚抽搐、震颤等症。

（3）肝主升发：肝在五行属木，通于春气，春天阳气始发，内蕴生升之机，推动自然万物的生长变化。《素问·四气调神大论》说："春三月，此谓发陈，天地俱生，万物以荣。"春气内应于肝，内藏生升之气。肝之病变以升发太过为多见，临床多见肝阳上亢、肝气上逆的病理变化，故又有"肝气肝阳常有余"之说。

（4）肝性喜条达而恶抑郁：肝属木气，应自然界春生之气，宜保持柔和、舒畅、升发、条达，既不抑郁也不亢奋的冲和之象，才能维持肝的疏泄功能正常。暴怒可致肝气亢奋，出现面红目赤、头胀头痛、心烦易怒等症，思虑抑郁则可致肝气郁结，出现郁郁寡欢、多疑善虑甚或悲伤欲哭等。

（五）肾的生理功能与特性

1. 肾的生理功能

（1）肾藏精，主生长、发育与生殖：肾藏精，是指肾对精气具有封藏作用。肾所藏之精，包括禀受于父母的生殖之精，它与生俱来，是构成胚胎发育的原始物质，具有生殖、繁衍后代的基本功能，称为"先天之精"。也包括水谷之精气和五脏六腑之精，水谷之精来源于饮食物，通过脾胃运化功能而生成的水谷之精气，其分布于脏腑而成为五脏六腑之精，以发挥滋养濡润作用，称为"后天之精"。"先天之精"与"后天之精"的来源不同，但同藏于肾而构成肾中精气。

肾藏精的生理效应：一是主生长、发育。肾中精气的盛衰，主导着人体的生、长、壮、老、已的生命过程。如幼年期，肾中精气始充，人体生长发育迅速；青壮年时期，肾中精气逐步旺盛，精神饱满，筋骨劲强，肌肉强壮；老年期，肾中精气衰减，人体逐渐衰老，发鬓斑白，牙齿动摇，耳聋失聪，面憔无华。二是主生殖。其一，肾藏先天之精，其携带遗传物质，促进人体胚胎发育，是生命起源的物质基础；其二，肾精能化生"天癸"。所谓"天癸"，随着肾中精气不断充盈，所产生的具有促进人体生殖器官发育成熟和维持人体生殖功能作用的精微物质。随"天癸"的发生、发展和衰减，人体的生殖器官和生殖功能出现发育、成熟及衰退的同步变化。

肾精还具有推动和调节脏腑气化作用。肾精化生肾气，肾气包括肾阴、肾阳。肾阴、肾阳又称为元阴和元阳、真阴和真阳。肾阴，对机体各脏腑起着滋养和濡润作用；肾阳，对机体各脏腑起着温煦和推动作用。二者之间相互依存，相互制约，维持着脏腑阴阳的相对平衡，是各脏阴阳的根本，推动和调控着脏腑气化。

（2）肾主水：指肾的气化功能，对津液的输布和排泄，维持津液代谢平衡，起着极为重要的调节作用。肾阳蒸腾气化，使水液中清者上升，即含有营养物质的津液，在肾阳的蒸腾作用下，经三焦水道而上升，复归于肺，布散周身；浊者下降，即经过代谢后多余的水液，在肾的气化作用下，注于膀胱而为尿。尿液的生成和排泄，为维持体内津液代谢的平衡起着极其关键的作用。

（3）肾主纳气：指肾有摄纳肺所吸入的清气，保持呼吸的深度，防止呼吸表浅的作用。人体的呼吸功能，虽为肺所主，但吸入之气必须由肾摄纳，肾的精气充沛，才能保证呼吸均匀和调。

2. 肾的生理特性

（1）肾为封藏之本：肾的封藏、固摄作用，可以防止精、气、血、津液的过量排泄与亡失。《素问·六节藏象论》说："肾者主蛰，封藏之本。"同时，还可以维持呼吸运动的平稳和深沉。若肾的封藏、固摄功能失常，则表现为男子遗精，女子带下过多、滑胎，或表现为尿频，小便清长，遗尿，尿失禁，或表现为大便滑脱不禁，或表现为呼多吸少，动则喘甚等病理变化。此外，肾的封藏与肝的疏泄具有相反相成的关系，肝的疏泄可防止精气的排泄不畅或壅滞不通，肾的封藏作用可防止精气的过度丢失。

（2）肾为水火之宅：肾为五脏六腑之本，主一身阴阳，为水火之宅，寓真阴（命门之水）而含真阳（命门之火）。五脏六腑之阴，非肾阴不能滋养；五脏六腑之阳，非肾阳不能温煦。肾阴，为人体阴液之根本，谓之命门之水；肾阳，为人体阳气之根本，谓之命门之火。肾阴与肾阳，同居肾中，二者相互制约，相互依存，相互为用，共同维持着人体生理上的动态平衡，故称肾为水火之宅。

（3）肾恶燥：《素问·宣明五气》曰："五脏所恶……肾恶燥。"肾之所以恶燥，因为肾为水脏，主藏阴精，司津液之气化，燥邪易伤津液，久则肾精耗损，甚则骨髓枯竭，所以说肾恶燥。

细目二　五脏之间的关系

（一）心与肺的关系

主要表现在心主血与肺主气，即心主行血与肺主呼吸之间的关系。肺主气，具有助心行血之作用。肺气正常则是血液正常循行的必要条件。心主血，推动血液循行，方能维持肺呼吸功能的正常进行，故有"呼出心与肺"之说。连结心之搏动和肺之呼吸两者之间的中心环节是积于胸中的"宗气"。

（二）心与脾的关系

主要表现在血液的生成和运行两方面。脾运化水谷精微，以生化血液。脾气旺盛，则血之生化功能正常，血液充盛，则心有所主。心主血，营气和津液化赤为血。心之阳气可以温养脾土，使脾阳不衰，保证了脾生化血液之正常。另外，心气推动血液循环，脾气统摄血液行于脉中，推动力和固摄力的协调平衡，从而维持血液正常循行。

（三）心与肝的关系

主要表现在血液与神志方面的依存与协同。血液贮藏于肝，通过心气推动作用而运行于全身。心行血功能正常，肝有所藏。若肝不藏血，则心无所主，血液的运行必致失常，故"心肝血虚"常同时出现。人的意识、思维、情志等精神活动，虽由心所主，但与肝的疏泄功能亦密切相关，故心、肝病变均可表现为神志活动的异常。

（四）心与肾的关系

主要表现在心肾阴阳水火既济与心血肾精之间的依存关系。心在五行属火，位居于上而属阳；肾在五行属水，位居于下而属阴。心火必须下降于肾，助肾阳以温肾水，使肾水不寒；肾水必须上济于心，助心阴以濡心阳，使心火不亢。如此维持心肾阴阳水火协调平衡，称"水火既济""心肾相交"。

（五）肺与脾的关系

主要表现在气的生成和津液的输布代谢两个方面。肺所吸入的清气和脾运化而生成的水谷精气，组成宗气。肺呼吸功能和脾运化功能的强健，是气强盛的基础。另外，肺宣发肃降和通调水道功能，有助脾运化水液的功能，防止内湿的产生；而脾转输津液，散精于肺，是肺通调水道的前提，也为肺的生理活动提供必要的营养。

（六）肺与肝的关系

主要表现于气机的调节。肺主降而肝主升，二者相互协调，对全身气机的调畅是个重要的环节。若肝升太过，或肺降不及，则多致气火上逆，可出现咳逆上气，甚则咯血等病理表现，称之为"肝火犯肺"。

（七）肺与肾的关系

主要表现于津液代谢和呼吸运动两个方面。肾为主水之脏，具有气化功能，升清降浊，主持水液的蒸腾气化，维持津液代谢的正常。肺为水之上源，具有宣发肃降功能，能使水道通调，可使上焦之水液下输于肾，变为尿液排出体外。另外，肺主呼吸，肾主纳气。肺从自然界吸入的清气，在肺气肃降的作用下，下归于肾，由肾摄纳，才能为人体所用。若肾中精气充盛，摄纳功能正常，则可见呼吸深沉平稳。故有"肺为气之主，肾为气之根"之说。此外，肺肾之阴液亦相互资生，肾阴为一身阴液之根本，对各脏腑之阴液具有滋养作用。肺阴虚可损及肾阴，反之，肾阴虚无以上滋肺阴，可形成肺肾阴虚证。

（八）肝与脾的关系

主要表现在饮食物的消化和血液生成、贮藏及循行方面。肝疏泄功能正常，则脾的运化功能健旺，饮食消化正常。脾气健运，水谷之精微化源充盛，肝木得养，疏泄功能则能正常。另外，肝主疏泄而维持血行，藏血而调节血量、防止出血；脾生血、统血，又为气血生化之源。

（九）肝与肾的关系

又称"肝肾同源"或"乙癸同源"（以天干配五行，肝属乙木，肾属癸水，故称），主要表现于精血同源、藏泄互用及阴阳互资三个方面。

1. 精血同源

肝藏血，肾藏精。血的化生，有赖于肾中精气的气化；肾中精气的充盛，亦有赖于血液的滋养。精血同源于水谷精微，又互生互化，称为"精血同源"。

2. 藏泄互用

肝气疏泄可使肾气开阖有度，肾气闭藏可防止精气妄泻。疏泄与封藏调节着女子的排卵、月经来潮和男子的排精功能。

3. 阴阳互资

肝属木，肾属水，水能生木。肾阴滋养肝阴，共同制约肝阳，则肝阳不亢；肾阳资助肝阳，共同温煦肝脉，可防肝脉寒滞。肾阴不足常可引起肝阴不足，阴不制阳而导致肝阳上亢，称为"水不涵木"；如肝阴不足，亦可导致肾阴亏虚，从而导致相火上亢。另外，肝火太盛亦可下劫肾阴，从而形成肾阴不足病证。

（十）脾与肾的关系

主要表现于先天后天相辅相成和津液代谢方面。脾为后天之本，肾为先天之本，先天促后天，后天养先天，相互资助和相互促进。脾主运化水谷精微，有赖于肾中阳气的温煦，而肾中精气的不断充盈和成熟，有赖于水谷精微的培育和充养。另外，脾主运化，肾主蒸腾气化，脾肾两脏密切配合，方能使津液代谢正常进行。

细目三　五脏与五体、五官九窍、五志、五液和五时的关系

（一）五脏与五体的关系

1. 心在体合脉

是指全身的血脉统属于心，即心主血脉。若心气旺盛，则血脉充盈；心的阳气虚损，脉沉迟无力；心血虚少，可见脉细弱；心血瘀阻，脉弦涩或结代等。

2. 肺在体合皮

一是肺具有宣发卫气和津液以营养滋润皮肤毫毛的作用；二是汗孔排泄汗液有协助肺排泄废物的作用。汗孔排泄汗液，可以调节体温，排出部分代谢废物；又宣散肺气，以调节呼吸，故《内经》把汗孔称作"玄府"，又叫"气门"。皮肤具有防御外邪，调节津液代谢与体温，以及辅助呼吸的作用，故称"肺合皮毛"。

3. 脾在体合肌肉，主四肢

脾主肌肉，是指肌肉的营养来自脾所吸收转输的水谷精微。四肢肌肉丰富，故脾又主四肢。若脾失健运，四肢的营养不足，可见四肢倦怠无力，甚则痿弱不用，治疗时常从脾胃着手，称为"治痿独取阳明"。

4. 肝在体合筋

筋有赖于肝血的充分滋养，才能强健有力，活动自如。

5. 肾在体为骨

是说骨的生长发育及功能的发挥，均依赖于肾中精气的充养。"齿为骨之余"，牙齿是全身最硬的骨组织，牙齿的生长与脱落，与肾中精气的盛衰密切相关。所以牙齿与骨同属肾所主。肾精亏虚，则骨失所养而痿弱，易于骨折，牙齿松动，而易脱落。

髓，分为骨髓和脑髓。中医认为，脑为髓聚之处，故称"脑为髓之海"。肾精充足，髓海满盈，则思维敏捷，耳聪目明，精神饱满。肾精亏虚则髓海不足，脑失所养，在小儿可见智力低下，甚则痴呆，在成人可见思维缓慢，记忆衰减，耳聋目花。

（二）五脏与五官九窍的关系

1. 心在窍为舌

舌为心之外候，又称"舌为心之苗"。心的经脉上通于舌，舌的功能要靠心的气血之充养才能维持。从舌质的色泽可直接察知气血与心的生理功能是否正常。

2. 肺在窍于鼻，喉为肺之门户

肺司呼吸，其气与鼻、喉息息相通，故肺之气阴充足，肺气通利，喉之发音正常，鼻之嗅觉灵敏。肺的功能失常，常引发鼻与喉的病变，可见鼻塞，流涕，喷嚏，喉痒，喉痛，音哑或失音等。

3. 脾在窍为口

脾运强健，则口味正常，食欲良好，脾失健运，则不仅可见食欲不振，还可见到口味异常，如口淡、口腻、口甜、口臭等。

4. 肝在窍为目

结构上，肝的经脉联系于目。肝藏血与疏泄功能，与目的视觉生理密切相关。如肝火上炎，则两目红肿热痛；肝阴虚而阳亢，则头目眩晕。

5. 肾在窍为耳及二阴

耳的听觉功能灵敏与否，与肾中精气的盈亏有密切关系。肾中精气充盈，髓海得养，则听觉灵敏。人到老年，肾中精气逐渐衰减，髓海空虚，每多见耳鸣、耳聋。前阴与排尿和生殖功能有关，后阴与排便功能有关。二便的排泄，有赖肾的气化才能完成，故"肾开窍于二阴"，"肾主二便"。

（三）五脏与五志的关系

1. 心在志为喜

正常情况下，喜乐愉悦，属于良性的刺激。喜乐过度，可使心神受伤，神志涣散，不能集中或内守。

2. 肺在志为悲

肺主气，过度悲伤致病，消耗肺气。反之，肺气虚弱，则人体对外来非良性刺激的耐受性就会下降，易于产生悲忧的情绪变化。

3. 脾在志为思

思虑过度，可导致气滞与气结，使脾胃呆滞，运化失常，消化吸收功能障碍，而出现脘腹胀闷、食欲不振、头目眩晕等症。

4. 肝在志为怒

怒可致肝疏泄失常，表现为情绪不宁，烦躁易怒。肝气亢奋，血随气涌，可见面红目赤，心烦易怒，甚则可见吐血、衄血、猝然昏倒、不省人事。

5. 肾在志为恐

惊为不自知，事出意外而受惊吓；恐为自知，俗称胆怯。过度恐惧，导致"恐伤肾""恐则气下"等病理变化，出现二便失禁，甚则遗精、滑精等症。

（四）五脏与五液的关系

1. 心在液为汗

汗为津液所化生，血与津液均为水谷精气所化生，因此有"血汗同源"之说。心主血，故又称"汗为心之液"。心气虚损，则可见自汗；心的阳气暴脱，即可见大汗淋漓等。汗出过多，也可损伤心的阳气。

2. 肺在液为涕

鼻涕由肺津所化，并有赖于肺气的宣发。肺津、肺气充足，鼻涕润泽鼻窍而不外流。如风寒犯肺，则鼻流清涕；风热犯肺，则鼻流黄稠涕；燥邪伤肺，则鼻干而无涕。

3. 脾在液为涎

正常情况下，涎液上行于口，但不溢出于口外。若脾胃不和，则往往可导致涎液分泌的急剧增加，出现口涎自出等现象。

4. 肝在液为泪

肝开窍于目，病理情况下，可见泪的分泌异常。如肝的阴血不足，则两目干涩；肝经风热，则两目红赤，羞光流泪；肝经湿热，则目眵增多等。

5. 肾在液为唾

唾为肾精所化，是唾液中较黏稠的部分，咽而不吐，有滋养肾中精气的作用。若唾多或久唾，则易耗伤肾中精气。所以，养生家以舌抵上腭，待津唾满口后，咽之以养肾精，称此法为"饮玉浆"。

（五）五脏的外华

1. 心其华在面

心主血脉，人体面部的血脉分布比较丰富，因此，心脏气血的盛衰可从面部的颜色与光泽上反映于外。

2. 肺其华在毛

皮肤是一身之表，称为"皮毛"，具有防御外邪、调节津液代谢与体温和辅助呼吸的作用。肺与皮毛之间有相互为用关系，故称"肺合皮毛"。

3. 脾其华在唇

口唇为肌肉组织，脾运化功能的盛衰，可反映于口唇。如脾运强健，口唇见色泽红润；脾运失健，口唇见萎黄不泽。

4. 肝其华在爪

爪为筋之余，爪甲依赖于肝血的滋养。肝血充足，爪甲坚韧明亮，红润光泽；肝血不足，爪甲软薄，甚则变形脆裂。

5. 肾其华在发

肾精生血，发的生长，赖血以养，故"发为血之余"，其生机根于肾。青壮年肾精充盈，则发长而光泽；老年人肾精虚弱，头发花白或脱落。临床上对于头发枯槁或过早花白脱落，中医往往责之于肾，从肾论治。

（六）五脏与五时的关系

1. 肝与春气相应

强调了肝气升发、调畅之性，喜条达而恶抑郁。春季阳气始生，有利于肝气疏泄。但如春季风气太盛，也可对肝功能产生不利的影响。

2. 心与夏气相应

强调了心为阳脏而主阳气的特性。夏气阳气旺盛，由于同气相求，故心的阳气在夏季亦最为旺盛。一般来说，心脏疾患，特别是心阳虚衰的患者，其病情往往在夏季缓解。

3. 脾与长夏相应

强调了脾为太阴湿土之脏，喜燥恶湿之性。长夏湿气太过，易困其脾，致运化失常，故长夏季节用药，往住加入霍香、佩兰等芳香醒脾燥湿之品。

4. 肺与秋气相应

强调了肺气敛降之性，燥为秋令主气，内应于肺。病理上，燥邪易伤肺津，引起口鼻干燥、干咳少痰、痰少而黏的肺燥病变。

5. 肾与冬气相应

强调了肾主潜藏之性。冬季万物蛰伏，有利于肾的封藏。因此，冬季更应注意保肾固精，防止肾中精气的过度耗泄。

第六单元　六　腑

细目一　六腑的生理功能

（一）胆的生理功能

1. 贮藏和排泄胆汁

胆汁可以助饮食物消化，是脾胃运化功能得以正常进行的重要条件，并与肝的疏泄功能密切相关。

2. 胆主决断

胆具有对事物进行判断、做出决定的机能。

胆藏的胆汁由肝之余气所化，称为"精汁"，胆又主决断与精神活动有关，故又属奇恒之腑。

（二）胃的生理功能和生理特性

胃又称"胃脘"，上部为上脘，包括贲门；胃的下部为下脘，包括幽门；上下脘之间为中脘，包括胃体。贲门上连食道，幽门下通小肠。

1. 胃的生理功能

（1）胃主受纳水谷：指胃具有接受和容纳饮食水谷的作用。饮食入口，经过食管进入胃中，由胃接受和容纳，故胃有"太仓""水谷之海"之称。中医常把人体的正常的消化机能，概括为"胃气"。机体精气血津液的化生，有赖于饮食物中的营养物质，认为"人以胃气为本"，胃气强则五脏俱盛，胃气弱则五脏俱衰，甚至认为人有胃气则生，无胃气则死。诊治疾病，常把"保胃气"作为重要的原则。如《素问·平人气象论》说："平人之常气禀于胃，胃者，平人之常气也，人无胃气曰逆，逆者死。"

（2）胃主腐熟水谷：指胃气将饮食物初步消化，形成食糜的作用。容纳于胃中的饮食物，经过胃气的磨化和腐熟作用后，精微物质被吸收，并由脾气转输而营养全身，未被消化的食糜则下传于小肠作进一步消化。胃的腐熟，能促进水谷游溢出人体所需要的精微物质，人的气血才能充盛，脏腑组织才能得到水谷精微的充养而发挥各自的功能，故又称胃为"水谷气血之海""五脏六腑之海"。如胃火亢盛，腐熟功能亢进，表现为吞酸嘈杂，消谷善饥等；胃的腐熟功能减退，表现为胃脘部胀满疼痛，食欲不振，甚或饮食停滞。

2. 胃的生理特性

（1）胃主通降：指胃气向下通降运动以下传水谷及糟粕的生理特性。①胃容纳饮食物；②经胃气的腐熟作用而形成的食糜，下传小肠作进一步消化；③食物残渣下移大肠，燥化后形成粪便；④粪便有节制地排出体外。藏象学说以脾胃之气的升降运动来概括整个消化系统的生理功能。脾宜升则健，胃宜降则和，脾升胃降协调，共同促进饮食物的消化吸收。

（2）胃喜润恶燥：指胃当保持充足的津液以利饮食物的受纳和腐熟。胃的受纳腐熟，不仅依赖胃气的推动和蒸化，亦需胃中津液的濡润。胃中津液充足，则能维持其受纳腐熟的功能和通降下行的特性。胃为六腑之一，属阳土。胃又为"水谷之海"，多气多血，故胃喜润而恶燥。胃津胃阴不足，胃失和降，可见饥不欲食、干呕、呃逆等。在治疗用药上，应慎用苦寒燥烈之品，以防损伤胃阴，从而损伤胃气。

（三）小肠的生理功能

1. 小肠主受盛和化物

小肠接受经胃初步消化的食糜，必须在小肠内停留相当长的时间，称为"受盛"；进一步对食糜进行消化，并吸收水谷之精微，称为"化物"。

2. 小肠泌别清浊

一是食糜经过小肠消化，分别（泌别）为水谷精微和食物残渣两个部分；二是将清者即水谷精微吸收，并将浊者即食物残渣传输于大肠；三是小肠在吸收水谷精微的同时，也吸收了大量的水液，使无用的水液渗入于膀胱，故称"小肠主液"。

（四）大肠的生理功能

1. 传化糟粕

饮食物在小肠泌别清浊后，其浊者即糟粕则下降到大肠，大肠将糟粕经过燥化变成粪便，经大肠之气的运动，传送至大肠末端，并经肛门有节制地排出体外，故大肠有"传导之官"之称。《素问·灵兰秘典论》说："大肠者，传导之官，变化出焉。"大肠的传导功能，是胃气降浊功能的体现。

2. 大肠主津

大肠接受小肠下传的食物残渣，吸收其中的水液，使之形成粪便，即所谓燥化作用。大肠吸收水液，参与体内的水液代谢，故说"大肠主津"。大肠主津功能失常，水液不得吸收，水与糟粕俱下，可出现肠鸣、腹痛、泄泻等症；若大肠实热，消烁津液，或大肠津亏，肠道失润，又会导致大便秘结不通。

（五）膀胱的生理功能

膀胱的主要生理功能是贮尿和排尿。津液经过肾的蒸腾气化作用，清者经脾达肺，重新参与津液代谢，浊者留而为尿。膀胱可贮留一定量的尿液，开合有度，排出体外。膀胱的开合有度依赖于肾气的推动和固摄作用调节。

（六）三焦的主要生理功能和生理特点

三焦是上焦、中焦、下焦的合称。因其在人体脏腑中，惟它最大，又无脏与之相表里，故又有"孤府"之称。

1. 三焦的生理功能

（1）通行诸气：指三焦是诸气上下运行之通路。肾藏先天之精所化生的元气，自下而上运行至胸中，布散于全身；胸中气海中的宗气，自上而下到达脐下，以资先天元气。故《难经·六十六难》说："三焦者，原气之别使也。"

（2）运行津液：指三焦是全身水液上下输布运行的通道。三焦水道不通利，则肺、脾、肾等脏的输布调节水液代谢的功能将难以实现，所以又把水液代谢的协调平衡作用，称作"三焦气化"。正如《类经·藏象类》所说："上焦不治则水泛高原，中焦不治则水留中脘，下焦不治则水乱二便。三焦气治，则脉络通而水道利。"

2. 三焦的生理特点

（1）"上焦如雾"：指心肺输布气血营养到全身的作用。如《灵枢·决气》说："上焦开发，宣五谷味，熏肤、充身、泽毛，若雾露之溉，是谓气。"

（2）"中焦如沤"：指脾胃等脏腑腐熟水谷、运化精微的作用。如《灵枢·营卫生会》说："中焦……此所受气者，泌糟粕，蒸津液，化其精微，上注于肺脉，乃化而为血，以奉生身，莫贵于此。"《灵枢·决气》说："中焦受气取汁，变化而赤，是谓血。"

（3）"下焦如渎"：指肾、膀胱、大肠等脏腑的生成和排泄二便的功能。

细目二　六腑与五脏之间的关系

（一）心与小肠的关系

心与小肠通过经脉的相互络属构成表里相合关系。小肠分别清浊，其清者可转化为心血。心主血脉，将气血输送于小肠，有利于小肠的受盛和化物。在病理上，心火炽盛，可以循经下移于小肠，引起小肠泌别清浊的功能失常，出现小便短赤、灼热疼痛甚或尿血等症，此即"心火移热于小肠"。反之，小肠有热，也可循经上扰于心，出现心烦、口舌生疮等症。

（二）肺与大肠的关系

肺与大肠通过经脉的相互络属构成表里相合关系。肺气的下降可以推动大肠的传导，有助于糟粕下行。大肠传导正常，腑气通畅，有利于肺气的下降。在病理上，肺失清肃，津液不能下达，大肠失润，传导失常，可见大便干结难下。若肺气虚弱，推动无力，大肠传导无力，可见大便困难，称为"气虚便秘"。在治疗中，中医常用通腑泄热以治疗肺热咳喘，也用宣降肺气治疗大肠腑气不通。

（三）脾与胃的关系

脾与胃通过经脉相互络属而构成表里关系。

1. 纳运协调

脾主运化，胃主受纳，一纳一运，相互协调配合，共同完成饮食物的消化吸收及其精微的输布，以营养全身。胃主受纳、腐熟，即初步消化，为脾的运化水谷精微提供物质基础；脾主运化，助胃受纳。在病理上，胃受纳失常则脾之运化不利，脾失健运则胃纳失常，出现恶心呕吐、脘腹胀满、不思饮食等，称为"脾胃不和"。

2. 升降相因

脾气上升，水谷之精微得以输布；胃气下降，饮食水谷及其糟粕才得以下行。脾升胃降，气机调畅，方能维持饮食物消化吸收的正常进行。在病理上，脾气不升，水谷夹杂而下，出现泄泻，甚则完谷不化；胃气不降反而上逆，可见恶心呕吐、呃逆嗳气。

3. 燥湿相济

脾属阴喜燥而恶湿，胃属阳喜润而恶燥，两脏燥湿相合，协调共济，方能完成饮食物的腐熟和运化过程。病理上脾阳易损，而导致水湿不运；胃阴易伤，而致消化异常。

（四）肝与胆的关系

肝胆经脉互为络属而构成表里关系。胆汁来源于肝之余气，肝主疏泄，促进胆汁的排泄和发挥作用。肝主疏泄，调畅情志，胆主决断，与人之勇怯相关。病理上，肝的疏泄功能失常，就会影响胆汁的分泌与排泄。胆汁排泄不畅，就会影响肝的疏泄。临床可见口苦、纳呆、腹胀、胁肋胀痛甚或黄疸。肝胆病变还常引起精神、情志异常，可见多疑善虑、胆怯易惊等。

（五）肾与膀胱的关系

肾与膀胱通过经脉相互络属构成表里关系。膀胱的贮尿和排尿功能，依赖肾的气化。肾气充足，固摄有权，膀胱开合有度，以维持津液的正常代谢。在病理上，肾气虚衰，固摄无权，则膀胱开合无度，可见尿频、小便清长、遗尿甚或尿失禁等；若肾阳虚衰，肾与膀胱气化不利，可见小便不利甚或癃闭等。

第七单元　奇恒之腑

奇恒之腑，虽名为腑，但不与水谷直接接触，有异于六腑；其功能"以藏为主"，类似于五脏贮藏精气；似脏非脏，似腑非腑，不同于一般的五脏六腑。奇恒之腑所包括脑、髓、骨、脉、胆、女子胞。

细目一　脑

（一）脑的生理功能

1. 脑为髓海，主宰生命活动

脑为髓汇聚之处，脑髓的功能对维持人体的生命活动有极其重要的作用。"脑为元神之府"（《本草纲目》），是生命的枢机，主宰人体的生命活动。

2. 脑主司感觉运动

《灵枢·口问》说："上气不足，脑为之不满，耳为之苦鸣，头为之苦倾，目为之眩。"脑为髓之海，脊髓通过督脉等与脑相通，脑髓和脊髓对肢体的运动有着重要的影响。如脑髓或脊髓受到损伤，可致肢体运动失常，如偏瘫、截瘫甚至全身瘫痪。

3. 脑主司精神意识

脑为髓海，主思维意识和记忆，脑主精神活动的机能正常，则精神饱满，意识清楚，思维灵敏，记忆力强，语言清晰，情志正常，否则，便出现意识思维及情志方面的异常。

（二）脑与五脏的关系

中医藏象学说是以五脏为中心，脑主管思维、意识及情志活动等，又分属于五脏，心藏神，肺藏魄，肝藏魂，脾藏意，肾藏志，由于心主神志、肝主疏泄而调节情志活动，肾藏精而生髓充脑，故精神情志活动与心、肝、肾三脏的联系更为密切。

细目二　女子胞

女子胞，又称胞宫、子宫、子脏、胞脏、子处、血脏，位于小腹部，在膀胱之后，直肠之前，下与阴道相连，是女性的内生殖器官。在男子为精室。

（一）女子胞的生理功能

1. 主持月经

月经，又称月信、月事、月水，月经的产生，是脏腑经脉气血及天癸作用于胞宫的结果。胞宫的形态与机能可以直接影响月经的来潮，所以胞宫有主持月经的作用。

2. 孕育胎儿

胞宫是女性孕育胎儿的器官。女子在其受孕后，女子胞即成为孕育胎儿的场所。此时，女子胞停止排泄月经，全身的气血，有相当一部分输送到胞宫，保护胎元，促进胎儿的发育，直至分娩。

（二）女子胞与脏腑经脉的关系

1. 与天癸的关系

天癸，是肾精肾气充盈到一定程度时体内产生的一种精微物质，它可以促进生殖器官发育成熟、女子月经来潮及排卵、男子精气溢泻，因而具有促进生殖能力的作用。如《素问·上古天真论》说：女子"二七而天癸至，任脉通，太冲脉盛，月事以时下，故有子……七七，任脉虚，太冲脉衰少，天癸竭，地道不通，故形坏而无子也"。青春期肾精肾气不充，导致生殖器官发育异常而患不孕症时，中医即采用填补肾精肾气的方药；另中老年妇女出现月经异常，也常采用补养肾精肾气的方法进行治疗。

2. 与经脉的关系

女子胞与冲、任、督、带及十二经脉均有密切关系。冲、任二脉同起于胞中。冲脉与肾经并行且与阳明脉相通，能调节十二经气血，与女子月经排泄关系密切，有"冲为血海"之称；任脉与足三阴经相会，能调节全身阴经，为"阴脉之海"。任脉又与胎儿孕育密切相关，故有"任主胞胎"之称。

3. 与脏腑的关系

女子以血为本，经水为血液所化，月经的排泄，胎儿的孕育，均依赖于血液。脏腑之中，心主血，肝藏血，脾统血，脾与胃同为气血生化之源，女子胞的功能与心、肝、脾的关系更为密切。

第八单元　气、血、津液

气、血、津液是构成生命和维持生命活动的基本物质，也是各脏腑组织器官生理活动的主要物质基础。

细目一　气

（一）人体之气的概念

气是人体内活力很强、运行不息的极精微物质，是构成人体和维持人体生命活动的基本物质之一。气运行不息，推动和调控着人体内的新陈代谢，维系着人体的生命进程。

（二）人体之气的生成

1. 人体之气的生成之源

人体之气来源于先天之精所化生的先天之气（即元气）、水谷之精所化生的水谷之气和自然界的清气，后两者又合称为后天之气（即宗气），并通过肺、脾胃和肾等脏腑的生理功能的综合作用，将此三者结合起来而成一身之气，《内经》称为"人气"。

2. 与气生成的相关脏腑功能

人体之气的生成有赖于全身各个脏腑的综合协调作用，肾为生气之根，脾胃为生气之源，肺为生气之主，可见与肾、脾胃和肺的生理功能更为密切。

（三）人体之气的运动

气的运动，称作"气机"，"升降出入"是气运动的基本形式。气的升降出入运动体现在脏腑、经络、形体、官窍的功能活动中。如肺主呼吸，有出有入，有宣有降，肺主呼气（出），肾主纳气（入），心火下降，肾水升腾，以及脾主升清，胃主降浊等。气的升降出入运动的平衡协调状态，称为"气机调畅"，是人体生命活动的根本。气的升降出入一旦停止，也就意味着生命活动的停止。

（四）人体之气的功能

1. 推动作用

气是活动能力极强的精微物质，对人体生长发育、各脏腑组织器官的功能活动、血液的循行、津液的生成输布和排泄等，均能起激发和推动作用。如果气的推动作用减弱，则影响生长发育，甚至出现早衰；使脏腑组织器官、经络等功能减退；或使血液、津液的生成不足，运行滞缓，而发生血虚、血行不利或水液在体内潴留等病变。

2. 温煦作用

气的运动是人体热量的来源。人体体温的恒定，各脏腑组织器官、经络等生理活动的进行，都需要气的温煦作用；血和津液在体内不停地运行，也依赖气的温煦和调节，故古人说"血得温则行，得寒则凝"。如果体内气虚，温煦作用失常，便会引起畏寒喜热、四肢不温、体温下降、血行滞缓、津液凝聚等病变。

3. 防御作用

气具有防御和抵抗各种邪气的功能，表现在：一是护卫肌表，防止外邪侵入；二是与侵入体内的各种邪气进行斗争。气的防御功能，是通过脏腑经络的生理功能而体现的，故《素问·刺法论》说："正气存内，邪不可干。"

4. 固摄作用

气具有防止精、血、津液等物质的无故流失，以及维护脏腑器官各自位置相对稳定的作用。如维持血液在脉管内循行，体内水液代谢的相对平衡，均与固摄作用相关。

5. 气化作用

气通过运动可以使机体产生各种变化，称为气的气化作用。气化作用的过程，实际上就是体内物质代谢的过程，即物质转化和能量转化的过程。具体地说，即是指精、气、血、津液等物质的新陈代谢及相互转化。

（五）人体之气的分类

1. 元气

元气是人体最基本、最重要的气，是人体生命活动的原动力，又称"原气"。元气主要由先天之精化生而来，并受后天水谷之精气的不断补充和培育。元气根于肾，通过三焦而流行于全身，内至脏腑，外达肌肤腠理。

元气是人体生命活动的原动力，是维持人体生命活动的最基本的物质。其生理功能是推动和促进人体的生长发育，温煦和激发各脏腑、经络等组织器官的生理活动。

2. 宗气

宗气是积于胸中之气。宗气在胸中集聚之处，称作"气海"，又称"膻中"。宗气由肺吸入的清气和脾胃运化产生的水谷精气相互结合而生成。宗气聚集于胸中，向上分布于肺与息道，向下贯注于心脉，布散全身。其生理功能是，上走息道以行呼吸，贯注心脉以行气血。故凡语言、声音、呼吸的强弱，气血的运行，肢体的寒温和活动能力，视听功能，心搏的强弱及其节律等，皆与宗气盛衰有关。临床上亦常以心尖搏动部位（虚里）的搏动状况和脉象来了解宗气的盛衰。

3. 营气

营气又称"荣气"，与卫气相对而言，营气行于脉内而属阴，故又有"营阴"之称。主要来源于脾胃所运化的水谷精气，由水谷精气中的精华部分所化生。水谷精微中的精专部分，是营气的主要成分，是脏腑、经络等生理活动的主要营养物质。其生理功能是营养人体和化生血液两方面。营气运行于全身血脉之中，成为血液的重要组成部分，常以"营血"并称。

4. 卫气

卫气与营气相对而言，卫气行于脉外而属阳，又称"卫阳"。卫气由水谷精气中的悍气所化生，运行于脉外。卫气活动力特别强，流动迅速，故不受脉管的约束，可运行于皮肤、分肉之间，布散于全身内外上下。其生理功能一是护卫肌表，防御外邪入侵；二是温养脏腑、肌肉、皮毛等；三是调节控制汗孔的开合和汗液的排泄，以维持体温的相对恒定。

营气和卫气，都以水谷之精气为主要来源，但是"营在脉中"，"卫在脉外"，营气守于内而属阴，卫气卫于外而属阳，二者运行有一定规律，且彼此必须协调，才能维持正常的腠理开合及正常的体温，并保持"昼精而夜寐"，以及正常的防御外邪的能力。反之，若营卫不和，可发生恶寒发热，无汗或汗多，"昼不精而夜不寐"，抗御外邪能力低下等病变。

人体的气，除了上述最重要的四种气之外，还有"脏腑之气""经络之气"等，都是元气所派生的，元气分布于某一脏腑或某一经络，即成为某一脏腑或某一经络之气，是构成各脏腑、经络的最基本物质，又是推动和维持各脏腑、经络进行生理活动的物质基础。

细目二 血

（一）血的基本概念

血，是脉管中流动的红色液体，是构成人体和维持人体生命活动的基本物质之一，由脾胃运化的水谷之精微所化生。由于血液仅存在于脉管之中，所以称"脉为血之府"。血由心所主，藏于肝，统于脾，循行于脉中，对人体各脏腑组织器官具有濡养作用，是人体不可缺少的营养物质。

（二）血的生成

1. 血的化生之源

（1）水谷之精化血：《灵枢·决气》指出："中焦受气取汁，变化而赤，是谓血。"由水谷之精化生的营气和津液是化生血的主要物质基础。

（2）肾精化血：精与血之间存在着相互资生和相互转化的关系，因而肾精充足，则可化为肝血以充实血液。

2. 与血生成相关的脏腑

（1）脾胃是血的生化之源：脾胃运化转输饮食水谷精微所产生的营气和津液，是血液化生的主要物质基础。

（2）心肺对血的生成起重要作用：脾胃运化水谷精微所化生的营气和津液，由脾向上升输于心肺，与肺吸入的清气相结合，贯注心脉，在心气的作用下变化而成为红色血液。

（3）肾藏精，精生髓，髓化生血：肾中精气充足，则血液化生有源；肾精充足，肾气充沛，也可以促进脾胃的运化功能，有助于血的化生。

（三）血的功能

1. 濡养作用

血由水谷精微所化生，含有人体所需的丰富的营养物质。血在脉中循行，内至五脏六腑，外达皮肉筋骨，不断地对全身各脏腑组织器官起着濡养和滋润作用，以维持各脏腑组织器官发挥生理功能的正常进行。《难经·二十二难》概括为"血主濡之"。《素问·五藏生成》具体指出："肝受血而能视，足受血而能步，掌受血而能握，指受血而能摄。"说明全身各个部分的生理功能无一不是在血液的濡养作用下才得以正常发挥的。

2. 化神作用

血是机体精神活动的物质基础，人体血气充盛，才能产生充沛而舒畅的精神情志活动。

《素问·八正神明论》说："血气者，人之神，不可不谨养。"《灵枢·平人绝谷》说："血脉和利，精神乃居。"说明人体的精神活动必须得到血的濡养，只有物质基础充盛，才能产生充沛而舒畅的精神情志活动。血脉调和，其精力充沛，神志清晰，感觉灵敏，思维敏捷。反之，血液亏耗，血行异常时，都可能出现不同程度的精神情志方面的病证，如精神疲惫，健忘，失眠，多梦，烦躁，惊悸，甚至神志恍惚、谵妄、昏迷等。

（四）血的运行

血液循行于脉管之中，流布于全身，运行不息，以供给机体各脏腑组织器官的营养需要。血液的正常循行，依靠气的推动与固摄作用的协调平衡。心主血脉，心气的推动，是血液循行的基本动力。肺朝百脉，即全身的血液，汇聚于肺，依赖肺气作用合成宗气，助心行血，分布全身。肝主疏泄，调畅气机，气行则血行。而脾主统血和肝之藏血功能，依赖气的固摄作用，使血液运行于脉中而不逸于脉外。

血的特性是"喜温而恶寒"，寒热变化，能影响到血的运行，寒凉能使血行缓慢，过热能使血行加速。脉为血之府，脉道是否通利完整，也是血液运行的重要条件。如温热之邪或痰瘀阻滞脉道，都能造成血运不畅或局部阻塞不通。

细目三 津 液

（一）津液的基本概念

津液，是体内各种正常水液的总称，包括各脏腑组织器官的内在体液及正常的分泌物，如胃液、唾液、肠液、关节腔液等。津液也是构成人体和维持人体生命活动的基本物质。

津和液，同属于水液，都来源于饮食，都有赖于脾和胃的运化功能而生成。一般来说，质地较清稀，流动性较大，布散于体表皮肤、肌肉和孔窍，并能渗注于血脉，起滋润作用的，称为津；质地较稠厚，流动性较小，灌注于骨节、脏腑、脑、髓等组织，起濡养作用的，则称为液。津和液之间可以相互转化，故津和液常同时并称。但在对"伤津"和"脱液"等进行辨证论治时，又须加以区别。

（二）津液的代谢

1. 津液的生成

津液来源于饮食水谷，通过脾胃的运化及有关脏腑的生理机能而生成。胃主受纳腐熟，"游溢精气"，而吸收饮食水谷的部分精微。小肠泌别清浊，将水谷精微和水液大量吸收后并将食物残渣下送大肠。大肠主津，在传导过程中吸收食物残渣中的水液，促使糟粕成形为粪便。

2. 津液的输布

津液的输布主要是依靠脾、肺、肾、肝和三焦等脏腑生理机能的协调配合来完成的。一为脾对津液的输布作用；二为肺主宣发肃降，通调水道；三为肾为水脏，蒸腾气化水液，对津液输布代谢起着主宰作用；四为肝主疏泄，调畅气机，气行则水行，保持了水道的畅通，促进了津液输布的通畅；五为三焦决渎，利水道，为水液和诸气运行的通路。

3. 津液的排泄

津液的排泄主要通过排出尿液和汗液来完成。除此之外，呼气和粪便也将带走一些水分。因此，津液的排泄主要与肾、肺、脾的生理功能有关。由于尿液是津液排泄的最主要途径，肾在津液排泄中的地位最为重要。

《素问·经脉别论》对此作了简要的概括："饮入于胃，游溢精气，上输于脾，脾气散精，上归于肺，通调水道，下输膀胱，水精四布，五经并行。"就是对津液的生成输布与排泄的阐释。

（三）津液的功能

1. 滋润和濡养作用

津的质地较清稀，布散于体表而滋润皮毛肌肤，输注于孔窍而滋润眼、鼻、口等；液的质地较浓稠，分布于脏腑脑髓而濡养脏腑，充养骨髓、脊髓、脑髓，流入骨节则关节滑利，屈伸自如。

2. 化生血液

津液不仅流行敷布于脉外，而且能进入脉内，化生血液，成为血液的组成部分。

3. 运输代谢废料

津液在代谢过程中，能把机体各部的代谢废料收集起来，通过脉内（血液）或脉外的途径，运输到有关排泄器官，不断地排出体外，以保证各组织器官的正常运行。如经皮肤汗孔排出的汗，经肾与膀胱排出的尿，其中除大量的水分外，也包含有许多代谢废物。

细目四　气、血、津液之间的关系

（一）气与血的关系

1. 气为血之帅

（1）气能生血：指血液的化生离不开气作为动力。血液的化生以营气、津液和肾精作为物质基础，在这些物质本身的生成以及转化为血的过程中，每一个环节都离不开相应脏腑之气的推动和激发作用，这是血生成的动力。因此说，气旺则血足，气虚则血虚。

（2）气能行血：指气能推动和调控血在脉内稳定运行。血的运行有赖于心气、肺气的推动及肝气的疏泄调畅。所以说，气行则血行，气滞则血瘀。

（3）气能摄血：血在脉中循行而不溢出脉外，主要依赖于气对血的固摄作用。气能摄血主要体现在脾气统血的生理功能之中。如果气虚而固摄血液的作用减弱，可导致各种出血病证，即是"气不摄血"。

2. 血为气之母

（1）血能养气：指气的充盛及功能的发挥均离不开血液的濡养。故血足则气旺，血亏则气少。

（2）血能载气：指气必须依附于血而得以存于体内，不致散失，并赖血之运载而运行全身。大失血的患者，气亦随之发生大量丧失，往往导致气的涣散不收、漂浮无根的气脱病变，称为"气随血脱"。

（二）气与津液的关系

1. 气能生津

指津液的生成必须依赖于气的推动和气化作用。津液的生成与脾气散津、胃游溢精气、小肠主液、大肠主津等脏腑功能活动有关，气推动着脾胃、大肠、小肠的功能活动，使其能气化水液成为津液。气旺则津生，气虚则津亏。

2. 气能行津

津液的运行必须依靠气的推动作用，方能输布至全身各处以发挥濡润、滋养作用。故言气行则水行，气虚则水停，气滞则水滞。一旦水液停聚可形成水湿、痰饮、水肿等病变。

3. 气能摄津

津液的输布与排泄必须依靠气的固摄与调节作用，防止其无故流失。具体表现为肾气对二便排泄的固摄，脾胃之气对涎、肠液的固摄与调节，肺卫之气对汗液的固摄作用等，若气虚则易致尿频、尿多、遗尿或尿失禁、流涎、自汗等病证。

4. 津液对气的关系

津能载气以养气。津液也是气的载体之一，无形之气须依附于有形的津液中，并受津液的滋养才不会散失。《研经言·原营卫》说："荣行脉中，附丽于血；卫行脉外，附丽于津。"若津液大量流失，则随着津液的丢失，气也会脱失，称为气随津脱，或气随液泄。《金匮要略心典》说："吐下之余，定无完气。"

（三）血与津液的关系

血和津液都来源于水谷精气，并可相互化生。津液入于脉中与营气相合而生成血液，血中的水分出于脉外，谓之津，故将血与津液的关系称为"津血同源"，盛则同盛，衰则俱衰。

病理上，血与津液的病变常相互影响。当失血过多，脉外之津液，可渗注于脉中，以补充脉内血液的不足，则可导致津液不足，出现口渴、尿少、皮肤干燥等病变。反之，在津液大量损耗时，脉内血中之津液亦可渗出于脉外，形成血脉空虚、津枯血燥等病变。因此，对于失血患者，临床上不宜采用汗法，《伤寒论》有"衄家不可发汗"和"亡血家不可发汗"之诫；对于多汗夺津或津液大亏的患者，亦不可轻用破血、逐血之峻剂，故《灵枢·营卫生会》又有"夺血者无汗，夺汗者无血"之说。这是"津血同源"理论的实际应用。

第九单元　经　络

细目一　经络学说

（一）经络的基本概念

经络是运行全身气血、联络脏腑肢节、沟通表里上下内外、调节体内各部分功能活动的通路，是人体特有的组织结构和联络系统。

经络学说，是研究人体经络系统的生理功能、病理变化及其与脏腑、气血津液相互关系的学说，是中医学理论体系的重要组成部分。

（二）经络系统的组成

经络系统，由经脉、络脉及其他连属部分组成。经络系统通过有规律的循行和错综复杂的联络交会，纵横交错，网络全身，把人体的五脏六腑、四肢百骸、五官九窍、皮肉筋脉等组织器官联结成一个统一的有机整体，从而保证人体生命活动的正常进行。

1. 经脉

经脉主要有正经、奇经和经别三类。

（1）正经：共有十二条，分为手足三阴经和手足三阳经，合称"十二经脉"，是人体气血运行的主要通道。十二经脉有一定的起止点、循行部位和交接顺序，在肢体的分布和走向有一定的规律，同时与体内的相关脏腑有直接的络属关系。

（2）奇经：指督脉、任脉、冲脉、带脉、阴跷脉、阳跷脉、阴维脉、阳维脉，合称"奇经八脉"。此八条经脉同十二经脉的循行有所不同，穿插循行于正经之间，主要起统率、联络和调节十二经脉的作用。

（3）经别：是从十二经脉别行分出的重要支脉，又称"十二经别"，主要功能是加强十二经脉中相为表里的两经之间的联系。

2. 络脉

络脉是经脉的分支，循行部位较经脉为浅。除别络外，大多无一定的循行路径，纵横交错，网络全身。

（1）别络：是络脉系统中较大的和主要的络脉。十二经脉在四肢部位各分出一支别络，再加上躯干部的任脉之络、督脉之络及脾之大络，合为"十五别络"，简称"十五络"。

（2）浮络：是循行于人体浅表部位而常浮现的络脉。

（3）孙络：是最细小的络脉，具有"溢奇邪""通荣卫"的作用。

3. 连属部分

（1）经筋：是十二经脉之气"结、聚、散、络"于筋肉、关节的体系，是十二经脉的附属部分，故称"十二经筋"。具有连缀四肢百骸、主司关节运动的作用。

（2）皮部：是指十二经脉及其络脉在皮肤所分布的部位，亦即在皮肤的经络分区，故称"十二皮部"。皮部受十二经脉及其络脉气血的濡养滋润而维持正常生理功能。

细目二 十二经脉

十二经脉即手太阴肺经、手厥阴心包经、手少阴心经、手阳明大肠经、手少阳三焦经、手太阳小肠经、足太阴脾经、足厥阴肝经、足少阴肾经、足阳明胃经、足少阳胆经、足太阳膀胱经。十二经脉，对称地分布于人体的左右两侧，分别循行于上肢或下肢的内侧或外侧，而每一条经脉又分别属于一个脏或一个腑，并与相表里的脏腑相络，也称"正经"。

十二经脉名称分类表

	阴经（属脏）	阳经（属腑）	分布部分（阴经行内侧、阳经行外侧）	
手	太阴肺经	阳明大肠经	上肢	前缘
	厥阴心包经	少阳三焦经		中线
	少阴心经	太阳小肠经		后缘
足	太阴脾经*	阳明胃经	下肢	前缘
	厥阴肝经*	少阳胆经		中线
	少阴肾经	太阳膀胱经		后缘

*在小腿下半部和足背部，肝经在前，脾经在中线。至内踝8寸处交叉之后，脾经在前，肝经在中线。

1. 十二经脉的走向规律

十二经脉的走向规律：手三阴经，从脏走手；手三阳经，从手走头；足三阳经，从头走足；足三阴经，从足走腹。即手三阴经均起于胸中，从胸腔走向手指末端，交手三阳经；手三阳经均起于手指，从手指末端走向头面部，交足三阳经；足三阳经均起于头面部，从头面部走向足趾末端，交足三阴经；足三阴经均起于足趾，从足趾走向腹腔、胸腔，交手三阴经。

2. 十二经脉的交接规律

（1）相为表里的阴经与阳经在四肢部交接：手太阴肺经在食指端与手阳明大肠经交接，手少阴心经在小指端与手太阳小肠经交接，手厥阴心包经在无名指端与手少阳三焦经交接。足阳明胃经在足大趾与足太阴脾经交接，足太阳膀胱经在足小趾与足少阴肾经交接，足少阳胆经在足大趾爪甲后丛毛处与足厥阴肝经交接。

（2）同名的手、足阳经在头面部相接：手阳明大肠经和足阳明胃经交接于鼻旁，手太阳小肠经和足太阳膀胱经交接于目内眦，手少阳三焦经和足少阳胆经交接于目外眦。

（3）手、足阴经在胸部交接：足太阴脾经与手少阴心经交接于心中，足少阴肾经与手厥阴心包经交接于胸中，足厥阴肝经与手太阴肺经交接于肺中。

3. 十二经脉的分布规律

（1）四肢部位：阴经分布于内侧面，阳经分布于外侧面。太阴、阳明在前缘，少阴、太阳在后缘，厥阴、少阳在中线。

下肢内侧的经脉分布是内踝上八寸以下，足厥阴肝经在前，足太阴脾经在中，足少阴肾经在后，至内踝八寸以上，则足太阴脾经在前，足厥阴肝经在中。

（2）头面部位：手、足阳明经行于面部、额部，手、足太阳经行于面颊、头顶及头后部，手、足少阳经行于头侧部。

（3）躯干部位：手三阳经行于肩胛部，手三阴经均从腋下走出。足三阳经则是阳明经行于前（胸、腹面），太阳经行于后（背面），少阳经行于侧面，足三阴经均行于腹面。循行于腹面的十二经脉，排列顺序自内向外为足少阴肾经、足阳明胃经、足太阴脾经、足厥阴肝经。

4. 十二经脉的表里关系

手太阴肺经与手阳明大肠经相表里，手少阴心经与手太阳小肠经相表里，手厥阴心包经与手少阳三焦经相表里，足阳明胃经与足太阴脾经相表里，足太阳膀胱经与足少阴肾经相表里，足少阳胆经与足厥阴肝经相表里。

5. 十二经脉的流注次序

十二经脉是气血运行的主要通道。十二经脉流注次序自手太阴肺经开始，逐经依次相传至足厥阴肝经，再复注于手太阴肺经，首尾相贯，如环无端，形成十二经脉的主要气血循环流注。

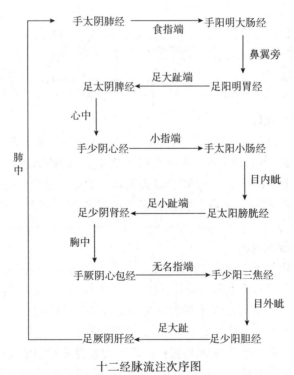

十二经脉流注次序图

细目三　奇经八脉

（一）奇经八脉的特点

奇经八脉，又称"奇经"，是指在十二经脉之外"别道而行"的八条经脉而言，包括督脉、任脉、冲脉、带脉及阴跷、阳跷、阴维、阳维脉。奇者，异也。由于奇经八脉在循行上和与内脏的联系上均有别于十二经脉，故称其为"奇经"。

奇经八脉分布和走向不像十二经脉那样规则，与奇恒之腑和部分脏腑有一定的联系，但同五脏六腑无直接络属关系。奇经八脉之间无表里相配之关系。

（二）奇经八脉的主要功能

1. 进一步密切了十二经脉之间的联系。
2. 调节十二经脉之气血。
3. 参与人体生殖及脑髓功能的调节。

（三）督脉、任脉、冲脉、带脉、跷脉和维脉的基本功能

1. 督脉的基本功能
调节阳经气血，故称"阳脉之海"；与脑、髓和肾的功能有关。
2. 任脉的基本功能
调节阴经气血，故称"阴脉之海"；主持妊养胞胎。
3. 冲脉的基本功能
调节十二经气血，故称"十二经脉之海"；冲为血海，有促进生殖之功能，并同妇女的月经有着密切的联系。
4. 带脉的基本功能
约束纵行诸经；主司妇女的带下。
5. 跷脉的基本功能
（1）主司下肢运动：跷脉从下肢内、外侧分别上行至头面，能"分主一身左右之阴阳"，具有交通一身阴阳之气和调节肢体肌肉运动的功能，可使下肢运动灵活跷捷。
（2）主司眼睑开合：由于阴阳跷脉交会于目内眦，入属于脑，故认为跷脉有濡养眼目和司眼睑开合的作用。
6. 维脉的基本功能
（1）阳维脉有维系、联络全身阳经的作用；阴维脉有维系、联络全身阴经的作用。
（2）阴、阳维脉互相维系，对气血盛衰起调节溢蓄作用。

细目四 经别、别络、经筋、皮部

1. 经别的概念
十二经别，是十二经脉最重要的支脉。它们从十二经脉别行分出后，深入躯体深部，循行于胸、腹及头部。由于其与一般经脉不同，但又包括在经脉系统之内，所以称之为别行的正经，简称为经别。
2. 别络的概念
别络，是经脉的分支，多分布于体表，是络脉系统中较大的和主要的络脉。别络有十五条，即十二经脉各有一条，加上任脉、督脉的络脉和脾之大络。另外，若加上胃之大络，也可称之为"十六络脉"。

3. 经筋的概念

经筋，是十二经脉之气结、聚、散、络于筋肉、关节的体系，是十二经脉的附属部分，故称十二经筋。

4. 皮部的概念

皮部，是指体表的皮肤按经络循行分布部位的分区。《素问·皮部论》说："皮有分部。皮者，脉之部也。欲知皮部，以经脉为纪。"由于正经有十二条，所以体表皮肤亦相应地划分为十二个部分，称之为十二皮部。皮部不仅是经脉在体表的分区，也与络脉的分布有密切的关系。故《素问·皮部论》还说："凡十二经络脉者，皮之部也。"因此可以认为，十二皮部是指十二经脉及其所属络脉在皮表的分区，也是十二经脉之气的散布所在。

细目五　经络的生理功能和经络学说的应用

（一）经络的生理功能

1. 沟通联络作用

经络系统的联络作用，使人体不仅从组织上成为一个不可分离的整体，在生理上亦成为一个协调共济的有机整体。

（1）脏腑同外周肢节之间的联系：十二经脉在体内与五脏六腑相络属，在体表则散络结聚于经筋，并布散于皮部。

（2）脏腑同官窍之间的联系：目、耳、鼻、口、舌、前阴、后阴等官窍，都是经脉循行所经过的部位，而且经脉又多内属络于脏腑，这样，五官九窍同内脏之间，亦可通过经脉的沟通而联系起来。例如手少阴心经属心，络小肠，上连"目系"，其别络上行于舌；足厥阴肝经属肝，络胆，上连"目系"；足阳明胃经属胃，络脾，环绕口唇等。

（3）脏腑之间的联系：十二经脉中每一经都分别络属于一脏一腑，从而加强了相为表里的一脏一腑之间的联系。

（4）经脉与经脉之间的联系：十二正经阴阳表里相接，具有一定的衔接和流注次序；十二正经与奇经八脉之间纵横交错；奇经八脉之间又彼此相互联系，从而构成了经脉与经脉之间的多种联系途径。

2. 运输气血作用

人体各个组织器官，均需气血以濡润滋养，才能维持其正常的生理活动。而气血之所以能通达于全身，发挥其营养脏腑组织器官、抗御外邪、保卫机体的作用，则必须依赖于经络的传注方能实现。

3. 感应传导作用

感应传导，是指经络系统对于针刺或其他刺激感觉具有的传递通导作用，又称为"经络感传现象"。如针刺的"得气"或"气至"现象即是经络感传作用的表现。

4. 调节功能活动作用

当人体发生疾病时，出现气血不和或阴阳偏盛偏衰等证候，即可运用针灸等治疗方法以激发经络的调节作用，针刺有关经络的穴位，则可对各脏腑功能产生调整作用，原来亢进的可使之抑制，原来抑制的又可使其兴奋，从而达到协调平衡。

（二）经络学说的应用

1. 阐释病理变化

经络有运行气血、沟通表里、联络脏腑及感应传导等作用，通过经络的传导，内脏的病变也可以反映于外，表现于某些特定的部位或与其相应的官窍，所以可用经络学说来阐释人体的病理变化。《素问·皮部论》说："邪客于皮则腠理开，开则邪客于络脉，络脉满则注于经脉，经脉满则入舍于腑脏也。"

2. 指导临床诊断

（1）根据疾病症状出现的部位，结合经络循行的部位及所联系的脏腑，作为疾病诊断的依据。例如两胁疼痛，多为肝胆疾病；缺盆中痛，常是肺的病变。又如头痛一症，痛在前额者，多与阳明经有关；痛在两侧者，多与少阳经有关；痛在后头及项部者，多与太阳经有关；痛在颠顶者，多与厥阴经有关。

（2）依据经络循行部位，或在经气聚集的某些穴位，有明显的压痛或有结节状、条索状的反应物，或有局部皮肤的某些形态变化，也常有助于疾病的诊断。如：肺脏有病时可在肺俞穴出现结节或中府穴有压痛；肠痈可在阑尾穴有压痛；长期营养不良的患者可在脾俞穴见到异常变化等等。《灵枢·官能》说："察其所痛，左右上下，知其寒温，何经所在。"

3. 指导疾病治疗

（1）指导针灸和按摩：根据某一经或某一脏腑的病变，在病变的邻近部位或经络循行的远隔部位上取穴，通过针灸或按摩，以调整经络气血的功能活动，达到治疗的目的。这就是"循经取穴"。

（2）指导用药：根据某些药物对某一脏腑经络有特殊的选择性作用，创立了药物的"归经"和"引经报使"理论。如治疗头痛，属太阳经的可用羌活，属阳明经的可用白芷，属少阳经的可用柴胡。羌活、白芷、柴胡，不仅分别归入手足太阳、阳明、少阳经，且能引导其他药物归入上述各经而发挥治疗作用。

第十单元　病　因

细目一　六　淫

病因，即指引起人体疾病的原因，又称致病因素、病邪。中医学认识病因，主要以病证的临床表现为依据，通过分析疾病的症状、体征来推求病因，为治疗用药提供依据。此种方法，即"辨证求因"。

（一）六淫的概念

1. 六淫与六气的区别

六淫即风、寒、暑、湿、燥、火六种外感病邪的统称。风、寒、暑、湿、燥、火是自然界中六种不同的气候变化，在正常情况下，称为"六气"。只有当四季气候变化异常，六气发生太过或不及，或非其时而有其气，或气候变化过于急骤，加上人体正气的不足，抵抗力下降时，六气才能成为致病因素，即反常的六气便成为六淫。由于六淫是不正之气，所以又称为"六邪"，是属于外感病的一类致病因素。

2. 六淫的共同致病特点

（1）外感性：六淫为病，其发病途径，多首先侵犯肌表，或从口鼻而入，或两者同时侵袭。如风寒湿邪易犯人肌表，温热燥邪易自口鼻而入。六淫病邪多自外界侵犯人体，称外感性致病因素，所致疾病称为"外感病"。

（2）季节性：六淫致病常有明显的季节性。如春季多风病，夏季多暑病，长夏多湿病，秋季多燥病，冬季多寒病。

（3）地域性：六淫致病与生活、工作区域环境密切相关。如西北多燥病，东北多寒病，江南多湿热病；长期高温作业者，多燥热或火邪为病，而久居湿地者多患湿病。

（4）相兼性：六淫邪气既可单独侵袭人体而致病，又可两种以上同时侵犯人体而致病。如风热感冒、风寒感冒、暑湿感冒，风寒湿痹证等。

（二）六淫的性质及致病特点

1. 风邪的性质及致病特点

（1）风为阳邪，其性开泄，易袭阳位：风邪善动而不居，具有升发、向上、向外的特性，故属阳邪。其性开泄，是指其易使腠理疏松开张而有汗出。常伤及人体的上部（即头面）、阳经和肌表，使皮毛腠疏开泄，出现头痛、汗出、恶风等症状。

（2）风邪善行而数变："善行"，是指风邪致病，具有病位游移，行无定处的特性。"数变"，是指风邪致病，具有变幻无常和发病迅速的特点。如风疹块（荨麻疹）就有皮肤成片肿胀瘙痒，发无定处，此起彼伏的特点。一般发病多急，传变也较快。

（3）风为百病之长：风邪常为外邪致病之先导，多兼他邪同病。凡寒、湿、燥、热诸邪，多依附于风邪而侵犯人体，如外感风寒、风热、风湿等。

2. 寒邪的性质及致病特点

（1）寒为阴邪，易伤阳气："阴盛则寒"，寒为阴盛的表现，其性属阴。"阴盛则阳病"，感受寒邪，最易损伤人体阳气，阳气受损，温煦气化功能减弱，人体机能活动降低，从而表现为寒证。

（2）寒性凝滞，主痛：寒邪伤人，阴气偏盛，阳气受损，经脉气血为寒邪凝滞不通，不通则痛。故寒邪伤人多见疼痛症状，如偏于寒盛之痹证，见疼痛较剧。

（3）寒性收引：寒邪侵袭人体，使气机收敛，腠理、经络、筋脉收缩而毛窍腠理闭塞，卫阳被郁不得宣泄，可见恶寒发热，无汗等；寒客血脉，气血凝滞，血脉挛缩，可见头身疼痛，脉紧；寒客经络关节，经脉拘急收引，则可使肢体屈伸不利，或冷厥不仁。

3. 暑邪的性质及致病特点

（1）暑为阳邪，其性炎热：暑为夏季火热之气所化，火热属阳，故暑为阳邪。暑邪伤人，多表现出阳热亢盛症状。

（2）暑性升散，耗气伤津：暑为阳邪，有升发之性，侵犯人体，多直入气分，使腠理开泄而多汗。暑热易于扰乱心神，见心烦闷乱、神不安宁等。大量汗出，气随津泄而致气虚，可见气短乏力，甚则突然昏倒、不省人事等。

（3）暑多夹湿：暑邪伤人常与湿邪合而致病。临床表现除发热、心烦、口渴外，还常兼见四肢困倦、胸闷恶心、大便溏泄或不爽等湿邪致病症状。

4. 湿邪的性质及致病特点

（1）湿为阴邪，易阻遏气机，损伤阳气：湿邪易留滞于脏腑经络，阻遏气机，气机升降失常，经络阻滞不畅，可见胸闷脘痞、小便短涩、大便不爽等症状。湿易损伤阳气，故外感湿邪，常先困脾气，使脾阳不振，运化水湿功能减弱，水湿停聚，出现腹泻、尿少、水肿、腹水等病症。

（2）湿性重浊：感受湿邪，常见头重如裹、周身困重、四肢酸懒沉重等症状。若湿邪留滞经络关节，则阳气输布受阻，故见肌肤不仁、关节疼痛重着等，又称"湿痹"或"着痹"。其分泌物和排泄物秽浊不清，常见面垢眵多、大便溏泻、下痢黏液脓血、小便混浊、妇女白带过多、湿疹浸淫流水等临床症状。

（3）湿性黏滞：湿邪致病临床表现多黏滞不爽，如排出物及分泌物多滞涩而不畅，发病后多缠绵难愈，病程较长或反复发作。如湿温、湿痹、湿疹等病，皆因湿邪难以祛除而不易速愈。

（4）湿性趋下，易伤阴位：病多见于下部，如下肢水肿明显。此外，淋浊、带下、泻痢等病证，亦多由湿邪下注所致。

5. 燥邪的性质及致病特点

（1）燥性干涩，易伤津液：燥邪最易耗伤人体的津液，造成阴津亏虚的病变，常见口鼻干燥、咽干口渴、皮肤干涩甚则皲裂、毛发不荣、小便短少、大便干结等。

（2）燥易伤肺：肺为娇脏，不耐寒温，喜润而恶燥。肺合皮毛，与外界大气相通，开窍于鼻。燥邪伤人，多从口鼻而入，最易伤损肺津，干咳少痰，或痰液胶黏难咯，或痰中带血，以及喘息胸痛等症。

6. 火（热）邪气的性质及致病特点

（1）火热为阳邪，其性炎上：火热之性，升腾上炎，故属阳邪。火热伤人，多见高热、烦渴、汗出、脉洪数等症。因其主动而炎上，故火热伤人常见神明扰乱，表现为心烦、失眠、狂躁妄动、神昏谵语等。

（2）火易伤津耗气：火热之邪最易迫津外泄，消灼津液，火热致病，除见高热之外，往往伴有口渴喜冷饮、口舌咽干、小便短赤、大便干结等津伤阴亏征象。火热亢盛，极易损伤正气，而使全身功能减弱。

（3）火热易生风动血：火热袭人，多耗伤阴津，使筋失其滋养濡润而伤及肝经，引起"肝风内动"，称为"热极生风"。临床表现为高热、神昏谵语、四肢抽搐、目睛上视、颈项强直、角弓反张等。火热之邪可以加速血行，灼伤脉络，甚则迫血妄行而溢出于脉外，而致各种出血，如吐血、衄血、便血、尿血、皮肤紫斑、妇女月经过多及崩漏等。

（4）火热易发肿疡：火热入于血分，可聚于局部，腐蚀血肉，发为痈肿疮疡。其临床表现以疮疡局部红肿热痛为特征。

细目二　疠　气

（一）疠气的概念

在外感邪气中还有一类疫疠邪气，这是一类具有强烈传染性的外感致病邪气，又称"疠气""戾气""异气""毒气""乖戾之气"等。疫疠邪气，是天地间别有的一种特殊的致病因素。疫疠邪气致病，多从口鼻侵入人体。在人群中，可以散在发生，也可以形成瘟疫大面积流行。常见病如大头瘟、疫痢、白喉、烂喉丹痧、霍乱、鼠疫等。

（二）疠气的致病特点

疫疠邪气的致病特点：发病急骤，病情较重；一气一病，症状相似；传染性强，易于流行。

细目三　七情内伤

（一）七情的基本概念

1. 七情的含义

七情，即喜、怒、忧、思、悲、恐、惊七种情志变化，是人体对客观外界事物的不同反映，属正常的情志活动。只有突然、强烈或长期持久的情志刺激，才可造成内脏功能紊乱而发病，故又称"内伤七情"，属于内伤病的一类致病因素。

2. 七情与脏腑气血的关系

情志活动以脏腑气血为物质基础，因此喜、怒、思、忧、恐，分别由心的精气、肝的精气、脾的精气、肺的精气、肾的精气所化生，故常称"五志"，即五脏的情志。

（二）七情内伤的致病特点

1. 直接伤及内脏

不同的情志刺激可伤及不同的内脏，即怒伤肝、喜伤心、思伤脾、悲忧伤肺、惊恐伤肾。心为五脏六腑之大主，主神明，各种情志刺激均先伤心神而后涉及他脏。情志所伤，以心、肝、脾为多见。

2. 影响内脏气机

情志所伤，主要影响脏腑气机，使其紊乱。主要的病理变化是："怒则气上"，"喜则气缓"，"悲则气消"，"恐则气下"，"惊则气乱"，"思则气结"。

怒则气上：过度愤怒，使肝气疏泄太过，气机上逆，甚则血随气逆，并走于上。

喜则气缓：过喜或暴喜，使心气涣散而不收。神不内守，表现为精神不能集中。

悲则气消：过度悲忧，使肺气抑郁，意志消沉，从而使肺气耗伤。

恐则气下：过度恐惧，伤及肾气，肾气不固；或恐惧不解，肾精不固。

惊则气乱：突然受惊，心无所倚，神无所归，虑无所定而惊慌失措。

思则气结：过度思虑，伤及于脾，使脾不健运，运化无力，气血化生无源。若波及于心，心血亏虚，心神失养。

应当指出，人体是一个有机的整体，"心为君主之官"，"为五脏六腑之大主"，"精神之所舍"，故情志的异常变化，首先影响的是心的功能，然后再影响其他脏腑，使脏腑功能紊乱。

细目四　饮食失宜

（一）饮食不节

1. 过饥

指不能按时进食，或长期进食不足，以致气血化生无源，气血得不到足够的补充，日久即可导致脏腑机能衰弱而为病。

2. 过饱

指饮食太多，或暴饮暴食，超过了脾胃助消化能力，则会损伤脾胃之气。由于食物不能及时腐熟运化，则可导致脘腹胀痛拒按、厌食、嗳腐吞酸、泻下臭秽等症，此种病证多见于小儿。

（二）饮食不洁

因进食不清洁的食物，引起胃肠疾病和肠道寄生虫病。若进食腐败变质或有毒食物，则可出现剧烈腹痛、吐泻等中毒症状，严重者可出现昏迷或死亡。

（三）饮食偏嗜

1. 寒热偏嗜

饮食物也有寒热温凉的不同性质，若嗜食寒凉或温热，能导致人体的阴阳失调，发生某些病变。如多食生冷寒凉之物，可以损伤脾胃阳气。多食油煎温热之物，可以损伤脾胃阴液。

2. 五味偏嗜

中医学认为，五味与五脏，各有其一定亲和性，如酸入肝，苦入心，甘入脾，辛入肺，咸入肾。《素问·五脏生成》说："多食咸，则脉凝泣而变色；多食苦，则皮槁而毛拔；多食辛，则筋急而爪枯；多食酸，则肉胝皱而唇揭；多食甘，则骨痛而发落。"《素问·生气通天论》说："味过于酸，肝气以津，脾气乃绝；味过于咸，大骨气劳，短肌，心气抑；味过于甘，心气喘满，色黑，肾气不衡；味过于苦，脾气不濡，胃气乃厚；味过于辛，筋脉沮弛，精神乃央。"

细目五　劳逸失度

（一）过度劳累

过度劳累，古称劳伤、劳倦。

1. 劳力过度

指体力劳动负担过重，时间过长，得不到应有的休息以恢复体力，耗气伤血，积劳成疾。表现为少气乏力、神疲消瘦、自汗等症。

2. 劳神过度

指思虑太过，劳伤心脾而言。思虑劳神过度，则耗伤心血，损伤脾气，可出现心神失养的心悸、健忘、失眠、多梦，及脾不健运的纳呆、腹胀、便溏等症。

3. 房劳过度

指性生活不节，房事过度频繁而言。若房事不节，过度频繁，则耗伤肾精，可见腰膝酸软、眩晕耳鸣、精神萎靡、性机能减退，或遗精、早泄，甚或阳痿等症。

（二）过度安逸

1. 安逸少动，气机不畅。久卧伤气。
2. 阳气不振，正气虚弱。
3. 长期用脑过少，神气衰弱。

细目六　痰　饮

（一）痰饮的概念

痰和饮都是水液代谢的局部或全身障碍所形成的病理产物，浓度较大、黏稠的叫痰，浓度较小、清稀的叫饮。

痰饮有无形与有形之分。有形的，指视之可见、触之可及或听之有声的痰或饮而言；无形之痰饮，是指有痰饮的病理表现，如头目眩晕、恶心呕吐、气短、心悸或癫狂、昏不识人等，却看不到有排出来的或其他实质性的痰和饮，需按治痰饮的方法治疗。

（二）痰饮的致病特点

1. 痰饮的病机特点

①阻滞气机运行。②影响水液代谢的进行。③易于蒙蔽心神。④致病广泛，变幻多

端。痰随气升降流行，内而脏腑，外至筋骨皮肉，无处不到；饮多留于肠胃、胸胁、胸膈及肌肤，相对局限。⑤病程长。故有"百病多由痰作祟"和"怪病多痰"之说。

2. 痰饮的病证特点

（1）痰证：痰滞在肺，见喘咳咯痰；痰阻于心，心主血脉不利，胸闷心悸；痰迷心窍，神昏，痴呆；痰火扰心，发为癫狂；痰停于胃，胃失和降，恶心呕吐，胃脘痞满；痰留经络筋骨，见瘰疬痰核，肢体麻木，或半身不遂，或成阴疽流注等；痰浊上犯于头，眩晕，昏瞀；若痰与气凝结咽喉，见咽中梗阻、吞之不下、吐之不出的梅核气证。

（2）饮证：饮留胸胁，则胸胁胀满，咳唾引痛，为悬饮；饮在胸膈，则胸闷咳喘，不能平卧，其形如肿，为支饮；饮留肠间，肠鸣沥沥有声，为痰饮；饮溢肌肤，则肌肤水肿，无汗，身体痛重，为溢饮。

细目七 瘀 血

（一）瘀血的概念

凡是因血运不畅，阻滞于经脉、脏腑及其他部位，包括离经之血积存于体内，均称为瘀血。瘀血是疾病过程中所形成的病理产物，又是某些疾病的致病因素。

（二）瘀血的形成

一是由于气虚、气滞、血寒、血热等原因，使血行不畅而瘀滞。二是由于内外伤，或气虚失摄，或血热妄行等原因，引起血离经脉，积存于体内而形成瘀血。

（三）瘀血的致病特点

1. 瘀血病证的共同特点

（1）疼痛：多为刺痛，痛处固定不移，拒按，夜间痛甚。

（2）肿块：外伤肌肤局部，可见青紫肿胀；积于体内，久聚不散，形成癥积，按之有痞块，固定不移。

（3）出血：其血色多呈紫暗色，并伴有血块。

常伴见面色黧黑，肌肤甲错，唇甲青紫，舌色紫暗或有瘀点、瘀斑，脉细涩、沉弦或结代。

2. 瘀血病证

瘀阻于心，见心悸、胸闷心痛、口唇指甲青紫；瘀阻于肺，见胸痛、咳血；瘀阻胃肠，见呕血、大便色黑如漆；瘀阻于肝，见胁痛痞块；瘀血攻心，可致发狂；瘀阻胞宫，见少腹疼痛、月经不调、痛经、闭经、经色紫黯成块或见崩漏；瘀阻于肢体末端，可形成脱骨疽；瘀阻肢体肌肤局部，可见局部肿痛青紫等。

细目八 结 石

（一）结石的概念

结石，是指体内某些部位形成并停滞为病的砂石样病理产物。在疾病过程中形成的结石，又可成为某些疾病的致病因素。常见的结石有胆结石、肾结石、膀胱结石、胃结石等。

（二）结石的致病特点

1. 多发于肝、肾、胆、胃、膀胱等脏腑。
2. 病程较长，病情轻重不一。
3. 阻滞气机，损伤脉络。

第十一单元 发 病

细目一 发病的基本原理

发病是人体在某种条件下，生理功能状态、抗病能力、修复能力与致病因素相互抗争的过程，是指疾病的发生或复发。在疾病发生过程中，正气与邪气是两个主要的因素。正邪相搏，正不胜邪，机体阴阳逆乱，脏腑气血功能失调，即可发病。

（一）正气与邪气的概念

1. 正气

正气是存在于人体内的具有抗邪愈病作用的各种物质的总称。正气所概括的物质主要是精、气、血、津液（或称气血阴阳），人体各组织器官则是这些重要物质存在的结构基础。正气的作用：一是抵御外邪的入侵；二是祛邪外出；三是修复调节能力；四是维持脏腑经络的机能活动。

2. 邪气

邪气是存在于外在环境中的，或人体内部产生的具有致病作用的各种因素的总称。如上述的六淫、疫疠、七情、饮食失宜、痰饮和瘀血等，它们有的是一些物质性的致病原，有的是一些损伤性的作用因素。

邪气对机体的损害作用：一是导致生理机能失常；二是造成脏腑组织的形质损害；三是改变体质状态。

邪气在发病中的作用：一是直接导致发病；二是影响发病的性质、类型和特点；三是影响病情和病位；四是某些情况下在发病中起主导作用。

（二）正气不足是疾病发生的内在因素

"正气存内，邪不可干。"这是中医学发病观的核心思想，即正气的防御作用强盛，疾病就无从发生。当人体正气不足，无力抗御邪气的侵袭，又不能及时祛除邪气，导致人体物质结构的损伤及其功能活动的紊乱，就可以发生疾病。总之，人体正气强弱，决定疾病的发生与否，并与发病部位、程度轻重有关，所以说正气不足是发病的内在根据。

（三）邪气是发病的重要条件

"邪之所凑，其气必虚。"说明邪气是发病的条件，在一定条件下，甚至可能起主导作用。《内经》有"五疫之至，皆相染易，无问大小，病状相似"，应当"避其毒气"的有关传染病的记载，明确说明邪气对疾病的发生是一个重要的条件。

细目二　影响发病的主要因素

影响发病的因素很多,可归纳为环境因素、体质因素和精神状态三个方面。

(一) 环境因素与发病

环境,指与人类生存密切相关的自然环境与社会环境,主要包括气候变化、地域因素、生活工作环境等。人与自然和社会环境息息相关,若这种关系一旦被破坏,则会出现病理反应。

1. 气候因素

四时气候的异常变化,是滋生和传播邪气,导致疾病发生的条件。不同的季节,可出现不同的易感之邪和易患之病,形成季节性的多发病。如春易伤风、夏易中暑、秋易伤燥、冬易感寒等。

2. 地域因素

不同地域,其气候特点、水土性质、生活习俗各有所不同,均可影响人群的生理和疾病的发生,导致地域性的多发病和常见病。如北方多寒病,南方多热病或湿热病。

3. 生活工作环境

不良的生活和工作环境也是疾病发生的因素。如工作环境中的废气、废液、废渣、噪声,生活环境中的阴暗潮湿、空气秽浊、蚊蝇孳生等,均可导致疾病的发生和流行。

4. 社会环境

各种社会因素,均能影响人的情志活动,若不能自行调节与之适应,可促使罹病或成为某些疾病的诱发因素。《素问·疏五过论》所说的"尝贵后贱,虽不中邪,病从内生""暴苦暴乐,始乐后苦,皆伤精气",就明确指出社会因素与疾病的关系。

(二) 体质因素与发病

中医学的发病观认为,正气在发病过程中具有主导作用,而作为反映正气盛衰特点的体质,往往会影响疾病的发生、发展和变化。体质在发病中的作用,具体表现为:

1. 决定发病的倾向性

体质是先后天所形成的在形态、功能等方面固有的相对稳定的个体特征。体质强盛,抗病力强,不易感邪发病;体质弱,易感邪发病。如《灵枢·五变》说:"肉不坚,腠理疏,则善病风。""五脏柔弱者,善病消瘅。"

2. 产生对某种病邪的易感性

不同的体质,精气阴阳盛衰有别,因而对某种病邪具有易感性。如小儿脏腑娇嫩,形气未充,发育迅速,故易感外邪,易伤饮食或感邪后易化热生风,或易患生长发育障碍之疾。年高之人,脏气已亏,精血不足,易感外邪而发病,病证易形成虚实夹杂证或虚证,并多迁延难愈。女性以血为本,具有经、带、胎、产的生理变化,对发病也有一定影响,易病肝郁、血虚、血瘀;男子以精气为本,易患肾精肾气亏虚之疾。肥人或痰湿内盛之体,易感寒湿之邪,易患眩晕、中风之疾;瘦人或阴虚之质,易感燥热之邪,易患肺痨咳嗽诸疾。

感受相同的病邪,因个体体质不同,可表现出不同的证候类型。如同感风寒之邪,卫气盛者，易形成表实证，卫气虚者，易为表虚证。同感湿邪，阳盛之体易热化形成湿热证，阳虚者又易寒化成为寒湿证。反之，若体质相同，虽感受不同的病邪，也可表现出相同的证候类型。如阳热体质无论感受热邪或寒邪，都可形成热证。

（三）精神状态与发病

精神状态能影响内环境的协调平衡，故能影响发病。精神状态好，情志舒畅，气机通畅，气血调和，脏腑功能旺盛，则正气强盛，邪气难以入侵，或虽受邪也易祛除。如《素问·上古天真论》所说："恬淡虚无，真气从之，精神内守，病安从来。是以志闲而少欲，心安而不惧，形劳而不倦，气从以顺。"

细目三　发病的类型

发病类型，是发病的开始阶段，正邪相搏过程中双方力量不同和斗争结果差异的反映。由于人群的正气强弱不等，个体的体质状态不同，邪气的种类、侵入途径、侵袭部位、毒力的轻重也有差异，因而正邪相搏的结果也就不同，在发病形式上则表现出各种不同的类型。发病类型，概括起来主要有感邪即发、徐发、伏而后发、继发、复发等几种。

（一）感邪即发

感邪即发，又称为卒发，指感邪后立即发病，发病迅速。

（二）徐发

徐发，是指感邪后缓慢发病，又称为缓发。

（三）伏而后发

伏而后发，是指感受邪气后，病邪在体内潜伏一段时间，或在某些诱因的作用下，过时而发病。这种发病形式多见于外感性疾病和某些外伤。外感性疾病多见于感受温热邪气所形成的"伏气温病"等。《素问·生气通天论》所谓"夏伤于暑，秋为痎疟""冬伤于寒，春必病温"，开创了伏气学说的先河。

（四）继发

继发，是指在原发疾病的基础上，继而发生新的疾病。也就是说，继发病首先有原发疾病，并且所产生的新的疾病与原发病在病理上有密切联系。如肝阳上亢所致的中风，小儿食积所致的疳积，哮喘所致的肺气虚和心血瘀阻，肝胆疾病所致的癥积和结石等，都属于继发。

（五）合病与并病

合病，是指两经或两个部位以上同时受邪所出现的病证。多见于感邪较盛，正气相对不足之时。

并病是指感邪后某一部位的证候未了，又出现另一部位的病证。多见于病位传变之中。

（六）复发

复发，是指疾病初愈或疾病的缓解阶段，在某些诱因的作用下，引起疾病再度发作或反复发作的一种发病形式。引起复发的机理是余邪未尽，正气未复，同时有诱因的作用。如饮食不慎、用药不当、过度劳累、复感新邪等，均可致余邪复炽，正气更虚，使疾病复发。由复发引起的疾病，称为"复病"。

复发的类型大致分为少愈即复，休止与复发交替，急性发作与慢性缓解交替。

复发的诱发因素，主要有重感致复、食复、劳复、药复及情志致复。此外，某些气候因素、地域因素也可成为复发的诱因。

第十二单元　病　机

病机，即疾病发生、发展与变化的机制。疾病的发生、发展与变化，与患病机体的体质强弱和致病邪气的性质密切相关。病邪作用于人体，机体的正气必然奋起抗邪，而形成正邪相争，破坏了人体阴阳的相对平衡，或使脏腑、经络的功能失调，或使气血功能紊乱，从而产生全身或局部的多种多样的病理变化。因此，尽管疾病的种类繁多，临床征象错综复杂，千变万化，各种疾病、各个症状都有其各自的病机，但总体来说，离不开邪正盛衰、阴阳失调、气血失常和津液代谢失常等病机变化的一般规律。这一般规律也是疾病变化的基本病理机转，是机体对于致病因素侵袭或影响所产生的基本病理反应，是分析认识各种各类疾病和病证的理论基础。因此，邪正盛衰、阴阳失调、气血失常、水液代谢失常属于基本病机。

细目一　邪正盛衰

邪正盛衰病机，是指在疾病过程中，机体的抗病能力与致病邪气之间相互斗争所发生的盛衰变化。其直接关系着疾病的发生发展、转归和病证的虚实变化。

1. 邪正盛衰与虚实变化

在疾病的发展变化中，正气和邪气这两种力量不是固定不变的，一般来说，正气增长而旺盛，必然促使邪气消退，反之，邪气增长而亢盛，则必然会损耗正气。随着体内邪正的消长盛衰，形成了病证的虚实变化。

实，即指邪气亢盛，是以邪气盛为矛盾主要方面的一种病理反映。致病邪气的毒力和机体的抗病能力都比较强盛，或是邪气虽盛而机体的正气未衰，能积极与邪抗争，故正邪相搏，斗争剧烈，反应明显，在临床上出现一系列病理性反应比较剧烈的有余的证候，即谓之实证。

实证常见于外感六淫致病的初期和中期，或由于痰、食、水、血等滞留于体内而引起的病证。如痰涎壅盛、食积不化、水湿泛滥、瘀血内阻等病变，以及壮热、狂躁、声高气粗、腹痛拒按、二便不通、脉实有力等，都属于实证。

虚，即指正气不足，是以正气虚损为矛盾主要方面的一种病理反映。机体的气、血、津液和经络、脏腑等生理功能较弱，抗病能力低下，正气对于致病邪气的斗争，难以出现较剧烈的病理反应，所以，临床上可出现一系列虚弱、衰退和不足的证候，谓之虚证。

虚证多见于素体虚弱或疾病的后期，以及多种慢性病证。如大病、久病消耗精气，或大汗、吐利、大出血等耗伤人体气血津液、阴阳，均会导致正气虚弱，出现神疲体倦、面容憔悴、心悸气短、自汗、盗汗，或五心烦热，或畏寒肢冷，脉虚无力等正虚的临床表现。

2. 邪正盛衰与疾病转归

在疾病的发生发展变化中，正邪双方相互斗争所产生的消长盛衰变化，决定着疾病的发展与转归，最常见的是由实转虚、因虚致实和虚实夹杂。

（1）由实转虚：指因疾病失治或治疗不当，以致病邪久留，损伤人体正气，导致疾病由实转化为虚。

（2）因虚致实：指因正气不足，无力驱邪外出，或正虚，而内生水湿、痰饮、瘀血等病理产物的凝结阻滞，导致疾病由虚转化致实。

（3）虚实夹杂：一是实中夹虚，指以邪实为主，兼见正气虚损的病机变化。如外感热病发展过程中，邪热炽盛，消灼津液形成的实热伤津、气阴两伤病证，既有高热、烦渴欲饮，又有尿少便干的表现。二是虚中夹实，指以正虚为主，兼夹邪实的病机变化。如脾阳不振，运化无权之水肿病。虽有水湿之邪滞留于体内（称之为实），但其邪实乃由脾虚不运所致，其病理变化仍以虚为主，邪实居其次。

（4）虚实真假：一是真实假虚，因实邪结聚，阻滞经络，气血不能外达，可导致真实假虚的现象，称为"大实有羸状"；二是真虚假实，因脏腑的气血不足，运化无力，可导致真虚假实的现象，称为"至虚有盛候"。疾病的现象与本质不完全一致时，在临床上可形成疾病本质与症状不符的许多假象，必须透过现象看本质，真正把握住疾病的虚实变化。

细目二　阴阳失调

阴阳失调，即是阴阳消长失去平衡协调的简称，是中医学的基本病机之一，是人体阴精、阳气等各种生理性矛盾和关系遭到破坏的概括，是疾病发生、发展的内在根据。

1. 阴阳偏盛

阴阳偏盛，是指"邪气盛则实"的实证。

（1）阳偏盛：是指机体在疾病过程中，出现的阳邪偏盛，机能亢奋，热量过剩的病理状态。其病机特点多表现为阳盛而阴未虚的实热证。阳偏盛，即出现热象，所以说"阳胜则热"。如壮热、面红、目赤等，即是阳偏盛的具体表现。

（2）阴偏盛：是指机体在疾病过程中所出现的一种阴邪偏盛，机能障碍或减退，产热不足，以及病理性代谢产物积聚的病理状态。其病机特点多表现为阴盛而阳未虚的实寒证。阴偏盛，就出现寒象，所以说"阴胜则寒"。如形寒、肢冷、舌淡等，即是阴偏盛的具体表现。

2. 阴阳偏衰

阴阳偏衰，是指"精气夺则虚"的虚证。

（1）阳偏衰：是指机体阳气虚损，机能减退或衰弱，热量不足的病理状态。其病机特点多表现为机体阳气不足，阳不制阴，阴相对亢盛的虚寒证。阳虚则寒，不但可见到面色㿠白、畏寒肢冷、舌淡、脉迟等寒象，而且还有喜静蜷卧、小便清长、下利清谷等虚象。

（2）阴偏衰：是指机体精、血、津液等物质亏耗，以及阴不制阳，导致阳相对亢盛，机能虚性亢奋的病理状态。其病机特点多表现为阴液不足，滋养、宁静功能减退，以及阳气相对偏盛的虚热证。阴虚则热，症见五心烦热、骨蒸潮热、颧红消瘦、盗汗、咽干口燥、舌红少苔、脉细数无力等，

3. 阴阳互损

阴阳互损，指阴或阳的一方虚损到一定程度，累及相对的一方，形成阴阳两虚的病理

机转。

（1）阴损及阳：指在阴虚的基础上，导致阳虚，继而形成阴阳两虚的病机。

（2）阳损及阴：指在阳虚的基础上，导致阴虚，继而形成阴阳两虚的病机。

4. 阴阳格拒

阴阳格拒，指在病变过程中阴或阳的一方偏盛至极，或阴和阳的一方极端虚弱，双方盛衰悬殊，盛者壅遏于内，将虚弱、不足的一方排斥格拒于外，迫使阴阳之间不相维系，从而出现真寒假热或真热假寒的复杂病理现象。

（1）阴盛格阳：是指阴寒之邪壅盛于内，逼迫阳气浮越于外，使阴阳之气不相顺接，相互格拒的一种病理状态。病变本质是阴寒内盛，临床除可见四肢厥逆、下利清谷、脉微欲绝等症外，又可见阳浮于外之症，如身热反不恶寒（但欲盖衣被）、面颊泛红等假热之象，属真寒假热之证，也称为"格阳"。如主要表现为两颧泛红，即面红如妆，称为"戴阳"。

（2）阳盛格阴：是指邪热过盛，深伏于里，阳气被遏，郁闭于内，不能外透布达于肢体，从而形成阴阳格拒、排斥，而格阴于外的一种病理状态。其临床除见身热、面红、气粗、烦躁等症外，又突然出现四肢厥冷（但身热不恶寒）、脉象沉伏（但沉数有力）等假寒之象，属真热假寒之证，也称为"格阴"。

5. 阴阳亡失

阴阳的亡失，是机体的阴液或阳气突然大量亡失，导致生命垂危的一种病理状态。

（1）亡阳：是指机体的阳气发生突然性脱失，而致全身机能突然严重衰竭的一种病理状态。临床多见大汗淋漓、汗稀而凉、肌肤手足逆冷、精神疲惫、神情淡漠，甚则见昏迷、脉微欲绝等症。

（2）亡阴：是指机体由于阴液发生突然性的大量消耗或丢失，而致阴精亏竭，滋养濡润功能丧失，全身机能严重衰竭的一种病理状态。临床多见汗出不止、汗热而黏、手足温、喘渴烦躁，或昏迷谵妄、身体干瘪、皮肤皱折、目眶深陷、脉疾躁无力等症。

细目三　气血失常

气血失常，是脏腑、经络、形体、官窍等各种病机变化的基础，而且亦是分析和研究各种临床病证病机的基础。

1. 气的失常

（1）气不足：又称"气虚"，系指元气耗损，功能失调，脏腑功能衰退，抗病能力下降的病理状态。气不足，则推动、营养、防御等功能减弱。若某一脏腑之气不足，则表现为该脏腑功能减弱的虚证。如心气不足，推动血液运行的功能减弱；卫气不足，则易为外邪所侵袭。

（2）气行失常：气行失常是指气的升降出入运行失常的病理状态。可概括为气滞、气逆、气陷、气闭和气脱等。

2. 血的失常

血的失常是指血不足和血行失常（出血和血瘀）的病理变化。

（1）血不足：又称"血虚"，是指血液不足或血的濡养功能减退的病理状态。

（2）出血：是指血液不循常道，流出脉外的病变。

（3）血瘀：是指血液的循行迟缓和不流畅的病理状态。血瘀可出现于不同部位，各有其特征。

3. 气血关系失调

（1）气滞血瘀：指气的运行郁滞不畅，以致血液循行障碍，继而出现血瘀的病理状态。

（2）气不摄血：指气虚不足，统摄血液循行的功能减退，血不循经，溢出于脉外，从而导致各种失血的病理状态。

（3）气随血脱：指在大量出血的同时或过后，气随血液的流失而脱散，从而形成气血两虚或气血并脱的病理状态。

（4）气血两虚：气血两虚，是指气虚机能衰退与血虚组织器官失养同时存在的病理状态。

（5）气血失和，不荣经脉：指因为气血两虚，导致气血之间相互为用的功能失于和调，影响经脉、筋肉和肌肤的濡养，从而产生肢体筋肉等运动失常或感觉异常的病理状态。

细目四　津液代谢失常

津液失调是指津液代谢障碍所产生的津液不足和输布排泄障碍的病理变化。

1. 津液不足

津液不足是指津液在数量上的亏少，导致内则脏腑，外而孔窍、皮毛，失其濡润滋养作用，因之产生一系列干燥失润的病理状态。常见口、鼻、皮肤干燥，大吐、大泻、多尿时所出现的目陷、螺瘪，甚则转筋等。若热病后期或久病伤阴，则见舌光红无苔或少苔，唇舌干燥而不引饮，形瘦肉脱，肌肤毛发枯槁，甚则肉瞤，手足震颤蠕动等临床表现。

2. 津液输布、排泄障碍

津液的输布障碍是指津液得不到正常的输布，导致津液在体内环流迟缓，或在体内某一局部发生滞留，因之产生的津液不化、水湿内生、酿痰成饮的一系列病理状态。

3. 津液与气血关系失调

津液与气血之间有着密切的联系，三者中的任何一种失常，都会对另外二者发生影响，导致其功能失去协调。

（1）水停气阻：指水液停留，导致气机阻滞的病理状态。如水饮阻肺，见胸满咳嗽，喘促不能平卧；水饮凌心，阻遏心气，见心悸心痛；水饮停滞中焦，阻遏脾胃气机，见头昏困倦，脘腹胀满，纳化呆滞，恶心呕吐；水饮停于四肢，阻滞经脉气血运行，除浮肿外，尚可见肢体沉困、胀痛等症。

（2）气随液脱：指津液大量丢失，气失其依附而随津液外泄，导致暴脱亡失的病理状态。如《伤寒论·辨阳明病脉证并治》所说："发汗多，若重发汗者，亡其阳。"即汗出太过，津液外泄，阳气随之而亡失。《金匮要略心典》认为："吐下之余，定无完气。"此指频繁而大量的呕吐、泄泻，则亦可使气随津液的耗伤而脱失。

（3）津枯血燥：指津液亏乏，甚则枯竭，从而导致血燥虚热内生，或血燥生风的病理状态。津枯血燥，常见心烦，鼻咽干燥，或五心烦热，口渴喜饮，肌肉消瘦，小便短小，舌红少津，脉细数等症。

（4）津亏血瘀：指津液亏损，血液循行郁滞不畅的病理状态。常见在原有津液不足基础上，出现舌质紫绛，或见瘀点、瘀斑。

细目五　内生"五邪"

所谓内生"五邪"，并非是指致病邪气，而是在疾病过程中由于脏腑气血阴阳的功能失调所产生的五种病理状态，即是中医临床上所谓的内风、内寒、内湿、内燥、内火等病证的病理机转。

1. 风气内动

风气内动，也称为"内风"，是机体阳气亢逆变动而形成的一种病理状态。由于"内风"与肝的关系较为密切，故又称其为"肝风内动"或"肝风"。《素问·至真要大论》说："诸风掉眩，皆属于肝。"

（1）热极生风：热极生风，指邪热炽盛，煎灼津液，伤及营血，燔灼肝经，使筋脉失于濡养所致，属肝风内动的病理变化。其病理表现痉厥、抽搐、鼻翼扇动、颈项强直、角弓反张、目睛上视，并常伴有高热、神昏、谵语等症。

（2）肝阳化风：肝阳化风，指肝肾阴亏，水不涵木，浮阳不潜，阴不制阳，导致肝之阳气升动无制，亢而化风的一种病理变化。其病理表现轻则可见筋惕肉瞤，肢麻震颤，眩晕欲仆，或发作口眼㖞斜，或发为半身不遂，甚则血随气逆，猝然仆倒，或为闭厥，或为脱厥。

（3）阴虚风动：阴虚风动，指机体阴液枯竭，无以濡养筋脉，筋脉失养而变生内风的病理变化。临床可见筋挛肉瞤、手足蠕动等动风之症，并常伴有潮热盗汗、五心烦热、低烧颧赤等虚热内生之候。

（4）血虚生风：血虚生风，是指由于血液虚亏，导致肝血不足，筋脉失养，或血虚不能荣络，所产生的虚风内动病理变化。临床可见肢体麻木不仁，筋肉跳动，甚则手足拘挛不伸等症状。

（5）血燥生风：血燥生风，是指津枯血少，失润化燥，肌肤失于濡养，经脉气血失于和调，于是血燥化而为风的病理变化。临床可见皮肤干燥或肌肤甲错，并有皮肤瘙痒或落皮屑等病理表现。

2. 寒从中生

寒从中生，是指机体阳气虚衰，温煦气化功能减退，导致生理功能活动衰退，虚寒内生，或阳虚阴盛，阴寒之邪弥漫的病理状态。寒从中生，又称为"虚寒内生"或"内寒"。《素问·至真要大论》说："诸寒收引，皆属于肾。"

（1）阳虚则阴盛，阳虚则内寒自生。《难经·二十二难》说："气主煦之。"指出机体阳气不足，产热减少，则温煦失职，阴寒内盛，从而使脏腑组织表现为病理性的机能减退，产生虚寒性的病理反应。出现畏寒肢冷、面色苍白、蜷卧喜暖、腹泻便溏、舌润不渴等阳热不足之症，其中以畏寒喜暖为其基本特征。

（2）阳气虚衰，气化功能减退或失司，人体水液代谢活动障碍，水液不得温化，从而导致阴寒性病理产物积聚或停滞的病理表现。《素问·至真要大论》说："诸病水液，澄彻清冷，皆属于寒。"临床多见尿频清长，涕、唾、痰、涎稀薄清冷，或大便泄泻，或发水肿等病证。

3. 湿浊内生

湿浊内生，是指由于脾的运化功能（运化水谷和运化水湿）及输布津液功能减退或障碍，从而导致机体水谷津液代调失调，引起水湿痰浊等蓄积停滞的病理状态。因内生之湿多因脾虚所致，故又称为"脾虚生湿"或"内湿"。故《素问·至真要大论》说："诸湿肿满，皆属于脾。"

内生之湿浊不仅是脾阳脾气虚损，津液不化而形成的病理产物，与肾的功能失调也有密切的关系。肾主水液，肾阳为人体诸阳之本，在肾阳虚损时，亦必影响脾之运化而导致湿浊内生。内湿病变，在于阻滞机体上、中、下三焦气机的通达，其病理表现常随湿邪阻滞部位的不同而各异，但仍以湿阻中焦脾胃为主，故脾虚湿困常是必见之症状。

4. 津伤化燥

津伤化燥，是指机体津液不足，机体各部组织器官和孔窍失其濡润，从而产生干燥枯涩的病理状态。津伤化燥又称为"内燥"，临床多见干燥不润之病证，所以《素问·阴阳应象大论》说："燥胜则干。"

内燥病变，可发生于各脏腑组织，但以肺、胃及大肠为多见，大肠为燥金之腑而主津，胃为阳明燥土，故胃肠实热结滞，每易灼伤津液，以致胃肠津亏液少而致燥，则可见大便干结之症。肺为燥金之脏，司全身津液的敷布，肺气虚弱或肺本身阴津不足，水精不得宣发敷布，均能化燥。外感热邪或寒邪入里化热，也易耗伤肺之阴津，从而导致肺热叶焦，形成燥热阴虚之证，临床可见干咳无痰，甚则肺燥络伤，而见痰中带血或咯血之症。

5. 火热内生

火热内生，指阳盛有余，或阴虚阳亢，或气血郁滞，或病邪郁结，产生火热内扰，机能亢奋的病理状态。又称"内火"或"内热"。

（1）阳气过盛化火：机体阳盛有余，机能亢奋，转化为火热的病理状态。此种病理性的阳气过亢，中医学称为"壮火"，即"气有余便是火"。此气之有余，即指阳气的亢盛有余而言。

（2）邪郁化火：外感六淫，或痰湿、瘀血、食积等，阻滞气机，导致阳气的郁滞，气郁则生热化火，形成实热内结的病理状态。

（3）五志过极化火：多指精神情志的刺激，使机体阴阳、气血和脏腑生理失衡，导致气机郁结，久则从阳化热，火热内生的病理状态，又称为"五志之火"。

（4）阴虚火旺：此属虚火。为精亏血少，阴液大伤则阳亢，因而虚热、虚火内生的病理状态。一般阴虚内热多见全身性的机能虚性亢奋之虚热征象。阴虚火旺，其火热征象常集中于机体的某一部位，如阴虚火旺所引起的牙痛、咽痛、骨蒸、颧红等。

总之，火热内生中的实火多源于阳气有余，或邪郁化火，或五志过极化火等。其病势急速，病程亦较短，临床多见壮热面赤、口渴喜冷、小便黄赤、大便秘结，或口舌糜烂生疮，或舌红目赤，甚则神昏、狂躁、舌苔黄燥、脉洪数等症。

虚火多源于精亏血少，阴虚阳亢，虚火上炎。其病势一般缓慢，病程较长，其临床多见五心烦热，或骨蒸潮热，午后颧红，失眠盗汗，口燥咽干，眩晕耳鸣，舌红少苔，脉细数等症。

细目六　疾病传变

1. 疾病传变的形式

（1）病位传变：指在病变的发展变化中，其病变部位发生相互转移的病理过程。即某一部位或某一脏腑的病变，可向其他部位或其他脏腑传变，引起疾病的发展变化。《素问·阴阳应象大论》说："邪风之至，疾如风雨，故善治者治皮毛，其次治肌肤，其次治筋脉，其次治六腑，其次治五脏。治五脏者半死半生也。"说明了掌握疾病传变规律，实施早期治疗的重要性。

（2）病性转化：指在一定条件下疾病或病证的寒热虚实性质发生转换与变化的病理过程。

一是寒热转化，指疾病发展过程中，阴阳的消长盛衰改变了原来疾病或病证的寒热性质，转化成相反的性质，即由寒化热或由热化寒的病理变化。

二是虚实转化，指疾病发展过程中，当邪正双方力量的消长变化达到主要与次要矛盾方面互易其位的程度时，虚与实的病机也就发生了转化，出现由实转虚或因虚致实的病理变化。

2. 影响疾病传变的因素

（1）体质因素：一是可以影响正气之强弱，从而影响发病与传变的迟速。二是在邪正斗争过程中，对病邪的"从化"具有重要的决定作用。素体阳盛者，则邪多从火化，疾病多向阳热实证演变；素体阴盛者，则邪多从寒化，疾病多向寒实或虚寒等证演变。

（2）病邪因素：一是疾病传变的迟速与邪气的性质直接相关。如外感六淫，阳邪传变较快，阴邪传变较慢，疠气传变急速；邪盛传变较快，邪微传变较慢。二是不同病邪，其伤人途径不同，病位传变途径有差异。三是病邪从化，病性变化与病邪属性有一定联系，如燥为阳邪，易从热化，湿为阴邪，易从寒化等。

（3）地域因素和气候因素：一是地域因素长期作用，形成不同人群的体质特征和疾病谱差异，从而影响疾病的传变。二是时令气候对疾病传变的影响。

（4）生活因素：包括情志、饮食、劳逸等，主要通过对正气发生作用而影响疾病的传变进程。

第十三单元　防治原则

细目一　预　防

预防，指采取一定的措施，防止疾病的发生与发展。有未病先防和既病防变两个方面。

1. 未病先防

未病先防是指在未病之前，采取各种措施，做好预防工作，以防止疾病的发生。

（1）养生以增强正气：养生主要是在未病时采用自身预防保健措施，从预防的角度看，可增强自身的体质，提高人体的正气，从而增强机体的抗病能力。

（2）防止病邪侵害：①避其邪气：邪气是导致疾病发生的重要条件，应该注意避免病邪的侵害。②药物预防：事先服食某些药物，可提高机体的免疫功能，有效地防止病邪的侵袭，起到预防疾病的作用。

2. 既病防变

疾病已经发生，则应争取早期诊断，早期治疗，采取控制疾病传变的方法，以防止疾病的发展，即"先安未受邪之地"。

（1）早期诊治：在疾病过程中，邪正消长盛衰的变化，多会出现由浅入深、由轻到重、由单纯到复杂的发展变化过程。例如，外感病初期，邪气尚未深入，脏腑气血未伤，正气未衰，病情轻浅，传变较少，诊治越早，疗效越好。否则，容易延误病情，甚至丧失治疗良机。因此，只有掌握疾病发生发展及其传变规律，才能做到早期诊治，阻止发展。

（2）控制疾病的传变：在掌握疾病的发生发展及其传变规律的基础上，采取截断病传途径和先安未受邪之地的方法，防止疾病的发展或恶化。

细目二　治　则

治则是用以指导治疗方法的总则，它是在整体观念和辨证论治精神指导下制定的，对临床治疗立法、处方、用药具有普遍的指导意义。治疗方法是治则的具体化，任何具体的治疗方法，总是从属于一定的治疗法则。

1. 正治与反治

在疾病过程中，病有本质与征象一致者，有本质与征象不一致者，故有正治与反治的不同。正治与反治，是指所用药物性质的寒热、补泻效用与疾病的本质、征象之间的从逆关系的概念。

（1）正治：指采用与其疾病证候性质相反的方药进行治疗的原则。又称"逆治"。包括寒者热之、热者寒之、虚则补之、实则泻之等原则。

（2）反治：指顺从病证的外在假象而治的原则。又称"从治"。但究其实质，仍是在治病求本原则指导下针对疾病本质而进行的治疗。主要包括如下四种：

热因热用：即以热治热，是指用热性药物来治疗具有假热征象的病证。适用于阴盛格阳的真寒假热证。

寒因寒用：即以寒治寒，是指用寒性药物来治疗具有假寒征象的病证。适用于阳盛格阴的真热假寒证。

塞因塞用：即以补开塞，指用补益方药来治疗具有闭塞不通症状的病证。适用于体质虚弱，脏腑精气功能减退而出现闭塞症状的真虚假实证。如血虚的经闭、肾阳虚的尿少癃闭、脾虚的脘腹胀满、精血津液不足的便秘等，均应以补益药进行治疗。

通因通用：即以通治通，指用通利之方药治疗具有实性通泄症状的病证。适用于因实邪内阻出现通泄症状的真实假虚证。如瘀血所致的崩漏采用活血祛瘀的方法，即属"通因通用"之运用。

2. 治标与治本

"本"和"标"是一个相对的概念，有多种含义，主要是用以说明病变过程中各种矛盾的主次关系。如从邪正双方来说，则正气是本，邪气是标；从病因与症状来说，则病因是本，症状是标；从疾病先后来说，则旧疾、原发病是本，新病、继发病是标。

（1）缓则治其本：指在病情缓和、病势迁延、暂无急重病状情况下，即应着眼于疾病本质的治疗。

（2）急则治其标：指标病急重，甚则影响本病的治疗，则当先治，故急治其标病。如剧痛、大出血、二便不通等，均要首先治疗。

（3）标本兼治：指标病本病并重，或标本均不太急时，则当标本兼顾，予以治疗。

3. 扶正与祛邪

疾病过程是正气与邪气矛盾双方互相斗争的过程。邪正斗争的胜负，决定着疾病的进退。故扶正祛邪是指导临床治疗的一个重要法则。

（1）扶正与祛邪的概念

扶正：即扶助正气，增强体质，提高机体的抗邪及康复能力。扶正多用补虚方法，适用于各种虚证。

祛邪：即祛除病邪，使邪去而正安。祛邪多用泻实的方法，适用于各种实证。

（2）扶正祛邪的运用

单纯扶正：适用于以正气虚为主要矛盾而邪气亦不盛的虚性病证或真虚假实证。

单纯祛邪：适用于以邪实为主要矛盾而正气未衰的实性病证或真实假虚证。

扶正与祛邪兼用：适用于正虚邪实之虚实夹杂病证。但在具体应用时，又有扶正为主兼顾祛邪和祛邪为主兼顾扶正之别。

先祛邪后扶正：适用于虽然邪盛而正虚不甚尚耐攻伐的病证。

先扶正后祛邪：适用于正虚邪实以正虚为主的病证。

4. 调整阴阳

疾病发生的根本是阴阳的相对平衡遭到破坏，出现偏盛偏衰的结果。调整阴阳，使之恢复平衡，促进阴平阳秘，也是临床治疗的根本法则之一。

（1）损其偏盛：即损其有余。主要适用于阴阳偏盛，即阴或阳一方过盛而有余的病证。如阳热亢盛的实热证，则应"治热以寒"，即用"热者寒之"之法。

（2）补其偏衰：即补其不足。主要适用于阴阳偏衰，即阴或阳一方虚损不足的病证。如阴虚不能制阳，则应滋阴以制阳，所谓"壮水之主，以制阳光"。如阳虚不能制阴，则应补阳以制阴，所谓"益火之源，以消阴翳"。

根据阴阳互根互用的原理，在治疗阴阳偏衰病证时，还应注意"阳中求阴"或"阴中求阳"，即在补阴时应适当配用补阳药，在补阳时应适当配用补阴药。

（3）阴阳并补：指对阴阳两虚病证应用阴阳双补之法治疗。

（4）回阳救阴：为指对阴阳亡失病证的治疗原则。亡阳者，当回阳以固脱；亡阴者，当救阴以固脱。

5. 调理气血

调理气血，是根据气血的不足，或气血的功能失常，或相互之间关系失调等病理变化而采取的治则。针对气血失调病证，可按照"余者泻之，不足补之"的原则治疗，从而使气血关系恢复协调。

（1）气病治则

气虚则补：气虚指脏腑之气虚衰，功能下降的病理变化，对此当以补气为主。

气滞则疏：气滞指气机郁滞不畅的病理变化，对此当以疏通为主。气滞，采用理气、行气、调气、舒气、利气、破气等方法治疗。

气陷则升：气陷指气虚升举乏力，反会下陷，失于摄纳的一种病理变化，当用补气升气之法。

气逆则降：气逆指脏腑气机逆而上冲的病理变化。气逆多与肺、胃、肝密切相关，实证者当用降气之法，虚证者当用补气以降气之法。

气脱则固：气脱指气的内守固摄作用太弱，以致外越散脱的一种病理变化，治当补虚与固涩相结合。

气闭则开：气闭指浊邪外阻，或气郁外出受阻，从而出现突然闭厥的病理变化，应用开窍之法。临床应根据具体情况而选择温开或凉开法。

（2）血病治则

血虚则补：血虚指血液不足或血的濡养功能减退的一种病理变化，当以补血为主。据阴阳理论，治血虚时，注意补气与滋阴之品的配伍应用。

血瘀则行：血瘀指血液运行迟缓而不畅通的病理变化，当以行血、活血为主，使瘀血畅通。

血脱则固：指下血不止，崩中漏下等大出血而导致的病理变化，多用酸涩之剂，伍以益气药，取益气固脱之意。

血寒则温：血寒指寒邪侵袭经络，脉络不畅，或素体阳虚，寒从内生，血脉凝滞的一种病理变化，常用温经散寒、通经活络，或扶助阳气、补气活血之法。

血热则凉：血热指脏腑火热炽盛，热迫血分，出现耗血动血的病理变化，多用清热凉血和凉血止血之法。

出血则止：出血指血液不在脉道内正常运行而溢出脉外的一种病理变化，采取不同的止血措施。

（3）气血同病治则

气病治血：气病血常随之而病，故治气宜治血。临床多在治气病药中加入治血之品，如补气时要顾其血弱与血瘀，降气或升气时要顾其血乱，使气血平和，相互协调。

血病治气：血病气必伤，血病须先治气，气和则血宁。如血虚者，补其气而血自生；血瘀者，补其气而血利；血溢者，益其气而血自止等。

6. 三因制宜

三因制宜，即指因时、因地、因人制宜，而制订其适宜的治法和方药。

（1）因时制宜：即根据不同季节气候特点来考虑治疗用药的原则。如《内经》所说："用寒远寒，用凉远凉，用温远温，用热远热。食宜同法。"

（2）因地制宜：即根据不同地区的地理环境特点，来考虑治疗和用药的原则，称为因地制宜。不同的地域，地势有高下，气候有寒热湿燥，水土性质各异，因而，在不同地域长期生活的人就具有不同的体质差异，加之其生活与工作环境、生活习惯与方式各不相同，其生理活动与病理变化亦不尽相同，因地制宜就是考虑这些差异而实施治疗。如我国东南一带，气候温暖潮湿，阳气容易外泄，人们腠理较疏松，易感外邪而致感冒，且一般以风热居多，故常用桑叶、菊花、薄荷一类辛凉解表之剂，即使外感风寒，也少用麻黄、桂枝等温性较大的解表药，而多用荆芥、防风等温性较小的药物，且分量宜轻。而西北地区，气候寒燥，阳气内敛，人们腠理闭塞，若感邪则以风寒居多，以麻黄、桂枝之类辛温解表多见，且分量也较重。

（3）因人制宜：即根据患者的年龄、性别、体质、生活习惯等不同特点，来考虑治疗用药的原则。

年龄：老年人生机衰退，气血阴阳亏虚，病多虚证或虚实夹杂，虚证宜补，攻邪宜慎，药量较青壮年为轻。小儿生机旺盛，但气血未充，脏腑娇嫩，易寒易热，易虚易实，病情变化较快，忌投峻剂，少用补益，药量宜轻。

性别：妇女有经、带、胎、产之别，用药宜慎。妊娠期间，凡峻下、破血、滑利、走窜等伤胎或有毒之品，当禁用或慎用。

体质：阳盛或阴虚之体，慎用温热之剂；阳虚或阴盛之体，则应慎用寒凉之药。

中医诊断学

第一单元 绪 论

中医诊断疾病的基本原则

1. 整体审察

在诊察疾病时，既要观察病人当前的、局部的、明显的病理改变，又要审察其全身情况及其外在环境，内外结合，整体与局部统一审察。

2. 诊法合参

在诊察疾病时，要望、闻、问、切四诊并重，诸法参用，综合收集病情资料。

3. 病证结合

在诊断疾病时，既要辨别所患的疾病，从疾病全过程、特征上认识疾病的本质，又要辨别所属的证候，从疾病当前的表现中判断病变的位置与性质，把辨病与辨证结合起来，全面认识疾病的本质。

第二单元　问　诊

细目一　问寒热

（一）恶寒发热

恶寒与发热同时出现，是表证的特征性症状。为外邪侵袭肌表，正气与邪气相互斗争，卫气宣发失常所致。

恶寒重发热轻，是风寒表证的特征，由外感风寒之邪所致。

发热重恶寒轻，是风热表证的特征，由外感风热之邪所致。

发热轻而恶风，是伤风表证的特征，由外感风邪所致。

（二）但寒不热

只感觉冷而不发热，是寒证的特征性症状。为感受寒邪，或阳气不足而阴寒内生所致。

新病恶寒，因感受寒邪较重，或阴寒直中脏腑经络，阳气被遏所致，主实寒证。

久病畏寒，因阳气虚衰，形体失于温煦所致，主里虚寒证。

（三）但热不寒

只觉发热而无怕冷之感，是热证的特征性症状。为阳盛或阴虚所致。

1. 壮热

高热持续不退，体温在39℃以上，不恶寒反恶热的症状。因风热内传，或风寒入里化热，正邪相搏，阳热炽盛所致，属里实热证。

2. 潮热

定时发热，或定时热势加重，如潮汐之有定时的症状。

（1）日晡潮热：日晡申时（下午3～5时）热势较高者，由胃肠燥热内结所致，常见于阳明腑实证，故又称阳明潮热。

（2）午后潮热：午后发热明显，身热不扬者，为湿遏热伏所致，属湿温潮热。

（3）午后或夜间潮热：午后或入夜低热，或五心烦热，骨蒸发热（有热自骨内向外透发的感觉，又称骨蒸潮热）等，系阴虚火旺所致，为阴虚潮热。

3. 微热

发热不高，体温一般在38℃以下，或仅自觉发热的症状。发热持续时间较长，见于温病后期和某些内伤杂病，可见于气虚、阴虚及气郁等证。

（四）寒热往来

恶寒与发热交替发作的症状。常因外感病邪至半表半里阶段，正邪相争，互为进退所致，见于少阳病和疟疾，属半表半里证。

细目二 问 汗

1. 自汗

醒时经常汗出，活动后更甚的症状。因阳气亏虚，不能固护肌表，津液外泄所致，多见于气虚证和阳虚证。

2. 盗汗

睡则汗出，醒则汗止的症状。因阴虚阳亢而生内热，入睡则卫阳由表入里，肌表不固，内热加重，蒸津外泄而汗出；醒后卫阳由里出表，内热减轻而肌表得以固密，故汗止。属阴虚证。若气阴两虚者，常自汗、盗汗并见。

3. 绝汗

在病情危重时，大汗不止，每可导致亡阴或亡阳的症状，故又称脱汗。若冷汗淋漓如水，伴面色苍白，肢冷脉微者，为阳气亡脱，津随气泄之象，属亡阳之汗；汗热而黏如油，伴躁扰烦渴，脉细数疾者，为内热逼涸竭之阴津外泄所致，属亡阴之汗。

4. 战汗

先见恶寒战栗而后汗出的症状。常见于温病或伤寒邪正剧烈斗争的阶段，是疾病发展的转折点。若汗出热退，脉静身凉，为邪去正安之佳兆；汗后身热不减，烦躁不安，脉疾者，为邪胜正衰之危候。

细目三 问疼痛

（一）疼痛的性质

1. 冷痛

疼痛有冷感而喜暖的症状。为寒邪阻滞经络，或阳气亏虚而脏腑经络失于温煦所致，属寒证。

2. 灼痛

疼痛有灼热感而喜凉的症状。为阳热炽盛，或阴虚火旺所致，属热证。

3. 走窜痛

疼痛部位游走不定，或走窜攻冲作痛的症状。若胸胁脘腹窜痛，多由气滞所致，属气滞证；四肢关节疼痛游走不定，为痹病，因风邪偏盛所致，属风胜行痹证。

4. 固定痛

疼痛部位固定不移的症状。若胸胁脘腹等处固定作痛，多是瘀血为患，属血瘀证；四肢关节固定作痛，多因寒湿、湿热阻滞或热壅血瘀所致。

5. 胀痛

疼痛兼有胀感的症状。具有时发时止、气泄得缓的特点，为气机郁滞，气滞不通所致，属气滞证。但头目胀痛，则多因肝阳上亢或肝火上炎所致。

6. 刺痛

疼痛如针刺的症状。其痛处多固定而拒按，为瘀血阻滞，血行不畅所致，属血瘀证。

7. 重痛

疼痛兼有沉重感的症状。因湿邪困阻气机而致，属湿证。但头部重痛，亦可因肝阳上亢，气血上壅所致。

8. 酸痛

疼痛兼有酸软感的症状。因湿邪侵袭肌肉关节，气血运行不畅所致，属湿证。亦可因肾虚骨髓失养，或剧烈运动后肌肉疲劳引起。

9. 绞痛

疼痛剧烈如刀绞割的症状。因有形实邪（如瘀血、蛔虫、结石等）闭阻气机，或寒邪凝滞气机所致，属实证、寒证。

10. 空痛

疼痛兼有空虚感的症状。因气血精髓亏虚，脏腑经络失养所致，属虚证。

11. 隐痛

疼痛不甚剧烈，绵绵不休，但尚可忍耐的症状。为精血亏损或阳气不足，脏腑经络失养所致，属虚证。

12. 掣痛

抽掣牵引作痛，由一处连及他处疼痛的症状。因血虚经脉失养，或寒凝经脉阻滞所致。

（二）疼痛的部位

1. 头痛

头的某一部位或整个头部疼痛的症状。

（1）部位：前额部疼痛连及眉棱骨者，为阳明经头痛。头部两侧疼痛者，为少阳经头痛。后头枕部疼痛连及项部者，为太阳经头痛。颠顶痛者，为厥阴经头痛。

（2）病程：病程短、头痛剧烈、痛无休止者，为外感所致，属实证。病程长、头痛较缓、时痛时止者，为内伤头痛，多属虚证；亦有因肝阳上亢、痰浊上扰、瘀血阻滞所致者，属实证或虚实夹杂证。

2. 胸痛

胸的某一部位疼痛的症状。多为心、肺病变。

胸前"虚里"部位作痛，或心痛彻背，掣及左肩、左臂者，病在心。胸膺作痛，伴咳嗽者，病在肺。

3. 胁痛

胁的一侧或两侧疼痛的症状。与肝胆病变有密切关系，如肝郁气滞、肝胆湿热、肝胆火盛以及悬饮等病证。

4. 胃脘痛

上腹部、剑突下、胃所在部位疼痛的症状。与胃的病证相关。

进食后疼痛加剧者，为实证，可因寒、热、食积、气滞和瘀血等致胃失和降所致。进食后疼痛缓解者，为虚证，因胃阴虚，或胃阳不足致胃失所养所致。

5. 腹痛

剑突下至耻骨毛际以上（胃脘所在部位除外）的整个腹部或局部疼痛的症状。

大腹痛，指脐以上部位疼痛，为脾胃及肝胆病变。

脐腹痛，指脐周围部位疼痛，为小肠和脾的病变。

小腹痛，指脐下正中部位至耻骨毛际以上的部位疼痛，为肾、大小肠、膀胱、女子胞宫的病变。

少腹痛，指小腹两侧部位疼痛，为肝经不畅或大肠的病变。

细目四　问头身胸腹

头晕，指自觉头脑旋晕的感觉，轻者闭目自止，重者感觉自身或眼前景物旋转，不能站立的症状。

头晕胀痛，伴口苦易怒、舌红、脉弦数者，为肝火上炎所致。

头晕而重，如物缠裹，伴痰多、苔腻者，为痰湿内阻所致。

外伤后头晕刺痛者，属瘀血阻滞所致。

头晕胀痛，头重脚轻，伴耳鸣目花，腰膝酸软，舌红少苔，每因恼怒而加剧者，为肝阳上亢证。

头晕面白，伴神疲体倦，舌淡脉细，每因劳累而加重者，为气血亏虚、肾精不足所致。

细目五　问耳目

（一）问耳

1. 耳鸣

自觉耳内鸣响，妨碍听力的症状。

突发耳鸣，声大如雷，或如蛙叫，或如潮声，按之鸣声不减者，因肝胆火盛、痰火壅结、气血瘀阻、风邪上袭及药毒损伤耳窍所致，属实证。

渐觉耳鸣，声音细小，如闻蝉鸣，按之鸣声减轻或暂止者，常因肾精亏虚、肝肾阴血亏虚、脾气亏虚等致耳窍失养所致，属虚证。

2. 耳聋

听力减退，甚至听觉完全丧失的症状。

新病耳暴聋，如棉塞耳者，因外邪或肝胆之火循经上扰所致，属实证。

久病耳渐聋者，因精气虚衰，清窍失充所致，属虚证。

（二）问目

目眩，俗称眼花，指自觉视物旋转动荡，如坐舟车，或两眼发黑，眼冒金花，或眼前如有蚊蝇飞动的症状。因常兼头晕，故合称为眩晕。

目眩，兼面赤、头胀、头痛、头重等，为风火上扰、痰湿上蒙、肝火上炎所致，属实证。

目眩，伴神疲、气短或头晕、耳鸣等，为中气下陷，清阳不升，或肝肾不足，精血亏虚所致，属虚证。

细目六　问睡眠

（一）失眠

经常不易入睡，或睡而易醒，难以复睡，或时时惊醒，睡不安宁，甚至彻夜不眠的症状。主要由于机体阴阳平衡失调，阴虚阳盛，阳不入阴，神不守舍所致。

失眠，伴心悸心烦、腰酸耳鸣者，为阴虚火旺证。

失眠，伴多梦易醒、心悸、神疲、食少者，为心脾两虚证。

失眠，伴多梦易惊、胆怯心悸者，为心虚胆怯证。

以上三者多属阴精、气血不足，责在心、脾、肝、肾，属虚证。

失眠，伴心烦、口干、舌燥者，为心火炽盛证。

失眠，伴急躁易怒、头胀头晕者，为肝郁化火证。

失眠，伴胸闷心烦、泛恶嗳气者，为痰热内扰证。

失眠，伴嗳腐吞酸、脘腹胀满者，为食滞胃脘证。

以上四者因火邪、痰热、食积等所致，责在心、肝、胃，属实证。

（二）嗜睡

不论昼夜，精神疲倦，睡意很浓，经常不自主地入睡的症状。多因机体阴阳平衡失调，阳虚阴盛，或痰湿内盛所致。

困倦嗜睡，伴头目昏沉、脘痞肢重者，为痰湿困脾所致。

饭后困倦嗜睡，伴纳呆腹胀、少气懒言者，为脾虚失运所致。

细目七　问饮食与口味

（一）口渴与饮水

1. 口渴多饮

口干渴欲饮水，且饮水量多的症状。多因津液耗伤，脏腑、组织、官窍失其润养所致，属燥证、热证。

大渴喜冷饮，伴壮热、大汗出者，属里热证。

口渴咽干，夜间尤甚，伴颧红盗汗、五心烦热者，属阴虚火旺证。

口渴多饮，伴多尿、多食易饥、体渐消瘦者，为消渴病，由肺燥津伤，消烁肺胃肾之气阴所致。

2. 渴不多饮

自觉口干渴，但又不欲饮水或饮水不多的症状。

口渴而不多饮，伴身热不扬、身重脘闷、苔黄腻者，属湿热证。

口渴饮水不多，伴身热夜甚、心烦不寐、舌红绛者，属热入营血证。

口渴喜热饮，饮水不多，或水入即吐者，属痰饮内停证。

口干，但欲漱水不欲咽，兼舌紫暗或有紫斑者，属瘀血内阻证。

（二）食欲与食量

1. 食欲减退

又称为不欲食、食欲不振、纳呆，指进食欲望减退，甚至无饥饿感或不想进食的症状。主要是脾胃病变的反映，或是其他脏腑病变影响到脾胃功能的表现。

新病食欲减退，一般是邪气影响脾胃功能，正气抗邪的保护性反应。

久病食欲减退，伴食后腹胀，面黄肢倦，系脾胃虚弱，无力腐熟运化所致，属脾胃虚弱证。

食少纳呆，伴脘闷腹胀、身重、苔腻者，因湿邪困脾，脾失健运所致，属湿盛困脾证。

纳呆少食，嗳腐食臭，脘腹胀闷者，为饮食不节，停滞胃腑所致，属食滞胃肠证。

2. 厌食

或称恶食，指厌恶食物，甚至恶闻食味的症状。

厌食，兼嗳气酸腐、脘腹胀闷者，属食滞胃肠证。

厌食油腻，伴胁肋灼热胀痛者，为湿热壅滞肝胆，肝失疏泄，脾失健运所致，属肝胆湿热证。

孕妇若有厌食反应，多因妊娠后冲脉之气上逆，影响胃之和降，其轻者多属妊娠早期的生理现象，但严重者可影响胎儿或并发多种疾病。

3. 消谷善饥

食欲过于旺盛，进食量多，但食后不久即感饥饿的症状。

消谷善饥，兼口干渴、形体消瘦、大便秘结者，属胃火炽盛证。

消欲善饥，形体反见消瘦，伴多饮、多尿者，属消渴病。

4. 饥不欲食

虽有饥饿感，但不想进食，或勉强进食，量亦很少的症状。因胃阴不足，虚火内扰所致，属胃阴虚证。

此外，蛔虫内扰，亦可见饥而不欲食的症状。

（三）口味

1. 口淡

味觉减退，口中乏味，甚至无味的症状。因脾胃阳气亏虚，或寒邪湿邪困阻脾胃，运化腐熟功能低下所致，属脾胃虚弱或寒湿困脾证。

2. 口甜

自觉口中有甜味的症状。由过食肥甘，滋生湿热，或外感湿热，蕴结脾胃所致，属脾胃湿热证。

3. 口黏腻

自觉口中黏腻不爽的症状。常伴舌苔厚腻，由湿浊停滞、痰饮食积所致，属湿证、痰饮证和食滞胃肠证。

4. 口酸

自觉口中有酸味，或泛酸，甚则闻之有酸腐气味的症状。若口中发酸，或嗳气酸腐，甚则吞酸，伴脘腹痞闷胀满、胃中有灼热感、舌苔厚腻者，属食滞胃肠证；嗳气吞酸，伴脘胁满痛、性急易怒者，属肝胃不和证。

5. 口涩

自觉口中有涩味，如食生柿子的症状。多与舌燥同时出现，为燥热伤津，或热阳偏盛，气火上逆所致，属燥证、热证。

6. 口苦

自觉口中有苦味的症状。见于心火上炎或肝胆火旺，胆气上逆的病证，属热证。

7. 口咸

自觉口中有咸味的症状。为肾虚，或寒水上泛所致，属肾虚、寒证。

细目八　问二便

（一）大便

健康人一般每日或隔日大便一次，成形不燥，排便通畅，多呈黄色，内无脓血、黏液及未消化的食物。

1. 便次异常

（1）便秘：指大便燥结，排便时间延长，便次减少，或时间虽不延长但排便困难的症状。

便秘，兼见腹胀满拒按、壮热、舌红者，因热结肠道，津液亏少所致，属肠热腑实证。

便干，兼咽干、少苔者，为阴血不足，肠失濡润所致，属阴虚证。

便秘，兼畏寒喜热者，因阳虚寒凝致肠道气机不畅而成，属阳虚寒凝证。

有便意，但临厕努挣难出，或大便难解，便后乏力者，因气虚传送无力所致，属脾肺气虚证。

（2）泄泻：指大便次数增多，便质稀薄不成形，甚至呈水样的症状。若大便不成形，形似溏泥者，称为便溏。

腹痛泄泻，泻后痛减，便臭如败卵，兼嗳腐酸臭者，因饮食所伤，属伤食证。

泻下急迫，泻而不爽，色黄糜秽臭，伴肛门灼热者，系感受湿热之邪所致，属大肠湿热证。

腹痛作泄，泻后痛减，与情志有关者，因情志失调，脾失健运所致，属肝郁脾虚证。

五更腹痛泄泻，泻后则安者，为阳虚而大肠传导失常所致，属脾肾阳虚证。

便溏，兼纳少、腹胀者，因脾虚失运所致，属脾气虚证。

2. 便质异常

（1）完谷不化：指大便中含有较多未消化食物的症状。病久体弱见之，多为脾肾阳虚；新起者，多为食滞胃肠。

（2）溏结不调：指大便时干时稀的症状，属肝郁脾虚证。若大便先干后溏，属脾虚证。

（3）脓血便：指大便中含有脓血黏液。多见于痢疾和肠癌，常因湿热疫毒等邪，积滞交阻肠道，肠络受损所致，属肠道湿热证。

（4）便血：指血自肛门排出，血随便出，或便血杂下，或便黑如柏油状，或单纯便血的症状。

血附在大便表面或于排便前后滴出，血色鲜红者，称"近血"，病在大肠、肛门，因风火湿热为病，属热证、实证，病较轻浅。

便血血色暗红或紫黑，或色黑如柏油状者，称"远血"，病在小肠和胃脘，由饮食劳倦，损伤脏气，脏腑阴阳失调所致，病情深重，虚证居多。

3. 排便感异常

（1）肛门灼热：指排便时自觉肛门有灼热的症状。因大肠湿热下注，或大肠郁热下迫直肠所致。

（2）里急后重：指排便前腹痛，急迫欲便，便时窘迫而排出不畅，肛门重坠，便意频频的症状。因湿热内阻，肠道气滞所致。

（3）肛门气坠：指肛门有下坠感觉，甚则脱肛的症状。属脾虚气陷证。

（二）小便

健康成人日间排尿 3~5 次，夜间 0~1 次，每昼夜总尿量约 1000~1800mL。

1. 尿次异常

（1）小便频数：指排尿次数增多，时欲小便的症状。

新病小便频数，短赤而急迫者，因湿热蕴结膀胱所致，属实证。

久病小便频数，量多色清，夜间明显者，由肾阳不足，肾气不固，膀胱失约所致，属虚证。

（2）癃闭：小便不畅，点滴而出者为癃；小便不通，点滴不出者为闭。合称为癃闭。久病或年老，因肾阳气虚，气化不利所致者，属虚证；因湿热下注，或瘀血、结石、败精阻滞，膀胱气化失司，尿路阻塞而成者，属实证。

2. 尿量异常

（1）尿量增多：指尿次、尿量皆明显超过正常量、次的症状。

小便清长、量多者，因阳虚不能蒸化水液，水津直趋膀胱所致，属虚证、寒证。多尿、多饮而形体消瘦者，为消渴病。

（2）尿量减少：指尿次、尿量皆明显少于正常量、次的症状。

小便短少而赤者，因热盛津伤所致，属热证。小便量少，伴身体浮肿者，由脏腑功能失常，气化不利，水湿内停所致，属虚证或虚实夹杂证。

3. 排尿感异常

（1）尿道涩痛：指排尿时自觉尿道灼热疼痛，小便涩滞不畅的症状。是湿热下注所致的淋证。

（2）尿后余沥：指尿后仍有余溺点滴不净的症状。因肾气虚弱所致，常见于老年或久病体衰者。

（3）小便失禁：指小便不能随意控制而自行溢出的症状。属肾气不固证。

（4）遗尿：俗称尿床，指成人或 3 岁以上小儿常于睡中不自主地排尿的症状。属肾气不固证。

第三单元　望　诊

细目一　望　神

（一）得神

（1）临床表现：神志清楚，语言清晰，面色荣润，含蓄不露，表情自然，两目灵活，明亮有神，反应灵敏，活动自如，呼吸平稳，肌肉不削。

（2）临床意义：提示精气充盛，体健神旺，为健康者的表现。若有病，则提示精气未衰，病轻易治，预后良好。

（二）失神

1. 精亏神衰

（1）临床表现：精神萎靡，甚则意识模糊，语声低微，面色无华，晦暗暴露，两目晦暗，呆滞无光，反应迟钝，动作艰难，呼吸气微或喘促，形体消瘦，甚至骨枯肉脱，手撒尿遗。

（2）临床意义：提示精气大伤，机能衰减，多见于慢性久病之人，预后不良。

2. 邪盛神乱

（1）临床表现：壮热烦躁，四肢抽搐，或神昏谵语，循衣摸床，撮空理线，或猝倒神昏，两手握固，牙关紧闭等。

（2）临床意义：提示邪气亢盛，热扰神明，机能严重障碍，多见于急性病人，病情较重。

（三）假神

久病、重病之人，已经处于失神状态，却突然出现某些神气暂时"好转"的虚假表现。

（1）临床表现：本已神昏或精神极度萎靡，突然神识似清，想见亲人，或言语不休，但精神烦躁不安；本为面色晦暗，却一时出现两颧泛红如妆；本为目光晦滞，突然目光转亮而外露；原本身重难动，忽思起床活动，但并不能自己转动；本来毫无食欲，及不能食，突然索食，且饮食增多，甚者暴食等。

（2）临床意义：提示脏腑精气极度衰竭，正气将脱，阴不敛阳，虚阳外越，阴阳即将离决，属病危，常是重病病人临终前的预兆。

细目二　望面色

（一）常色与病色

1. 常色

健康人面部的色泽。其特点是明润、含蓄。中国人属黄种人，常色表现为微黄透红，光明润泽，反映人体精气血津液充足，脏腑功能正常。

（1）主色：指人之种族皮肤的正常色泽。主色为人生来就有的基本肤色，属个体素质，终生基本不变。但因种族、禀赋的原因，可有偏赤、白、青、黄、黑的差异。

（2）客色：指因外界因素（如季节、昼夜、阴晴等）的不同，或生活条件的差异，而有相应变化的正常肤色。

2. 病色

疾病状态时的面部色泽。其特点是晦暗、暴露。反映脏腑功能失常，或气血阴阳失调，或精气衰败，或邪气内阻等病理变化。

（二）五色主病

五色主病，指根据面部的赤、白、黄、青、黑五色变化来诊察疾病的方法。

1. 赤色

主热证，也可见于戴阳证。为血液过度充盈脉络所致。

满面通红者，因邪热亢盛，血行加速，脉络扩张充盈所致，属实热证。

午后两颧潮红者，由阴虚阳亢，虚火上炎所致，属阴虚证。

久病重病面色苍白，仅颧红如妆，游移不定者，属戴阳证。因肾阳虚衰，阴盛格阳，虚阳上越所致。

2. 白色

主虚证（气虚、血虚、阳虚）、寒证、失血。由气血不能上荣于面所致。

面色淡白无华，唇舌色淡者，属血虚或失血证。

面色㿠白，属阳虚证；若伴虚浮，则属阳虚水泛证。

面色苍白，属阳气暴脱、气血暴脱或阴寒内盛证。

3. 黄色

主脾虚、湿证。为血不荣于面所致。

（1）萎黄：指面色淡黄，枯槁无泽的面色。属脾胃气虚证。

（2）黄胖：指面黄而浮肿的面色。为脾虚湿蕴证。

（3）黄疸：指面目及一身俱黄者。其中，色黄鲜明如橘皮色者，属阳黄，主湿热证；面黄晦暗如烟熏者，属阴黄，主寒湿证。

4. 青色

主寒证、痛证、血瘀、惊风。为气血不通，经脉瘀阻所致。

面色淡青或青黑者，属寒证，常伴有剧烈疼痛。

面色青灰，口唇青紫，属心脉瘀阻证，多伴有心胸刺痛等症。

小儿高热，见两眉之间、鼻柱、唇周色青，为热闭心神所致，为惊风先兆。

5. 黑色

主肾虚、寒证、水饮、血瘀、剧痛。因阳虚寒盛、气血凝滞及水饮停留所致。

面黑暗淡，属肾阳虚证。面黑干焦，属肾阴虚证。

眼眶周围发黑，属肾虚水饮，或寒湿下注的带下病证。

面色黧黑，肌肤甲错，为瘀血所致。

细目三 望形态

（一）望形体

1. 体强

体强，指身体强壮。表现为骨骼粗大，胸廓宽厚，肌肉充实，皮肤润泽，筋强力壮等。为形气有余，说明体魄强壮，内脏坚实，气血旺盛，抗病力强，不易生病，虽病易治，预后较好。

2. 体弱

体弱，指身体衰弱。表现为骨骼细小，胸廓狭窄，肌肉瘦削，皮肤干枯，筋弱无力等。为形气不足，说明体质虚衰，内脏脆弱，气血不足，抗病力弱，容易患病，病后难治，预后较差。

3. 肥胖

体重超过正常标准 20% 者。其特点是头圆形，颈短粗，肩宽平，胸厚短圆，大腹便便，体形肥胖。

胖而能食，肌肉坚实，为形盛有余，身体健康。

肥而食少，肉松皮缓，是形盛气虚，属脾虚湿盛证。

4. 消瘦

体重明显下降，较标准体重减少 10% 以上者。其特点是头长形，颈细长，肩狭窄，胸狭平坦，大腹瘦瘪，体形瘦长。

形瘦食少，属脾胃虚弱证。形瘦食多，属胃火炽盛证。

（二）望姿态

1. 动静姿态

喜动者，多属阳证、热证、实证。喜静者，多属阴证、寒证、虚证。

2. 体位变化

（1）坐形：坐而仰首，胸胀气粗者，属肺实气逆证。坐而喜俯，少气懒言者，属肺虚体弱。

（2）卧式：卧时面常向外，仰面躁动，身轻易转，揭去衣被，属阳证、实证、热证。卧时面常向内，蜷缩静卧，身重难转，喜加衣被，属阴证、寒证、虚证。

（3）立姿：站立不稳，其态似醉，常并见眩晕者，为肝风内动或脑有病变所致。不耐久立，站立时常欲依靠他物支撑者，为气血虚衰所致，属虚证。

（4）特殊姿态：常因病痛而保持的特殊体态，因"护处必痛"，所以有助于对疾病的诊断。

行走时突然止步，以手护心胸，不敢动，面色青灰，口唇青紫，为心脉痹阻的真心痛。以手护脘腹，俯身前倾者，为脘腹痛。以手护腰，弯腰曲背，行动艰难，为腰腿病。

3. 异常动作

（1）抽搐：指四肢抽搐，角弓反张，项背强急，两目上视，甚至口噤。属痉病，为外邪侵袭，壅滞经脉，或热极生风，或久病阴血耗伤，筋脉失养所致，属肝风内动证。

（2）颤动：指睑、面、唇、指（趾）颤动。若见于外感急性热病，为动风先兆；如见于内伤久病虚证，属阴血亏虚，筋脉失养，虚风内动之证。

（3）偏瘫：指猝然跌倒，半身不遂，口眼㖞斜者。属中风病，为风中经络，或中风后遗症。

（4）痿软：指肢体软弱无力，行动不便，运动失灵，甚则肌肉松弛萎缩者。为痿证，可因湿热浸淫，筋脉弛缓，或脾胃虚衰，化源不足，或热伤肺津，筋脉失养，或肝肾亏虚，精血不足所致。

（5）强直：指关节拘挛，屈伸不利，肢体动作困难，甚则伴见疼痛、肢麻、重着者。属痹病，为风寒湿邪阻闭经络所致。

细目四　望头面五官

（一）望头面

1. 头形

正常人的头颅大小随年龄不同而异，头颅的大小异常和畸形，多见于正值颅骨发育期的婴幼儿。头颅的大小以头围（头部通过眉间和枕骨粗隆的横向周长）来衡量，一般新生儿约34cm，6个月时约42cm，1周岁时约45cm，2岁时约47cm，3~4岁约增加1.5cm。明显超出此范围者，均属于病态。

（1）头大：指小儿头颅均匀增大，呈圆形，颅缝裂开，面部较小，常伴发育迟缓，智力低下者。属先天不足，肾精亏损，水液停聚于脑所致。

（2）头小：指小儿头颅狭小，头顶尖圆，颅缝早合，伴智力低下者。因肾精不足，颅骨发育不良所致。

（3）方形：指小儿前额左右突出，头顶平坦，颅呈方形。属先天不足，后天失养，颅骨发育不良所致。

2. 囟门

囟门是婴幼儿颅骨接合不紧所形成的骨间隙，有前囟、后囟之分。前囟呈菱形，在出生后12~18个月内闭合。后囟呈三角形，在出生后2~4个月内闭合。

（1）囟填：即囟门突起。属实证，常因温病火邪上攻，或脑髓有病，或颅内水液停聚所致。但小儿哭泣时囟门暂时突起者属正常，不作病论。

（2）囟陷：即囟门凹陷。因吐泻伤津、气血不足和先天精气亏虚、脑髓失充所致，属虚证。但6个月以内婴儿囟门微陷属正常范围。

（3）解颅：即囟门迟闭。是肾气不足，发育不良的表现，多见于佝偻病患儿，常兼有"五软"（头软、项软、手足软、肌肉软、口软）、"五迟"（立迟、行迟、发迟、齿迟、语迟）等症状表现。

3. 头发

正常人头发分布均匀，疏密适中，其颜色随人种而异，我国人发多乌黑润泽，柔软不脱，是肾气充盛，精血充足之征。

（1）发黄：指发色黄干枯，稀疏易落的症状。

大病之后，或慢性虚损病人，发黄稀疏而细，干枯，缺乏光泽，易折易落者，属精血不足证。小儿发结如穗，枯黄无泽，多属于疳积病，因先天不足或后天失养所致。

（2）发白：指青壮年白发的症状。

发白，伴耳鸣、腰膝酸软者，属肾精亏损。发白，伴失眠健忘者，为劳神伤血所致。

（3）脱发：即头发脱落。

青壮年头发稀疏易落，兼眩晕健忘、腰膝酸软者，为肾虚早衰之证。

脱发伴有头皮发痒、多屑、多脂者，为血热化燥所致。

头发突然片状脱落，显露圆形或椭圆形光亮头皮者，称为斑秃，为血虚受风所致。

（二）望目

1. 目部的脏腑相关部位

古人将目的不同部位分属五脏，称为"五轮学说"。

（1）瞳仁：称为水轮，属肾。

（2）黑睛：称为风轮，属肝。

（3）两眦血络：称为血轮，属心。

（4）白睛：称为气轮，属肺。

（5）眼睑：称为肉轮，属脾。

2. 目形

（1）目胞浮肿：多为水肿的表现。系脾湿不运，水湿内停所致。健康人低枕睡眠后出现一时性胞睑微肿，不属于病态。

（2）眼窝凹陷：多见于吐泻之后，为津伤液脱或气血不足所致。

（3）眼球突出：眼球突出，兼喘咳上气者，属肺胀，为痰浊阻肺，肺气不宣，呼吸不利所致。眼球突出，兼颈前肿块，急躁易怒者，为瘿气，因肝郁化火，痰气郁结所致。

（4）针眼、眼丹：睑缘肿起结节如麦粒，红肿较轻者，名为针眼；胞睑漫肿，红肿较重者，名为眼丹。二者皆为风热邪毒或脾胃蕴热上攻于目所致。

3. 目态

正常人瞳孔圆形，双侧等大，直径为 $3\sim4mm$，对光反应灵敏，眼球运动随意灵活。

（1）瞳孔缩小：多属肝胆火炽所致，或劳损肝肾，虚火上扰。亦可见于中毒，如川乌、草乌、毒蕈、有机磷农药等中毒所致。某些西药可导致药物性瞳孔缩小。

（2）瞳孔散大：常见于眼部疾病，亦可见于杏仁中毒，以及某些西药导致的药物性瞳孔散大。

一侧瞳孔逐渐散大，可见于温热病热极生风证，中风、颅脑外伤或颅内肿瘤等病人，属危候。

危急重症病人，两侧瞳孔完全散大，为脏腑功能衰竭、阴阳即将离决、濒临死亡的重要指征之一。

（3）目睛凝视

瞪目直视：指两眼固定前视的症状。常兼神昏抽搐，因精血受伤，筋脉失养，脏腑精气将绝，属病危。

戴眼反折：指两眼上视，不能转动的症状。常兼项强抽搐，角弓反张，多见于惊风、痉厥或为脏腑精气衰极而肝风内动之危候。

横目斜视：指两目固定侧视的症状。亦属肝风内动之危重证候。但也有先天者，应予区别。

（4）昏睡露睛：指昏昏欲睡，睡时胞睑未闭而睛珠外露的症状。属脾胃虚衰，或吐泻伤津和慢脾风的患儿。

（5）眼睑下垂：指胞睑无力张开而上睑下垂的症状。

双睑下垂者，为先天不足，脾肾亏虚所致。单睑下垂者，或双睑下垂不一，因脾气虚衰，或外伤所致。

（三）望齿龈

1. 牙齿

（1）色泽：正常人牙齿洁白润泽而坚固，是肾气充足，津液未伤的表现。

牙齿干燥，为热盛伤津，胃阴已伤所致。齿燥如石，是胃肠热极，津液大伤而成。齿燥如枯骨，为肾精枯竭，精不上荣之重证。

牙齿枯黄脱落，见于久病者，多为骨绝，属病重。

齿焦有垢，为胃肾热盛，但气液未竭。齿焦无垢，为胃肾热甚，气液已竭。

（2）动态：牙齿稀疏松动，齿根外露，为肾虚、虚火上炎所致。

咬紧牙关难开者，为风痰阻络，或热盛动风所致。

病中咬牙龂齿，属热盛动风证。睡中龂齿，为胃热或虫积所致，亦可见于常人。

2. 牙龈

（1）色泽：正常人牙龈淡红而润泽，是胃气充足，气血调匀的表现。

牙龈淡白，为气虚或失血所致，属虚证。

牙龈红肿兼疼痛者，为胃火亢盛所致，属实热证。

（2）形态

牙龈肿胀：牙龈红肿者，为胃火上炎所致，属实热证；牙龈肿胀不红者，为虚火，或为湿证。

牙龈干瘪：龈肉萎缩，牙根暴露，牙齿松动者，称为牙宣。为胃阴不足，或肾气亏虚，虚火燔灼所致。

牙缝出血：牙缝血丝鲜红，甚者染齿，称为齿衄。牙龈红肿热痛而出血者，为胃火上炎、心肝火盛所致；牙龈不痛不红微肿而出血者，为脾不统血或肾火伤络所致。

齿龈溃烂：牙龈红肿溃烂，流腐臭血水，甚则唇腐齿落者，称为牙疳。因外感疫疠之气，毒火上燔所致。

（四）望咽喉

1. 色泽

咽部深红，肿痛明显者，由肺胃热毒上攻咽喉所致，属实热证。

咽部嫩红，肿痛不显者，由肾阴亏虚、虚火上炎所致，属阴虚证。

咽部淡红微肿，或漫肿，为痰湿凝聚所致。

2. 形态

（1）红肿：一侧或两侧咽喉红肿肥大，形如乳头或乳蛾，表面或有脓点，咽痛不适者，称为乳蛾，属肺胃热毒证。

（2）成脓：若咽部肿痛，肿势高突，色深红，周围红晕紧束，发热不退者，为脓已成；肿势散漫，无明显界限，疼痛不甚者，为未成脓。

（3）溃烂：咽部溃烂，周围红肿，为实证、热证。

咽部溃烂，分散浅表者，为肺胃之热尚轻或虚火上炎所致；溃烂成片或洼陷者，为肺胃火毒壅盛所致。

咽部溃腐日久，周围淡红，或苍白者，属虚证。

（4）伪膜：指咽部溃烂处表面所覆盖的一层黄白或灰白色膜。

伪膜松厚，容易拭去者，是肺胃热浊之邪上壅于咽所致，病情较轻。

伪膜坚韧，不易拭去，重剥出血，很快复生者，为白喉，又称"疫喉"，因肺胃热毒伤阴而成，多见于儿童。

细目五　望皮肤

（一）斑疹

1. 斑

皮肤黏膜出现深红色或青紫色片状斑块，平铺于皮肤，抚之不碍手，压之不褪色的症状。

斑色红紫，形似锦纹，兼身热烦躁、舌红苔黄、脉数等症者，为阳斑，由外感温热邪毒而发。

斑色青紫，稀少隐现，兼面色淡白无华、肢凉脉虚等症者，为阴斑，由脾气虚弱或阳衰寒凝所致。

2. 疹

皮肤出现红色或紫红色粟粒状疹点，高出皮肤，抚之碍手，压之褪色的症状。

疹色桃红，形似麻粒，由发际颜面渐及全身，并按出现顺序逐渐消退者，为麻疹，因外感风热时邪所致。

疹色淡红，细小稀疏，皮肤瘙痒，症状轻微者，为风疹，系外感风邪所致。

皮肤上突然出现淡红或淡白色丘疹，形状不一，小似麻粒，大如花瓣，皮肤瘙痒，搔之融合成片，出没迅速者，为瘾疹，系外感风邪或过敏所致。

（二）疮疡

疮疡，指发于皮肉筋骨之间的疮疡类疾患。

1. 痈

患部红肿高大，根盘紧束，焮热疼痛，并能形成脓疡的疾病。具有未脓易消、已脓易溃、脓液黏稠、疮口易敛的特点。由湿热火毒蕴结，气滞血瘀所致，属阳证。

2. 疽

患部漫肿无头，皮色不变或晦暗，局部麻木，不热少痛的疾病。具有未脓难消、已脓难溃、脓汁稀薄、疮口难敛、溃后易伤筋骨的特点。为气血亏虚，阴寒凝滞所致，属阴证。

3. 疔

患部形小如粟，根深如钉，漫肿灼热，麻木痒痛的疾病。多发于颜面和手足。多因竹木刺伤，或外感风热火毒、疫毒等所致。

4. 疖

患部形小而圆，红肿热痛不甚，根浅，出脓即愈的疾病。常因外感热毒或湿热蕴结所致。

细目六 望排泄物与分泌物

（一）望痰

痰是由肺和气道排出的病理性黏液。

1. 白痰

痰白清稀，量较多者，因寒邪阻肺，津凝成痰，或脾阳不足，湿聚为痰而致，属寒痰。

痰白滑，量多，易于咳出者，因脾气湿聚成痰所致，属湿痰。

痰白质黏，量少难于咳出，因燥邪伤肺或阴虚肺燥所致，属燥痰。

2. 黄痰

痰黄黏稠有块者，因邪热犯肺，煎津为痰而成，属热痰。

3. 痰中带血

痰中带有血丝或鲜血，或有血块，因阴虚火旺或热邪灼伤肺络所致。

（二）望涕

涕为肺液，由鼻腔分泌和排泄。

1. 清涕

新病鼻塞流清涕，属外感风寒证。阵发性清涕，量多如注，伴喷嚏频作者，为鼻鼽，属风寒束肺证。

2. 浊涕

新病鼻流浊涕，属外感风热证。久流浊涕，质稠量多，气腥臭者，为鼻渊，属湿热蕴滞证。

细目七 望小儿指纹

望小儿指纹，指观察3岁以内小儿两手食指掌侧前缘部浅表脉络的形色变化来诊察病情的方法。

（一）正常小儿指纹

在食指掌侧前缘，隐隐显露于掌指横纹附近，纹色淡红，呈单支且粗细适中。

（二）病理小儿指纹

1. 三关测轻重

指纹显于近掌侧第一横纹风关附近，表示邪气入络，邪浅病轻，可见于外感初起。指纹过风关至第二横纹气关，说明邪气入经，邪深病重。指纹过气关达第三横纹命关，提示邪入脏腑，病情严重。指纹透过风、气、命三关，一直延伸到指甲端，称为透关射甲，反映病属凶险，预后不良。

2. 浮沉分表里

指纹浮而显露，为病邪在表，见于外感表证。指纹沉隐不显，为病邪在里，见于内伤里证。

3. 红紫辨寒热

指纹色鲜红，属外感表证、寒证。指纹色紫红，属里热证。指纹色青，主惊风证、痛证。指纹色淡白，属脾虚、疳积。

4. 淡滞定虚实

指纹浅淡而纤细，属虚证。指纹浓滞而增粗，属实证。

第四单元 望 舌

细目一 舌诊原理

舌与脏腑的关系：舌尖，反映上焦心肺的病变。舌中，反映中焦脾胃的病变。舌根，反映下焦肾的病变。舌两侧，反映肝胆的病变。

细目二 望舌质

（一）舌色

1. 淡白舌

主气血两虚证、阳虚证。

淡白舌，舌体瘦薄者，属气血两虚证。淡白舌，舌体胖嫩，舌边有齿痕者，属阳虚水停证。

2. 红舌

主热证。

舌色稍红，或仅见舌边尖略红，属外感表热证初起。

红舌，兼有芒刺或黄苔，主实热证。舌尖红，为心火上炎；舌两边红，为肝经有热。

红舌而少苔，舌体小，或有裂纹者，属虚热证。

3. 绛舌

主里热亢盛、阴虚火旺证。

舌绛有苔，属温热病热入营血，或脏腑内热炽盛。绛色愈深，提示热邪和病情愈甚。

舌绛少苔或无苔，或有裂纹者，为久病阴虚火旺，或热病后期阴液耗损所致。

4. 青紫舌

主血气瘀滞。全舌青紫，其病多是全身性气血瘀滞；舌上局部有青紫斑点，其病多是瘀血阻滞于某局部，或局部血络损伤所致。

舌淡而青紫，舌苔湿润，因阴寒内盛，阳气虚衰，血脉瘀滞而成，属阳虚阴盛证。

舌红绛泛青紫色，苔少而干，为热毒炽盛，灼耗营血，气血壅滞所致，属热证。

舌色紫暗，或舌上有瘀斑、瘀点，属血瘀证。

（二）舌形

1. 老嫩舌

（1）老舌：因实邪亢盛，正气未衰，邪正交争，邪气壅滞于舌所致。属实证。

（2）嫩舌：因气血不足，舌体失充，或阳虚水停，浸淫舌体所致。属虚证。

2. 胖瘦舌

（1）胖大舌：因津液输布障碍，水湿之邪停滞于体内而致。属水湿、痰饮证。

舌淡胖大者，为脾肾阳虚，痰湿内盛所致。

舌红胖大者，属脾胃湿热，或痰热内蕴，或平素嗜酒，湿热酒毒上泛所致。

（2）瘦薄舌：因气血阴液不足，舌失其濡养所致。属气血两虚证、阴虚火旺证。

舌淡白而瘦薄者，属久病气血两虚证。

舌红绛干燥而瘦薄，少苔或无苔者，属阴虚火旺证。

3. 裂纹舌

因热盛阴液大伤，或阴血不足，使舌体失于濡润，舌面萎缩所致。主热盛伤津、阴液亏虚、血虚证。

舌红绛有裂纹，因热盛伤津，或阴虚液损所致。舌淡白有裂纹者，为血虚不润所致。

生来舌面上就有较浅的裂沟、裂纹，裂沟中一般有舌苔覆盖，且无不适感觉者，称为先天舌裂，应与病理性裂纹加以鉴别。

4. 齿痕舌

系舌体胖大而受牙齿挤压所致，故多与胖大舌同见。属脾虚、湿停证。

舌淡胖大而润，舌边有齿痕者，属寒湿壅盛，或阳虚水停证。

舌淡红，舌边有齿痕者，为脾虚或气虚致湿停而成。

舌淡红而嫩，舌体不大，边有轻微齿痕者，可为先天性齿痕，多见于小儿或气血不足者。

（三）舌态

1. 强硬舌

因热盛伤津，或风痰阻络，筋脉失养所致。主实热证或风痰阻络证。

舌红绛少津而强硬者，属热盛证。舌强硬而胖大，舌苔厚腻者，属风痰阻络证。

突作舌强硬，伴语言謇涩、肢体麻木、眩晕者，为中风先兆。

2. 痿软舌

因气血阴液亏虚，筋脉失养而废弛，致使舌体痿软。主阴虚、气血俱虚证。

舌红绛少苔而痿软者，见于外感热病后期，邪热伤阴，或内伤久病，阴虚火旺。

舌枯白无华而痿软者，属久病气血俱虚证。

3. 颤动舌

为动风之征，可因热盛、阳亢、阴亏、血虚所致。

久病舌淡白而颤动者，属血虚动风证。新病舌绛紫而颤动者，属热极生风证。

舌红少津少苔而颤动者，属阴虚动风证。

4. 歪斜舌

多见于中风或中风先兆，或外伤等。常因肝风内动，夹痰或夹瘀，痰瘀阻滞舌的一侧经脉，以致受阻的病侧舌肌弛缓无力，而健侧舌肌正常，所以伸舌时舌体歪向健侧。

5. 吐弄舌

多见于小儿，提示心脾有热，或为动风先兆，或见于先天愚型儿。

6. 短缩舌

常与舌痿软并见，为病情危重的征象。

舌短缩，色淡或青紫而湿润者，属寒凝筋脉，或气血虚衰证。

舌短缩而胖大，苔滑腻者，为脾虚痰蕴，风痰阻络所致。

舌短缩，色红绛而干者，属热病伤津证。

此外，先天性舌系带过短，亦可影响舌体伸出，无辨证意义。

（四）舌下络脉

舌下络脉，指舌底舌系带两侧各有一条纵行的大络脉。正常人络脉管径小于2.7mm，长度不超过舌下肉阜至舌尖连线的3/5，颜色暗红，无怒张、紧束、弯曲、增生。舌下络脉的变化，有时会出现在舌色变化之前，因此，舌下络脉是分析气血运行情况的重要依据。

舌下络脉细而短，色淡红，周围小络脉不明显者，为气血不足，脉络不充所致。

舌下络脉粗胀，或呈青紫、紫红、绛紫、紫黑色，或舌下细小络脉呈暗红色或紫色网状，或舌下络脉曲张如紫色珠子状大小不等改变，都是血瘀的征象。其形成原因可有寒凝、热郁、气滞、痰湿、阳虚等不同，需进一步结合其他症状进行分析。

细目三 望舌苔

（一）苔质

1. 薄厚苔

薄苔，多见于疾病初起，病邪在表，病情轻浅。厚苔，主病邪入里，或食积痰湿，病情较重。

舌苔由薄转厚，提示邪气渐盛，或病邪入里，为病进。舌苔由厚转薄，或由无苔复生薄白新苔，提示正气胜邪，或内邪消散外达，为病退。

2. 润燥苔

润苔，为正常舌苔，是津液上承之征；病中见润苔，提示津液未伤。滑苔，主水湿内停。燥苔，见于热盛伤津或阴液亏耗的病证，提示津液已伤。亦有因痰饮、瘀血、阳气被遏等，致津液不能上蒸濡润舌苔而成。

舌苔由润转燥，表示热重津伤，或津液失布，病势加重。舌苔由燥转润，说明热退津复，或饮邪始化，病情好转。

3. 腐腻苔

腐苔，主食积胃肠，或痰浊内蕴。腻苔，主湿浊、痰饮、食积等病证。

4. 剥落苔

剥苔，主胃气不足，胃阴枯竭，或气血两虚，是全身虚弱的一种征象。舌淡苔剥者，为血虚，或气血两虚证。

镜面舌，主胃气阴大伤。镜面舌，舌色㿠白，甚则毫无血色者，主营血大虚，阳气虚衰，病重难治。镜面舌，舌色红绛者，为胃阴枯竭，胃乏生气之兆，属阴虚重证。

5. 真假苔

真苔，又称为有根苔，是脾胃之气能熏蒸食浊邪气上聚于舌面而成，说明胃气尚存。假苔，又称为无根苔，因胃气匮乏，不能续生新苔而致，表明病情危重。

（二）苔色

1. 白苔

主表证、寒证、湿证。亦可见于热证。

苔薄白而润，可为正常舌象，或表证初起，或里证病轻，或阳虚内寒证。

苔薄白而干，由外感风热所致。

苔白厚腻，为湿浊、痰饮内停，或食积。

苔白如积粉，扪之不燥者，称为积粉苔，常见于瘟疫或内痈等病，为秽浊湿邪与热毒相结而成。

2. 黄苔

主里证、热证。舌苔由白转黄，提示邪已化热入里，苔色愈黄，邪热愈甚。淡黄苔为热轻，深黄苔为热重，焦黄苔为热极。

苔薄黄，见于风热表证，或风寒化入里所致。

苔黄而干燥，为邪热伤津，燥结腑实证。

苔黄而腻，主湿热蕴结、痰饮化热，或食积化腐等证。

3. 灰黑苔

舌苔浅黑即为灰苔，深灰即为黑苔。主热极，或寒极。

苔灰黑湿润，舌淡胖嫩者，为阳虚寒湿、痰饮内停之重证。

苔焦黑干燥，舌质干裂者，为热极津枯之证。

（三）舌质和舌苔的综合诊察

舌苔和舌质的变化，所反映的生理病理意义各有所侧重。一般认为，舌质主要反映脏腑气血津液的情况，舌苔主要与感受的病邪和病证的性质有关，所以，察舌质可以了解脏腑虚实、气血津液的盛衰，察舌苔重在辨病邪的寒热、邪正的消长及胃气的存亡。

在临床诊病时，不仅要分别掌握舌质、舌苔的基本变化及其主病，还应注意舌质和舌苔之间的相互关系，将舌质和舌苔结合起来进行分析。

1. 舌苔和舌体变化一致

提示病机相同，主病为两者意义的综合。

舌质红，舌苔黄而干燥，主实热证。

舌体红绛而有裂纹，舌苔焦黄干燥，主热极津伤。

舌体红瘦，少苔，主阴虚内热。

舌体淡嫩，舌苔白润，主虚寒证。

青紫舌，苔白腻，提示气血瘀阻，痰湿内阻。

2. 舌苔和舌体变化不一致

应对二者的病因病机以及相互关系进行综合分析。

　　舌体淡白，苔黄腻：其舌淡白多主虚寒，而苔黄腻又常为湿热之征，舌色和苔色虽有寒热之别，但是舌质主要反映正气，舌苔主要反映病邪，所以，脾胃虚寒而感受湿热之邪可见上述之舌象，表明本虚标实、寒热夹杂的病变特征。

　　舌体红绛，苔白滑腻：其舌色红绛属内热盛，而白滑腻苔又常见于寒湿困阻，苔和舌色亦反映了寒热两种病证，分析其成因可能是由于外感热病，营分有热，故舌色红绛，但气分有湿则苔白滑而腻。又有素体阴虚火旺，复感寒湿之邪或饮食积滞，亦可见红绛舌，白滑腻苔。

　　所以，当舌苔和舌体变化不一致时，往往提示体内存在两种或两种以上的病理变化，病情一般比较复杂，舌象的辨证意义亦是二者的结合，临床应注意分析病变的标本缓急。

第五单元　闻　诊

细目一　听声音

（一）音哑与失音

新病音哑或失音者，为外邪袭肺，或痰湿壅肺所致，属实证，即所谓"金实不鸣"。久病音哑或失音者，因阴虚火旺，肺肾精气内伤所致，属虚证，即所谓"金破不鸣"。暴怒喊叫，或持续高声宣讲，伤及喉咙所致音哑或失音，为气阴耗伤所致。

妇女妊娠末期出现音哑或失音者，系因胎儿渐长，压迫肾之络脉，使肾精不能上荣于舌咽所致，分娩后即愈。

（二）语言

1. 谵语

神志不清，语无伦次，声高有力的症状。属热扰心神的实证。

2. 郑声

神志不清，语言重复，时断时续，语声低弱的症状。属心气大伤而心神散乱的虚证。

3. 独语

自言自语，喃喃不休，见人语止，首尾不续的症状。因心气虚弱，神气不足，或气郁痰阻，蒙蔽心神所致，属阴证。

4. 错语

神识清楚而语言时有错乱，语后自知言错的症状。因心气虚弱，神气不足所致，属虚证；若因痰湿、瘀血、气滞阻碍心窍所致，属实证。

（三）呼吸与咳嗽

1. 咳嗽

肺气向上冲击喉间而发出的一种"咳咳"的声音。多因六淫邪气袭肺、有害气体刺激、痰饮停肺、气阴亏虚等致肺失清肃宣降，肺气上逆而成。

咳声重浊沉闷而有力者，为寒痰湿浊停聚于肺所致，属实证。

咳声轻清低微而无力者，因久病肺气虚损所致，属虚证。

咳声不扬，痰稠色黄，不易咯出者，因热邪犯肺所致，属热证。

咳有白痰，量多易出者，因痰湿阻肺所致，属实证。

干咳无痰或少痰，为燥邪犯肺，或阴虚肺燥所致。

咳声短促，呈阵发性、痉挛性，连续不断，咳后有鸡鸣样回声，并反复发作者，为顿咳，又称为百日咳，因风邪与痰热搏结所致，常见于小儿。

咳声如犬吠，伴有声音嘶哑，吸气困难，是肺肾阴虚，疫毒攻喉所致，多见于白喉。

2. 喘

即气喘，指呼吸困难，短促急迫，甚者张口抬肩，鼻翼扇动，不能平卧的病证。常由肺、心病变及白喉、急喉风等导致，并与脾、肾有关。

发作急骤，呼吸深长，息粗声高，惟以呼出为快者，为风寒袭肺，或痰热壅肺、痰饮停肺，或水气凌心所致，属实喘。

病势缓慢，呼吸短浅，急促难续，息微声低，惟以深吸为快，甚则喘甚者，因肺肾亏虚，气失摄纳，或心阳气虚所致，属虚喘。

3. 哮

呼吸急促似喘，喉间有哮鸣音的病证。哮必兼喘，而喘不兼哮，临床上因哮与喘常同时出现，所以常并称为哮喘。哮多因痰饮内伏，复感外邪所诱发，或因久居寒湿之地，或过食酸咸生冷所诱发。

喘促急剧，喉间痰鸣如水鸡声，咳痰清稀，或色白而如泡沫，不能平卧者，因感受寒邪，引动伏痰，痰气相搏所致，属寒证。

气喘胸闷，喉间痰声如拽锯，咳痰黄稠胶黏，咳吐不利者，为肺热炽盛，痰壅气升所致，属热证。

4. 短气

呼吸气急而短促，气短不足以息，数而不相接续的症状。其表现为似喘而不抬肩，气急而无痰声，似呻吟而无痛楚。

短气，兼呼吸气粗，或胸部窒闷，或胸腹胀满等，因痰饮、胃肠积滞、气滞、瘀阻所致，属实证。

短气，兼形瘦神疲，声低息微等，因正气虚衰所致，如肺气虚、肾气虚、失血、病后、产后及年老体衰均可导致，属虚证。

5. 少气

又称气微，指呼吸微弱而声低，气少不足以息，言语无力的症状。因久病体虚，或肺肾气虚所致，属诸虚劳损。

（四）胃肠异常声音

1. 呕吐

饮食物、痰涎从胃中上涌，由口中吐出的症状。是胃失和降，胃气上逆的表现。

吐势较猛，声高有力，呕吐物为黏液、黄水，或酸或苦者，因热伤胃津所致，属实热证。

吐势徐缓，声音低微，呕吐物为清水、痰涎者，为脾胃阳虚所致，属虚寒证。

呕吐呈喷射状者，为热扰神明，或因头颅外伤，颅内有瘀血、肿瘤等，属实证。

呕吐酸腐味的食糜，因暴饮暴食，或过食肥甘厚味，食滞胃脘所致，属实证。

共同进餐者皆出现吐泻症状，多为食物中毒。

朝食暮吐，或暮食朝吐，或食入一二时而吐，称为胃反。属脾胃阳虚证。

2. 呃逆

胃气从咽喉部发出一种不自主的冲击声，声短而频，呃呃作响的症状。是胃气上逆的表现。

新病呃逆，声高而短，响亮有力者，因寒邪或热邪客于胃所致，属实证。

久病、重病呃逆不止，声低气怯无力者，因胃气虚衰所致，属胃气衰败之危候。

突发呃逆，呃声不高不低，无其他病史及兼症者，属饮食刺激，或偶感风寒，一时胃气上逆动膈所致，一般为时短暂，不治自愈。

3. 嗳气

胃中气体上出咽喉而发出一种声长而缓的症状。是胃气上逆的一种表现。

嗳气有酸腐味，兼脘腹胀满者，由饮食停滞胃脘而致，属实证。

嗳气频作而响亮，嗳气后脘腹胀减，且其发作常因情志变化而增减者，为肝气犯胃所致，属实证。

嗳气低沉断续，兼纳呆食少者，因脾胃虚弱所致，属虚证。

嗳气频繁，兼脘腹冷痛，得温症减者，因寒邪犯胃，或胃阳亏虚所致，属寒证。

饱食后，或饮用汽水后，偶有嗳气，无其他兼症者，是饮食入胃后排挤胃中气体上出所致，不属病态。

细目二　嗅气味

（一）口气异常

病人张口时散发出臭秽之气，伴有牙痛或牙龈出血，多为牙疳、龋齿或口腔不洁所致。

口气酸臭，兼食欲不振，脘腹胀满者，常因暴饮暴食，过食伤脾，宿食停滞所致，属实证。

口气臭秽异常，难以与人面对面谈话，为脏腑积热所致，属实证、热证。

口气腐臭，兼咳吐脓血者，是外感邪热内伏于肺，或内伤诸火壅于肺而致气血壅滞，属实证、热证。

（二）病室气味

病室散有酸腐臭秽气味者，多患溃腐疮疡病证，属实证、热证，或为湿热证。

病室有血腥气味者，提示曾有大出血。

病室有尿臊气（氨气味），常见于水气病的晚期。由脾肾衰败而湿热浊气内蕴，正衰邪恋所致。

病室有烂苹果味（酮体味），常见于消渴病重症，由热邪炽盛，阴液大伤，湿热熏蒸所致。

病室有臭秽之气，为瘟疫类疾病，由脏腑气血受疫气熏蒸而败坏所致。

病室有难闻的腐臭、尸臭气味，常见于患者脏腑衰败，病属危重。

第六单元　脉　诊

细目一　脉诊概说

寸口诊法，指单独切按桡骨茎突内侧的一段桡动脉的搏动形象，以推测人体生理、病理状况的一种诊察方法。

（一）寸口三部九候的概念

寸口脉分为寸、关、尺三部。通常以腕后高骨（桡骨茎突）内侧为关部，关前（腕侧）为寸，关后（肘侧）为尺。一手各有寸、关、尺三部，两手共为六部脉。寸、关、尺三部中每部又可分别施行浮、中、沉三候，故一手的寸、关、尺三部共有九候，所以，将此称为寸口的"三部九候"。

（二）寸口脉与脏腑的关系

寸口三部分候脏腑

寸口	寸	关	尺
左	心、膻中	肝胆、膈	肾、小腹（膀胱、小肠）
右	肺、胸中	脾胃	肾、小腹（大肠）

（三）切脉指法

切脉指法，指医生诊脉时手指运用的具体操作方法。

1. 选指

医生选用左手或右手的食指、中指和无名指三个手指指目，手指指端平齐，手指略呈弓形倾斜，与受诊者体表约呈45°角为宜。

2. 布指

医生下指时，先用中指按在高骨（桡骨茎突）内侧的桡动脉处定关位，再用食指按在关前（腕侧）以定寸位，用无名指按在关后（肘侧）以定尺位。

布指要依据病人高矮、手臂长短和医生的手指粗细，做适当疏密的调整。病人身高臂长，或医生的手指较细者，医生三指排布稍疏松，反之则宜紧密。对于小儿，因其寸口较短，一般多用拇指一指定三关，不必细分寸、关、尺三部。

3. 运指

医生布指之后，运用指力的轻重、挪移及布指变化以体察脉象的方法。

（1）举法：指医生用轻指力按在寸口脉搏跳动部位以体察脉象的方法，故又称为浮取。

（2）按法：指医生用重指力按至筋骨间以体察脉象的方法，故又称为沉取。

（3）寻法：指医生指力不轻不重，按至肌肉，并调节适当指力，或前后左右推寻，以细细体察脉象的方法，故又称为中取。

（4）总按：三个手指同时用大小相等的指力诊脉的方法。是从总体辨别脉象。

（5）单按：用一个手指诊察寸、关、尺的某一部脉象的方法。主要用来重点判别各部脉象的形态特征。

细目二　正常脉象

（一）正常脉象的特征

正常脉象，又称平脉或常脉，其特征是：寸、关、尺三部皆有脉，不浮不沉，不大不小，不快不慢，一息四五至（相当于 60～90 次/分钟，成年人），节律均匀而无间歇，从容和缓，柔和有力，尺脉沉取应指有力，即有胃、有神、有根，是正常脉象的特征。

（二）正常脉象胃、神、根的含义

1. 有胃

即脉有胃气。脉之胃气主要反映了脾胃运化功能的盛衰、营养状况的优劣及全身气血的盈亏。

脉有胃气的特征：脉来和缓、从容、流利。胃气充足的脉象即称为平脉；缺少胃气的脉为病脉；失去胃气的脉即为死脉，是病情危重的反映，亦称真脏脉。故观察脉象有无胃气，对判断机体的健康状况和疾病的轻重有一定意义。

2. 有神

即脉有神气。脉之神气主要反映心神、精气的盈亏，同时与胃气的盛衰有关。

脉有神气的特征：应指脉律整齐，柔和有力。脉象有神，常人见之，精气充盛；病人见之，虽病而精气未竭。若病人形神充沛，虽见脉神不振，尚有挽回之望；若形神已失，虽脉无凶候，亦不能掉以轻心。

脉贵有神气与脉有胃气的表现基本一致，都是具有和缓有力之象。因神以精气为物质基础，而精气产生于水谷之气，故有胃即有神。

3. 有根

即脉有根基。脉之有根关系到肾气的盛衰。

脉之有根的特征：尺脉有力，沉取不绝。脉之有根，常人见之，肾精气充足；若在病中，肾气未绝。脉象无根，肾气已败，病情危笃。

总之，脉有胃、有神、有根，是从不同侧面强调了正常脉象所必备的条件，三者是三位一体，相互补充而不能截然分开，是人体正常生理功能的标志之一，说明脾胃、心、肾等脏腑功能不衰，气血精神未绝；若病，反映其病尚轻浅，正气未伤，生机仍在，预后良好。

细目三 常见病脉

1. 浮脉

轻取即得，重按稍减而不空，脉动显现部位浅表。主表证。

脉浮有力，主表证。脉浮紧，主风寒表证。脉浮数，主风热表证。脉浮无力，主虚人外感，或邪盛正虚证。

2. 沉脉

轻取不应，重按始得，脉动显现的部位较深。主里证，也可见于正常人。

脉沉有力，主里实证。脉沉无力，主里虚证。

3. 迟脉

脉来迟缓，一息不足四至（每分钟脉动60次以下）。主寒证，亦可见于邪热结聚之实热证。

脉迟有力，主实寒证。脉迟无力，主虚寒证。脉迟有力，兼壮热，腹满胀硬痛，大便秘结，舌红苔黄燥者，属肠热腑实证。

此外，运动员或经常体育锻炼之人，在静息状态下脉来迟而和缓；正常人入睡后，脉率较慢，都属生理性迟脉。

4. 数脉

脉来急促，一息脉来五六至（每分钟脉动90～120次之间）。主热证，亦见于里虚证。

脉数有力，主实热证。脉数无力，主虚热证。脉数无力，兼面白无华，神疲乏力，心悸气短，唇舌淡白者，属气血不足证。

5. 滑脉

往来流利，应指圆滑，如珠走盘。主痰饮、食滞、实热。青壮年及妇女妊娠可见滑脉。

6. 涩脉

形细而行迟，往来艰涩不畅，脉势不匀。主精伤、血少、气滞、血瘀。

脉涩无力，为精伤血亏，津液耗伤所致，属虚证。脉涩有力，为气滞血瘀所致，属实证。

7. 洪脉

脉体宽大，充实有力，来盛去衰，状若波涛汹涌。主热盛。

8. 细脉

脉细如线，但应指明显。主气血两虚证、阴血虚证、湿证。

脉细无力，为气虚无力鼓脉，阴血虚使脉道不充所致，属虚证。脉细小而缓，为湿邪阻遏脉道所致，属实证。

9. 弦脉

端直而长，如按琴弦。主肝胆病、痛证、痰饮证等，或为胃气衰败者。亦见于老年健康者。

10. 紧脉

脉来绷急，左右弹指，状如牵绳转索。主寒证、痛证和食积证。

11. 濡脉

浮细无力而软。主虚证、湿困。

12. 微脉

极细极软，按之欲绝，若有若无。主气血大虚，阳气衰微。

久病见之为正气将绝，新病见之为阳气暴脱。

13. 结脉

脉来缓慢，时有中止，止无定数。主阴盛气结、寒痰血瘀、气血虚衰。

脉结有力，主寒证、痰证、瘀血证。脉结无力，主气血不足证。

14. 代脉

脉来一止，止有定数，良久方还。主脏气衰微，跌打损伤、惊恐、痛症。

脉代无力，为脏气衰微。脉代有力，为跌打损伤、惊恐、疼痛。

15. 促脉

脉来急数，时有中止，止无定数。主阳盛实热、气血痰食停滞，亦见于脏气衰败。

脉促有力，主阳热亢盛、气滞血瘀、痰饮、食积等证。脉促无力，主脏气虚弱，阴血衰少。

第七单元 按 诊

（一）按肌肤

按肌肤，指触摸某些部位的肌肤，通过肌肤的寒热、润燥、滑涩、疼痛、肿胀、疮疡等不同情况的反映，来分析疾病的寒热虚实及气血阴阳盛衰的诊断方法。

1. 诊寒热

按肌肤的寒热可了解人体阴阳的盛衰、病邪的性质等。

肌肤寒冷，或伴体温偏低者，为阳气衰少，属阳虚证。

肌肤厥冷而大汗淋漓、面色苍白、脉微欲绝者，为亡阳之征象。

肌肤灼热，或伴体温升高者，为阳气亢盛，属实热证。

汗出如油而四肢肌肤尚温，脉躁疾无力者，为亡阴之征。

身灼热而肢厥，为阳热壅盛，格拒于外所致，属真热假寒证。

身热初按热甚，久按热反转轻者，为热在表。

肌肤初摸时并不感觉很热，但按摸稍久后即感灼手者，称为身热不扬，主湿热蕴结证。

局部病变，皮肤不热，红肿不明显者，为阴证；皮肤灼热而红肿疼痛者，为阳证。

2. 诊润燥滑涩

触摸皮肤的滑润和燥涩，可以了解汗出与否及气血津液的盈亏情况。

皮肤干燥者，表明尚未出汗。

肌肤干瘪者，为津液不足。

皮肤湿润者，提示身已出汗。

肌肤滑润者，为气血充盛；肌肤枯涩者，为气血不足。

新病皮肤多滑润而有光泽，为气血未伤之表现。久病肌肤枯涩者，为气血两伤。

肌肤甲错者，多为血虚失荣或瘀血所致。

3. 诊疼痛

触摸肌肤疼痛的程度，可以分辨疾病的虚实。

肌肤濡软，按之痛减者，为虚证。肌肤硬痛拒按者，为实证。

肌肤轻按即痛者，病在表浅；重按方痛者，病在深部。

4. 诊肿胀

用重手按压肌肤肿胀部位，以辨别水肿和气肿。

肿胀处按之凹陷，不能即起者，为水肿。肿胀处按之凹陷，举手即起者，为气肿。

5. 诊疮疡

触按疮疡局部的凉热、软硬，来判断证之阴阳寒热。

疮疡处肿硬不热者，属寒证。肿处烙手而压痛者，属热证。

疮疡根盘平塌漫肿者，属虚证。疮疡根盘收束而隆起者，属实证。

疮疡处坚硬多无脓，边硬顶软的已成脓。

（二）按腹部

1. 诊疼痛

通过对腹痛处的触按，来推断其证候性质。

腹痛喜按，按之痛减，腹壁柔软者，为虚证。腹痛拒按，按之痛甚，腹部硬满者，为实证。

腹局部肿胀拒按，多为内痈；按之疼痛，固定不移，为内有瘀血；按之胀痛，病处按此连彼者，为气滞气闭。

2. 诊胀满

触按、叩击腹部，通过其软硬、胀满、压痛等变化情况，来推断其证候性质。

腹部按之手下饱满充实而有弹性、有压痛者，为实满。

腹部虽然膨满，但按之手下虚软而缺乏弹性，无压痛者，属虚满。

腹部高度胀大，如鼓之状者，称为鼓胀。鼓胀在鉴别为水臌或气臌时，临床上主要是通过按诊。具体方法是：两手分置于腹部两侧相对位置，一手轻轻叩拍腹壁，另一手若有波动感，按之如囊裹水者，为水臌；一手轻轻叩拍腹壁，另一手无波动感，以手叩击如击鼓之膨膨然者，为气臌。

肥胖之人，腹大如鼓，按之柔软，无脐突，无病证表现者，不属病态。

3. 诊积聚

检查腹部肿块要注意肿块的部位、形态、大小、硬度、有无压痛和能否移动等情况。

肿块推之不移，肿块痛有定处者，为癥积，病属血分。

肿块推之可移，或痛无定处，聚散不定者，为瘕聚，病属气分。

肿块大者为病深；形状不规则，表面不光滑者为病重；坚硬如石者为恶候。

腹中结块，按之起伏聚散，往来不定，或按之形如筋状，久接转移不定，或按之手下如蚯蚓蠕动者，多为虫积。

（三）按虚里

1. 概念

虚里即心尖搏动处。按虚里，指通过手掌或指腹平抚于虚里部位，了解其有无搏动、搏动部位及范围、搏动强度和节律、频率、聚散等，以推断宗气之强弱、疾病之虚实、预后之吉凶的诊断方法。

2. 正常征象

虚里按之搏动应手，动而不紧，缓而不怠，动气聚而不散，节律清晰一致，一息四五至，是心气充盛，宗气积于胸中的正常征象。

因惊恐、大怒或剧烈运动后，虚里动高，片刻之后能平复如常者，或肥胖之人因胸壁较厚，虚里搏动不明显者，均属生理现象。

3. 病理征象

按之动而微弱者，是宗气内虚之征，或为饮停心包之支饮。

按之搏动迟弱，或久病体虚而动数者，是心阳不足之征。

按之弹手，洪大而搏，或绝而不应者，是心肺气绝之征，证属危候。

按之搏动数急，时有一止者，为宗气不守之征。

虚里动高，聚而不散，为热甚，多见于外感热病、小儿食滞、痘疹将发之时。

第八单元　八　纲

细目一　概　述

八纲，指表、里、寒、热、虚、实、阴、阳八个纲领。

八纲辨证，是根据病情资料，运用八纲进行分析综合，从而辨别疾病现阶段病变部位的浅深、病情性质的寒热、邪正斗争的盛衰和病证类别的阴阳，以作为辨证纲领的方法。

细目二　表　里

(一) 表证

1. 概念

表证，指六淫、疫疠等邪气，经皮毛、口鼻侵入机体的初期阶段，正（卫）气抗邪于肤表浅层所表现的轻浅证候。

2. 临床表现

新起恶风寒，或恶寒发热，头身疼痛，喷嚏，鼻塞，流涕，咽喉痒痛，微有咳嗽、气喘，舌淡红，苔薄，脉浮。

3. 辨证要点

本证以外邪袭表、卫阳被郁为主要病机；以恶寒发热、脉浮为主要表现；具有起病急、病程短、病位浅的特点，主见于外感病初期阶段。

(二) 里证

1. 概念

里证，指病变部位在内，脏腑、气血、骨髓等受病所反映的证候。里证范围较广，临床表现多种多样，概而言之，凡非表证及半表半里的特定证候，一般都属于里证的范畴。

2. 辨证要点

里证以脏腑、气血、阴阳失调为主要病机；一般无新起恶寒发热并见表现，脉象多不浮；具有起病可急可缓、病程长、病位深的特点。

（三）表证与里证的鉴别要点

表证与里证的鉴别要点

	表证	里证
病机	外邪袭表，卫阳被郁	脏腑气血阴阳失调
起病	急	可急可缓
病位	浅	深
病程	短	长
寒热	发热恶寒并见	但热不寒，或但寒不热
常见症状	头身疼痛，鼻塞，流涕，喷嚏等	如咳喘、心悸、腹痛、呕泻之类
舌象	变化不明显	多有变化
脉象	浮	沉或其他多种脉

细目三 寒 热

（一）寒证

1. 概念

寒证，指感受寒邪，或阳虚阴盛所表现出具有冷、凉特点的证候。

2. 临床表现

恶寒，畏寒，冷痛，喜暖，口淡不渴，肢冷蜷卧，痰、涎、涕清稀，小便清长，大便稀溏，面色白，舌淡，苔白而润，脉紧或迟等。

3. 辨证要点

本证以寒邪闭阻或阳气亏虚为主要病机；以形寒肢冷、喜暖踡卧、面白、排出物清稀、舌淡苔润为主要表现。

（二）热证

1. 概念

热证，指感受热邪，或脏腑阳气亢盛，或阴虚阳亢，导致机体机能活动亢进所表现出具有温、热特点的证候。

2. 临床表现

发热，恶热喜冷，口渴喜饮，面赤，烦躁不宁，痰涕黄稠，小便短黄，大便干结，舌红，苔黄燥少津，脉数等。

3. 辨证要点

本证以阳热亢盛或阴虚内热为主要病机；以发热、恶热喜冷、面赤、排出物黄稠、舌红苔黄、脉数为主要表现。

（三）寒证与热证的鉴别要点

寒证与热证的鉴别要点

	寒证	热证
病机	寒邪闭阻，或阳气亏虚	阳热亢盛，或阴虚内热
寒热	恶寒，畏寒，喜温	发热，恶热，喜凉
口渴	口淡不渴	渴喜冷饮
面色	白	赤
四肢	肢冷，蜷卧	肢热，烦躁不宁
排泄物	痰、涎、涕清稀	痰、涕黄稠
大便	稀溏	秘结
小便	清长	短赤
舌象	舌淡，苔白润	舌红，苔黄燥少津
脉象	紧或迟	数

细目四　虚　实

（一）虚证

1. 概念

虚证，指阴阳、气血、津液、精髓等正气亏虚，而邪气不盛，表现以不足、松弛、衰退为特征的各种证候。

2. 临床表现

虚证既有阴、阳、气、血、精、津液之不足，又有各脏腑之虚证，临床表现各不相同。一般见于体弱多病之人，各种症状表现衰弱，如神疲乏力、气短声低、疼痛势缓喜按、舌嫩、苔少或无苔、脉无力等。

3. 辨证要点

虚证以正气虚弱而邪气亦不盛，正邪斗争较和缓为主要病机；以五脏气血阴阳亏虚为主要表现，具有起病较缓、病程较长、机体功能衰退的特点，多见于慢性疾病或病变的后期。

（二）实证

1. 概念

实证，指感受外邪，或疾病过程中阴阳气血失调，体内病理产物蓄积，以邪气亢盛、正气不虚为基本病理，表现以有余、亢盛、停聚为特征的各种证候。

2. 临床表现

实证范围广，临床表现复杂。一般多见于体质壮实之人，各种症状表现明显，如胸腹胀满，疼痛剧烈拒按，痰涎壅盛，舌老苔厚，脉有力等。

3. 辨证要点

实证以邪实而正气未虚，邪正交争剧烈为主要病机；多表现为有余、强烈、停积等病证，具有起病急骤、病程较短的特点，多见于疾病的初期、中期。

（三）虚证与实证的鉴别要点

虚证与实证的鉴别要点

	虚证	实证
病机	正虚而邪气不盛，正邪斗争较和缓	邪实而正气未虚，邪正交争剧烈
体质	多虚弱	多壮实
发病	较缓	多急骤，或较缓
病程	较长	较短，或较长
精神	萎靡	兴奋
声息	声低息微	声高气粗
疼痛	喜按	拒按
胸腹胀满	按之不痛，胀满时减	按之疼痛，胀满不减
发热	五心烦热，午后微热	壮热
恶寒	畏寒，得衣近火则减	恶寒，添衣加被不减
舌象	质嫩，苔少或无苔	质老，苔厚腻
脉象	无力	有力

细目五 阴 阳

（一）阴证与阳证的概念

1. 阴证

凡见抑制、沉静、衰退、晦暗等表现的里证、寒证、虚证，以及症状表现于向内的、向下的、不易发现的，或病邪性质为阴邪致病、病情变化较慢的，均属阴证范畴。

2. 阳证

凡见兴奋、躁动、亢进、明亮等表现的表证、热证、实证，以及症状表现于向外的、向上的、容易发现的，或病邪性质为阳邪致病、病情变化较快的，均属阳证范畴。

（二）阴证与阳证的鉴别要点

阴证与阳证的鉴别要点

	阴证	阳证
八纲类别	里证、寒证、虚证	表证、热证、实证
病邪	阴邪致病	阳邪致病
病情	变化较慢	变化较快
面色	㿠白或暗淡	赤

续表

	阴证	阳证
精神	萎靡	兴奋
四肢	肢冷，蜷卧	肢热，烦躁不宁
声息	声低息微	声高气粗
口渴	口淡不渴	渴喜冷饮
大便	稀溏	秘结奇臭
小便	清长，或短少	短赤涩痛
舌象	舌淡胖嫩	舌红绛，苔黄黑
脉象	沉迟、微弱、细	浮数、洪大、滑实

细目六　八纲证候间的关系

（一）证候相兼与错杂

1. 证候相兼

广义的证候相兼，指各种证候的相兼存在。本处所指为狭义的证候相兼，即指在疾病某一阶段，其病位无论是在表、在里，但病情性质上没有寒与热、虚与实相反的证候存在，是从表里病位、寒热病性、虚实病性等不同角度，对病情进行综合辨别。

八纲中常见的相兼证候有表实寒证、表实热证、里实寒证、里实热证、里虚寒证、里虚热证等，其临床表现一般是有关纲领证候的相加。如：表实寒证表现为恶寒重发热轻，头身疼痛，无汗，脉浮紧等；里虚热证表现为五心烦热，盗汗，口咽干燥，颧红，舌红少津，脉细数等。

按理尚应有表虚寒证、表虚热证、表里虚寒证、表里虚热证。但所谓表虚，常指表证有汗出者；表证无汗者，称之为表实。其实表证的有无汗出，只是在外邪的作用下，毛窍的闭与未闭、邪正相争的不同反应而已，毛窍未闭、肤表疏松而有汗出，不等于疾病的本质属虚。所以，表虚寒证、表虚热证、表里虚寒证、表里虚热证，实际上是阳气虚衰所致的里虚寒证，阴液亏少所致的里虚热证等。

2. 证候错杂

证候错杂，指疾病某一阶段，不仅表现为病位的表里同时受病，而且呈现寒、热、虚、实性质相反的证候。

八纲中证候错杂表现为表里同病、寒热错杂、虚实夹杂，主要有以下四种错杂组合关系：

第一类：表里同病而寒热虚实性质并无矛盾，如表里实寒证、表里实热证等。

第二类：表里同病，且寒热性质相同，但虚实性质相反的证候，如表实寒里虚寒证、表实热里虚热证。

第三类：表里同病，且虚实性质相同，但寒热性质相反的证候，如表实寒里实热证，即"寒包火"证。

第四类：表里同病，且寒与热、虚与实的性质均相反的证候，除可有表实寒里虚热证外，其余组合临床极少见到。

（二）证候真假

1. 证候真假

指某些疾病在病情的危重阶段，可以出现一些与疾病本质相反的"假象"，掩盖着病情的真象。

所谓"真"，指与疾病的内在本质相符的证候；所谓"假"，指疾病表现某些不符合常规认识的假象，即与病理本质所反映的常规证候不相应的某些表现。

2. 寒热真假

当病情发展到寒极或热极的时候，有时会出现一些与其寒、热本质相反的"假象"症状与体征，即所谓真寒假热、真热假寒。

（1）真热假寒：指内有真热而外见某些假寒的证候。

如病本为里热炽盛者，必有高热、胸腹灼热、口鼻气灼、口臭息粗、渴喜冷饮、小便短黄、舌红苔黄而干、脉沉有力等里实热证的表现，有时尚可出现四肢厥冷、脉沉迟等似为阴寒证的表现。其产生机理，是由于邪热内盛，阳气郁闭于内而不能布达于外所致。肢冷、脉迟这些"寒象"与真正的寒证是不同的，如肢虽厥而胸腹部必灼热，脉虽迟而按之必有力。故肢厥、脉迟仍是热证本质的反映，为热极格阴的表现，只不过较一般热证的病机和表现更为复杂。

本证常有热深厥亦深的特点，故可称作热极肢厥证，古代亦有称阳盛格阴证者。

（2）真寒假热：指内有真寒而外见某些假热的证候。

如阳气虚衰，阴寒内盛者，必有四肢厥冷、小便清长、大便稀溏或下利清谷、舌淡苔白、脉沉无力等里虚寒的证候，有时尚可出现自觉发热、面色发红、躁扰不宁、口渴、咽痛、脉浮大或数等颇似阳热证的表现。其产生机理，是由于久病而阳气虚衰，阴寒内盛，逼迫虚阳浮游于上、格越于外所致。虽有发热、面赤、口渴等"热象"，但与真正的热证是不同的，如虽自觉发热，但触之胸腹无灼热；面虽发红，但为面色苍白而泛红如妆，时隐时现；虽躁扰不宁，但必感疲乏无力；口虽渴，但欲热饮，且饮水不多；咽虽痛，但不红肿；脉虽浮大或数，但按之必无力等。故发热、面赤、口渴等"热象"仍是寒证本质的反映，为寒极格阳的表现，只不过较一般寒证的病机和表现更为复杂。

本证实际是阳虚阴盛而阳气浮越，故又称虚阳浮越证，古代亦有称阴盛格阳证、戴阳证者。

第九单元　病性辨证

细目一　辨阴阳虚损证候

（一）阳虚证与阴虚证

1. 阳虚证

临床表现：畏寒，肢凉，口淡不渴，或喜热饮，或自汗，小便清长，或尿少不利，大便溏泄，面色㿠白，舌淡胖，苔白滑，脉沉迟（或数）无力。可兼神疲、乏气、气短等气虚表现。

2. 阴虚证

临床表现：形体消瘦，口燥咽干，两颧潮红，五心烦热，潮热，盗汗，小便短黄，大便干结，舌红少津或少苔，脉细数。

（二）亡阳证与亡阴证

1. 亡阳证

临床表现：冷汗淋漓，汗质稀淡，精神淡漠，肌肤不温，四肢厥冷，呼吸气微，面色苍白，舌淡而润，脉微欲绝。

2. 亡阴证

临床表现：汗热味咸而黏如油，身热肢温，虚烦躁扰，恶热，口渴饮冷，皮肤皱瘪，小便极少，面赤颧红，呼吸急促，唇舌干燥，脉细数疾无力。

3. 亡阳证与亡阴证的鉴别要点

亡阳证与亡阴证的鉴别要点

	亡阳证	亡阴证
汗液	稀冷如水，味淡	黏热如油，味咸
寒热	身冷畏寒	身热恶热
四肢	厥逆	温和
面色	苍白	面赤颧红
气息	微弱	息粗
口渴	不渴或欲饮热	口渴饮冷
唇舌象	唇舌淡白，苔白润	唇舌干红
脉象	脉微欲绝	细数、疾无力
鉴别要点	四肢厥冷、面色苍白、冷汗淋漓、气息微弱、脉微欲绝	身热烦渴、唇焦面赤、汗热如油、脉数疾

细目二 气虚类证辨证

(一) 气虚证

1. 临床表现

气短声低，少气懒言，精神疲惫，体倦乏力，舌淡嫩苔白，脉虚。或头晕目眩，自汗，活动后诸症加重。

2. 辨证要点

本证以元气不足，机能减退为主要病机；以神疲、乏力、气短、脉虚为主要表现。

(二) 气陷证

1. 临床表现

头晕眼花，气短乏力，脘腹坠胀感，大便稀溏，或便意频频，形体消瘦，或内脏下垂，或脱肛、阴挺，舌淡苔白，脉弱。

2. 辨证要点

本证以气虚无力升举而致气下行太过为主要病机；以体弱而瘦、气短、气坠、脏器下垂为主要表现。

细目三 血虚类证辨证

血虚证

1. 临床表现

面色淡白无华或萎黄，口唇、眼睑、爪甲颜色淡白，头晕，或眼花，两目干涩，心悸，多梦健忘，神疲，手足发麻，或妇女月经量少、色淡、延期甚或闭经，舌淡苔白，脉细无力。

2. 辨证要点

本证以血液亏少，机体失于濡养为主要病机；以病体虚弱，面、睑、唇、舌、爪甲等颜色淡白、脉细为主要表现。

细目四 气滞类证辨证

(一) 气滞证

1. 临床表现

胸、胁、脘、腹等处或损伤部位胀闷、胀痛、窜痛、攻痛，时轻时重，部位不固定，排气后症状减轻，且诸症常随情绪变化而加重或减轻，脉弦。

2. 辨证要点

本证以气机运行不畅为主要病机；以胸、胁、脘、腹等处或损伤部位胀闷、胀痛为主要表现。

（二）气逆证

1. 临床表现

肺气上逆则咳嗽频作，呼吸喘促；胃气上逆则呃逆，嗳气，或恶心呕吐，呕血；肝气上逆则头痛，眩晕，甚至昏厥、咯血等。

2. 辨证要点

本证以气机升降失常而致气逆于上为主要病机；多见于肺、胃、肝等气机上气，以咳喘，或呕吐、呃逆，或眩晕为主要表现。

细目五　血病其他证辨证

（一）血瘀证

1. 临床表现

刺痛，痛处拒按，固定不移，夜间尤甚；肿块，在体表者色青紫，在腹内者触之质地坚硬而推之不移；出血，反复不止，色紫暗，或夹血块；面色黧黑，或唇甲青紫，或皮肤有瘀点、瘀斑，斑色紫暗，或肌肤甲错，或腹露青筋，或皮肤出现丝状红缕；舌紫暗，或见瘀点、瘀斑，舌下络脉曲张，脉细涩或结代。

2. 辨证要点

本证以血行不畅，瘀血内阻为主要病机；以固定刺痛拒按、肿块、出血色暗、瘀血色脉为主要表现。

（二）血热证

1. 临床表现

身热夜甚，或潮热，口渴面赤，心烦失眠，躁扰不宁，甚或狂乱，神昏谵语，或见各种出血，如咳血，吐血，衄血，尿血，月经量多，崩漏等，其色深红，或斑疹显露，或为疮痈，舌绛，脉数疾。

2. 辨证要点

本证以血分热盛为主要病机；以身热口渴、斑疹吐衄、烦躁谵语、舌绛、脉数为主要表现。

（三）血寒证

1. 临床表现

畏寒，手足或少腹冷痛、拘急，得温痛减，肤色紫暗发凉，或痛经、月经延期、经色紫暗、夹有血块，唇舌青紫，苔白滑，脉沉迟弦涩。

2. 辨证要点

本证以寒凝血脉为主要病机；以畏寒，患处冷痛拘急、得温痛减，唇舌青紫等为主要表现。

细目六　气血同病类证辨证

1. 气滞血瘀证

临床表现：局部胀闷，走窜疼痛，甚则刺痛，疼痛固定、拒按；或有肿块坚硬，局部青紫肿胀；或有情志抑郁，性急易怒；或面色紫暗，皮肤青筋暴露；妇女可见经闭或痛经，经色紫暗或夹血块，或乳房胀痛；舌紫暗或有瘀斑，脉弦涩等。

2. 气虚血瘀证

临床表现：面色淡白无华或紫暗，倦怠乏力，少气懒言，局部疼痛如刺，痛处固定不移、拒按，舌淡紫，或有斑点，脉涩等。

3. 气血两虚证

临床表现：少气懒言，神疲乏力，自汗，面色淡白无华或萎黄，口唇、爪甲颜色淡白，或心悸、失眠，头晕目眩，形体消瘦，手足发麻，舌淡白，脉细无力等。

细目七 津液类证辨证

痰证

临床表现：咳嗽痰多，痰质黏稠，胸脘痞闷，恶心纳呆，呕吐痰涎，或头晕目眩，或形体肥胖，或神昏而喉中痰鸣，或神志错乱而为癫、狂、痴、痫，或某些部位出现圆滑柔韧的包块，舌苔腻，脉滑。

第十单元　脏腑辨证

细目一　心病辨证

（一）心气虚

临床表现：心悸，胸闷，气短，精神疲倦，或自汗，活动后诸症加重，面色淡白，舌淡，脉虚。本证以心悸、神疲与气虚证并见为主要辨证要点。

（二）心血虚

临床表现：心悸，头晕眼花，失眠，多梦，健忘，面色淡白或萎黄，唇舌色淡，脉细无力。本证以心悸、失眠、多梦与血虚证并见为主要辨证要点。

（三）心脉痹阻证

心脉痹阻证，指瘀血、痰浊、阴寒、气滞等因素阻痹心脉，以心悸怔忡、胸闷、心痛为主要表现的证候。

心脉痹阻证痰、瘀、寒、气四因的比较

	瘀阻心脉	痰阻心脉	寒滞心脉	气滞心脉
共同症状	心悸怔忡，心胸憋闷作痛，痛引肩背内臂，时作时止			
疼痛特点	痛如针刺	心胸闷痛	遇寒痛剧，得温痛减	疼痛而胀
伴随症状		体胖痰多，身重困倦	形寒肢冷	胁胀，善太息
舌象	舌暗或舌青紫，有斑点	苔白腻	舌淡苔白	舌淡红
脉象	脉细涩或结代	脉沉滑或沉涩	脉沉迟或沉紧	脉弦

（四）痰蒙心神证与痰火扰神证

痰蒙心神证与痰火扰神证比较

	痰蒙心神证	痰火扰神证
病因病机	痰浊蒙蔽心神	火热痰浊侵扰心神
共同症状	神志异常，或神昏	

续表

	痰蒙心神证	痰火扰神证
神志表现	神情痴呆，意识模糊，甚则昏不知人；或情志抑郁，表情淡漠，喃喃独语，举止失常；或突然昏仆，不省人事，口吐涎沫，喉有痰声	心烦，失眠，甚则狂躁妄动，打人毁物，不避亲疏，胡言乱语，哭笑无常，或神昏谵语
伴随症状	面色晦滞，胸闷，呕恶	发热，口渴，面赤，胸闷，气粗，咯吐黄痰，或喉间痰鸣
舌象	苔白腻	舌红，苔黄腻
脉象	脉滑	脉滑数
鉴别要点	神志异常以抑郁、痴呆、错乱为主，无热证表现	神志异常以狂躁、谵语、神昏为主，见一派火热证候

细目二 肺病辨证

（一）肺气虚证

1. 临床表现

咳嗽无力，气短而喘，动则益甚，咯痰清稀，声低懒言，或自汗畏风，易于感冒，神疲体倦，面色淡白，舌淡苔白，脉弱。

2. 辨证要点

本证以肺气不足，宣降无力为主要病机；多有久病咳喘等病史，以咳喘无力、痰白清稀和气虚证并见为主要表现。

（二）肺阴虚证

1. 临床表现

干咳少痰，或痰少而黏，不易咯出，或痰中带血，声音嘶哑，口燥咽干，形体消瘦，五心烦热，潮热盗汗，两颧潮红，舌红少苔乏津，脉细数。

2. 辨证要点

本证以肺阴亏耗，虚热内扰为主要病机；以干咳、痰少难咯和阴虚内热证并见为主要表现。

（三）风寒犯肺证与寒痰阻肺证

风寒犯肺证与寒痰阻肺证比较

	风寒犯肺证	寒痰阻肺证
病因病机	风寒袭肺，肺卫失宣	寒痰交阻，肺失清肃
共同症状	咳嗽，痰白	

	风寒犯肺证	寒痰阻肺证
咳嗽咯痰	咳嗽，咳痰色白清稀	咳嗽，咳痰量多色白、痰质或稀或稠，易咯出，或喘哮痰鸣
伴随症状	微有恶寒发热，鼻塞，流清涕，喉痒，或身痛无汗	胸闷，形寒肢冷
舌象	苔薄白	舌淡，苔白腻或白滑
脉象	脉浮紧	脉弦或滑
鉴别要点	咳嗽、痰白清稀与表寒证并见	咳喘、痰白量多易咯与阴盛证并见

（四）风热犯肺证、肺热炽盛证、燥邪犯肺证

风热犯肺证、肺热炽盛证、燥邪犯肺证比较

	风热犯肺证	肺热炽盛证	燥邪犯肺证
病因病机	风热袭肺，肺卫失宣	风热邪入里，或风寒邪入里化热，热蕴结于肺	燥邪袭肺，肺卫津伤
共同症状	咳嗽，咯痰		
咳嗽咯痰	咳嗽，痰少色黄，气喘	咳嗽，气粗而喘，咯痰色黄，甚则鼻翼扇动，鼻息灼热，或胸痛	干咳少痰，或痰少而黏，不易咯出，甚则胸痛，痰中带血
伴随症状	鼻塞，流浊涕，发热微恶风寒，口微渴，或咽喉肿痛	发热口渴，或咽喉红肿疼痛，烦躁不安，大便秘结，小便短黄	口、唇、鼻、咽、皮肤干燥，或见鼻衄，便干尿少，或发热微恶风寒，无汗或少汗
舌象	舌尖红，苔薄黄	舌红苔黄	苔薄而干燥少津
脉象	脉浮数	脉洪数	脉浮数或浮紧
鉴别要点	咳嗽、痰少色黄、流浊涕与表热证并见	咳喘气粗、鼻翼扇动与实热证并见	干咳痰少、口鼻咽舌干燥等干燥征象，并与气候干燥有关

细目三 脾病辨证

（一）脾气虚证、脾阳虚证、脾虚气陷证、脾不统血证

脾气虚证、脾阳虚证、脾虚气陷证、脾不统血证比较

	脾气虚证	脾阳虚证	脾虚气陷证	脾不统血证
病因病机	脾气虚弱，运化不力	脾阳亏虚，寒湿内生	脾气虚弱，清阳下陷	脾气虚弱，统血无权
共同症状	食少，便溏，神疲乏力，气短懒言，舌淡苔白			

续表

	脾气虚证	脾阳虚证	脾虚气陷证	脾不统血证
主要症状	不欲食，脘腹胀满，食后胀甚，或饥时饱胀	腹胀，腹痛隐隐，喜温喜按，畏寒怕冷	脘腹重坠作胀，食后益甚，肛门重坠，甚或脱肛，或内脏、子宫下垂	各种慢性出血，如便血、尿血、吐血、鼻衄、紫斑，或妇女月经过多、崩漏
其他症状	肢体倦怠，形体消瘦或肥胖，浮肿，面色淡黄或萎黄	面白少华或虚浮，口淡不渴，四肢不温，或肢体浮肿，大便甚至完谷不化，小便短少，或白带清稀量多	或便意频数，或久泻不止，或小便混浊如米泔，头晕目眩，面白无华，	面色萎黄
舌象		舌胖或有齿痕，苔滑		
脉象	脉缓或弱	脉沉迟无力	脉缓或弱	脉细无力
鉴别要点	食少、腹胀、便溏与气虚证并见	食少、腹胀、腹痛、便溏与阳虚证并见	脘腹重坠作胀、内脏下垂与气虚证并见	各种慢性出血与气血两虚证并见

（二）湿热蕴脾证

临床表现：脘腹胀闷，纳呆，恶心欲呕，口中黏腻，渴不多饮，便溏不爽，小便短黄，肢体困重，或身热不扬，汗出热不解，或面目发黄色鲜明，或皮肤发痒，舌红，苔黄腻，脉濡数或滑数。

（三）寒湿困脾证

临床表现：脘腹胀闷，口腻纳呆，泛恶欲呕，口淡不渴，腹痛便溏，头身困重，或小便短少，肢体肿胀，或身目发黄，面色晦暗不泽，或妇女白带量多，舌淡胖，苔白腻或白滑，脉濡缓或沉细。

细目四　肝病辨证

（一）肝血虚证与肝阴虚证

1. 肝血虚证

（1）临床表现：头晕眼花，视力减退或夜盲，或肢体麻木，关节拘急，手足震颤，肌肉瞤动，妇女月经量少、色淡，甚至闭经，爪甲不荣，面白无华，舌淡，脉细。

（2）辨证要点：本证以肝血亏虚，肝失所养为主要病机；以眩晕、视力减退、经少、肢麻震颤与血虚证并见为主要表现。

2. 肝阴虚证

（1）临床表现：头晕眼花，两目干涩，视力减退，或胁肋隐隐灼痛，面部烘热或两颧潮红，或手足蠕动，口咽干燥，五心烦热，潮热盗汗，舌红少苔乏津，脉弦细数。

（2）辨证要点：本证以肝阴不足，虚热内扰为主要病机；以头晕、目涩、胁痛等与虚热证并见为主要表现。

3. 肝血虚证与肝阴虚证的鉴别要点

二者均属肝的虚证，均有头晕眼花、视力减退等表现。但前者为血虚，无热象，常见视物模糊，经少，肢麻震颤，面、睑、唇、舌、爪甲等颜色淡白，脉细等症；后者为阴虚，虚热表现明显，常见目涩、潮热、颧红、手足蠕动、口咽干燥、五心烦热、舌红少苔、脉弦细数等症。

（二）肝郁气滞证、肝火炽盛证、肝阳上亢证

1. 肝郁气滞证

（1）临床表现：情志抑郁，善太息，胸胁或少腹胀满窜痛，或咽部异物感，或颈部瘿瘤，或胁下肿块，妇女见乳房胀痛，月经不调，痛经，甚则闭经，苔薄白，脉弦。病情轻重与情志变化有关系密切。

（2）辨证要点：本证以肝气郁结，疏泄失职为主要病机；以情志抑郁、胸胁或少腹胀痛与气滞证并见为主要表现，多与情志因素有关。

2. 肝火炽盛证

（1）临床表现：头晕胀痛，痛热剧烈，面红目赤，口苦口干，急躁易怒，耳鸣如潮，甚或突发耳聋，失眠多梦，或胁肋灼痛，或吐血、衄血，小便短黄，大便秘结，舌红苔黄，脉弦数。

（2）辨证要点：本证以肝火上炎为主要病机；以头晕胀痛、急躁易怒、耳鸣、胁肋灼痛与实热证并见为主要表现。

3. 肝阳上亢证

（1）临床表现：眩晕耳鸣，头目胀痛，面红目赤，急躁易怒，失眠多梦，头重脚轻，腰膝酸软，舌红少津，脉弦有力或弦细数。

（2）辨证要点：本证以肝肾阴虚，肝阳偏亢为主要病机；以眩晕耳鸣、头目胀痛、面红、烦躁、头重脚轻、腰膝酸软与肝火炽盛及肝肾阴虚证并见为主要表现。

4. 肝郁气滞证、肝火炽盛证、肝阳上亢证的鉴别要点

（1）肝郁气滞证与肝火炽盛证：二者均属肝病的实证，均可因情志不遂而发，都可见胁肋疼痛、脉弦等症。但前者为气滞，无热象，常见情志抑郁、胁肋胀满窜痛等症；后者为火盛，热证表现明显，常见急躁易怒、面红目赤、口苦口干、胁肋灼痛等症。

（2）肝火炽盛证与肝阳上亢证：二者均可见肝的热证。但前者纯属火热过盛的实证，多因火热之邪侵扰，或气郁化火所致，以发热口渴、便干尿黄、舌红脉数等实热证为主要表现；后者为用阳太过，阳亢耗阴，上盛下虚的虚实夹杂证，以眩晕、面赤、烦躁、头重脚轻、腰膝酸软等为主要表现。

（三）肝风内动证

肝风内动证，因风阳、火热、阴血亏虚等所致，以眩晕、抽搐、震颤等为主要表现的证候。

肝风内动四证的临床表现：

1. 肝阳化风证

眩晕欲仆，步履不正，头胀头痛，急躁易怒，头摇，肢体震颤，手足麻木，语言謇

涩，面赤，舌红，或苔腻，脉弦细有力。甚至突然昏倒，口眼㖞斜，半身不遂，舌强语謇。

2. 热极生风证

高热口渴，烦躁谵语或神昏，颈项强直，两目上视，手足抽搐，甚则角弓反张，牙关紧闭，舌红绛，苔黄燥，脉弦数。

3. 阴虚动风证

手足震颤、蠕动，或肢体抽搐，眩晕耳鸣，口燥咽干，形体消瘦，五心烦热，潮热颧红，舌红少津，脉弦细数。

4. 血虚生风证

眩晕，手足震颤、麻木，手足拘急，肌肉瞤动，皮肤瘙痒，爪甲不荣，面色无华，舌淡白，脉细或弱。

细目五　肾病辨证

（一）肾阳虚证

1. 临床表现

头目眩晕，面色㿠白或黧黑，腰膝酸冷疼痛，肢凉畏寒，下肢尤甚，精神萎靡，性欲减退，男子阳痿早泄、滑精精冷，女子宫寒不孕，或久泻不止，五更泄泻，完谷不化，或小便频数清长，夜尿频多，舌淡苔白，脉沉细无力，尺部尤甚。

2. 辨证要点

本证以肾阳不足，温煦功能减弱为主要病机；以腰膝酸冷、性欲减退、夜尿多与阳虚证并见为主要表现。

（二）肾阴虚证

1. 临床表现

腰膝酸软而痛，头晕，耳鸣，齿松，发脱，男子阳强易举，遗精，早泄，女子经少或经闭，或崩漏，失眠，健忘，口咽干燥，形体消瘦，五心烦热，潮热盗汗，或骨蒸发热，午后颧红，小便短黄，舌红少津，少苔或无苔，脉细数。

2. 辨证要点

本证以肾阴不足，虚热内扰为主要病机；以腰酸而痛、头晕耳鸣、遗精或月经量少与阴虚证并见为主要表现。

（三）肾精不足证

1. 临床表现

小儿生长发育迟缓，身体矮小，囟门迟闭，智力低下，骨骼痿软；成人早衰，腰膝酸软，耳鸣耳聋，发脱齿摇，健忘恍惚，神情呆钝，两足痿软，动作迟缓；男子精少不育，女子经闭不孕，性欲减退，舌淡，脉弱。

2. 辨证要点

本证以肾精亏损，生长发育及性机能低下为主要病机；以小儿发育迟缓，成人生殖机能低下、早衰为主要表现。

（四）肾气不固证

1. 临床表现

腰膝酸软，神疲乏力，耳鸣失聪；小便频数而清，或尿后余沥不尽，或遗尿，或夜尿频多，或小便失禁；男子滑精、早泄，女子带下清稀而量多，或胎动易滑。舌淡，苔白，脉弱。

2. 辨证要点

本证以肾气不足，固摄无力为主要病机；以腰膝酸软，小便、精液、带下、胎气不固与气虚证并见为主要表现。

（五）肾虚水泛证

1. 临床表现

腰膝酸冷，耳鸣，身体浮肿，腰以下尤甚，按之没指，小便短少，畏寒肢冷，腹部胀满，或心悸，气短，咳喘痰鸣，舌淡胖，苔白滑，脉沉迟无力。

2. 辨证要点

本证以肾阳亏虚，水湿内停为主要病机；以水肿、腰以下为甚、尿少、腰膝酸冷、畏寒肢冷等虚寒之象为辨证依据。

细目六 腑病辨证

（一）胃热炽盛证

临床表现：胃脘灼痛、拒按，渴喜冷饮，或消谷善饥，或口臭，牙龈肿痛溃烂，齿衄，小便短黄，大便秘结，舌红苔黄，脉滑数。

（二）寒滞胃肠证

临床表现：胃脘、腹部冷痛，痛势暴急，遇寒加剧，得温则减，恶心呕吐，吐后痛缓，口淡不渴，或口泛清水，腹泻清稀，或腹胀便秘，面白或青，恶寒肢冷，苔白润，脉弦紧或沉紧。

（三）食滞胃肠证

临床表现：脘腹胀满疼痛、拒按，厌食，嗳腐吞酸，或呕吐酸馊食物，吐后胀痛得减，或腹痛，肠鸣，矢气臭如败卵，下泻不爽，大便酸腐臭秽，苔厚腻，脉滑或沉实。

（四）肠热腑实证

临床表现：高热，或日晡潮热，汗多，口渴，脐腹胀满硬痛、拒按，大便秘结，或热结旁流，大便恶臭，小便短黄，甚则神昏谵语、狂乱，舌红，苔黄厚而燥，或焦黑起刺，脉沉数有力，或沉实有力。

（五）肠道津亏证

临床表现：大便干燥如羊屎，艰涩难下，数日一行，腹胀作痛，左少腹或可触及包块，口干，或口臭，或头晕，舌红少津，苔黄燥，脉细涩。

（六）肠道湿热证

临床表现：身热口渴，腹痛腹胀，下痢脓血，里急后重，或暴泻如水，或腹泻不爽，粪质黄稠秽臭，肛门灼热，小便短黄，舌红，苔黄腻，脉滑数。

（七）膀胱湿热证

临床表现：小便频数、急迫、短黄，排尿灼热、涩痛，或小便混浊，尿血，有砂石，或小腹、腰部胀痛，发热，口渴，舌红，苔黄腻，脉滑数或濡数。

（八）胆郁痰扰证

临床表现：胆怯易惊，惊悸不宁，失眠多梦，烦躁不安，胸胁闷胀，善太息，头晕目眩，口苦，呕恶，吐痰涎，舌淡红或红，苔白腻或黄滑，脉弦缓或弦数。

细目七　脏腑兼证

（一）心肾不交证

1. 临床表现

心烦失眠，惊悸健忘，头晕耳鸣，腰膝酸软，梦遗，口咽干燥，五心烦热，潮热盗汗，便结尿黄，舌红少苔，脉细数。

2. 辨证要点

本证以心与肾水火既济失调为主要病机；以心烦、失眠、腰酸、耳鸣、遗精与阴虚证并见为主要表现。

（二）心脾气血虚证

1. 临床表现

心悸怔忡，头晕，多梦，健忘，食欲不振，腹胀，便溏，神疲乏力，或皮下紫斑，女子月经量少色淡，淋沥不尽，面色萎黄，舌淡嫩，脉弱。

2. 辨证要点

本证以脾气虚、心血虚为主要病机；以心悸、神疲、头晕、食少、腹胀、便溏等为主要表现。

（三）肝火犯肺证

1. 临床表现

胸胁灼痛，急躁易怒，头胀头晕，面红目赤，烦热口苦，咳嗽阵作，痰黄稠黏，甚则咳血，舌红，苔薄黄，脉弦数。

2. 辨证要点

本证以肝火犯肺，肺失清肃为主要病机；以胸胁灼痛、急躁易怒、咳嗽、痰黄或咳血等与实热证并见为主要表现。

（四）肝胃不和证

1. 临床表现

胃脘、胁肋胀满窜痛，呃逆嗳气，吞酸嘈杂，不思饮食，情绪抑郁，善太息，或烦躁易怒，舌淡红，苔薄白或薄黄，脉弦。

2. 辨证要点

本证以肝气郁滞，横逆犯胃，胃失和降为主要病机；以脘胁胀痛、嗳气、吞酸、情绪抑郁为主要表现。

（五）肝郁脾虚证

1. 临床表现

胸胁胀满窜痛，善太息，情志抑郁，或急躁易怒，食少腹胀，肠鸣矢气，便溏不爽，或腹痛欲便，泻后痛减，或大便溏结不调，舌苔白，脉弦或缓。

2. 辨证要点

本证肝失疏泄，脾失健运为主要病机；以胸胁胀满、腹痛肠鸣、纳呆便溏为主要表现。

中药学

第一单元 药性理论

药性又称中药的性能，是指中药具有的若干特性，又称为中药的偏性。其主要内容包括四气、五味、升降浮沉、归经、毒性。

细目一 四 气

（一）结合有代表性的药物认识四气的确定

四气，指药物的寒、热、温、凉四种不同药性，又称四性，它反映了药物对人体阴阳盛衰、寒热变化的作用倾向，是对药物治疗寒热病证作用的概括。"疗寒以热药，疗热以寒药。"一般而言，能够减轻或消除热证的药物属于寒性或凉性，如黄芩、板蓝根等有清热解毒作用；而能够减轻或消除寒证的药物属于温性或热性，如附子、干姜等有温中散寒作用。

药物寒热温凉是由药物作用于人体所产生的不同反应和所获得的不同疗效而总结出来的，它与所治疗疾病的性质是相对而言的。

在药物作用的程度上，寒重于凉，热重于温。从四性的本质而言，只有寒热两性的区分。此外，四性以外还有一类平性药，是指寒热界限不很明显、药性平和、作用较和缓的一类药，如党参、山药等。平性是相对而言的，而不是绝对的，也有偏凉、偏温的不同，因此仍称四气（性）而不称五气（性）。

（二）四气的作用

一般来讲，寒凉药分别具有清热泻火、凉血解毒、滋阴除蒸、泻热通便、清热利尿、清化痰热、清心开窍、凉肝息风等作用；而温热药则分别具有温里散寒、暖肝散结、补火助阳、温阳利水、温经通络、引火归原、回阳救逆等作用。

细目二 五 味

（一）结合有代表性的药物认识五味的确定

五味是指药物有辛、甘、酸、苦、咸五种不同的味道，因而具有不同的治疗作用。有些还具有淡味或涩味，因而实际上不止五种。但是，五味是最基本的五种滋味，故仍称为五味。

五味的产生，首先通过口尝，即用人的感觉器官辨别出来，它是药物真实味道的反映。然而和四气一样，五味更重要的则是通过长期的临床实践观察，不同味道的药物作用于人体，产生了不同的反应，获得不同的治疗效果，从而总结归纳出五味的理论。也就是说，五味不仅仅是药物味道的真实反映，更是对药物作用的高度概括。

（二）五味的作用及适应证

现据前人的论述，结合临床实践，将五味所代表药物的作用及主治病证分述如下：

1. 辛

有发散、行气、行血等作用。一般解表药、行气药、活血药多有辛味。多用治表证及气血阻滞之证。此外，还有润养的作用。

2. 甘

有补益、和中、调和药性和缓急止痛的作用。一般滋养补虚、调和药性及制止疼痛的药物多有甘味。多用治正气虚弱、身体诸痛及调和药性、中毒解救等几个方面。

3. 酸

有收敛、固涩的作用。一般固表止汗、敛肺止咳、涩肠止泻、固精缩尿、固崩止带的药物多具有酸味。多用治体虚多汗、肺虚久咳、久泻肠滑、遗精滑精、遗尿尿频、崩带不止等证。

4. 苦

有泄、燥湿、坚阴的作用。即具有清泄火热、泄降气逆、通泄大便、燥湿、坚阴（泻火存阴）等作用。一般清热泻火、下气平喘、降逆止呕、通利大便、清热燥湿、苦温燥湿、泻火存阴的药物多具有苦味。多用治热证、火证、喘证、呕恶、便秘、湿证、阴虚火旺等证。

5. 咸

有软坚散结、泻下通便作用。一般泻下或润下通便及软化坚硬、消散结块的药物多具有咸味，多用治大便燥结、痰核、瘰疬、瘿瘤、癥瘕痞块等证。

6. 淡

有渗湿、利小便的作用。故有些利水渗湿的药物具有淡味。多用治水肿、脚气、小便不利等证。

7. 涩

与酸味药的作用相似，有收敛固涩的作用。多用治虚汗、泄泻、尿频、遗精、滑精、出血等证。

细目三　升降浮沉

升降浮沉是指药物对人体作用的不同趋向性。升，即上升提举，趋向于上；降，即下达降逆，趋向于下；浮，即向外发散，趋向于外；沉，即向内收敛，趋向于内。升降浮沉也就是指药物对机体有向上、向下、向外、向内四种不同的作用趋向。它与疾病所表现的趋向性是相对而言的。简言之，升、浮指药物向上、向外的趋向性作用；沉、降指药物向里、向下的趋向性作用。一般而言，发表、透疹、升阳、涌吐、开窍等药具有升浮作用，收敛固涩、泻下、利水、潜阳、镇惊安神、止咳平喘、止呕等药具有沉降作用。

细目四　归　经

归经指药物对于机体某部分的选择性作用，即某药对某些脏腑经络有特殊的亲和作用，因而对这些部位的病变起着主要的或特殊的治疗作用，药物归经不同，其治疗作用也不同。归经指明了药物治病的适应范围，也就是说明了药效的所在，包含了药物定性定位的概念。

归经理论的形成是在中医基本理论指导下，以脏腑经络为基础，以药物所治疗的具体病证为依据，经过长期临床实践总结出来的。由于经络能沟通人体内外表里，所以一旦机体发生病变可以通过经络影响到内在的脏腑，反之，内在脏腑病变也可以反映到体表上来。由于发病所在脏腑及经络循行部位不同，临床上所表现的症状也各不相同。

细目五　毒　性

（一）引起毒性反应的原因

毒性指药物对机体所产生的不良影响及损害性。毒性反应与副作用不同，它对人体的危害性较大，甚至可危及生命。

中药的副作用有别于毒性作用。副作用是指在常用剂量时出现与治疗需要无关的不适反应，一般比较轻微，对机体危害不大，停药后可自行消失。

（二）结合具体有毒药物认识其使用注意事项

毒性反应的产生与药物贮存、加工炮制、配伍、剂型、给药途径、用量、使用时间的长短以及病人的体质、年龄、证候性质等都有密切关系。因此，使用有毒药物时，应从上述各个环节进行控制，避免中毒事故的发生（具体参见各药物）。

第二单元　中药的配伍

细目一　配伍的意义

从中药的发展史来看，在医药萌芽时代治疗疾病一般都是采用单味药物的形式，后来由于药物品种日趋增多，对药性特点不断明确，对疾病的认识逐渐深化，由于疾病可表现为数病相兼，或表里同病，或虚实互见，或寒热错杂的复杂病情，因而用药也就由简到繁，出现了多种药物配合应用的方法，并逐渐形成了配伍用药的规律，从而既照顾到复杂病情，又增进了疗效，减少了毒副作用。因此，掌握中药配伍规律对指导临床用药意义重大。

细目二　配伍的内容

药物单独或配合应用主要有单行、相须、相使、相畏、相杀、相恶、相反七种情况，称为中药的"七情"配伍。

1. 单行

就是单用一味药物治疗某种病情单一的疾病。对病情比较单纯的病证，往往选择一种针对性强的药物即可达到治疗目的，如独参汤。

2. 相须

就是两种功效相似的药物配合应用，可以增强原有药物的疗效。如麻黄配桂枝，能增强发汗解表、祛风散寒的作用。

3. 相使

就是以一种药物为主，另一种药物为辅，两种药物合用，辅药可以提高主药的功效。如黄芪补气利水，茯苓利水健脾，两药配合，茯苓能提高黄芪补气利水的治疗效果。

4. 相畏

就是一种药物的毒副作用能被另一种药物所抑制。如生半夏和生南星的毒性能被生姜减轻或消除，所以说生半夏和生南星畏生姜。

5. 相杀

就是一种药物能够减轻或消除另一种药物的毒副作用。如生姜能减轻或消除生半夏和生南星的毒性或副作用，所以说生姜杀生半夏和生南星的毒。

相畏、相杀实际上是同一配伍关系从不同角度的两种提法。

6. 相恶

就是两药合用，一种药物能破坏另一种药物的功效。如人参恶莱菔子，莱菔子能削弱人参的补气作用。

7. 相反

就是两种药物同用能产生或增强毒性或副作用。如甘草反甘遂，贝母反乌头等，详见用药禁忌"十八反""十九畏"中的若干药物。

第三单元　中药的用药禁忌

细目一　配伍禁忌

(一)"十八反"的内容

甘草反甘遂、大戟、海藻、芫花；乌头反贝母、瓜蒌、半夏、白蔹、白及；藜芦反人参、沙参、丹参、玄参、细辛、芍药。

(二)"十九畏"的内容

硫黄畏朴硝，水银畏砒霜，狼毒畏密陀僧，巴豆畏牵牛，丁香畏郁金，川乌、草乌畏犀角，牙硝畏三棱，官桂畏赤石脂，人参畏五灵脂。

十九畏与"七情"配伍中的"相畏"意义不同，十九畏是产生或增强毒副作用，为药物配伍禁忌，相畏是减弱或消除毒副作用，是应当运用的药物配伍。

细目二　妊娠用药禁忌

(一)妊娠用药禁忌的概念

妊娠用药禁忌是指妇女妊娠期治疗用药的禁忌。某些药物具有损害胎元以致堕胎的副作用，所以应作为妊娠禁忌的药物。

(二)妊娠用药禁忌的分类

根据药物对胎元损害的程度不同，一般可分为慎用与禁用两类。

1. 禁用药物

指毒性较强或药性猛烈的药物，如巴豆、牵牛子、雄黄、砒霜等。

2. 慎用的药物

包括通经去瘀、行气破滞及辛热滑利之品，如桃仁、红花、牛膝、大黄等。

慎用的药物可以根据病情需要酌情使用，禁用的药物绝对不能使用。

第四单元 中药的剂量与用法

细目一 剂 量

有毒或作用峻猛的药物，以及某些名贵药物，均应严格掌握用量，详见各药。

细目二 中药的用法

先将药材浸泡 30~60 分钟，用水量以高出药面为度。一般中药煎煮两次，第二煎加水量为第一煎的 1/3~1/2。两次煎液去渣滤净混合后分 2 次服用。

煎煮的火候和时间，要根据药物性能而定。一般来讲，解表药、清热药宜武火煎煮，时间宜短，煮沸后煎 3~5 分钟即可；补养药需用文火慢煎，时间宜长，煮沸后再续煎 30~60 分钟。

某些药物因其质地不同，煎法比较特殊，处方上需加以注明，归纳起来有先煎、后下、包煎、另煎、溶化、泡服、冲服、煎汤代水等不同煎煮法。

1. 先煎

主要指有效成分难溶于水的一些金石、矿物、介壳类药物，应打碎先煎，煮沸 20~30 分钟，再下其他药物同煎，以使有效成分充分析出。如磁石、代赭石、龙骨等。此外，附子、乌头等毒副作用较强的药物，宜先煎 45~60 分钟后再下他药，久煎可以降低毒性，安全用药。

2. 后下

主要指某些气味芳香的药物，久煎其有效成分易于挥发而降低药效，须在其他药物煎沸 5~10 分钟后放入，如薄荷、砂仁、白豆蔻等。此外，有些药物虽不属芳香药，但久煎也能破坏其有效成分，如钩藤、大黄等亦属后下之列。

3. 包煎

主要指那些黏性强、粉末状及带有绒毛的药物，宜先用纱布袋装好，再与其他药物同煎，以防止药液混浊或刺激咽喉引起咳嗽，及沉于锅底，加热时引起焦化或糊化。如滑石、青黛、旋覆花等。

4. 另煎

又称另炖，主要是指某些贵重药材，为了更好地煎出有效成分，还应单独另煎，即另炖 2~3 小时。煎液可以另服，也可与其他煎液混合服用。如人参、西洋参、羚羊角等。

5. 烊化

又称溶化，主要是指某些胶类药物及黏性大而易溶的药物，为避免入煎粘锅或黏附其他药物影响煎煮，可单用水或黄酒将此类药加热溶化即烊化后，用煎好的药液冲服，也可将此类药放入其他药物煎好的药液中加热烊化后服用。如阿胶、鹿角胶、蜂蜜、饴糖等。

6. 泡服

又叫焗服，主要是指某些有效成分易溶于水或久煎容易破坏药效的药物，可以用少量开水或复方其他药物滚烫的煎出液趁热浸泡，加盖闷润，减少挥发，半小时后去渣即可服用。如藏红花、番泻叶、胖大海等。

7. 冲服

主要指某些贵重药，用量较轻，为防止散失，常需要研成细末制成散剂，用温开水或复方其他药物煎液冲服。如麝香、牛黄、珍珠、羚羊角等。某些药物，根据病情需要，为提高药效，也常研成散剂冲服。如用于止血的三七、白及、血余炭、棕榈炭，用于息风止痉的蜈蚣、全蝎、僵蚕、地龙，及用于制酸止痛的乌贼骨、瓦楞子、海蛤壳、延胡索等。某些药物高温容易破坏药效，或有效成分难溶于水，也只能做散剂冲服，如雷丸、鹤草芽、朱砂等。此外，还有一些液体药物如竹沥汁、姜汁、藕汁、荸荠汁、鲜地黄汁等也须冲服。

8. 煎汤代水

主要指某些药物为了防止与其他药物同煎使煎液混浊，难于服用，宜先煎后取其上清液代水再煎煮其他药物，如灶心土等。此外，某些药物质轻用量多，体积大，吸水量大，如玉米须、丝瓜络、金钱草等，也须煎汤代水用。

第五单元　解表药

细目一　概　述

解表药的使用注意事项：使用发汗作用较强的解表药时，用量不宜过大，以免发汗太过，耗阳伤阴，导致"亡阳""伤阴"的弊端；表虚自汗、阴虚盗汗以及疮疡日久、淋证、失血患者，也应慎用解表药；使用解表药还应注意因时因地而宜，如春夏腠理疏松，容易出汗，解表药用量宜轻，冬季腠理致密，不易出汗，解表药用量宜重；本类药物辛散轻扬，入汤剂不宜久煎，以免有效成分挥发而降低药效。

细目二　发散风寒药

1. 麻黄

【性能】辛、微苦，温。归肺、膀胱经。

【功效】发汗解表，宣肺平喘，利水消肿。

【应用】

（1）风寒感冒。发汗力强，为发汗解表要药。多用于外感风寒表实证。每与桂枝相须为用。

（2）咳嗽气喘。宣肺平喘作用强。为肺气壅遏所致喘咳要药。

（3）风水水肿。

此外，取麻黄散寒通滞之功，也可用治风寒痹证、阴疽、痰核。

【用法用量】煎服，2～9g。发汗解表宜生用，止咳平喘多炙用。

【使用注意】本品发汗宣肺力强，凡表虚自汗、阴虚盗汗及肺肾虚喘者均当慎用。

2. 桂枝

【性能】辛、甘，温。归心、肺、膀胱经。

【功效】发汗解肌，温经通脉，助阳化气。

【应用】

（1）风寒感冒。对外感风寒，不论表实无汗、表虚有汗，均可使用。

（2）寒凝血滞诸痛证。

（3）痰饮、蓄水证。

（4）心悸。

【使用注意】本品辛温助热，易伤阴动血，凡外感热病、阴虚火旺、血热妄行等证，均当忌用。孕妇及月经过多者慎用。

3. 紫苏

【性能】辛，温。归肺、脾经。

【功效】解表散寒，行气宽中，解鱼蟹毒。

【应用】

（1）风寒感冒。风寒表证而兼气滞胸闷，用之尤宜。

（2）脾胃气滞，胸闷呕吐。

（3）进食鱼蟹中毒引起的腹痛吐泻。

4. 生姜

【功效】解表散寒，温中止呕，温肺止咳。

5. 香薷

【功效】发汗解表，化湿和中，利水消肿。

【主治病证】风寒感冒；水肿脚气。

【用法用量】煎服，3～9g。用于发表，量不宜过大，且不易久煎；用于利水消肿，量宜稍大，且须浓煎。

6. 荆芥

【性能】辛，微温。归肺、肝经。

【功效】祛风解表，透疹消疮，止血。

【应用】

（1）外感表证。无论风寒还是风热表证，均可广泛使用。

（2）麻疹不透，风疹瘙痒。

（3）疮疡初起兼有表证。炒炭有止血作用。

（4）吐衄下血。

【用法用量】煎服，4.5～9g，不宜久煎。发表透疹消疮宜生用，止血宜炒用。荆芥穗更长于祛风。

7. 防风

【性能】辛、甘，微温。归膀胱、肝、脾经。

【功效】祛风解表，胜湿止痛，止痉。

【应用】

（1）外感表证。无论风寒还是风热表证，均可使用。

（2）风疹瘙痒。

（3）风湿痹痛。

（4）破伤风证。

此外，以其升清燥湿之性，也可用于脾虚湿盛，清阳不升的泄泻，及土虚木乘，肝郁侮脾，肝脾不和，腹泻而痛者，如痛泻要方。

8. 羌活

【功效】解表散寒，祛风胜湿，止痛。

【主治病证】风寒感冒；风寒湿痹。

9. 白芷

【功效】解表散寒，祛风止痛，通鼻窍，燥湿止带，消肿排脓。

【主治病证】风寒感冒；头痛，牙痛，风湿痹痛；鼻渊；带下证；疮痈肿毒。此外，本品祛风止痒，可用治皮肤风湿瘙痒。

10. 细辛

【功效】解表散寒，祛风止痛，通窍，温肺化饮。

【主治病证】风寒感冒；头痛，牙痛，风湿痹痛；鼻渊；肺寒咳喘。

【用量用法】煎服，1～3g；散剂，每次服0.5～1g。

【使用注意】阴虚阳亢头痛、肺燥阴伤干咳者忌用。不宜与藜芦同用。

11. 藁本

【功效】祛风散寒，除湿止痛。

12. 苍耳子

【功效】发散风寒，通鼻窍，祛风湿，止痛。

【使用注意】血虚头痛不宜使用。过量服用易致中毒。

13. 辛夷

【功效】发散风寒，通鼻窍。

【主治病证】风寒感冒；头痛鼻塞，鼻渊。

细目三　发散风热药

1. 薄荷

【性能】辛，凉。归肺、肝经。

【功效】疏散风热，清利头目，利咽透疹，疏肝行气。

【应用】

（1）风热感冒，温病初起。

（2）风热头痛，目赤多泪，咽喉肿痛。善于清利头目。

（3）麻疹不透，风疹瘙痒。

（4）肝郁气滞，胸闷胁痛。有疏肝解郁作用。

此外，本品芳香辟秽，兼能化湿和中，还可用治夏令感受暑湿秽浊之气，脘腹胀痛，呕吐泄泻。

【用法】煎服，宜后下。薄荷叶长于发汗解表，薄荷梗偏于行气和中。

2. 牛蒡子

【功效】疏散风热，宣肺祛痰，利咽透疹，解毒散肿。

【主治病证】风热感冒，温病初期；麻疹不透，风疹瘙痒；痈肿疮毒，丹毒，痄腮，喉痹。

【使用注意】本品性寒，滑肠通便，气虚便溏者慎用。

3. 蝉蜕

【性能】甘，寒。归肺、肝经。

【功效】疏散风热，利咽开音，透疹，明目退翳，息风止痉。

【应用】

（1）风热感冒，温病初起，咽痛喑哑。

（2）麻疹不透，风疹瘙痒。

（3）目赤翳障。善疏散肝经风热而明目退翳。

（4）急慢惊风，破伤风证。

此外，还用治小儿夜啼不安。

4. 桑叶

【功效】疏散风热，清肺润燥，平抑肝阳，清肝明目。

【主治病证】风热感冒，温病初起；肺热咳嗽，燥热咳嗽；肝阳上亢眩晕；目赤昏花；此外，略有凉血止血作用，用治血热妄行吐血、衄血之轻证。

5. 菊花

【功效】疏散风热，平抑肝阳，清肝明目，清热解毒。

【主治病证】风热感冒，温病初起；肝阳眩晕，肝风实证；目赤昏花；疮痈肿毒。

6. 蔓荆子

【功效】疏散风热，清利头目。

7. 柴胡

【性能】苦、辛，微寒。归肝、胆经。

【功效】解表退热，疏肝解郁，升举阳气。

【应用】

（1）表证发热，少阳证。善于疏解半表半里之邪，为治少阳证要药，常与黄芩相须为用。

（2）肝郁气滞证。为疏肝解郁要药。

（3）气虚下陷，脏器脱垂。

此外，可退热截疟，治疗疟疾寒热。

8. 升麻

【功效】解表透疹，清热解毒，升举阳气。

9. 葛根

【性能】甘、辛，凉。归脾、胃经。

【功效】解肌退热，透疹，生津止渴，升阳止泻。

【应用】

（1）表证发热，项背强痛。善治颈项强痛。

（2）麻疹不透。

（3）热病口渴，阴虚消渴。

（4）热泻热痢，脾虚泄泻。

【用法】煎服。解肌退热、透疹、生津宜生用，升阳止泻宜煨用。

第六单元　清热药

细目一　概　述

清热药的使用注意事项：本类药物多寒凉，易伤脾胃，故脾胃气虚，食少便溏者慎用；苦寒药物易化燥伤阴，热证伤阴或阴虚患者慎用；阴盛格阳、真寒假热之证，禁用清热药；使用本类药物，中病即止，以免克伐太过，损伤正气。

细目二　清热泻火药

1. 石膏

【性能】甘、辛，大寒。归肺、胃经。

【功效】生用：清热泻火，除烦止渴。煅用：敛疮生肌，收湿，止血。

【应用】

（1）温热病气分实热证。为清泻肺、胃二经气分实热要药。

（2）肺热喘咳证。

（3）胃火牙痛、头痛，实热消渴。

（4）溃疡不敛，湿疹瘙痒，水火烫伤，外伤出血等。煅石膏外用，可收湿敛疮。

2. 知母

【性能】苦、甘，寒。归肺、胃、肾经。

【功效】清热泻火，生津润燥。

【应用】

（1）热病烦渴。为清泻肺、胃二经气分实热要药。

（2）肺热燥咳。

（3）骨蒸潮热。

（4）内热消渴。

（5）肠燥便秘。

3. 芦根

【功效】清热泻火，生津止渴，除烦，止呕，利尿。

【主治病证】热病烦渴；胃热呕哕；肺热咳嗽，肺痈吐脓；热淋涩痛。

4. 天花粉

【功效】清热泻火，生津止渴，消肿排脓。

【主治病证】热病烦渴；肺热燥咳；内热消渴；疮疡肿毒。

5. 淡竹叶

【功效】清热泻火，除烦，利尿。

6. 栀子

【性能】苦，寒。归心、肺、三焦经。

【功效】泻火除烦，清热利湿，凉血解毒。

【应用】

（1）热病心烦。清泻三焦火邪而除烦，常与淡豆豉合用。

（2）湿热黄疸。

（3）血淋涩痛。

（4）血热吐衄。

（5）目赤肿痛。

（6）火毒疮疡。

7. 夏枯草

【功效】清热泻火，明目，散结消肿。

【主治病证】目赤肿痛，头痛眩晕，目珠夜痛；瘰疬，瘿瘤；乳痈肿痛。

8. 决明子

【功效】清热明目，润肠通便。

细目三　清热燥湿药

1. 黄芩

【性能】苦，寒。归肺、胆、脾、胃、大肠、小肠经。

【功效】清热燥湿，泻火解毒，止血，安胎。

【应用】

（1）湿温，暑湿，胸闷呕恶，湿热痞满，黄疸泻痢等。善清肺、胃、胆及大肠之湿热，尤善清中上焦湿热。

（2）肺热咳嗽，高热烦渴。

（3）血热吐衄。

（4）痈肿疮毒。

（5）胎动不安。有清热安胎之功。

2. 黄连

【性能】苦，寒。归心、脾、胃、胆、大肠经。

【功效】清热燥湿，泻火解毒。

【应用】

（1）湿热痞满，呕吐吞酸。尤长于清中焦邪热。

（2）湿热泻痢。为治疗泻痢要药，常与木香同用。

（3）高热神昏，心烦不寐，血热吐衄。善清心经实火，可治心火亢盛证。

（4）痈肿疔疮，目赤牙痛。

（5）消渴。

（6）外治湿疹、湿疮、耳道流脓。

3. 黄柏

【性能】苦，寒。归肾、膀胱、大肠经。

【功效】清热燥湿，泻火解毒，除骨蒸。

【应用】

（1）湿热带下，热淋涩痛。尤长于清泻下焦湿热。

（2）湿热泻痢，黄疸。善除大肠湿热以治痢。

（3）湿热脚气，痿证。

（4）骨蒸劳热，盗汗，遗精。长于清相火，退虚热。

（3）疮疡肿毒，湿疹瘙痒。

4. 龙胆草

【功效】清热燥湿，泻肝胆火。

【主治病证】湿热黄疸，阴肿阴痒，带下，湿疹瘙痒；肝火头痛，目赤耳聋，胁痛口苦；惊风抽搐。

5. 苦参

【功效】清热燥湿，杀虫，利尿。

【主治病证】湿热泻痢，便血，黄疸；湿热带下，阴肿阴痒，湿疹湿疮，皮肤瘙痒，疥癣；湿热小便不利。

细目四　清热解毒药

1. 金银花

【性能】甘，寒。归肺、心、胃经。

【功效】清热解毒，疏散风热。

【应用】

（1）痈肿疔疮。为治一切内痈外痈要药。

（2）外感风热，温病初起。也善清心胃热毒，有透营转气之功。

（3）热毒血痢。

此外，尚可用治咽喉肿痛、小儿热疮及痱子。

2. 连翘

【性能】苦，微寒。归肺、心、小肠经。

【功效】清热解毒，消肿散结，疏散风热。

【应用】

（1）痈肿疮毒，瘰疬痰核。有"疮家圣药"之称。

（2）风热外感，温病初起。长于清心火。

（3）热淋涩痛。

3. 穿心莲

【功效】清热解毒，凉血，消肿，燥湿。

【使用注意】不宜多服久服；脾胃虚寒者不宜用。

4. 大青叶

【功效】清热解毒，凉血消斑。

【主治病证】热入营血，温毒发斑；喉痹口疮，痄腮丹毒。

5. 青黛

【功效】清热解毒，凉血消斑，清肝泻火，定惊。

【主治病证】温毒发斑，血热吐衄；咽痛口疮，火毒疮疡；咳嗽胸痛，痰中带血；暑热惊痫，惊风抽搐。

【用量用法】内服 1.5 ~ 3g。本品难溶于水，一般作散剂冲服，或入丸剂服用。外用适量。

6. 贯众

【功效】清热解毒，凉血止血，杀虫。

【主治病证】风热感冒，温毒发斑；血热出血，虫疾。此外，还可用于治疗烧烫伤及妇人带下等病证。

【用法用量】煎服，4.5 ~ 9g。杀虫及清热解毒宜生用，止血宜炒炭用。外用适量。

7. 蒲公英

【功效】清热解毒，消肿散结，利湿通淋。

【主治病证】痈肿疔毒，乳痈内痈；热淋涩痛，湿热黄疸。此外，能清肝明目，治肝火上炎引起的目赤肿痛。

8. 紫花地丁

【功效】清热解毒，凉血消肿。

9. 土茯苓

【功效】解毒，除湿，通利关节。

10. 鱼腥草

【功效】清热解毒，消痈排脓，利尿通淋。

【主治病证】肺痈吐脓，肺热咳嗽；热毒疮痈；湿热淋证。此外，又清热止痢，治湿热泻痢。

11. 射干

【功效】清热解毒，消痰，利咽。

【主治病证】咽喉肿痛；痰盛咳喘。

12. 山豆根

【功效】清热解毒，利咽消肿。

13. 马勃

【功效】清热解毒，利咽，止血。

14. 白头翁

【功效】清热解毒，凉血止痢。

【主治病证】热毒血痢；疮痈肿毒。此外尚可用于血热出血及温疟发热烦躁。

15. 马齿苋

【功效】清热解毒，凉血止血，止痢。

细目五　清热凉血药

1. 生地黄

【性能】甘、苦，寒。归心、肝、肾经。

【功效】清热凉血，养阴生津。

【应用】

（1）热入营血，舌绛烦渴，斑疹吐衄。为清热、凉血、止血要药。

（2）阴虚内热，骨蒸劳热。

（3）津伤口渴，内热消渴，肠燥便秘。

2. 玄参

【性能】甘、苦、咸，微寒。归肺、胃、肾经。

【功效】清热凉血，泻火解毒，滋阴。

【应用】

（1）温邪入营，内陷心包，温毒发斑。

（2）热病伤阴，津伤便秘，骨蒸劳嗽。

（3）目赤咽痛，瘰疬，白喉，痈肿疮毒。

3. 牡丹皮

【性能】苦、辛，微寒。归心、肝、肾经。

【功效】清热凉血，活血祛瘀。

【应用】

（1）温毒发斑，血热吐衄。

（2）温病伤阴，阴虚发热，夜热早凉，无汗骨蒸。为治无汗骨蒸要药。

（3）血滞经闭，痛经，跌打伤痛。

（4）痈肿疮毒。

4. 赤芍

【功效】清热凉血，散瘀止痛。

【主治病证】温毒发斑，血热吐衄；目赤肿痛，痈肿疮毒；肝郁胁痛，经闭痛经，癥瘕腹痛，跌打损伤。

5. 紫草

【功效】清热凉血，活血，解毒透疹。

细目六　清虚热药

1. 青蒿

【性能】苦、辛，寒。归肝、胆经。

【功效】清透虚热，凉血除蒸，解暑，截疟。

【应用】

（1）温邪伤阴，夜热早凉。长于清透阴分伏热。

（2）阴虚发热，劳热骨蒸。

（3）暑热外感，发热口渴。

（4）疟疾寒热。单用大剂量鲜品捣汁服。

2. 白薇

【功效】清热凉血，利尿通淋，解毒疗疮。

3. 地骨皮

【性能】甘，寒。归肺、肝、肾经。

【功效】凉血除蒸，清肺降火，生津止渴。

【应用】

（1）阴虚发热，盗汗骨蒸。善清虚热，除有汗之骨蒸。

（2）肺热咳嗽。

（3）血热出血证。

此外，本品于清热除蒸泻火之中，尚生津止渴，可治内热消渴。

4. 银柴胡

【功效】退虚热，清疳热。

5. 胡黄连

【功效】退虚热，除疳热，清湿热。

第七单元　泻下药

细目一　概　述

泻下药的使用注意事项：使用泻下药中的攻下药、峻下逐水药时，因其作用峻猛，或有毒性，易伤正气及脾胃，故年老体虚、脾胃虚弱者慎用；妇女胎前产后及月经期忌用；应用作用较强的泻下药时，当奏效即止，慎勿过剂，以免伤胃气；应用作用峻猛而有毒性的泻下药时，一定要严格炮制法度，控制用量，避免中毒现象发生，确保用药安全。

细目二　攻下药

1. 大黄

【性能】苦，寒。归脾、胃、大肠、肝、心包经。

【功效】泻下攻积，清热泻火，凉血解毒，逐瘀通经。

【应用】

（1）积滞便秘。为治疗积滞便秘要药，尤宜实热便秘。

（2）血热吐衄，目赤咽肿。

（3）热毒疮疡，烧烫伤。

（4）瘀血诸证。

（5）湿热痢疾、黄疸、淋证。

【用法用量】煎服，5～15g。外用适量。

【使用注意】本品为峻烈攻下之品，易伤正气，如非实证，不宜妄用；脾胃虚弱者慎用；其性沉降，且善活血祛瘀，故妇女怀孕、月经期、哺乳期应忌用。

2. 芒硝

【功效】泻下攻积，润燥软坚，清热消肿。

【主治病证】积滞便秘；咽痛、口疮、目赤、疮痈肿痛。

【用法用量】内服，10～15g，冲入药汁内或开水溶化后服。外用适量。

【使用注意】孕妇及哺乳期妇女忌用或慎用。

3. 番泻叶

【功效】泻下通便。

【用法用量】温开水泡服，1.5～3g。煎服，2～6g，宜后下。

【使用注意】妇女哺乳期、月经期及孕妇忌用。

细目三 润下药

1. 火麻仁

【功效】润肠通便。

2. 郁李仁

【功效】润肠通便，利水消肿。

细目四 峻下逐水药

1. 甘遂

【用法用量】入丸、散服，每次 0.5～1g。外用适量，生用。内服醋制用，以减低毒性。

【使用注意】虚弱者及孕妇忌用。不宜与甘草同用。

2. 牵牛子

【用法用量】煎服，3～9g。入丸散剂，每次 1.5～3g。本品炒用药性减缓。

【使用注意】孕妇忌用。不宜与巴豆、巴豆霜同用。

3. 巴豆

【用法用量】入丸散，每次 0.1～0.3g。大多制成巴豆霜用，以减低毒性。外用适量。

【使用注意】孕妇及体弱者忌用。不宜与牵牛子同用。

第八单元　祛风湿药

细目一　概　述

祛风湿药的使用注意事项：痹证多属慢性病，为了服用方便，可制成酒剂或丸散剂。也可制成外敷剂型，直接用于患处。部分祛风湿药辛温性燥，易耗伤阴血，阴亏血虚者应慎用。

细目二　祛风寒湿药

1. 独活

【性能】辛、苦，微温。归肾、膀胱经。

【功效】祛风湿，止痛，解表。

【应用】

（1）风寒湿痹。无论新久皆可应用，尤以腰以下寒湿痹痛为宜。

（2）风寒夹湿表证。

（3）少阴头痛。善治风扰肾经，伏而不出之少阴头痛。

此外，因其祛风湿之功，亦可治皮肤瘙痒。

2. 威灵仙

【功效】祛风湿，通络止痛，消骨鲠。

【主治病证】风湿痹痛，骨鲠咽喉。此外，宣通经络止痛，治跌打伤痛、头痛、牙痛、胃脘痛等；能消痰逐饮，用于痰饮、噎膈等。

【用法用量】煎服，6~9g。外用，适量。

3. 川乌

【功效】祛风湿，温经止痛。

【主治病证】风寒湿痹；心腹冷痛，寒疝疼痛；跌打损伤，麻醉止痛。

【用法】煎服，先煎、久煎。外用，适量。

4. 木瓜

【性能】酸，温。归肝、脾经。

【功效】舒筋活络，和胃化湿。

【应用】

（1）风湿痹证。为治风湿痹痛、筋脉拘急要药。

（2）脚气水肿。

（3）吐泻转筋。

细目三 祛风湿热药

1. 秦艽

【性能】辛、苦，平。归胃、肝、胆经。

【功效】祛风湿，通络止痛，退虚热，清湿热。

【应用】

（1）风湿痹证。为风药中之润剂，对风湿痹证无论新久寒热，均可配伍应用。

（2）中风不遂。

（3）骨蒸潮热，疳积发热。为治疗虚热要药。

（4）湿热黄疸。

2. 防己

【功效】祛风湿，止痛，利水消肿。

【主治病证】风湿痹证；水肿，小便不利，脚气；湿疹疮毒。此外，本品有降压作用，可用于高血压病。

【用法用量】煎服，4.5~9g。

3. 豨莶草

【功效】祛风湿，利关节，解毒。

【用法用量】煎服，9~12g。外用，适量。治风湿痹痛、半身不遂宜制用，治风疹湿疮、疮痈宜生用。

细目四 祛风湿强筋骨药

1. 五加皮

【功效】祛风湿，补肝肾，强筋骨，利水。

【主治病证】风湿痹证；筋骨痿软，小儿行迟，体虚乏力；水肿，脚气。

2. 桑寄生

【性能】苦、甘，平。归肝、肾经。

【功效】祛风湿，补肝肾，强筋骨，安胎。

【应用】

（1）风湿痹证。对痹证日久，肝肾不足之风湿痹痛尤宜。

（2）崩漏经多，妊娠漏血，胎动不安。

此外，本品尚能降血压，可用于高血压病。

3. 狗脊

【功效】祛风湿，补肝肾，强腰膝。

第九单元　化湿药

细目一　概　述

化湿药的使用注意事项:化湿药气味芳香,多含挥发油,一般作散剂服用疗效较好,如入汤剂宜后下,不宜久煎,以免降低疗效。本类药多辛温香燥,易于耗气伤阴,故阴虚、血虚及气虚者宜慎用。

细目二　具体药物

1. 藿香

【性能】辛,微温。归脾、胃、肺经。

【功效】化湿,止呕,解暑。

【应用】

(1)湿滞中焦。为芳香化湿浊要药。

(2)呕吐。善治湿浊中阻之呕吐。

(2)暑湿或湿温初起。

2. 佩兰

【功效】化湿,解暑。

3. 苍术

【性能】辛,苦,温。归脾、胃、肝经。

【功效】燥湿健脾,祛风散寒。

【应用】

(1)湿阻中焦证。对湿阻中焦证最宜。

(2)风湿痹证。

(3)风寒夹湿表证。

此外,能明目,治夜盲症及眼目昏涩。

4. 厚朴

【性能】苦、辛,温。归脾、胃、肺、大肠经。

【功效】燥湿消痰,下气除满。

【应用】

(1)湿阻中焦,脘腹胀满。为消除胀满要药。

(2)食积气滞,腹胀便秘。

(3)痰饮喘咳。

(4)梅核气。

5. 砂仁

【功效】化湿行气，温中止泻，安胎。

【主治病证】湿阻中焦及脾胃气滞证；脾胃虚寒吐泻；气滞妊娠恶阻及胎动不安。

【用法用量】煎服，3~6g。入汤剂宜后下。

6. 白豆蔻

【功效】化湿行气，温中止呕。

【主治病证】湿阻中焦及脾胃气滞证；呕吐。

【用法用量】煎服，3~6g。入汤剂宜后下。

第十单元　利水渗湿药

细目一　概　述

利水渗湿药的使用注意事项：本类药物渗利，易耗伤津液，对阴虚津少、肾虚遗精遗尿者，宜慎用或忌用。有些药物有较强的通利作用，孕妇应慎用。

细目二　利水消肿药

1. 茯苓

【性能】甘、淡，平。归心、脾、肾经。

【功效】利水渗湿，健脾，宁心。

【应用】

（1）水肿。为利水消肿要药。

（2）痰饮。

（3）脾虚泄泻。

（4）心悸，失眠。

2. 薏苡仁

【性能】甘、淡，凉。归脾、胃、肺经。

【功效】利水渗湿，健脾，除痹，清热排脓。

【应用】

（1）水肿，小便不利，脚气。

（2）脾虚泄泻。

（3）湿痹拘挛。

（4）肺痈，肠痈。

【用法】煎服。清利湿热宜生用，健脾止泻宜炒用。

3. 猪苓

【功效】利水渗湿。

【主治病证】水肿，小便不利，泄泻。

4. 泽泻

【功效】利水渗湿，泄热。

【主治病证】水肿，小便不利，泄泻；淋证，遗精。

细目三　利尿通淋药

1. 车前子

【性能】甘，微寒。归肝、肾、肺、小肠经。

【功效】利尿通淋，渗湿止泻，明目，祛痰。

【应用】

（1）淋证，水肿。

（2）泄泻。

（3）目赤肿痛，目暗昏花，翳障。

（4）痰热咳嗽。

【用法】煎服。宜包煎。

2. 滑石

【功效】利水通淋，清热解暑，收湿敛疮。

【主治病证】热淋，石淋，尿热涩痛；暑湿，湿温；湿疮，湿疹，痱子。

【用法】煎服。宜包煎。外用适量。

3. 海金沙

【功效】利尿通淋，止痛。

【用法】煎服。宜包煎。

4. 石韦

【功效】利尿通淋，清肺止咳，凉血止血。

5. 萆薢

【功效】利湿去浊，祛风除痹。

细目四　利湿退黄药

1. 茵陈

【性能】苦、辛，微寒。归脾、胃、肝、胆经。

【功效】清利湿热，利胆退黄。

【应用】

（1）黄疸。为治湿热黄疸要药。

（2）湿疮瘙痒。

2. 金钱草

【性能】甘、咸，微寒。归肝、胆、肾、膀胱经。

【功效】利湿退黄，利尿通淋，解毒消肿。

【应用】

（1）湿热黄疸。

（2）石淋、热淋。善消结石。

（2）痈肿疔疮，毒蛇咬伤。

3. 虎杖

【功效】利湿退黄，清热解毒，散瘀止痛，化痰止咳，泻热通便。

【主治病证】湿热黄疸，淋浊，带下；水火烫伤，痈肿疮毒，毒蛇咬伤；经闭，癥瘕，跌打损伤；肺热咳嗽。此外，还有泻热通便的作用，可用于热结便秘。

第十一单元　温里药

细目一　概　述

温里药的使用注意事项：本类药物性多辛热燥烈，易耗阴助火，故天气炎热时或素体火旺者当减少用量；热伏于里，热深厥深，真热假寒证当禁用；凡实热证、阴虚火旺、津血亏虚者宜忌用；孕妇慎用。

细目二　具体药物

1. 附子

【性能】辛、甘，大热。有毒。归心、肾、脾经。

【功效】回阳救逆，补火助阳，散寒止痛。

【应用】

(1) 亡阳证。为"回阳救逆第一品药"。

(2) 阳虚证。肾、脾、心诸脏阳虚皆可用之。

(3) 寒痹证。善治寒痹痛。

【用法用量】煎服，3～15g，本品有毒，宜先煎0.5～1小时，至口尝无麻辣感为度。

【使用注意】孕妇及阴虚阳亢者忌用。反半夏、瓜蒌、贝母、白蔹、白及。生品外用，内服须炮制。若内服过量，或炮制、煎煮方法不当，可引起中毒。

2. 干姜

【性能】辛，热。归脾、胃、肾、心、肺经。

【功效】温中散寒，回阳通脉，温肺化饮。

【应用】

(1) 腹痛，呕吐，泄泻。为温暖中焦主药。

(2) 亡阳证。

(3) 寒饮喘咳。

3. 肉桂

【性能】辛、甘，大热。归肾、脾、心、肝经。

【功效】补火助阳，散寒止痛，温通经脉，引火归原。

【应用】

(1) 阳痿，宫冷。为治命门火衰要药。

(2) 腹痛，寒疝。

(3) 腰痛，胸痹，阴疽，闭经，痛经。

(4) 虚阳上浮。

此外，久病体虚气血不足者。在补益气血方中加入少量本品，可鼓舞气血生长。

【用法用量】煎服，1~4.5g，宜后下或焗服；研末冲服，每次1~2g。

【使用注意】阴虚火旺、里有实热、血热妄行出血及孕妇忌用。畏赤石脂。

4. 吴茱萸

【性能】辛、苦，热。有小毒。归肝、脾、胃、肾经。

【功效】散寒止痛，降逆止呕，助阳止泻。

【应用】

（1）寒凝疼痛。为治肝寒气滞诸痛要药。

（2）胃寒呕吐。

（3）虚寒泄泻。

【用法用量】煎服，1.5~4.5g。外用适量。

5. 小茴香

【功效】散寒止痛，理气和胃。

【主治病证】寒疝腹痛，睾丸偏坠疼痛，少腹冷痛，痛经；中焦虚寒气滞证。

6. 丁香

【功效】温中降逆，散寒止痛，温肾助阳。

【使用注意】热证及阴虚内热者忌用。畏郁金。

7. 高良姜

【功效】温中止痛，温中止呕。

8. 花椒

【功效】温中止痛，杀虫止痒。

【用法用量】煎服，3~6g。外用适量，煎汤熏洗。

第十二单元　理气药

细目一　概　述

理气药的使用注意事项：本类药物性多辛温香燥，易耗气伤阴，故气阴不足者慎用。

细目二　具体药物

1. 陈皮

【性能】辛、苦，温。归脾、肺经。

【功效】理气健脾，燥湿化痰。

【应用】

（1）脾胃气滞证。

（2）呕吐、呃逆。

（3）湿痰、寒痰咳嗽。为治痰要药。

（4）胸痹。

2. 青皮

【功效】疏肝破气，消积化滞。

【主治病证】肝郁气滞证；气滞脘腹疼痛；食积腹痛；癥瘕积聚，久疟痞块。

3. 枳实

【性能】苦、辛、酸，温。归脾、胃、大肠经。

【功效】破气消积，化痰除痞。

【应用】

（1）胃肠积滞，湿热泻痢。

（2）胸痹，结胸。

（3）气滞胸胁疼痛。

（4）产后腹痛。

此外，尚可治脏器下垂病证。

4. 木香

【功效】行气止痛，健脾消食。

【主治病证】脾胃气滞证；泻痢里急后重；腹痛胁痛，黄疸，疝气疼痛；胸痹。此外，本品醒脾开胃，在补益药中用之，可减轻补益药的腻胃和滞气之弊。

5. 沉香

【功效】行气止痛，温中止呕，纳气平喘。

6. 川楝子

【功效】行气止痛，杀虫。

【主治病证】肝郁化火诸痛证；虫积腹痛；头癣、秃疮。

【使用注意】本品有毒，不宜过量或持续服用，以免中毒。

7. 乌药

【功效】行气止痛，温肾散寒。

8. 香附

【性能】辛、微苦、微甘，平。归肝、脾、三焦经。

【功效】疏肝解郁，调经止痛，理气调中。

【应用】

（1）肝郁气滞胁痛、腹痛。为疏肝解郁、行气止痛要药。

（2）月经不调，痛经，乳房胀痛。为妇科调经要药。

（3）气滞腹痛。

9. 佛手

【功效】疏肝解郁，理气和中，燥湿化痰。

10. 薤白

【性能】辛、苦、温。归肺、胃、大肠经。

【功效】通阳散结，行气导滞。

【应用】

（1）胸痹心痛。为治胸痹之要药。

（2）脘腹痞满胀痛，泻痢里急后重。

11. 柿蒂

【功效】降气止呃。

第十三单元　消食药

1. 山楂

【性能】酸、甘，微温。归脾、胃、肝经。

【功效】消食化积，行气散瘀。

【应用】

（1）肉食积滞。为消化油腻肉食积滞要药。

（2）泻痢腹痛，疝气痛。

（3）产后瘀阻腹痛、痛经。

2. 神曲

【功效】消食和胃。

【主治病证】饮食积滞。丸剂中有金石药，加入本品可助消化。

3. 麦芽

【功效】消食健胃，回乳消胀，疏肝解郁。

【主治病证】米面薯芋食滞；断乳，乳房胀痛；肝气郁滞或肝胃不和之胁痛、脘腹痛。

【使用注意】哺乳期妇女不宜使用。

4. 莱菔子

【性能】辛、甘，平。归肺、脾、胃经。

【功效】消食除胀，降气化痰。

【应用】

（1）食积气滞。

（2）咳喘痰多，胸闷食少。

此外，古方中有生用研服涌吐风痰的记载。

【使用注意】本品辛散耗气，故气虚及无食积、痰滞者慎用。不宜与人参同用。

5. 鸡内金

【性能】甘，平。归脾、胃、小肠、膀胱经。

【功效】消食健胃，涩精止遗。

【应用】

（1）饮食积滞，小儿疳积。广泛用于米面薯芋乳肉等各种食积证。

（2）肾虚遗精、遗尿。

（3）砂石淋证，胆结石。

【用法】煎服。研末服。研末服效果比煎剂好。

第十四单元　驱虫药

细目一　概　述

驱虫药的使用注意事项：本类药物对人体正气多有损伤，故要控制剂量，防止用量过大中毒或损伤正气；孕妇、年老体弱者，更当慎用；驱虫药一般应在空腹时服用，使药物充分作用于虫体而保证疗效。对发热或腹痛剧烈者，暂时不宜驱虫，待症状缓解后，再行施用驱虫药物。

细目二　具体药物

1. 使君子

【功效】杀虫消积。

【主治病证】蛔虫病，蛲虫病；小儿疳积。

【用法用量】煎服，9～12g，捣碎；取仁炒香嚼服，6～9g。小儿每岁1～1.5粒，1日总量不超过20粒。空腹服用，每日1次，连用3日。

【使用注意】大量服用能引起呃逆、眩晕、呕吐、腹泻等反应；若与热茶同服，亦能引起呃逆、腹泻，故服用时当忌饮茶。

2. 苦楝皮

【功效】杀虫，疗癣。

【用法用量】煎服，干品4.5～9g，鲜品15～30g。外用适量。

【使用注意】本品有毒，不宜过量或持久服用。有效成分难溶于水，需文火久煎。

3. 槟榔

【性能】苦、辛，温。归胃、大肠经。

【功效】杀虫消积，行气，利水，截疟。

【应用】

（1）肠道寄生虫病。能杀绦虫、蛔虫、蛲虫、钩虫、姜片虫等肠道寄生虫，并有泻下之功，有助于驱除虫体。对绦虫疗效最佳。

（2）食积气滞，泻痢后重。

（3）水肿，脚气肿痛。

（4）疟疾。

【用法用量】煎服，3～10g。驱杀绦虫、姜片虫30～60g。生用力佳，炒用力缓，鲜者优于陈久者。

【使用注意】脾虚便溏或气虚下陷者忌用；孕妇慎用。

第十五单元　止血药

细目一　概　述

止血药的使用注意事项："止血不留瘀"，这是运用止血药必须始终注意的问题。而凉血止血药与收敛止血药，易凉遏敛邪，有止血留瘀之弊，故出血兼有瘀滞者不宜单独使用。若出血过多，气随血脱者，当急投大补元气之药，以挽救气脱危候。

细目二　凉血止血药

1. 小蓟

【性能】甘、苦，凉。归心、肝经。

【功效】凉血止血，散瘀解毒消痈。

【应用】

（1）血热出血证。尤善治尿血、血淋。

（2）热毒痈肿。

2. 大蓟

【功效】凉血止血，散瘀解毒消痈。

【主治病证】血热出血证；热毒痈肿。

3. 地榆

【性能】苦、酸、涩，微寒。归肝、大肠经。

【功效】凉血止血，解毒敛疮。

【应用】

（1）血热出血证。尤宜下焦血热的便血、痔血等。

（2）烫伤、湿疹、疮疡痈肿。为治烫伤要药。

4. 槐花

【功效】凉血止血，清肝泻火。

【主治病证】血热出血证；目赤，头痛。

5. 侧柏叶

【功效】凉血止血，化痰止咳，生发乌发。

【主治病证】血热出血证；肺热咳嗽；脱发，须发早白。

6. 白茅根

【功效】凉血止血，清热利尿，清肺胃热。

【主治病证】血热出血证；水肿，热淋，黄疸；胃热呕吐，肺热咳嗽。

细目三　化瘀止血药

1. 三七

【性能】甘、微苦，温。归肝、胃经。

【功效】化瘀止血，活血定痛。

【应用】

（1）出血证。有止血不留瘀、化瘀不伤正之特点。

（2）跌打损伤，瘀滞肿痛。为伤科要药。

此外，有补虚强壮的作用，民间治虚损劳伤。

【用法用量】多研末吞服，1~1.5g；煎服，3~10g；亦可入丸、散。外用适量，研末外掺或调敷。

【使用注意】孕妇慎用。

2. 茜草

【性能】苦，寒。归肝经。

【功效】凉血化瘀止血，通经。

【应用】

（1）出血证。对血热夹瘀的各种出血证尤宜。

（2）血瘀经闭，跌打损伤。为妇科调经要药。

3. 蒲黄

【功效】止血，化瘀，利尿。

【主治病证】出血证；瘀血痛证；血淋尿血。

【用法用量】煎服，3~10g，包煎。外用适量，研末外掺或调敷。止血多炒用，化瘀、利尿多生用。

【使用注意】孕妇慎用。

细目四　收敛止血药

1. 白及

【性能】苦、甘、涩，寒。归肺、胃、肝经。

【功效】收敛止血，消肿生肌。

【应用】

（1）出血证。为收敛止血要药。多用于肺、胃出血证。

（2）痈肿疮疡，手足皲裂，水火烫伤。

【使用注意】不宜与乌头类药材同用。

2. 仙鹤草

【功效】收敛止血，止痢，截疟，补虚。

3. 血余炭

【功效】收敛止血，化瘀利尿。

细目五　温经止血药

艾叶

【性能】辛、苦，温。有小毒。归肝、脾、肾经。

【功效】温经止血，散寒调经，安胎。

【应用】

（1）出血证。虚寒性出血，尤宜于崩漏。

（2）月经不调、痛经。尤善于调经，为妇科下焦虚寒或寒客胞宫要药。

（3）胎动不安。为妇科安胎要药。

此外，将本品捣绒，制成艾条、艾炷等，熏灸体表穴位，能温煦气血，透达经络。

第十七单元　活血化瘀药

细目一　概　述

活血化瘀药的使用注意事项：本类药物行散力强，易耗血动血，月经过多及其他出血无瘀者忌用；孕妇慎用或忌用。

细目二　活血止痛药

1. 川芎

【性能】辛，温。归肝、胆、心包经。

【功效】活血行气，祛风止痛。

【应用】

（1）血瘀气滞痛证。为"血中气药"，是治疗血瘀气滞要药。

（2）头痛，风湿痹痛。为治头痛要药，前人有"头痛不离川芎"之说。治头痛，无论风寒、风热、风湿、血虚、血瘀均可随证配伍用之。

2. 延胡索

【性能】辛、苦，温。归心、肝、脾经。

【功效】活血，行气，止痛。

【应用】气血瘀滞诸痛证。能"行血中气滞，气中血滞，故专治一身上下诸痛"。

【用法】煎服，研粉吞服。

3. 郁金

【性能】辛、苦，寒。归肝、胆、心经。

【功效】活血止痛，行气解郁，清心凉血，利胆退黄。

【应用】

（1）气滞血瘀痛证。

（2）热病神昏，癫痫痰闭。

（3）吐血，衄血，倒经，尿血，血淋。

（4）肝胆湿热黄疸、胆石症。

【使用注意】畏丁香。

4. 姜黄

【功效】活血行气，通经止痛。

【主治病证】气滞血瘀痛证；风湿痹痛；牙痛，疮疡痈肿，皮癣痛痒。

5. 乳香

【功效】活血行气止痛，消肿生肌。

【主治病证】跌打损伤，疮疡痈肿；气滞血瘀痛证。

【使用注意】胃弱者慎用；孕妇及无瘀滞者忌用。

细目三　活血调经药

1. 丹参

【性能】苦，微寒。归心、心包、肝经。

【功效】活血调经，祛瘀止痛，凉血消痈，除烦安神。

【应用】

（1）月经不调，闭经痛经，产后瘀滞腹痛。能祛瘀生新而不伤正，为妇科调经常用药。

（2）血瘀心痛，脘腹疼痛，癥瘕积聚，跌打损伤，风湿痹证。

（3）疮痈肿毒。

（4）热病烦躁神昏，心悸失眠。

【使用注意】反藜芦。孕妇慎用。

2. 红花

【性能】辛，温。归心、肝经。

【功效】活血通经，祛瘀止痛。

【应用】

（1）血滞经闭、痛经，产后瘀滞腹痛。为活血祛瘀、通经止痛之要药。

（2）癥瘕积聚。

（3）胸痹心痛，血瘀腹痛、胁痛。

（4）跌打损伤，瘀滞肿痛。为治疗跌打损伤、瘀滞肿痛要药。

（5）瘀滞斑疹色暗。

此外，还用于回乳、瘀阻头痛、眩晕、中风偏瘫、喉痹、目赤肿痛等证。

3. 桃仁

【功效】活血祛瘀，润肠通便，止咳平喘。

【主治病证】瘀血阻滞诸证；肺痈，肠痈；肠燥便秘；咳嗽气喘。

4. 益母草

【性能】辛、苦，微寒。归心、肝、膀胱经。

【功效】活血调经，利尿消肿，清热解毒。

【应用】

（1）血滞经闭、痛经、经行不畅、产后恶露不尽、瘀滞腹痛。为妇科经产要药。

（2）水肿，小便不利。

（3）跌打损伤，疮痈肿毒，皮肤瘾疹。

5. 牛膝

【性能】苦、甘、酸，平。归肝、肾经。

【功效】活血通经，补肝肾，强筋骨，利水通淋，引火（血）下行。

【应用】

（1）瘀血阻滞的经闭、痛经、经行腹痛、胞衣不下、跌打伤痛。为治疗经产病要药。

（2）腰膝酸痛，下肢痿软。

（3）淋证，水肿，小便不利。

（4）头痛，眩晕，齿痛，口舌生疮，吐血，衄血。能引火（血）下行，以降上亢之阳和上炎之火。

【用法】煎服。活血通经、利水通淋、引火（血）下行宜生用，补肝肾、强筋骨宜酒炙用。

6. 鸡血藤

【功效】行血补血，调经，舒筋活络。

【主治病证】月经不调，痛经，闭经；风湿痹痛，手足麻木，肢体瘫痪，血虚萎黄。

细目四　活血疗伤药

1. 土鳖虫

【功效】破血逐瘀，续筋接骨。

2. 骨碎补

【功效】破血续伤，补肾强骨。

3. 马钱子

【功效】散结消肿，通络止痛。

【用法用量】0.3～0.6g，炮制后入丸散用。外用适量，研末调涂。

【使用注意】内服不宜生用及多服久服。本品所含有毒成分能被皮肤吸收，故外用亦不宜大面积涂敷。孕妇禁用，体虚者忌用。

细目五　破血消癥药

1. 莪术

【功效】破血行气，消积止痛。

2. 水蛭

【功效】破血通经，逐瘀消癥。

第十八单元　化痰止咳平喘药

细目一　概　述

化痰止咳平喘药的使用注意事项：某些温燥之性强烈的刺激性化痰药，凡痰中带血或有出血倾向者，宜慎用；麻疹初起有表邪之咳嗽，不宜单投止咳药，当以疏解清宣为主，以免恋邪而致久喘不已及影响麻疹之透发，对收敛性及温燥之药尤当禁忌。

细目二　温化寒痰药

1. 半夏

【性能】辛，温。有毒。归脾、胃、肺经。

【功效】燥湿化痰，降逆止呕，消痞散结。外用消肿止痛。

【应用】

（1）湿痰、寒痰证。为燥湿化痰、温化寒痰要药。善治脏腑之湿痰。

（2）呕吐。为止呕要药，尤对痰饮或胃寒呕吐为宜。

（3）心下痞，结胸，梅核气。

（4）瘿瘤，痰核，痈疽肿毒，毒蛇咬伤。

【用法用量】煎服，3～10g。一般宜制过用。炮制品中有姜半夏、法半夏等，其中姜半夏长于降逆止呕，法半夏长于燥湿且温性较弱，半夏曲则有化痰消食之功，竹沥半夏能清化热痰，主治热痰、风痰之证。外用适量。

【使用注意】反乌头。

2. 天南星

【功效】燥湿化痰，祛风解痉。外用散结消肿。

【主治病证】湿痰、寒痰证；风痰眩晕，中风，癫痫，破伤风；痈疽肿痛，蛇虫咬伤。

【用法用量】煎服，3～10g，多制用。外用适量。

【使用注意】阴虚燥痰及孕妇忌用。

3. 白芥子

【功效】温肺化痰，利气散结，通络止痛。

【用法用量】煎服，3～6g。外用适量，研末调敷，或作发泡用。

【使用注意】本品辛温走散，耗气伤阴，久咳肺虚及阴虚火旺者忌用；消化道溃疡、出血者及皮肤过敏者忌用。用量不宜过大。

4. 旋覆花

【功效】降气化痰，降逆止呕。

【主治病证】咳嗽痰多，痰饮蓄结，胸膈痞满；噫气，呕吐。

【用法用量】煎服，3～10g。本品有绒毛，易刺激咽喉作痒而致呛咳呕吐，故宜包煎。

5. 白前

【功效】降气化痰。

细目三 清化热痰药

1. 川贝母

【性能】苦、甘，微寒。归肺、心经。

【功效】清热化痰，润肺止咳，散结消肿。

【应用】

(1) 虚劳咳嗽，肺热燥咳。尤宜于内伤久咳、燥痰、热痰之证。

(2) 瘰疬，乳痈，肺痈。

【使用注意】反乌头。

2. 浙贝母

【性能】苦，寒。归肺、心经。

【功效】清热化痰，散结消痈。

【应用】

(1) 风热、痰热咳嗽。长于清肺。

(2) 瘰疬，瘿瘤，乳痈疮毒，肺痈。

【使用注意】同川贝母。

3. 瓜蒌

【性能】甘、微苦，寒。归肺、胃、大肠经。

【功效】清热化痰，宽胸散结，润肠通便。

【应用】

(1) 痰热咳喘。

(2) 胸痹，结胸。

(3) 肺痈，肠痈，乳痈。

(4) 肠燥便秘。

【使用注意】本品甘寒而滑，脾虚便溏者及寒痰、湿痰证忌用。反乌头。

4. 竹茹

【功效】清热化痰，除烦止呕，凉血止血。

【主治病证】肺热咳嗽，痰热心烦不寐；胃热呕吐，妊娠恶阻；吐血，衄血，崩漏。

5. 前胡

【功效】降气化痰，疏散风热。

6. 桔梗

【性能】苦、辛、平。归肺经。

【功效】宣肺，祛痰，利咽，排脓。

【应用】

(1) 咳嗽痰多，胸闷不畅。咳嗽无论属寒、属热，有痰、无痰均可应用。

(2) 咽喉肿痛，失音。

（3）肺痈吐脓。

7. 海藻

【功效】消痰软坚，利水消肿。

【使用注意】传统认为反甘草。

8. 天竺黄

【功效】清热化痰，清心定惊。

细目四　止咳平喘药

1. 苦杏仁

【性能】苦，微温。有小毒。归肺、大肠经。

【功效】止咳平喘，润肠通便。

【应用】

（1）咳嗽气喘。为治咳喘要药。

（2）肠燥便秘。

【使用注意】阴虚咳喘及大便溏泻者忌用。用量不宜过大，婴儿慎用。

2. 紫苏子

【功效】降气化痰，止咳平喘，润肠通便。

【主治病证】咳喘痰多；肠燥便秘。

3. 百部

【性能】甘、苦，微温。归肺经。

【功效】润肺止咳，杀虫灭虱。

【应用】

（1）新久咳嗽，百日咳，肺痨咳嗽。功专润肺止咳，无论外感、内伤、暴咳、久嗽，均可用之。

（2）蛲虫，阴道滴虫，头虱及疥癣。

4. 紫菀

【功效】润肺化痰止咳。

5. 款冬花

【功效】润肺下气，止咳化痰。

6. 枇杷叶

【功效】清肺止咳，降逆止呕。

7. 桑白皮

【功效】泻肺平喘，利水消肿。

【主治病证】肺热咳喘；水肿。

8. 葶苈子

【性能】苦、辛，大寒。归肺、膀胱经。

【功效】泻肺平喘，利水消肿。

【应用】

（1）痰涎壅盛，喘息不得平卧。

（2）水肿，悬饮，胸腹积水，小便不利。

9. 白果

【功效】敛肺化痰定喘，止带缩尿。

【使用注意】本品有毒，不宜多用，小儿尤当注意。过食白果可致中毒，出现腹痛、吐泻、发热、发绀以及昏迷、抽搐，严重者可致呼吸麻痹而死亡。

第十九单元　安神药

细目一　概　述

安神药的使用注意事项：矿石类安神药及有毒药物，只宜暂用，不可久服，中病即止。矿石类安神药，如作丸、散服，易伤脾胃，不宜长期服用，并须酌情配伍养胃健脾之品。入煎剂应打碎先煎、久煎。部分药物具有毒性，须慎用。

细目二　重镇安神药

1. 朱砂

【功效】清心镇惊，安神解毒。

【用法用量】内服，只宜入丸、散服，每次 0.1～0.5g；不宜入煎剂。外用适量。

【使用注意】本品有毒，内服不可过量或持续服用。孕妇及肝肾功能不全者禁服。入药只宜生用，忌火煅。

2. 磁石

【性能】咸，寒。归心、肝、肾经。

【功效】镇惊安神，平肝潜阳，聪耳明目，纳气平喘。

【应用】

（1）心神不宁，惊悸，失眠，癫痫。

（2）头晕目眩。

（3）耳鸣耳聋，视物昏花。

（4）肾虚气喘。

3. 龙骨

【功效】镇惊安神，平肝潜阳，收敛固涩。

【主治病证】心神不宁，心悸失眠，惊痫癫狂；肝阳眩晕；滑脱诸证；湿疮痒疹，疮疡久溃不敛。

【用法用量】煎服，15～30g，宜先煎。外用适量。镇静安神、平肝潜阳宜生用，收敛固涩宜煅用。

【使用注意】湿热积滞者不宜使用。

4. 琥珀

【功效】镇惊安神，活血散瘀，利尿通淋。

【用法用量】研末冲服，或入丸、散，每次 1.5～3g。外用适量。不入煎剂。忌火煅。

细目三 养心安神药

1. 酸枣仁

【性能】甘、酸，平。归心、肝、胆经。

【功效】养心益肝，安神，敛汗，生津。

【应用】

（1）心悸失眠。

（2）自汗、盗汗。

此外，有收敛生津止渴，可用治伤津口渴咽干。

2. 柏子仁

【功效】养心安神，润肠通便。

【主治病证】心悸失眠；肠燥便秘。还用治阴虚盗汗，小儿惊痫。

3. 合欢皮

【功效】解郁安神，活血消肿。

4. 远志

【功效】宁心安神，祛痰开窍，消散痈肿。

【主治病证】失眠多梦，心悸怔忡，健忘；癫痫惊狂；咳嗽痰多；痈疽疮毒，乳房肿痛，喉痹。

第二十单元　平肝息风药

细目一　概　述

平肝息风药的使用注意事项：本类药物有性偏寒凉或性偏温燥之不同，故使用时当注意。若脾虚慢惊者，不宜用寒凉之品；阴虚血亏者，当忌温燥之品。

细目二　平抑肝阳药

1. 石决明

【功效】平肝潜阳，清肝明目。

【主治病证】

（1）肝阳上亢，头晕目眩。

（2）目赤，翳障，视物昏花。

【用法】煎服，应打碎先煎。平肝、清肝宜生用，外用点眼宜煅用、水飞。

2. 珍珠母

【功效】平肝潜阳，清肝明目，镇惊安神。

3. 牡蛎

【性能】咸，微寒。归肝、胆、肾经。

【功效】重镇安神，平肝潜阳，软坚散结，收敛固涩。

【应用】

（1）心神不安，惊悸失眠。

（2）肝阳上亢，头晕目眩。

（3）痰核，瘰疬，瘿瘤，癥瘕积聚。

（4）滑脱诸证。

此外，煅牡蛎有收敛制酸作用，可治胃痛泛酸。

【用法】煎服，宜打碎先煎。外用适量。收敛固涩宜煅用，其他宜生用。

4. 代赭石

【性能】苦，寒。归肝、心经。

【功效】平肝潜阳，重镇降逆，凉血止血。

【应用】

（1）肝阳上亢，头晕目眩。

（2）呕吐，呃逆，噫气。为重镇降逆要药，尤善降上逆之胃气而具有止呕、止呃、止噫之效。

（3）气逆喘息。

（4）血热吐衄，崩漏。

【用法】煎服，10～30g；宜打碎先煎。入丸、散，每次1～3g。外用适量。降逆、平肝宜生用，止血宜煅用。

【使用注意】孕妇慎用。因含微量砷，故不宜长期服用。

5. 刺蒺藜

【功效】平肝疏肝，祛风明目。

细目三　息风止痉药

1. 羚羊角

【性能】咸，寒。归肝、心经。

【功放】平肝息风，清肝明目，清热解毒。

【应用】

（1）肝风内动，惊痫抽搐。为治疗肝风内动，惊痫抽搐之要药。

（2）肝阳上亢，头晕目眩。

（3）肝火上炎，目赤头痛。

（4）温热病壮热神昏，热毒发斑。

此外，有解热、镇痛之效，可用于风湿热痹、肺热咳喘、百日咳等。

【用法用量】煎服，1～3g；宜单煎2小时以上。磨汁或研粉服，每次0.3～0.6g。

2. 牛黄

【性能】苦、凉。归心、肝经。

【功效】化痰开窍，凉肝息风，清热解毒。

【应用】

（1）热病神昏。

（2）小儿惊风，癫痫。

（3）口舌生疮，咽喉肿痛，牙痛，痈疽疔毒。

【用法用量】入丸、散剂，每次0.15～0.35g。外用适量，研末敷患处。

【使用注意】非实热证不宜使用，孕妇慎用。

3. 钩藤

【性能】甘，凉。归肝、心包经。

【功效】清热平肝，息风定惊。

【应用】

（1）头痛，眩晕。

（2）肝风内动，惊痫抽搐。

此外，能清热透邪，用于外感风热、头痛目赤及斑疹透发不畅之证。有凉肝止惊之效，治小儿惊啼、夜啼。

【用法用量】煎服，3～12g，入煎剂宜后下。

4. 天麻

【性能】甘，平。归肝经。

【功效】息风止痉，平抑肝阳，祛风通络。

【应用】

（1）肝风内动，惊痫抽搐。

（2）眩晕，头痛。为治眩晕、头痛要药。

（3）肢体麻木，手足不遂，风湿痹痛。

5. 地龙

【功效】清热息风，通络，平喘，利尿。

【主治病证】高热惊痫，癫狂；气虚血滞，半身不遂；痹证；肺热哮喘；小便不利，尿闭不通。

6. 全蝎

【功效】息风镇痉，攻毒散结，通络止痛。

【主治病证】痉挛抽搐；疮疡肿毒，瘰疬结核；风湿顽痹；顽固性偏正头痛。

【用法用量】煎服，3~6g。研末吞服，每次0.6~1g。外用适量。

7. 蜈蚣

【功效】息风镇痉，攻毒散结，通络止痛。

【用法用量】煎服，3~5g。研末冲服，每次0.6~1g。外用适量。

8. 僵蚕

【功效】息风止痉，祛风止痛，化痰散结。

【主治病证】惊痫抽搐；风中经络，口眼㖞斜；风热头痛，目赤，咽痛，风疹瘙痒；痰核，瘰疬。

第二十一单元 开窍药

细目一 概 述

开窍药的使用注意事项：本类药物辛香走窜，为救急、治标之品，且能耗伤正气，只宜暂服，不可久用；因本类药物辛香，其有效成分易于挥发，内服多不宜入煎剂，只入丸散、剂服用。

细目二 具体药物

1. 麝香
【性能】辛，温。归心、脾经。

【功效】开窍醒神，活血通经，消肿止痛，催生下胎。

【应用】

（1）闭证神昏。为醒神回苏要药，无论寒闭、热闭皆效。

（2）疮疡肿毒，瘰疬痰核，咽喉肿痛。

（3）血瘀经闭，癥瘕，心腹暴痛，头痛，跌打损伤，风寒湿痹。

（4）难产，死胎，胞衣不下。

【用法用量】入丸、散，每次 0.03 ~ 0.1g。外用适量。不宜入煎剂。

【使用注意】孕妇禁用。

2. 冰片
【功效】开窍醒神，清热止痛

【主治病证】闭证神昏；目赤肿痛，喉痹口疮；疮疡肿痛，疮溃不敛，水火烫伤。

【用法用量】入丸、散，每次 0.15 ~ 0.3g。外用适量，研粉点敷患处。不宜入煎剂。

【使用注意】孕妇慎用。

3. 苏合香
【功效】开窍醒神，辟秽，止痛。

【用法用量】入丸、散，0.3 ~ 1g。外用适量。不入煎剂。

4. 石菖蒲
【功效】开窍醒神，化湿和胃，宁神益志。

【主治病证】痰蒙清窍，神志昏迷；湿阻中焦，脘腹痞满，胀闷疼痛；噤口痢；健忘，失眠，耳鸣，耳聋。还可用于声音嘶哑、痈疽疮疡、风湿痹痛、跌打伤痛等证。

第二十二单元　补虚药

细目一　概　述

补虚药的使用注意事项：补虚药原为虚证而设，凡身体健康，无虚弱表现者，不宜滥用，以免导致阴阳平衡失调。实邪方盛，正气未虚者，以祛邪为要，亦不宜使用，以免"闭门留寇"。补气药性多壅滞，易致中满，湿盛中满者忌用。补阳药性多温燥，易助火伤阴，阴虚火旺者不宜使用。补血药多滋腻黏滞，妨碍运化，凡湿滞脾胃、脘腹胀满、食少便溏者慎用。补阴药多甘寒滋腻，凡脾胃虚弱、痰湿内阻、腹满便溏者不宜用。补虚药使用时应注意顾护脾胃，适当配伍健脾消食药，以促进运化，使补虚药能充分发挥作用。补虚药若需久服，宜作蜜丸、煎膏（膏滋）、片剂、口服液、颗粒剂或酒剂等，以便保存和服用，若作汤剂，宜文火久煎，使药味尽出。个别挽救虚脱的补虚药，宜制成注射剂，以备急用。

细目二　补气药

1. 人参

【性能】甘、微苦，微温。归肺、脾、心经。

【功效】大补元气，补脾益肺，生津，安神增智。

【应用】

（1）元气虚脱证。为拯危救脱的要药，适用于因大汗、大泻、大失血、大病、久病所致元气虚极欲脱，脉微欲绝的危重证候。

（2）肺、脾、心肾气虚证。为补肺、补脾的要药。

（3）热病气虚津伤口渴及消渴证。

此外，与解表药、攻下药等祛邪药配伍，有扶正祛邪之效。

【用法用量】煎服，3～9g；挽救虚脱可用15～30g。宜文火另煎分次对服。野山参研末吞服，每次2g，每日2次。

【使用注意】不宜与藜芦同用。

2. 西洋参

【功效】补气养阴，清热生津。

【用法用量】另煎对服，3～6g。

【使用注意】不宜与藜芦同用。

3. 党参

【功效】补脾肺气，补血，生津。

【主治病证】脾肺气虚证；气血两虚证；气津两伤证。此外，可与解表药或攻里药同用，用于气虚外感及正虚邪实之证，以扶正祛邪。

4. 太子参

【功效】补气健脾，生津润肺。

5. 黄芪

【性能】甘，微温。归脾、肺经。

【功效】补气健脾，升阳举陷，益卫固表，利尿消肿，托毒生肌。

【应用】

（1）脾气虚证。为补中益气要药。

（2）肺气虚证。

（3）气虚自汗。

（4）气血亏虚，疮疡难溃难腐，或溃久难敛。

此外，尚有补气行滞、补气摄血、补气生津作用，用于因气虚所致的血虚出血、消渴、中风后遗症、痹痛麻木等病证。

6. 白术

【性能】甘、苦，温。归脾、胃经。

【功效】健脾益气，燥湿利尿，止汗，安胎。

【应用】

（1）脾气虚证。被前人誉为"补气健脾第一要药"。

（2）气虚自汗。

（3）脾虚胎动不安。

【使用注意】本品性偏温燥，热病伤津及阴虚燥渴者不宜用。

7. 山药

【功效】益气养阴，补脾肺肾，固精止带。

【主治病证】脾虚证；肺虚证；肾虚证；消渴气阴两虚证。

8. 白扁豆

【功效】补脾和中，化湿。

9. 甘草

【性能】甘，平。归心、肺、脾、胃经。

【功效】补脾益气，祛痰止咳，缓急止痛，清热解毒，调和诸药。

【应用】

（1）心气不足，脉结代，心动悸。

（2）脾气虚证。

（3）咳喘。

（4）脘腹、四肢挛急疼痛。

（5）热毒疮疡，咽喉肿痛，药食中毒。

（6）调和药性。

【使用注意】不宜与京大戟、芫花、甘遂、海藻同用。大剂量久服可致水钠潴留，引起浮肿。

10. 大枣

【功效】补中益气，养血安神。

11. 蜂蜜

【功效】补中，润燥，止痛，解毒。

细目三　补阳药

1. 鹿茸

【性能】甘、咸，温。归肾、肝经。

【功效】补肾阳，益精血，强筋骨，调冲任，托疮毒。

【应用】

（1）肾阳虚衰，精血不足证。为温肾壮阳、补督脉、益精血的要药。

（2）肾虚骨弱，腰膝无力或小儿五迟。

（3）妇女冲任虚寒，崩漏带下。

（4）疮疡久溃不敛，阴疽疮肿内陷不起。

【用法用量】1~2g，研末吞服；或入丸、散。

【使用注意】服用本品宜从小量开始，缓缓增加，不可骤用大量，以免阳升风动，头晕目赤，或伤阴动血。凡发热者均当忌服。

2. 淫羊藿

【功效】补肾壮阳，祛风除湿。

【主治病证】肾阳虚衰，阳痿尿频，腰膝无力；风寒湿痹，肢体麻木。

3. 巴戟天

【功效】补肾助阳，祛风除湿。

【主治病证】阳痿不举，宫冷不孕，小便频数；风湿腰膝疼痛，肾虚腰膝酸软。

4. 杜仲

【性能】甘，温。归肝、肾经。

【功效】补肝肾，强筋骨，安胎。

【应用】

（1）肾虚腰痛及各种腰痛。善治肾虚腰痛。

（2）胎动不安，习惯性堕胎。

5. 续断

【性能】苦、辛，微温。归肝、肾经。

【功效】补益肝肾，强筋健骨，止血安胎，疗伤续折。

【应用】

（1）阳痿不举，遗精遗尿。

（2）腰膝酸痛，寒湿痹痛。

（3）崩漏下血，胎动不安。

（4）跌打损伤，筋伤骨折。

6. 肉苁蓉

【功效】补肾助阳，润肠通便。

7. 补骨脂

【功效】补肾壮阳，固精缩尿，温脾止泻，纳气平喘。

【主治病证】肾虚阳痿，腰膝冷痛；肾虚滑精、遗尿、尿频；脾肾阳虚，五更泄泻；肾不纳气，虚寒喘咳。

8. 益智仁

【功效】暖肾固精缩尿，温脾开胃摄唾。

9. 菟丝子

【性能】辛、甘，平。归肾、肝、脾经。

【功效】补肾益精，养肝明目，止泻，安胎。

【应用】

（1）肾虚腰痛，阳痿遗精，尿频，宫冷不孕。

（2）肝肾不足，目暗不明。

（3）脾肾阳虚，便溏泄泻。

（4）肾虚胎动不安。

细目四 补血药

1. 当归

【性能】甘、辛，温。归肝、心、脾经。

【功效】补血调经，活血止痛，润肠通便。

【应用】

（1）血虚诸证。为补血之圣药。

（2）血虚血瘀，月经不调，经闭，痛经。为妇科补血调经要药。

（3）虚寒性腹痛，跌打损伤，痈疽疮疡，风寒痹痛。为活血行气要药。

（4）血虚肠燥便秘。

2. 熟地黄

【性能】甘，微温。归肝、肾经。

【功效】补血养阴，填精益髓。

【应用】

（1）血虚诸证。为养血补虚之要药。

（2）肝肾阴虚诸证。为补肾阴之要药。

3. 白芍

【性能】苦、酸，微寒。归肝、脾经。

【功效】养血敛阴，柔肝止痛，平抑肝阳。

【应用】

（1）肝血亏虚，月经不调。

（2）肝脾不和，胸胁脘腹疼痛，四肢挛急疼痛。

（3）肝阳上亢，头痛眩晕。

此外，配桂枝同用，可调和营卫。

【使用注意】阳衰虚寒之证不宜用。反藜芦。

4. 阿胶

【性能】甘，平。归肺、肝、肾经。

【功效】补血，滋阴，润肺，止血。

【应用】

（1）血虚诸证。为补血要药。尤善治出血而致血虚者。

（2）出血证。为止血要药。

（3）肺阴虚燥咳。

（4）热病伤阴，心烦失眠，阴虚风动，手足瘛疭。

【用法】5~15g，入汤剂宜烊化冲服。

5. 何首乌

【性能】制首乌甘、涩，微温。归肝、肾经。

【功效】制用：补益精血，固肾乌须。生用：解毒，截疟，润肠通便。

【应用】

（1）精血亏虚，头晕眼花，须发早白，腰膝酸软。

（2）久疟，痈疽，瘰疬，肠燥便秘。

细目五　补阴药

1. 北沙参

【性能】甘、微苦，微寒。归肺、胃经。

【功效】养阴清肺，益胃生津。

【应用】

（1）肺阴虚证。

（2）胃阴虚证。

2. 百合

【功效】养阴润肺，清心安神。

【主治病证】阴虚燥咳，劳嗽咯血；阴虚有热之失眠心悸及百合病心肺阴虚内热证。

3. 麦冬

【性能】甘、微苦，微寒。归胃、肺、心经。

【功效】养阴润肺，益胃生津，清心除烦。

【应用】

（1）胃阴虚证。

（2）肺阴虚证。

（3）心阴虚证。

4. 天冬

【功效】养阴润燥，清肺生津。

【主治病证】肺阴虚证；肾阴虚证；热病伤津之食欲不振、口渴以及肠燥便秘。

5. 石斛

【功效】益胃生津，滋阴清热。

【主治病证】胃阴虚证，热病伤津证；肾阴虚证。

6. 玉竹

【功效】养阴润燥，生津止渴。

【主治病证】肺阴虚证；胃阴虚证；热伤心阴，烦热多汗，惊悸。

7. 黄精

【功效】补气养阴，健脾，润肺，益肾。

8. 枸杞子

【功效】滋补肝肾，益精明目。

【主治病证】肝肾阴虚及早衰证。

9. 女贞子

【功效】滋补肝肾，乌须明目。

10. 龟甲

【性能】甘，寒。归肾、肝、心经。

【功效】滋阴潜阳，益肾健骨，养血补心。

【应用】

（1）阴虚阳亢，阴虚内热，虚风内动。

（2）肾虚骨痿，囟门不合。

（3）阴虚血亏，惊悸，失眠，健忘。

此外，能止血，用于阴虚血热、冲任不固之崩漏、月经过多。

【用法】煎服，9~24g，宜先煎。本品经砂炒醋淬后，更易煎出有效成分，并除腥气，便于制剂。

11. 鳖甲

【性能】甘、咸，寒。归肝、肾经。

【功效】滋阴潜阳，退热除蒸，软坚散结。

【应用】

（1）肝肾阴虚证。

（2）癥瘕积聚。

【用法】煎服，9~24g，宜先煎。本品经砂炒醋淬后，有效成分更易煎出，并可除腥气，易于粉碎，方便制剂。

第二十三单元　收涩药

细目一　概　述

收涩药的使用注意事项：本类药物性涩收敛，故凡表邪未解，湿热内蕴所致的泻痢、带下、血热出血，以及余热未清者，均不宜用，误用有"闭门留寇"之弊。但某些收敛药除收涩作用之外，兼有清湿热、解毒等功效，又当分别对待。

细目二　固表止汗药

1. 麻黄根

【功效】固表止汗。

2. 浮小麦

【功效】固表止汗，益气，除热。

细目三　敛肺涩肠药

1. 五味子

【性能】酸、甘，温。归肺、心、肾经。

【功效】收敛固涩，益气生津，补肾宁心。

【应用】

（1）久咳虚喘。为治疗久咳虚喘之要药。

（2）自汗，盗汗。

（3）遗精、滑精。

（4）久泻不止。

（5）津伤口渴，消渴。

（6）心悸，失眠，多梦。

2. 乌梅

【性能】酸、涩，平。归肝、脾、肺、大肠经。

【功效】敛肺止咳，涩肠止泻，安蛔止痛，生津止渴。

【应用】

（1）肺虚久咳。

（2）久泻，久痢。

（3）蛔厥腹痛，呕吐。

（4）虚热消渴。

此外，炒炭后，能固冲止漏，用于崩漏不止，便血；外敷能消疮毒，并治胬肉外突、头疮等。

3. 诃子

【功效】涩肠止泻，敛肺止咳，利咽开音。

【主治病证】久泻，久痢；久咳，失音。

【用法】煎服。涩肠止泻宜煨用，敛肺清热、利咽开音宜生用。

4. 肉豆蔻

【功效】涩肠止泻，温中行气。

【主治病证】虚泻，冷痢；胃寒胀痛，食少呕吐。

5. 赤石脂

【功效】涩肠止泻，收敛止血，敛疮生肌。

细目四　固精缩尿止带药

1. 山茱萸

【性能】酸、涩，微温。归肝、肾经。

【功效】补益肝肾，收敛固涩。

【应用】

（1）腰膝酸软，头晕耳鸣，阳痿。为平补阴阳要药。

（2）遗精滑精，遗尿尿频。为固精止遗要药。

（3）崩漏，月经过多。

（4）大汗不止，体虚欲脱。为防止元气虚脱之要药。

此外，亦治消渴。

2. 桑螵蛸

【功效】固精缩尿，补肾助阳。

【主治病证】遗精滑精，遗尿尿频，白浊；肾虚阳痿。

3. 金樱子

【功效】固精缩尿止带，涩肠止泻。

4. 海螵蛸

【功效】固精止带，收敛止血，制酸止痛，收湿敛疮。

【主治病证】遗精，带下；崩漏，吐血，便血，外伤出血；胃痛吐酸；湿疮，湿疹，溃疡不敛。

5. 莲子

【功效】益肾固精，补脾止泻，止带，养心安神。

【主治病证】遗精滑精；带下；脾虚泄泻；心悸，失眠。

6. 芡实

【功效】益肾固精，健脾止泻，除湿止带。

【主治病证】遗精滑精；脾虚久泻；带下。

7. 椿皮

【功效】清热燥湿，收敛止带，止泻，止血。

第二十四单元　攻毒杀虫止痒药

细目一　概　　述

攻毒杀虫止痒药的使用注意事项：本类药物多具有不同程度的毒性，无论外用内服，均应严格掌握剂量用法，不宜过量或持续使用，以防发生毒副反应。制剂时应严格遵守炮制和制剂法度，以减低毒性而确保用药安全。内服宜制成丸、散应用。

细目二　具体药物

2. 硫黄

【功效】外用解毒杀虫止痒，内服补火助阳通便。

4. 蛇床子

【功效】杀虫止痒，燥湿祛风，温肾壮阳。

方剂学

第一单元　总　论

（一）方剂与治法

1. 方剂与治法的关系

（1）治法为指导遣药组方的原则。

（2）"方从法出，法随证立"。方剂是体现治法的主要手段。

（3）方剂必须"针对病机，体现治法"。"以法统方"，包括以法组方、以法遣方、以法类方、以法释方。

2. 常用治法

治法是针对临床证候所采取的治疗大法，临床证候的复杂性决定了治法的多样性，清代程钟龄在《医学心悟》中将诸多治法概括为汗、吐、下、和、温、清、消、补八法。

（1）汗法：汗法是通过开泄腠理、调畅营卫、宣发肺气等作用，使在表的外感六淫之邪随汗而解的一种治法。汗法不以汗出为目的，主要是通过出汗，使腠理开、营卫和、肺气畅、血脉通，从而能祛邪外出，正气调和。汗法主要治疗外感六淫之邪所致的表证，凡是腠理闭塞，营卫郁滞的寒热无汗，或腠理疏松，虽有汗但寒热不解的病证，皆可使用汗法治疗。由于病情有寒热，邪气有兼夹，体质有强弱，故汗法又可分为辛温发汗、辛凉发汗，或与补法、下法、消法等配合使用。使用汗法要注意：辨清病邪的性质；中病即止，慎勿过量；兼顾兼夹病证；不宜久煎。

（2）吐法：吐法是通过涌吐的方法，使停留在咽喉、胸膈、胃脘的痰涎、宿食以及毒物等从口中吐出的一种治法。适用于中风痰壅，宿食壅阻胃脘，毒物尚在胃中，痰涎壅盛的癫狂、喉痹，以及干霍乱吐泻不得等，属于病位居上，病势急暴，内蓄实邪，体质壮实之证。使用吐法要注意：因吐法易伤胃气，体虚气弱、妇人新产、孕妇等均应慎用；吐后应调养脾胃。

（3）下法：下法是通过泻下、荡涤、攻逐等作用，使停留于胃肠的宿食、燥屎、冷积、瘀血、结痰、停水等从下窍而出，以祛邪除病的一类治法。凡邪在肠胃而致大便不通，燥屎内结，或热结旁流，以及停痰留饮、瘀血积水等形症俱实之证，均可使用。由于病情有寒热，正气有虚实，病邪有兼夹，所以下法又有寒下、温下、润下、逐水、攻补兼施之别，并可与其他治法结合运用。使用下法要注意：辨清病情之属性；中病即止，顾护正气。

（4）和法：和法是通过和解与调和的方法，使半表半里之邪，或脏腑阴阳，表里失和之证得以解除的一种治法。和法既能祛除病邪，又能调整脏腑功能，且无明显寒热补泻之偏，性质平和，全面兼顾，适用于邪犯少阳、肝脾不和、肠寒胃热、气血营卫失和等证。和法的分类较多，其中主要有和解少阳、透达膜原、调和肝脾、疏肝和胃、分消上下、调和肠胃等。

（5）温法：温法是通过温里祛寒的作用，以治疗里寒证的一类治法。里寒证有部位浅深、程度轻重的差别，故温法又有温中祛寒、回阳救逆和温经散寒的区别。使用温法要注意："壮火食气，少火生气"（《内经》）；"真热假寒"证，不可误用。

（6）清法：清法是通过清热、泻火、解毒、凉血等作用，以清除里热之邪的一类治法。适用于里热证、火证、热毒证以及虚热证等里热病证。由于里热证有热在气分、营分、血分、热壅成毒以及热在某一脏腑之分，故清法之中又有清气分热、清营凉血、清热解毒、清脏腑热等不同。使用清法要注意：不可滥用，注意顾护正气；"真寒假热"证，不可误用。

（7）消法：消法是通过消食导滞、行气活血、化痰利水以及驱虫等方法，使气、血、痰、食、水、虫等所结成的有形之邪渐消缓散的一种治法。适用于饮食停滞、气滞血瘀、癥瘕积聚、水湿内停、痰饮不化、疳积虫积以及疮疡痈肿等病证。使用消法要注意：与下法区别应用；治宜缓图，难以速效；常与补法等结合运用。

（8）补法：补法是通过补益人体气血阴阳，以主治各种虚弱证候的一种治法。适用于各种虚证。补法的目的，在于通过药物的补益，使人体气血阴阳虚弱或脏腑之间的失调状态得到纠正，复归于协调平衡。此外，在正虚不能祛邪外出时，也可使用补法以扶助正气，并配合其他治法，达到扶正祛邪的目的。补法又可进一步分为补气、补血、补阴、补阳等，在这些治法中又包括分补五脏之法。使用补法要注意：辨清虚损证型，不可滥用补法；应善用"通补"，不宜"呆补"。

上述八种治法，适应了表里寒热虚实不同的证候。但是，对于多数疾病而言，不是单独一法所能奏效，常须数种方法配合运用，才能照顾全面。所以虽为八法，但配合之后变化多端。正如《医学心悟》中说："一法之中，八法备焉，八法之中，百法备焉。"

（二）方剂的组成原则

方剂不是药物的随意堆砌，它是依据辨证与治法的需要，将药物有原则、有目的地配合在一起。方剂的组成原则是君臣佐使。

1. 君药

针对主病或主证起主要治疗作用的药物，在方剂组成中不可缺少。

2. 臣药

（1）协助君药加强治疗主病或主证作用的药物。

（2）针对重要的兼病或兼证起主要治疗作用的药物。

3. 佐药

（1）佐助药，即配合君、臣药以加强治疗作用，或直接治疗次要兼症的药物。

（2）佐制药，即用以消除或减弱君、臣药的毒性，或能制约其峻烈之性的药物。

（3）反佐药，病重邪甚出现拒药，配用与君药性味相反而又能在治疗中起相成作用的药物，以防止药病格拒。

4. 使药

（1）引经药，即能引导方中诸药达到病所的药物。

（2）调和药，即能调和方中诸药作用的药物。

（三）方剂的变化形式

1. 药味增减的变化

药物是决定方剂功用的主要因素，当方剂中的药物增加或减少时，必然会使方剂组成的配伍关系发生变化，并由此导致方剂功用的改变。这种变化主要用于临床选用成方，其目的是使之更加适合变化了的病情需要。必须指出，在此所指的药味增减的变化，是指在主病、主证、基本病机以及君药不变的前提下，改变方中的次要药物，以适应变化了的病情需要，即我们常说的"随症加减"。

2. 药量增减的变化

药物的用量直接决定药力的大小，当方剂的药物组成相同，而用量不相同时，会发生药力变化，其结果可以是单纯的方剂药力大小的改变，也可以导致药物配伍关系及君臣佐使甚至是方剂的寒热、攻补性质的相应变化，从而改变方剂的功用和主治证候。

3. 剂型更换的变化

方剂的剂型较多，不同剂型各有特点。同一方剂，尽管用药及其剂量完全相同，但剂型不同，其作用亦有差异，但这种差异往往只是表现在药力大小和峻缓的区别上，在主治病证上也多有轻重缓急之分别。

（四）常用剂型

1. 汤剂的特点

汤剂是将药物饮片加水或酒浸泡，再煎煮一定时间，去渣取汁，制成的液体剂型。汤剂是中医临床最为传统与常用剂型。汤剂可以内服或外用，大部分汤剂为内服，外用汤剂多作洗浴、熏蒸及含漱等。汤剂吸收快，能迅速发挥药效，而且可以根据病情需要进行加减，能照顾每个患者或各具体病变的不同阶段，因而多适用于病证较重或病情不稳定的患者。但汤剂也有不足之处，如服用量大，某些药的有效成分不易煎出或易挥发散失，不适于大规模生产，亦不利于患者携带。

2. 丸剂的特点

丸剂是将药物研成细粉或药材提取物，加入适宜的赋型剂制成球形的固体剂型。丸剂吸收较慢，药效持久，节省药材，便于患者服用与携带。一般说来，丸剂适用于慢性、虚弱性疾病。但也有丸剂药性比较峻猛者，多为芳香类药物与剧毒药物，不宜作汤剂煎服，如安宫牛黄丸、舟车丸等。常用的丸剂有蜜丸、水丸、糊丸、浓缩丸等。

（1）蜜丸：蜜丸是将药物细粉用炼制的蜂蜜赋型而制成的丸剂。蜜丸性质柔润，作用缓和持久，并有补益和矫味作用，常用于治疗慢性病和虚弱性疾病，需要长期服用。

（2）水丸：也称水泛丸，是将药物细粉用水（冷开水或蒸馏水）或酒、醋、蜜水、药汁等赋型制成的小丸。水丸易于崩解，溶散快，吸收起效快，易于吞服，适用于多种疾病。

（3）糊丸：糊丸是将药物细粉用米糊、面糊、曲糊等赋型制成的小丸。糊丸黏合力强，质地坚硬，崩解与溶散迟缓，内服可延长药效，减轻剧毒药的不良反应和对胃肠道的刺激。

（4）浓缩丸：浓缩丸是将药物或方中部分药物煎汁浓缩成膏，再与其他药物细粉混合干燥粉碎，用水或蜂蜜或药汁制成丸剂。浓缩丸体积小，有效成分含量高，服用剂量小，可用于治疗多种疾病。

3. 散剂的特点

散剂是将药物粉碎，混合均匀，制成粉末状制剂。散剂制作简便，吸收较快，节省药材，便于服用及携带。散剂有内服和外用两类。

（1）内服散剂：又可以分为两种：①研成细粉，以温开水冲服，量小者亦可直接吞服。这类散剂吸收快，便于携带与服用。②制成粗末，以水煎取汁服用，称为煮散，这类散剂实际类似汤剂。

（2）外用散剂：研为极细粉末，直接作用于病变部位，对创面刺激小，可外敷、掺散疮面或患病部位，亦有作点眼、吹喉等用者。

4. 膏剂的特点

膏剂是将药物用水或植物油煎熬去渣而制成的剂型，有内服和外用两种。内服膏剂有流浸膏、浸膏、煎膏三种；外用膏剂分软膏、硬膏两种。其中流浸膏与浸膏多数用于调配其他制剂使用，如合剂、糖浆剂、冲剂、片剂等。

（1）煎膏：又称膏滋，是将药物加水反复煎煮，去渣浓缩后，加炼蜜或炼糖制成的半液体剂型。煎膏体积小，含量高，便于服用，口味甜美，有滋润补益作用，一般多用于慢性虚弱性患者，有利于较长时间用药。

（2）软膏：又称药膏，是将药物细粉与适宜的基质制成具有适当黏稠度的半固体外用制剂。其中用乳剂型基质的亦称乳膏剂，多用于皮肤、黏膜或疮面。软膏具有一定的黏稠性，外涂后渐渐软化或熔化，因而药物慢慢吸收，持久发挥疗效，适用于外科疮疡疔肿、烧烫伤等。

（3）硬膏：又称膏药，古称薄贴，是以植物油将药物煎至一定程度，去渣，煎至滴水成珠，加入黄丹等搅匀、冷却制成的硬膏。用时加温摊涂在布或纸上，软化后贴于患处或穴位上，可用于治疗局部疾病和全身性疾病，如疮疡肿毒、跌打损伤、风湿痹证以及腰痛、腹痛等。

第二单元 解表剂

（一）概述

1. 解表剂的适用范围

凡以解表药为主组成，具有发汗、解肌、透疹等作用，用以治疗表证的方剂，统称解表剂。属"八法"中的"汗法"。

解表剂是为六淫外邪侵袭人体肌表、肺卫所致的表证而设。此时邪未深入，病势轻浅，可用辛散轻宣的药物使外邪从肌表而出。如果失时不治，或治不如法，病邪不从外解，必转深入，变生他证。本类方剂主要用治表证，故凡风寒所伤或温病初起，以及麻疹、疮疡、水肿、痢疾等病初之时，见恶寒、发热、头痛、身疼、无汗或有汗、苔薄白、脉浮等表证者，均可用解表剂治疗。

2. 解表剂的应用注意事项

（1）由于表证有寒热之异，患者体质有强弱之别，故应酌情选用不同类型的解表剂。若兼见气、血、阴、阳等不足者，还须结合补益法使用，以扶正祛邪。

（2）解表剂多用辛散轻扬之品组方，不宜久煎，以免药性耗散，作用减弱。

（3）在服法上一般宜温服，服后宜避风寒，或增衣被，或辅之以热粥，以助汗出；服解表剂的取汗程度以遍身持续微汗为佳，若汗出不彻则病邪不解，汗出太过则耗气伤津。汗出病瘥，即当停服，不必尽剂。

（4）服解表剂应注意禁食生冷、油腻之品，以免影响药物的吸收和药效的发挥。

（5）表邪未尽，而见里证者，一般应先解表，后治里；表里并重者，则当表里双解。若外邪已经入里，或麻疹已透，或疮疡已溃，或虚证水肿，均不宜使用。

（二）辛温解表剂

麻黄汤
《伤寒论》

【组成】麻黄三两　桂枝二两　杏仁七十个　甘草炙，一两

【用法】水煎服，温覆取微汗。

【功用】发汗解表，宣肺平喘。

【主治】外感风寒表实证。恶寒发热，头身疼痛，无汗而喘，舌苔薄白，脉浮紧。

【配伍意义】本证由风寒束表，卫阳被遏，营阴郁滞，腠理闭塞，经脉不通，肺气失宣所致。治宜发汗解表，宣肺平喘。方中麻黄为君，发汗解表，宣肺平喘。桂枝为臣，解肌发表，温通经脉，既助麻黄发汗解表，又可畅行营阴以解诸痛。杏仁为佐，降利肺气，

与麻黄配伍，一宣一降，以恢复肺气之宣降，加强止咳平喘之功。甘草为佐使，既可调和麻、杏之宣降，又能缓和麻、桂相合之峻烈，以防麻、桂发汗太过而耗伤正气。四药配伍，表寒得散，营卫得通，肺气得宣，诸症可愈。

桂枝汤
《伤寒论》

【组成】桂枝三两　芍药三两　甘草炙，二两　生姜三两　大枣擘，十二枚

【用法】现代用法，水煎服，温覆取微。

【功用】解肌发表，调和营卫。

【主治】外感风寒表虚证。恶风发热，汗出头痛，鼻鸣干呕，苔白不渴，脉浮缓或浮弱。

【配伍意义】本证由外感风寒，卫强营弱，营卫失和所致。治宜解肌发表，调和营卫。方中桂枝为君，助卫阳，通经络，解肌发表。芍药为臣，益阴敛营，敛固外泄之营阴。桂、芍等量配伍，一散一收，寓意有三：一为针对卫强营弱，体现营卫同治，邪正兼顾；二为相辅相成，桂枝得芍药，使汗而有源，芍药得桂枝，则滋而能化；三为相制相成，散中有收，汗中寓补。生姜助桂枝散寒祛邪，兼能和胃止呕，大枣助芍药滋脾生津，并可益气补中，二药既可增强君、臣药调和营卫之效，又能调补脾胃以充营卫生化之源，共为佐药。炙甘草益气和中，合桂枝辛甘化阳以实卫，合芍药酸甘化阴以和营，并可调和药性，为佐使。

小青龙汤
《伤寒论》

【组成】麻黄三两　芍药三两　细辛三两　干姜三两　甘草炙，三两　桂枝三两　半夏半升　五味子半升

【用法】水煎温服。

【功用】解表散寒，温肺化饮。

【主治】外寒里饮证。恶寒发热，头身疼痛，无汗，喘咳，痰涎清稀量多，胸痞，或干呕，或痰饮喘咳，不得平卧，或身体疼重，头面四肢浮肿，舌苔白滑，脉浮。

【配伍意义】本方主治外感风寒，寒饮内停之证。此证若不疏表而仅治里饮，则表邪难解，若不化饮而专解表邪，则水饮不除，此时最佳治法应是解表与化饮配合，表里双解。方以麻黄、桂枝相须为君，发汗散寒以解表邪，且麻黄又能宣发肺气而平喘咳，桂枝又能化气行水以利里饮之化。干姜、细辛为臣，温肺化饮，兼助麻黄、桂枝以解表祛邪。然素有痰饮，脾肺本虚，若纯用辛温发散，恐更耗伤肺气，故佐以五味子敛肺止咳，芍药和营养血，二药与辛散之品相配伍，一散一收，既可增强止咳平喘之功，又可制约诸药辛散温燥太过之弊。更佐以半夏，燥湿化痰，和胃降逆。炙甘草为佐使之药，既可益气和中，又能调和辛散酸收之品。全方药虽八味，配伍严谨，散中有收，开中有合，使风寒解，水饮去，宣降复，则诸症自平。

止嗽散
《医学心悟》

【组成】桔梗　荆芥　紫菀　百部　白前各二斤　甘草十二两　陈皮一斤

【功用】宣利肺气，疏风止咳。

【用法】共为末，每服6~9g，温开水或姜汤送下。亦可作汤剂，用量按原方比例酌减，水煎服。

【主治】风邪犯肺证。咳嗽咽痒，咯痰不爽，或微有恶风发热，舌苔薄白，脉浮缓。

【配伍意义】本证为外感风邪表证，经服解表宣肺药后，外邪十去八九，但肺气仍失宣降，咳嗽仍不止。治法重在理肺止咳，微加疏表之品。方以紫菀、百部为君，味甘苦而温，入肺经，皆可止咳化痰，新久咳嗽都能使用。桔梗善于开宣肺气，白前长于降气化痰，两者相伍，一宣一降，以复肺气之宣降，增强君药止咳化痰之力而为臣药。荆芥疏风解表，以祛在表之余邪，陈皮理气化痰，二味合而为佐。佐使以甘草，既可调和诸药，合桔梗又有利咽止咳之功。全方药量轻微，温润和平，不寒不热，共奏宣利肺气、疏风止咳之效。

（三）辛凉解表剂

银翘散
《温病条辨》

【组成】连翘一两　银花一两　苦桔梗六钱　薄荷六钱　牛蒡子六钱　竹叶四钱　芥穗四钱　淡豆豉五钱　生甘草五钱

【用法】上杵为散。每服六钱，鲜苇根汤煎，勿过煎，去滓温服。亦可作汤剂，用量按原方比例酌减，加苇根18g，水煎服。

【功用】辛凉透表，清热解毒。

【主治】温病初起。发热，微恶风寒，无汗或有汗不畅，头痛口渴，咳嗽咽痛，舌尖红，苔薄白或薄黄，脉浮数。

【配伍意义】本方所治风温初起之风热表证，是因外感风热，邪在卫分，卫气被郁，开合失司，肺气失宣所致。治宜辛凉透表，清热解毒。方中重用银花、连翘为君，气味芳香，既能疏散风热，清热解毒，又可辟秽化浊，在透散卫分表邪的同时，兼顾了温热病邪易蕴而成毒及多夹秽浊之气的特点。薄荷、牛蒡子辛凉，疏散风热，清利头目，且可解毒利咽。荆芥穗、淡豆豉辛而微温，解表散邪，此两者虽属辛温，但辛而不烈，温而不燥，配入辛凉解表方中，增强辛散透表之力，是去性取用之法。四味为臣药。芦根、竹叶清热生津，桔梗开宣肺气而止咳利咽，同为佐药。生甘草既可调和药性，护胃安中，又合桔梗利咽止咳，属佐使之用。本方所用药物均系轻清之品，用法强调"香气大气，即取服，勿过煮"，体现了吴氏"治上焦如羽，非轻莫举"的用药原则。全方配伍特点：一是辛凉之中配伍少量辛温之品，既有利于透邪，又不悖辛凉之旨。二是疏散风邪与清热解毒相配，具有外散风热、内清热毒之功，构成疏清兼顾，以疏为主之剂。

桑菊饮
《温病条辨》

【组成】桑叶二钱五分　菊花一钱　杏仁二钱　连翘一钱五分　薄荷八分　苦桔梗二钱 生甘草八分　芦根二钱

【用法】水煎温服。

【功用】疏风清热，宣肺止咳。

【主治】风温初起，表热轻证。咳嗽，身热不甚，口微渴，脉浮数。

【配伍意义】本证由温热病邪从口鼻而入，邪犯肺络，肺失宣降所致。治宜疏风清热，宣肺止咳。方中桑叶甘苦性凉，疏散上焦风热，且善走肺络，能清宣肺热而止咳嗽；菊花辛甘性寒，疏散风热，清利头目而肃肺。二药轻清，直走上焦，协同为用，以疏散肺中风热见长而为君药。薄荷疏散风热，助君药解表之力；杏仁肃降肺气；桔梗开宣肺气，与杏仁相合，一宣一降，以复肺之宣降而能止咳。三者共为臣药。佐以连翘透邪解毒，芦根清热生津。甘草调和诸药，为使。本方从"辛凉微苦"立法，其配伍特点为：一以轻清宣散之品，疏散风热以清头目；一以苦辛宣降之品，理气肃肺以止咳嗽。

麻黄杏仁甘草石膏汤
《伤寒论》

【组成】麻黄四两　杏仁五十个　炙甘草二两　石膏半斤

【用法】水煎服，用量按原方用量酌减。

【功用】辛凉疏表，清肺平喘。

【主治】外感风邪，邪热壅肺证。身热不解，咳逆气急，甚则鼻扇，口渴，有汗或无汗，舌苔薄白或黄，脉浮而数。

【配伍意义】本证由风寒表邪不解，郁而化热入里，或风热袭表，表邪不解入里所致。治当辛凉透邪，清热平喘。方中麻黄宣肺气以平喘，开腠解表以散邪；石膏清泄肺热以生津，辛散解肌以透邪。两者相配，一辛温，一辛寒，一以宣肺为主，一以清肺为主，俱能透邪于外，合用则相反之中寓有相辅之意；且麻黄得石膏，宣肺平喘而不助热，石膏得麻黄，清解肺热而不凉遏，又是相制为用，共用为君。因本方石膏用量倍于麻黄，仍不失为辛凉之剂。杏仁降利肺气，平喘咳，为臣。杏仁与麻黄相配，则宣降相因；与石膏相伍，则清肃协同。佐使以炙甘草，益气和中，与石膏相配又能生津止渴，并能调和寒热宣降。四药合用，解表与清肺，以清为主；宣肺与降气，以宣为主。

（四）扶正解表剂

败毒散
《太平惠民和剂局方》

【组成】柴胡　前胡　川芎　枳壳　羌活　独活　茯苓　桔梗　人参　甘草各三十两

【用法】上为粗末。每服二钱，加生姜、薄荷各少许，水煎去滓热服。亦可作汤剂，入生姜、薄荷各少许，水煎服，用量按原方比例酌减。

【功用】散寒祛湿，益气解表。

【主治】气虚，外感风寒湿表证。憎寒壮热，头项强痛，肢体酸痛，无汗，鼻塞声重，咳嗽有痰，胸膈痞满，舌淡苔白，脉浮而按之无力。

【配伍意义】本证系正气素虚，风寒湿邪袭于肌表，卫阳被遏，肺气郁闭而致。治当散寒祛湿，益气解表。方中羌活、独活为君，发散风寒，除湿止痛。羌活长于祛上部风寒湿邪，独活长于祛下部风寒湿邪，合而用之，通治一身风寒湿邪。川芎行气活血，并能祛风；柴胡解肌透邪，且能行气。二药为臣，既可助君解表逐邪，又可行气活血以增宣痹止痛之力。桔梗辛散，宣肺利膈；枳壳苦降，理气宽中。枳壳与桔梗相配，一升一降，畅通气机、宽胸利膈。前胡化痰以止咳，茯苓渗湿以消痰。皆为佐药。生姜、薄荷助解表之力；甘草调和药性，兼以益气和中，共为佐使之品。人参亦属佐药，与甘草相配，益气扶正，一则助正气以鼓邪外出，并寓防邪复入之义，二则令全方散中有补，不致耗伤真元。本方邪正兼顾，以祛邪为主。扶正药得祛邪药则补不滞邪，无闭门留寇之弊；祛邪药得扶正药则解表不伤正，相辅相成。喻嘉言用本方治疗外邪陷里而成之痢疾，意即疏散表邪，表气疏通，里滞亦除，其痢自止。此种治法，称为"逆流挽舟"法。

第三单元　泻下剂

（一）概述

1. 泻下剂的适用范围

凡以泻下药为主组成，具有通导大便，排除胃肠积滞，荡涤实热，或攻逐水饮、寒积等作用，治疗里实证的方剂，统称泻下剂。属于"八法"中的"下法"。

泻下剂是为里实证而设，用于表证已解，里实已成之时。

2. 泻下剂的应用注意事项

（1）表证未解，里实虽成，亦不可纯用泻下药，以防表邪随下而生他证，应权衡表证与里实证之轻重缓急，或先解表后攻里，或表里双解，方能切合病情。

（2）兼瘀血、虫积、痰浊等，则宜配合活血祛瘀、驱虫、化痰等治法。

（3）对年老体弱、孕妇、产后或正值经期、病后伤津及亡血者，均应慎用或禁用，必要时宜配伍补益之品，以防攻邪伤正。

（4）泻下剂大都易伤胃气，使用时应得效即止，慎勿过剂。

（5）服药期间应注意调理饮食，少食或忌食油腻与不易消化的食物，以免重伤胃气。

（二）寒下剂

大承气汤
《伤寒论》

【组成】大黄酒洗，四两　厚朴半斤　枳实五枚　芒硝三合

【用法】水煎，先煎厚朴、枳实，后下大黄，芒硝溶服。

【功用】峻下热结。

【主治】

1. 阳明腑实证。大便不通，频转矢气，脘腹痞满，腹痛拒按，按之则硬，甚或潮热谵语，手足濈然汗出，舌苔黄燥起刺，或焦黑燥裂，脉沉实。

2. 热结旁流证。下利清水，色纯青，其气臭秽，脐腹疼痛，按之坚硬有块，口舌干燥，脉滑实。

3. 里热实证之热厥、痉病或发狂等。

【配伍意义】本方乃治阳明腑实证的主方。其成因系由伤寒之邪内传阳明之腑，入里化热，或温病邪入胃肠，热盛灼津，燥屎乃成，邪热与肠中燥屎互结成实所致。治宜峻下热结，攻积通腑，以"釜底抽薪，急下存阴"。方中大黄为君，苦寒通降，泻热通便，荡涤肠胃实热积滞。芒硝咸寒，软坚润燥，泻热通便，助大黄以除燥屎，为臣。佐以厚朴下

气除满，枳实行气消痞，合而用之，既能消痞除满，又使胃肠气机通降下行以助泻下通便。本方峻下热结，承顺胃气之下行，故名"大承气"。

大黄牡丹汤
《金匮要略》

【组成】大黄四两　牡丹一两　桃仁五十个　冬瓜仁半升　芒硝三合

【用法】水煎服，用量按原方比例酌减。

【功用】泻热破瘀，散结消肿。

【主治】肠痈初起，湿热瘀滞证。右少腹疼痛拒按，按之其痛如淋，甚则局部肿痞，或右足屈而不伸，伸则痛剧，小便自调，或时时发热，自汗恶寒，舌苔薄腻而黄，脉滑数。

【配伍意义】本方所治之肠痈，多由肠中湿热郁蒸，气血凝滞所致。治宜泻热祛湿，破瘀消痈。方中大黄苦寒攻下，泻热逐瘀，涤荡肠中湿热瘀结之毒；丹皮苦辛微寒，清热凉血，活血散瘀。两药合而泻热破瘀，为君药。芒硝咸寒，泻热导滞，软坚散结，助大黄涤荡实热，使之速下；桃仁活血破瘀，合丹皮散瘀消肿，共为臣药。冬瓜仁为佐，甘寒滑利，清肠利湿，引湿热从小便而去，并能排脓消痈，为治内痈要药。诸药相合，湿热得清，瘀滞得散，肠腑得通，则痈消而痛止，乃治湿热瘀滞肠痈的有效方剂。

（三）温下剂

温脾汤
《备急千金要方》

【组成】大黄五两　当归　干姜各三两　附子　人参　芒硝　甘草各二两

【用法】水煎服，用量按原方比例酌减。

【功用】攻下冷积，温补脾阳。

【主治】阳虚寒积证。腹痛便秘，脐下绞结，绕脐不止，手足不温，苔白不渴，脉沉弦而迟。

【配伍意义】本证因脾阳不足，阴寒内盛，寒积中阻所致。脾阳不足为致病之本，寒积停滞为标，治疗若纯用攻下则更伤中阳，若单用温补则寒积难去，惟攻逐寒积与温补脾阳并用，方为两全之策。方中附子大辛大热，温壮脾阳，解散寒凝；大黄下已成之冷积，合而为君。芒硝润肠软坚，助大黄泻下攻积；干姜温中助阳，助附子温中散寒，合而为臣。佐以人参、当归益气养血，使下不伤正。佐使以甘草，既助人参益气，又可调和诸药。本方由温补脾阳药与寒下攻积药配伍组成，温通、泻下、补益三法兼备，具温阳以祛寒、攻下不伤正之特点。

（四）润下剂

麻子仁丸（脾约丸）
《伤寒论》

【组成】麻子仁二升　芍药半斤　枳实炙，半斤　大黄一斤　厚朴一尺　杏仁一升

【用法】上药为末，炼蜜为丸，每次 9g，每日 1～2 次，温开水送服。现代用法：水煎服，用量按原方比例酌减。

【功用】润肠泄热，行气通便。

【主治】胃肠燥热，脾约便秘证。大便干结，小便频数。

【配伍意义】本证乃因肠胃燥热，脾津不足，肠道失于濡润所致，《伤寒论》称之为"脾约"。治疗当润肠泻热，行气通便。方中麻子仁为君药，性味甘平，质润多脂，润肠通便。杏仁上肃肺气，下润大肠；白芍养血敛阴，缓急止痛，合而为臣。大黄、枳实、厚朴即小承气汤，轻下热结，除肠胃之燥热，为佐药。佐使以甘缓之蜂蜜，既助麻子仁润肠通便，又可缓和小承气汤攻下之力。方中虽用小承气汤泄热通便，但大黄、厚朴用量从轻；更取质润多脂之麻仁、杏仁、芍药、白蜜等，一则益阴增液以润肠通便，二则甘润减缓小承气攻下之力。本方攻润相合，下不伤正。

济川煎
《景岳全书》

【组成】当归三至五钱　牛膝二钱　肉苁蓉二至三钱　泽泻一钱半　升麻五分至七分或一钱　枳壳一钱

【用法】水煎服。

【功用】温肾益精，润肠通便。

【主治】肾阳虚弱，精津不足证。大便秘结，小便清长，腰膝酸软，头目眩晕，舌淡苔白，脉沉迟。

【配伍意义】本证因肾虚开合失司所致。治宜温肾益精，润肠通便。方中肉苁蓉为君，甘咸性温，温肾益精，暖腰润肠。当归补血润燥，润肠通便；牛膝性善下行，益肝肾，壮腰膝，共为臣药。枳壳下气宽肠而助通便；泽泻渗利小便而泄肾浊；妙用升麻以升清阳，清阳升则浊阴自降，相反相成而助通便之功，共为佐药。诸药合用，既可温肾益精治其本，又能润肠通便以治标，补中有泻，降中有升，具有"寓通于补之中，寄降于升之内"的配伍特点。

（五）逐水剂

十枣汤
《伤寒论》

【组成】芫花　甘遂　大戟各等分

【用法】现代用法：上三味等分为末，或装入胶囊，每服 0.5～1g，每日 1 次，以大枣 10 枚煎汤送服，清晨空腹服。得快下利后，糜粥自养。

【功用】攻逐水饮。

【主治】

1. 悬饮。咳唾胸胁引痛，心下痞硬胀满，干呕短气，头痛目眩，或胸背掣痛不得息，舌苔滑，脉沉弦。

2. 水肿。一身悉肿，尤以身半以下为重，腹胀喘满，二便不利。

【配伍意义】本证由水饮壅盛于里，停于胸胁，或水饮泛溢肢体所致。治宜攻逐水饮。方中甘遂善行经隧水湿，为君药。大戟善泄脏腑水湿，芫花善消胸胁伏饮痰癖，为臣药。三药峻烈，各有专攻，合而用之，则经隧、脏腑、胸胁积水皆能攻逐，且逐水饮、消肿满之功甚著。然三药峻猛有毒，易伤正气，故以肥大枣十枚为佐使，煎汤送服，寓意有三：既可益气护胃、培土制水以邪正兼顾，又可缓和诸药的毒性及峻烈之性，使下不伤正，且可减少药后反应。

第四单元　和解剂

（一）概述

1. 和解剂的适用范围

凡具有和解少阳、调和肝脾、调和肠胃等作用，治疗伤寒邪在少阳、肝脾不和；肠胃不和等证的方剂，统称和解剂。属于"八法"中的"和法"。

和解剂除和解少阳以治少阳病证外，还包括调和肝脾以治肝郁脾虚、肝脾不和证；调和肠胃以治肠胃不和证。

2. 和解剂的应用注意事项

（1）和解剂以祛邪为主，纯虚不宜用，以防其伤正。

（2）因本类方剂兼顾正气，故纯属实者亦不可选，以免贻误病情。

（二）和解少阳剂

小柴胡汤
《伤寒论》

【组成】柴胡半斤　黄芩三两　人参三两　甘草炙，三两　半夏半升　生姜三两　大枣十二枚

【用法】水煎服。用量按原方比例酌减。

【功用】和解少阳。

【主治】

1. 伤寒少阳证。往来寒热，胸胁苦满，默默不欲饮食，心烦喜呕，口苦，咽干，目眩，舌苔薄白，脉弦者。

2. 热入血室证。妇人伤寒，经水适断，寒热发作有时。

3. 黄疸、疟疾以及内伤杂病而见少阳证者。

【配伍意义】本方为和解少阳的代表方。邪在表者，当从汗解；邪入里者，则当吐下。今邪既不在表，又不在里，而在表里之间，则非汗、吐、下所宜，故惟宜和解之法。方以入肝胆经的柴胡为君，轻清升散，疏透少阳之邪，并能疏泄气机之郁滞，使少阳之邪得以疏散。苦寒之黄芩为臣，清泄少阳之热。佐以半夏、生姜和胃降逆止呕；人参、大枣益气健脾，一者取其扶正以祛邪，二者取其益气以御邪内传，俾正气旺盛，则邪无内向之机。炙甘草助参、枣扶正，且能调和诸药，为佐使。诸药合用，以和解少阳为主，兼和胃气，使邪气得解，枢机得利，胃气调和，则诸症自除。

大柴胡汤
《伤寒论》

【组成】柴胡半斤　黄芩三两　芍药三两　半夏半升　生姜五两　枳实四枚　大枣十二枚　大黄二两

【用法】水煎两次，去滓，再煎，分两次温服。

【功用】和解少阳，内泻热结。

【主治】少阳阳明合病。往来寒热，胸胁苦满，呕不止，郁郁微烦，心下痞硬，或心下满痛，大便不解或协热下利，舌苔黄，脉弦数有力。

【配伍意义】本方主治少阳阳明合病而以少阳为主之证。病在少阳，法当禁用下法，但与阳明腑实并见的情况下，则当表里兼顾之法。方中重用柴胡为君药，配臣药黄芩和解清热，以除少阳之邪。轻用大黄配枳实以内泻阳明热结，行气消痞，亦为臣药。芍药柔肝缓急止痛，与大黄相配可治腹中实痛，与枳实相伍可以理气和血，以除心下满痛；半夏和胃降逆，配伍大量生姜，以治呕逆不止，共为佐药。大枣与生姜相配，能和营卫而行津液，并调和脾胃，功兼佐使。本方既不悖少阳禁下的原则，又可和解少阳，内泻热结，使少阳与阳明合病得以双解，可谓一举两得。

蒿芩清胆汤
《重订通俗伤寒论》

【组成】青蒿脑钱半至二钱　淡竹茹三钱　仙半夏钱半　赤茯苓三钱　青子芩钱半至三钱　生枳壳钱半　陈广皮钱半　碧玉散包，三钱

【用法】水煎服。

【功用】清胆利湿，和胃化痰。

【主治】少阳湿热证。寒热如疟，寒轻热重，口苦膈闷，吐酸苦水，或呕黄涎而黏，甚则干呕呃逆，胸胁胀痛，小便黄少，舌红苔白腻，间现杂色，脉数而右滑左弦。

【配伍意义】本证由少阳胆热偏重，兼有湿热痰浊内阻所致。治宜清胆利湿，和胃化痰。方中青蒿苦寒芳香，清透少阳邪热；黄芩苦寒，善清胆热，并能燥湿，合青蒿既可内清少阳湿热，又能透邪外出，共为君药。竹茹善清胆胃之热，化痰止呕；枳壳下气宽中，除痰消痞；半夏燥湿化痰，和胃降逆；陈皮理气化痰，宽胸畅膈，共为臣药。碧玉散、赤茯苓清热利湿，导邪从小便而去，为佐使药。诸药合用，可使胆热清，痰湿化，气机畅，胃气和，诸证均解。

（三）调和肝脾剂

逍遥散
《太平惠民和剂局方》

【组成】甘草微炙赤，半两　当归　茯苓白者　白芍药　白术　柴胡各一两

【用法】上为粗末，每服二钱（6g），加薄荷少许，烧生姜一块切破，水煎热服。亦可作汤剂，用量按原方比例酌减。

【功用】疏肝解郁，养血健脾。

【主治】肝郁血虚脾弱证。两胁作痛，头痛目眩，口燥咽干，神疲食少，或月经不调，乳房胀痛，脉弦而虚。

【配伍意义】本证由肝郁血虚，脾失健运所致。治宜疏肝解郁，养血健脾。方中柴胡为君，疏肝解郁，使肝气得以条达。当归甘辛苦温，养血和血，且气香可理气，为血中之气药；白芍酸苦微寒，养血敛阴，柔肝缓急。归、芍与柴胡同用，补肝体而和肝用，使血和则肝和，血充则肝柔，共为臣药。白术、茯苓、甘草健脾益气，既能实土以御木侮，且使营血生化有源，共为佐药。薄荷少许，疏散郁遏之气，透达肝经郁热；烧生姜温运和中，且能辛散达郁，亦为佐药。柴胡为肝经引经药，兼使药之用。诸药合用，使肝郁得疏，血虚得养，脾弱得复，气血兼顾，体用并调，肝脾同治，故为调肝养血之名方。

痛泻要方
《丹溪心法》

【组成】白术三两　　白芍药二两　　陈皮一两五钱　　防风一两

【用法】水煎服，用量按原方比例酌减。

【功用】补脾柔肝，祛湿止泻。

【主治】脾虚肝旺之痛泻。肠鸣腹痛，大便泄泻，泻必腹痛，泻后痛缓，舌苔薄白，脉两关不调，左弦而右缓。

【配伍意义】本证由土虚木乘，肝脾不和，脾运失常所致。治宜补脾抑肝，祛湿止泻。方中白术为君，苦甘而温，补脾燥湿以治土虚。白芍酸寒，柔肝缓急止痛，与白术相配，于土中泻木而为臣。陈皮理气燥湿，醒脾和胃，为佐药。配伍少量具升散之性的防风，与术、芍相伍，辛能散肝郁，香能舒脾气，且有燥湿以助止泻之功，又为脾经引经之药，为佐使之用。诸药合用，补脾胜湿而止泻，柔肝理气而止痛，则脾健肝柔，痛泻自止。

（四）调和肠胃剂

半夏泻心汤
《伤寒论》

【组成】半夏半升　　黄芩　　干姜　　人参各三两　　黄连一两　　大枣十二枚，擘　　甘草炙，三两

【功用】寒热平调，消痞散结。

【主治】寒热错杂之痞证。心下痞，但满而不痛，或呕吐，肠鸣下利，舌苔腻而微黄。

【配伍意义】本证系小柴胡汤证误下，损伤中阳，少阳邪热乘虚内陷，以致中虚失运，升降失常，寒热错杂，互结于心下而致的心下痞证。治宜寒热平调，散结消痞。方以辛苦温之半夏为君，辛以散结除痞，苦以降逆止呕。臣以干姜之辛热以温中散寒；黄芩、黄连之苦寒以泄热开痞。四味相伍，具有寒热平调，辛开苦降之用。然寒热错杂，又缘于中虚失运，故以人参、大枣为佐，甘温益气补脾。佐使以甘草补脾和中而调诸药。综观全方，寒热互用以和其阴阳，苦辛并进以调其升降，补泻兼施以顾其虚实，全方体现寒热并用、辛开苦降、补泻兼施的配伍特点。寒去热清，升降复常，则痞满可除，呕利自愈。

第五单元　清热剂

（一）概述

1. 清热剂的适用范围

清热剂适用于里热病证，凡实热疫毒邪气入侵气分、营血、脏腑，或五志过极，脏腑偏胜，生热化火而导致的里热病证，见身热、恶热、口渴喜冷饮、小便黄赤、舌红苔黄、脉数等里热证常见临床表现的，均为清热剂的适应范围。

2. 清热剂的应用注意事项

（1）辨明证候：清热剂须在表证已解，里热炽盛，或里热虽盛但尚未结实的情况下方可运用。

（2）辨别病所：若邪热在气而治血，则必将引邪深入；若邪热在血而治气，则无济于事。

（3）辨别热证的真假：真寒假热，不可误用寒凉而犯虚虚之戒。

（4）辨别热证的虚实：屡用清热泻火之剂而热仍不退，若属阴虚发热者，当改用甘寒滋阴壮水之法，使阴复则其热自退。

（5）权衡轻重，量证投药：热盛而药量太轻，无异于杯水车薪；热微而用量太重，势必热去寒生。

（6）防止格拒：对于热邪炽盛，服清热剂入口即吐者，可于清热剂中少佐温热药，或采用凉药热服法，此即《素问·五常政大论》所说"治热以寒，温而行之"的反佐法。

（二）清气分热剂

白虎汤
《伤寒论》

【组成】石膏一斤，碎　知母六两　甘草二两，炙　粳米六合

【用法】以水煮米熟汤成，去滓，温服。

【功用】清热生津。

【主治】气分热盛证。壮热面赤，烦渴引饮，汗出恶热，脉洪大有力。

【配伍意义】本方所治乃伤寒化热内传阳明之经，或温邪传入气分的热盛证。治当清热生津。重用石膏为君，既清阳明气分大热，又止渴除烦。臣以知母，既助石膏清肺胃之热，又滋阴润燥救已伤之阴津并止渴除烦。粳米、炙甘草益胃生津，又可防止大寒伤中之弊，为佐药。炙甘草兼以调和诸药，为使。本方配伍特点主要有二：一是取辛甘寒之石膏与苦寒润之知母相配，君臣相须，使清热生津之力倍增。二是寒凉的石膏、知母配伍和中护胃的甘草、粳米，以防寒凉伤胃，使祛邪而不伤正。

竹叶石膏汤
《伤寒论》

【组成】竹叶二把　石膏一斤　半夏半升，洗　麦门冬一升，去心　人参二两　甘草二两，炙　粳米半升

【用法】水煮去滓，内粳米，煮米熟，汤成去米，温服。

【功用】清热生津，益气和胃。

【主治】伤寒、温病、暑病，余热未清，气津两伤证。身热多汗，心胸烦闷，气逆欲呕，口干喜饮，或虚烦不寐，舌红苔少，脉虚数。

【配伍意义】本证乃热病后期，余热未清，气津两伤，胃气不和所致。治当清热生津，益气和胃。方中石膏清热除烦为君。麦冬养阴生津，兼除暑热，为臣。佐以人参益气，半夏苦燥降逆，与人参相伍，则脾升胃降，呕逆自除。半夏性温而燥，然麦冬倍量于斯，则温燥之性去而降逆之用存，且无伤津之虞。此外，半夏虽温，但配入清热益气生津药中，既使人参、麦冬补而不滞，又有助于输转津液。竹叶清热除烦为佐，甘草、粳米和中养胃，用为佐使。本方补虚而不恋邪，祛邪扶正兼顾，清而不寒，补而不滞，为其配伍特点。本方与白虎汤相比，正如《医宗金鉴》所言："以大寒之剂，易为清补之方。"

（三）清营凉血剂

清营汤
《温病条辨》

【组成】犀角三钱　生地五钱　元参三钱　竹叶心一钱　麦冬三钱　丹参二钱　黄连一钱五分　银花三钱　连翘二钱，连心用

【用法】水煎，日三服。

【功用】清营解毒，透热养阴。

【主治】邪热入营证。身热夜甚，神烦少寐，时有谵语，目常喜开或喜闭，口渴或不渴，斑疹隐隐，舌绛而干，脉数或细数。

【配伍意义】本证乃邪热内传营分，耗伤营阴所致。治宜清营解毒为主，辅以透热养阴。方用苦咸寒之犀角（用水牛角代）清解营分热毒为君。热伤营阴，以生地凉血滋阴，麦冬清热养阴生津，玄参滋阴降火解毒，三药合用即为增液汤，既可养阴保津，又可助君清营凉血解毒而为臣药。君臣相配，咸寒与甘寒并用，清营热而滋营阴，祛邪扶正兼顾。温邪初入营分，宗叶氏"入营犹可透热转气"之说，以气味芳香之银花、质轻上浮之连翘既清热解毒，又轻清透散，用之透营分热邪退转气分而解。黄连清心解毒；竹叶用心，专清心热而除心烦；丹参清热凉血，并能活血散瘀，以防热与血结，均为佐药。本方配伍特点是以清营解毒为主，配以养阴生津和"透热转气"之品，使入营之邪透出气分而解。

（四）清热解毒剂

黄连解毒汤
方出《肘后备急方》，名见《外台秘要》引崔氏方

【组成】黄连三两　黄芩　黄柏各二两　栀子十四枚，擘
【用法】水煎服。
【功用】泻火解毒。
【主治】三焦火毒证。大热烦躁，口燥咽干，错语不眠，或热病吐血、衄血，或热甚发斑，或身热下利，或湿热黄疸，或外科痈肿疔毒，小便黄赤，舌红苔黄，脉数有力。
【配伍意义】本证由火毒充斥三焦所致。治宜苦寒直折，泻火解毒。方中君药黄连苦寒以清热泻火解毒，尤善泻心及中焦之火。心主火，泻心即泻其火，心火一清，则诸经之火自降。臣以黄芩清泻上焦之火。佐以黄柏清泻下焦之火，栀子通泻三焦之火，降泄利尿而导热下行。四味同用，苦寒直折，共奏泻火解毒之功。

清瘟败毒饮
《疫疹一得》

【组成】生石膏大剂六两至八两，中剂二两至四两，小剂八钱至一两二钱　小生地大剂六钱至一两，中剂三钱至五钱，小剂二钱至四钱　乌犀角大剂六钱至八钱，中三钱至四钱，小剂二钱至四钱　真川连大剂四至六钱，中剂二至四钱，小剂一钱至钱半　栀子　桔梗　黄芩　知母　赤芍　元参　连翘　甘草　丹皮　竹叶
【用法】先煎石膏、犀角（用水牛角代），后下诸药。
【功用】清热解毒，凉血泻火。
【主治】瘟疫热毒，气血两燔证。大热渴饮，头痛如劈，干呕狂躁，谵语神昏，口干咽痛，或发斑，或吐血、衄血，或四肢抽搐，或厥逆，脉沉细而数，或沉数，或浮大而数，舌绛唇焦。
【配伍意义】本证为瘟疫热毒充斥内外而致气血两燔，病重势急，一般清解之剂，难以奏效。治当清热解毒，凉血泻火，以奏气血两清之功。方中重用石膏配伍知母、甘草，取法白虎汤，意在清热保津。犀角（用水牛角代）、生地黄、赤芍、丹皮相配，即犀角地黄汤，是为清热解毒、凉血散瘀而设。黄芩、黄连、栀子同用，是仿黄连解毒汤之义，意在清泻三焦火热，使热清毒解。更配玄参滋阴降火解毒，连翘清热散结解毒，竹叶清心除烦，桔梗清利咽喉，载药上行。余霖《疫疹一得》说："此皆大寒解毒之剂，故重用石膏，则甚者先平，而诸经之火，自无不安矣。"可知本方虽三方合成，但以白虎汤大清气分邪热为主，辅以凉血救阴、泻火解毒，相辅相成，共奏气血两清、清瘟败毒之功。

普济消毒饮
《东垣试效方》

【组成】黄芩　黄连各半两　陈皮去白　甘草生用　玄参　柴胡　桔梗各二钱　连翘　板

蓝根　马勃　牛蒡子　薄荷各一钱　僵蚕　升麻各七分

【用法】水煎服。

【功用】清热解毒，疏风散邪。

【主治】大头瘟。恶寒发热，头面红肿焮痛，目不能开，咽喉不利，舌燥口渴，舌红苔黄，脉浮数有力。

【配伍意义】本方原治"大头天行"（大头瘟），为感受风热疫毒之邪，壅于上焦，发于头面所致。病位在上焦头面，故治宜疏散上焦风热，清解上焦疫毒为法。方中重用黄连、黄芩清热泻火，祛上焦头面热毒为君。牛蒡子、连翘、薄荷、僵蚕辛凉，疏散头面风热，为臣药。玄参、马勃、板蓝根加强清热解毒之力；桔梗、甘草清利咽喉；橘红理气疏壅，以散邪热郁结，共为佐药。升麻、柴胡疏散风热，并引诸药上达头面，使风热疫毒之邪宣散透发，此即"火郁发之"之意，功兼佐使之用。诸药合用，清疏并用，升降共投，而收清热解毒、疏风散邪之功。

仙方活命饮
《校注妇人良方》

【组成】白芷六分　贝母　防风　赤芍药　生归尾　甘草节　皂角刺炒　穿山甲炙　天花粉　乳香　没药各一钱　金银花　陈皮各三钱

【用法】水煎服，或水酒各半煎服。

【功用】清热解毒，消肿溃坚，活血止痛。

【主治】阳证痈疡肿毒初起。红肿焮痛，或身热凛寒，苔薄白或黄，脉数有力。

【配伍意义】本证由热毒壅聚，气滞血瘀痰结，而致阳证疮疡肿毒初起。治当清热解毒为主，辅以理气活血，消肿散结。方中金银花性味甘寒，最善清热解毒疗疮，为治疮疡肿毒之要药，重用为君。当归尾、赤芍、乳香、没药、陈皮行气活血通络，消肿止痛，而为臣药。疮疡初起，其邪多羁留于肌肤腠理之间，则用白芷、防风，通滞而散结消肿，使热毒从外透解；热毒壅滞，气机阻滞，每致液聚成痰，故用贝母、天花粉清热化痰，散结排脓，可使脓未成即消；穿山甲、皂角刺通行经络，透脓溃坚，可使脓成即溃，均为佐药。生甘草清热解毒、调和诸药，煎药加酒者，借其通瘀而行周身，助药力直达病所，共为佐使。诸药合用，共奏清热解毒、消肿溃坚、活血止痛之功。

本方较全面地体现了外科阳证疮疡内治消法之基本配伍法则，故前人称"此疮门开手攻毒之第一方也"（《古今名医方论》）。

（五）清脏腑热剂

导赤散
《小儿药证直诀》

【组成】生地黄　木通　生甘草梢各等分

【用法】上为末，每服三钱，水一盏，入竹叶同煎至五分，食后温服。现代用法：水煎服，用量按原方比例酌情增减。

【功用】清心利水养阴。

【主治】心经火热证。心胸烦热，口渴面赤，意欲饮冷，以及口舌生疮；或心热移于小肠，小溲赤涩刺痛，舌红，脉数。

【配伍意义】本证系心经热盛或心热下移小肠所致。治当清心与养阴兼顾，利水以导热下行。方中生地黄凉血滋阴以制心热；木通上清心经之火，下导小肠之热，降火利水，二药合用，滋阴制火而不恋邪，利水通淋而不损阴而为君。竹叶为臣，清心除烦，淡渗利窍，导心火下行。生甘草梢泻火解毒，可直达茎中而止淋痛，并能调和诸药，还可防木通、生地之寒凉伤胃，为佐使。

龙胆泻肝汤
录自《医方集解》

【组成】龙胆草酒炒　黄芩炒　栀子酒炒　泽泻　木通　车前子　当归酒炒　生地黄酒炒　柴胡　生甘草（原书无用量）

【用法】水煎服。

【功效】清泻肝胆实火，清利肝经湿热。

【主治】

1. 肝胆实火上炎证。头痛目赤，胁痛，口苦，耳聋，耳肿，舌红苔黄，脉弦数有力。

2. 肝经湿热下注证。阴肿，阴痒，阴汗，小便淋浊，妇女带下黄臭等，舌红，苔黄腻，脉弦数有力。

【配伍意义】本证由肝胆实火上炎，或肝胆湿热循经下注所致。治当清泻肝胆实火，清利肝经湿热。方用大苦大寒之龙胆草为君，主入肝胆二经，既能清肝胆实火，又能利肝经湿热，两擅其功，切中病机。黄芩、栀子，苦寒泻火，燥湿清热，能清上导下，加强君药泻火除湿之力，为臣。湿热壅滞于下，又用渗利湿热之泽泻、木通、车前子导湿热下行，使邪有出路。肝主藏血，肝经实火，易耗伤阴血，且方中药物苦燥渗利易伤阴，故以生地黄、当归滋阴养血，使邪去而阴血不伤。肝体阴而用阳，性喜条达而恶抑郁，火热内郁，肝胆之气不舒，且方中骤用大剂苦寒降泄之品，既恐肝胆之气被郁，又虑折伤肝胆生发之气，故以柴胡疏畅肝胆之气。以上皆为佐药。甘草护胃和中，调和诸药；柴胡引诸药入肝胆之经，为佐使。全方清热与渗利、滋养共施，具有泻中有补、利中有滋、降中寓升、祛邪而不伤正、泻火而不伐胃的配伍特点。

泻白散
《小儿药证直诀》

【组成】地骨皮　桑白皮炒，各一两　甘草炙，一钱

【用法】共为粗末，每用三钱，加粳米一撮，水煎食前服；或作汤剂，入粳米一撮，水煎服。

【功用】泻肺清热，止咳平喘。

【主治】肺热喘咳证。气喘咳嗽，皮肤蒸热，日晡尤甚，舌红苔黄，脉细数。

【配伍意义】本证为伏火郁热郁伏于肺，肺失肃降所致。治宜清泻肺中郁热伏火，止咳平喘。桑白皮为君，甘寒性降，专入肺经，清泻肺热，平喘止咳。地骨皮甘寒入肺，助君药清降肺中伏火，为臣。君臣相配，清泻肺中伏火郁热，以复肺气之肃降。粳米、炙甘

草养胃和中调药，"培土生金"以扶肺气，共为佐使。本方清中有润，泻中有补，对小儿"稚阴"之体具有标本兼顾之功。

清胃散
《脾胃论》

【组成】生地黄　当归身各三分　牡丹皮半钱　黄连六分，如黄连不好，更加一分，如夏月倍之　升麻一钱

【用法】水煎服。

【功用】清胃凉血。

【主治】胃火牙痛。牙痛牵引头脑，面颊发热，其齿喜冷恶热，或牙宣出血，或牙龈红肿溃烂，或唇舌颊腮肿痛，口气热臭，口干舌燥，舌红苔黄，脉滑数。

【配伍意义】本证为阳明胃有积热，循经上攻所致。治当清胃凉血。方中黄连直清胃腑之火，为君药。升麻甘辛微寒，辛则能散，寒能清热解毒，既可清热解毒，以治胃火牙痛，又取其轻清升散透发，以宣达郁遏之火，有"火郁发之"之意。黄连得升麻，降中寓升，则泻火而无凉遏之弊；升麻得黄连，则散火而无升焰之虞。胃热盛已侵及血分，进而耗伤阴血，故以生地凉血滋阴，丹皮凉血清热，皆为臣药。当归养血活血，以助消肿止痛，为佐药。升麻兼以引经为使。诸药合用，使上炎之火得降，血分之热得除，则循经上攻诸症，皆可因热毒内彻而解。

《医方集解》载本方有石膏，则清胃之力更强。

玉女煎
《景岳全书》

【组成】石膏三至五钱　熟地三至五钱或一两　麦冬二钱　知母　牛膝各钱半

【用法】水煎服。

【功用】清胃热，滋肾阴。

【主治】胃热阴虚证。头痛，牙痛，齿松牙衄，烦热干渴，舌红苔黄而干。亦治消渴，消谷善饥等。

【配伍意义】本方原书为治"少阴不足，阳明有余"之证，即胃热阴伤证。热盛水亏，相因为病，但以胃热为主。治宜清胃热，兼滋肾阴。方中石膏为君，辛甘大寒，清阳明有余之火而不损阴。熟地为臣，味甘性温，滋补肾水之不足。君臣配伍，清胃热而滋肾阴，清火壮水，虚实兼顾。知母苦寒质润，滋阴清热兼备，既助石膏清胃热而止烦渴，又滋养肾阴；麦门冬微苦甘寒，滋阴养液，配熟地补少阴肾水不足，兼润胃燥，共为佐药。牛膝导热引血下行，且能滋补肝肾，用为佐使。本方清胃与滋肾并进，虚实兼治，但以治实为主。

葛根黄芩黄连汤
《伤寒论》

【组成】葛根半斤　甘草二两，炙　黄芩三两　黄连三两

【用法】以水八升，先煮葛根，减二升，内诸药，煮取二升，去滓，分温再服。

【功用】解表清里。

【主治】协热下利证。身热下利，胸脘烦热，口中作渴，喘而汗出，舌红苔黄，脉数或促。

【配伍意义】本证因伤寒表证未解，邪陷阳明所致。治当外解肌表之邪，内清肠胃之热。方中重用入脾胃经的葛根为君，甘辛而凉，既能解表退热，又可升发脾胃清阳之气而治下利，汪昂称其"为治脾胃虚弱泄泻之圣药"。臣以黄芩、黄连清热燥湿，厚肠止利。佐使以甘草甘缓和中，调和诸药。合方外疏内清，表里同治，而以清里为主，解表为辅，乃三表七里之治。原方用法，先煎葛根，后纳诸药，柯琴谓其"气轻质重"，先煎而后纳诸药，则"解肌之力优而清中之气锐"（《伤寒来苏集·伤寒附翼》）。

芍药汤
《素问病机气宜保命集》

【组成】芍药一两　当归　黄连各半两　槟榔　木香　甘草炙，各二钱　大黄三钱　黄芩半两　官桂二钱半

【用法】水煎服。

【功用】清热燥湿，调气和血。

【主治】湿热痢疾。腹痛，便脓血，赤白相兼，里急后重，肛门灼热，小便短赤，舌苔黄腻，脉弦数。

【配伍意义】本方所治之痢疾，乃湿热壅滞肠中，气血失调所致。治宜清热燥湿，调和气血。方中黄连、黄芩苦寒入肠，苦以燥肠胃之湿，寒以清肠胃之热毒，以除致病之因而为君。重用芍药养血和营，柔肝缓急，"止下痢腹痛后重"（《本草纲目》），配以当归养血活血，体现了"行血则便脓自愈"之义。木香、槟榔行气导滞，乃"调气则后重自除"之理。四药相配，调气和血，为臣药。大黄苦寒沉降，合芩、连则清热燥湿之功著，合归、芍则活血行气之力彰，其泻下通腑作用可通导湿热积滞从大便而去，属"通因通用"之法。少量肉桂为佐，取其辛热之性，既助归、芍行血和营，又能制约芩、连苦寒之性，还能防呕逆拒药，与大黄共为佐药。佐使以甘草调和诸药，与芍药相配又能缓急止痛。

本方的配伍特点是气血并治，兼以通因通用，寒热共投，侧重于热者寒之。

白头翁汤
《伤寒论》

【组成】白头翁二两　黄柏三两　黄连三两　秦皮三两

【用法】水煎服。

【功用】清热解毒，凉血止痢。

【主治】热毒痢疾。腹痛，里急后重，肛门灼热，下痢脓血，赤多白少，渴欲饮水，舌红苔黄，脉弦数。

【配伍意义】本证为热毒深陷血分，下迫大肠所致。治宜清热解毒，凉血止痢。方中白头翁为君，味苦性寒，能入血分，清热解毒，凉血止痢。黄连清热解毒，燥湿厚肠，为治痢要药，黄柏善清下焦湿热，共为臣药，助君药清热解毒，燥湿治痢。秦皮苦寒而涩，主入大肠，清热解毒，兼能收涩止痢，为佐使药。

（六）清虚热剂

青蒿鳖甲汤
《温病条辨》

【组成】青蒿二钱　鳖甲五钱　细生地四钱　知母二钱　丹皮三钱

【用法】水五杯，煮取二杯，日再服。现代用法：水煎服。

【功用】养阴透热。

【主治】温病后期，邪伏阴分证。夜热早凉，热退无汗，舌红苔少，脉细数。

【配伍意义】本证为温病后期，邪热未尽，深伏阴分，阴液已伤所致。治宜养阴与透邪兼顾。鳖甲咸寒，直入阴分，滋阴退热，入络搜邪；青蒿苦辛而寒，其气芳香，清中兼有透热之力，清热透络，引邪外出。两药相配为君，滋阴清热，内清外透，使阴分伏热有外达之机。即如吴瑭自释："此方有先入后出之妙，青蒿不能直入阴分，有鳖甲领之入也；鳖甲不能独出阳分，有青蒿领之出也。"生地甘凉，滋阴凉血，知母苦寒质润，滋阴降火，共助鳖甲以养阴退虚热而为臣。丹皮为佐，辛苦性凉，泄血中伏火，并助青蒿清透阴分伏热。本方的配伍特点是滋清兼备，标本兼顾，清中有透，使养阴而不恋邪，祛邪而不伤正。

当归六黄汤
《兰室秘藏》

【组成】当归　生地黄　黄芩　黄柏　黄连　熟地黄各等分　黄芪加一倍

【用法】水煎服。

【功用】滋阴泻火，固表止汗。

【主治】阴虚火旺盗汗证。发热盗汗，面赤心烦，口干唇燥，大便干结，小便黄赤，舌红苔黄，脉数。

【配伍意义】本证由阴虚火旺所致。治宜滋阴泻火，固表止汗。当归养血增液，血充则心火可制，生地、熟地入肝肾而滋肾阴，三药合用为君，使阴血充则水能制火。盗汗因于水不济火，火热熏蒸，故臣以黄连清泻心火，合以黄芩、黄柏泻火以除烦，清热以坚阴。君臣相伍，热清则火不内扰，阴坚则汗不外泄。汗出过多，导致卫虚不固，故倍用黄芪，既益气实卫以固表，又可合当归、熟地益气养血，为佐药。

第六单元 祛暑剂

（一）概述

1. 祛暑剂的适用范围

清热祛暑剂，适用于夏月感受暑热之病。凡夏天感受暑邪而发生的多种疾病，症见身热面赤，烦渴喜饮，体倦汗多，小便短赤，甚则体倦少气，舌红脉数或洪大等，均为祛暑剂的适应范围。

2. 祛暑剂的应用注意事项

（1）辨别暑病的本证、掌握兼证的有无及主次轻重。

（2）暑多夹湿，祛暑剂每多配伍祛湿药，须注意暑湿的主次轻重。

（3）暑重湿轻者，祛湿药不宜过于温燥，以免耗气伤津；湿重暑轻者，甘寒之品又当慎用，以免阴柔碍湿。

（二）祛暑解表剂

香薷散
《太平惠民和剂局方》

【组成】香薷去土，一斤　白扁豆微炒　厚朴去粗皮，姜汁制熟，各半斤

【用法】上为粗末，每服三钱，水一盏，入酒一分，煎七分，去滓，水中沉冷。连吃二服，不拘时候。现代用法：水煎服，或加酒少量同煎，用量按原方比例酌减。

【功用】祛暑解表，化湿和中。

【主治】阴暑。恶寒发热，头重身痛，无汗，腹痛吐泻，胸脘痞闷，舌苔白腻，脉浮。

【配伍意义】本证乃夏月乘凉饮冷，外感风寒，内伤于湿所致。治宜外散肌表之寒湿，内化脾胃之湿滞。方中重用辛温芳香之香薷为君，解表散寒，祛暑化湿，为夏月祛暑解表之要药。厚朴行气除满，燥湿运脾，为臣。白扁豆健脾和中，渗湿消暑，为佐。入酒少许同煎，意在温散，而助药力通达全身。

新加香薷饮
《温病条辨》

【组成】香薷二钱　金银花三钱　鲜扁豆花三钱　厚朴二钱　连翘二钱

【用法】水五杯，煮取二杯，先服一杯，得汗，止后服；不汗再服，服尽不汗，更作服。

【功用】祛暑解表，清热化湿。

【主治】暑温夹湿，复感外寒证。症见发热头痛，恶寒无汗，口渴面赤，胸闷不舒，舌苔白腻，脉浮而数。

【配伍意义】本证由暑天受暑夹湿感寒所致。治当外解表寒，内清暑热，兼以化湿。方用辛温芳香之香薷发汗解表，祛暑化湿。鲜扁豆花、金银花、连翘辛凉芳香，取其轻透上焦气分之暑热。佐以辛温之厚朴，合香薷以化湿除满而解胸闷。本方配伍，辛温与辛凉合用，即原书所说"辛温复辛凉法"。

（三）祛暑利湿剂

六一散
《黄帝素问宣明方论》

【组成】滑石六两　甘草一两

【用法】每服三钱。包煎，或加蜜少许，温开水调下，日二三服。

【功用】清暑利湿。

【主治】暑湿证。身热烦渴，小便不利，或泄泻。

【配伍意义】本证乃暑热夹湿所致。治宜清暑利湿。滑石为君，甘淡性寒，质重而滑，既能清解暑热以治身热烦渴，又能渗湿利小便，使暑热湿邪从小便而泄。生甘草为佐，甘平偏凉，生用既能清热泻火，又能益气和中，与滑石配伍，既防滑石寒滑伤胃，又可甘寒生津，使小便利而津液不伤。二药合用，正合"治暑之法，清心、利小便最好"之说。

（四）清暑益气

清暑益气汤
《温热经纬》

【组成】西洋参　石斛　麦冬　黄连　竹叶　荷秆　知母　甘草　粳米　西瓜翠衣（原书未著用量）

【用法】水煎服。

【功用】清暑益气，养阴生津。

【主治】暑热气津两伤证。身热汗多，口渴心烦，小便短赤，体倦少气，精神不振，脉虚数。

【配伍意义】本证由暑热内侵，耗伤气津所致。治当清热解暑与养阴生津并用。方中西洋参甘苦性凉，益气生津，养阴清热；西瓜翠衣甘凉，清热解暑，生津止渴，共为君药。荷梗助西瓜翠衣清热解暑，石斛、麦冬助西洋参养阴生津，共为臣药。黄连苦寒泻火，以助清热祛暑之力；知母苦寒质润，泻火滋阴；竹叶甘淡，清热除烦，均为佐药。甘草、粳米益胃和中，用为佐使。

第七单元 温里剂

（一）概述

1. 温里剂的适用范围

温里剂适用于里寒证。凡外寒传变或直中三阴，或素体阳虚，或误治伤阳，或过食寒凉伤阳，以致寒从内生而致里寒证，症见畏寒肢凉，喜温蜷卧，面色苍白，口淡不渴，小便清长，甚则四肢厥逆，喜温蜷卧，舌质淡，脉沉迟或缓等，均为温里剂的适应范围。

2. 温里剂的应用注意事项

（1）须辨明寒热之真假，真热假寒证禁用。

（2）温热药易伤阴血，素体阴虚或失血之人应慎用。

（3）若阴寒太盛，或真寒假热，服药即吐者，可反佐少量寒凉药物，或热药冷服，避免格拒。

（4）不可温燥太过或过量久服，当中病即止，以免始为寒中，继为热中。

（二）温中祛寒剂

理中丸
《伤寒论》

【组成】人参　干姜　甘草炙　白术各三两

【用法】上四药共研细末，炼蜜为丸，每丸重9g，每次1丸，温开水送服，每日2～3次。或作汤剂，水煎服，用量按原方比例酌减。

【功用】温中祛寒，补气健脾。

【主治】

1. 脾胃虚寒证。脘腹绵绵作痛，喜温喜按，呕吐，大便稀溏，脘痞食少，畏寒肢冷，口不渴，舌淡苔白润，脉沉细或沉迟无力。

2. 阳虚失血证。便血、吐血、衄血或崩漏等，血色暗淡，质清稀。

3. 脾胃虚寒所致的胸痹，或病后喜唾涎沫，或小儿慢惊等。

【配伍意义】本证皆由脾胃虚寒所致。治当温中祛寒，补气健脾。方以大辛大热之干姜为君，温脾阳，祛寒邪，扶阳抑阴。甘温之人参为臣，补益脾气，与干姜相配，温中健脾。甘温苦燥之白术为佐，健脾燥湿。佐使以炙甘草，一助参、术补脾益气，二为缓急止腹痛，三则调和诸药。合方一温一补一燥，调理中焦，强健脾胃，故曰"理中"。本方的配伍特点是温补并用，以温为主，温中寓补，兼以燥湿。

胸痹、阳虚失血、小儿慢惊、病后涎唾多等病证属中阳不足者，应用本方温中散寒，补气健脾，是治病求本、异病同治之典范。

吴茱萸汤
《伤寒论》

【组成】吴茱萸一升，洗　人参三两　生姜六两，切　大枣十二枚，擘

【用法】水煎服。

【功用】温中补虚，降逆止呕。

【主治】肝胃虚寒，浊阴上逆证。食后泛泛欲呕，或呕吐酸水，或干呕，或吐清涎冷沫，胸满脘痛，颠顶头痛，畏寒肢冷，甚则伴手足逆冷，大便泄泻，烦躁不宁，吞酸嘈杂，舌淡苔白滑，脉沉弦而迟。

【配伍意义】本证由肝胃虚寒，浊阴上逆所致。治当温中补虚，降逆止呕。方中吴茱萸辛苦性热，入肝、脾、胃、肾经，上可温胃暖肝以祛寒，下可暖肝肾，又善和胃降逆以止呕，一药二擅其功而为君。重用生姜为臣，温胃散寒，降逆止呕。吴茱萸与生姜相须为用，温降之力甚强。佐以甘温之人参，益气健脾胃；佐使以甘平之大枣，合人参益气补脾，合生姜以调脾胃，并能调和诸药。诸药合用，温中降逆并施，寓补益于温降之中。

小建中汤
《伤寒论》

【组成】桂枝三两，去皮　甘草二两，炙　大枣十二枚，擘　芍药六两　生姜三两，切　胶饴一升

【用法】水煎取汁，对入饴糖，文火加热溶化，分两次温服。

【功用】温中补虚，和里缓急。

【主治】中焦虚寒，肝脾不和证。腹中拘急疼痛，喜温喜按，神疲乏力，虚怯少气，或心中悸动，虚烦不宁，面色无华，或伴四肢酸楚，手足烦热，咽干口燥，舌淡苔白，脉细弦。

【配伍意义】本证因中焦虚寒，肝脾失和，化源不足所致。病机涉及诸多方面，但总以中焦虚寒，肝脾失和为首要。治当温中补虚兼养阴，和里缓急以止痛。方中重用甘温质润之饴糖，一者温中补虚，一者缓急止痛，一药两擅其功而为君。臣以桂枝，温阳气，祛寒邪。更臣以酸苦之芍药，其用有三，一者滋养营阴，二者缓肝急、止腹痛，三者与桂枝相配，调和营卫，燮理阴阳。佐以生姜，助桂枝温胃散寒；大枣，助饴糖补脾益气。姜枣合用，又可调营卫，和阴阳。佐使以炙甘草，一则益气补虚，二则缓急止腹痛，三则调和诸药。合方饴糖配桂枝，辛甘化阳，温中焦而补脾虚；饴糖配芍药，酸甘化阴以滋营柔肝。本方特点为重用甘温，兼用阴柔，温中补虚，柔肝理脾，且辛甘与酸甘并用，滋阴和阳，营卫并调。方以温补中焦，建立中气为旨，故名"建中"。

（三）回阳救逆剂

四逆汤
《伤寒论》

【组成】甘草二两，炙　干姜一两半　附子一枚，生用，去皮，破八片

【用法】水煎服。

【功用】回阳救逆。

【主治】心肾阳衰之寒厥证。四肢厥逆，恶寒蜷卧，神衰欲寐，面色苍白，腹痛下利，呕吐不渴，舌淡苔白滑，脉微细。

【配伍意义】本证系心肾阳气衰微，阴寒内盛所致。治宜大辛大热纯阳之品，速回阳气，破散阴寒，以救厥逆。方以大辛大热之生附子为君，温壮元阳，破散阴寒，回阳救逆；生用药性更猛，能迅速通达周身内外以温阳逐寒，是"回阳救逆第一品药"。臣以辛热之干姜，温中散寒，助阳通脉。两药同用，一温先天以生后天，一温后天以养先天，相须为用，相得益彰，温里回阳之力大增。佐使以炙甘草，其用有三：一则益气补中，使全方温补结合，以治虚寒之本；二则甘缓姜、附峻烈之性，使其破阴回阳而无暴散虚阳之虞；三则调和药性，并使药力作用持久。本方大辛大热，药简力专，能力挽元阳，使阳复厥回，故名"四逆汤"。

（四）温经散寒剂

当归四逆汤
《伤寒论》

【组成】当归三两　桂枝三两，去皮　芍药三两　细辛三两　甘草二两，炙　通草二两　大枣二十五枚，擘

【用法】现代用法，水煎服。

【功用】温经散寒，养血通脉。

【主治】血虚寒厥证。手足厥寒，或腰、股、腿、足、肩臂疼痛，兼见畏寒肢冷，口不渴，舌淡苔白，脉沉细或细而欲绝。

【配伍意义】本证由营血虚弱，感受寒邪，寒凝经脉，血行不畅所致。治当温经脉，散寒邪，补营血，通血脉。方由桂枝汤去生姜，倍大枣，加当归、通草、细辛组成。当归甘温，养血和血；桂枝辛温，温经散寒，温通血脉，共为君药。细辛温经散寒，助桂枝温通血脉；白芍养血和营，助当归补益营血，共为臣药。通草通经脉，以畅血行；大枣、甘草益气健脾养血，共为佐药。重用大枣，既合归、芍以补营血，又防桂、辛燥烈太过，伤及阴血。甘草调和诸药，兼而为使。合方温、补、通三者兼行，温阳与散寒并用，养血与通脉兼施，温而不燥，补而不滞，温中兼行，扶正祛邪，标本兼顾。

黄芪桂枝五物汤
《金匮要略》

【组成】黄芪三两　芍药三两　桂枝三两　生姜六两　大枣十二枚

【用法】水煎，日三服。

【功用】益气温经，和血通痹。

【主治】血痹。肌肤麻木不仁，微恶风寒，舌淡，脉微涩而紧。

【配伍意义】本证由素体气虚，营卫不足，肌表不固，复感风邪，邪滞血脉，血行不畅所致。治当益气温阳以固卫表，疏风和营以通血痹。黄芪为君，益气固表。桂枝为臣，

一则温助卫阳，固护肌表，疏散风邪，一则温通经脉，畅行血行。两药相配，温补之中兼以疏散，使肌表得固，风邪不得入侵；益气之中兼以通脉，使气旺血行，肌肤麻木得除。黄芪得桂枝固表而不恋邪，桂枝得黄芪散邪而不伤正。芍药亦为臣药，养血和血，敛阴和营。桂、芍相配，疏散外风，调和营卫；芪、芍相配，气血并补，滋养肌腠。生姜辛温表散，助桂枝疏散外邪；大枣甘温补虚，助芪、芍益气养血。姜、枣相伍，既可和营卫，又可调诸药，而为佐使。本方以温补、散邪、通经三者并用，固表不留邪，散邪不伤正为配伍特点。

阳和汤
《外科症治全生集》

【组成】熟地黄一两　麻黄五分　鹿角胶三钱　白芥子二钱，炒研　肉桂一钱　生甘草一钱　炮姜炭五分

【用法】水煎服。

【功用】温阳补血，散寒通滞。

【主治】阴疽，如贴骨疽、脱疽、流注、痰核、鹤膝风等属阴寒证者。症见患处漫肿无头，皮色不变，酸痛无热，口中不渴，舌淡苔白，脉沉细或迟细。

【配伍意义】本证多由素体阳虚，营血不足，寒凝痰滞，痹阻于肌肉筋骨血脉而成。治疗当温阳气、补营血以治其本，散寒邪、化痰浊、通凝滞以治其标。方以熟地黄温补营血，补肾填精，鹿角胶补肾助阳，益精血，强筋骨，合而为君，以补营血之不足。臣以肉桂、姜炭，均入血分，温阳气，散寒凝，温经脉，畅血行，以除阳虚寒凝。君臣相伍，温补并用，以补为主，重在治本。佐以辛温之白芥子，直达皮里膜外，温化寒痰，通络散结。更佐少量麻黄，辛温走肌腠，宣通经络，开散寒凝，与肉桂、姜炭兼施，温散寒凝，从血脉至肌腠，无所不至，引阳气畅行。佐使以生甘草解毒并调诸药。熟地黄、鹿角胶得麻黄、肉桂、姜炭、白芥子之辛通，滋补而不滞邪；麻黄、肉桂、姜炭、白芥子得熟地黄、鹿角胶之补益，温散而不伤血。合方温阳散寒，温补营血，温化寒痰，犹如"离照当空，阴霾自散"，故名"阳和汤"。本方具温阳与补血并用，祛痰与通脉兼施，温补不恋邪，辛散不伤正之特点。

第八单元　补益剂

（一）概述

1. 补益剂的适用范围

凡以补益药为主组成，具有补养人体气、血、阴、阳等作用，治疗各种虚损病证的方剂，统称补益剂。本类方剂是根据"虚则补之""损者益之"以及"形不足者，温之以气；精不足者，补之以味"的理论立法，属于"八法"中的"补法"。

2. 补益剂的应用注意事项

（1）辨清虚证的实质和具体病位，分清气血阴阳之虚的不同，并结合脏腑相互资生关系，予以补益。

（2）注意虚实真假，勿犯虚虚实实之戒。

（3）补益剂常易壅中滞气，宜适当加入理气醒脾之品，以资运化而使补而不滞。

（4）注意煎服法，宜慢火久煎，务使药力尽出。以空腹或饭前服药为佳，急症则不受此限。

（二）补气剂

四君子汤

《太平惠民和剂局方》

【组成】人参　白术　茯苓　甘草炙，各等分

【用法】水煎服。

【功用】益气健脾。

【主治】脾胃气虚证。面色萎白，语声低微，气短乏力，食少便溏，舌淡苔白，脉虚弱。

【配伍意义】本证为脾胃气虚，运化乏力所致。治当益气健脾。人参为君，益气补虚，健脾养胃，脾气健旺则运化复常，气血化生充足。脾胃虚弱，运化乏力，易致湿浊内阻，故以白术为臣，健脾燥湿。君臣相配，益气健脾之功更著。佐以甘淡之茯苓，健脾渗湿。苓、术相配，健脾祛湿之功更强，并能顺应脾喜燥恶湿的生理特性。佐使以炙甘草，益气和中，调和诸药。

【化裁运用】异功散、六君子汤、香砂六君子汤均为四君子汤加味而成，皆有益气健脾之功。异功散中加陈皮，功兼行气化滞，适用于脾胃气虚兼气滞证；六君子汤配半夏、陈皮，功兼和胃燥湿，适用于脾胃气虚兼有痰湿证；香砂六君子汤伍半夏、陈皮、木香、砂仁，功在益气和胃，行气化痰，适用于脾胃气虚，痰阻气滞证。

参苓白术散
《太平惠民和剂局方》

【组成】莲子肉一斤　薏苡仁一斤　缩砂仁一斤　桔梗一斤　白扁豆一斤半　白茯苓二斤　人参二斤　甘草炒，二斤　白术二斤　山药二斤

【用法】上为细末。每服二钱，枣汤调下。小儿量岁数加减服之。亦可作汤剂，水煎服，用量按原方比例酌减。

【功用】益气健脾，渗湿止泻。

【主治】脾虚湿盛证。饮食不化，胸脘痞闷，肠鸣泄泻，四肢乏力，形体消瘦，面色萎黄，舌淡苔白腻，脉虚缓。

【配伍意义】本证由脾虚湿盛所致。治宜补益脾胃，兼以渗湿止泻。方中人参、白术、茯苓益气健脾渗湿，为君。山药、莲子肉助君药以健脾益气，兼能止泻；白扁豆、薏苡仁助术、苓以健脾渗湿，共为臣药。佐以砂仁醒脾和胃，行气化湿；桔梗宣肺利气，通调水道，又能载药上行，培土生金；炒甘草健脾和中，调和诸药，共为佐使之用。综观全方，补中气，渗湿浊，行气滞，使脾气健运，湿邪得去，则诸症自除。

补中益气汤
《内外伤辨惑论》

【组成】黄芪一钱　甘草炙，五分　人参三分　当归二分　橘皮二分或三分　升麻二分或三分　柴胡二分或三分　白术三分

【用法】水煎服。或作丸剂，温开水或姜汤下。

【功用】补中益气，升阳举陷。

【主治】

1. 脾虚气陷证。饮食减少，体倦肢软，少气懒言，面色萎黄，大便稀溏，舌淡，脉虚；脱肛，子宫脱垂，久泻久痢，崩漏等。

2. 气虚发热证。身热自汗，渴喜热饮，气短乏力，舌淡，脉虚大无力。

【配伍意义】本证系饮食劳倦，损伤脾胃，以致脾胃气虚、清阳下陷所致。治宜补中益气，升阳举陷。重用黄芪，补中益气，升阳固表为君药。臣以人参、炙甘草、白术补气健脾，以增黄芪补益中气之功。血为气之母，气虚时久，营血亦亏，故用当归养血和营，协参、芪以补气养血；陈皮理气和胃，使诸药补而不滞；以少量升麻、柴胡在补益中气的基础上升阳举陷，助君药以升提下陷之中气，共为佐药。炙甘草益气调药，为佐使药。诸药合用，共奏补气升阳、甘温除热之功。

生脉散
《医学启源》

【组成】人参五分　麦门冬五分　五味子七粒

【用法】长流水煎，不拘时服。

【功用】益气生津，敛阴止汗。

【主治】

1. 温热、暑热，耗气伤阴证。汗多神疲，体倦乏力，气短懒言，咽干口渴，舌干红少苔，脉虚数。

2. 久咳伤肺，气阴两虚证。干咳少痰，短气自汗，口干舌燥，脉虚细。

【配伍意义】本证由外感暑热，或久咳伤肺而致气阴大伤，治当益气生津，敛阴止汗。方用甘温之人参，大补元气，益肺生津为君。甘寒之麦门冬为臣，养阴清热，润肺生津，既可补因多汗而耗损的津液，又可解咽干口渴之症，且能润肺止咳而治干咳少痰，与人参配伍，气阴双补。酸温之五味子为佐，敛肺止汗，生津止渴，既固气津之外泄，又敛耗散之肺气。三药合用，一补一润一敛，使气复津生，汗止阴存，气充脉生，故名"生脉"。

玉屏风散
《医方类聚》

【组成】防风一两　黄芪蜜炙　白术各二两

【用法】研末，每日两次，每次三钱，大枣煎汤送服。亦可作汤剂，水煎服，用量按原方比例酌减。

【功用】益气固表止汗。

【主治】表虚自汗。汗出恶风，面色㿠白，舌淡苔薄白，脉浮虚。亦治虚人腠理不固，易感风邪。

【配伍意义】本证由卫气虚弱，不能固表所致。治宜益气实卫，固表止汗。黄芪补脾肺之气以固表止汗为君。白术健脾益气，助黄芪益气固表之力为臣。佐以防风走表而散风御邪。黄芪得防风，则固表而不留邪；防风得黄芪，则祛风而不伤正。

完带汤
《傅青主女科》

【组成】白术一两　山药一两　人参二钱　白芍五钱　车前子三钱　苍术三钱　甘草炙，一钱　陈皮五分　黑芥穗五分　柴胡六分

【用法】水煎服。

【功用】补脾疏肝，化湿止带。

【主治】脾虚肝郁，湿浊带下。带下色白，清稀如涕，面色㿠白，倦怠便溏，舌淡苔白，脉缓或濡弱。

【配伍意义】本证由脾虚肝郁，带脉失约，湿浊下注所致。治宜补脾益气，疏肝解郁，化湿止带。重用白术、山药为君，意在补脾祛湿，山药尚有固肾止带之功。臣以人参补中益气，苍术燥湿运脾，白芍柔肝理脾，车前子分利湿浊。佐以陈皮理气燥湿，既可使补药补而不滞，又可行气以化湿；柴胡、芥穗之辛散，得参、术则升发脾胃清阳，配白芍则疏肝解郁。佐使以甘草调药和中。诸药相配，寓补于散，寄消于升，培土抑木，肝脾同治。

（三）补血剂

四物汤
《仙授理伤续断秘方》

【组成】当归　川芎　白芍　熟干地黄各等分

【用法】水煎服。

【功用】补血调血。

【主治】营血虚滞证。头晕目眩，心悸失眠，面色无华，妇人月经不调，量少或经闭不行，脐腹作痛，甚或瘕块硬结，舌淡，口唇、爪甲色淡，脉细弦或细涩。

【配伍意义】本证由营血亏虚，血行不畅所致。治宜补养营血为主，辅以调畅血脉。熟地为君，补肾填精，滋养阴血，为补血要药。当归为臣，补血活血，乃养血调经要药。佐以白芍养血益阴，川芎活血行气。四药配伍，共奏补血调血之功。

【化裁运用】胶艾汤、桃红四物汤、圣愈汤三方在组成中均含有地黄、当归、芍药和川芎。胶艾汤多阿胶、艾叶、甘草，侧重于养血止血，兼以调经安胎，是标本兼顾之方，故既可用于冲任虚损，血虚有寒的月经过多，产后下血不止，淋沥不止，产后或流产冲任受损，下血不止，又可用治妊娠胞阻，胎漏下血，腹中疼痛。桃红四物汤多桃仁、红花，因此偏重于活血化瘀，适用于血虚兼血瘀所致的月经提前，血多有块，色紫稠黏，腹痛等。圣愈汤则加用参、芪以补气摄血，故适用于气血两虚而血失所统的月经先期量多色淡，四肢乏力，体倦神衰等。

当归补血汤
《内外伤辨惑论》

【组成】黄芪一两　当归二钱

【用法】水煎服。

【功用】补气生血。

【主治】血虚阳浮发热证。肌热面红，烦渴欲饮，脉洪大而虚，重按无力。亦治妇人经期、产后血虚发热头痛，或疮疡溃后，久不愈合者。

【配伍意义】本证为劳倦内伤，血虚气弱，阳气浮越所致。治宜补气生血，使气旺血生，虚热自止。重用黄芪为君（用量五倍于当归），其义有二：一为补气而专固肌表，即"有形之血不能速生，无形之气所当急固"之理；二为大补脾肺之气，以资化源，使气旺血生。当归为臣，养血和营，则浮阳秘敛，阳生阴长，气旺血生，而虚热自退。至于妇人经期、产后血虚发热头痛，取其益气养血而退虚热。对于疮疡溃后因气血不足而久不愈合者，亦可用本方补气养血，扶正托毒，以助生肌收口。

归脾汤
《正体类要》

【组成】白术　当归　白茯苓　黄芪　远志　龙眼肉　酸枣仁各一钱　人参一钱　木香五分　甘草炙，三分

【用法】加生姜、大枣，水煎服。

【功用】益气补血，健脾养心。

【主治】

1. 心脾气血两虚证。心悸怔忡，健忘失眠，盗汗，体倦食少，面色萎黄，舌淡，苔薄白，脉细弱。

2. 脾不统血证。便血，皮下紫癜，妇女崩漏，月经超前，量多色淡，或淋沥不止，舌淡，脉细弱。

【配伍意义】本证因思虑过度，劳伤心脾，心脾两虚，气血两亏所致。治宜益气补血，健脾养心。方以参、芪、术、草补脾益气以生血，使气旺而血生。配伍当归、龙眼肉甘温补血养心；茯苓（多用茯神）、酸枣仁、远志宁心安神；木香理气醒脾，与大量益气健脾药配伍，既复脾运，又使补而不滞。姜、枣调和脾胃，以资化源。本方心脾同治而重在治脾，气血并补而重在补气，补气养血药中佐以木香理气醒脾，补而不滞，为治疗思虑过度，劳伤心脾，气血两虚之良方。

（四）气血双补剂

炙甘草汤（复脉汤）
《伤寒论》

【组成】甘草炙，四两　生姜三两　桂枝三两　人参二两　生地黄一斤　阿胶二两　麦门冬半升　麻仁半升　大枣三十枚，擘

【用法】以清酒七升，水八升，先煮八味，取三升，去滓，内胶烊消尽，温服一升，日三服。现代用法：水煎服，阿胶烊化，冲服。

【功用】益气滋阴，通阳复脉。

【主治】

1. 阴血阳气虚弱，心脉失养证。脉结代，心动悸，虚羸少气，舌光少苔，或质干而瘦小者。

2. 虚劳肺痿。干咳无痰，或咳吐涎沫，量少，形瘦短气，虚烦不眠，自汗盗汗，咽干舌燥，大便干结，脉虚数。

【配伍意义】本证系伤寒汗、吐、下或失血后，或杂病阴血不足、阳气不振所致的心动悸、脉结代。治当益气滋阴，通阳复脉。方中炙甘草补气健脾，复脉益心；生地黄滋阴养血，充脉养心，二药重用，益气养血以复脉之本，共为君药。配人参、大枣，益心气，补脾气，以资气血生化之源；阿胶、麦冬、麻仁滋心阴，养心血，充血脉，共为臣药。桂枝、生姜辛散温通，温心阳，通血脉，使气血流畅以助脉气续接，并防诸厚味滋补之品过于滋腻，为佐药。加清酒煎服，用之温通血脉，以行药力，为佐使。诸药合用，滋而不腻，温而不燥，使气血充足，阴阳调和，则脉复悸止。

（五）补阴剂

六味地黄丸（地黄丸）
《小儿药证直诀》

【组成】熟地黄八钱　山萸肉　干山药各四钱　泽泻　牡丹皮　茯苓各三钱

【用法】上为末，炼蜜为丸，如梧桐子大，空心温水化下三丸。亦可水煎服，用量按原方比例酌减。

【功用】滋补肝肾。

【主治】肝肾阴虚证。腰膝酸软，头晕目眩，耳鸣耳聋，盗汗，遗精，消渴，骨蒸潮热，手足心热，口燥咽干，牙齿动摇，足跟作痛，小便淋沥，以及小儿囟门不合，舌红少苔，脉沉细数。

【配伍意义】本证以肝肾阴虚为本，兼有虚热内扰。治宜滋补肝肾为主，适当配伍清虚热、泻湿浊之品。本方系宋代钱乙从《金匮要略》所载之肾气丸减桂枝、附子而成。重用熟地黄，滋阴补肾，填精益髓而为君。臣以山茱萸补养肝肾，并能涩精，取"肝肾同源"之意；山药补益脾阴，亦能固肾。君臣配合，是为"三补"。佐以泽泻利湿而泄肾浊，并防熟地黄之滋腻；茯苓淡渗脾湿，并助山药之健运；丹皮清泄虚热，并制山萸肉之温涩。合为"三泻"。六味合用，三补三泻而以补为主，肝、脾、肾三阴并补而以补肾阴为主。

一贯煎
《续名医类案》

【组成】北沙参　麦冬　当归身　生地黄　枸杞子　川楝子一钱半

【用法】水煎服。

【功用】滋阴疏肝。

【主治】肝肾阴虚，肝气郁滞证。胸脘胁痛，吞酸吐苦，咽干口燥，舌红少津，脉细弱或虚弦。亦治疝气瘕聚。

【配伍意义】本证系肝肾阴血亏虚而肝气不舒所致。治宜滋阴养血，柔肝疏郁。重用生地黄滋阴养血，补益肝肾为君，内寓滋水涵木之意。臣以当归、枸杞养血滋阴柔肝；北沙参、麦冬滋养肺胃，养阴生津，意在佐金平木，扶土制木。佐以少量川楝子，疏肝泄热，理气止痛，复肝之条达之性。诸药合用，滋阴疏肝。

（六）补阳剂

肾气丸
《金匮要略》

【组成】干地黄八两　薯蓣即山药　山茱萸各四两　泽泻　茯苓　牡丹皮各三两　桂枝　附子各一两

【用法】上为细末，炼蜜和丸，如梧桐子大，酒下十五丸，日再服。

【功用】补肾助阳。

【主治】肾阳不足证。腰痛脚软，身半以下常有冷感，少腹拘急，小便不利，或小便反多，入夜尤甚，阳痿早泄，舌淡而胖，脉虚弱，尺部沉细；痰饮，水肿，消渴，脚气，转胞等。

【配伍意义】本证由肾阳不足所致。治宜补肾助阳。方中附子温阳补火，桂枝温通阳气，合而为君，补肾阳，助气化。肾为水火之脏，内舍真阴真阳，阳无阴则不化，"善补阳者，必于阴中求阳，则阳得阴助，而生化无穷"，故重用干地黄滋阴补肾填精，山茱萸、山药补肝脾而益精血，阴生则阳长，同为臣药。方中补阳药少而滋阴药多，可见其立方之旨，并非峻补元阳，乃在于微微生火，鼓舞肾气，即取"少火生气"之义。泽泻、茯苓利水渗湿，配桂枝善温化痰饮，丹皮伍桂枝则可调血分之滞，此三味寓泻于补，俾邪去而补药得力，并制诸滋阴药助湿碍邪，俱为佐药。诸药合用，助阳之弱以化水，滋阴之虚以生气，使肾阳振奋，气化复常，则诸症自除。

（七）阴阳双补剂

地黄饮子（地黄饮）
《圣济总录》

【组成】熟干地黄　巴戟天　山茱萸　石斛　肉苁蓉　附子　五味子　官桂　白茯苓　麦门冬　菖蒲　远志各半两

【用法】加姜、枣，水煎服。

【功用】滋肾阴，补肾阳，开窍化痰。

【主治】下元虚衰，痰浊上泛之喑痱证。舌强不能言，足废不能用，口干不欲饮，足冷面赤，脉沉细弱。

【配伍意义】"喑痱"乃由下元虚衰，阴阳两亏，虚阳上浮，痰浊随之上泛，堵塞窍道所致。治宜补养下元为主，摄纳浮阳，佐以开窍化痰。熟地黄、山茱萸滋补肾阴，肉苁蓉、巴戟天温壮肾阳，共为君药。臣以附子、肉桂，以助温养下元，摄纳浮阳，引火归原；石斛、麦冬、五味子滋养肺肾，金水相生，壮水以济火。佐以石菖蒲、远志、茯苓，开窍化痰，交通心肾。姜、枣和中调药，功兼佐使。综观全方，标本兼治，阴阳并补，上下同治，而以治下治本为主，使下元得补，浮阳得摄，水火既济，痰化窍开，则"喑痱"可愈。

第九单元　固涩剂

（一）概述

1. 固涩剂的适用范围

凡以固涩药为主组成，具有收敛固涩的作用，用以治疗气、血、精、津液耗散滑脱之证的方剂，统称固涩剂。本类方依《素问·至真要大论》"散者收之"之论立法，属于"十剂"中的"涩剂"。

由于气、血、精、津液滑脱散失的病因及发病部位不同，常见有自汗、盗汗、久咳不止、久泻不止、遗精滑泄、小便失禁、崩漏、带下等，故治疗方法亦有异。

2. 固涩剂的应用注意事项

（1）固涩剂所治的滑脱散失之证，皆由正气亏虚而致，故应根据气血、阴阳、精气、津液耗伤程度的不同，配伍相应的补益药，使之标本兼顾。

（2）若是元气大虚，亡阳欲脱所致的大汗淋漓、小便失禁或崩中不止，宜急用大剂参附之类回阳固脱，非单纯固涩所能治疗。

（3）固涩剂为正虚无邪者设，故凡邪气未尽，误用固涩，则有"闭门留寇"之弊。此外，对于热病多汗、痰饮咳嗽、火扰遗泄、热痢初起、伤食泄泻、实热崩带等，均非本类方剂之所宜。

（二）固表止汗剂

牡蛎散
《太平惠民和剂局》

【组成】黄芪一两　麻黄根一两　煅牡蛎一两

【用法】上三味为粗散。每服三钱，水一盏半，小麦百余粒，同煎至八分，去渣热服，日二服，不拘时候。亦可作汤剂，水煎，用量按原方比例酌减。

【功用】敛阴止汗，益气固表。

【主治】体虚自汗、盗汗证。常自汗出，夜卧更甚，心悸惊惕，短气烦倦，舌淡红，脉细弱。

【配伍意义】本证乃气虚卫气不固，阴液外泄，阴伤心阳不潜，日久心气耗伤所致。治宜敛阴止汗，益气固表。煅牡蛎咸涩微寒，敛阴潜阳，固涩止汗为君药。生黄芪味甘微温，益气实卫，固表止汗为臣药。君臣相配，益气固表，敛阴潜阳。麻黄根甘平，功专收敛止汗为佐药。小麦甘凉，专入心经，养气阴，退虚热，为佐使药。全方配伍，补敛并用，涩补共施，益气固表，敛阴潜阳，则腠理得固，气阴得养，心阳内潜，汗出自止。

（三）涩肠固脱剂

真人养脏汤（纯阳真人养脏汤）
《太平惠民和剂局方》

【组成】人参　当归　白术各六钱　肉豆蔻半两　肉桂　甘草炙，各八钱　白芍药一两六钱　木香一两四钱　诃子一两二钱　罂粟壳三两六钱

【用法】共为粗末，每服二大钱，水煎去滓，饭前温服。亦可作汤剂水煎服，用量按原方比例酌减。

【功用】涩肠固脱，温补脾肾。

【主治】久泻久痢，脾肾虚寒证。泻痢无度，滑脱不禁，甚至脱肛坠下，脐腹疼痛，喜温喜按，倦怠食少，舌淡苔白，脉迟细。

【配伍意义】本证多由久泻久痢，积滞已去之后，但脾肾虚寒，肠失固摄所致。治当涩肠固脱治标为主，温补脾肾治本为辅。重用罂粟壳涩肠止泻为君药。臣以肉豆蔻温中涩肠；诃子苦酸温涩，功专涩肠止泻。君臣相配，涩肠固脱以治其标。佐以肉桂温肾暖脾，人参、白术补气健脾，三药合用，温补脾肾以治本。泻痢日久，每伤阴血，而甘温固涩之品每易壅滞气机，又佐以当归、白芍养血和血之功，木香调气醒脾，共成调气和血，既治下痢腹痛后重，又使全方涩补不滞。甘草益气和中，调和诸药，合参、术补中益气，合芍药缓急止痛，为佐使。综观全方，标本兼治，重在治标；脾肾兼顾，补脾为主；涩中寓通，补而不滞。

四神丸
《内科摘要》

【组成】肉豆蔻二两　补骨脂四两　五味子二两　吴茱萸一两

【用法】上四味，粉碎成细粉。另取生姜200g，大枣50枚，共煮，去滓，取枣肉为丸，桐子大，每服50丸。亦可作汤剂，加姜、枣水煎，临睡温服，用量按原方比例酌减。

【功用】温肾暖脾，固肠止泻。

【主治】脾肾阳虚之肾泻证。五更泄泻，不思饮食，食不消化，或久泻不愈，腹痛喜温，腰酸肢冷，神疲乏力，舌淡，苔薄白，脉沉迟无力。

【配伍意义】肾泻，又称五更泄、鸡鸣泻，多由命门火衰，火不暖土，脾失健运所致。治宜温肾暖脾，固涩止泻。本方由《普济本事方》的二神丸（肉豆蔻、补骨脂）与五味子散（五味子、吴茱萸）两方组合而成。重用辛苦大温的补骨脂，补命门之火以温养脾土，为君药。臣以肉豆蔻温中涩肠，与补骨脂相伍，既可增温肾暖脾之力，又能涩肠止泻。佐以吴茱萸温脾暖胃以散阴寒；五味子固肾涩肠，合吴茱萸以助君、臣药温涩止泻之力。姜、枣同煮，枣肉为丸，意在温补脾胃。诸药合用，共奏温肾暖脾、固肠止泻之功。

（四）涩精止遗剂

桑螵蛸散
《本草衍义》

【组成】桑螵蛸　远志　菖蒲　龙骨　人参　茯神　当归　龟甲各一两

【用法】上为末，夜卧人参汤调下二钱。

【功用】调补心肾，涩精止遗。

【主治】心肾两虚证。小便频数，或尿如米泔色，或遗尿，或遗精，心神恍惚，健忘，舌淡苔白，脉细弱。

【配伍意义】本证乃心肾两虚，水火不交所致。治宜调补心肾，涩精止遗。桑螵蛸甘咸平，补肾固精止遗，为君药。臣以龙骨收敛固涩，镇心安神；龟甲滋养肾阴，补心安神。桑螵蛸得龙骨则固涩止遗之力增，得龟甲则补肾益精之功著。佐以人参大补元气，配茯神合而益心气、宁心神；当归补心血，与人参合用，能补益气血；菖蒲、远志安神定志，交通心肾，意在补肾涩精、宁心安神的同时，促进水火即济，心肾相交。诸药相合，共奏调补心肾、交通上下、补养气血、涩精止遗之功。

（五）固崩止带剂

固冲汤
《医学衷中参西录》

【组成】白术一两　生黄芪六钱　龙骨八钱　牡蛎八钱　萸肉八钱　生杭芍四钱　海螵蛸四钱　茜草三钱　棕边炭二钱　五倍子五分，轧细，药汁送服

【用法】水煎服。

【功用】固冲摄血，益气健脾。

【主治】脾肾亏虚，冲脉不固证。猝然血崩，或月经过多，或漏下不止，色淡质稀，头晕肢冷，心悸气短，神疲乏力，腰膝酸软，舌淡，脉微弱。

【配伍意义】本证由肾虚不固，脾虚不摄，冲脉滑脱所致。治当急治其标，固冲摄血为主，辅以健脾益气。重用甘酸而温之山萸肉为君，既能补益肝肾，又能收敛固涩。煅龙骨、煅牡蛎助君药以收敛元气，固涩滑脱；龙、牡煅用，收涩之力更强。白术、黄芪补气健脾，以助健运统摄；黄芪又擅升提，尤擅治流产崩漏。四味为臣。佐以生白芍补益肝肾，养血敛阴；棕榈炭、五倍子收敛止血；海螵蛸、茜草固摄下焦，既能止血，又能化瘀，使血止而无留瘀之弊。诸药合用，共奏固冲摄血、益气健脾之功。

第十单元　安神剂

（一）概述

1. 安神剂的适用范围

凡以安神药为主组成，具有安神定志作用，治疗神志不安病证的方剂，统称为安神剂。

神志不安多因情志内伤致脏腑偏盛偏衰引起。表现为惊狂易怒、烦躁不安者，多为实证；表现为心悸健忘、虚烦失眠者，多属虚证。至于其他原因，如因火热而狂躁谵语者，治当清热泻火；因痰而癫狂者，则宜祛痰；因瘀而发狂者，又宜活血祛瘀；因阳明腑实而狂乱者，则应攻下；以虚损为主要表现而兼见神志不安者，又重在补益。

2. 安神剂的应用注意事项

（1）安神剂虽有重镇安神与滋养安神之分，但火热每多伤阴，阴虚易致阳亢，病机又多虚实夹杂，且互为因果，故组方配伍时，重镇安神与滋养安神又往往配合运用，以顾虚实。

（2）重镇安神剂多由金石介壳类药物组成，易伤胃气，不宜久服。脾胃虚弱者，宜配伍健脾和胃之品。

（3）某些安神药，如朱砂等有一定的毒性，久服能引起慢性中毒，亦应注意。

（二）重镇安神剂

朱砂安神丸
《内外伤辨惑论》

【组成】朱砂五钱，另研，水飞为衣　黄连六钱　炙甘草五钱半　生地黄一钱半　当归二钱半

【用法】上药除朱砂外，四味共为细末，汤浸蒸饼为丸，如黍米大，以朱砂为衣，每服十五丸或二十丸（3～4g），津唾咽之，食后服。

【功用】镇心安神，清热养血。

【主治】心火亢盛，阴血不足证。失眠多梦，惊悸怔忡，心烦神乱，或胸中懊憹，舌尖红，脉细数。

【配伍意义】本证由心火亢盛，灼伤阴血所致。治当泻其亢盛之火，补其虚损之阴血而安神。朱砂为君，甘寒质重，专入心经，寒能清热，重可镇怯，既重镇安神，又清心经火。黄连为臣，苦寒入心，清心泻火，以除烦热为臣。君臣相伍，重镇以安神，清心以除烦，共收泻火安神之功。佐以生地黄滋阴清热，当归滋阴养血，合生地黄补阴血以养心。

佐使以炙甘草调和诸药，益胃和中，且防黄连之苦寒、朱砂之质重碍胃。诸药合用，标本兼治，清中有养，使心火得清，阴血得充，心神得养，则神志自安。

（三）滋养安神剂

天王补心丹
《校注妇人良方》

【组成】人参　茯苓　玄参　丹参　桔梗　远志各五钱　当归　五味子　麦门冬　天门冬　柏子仁　酸枣仁各一两　生地黄四两

【用法】上为末，炼蜜为丸，如梧桐子大，用朱砂为衣，每服二三十丸（6~9g），临卧，竹叶煎汤送下。亦可作汤剂，用量按原方比例酌减。

【功用】滋阴清热，养血安神。

【主治】阴虚血少，神志不安证。心悸怔忡，虚烦失眠，神疲健忘，或梦遗，手足心热，口舌生疮，大便干结，舌红少苔，脉细数。

【配伍意义】本证多由忧愁思虑太过，暗耗阴血，使心肾两亏，阴虚血少，虚火内扰所致。治当滋阴清热，养血安神。重用生地黄为君，滋阴养血，壮水以制虚火。天冬、麦冬滋阴清热，当归补血润燥，共助生地滋阴补血；酸枣仁、柏子仁养心安神，五味合而为臣。佐以玄参滋阴降火；茯苓、远志养心安神；人参补气以生血，并能安神益智；五味子敛心气，安心神；丹参清心活血，合补血药使补而不滞，则心血易生；朱砂镇心安神，以治其标。桔梗载药上行，以使药力缓留于上部心经，为使药。本方滋阴补血以治本，养心安神以治标，标本兼治，心肾两顾，但以补心治本为主，共奏滋阴养血、补心安神之功。

酸枣仁汤
《金匮要略》

【组成】酸枣仁二升　甘草一两　知母二两　茯苓二两　芎䓖二两，即川芎

【用法】上五味，以水八升，煮酸枣仁得六升，内诸药，煮取三升，分温三服。

【功用】养血安神，清热除烦。

【主治】肝血不足，虚热内扰证。虚烦失眠，心悸不安，头目眩晕，咽干口燥，舌红，脉弦细。

【配伍意义】本证系肝血不足，阴虚内热而致。治宜养血以安神，清热以除烦。重用酸枣仁为君，养血补肝，宁心安神。臣以茯苓宁心安神；知母滋阴润燥，清热除烦，与君药相配而助安神除烦之功。佐以川芎，调肝血而疏肝气，与大量之酸枣仁相伍，辛散与酸收并用，具有养血调肝之妙。甘草和中缓急，调和诸药，为佐使。诸药相伍，标本兼治，养中兼清，补中有行，共奏养血安神、清热除烦之效。

第十一单元 开窍剂

（一）概述

1. 开窍剂的适用范围

凡以芳香开窍药为主组成，具有开窍醒神功用，适用于窍闭神昏证的方剂，统称开窍剂。

窍闭神昏证，多由邪气壅盛，蒙蔽心窍所致。根据闭证的临床表现，可分为热闭和寒闭两种。热闭多由温热邪毒内陷心包，痰热蒙蔽心窍所致，症见高热，神昏，谵语，甚或痉厥等；寒闭多因寒湿痰浊之邪或秽浊之气蒙蔽心窍引起，症见突然昏倒，牙关紧闭，不省人事，苔白脉迟等。

2. 开窍剂的应用注意事项

（1）应辨别闭证和脱证。凡邪盛气实而见神志昏迷、口噤不开、两手握固、脉实有力的闭证方可用开窍剂；而对汗出肢冷、呼吸气微、手撒遗尿、口开目合、脉虚弱无力或脉微欲绝的脱证，即使神志昏迷也不宜使用。

（2）辨清闭证之属热属寒，正确选用凉开或温开之剂。

（3）对于阳明腑实证而见神昏谵语者，只宜寒下，不宜用开窍剂。但阳明腑实而兼有邪陷心包之证，则应根据病情缓急，先予开窍，或先投寒下，或开窍与寒下并用，才能切合病情。

（4）开窍剂大多为芳香药物，辛散走窜，只宜暂用，不宜久服，久服则易伤元气，故临床多用于急救，中病即止，待患者神志清醒后，应根据不同表现，辨证施治。

（5）麝香等药，有碍胎元，孕妇慎用。

（6）本类方剂多制成丸、散剂或注射剂，丸、散剂在使用时宜温开水化服或鼻饲，不宜加热煎煮，以免药性挥发，影响疗效。

（二）凉开剂

安宫牛黄丸（牛黄丸）
《温病条辨》

【功用】清热解毒，开窍醒神。

【主治】邪热内陷心包证。高热烦躁，神昏谵语，舌謇肢厥，舌红或绛，脉数有力。亦治中风昏迷、小儿惊厥属邪热内闭者。

【配伍意义】本证系温热邪毒内闭心包所致。故以清热解毒、开窍醒神为法，并配辟秽安神之品。方中牛黄苦凉，清心解毒，辟秽开窍；犀角（用水牛角代）咸寒，清心凉血解毒；麝香芳香开窍醒神。三药相配，清心开窍，凉血解毒为君。黄连、黄芩、山栀大苦大寒，泻火解毒，以增牛黄、犀角（用水牛角代）清解心包热毒之力；冰片、郁金芳香辟秽，化浊通窍，以增麝香开窍醒神之功，共为臣药。佐以雄黄，助牛黄辟秽解毒；朱砂、珍珠镇心安神而除烦躁不安。原方以金箔为衣，取其重镇安神之效。炼蜜为丸，和胃调中，共为佐使。本方以牛黄等为君药，善清心包邪热，豁痰开窍，使心主安居于心之宫城，故名安宫牛黄丸。本方清热泻火、凉血解毒与芳香开窍并用，但以清热解毒为主，意在祛邪外出，"使邪火随诸香一齐俱散也"（《温病条辨》）。

紫　雪
《苏恭方》，录自《外台秘要》

【功用】清热开窍，息风止痉。

【主治】温热病，热闭心包及热盛动风证。高热烦躁，神昏谵语，痉厥，口渴唇焦，尿赤便闭，舌质红绛，苔黄燥，脉数有力或弦数；小儿热盛惊厥。

【配伍意义】本证因温热邪毒炽盛，内闭心包，引动肝风所致。故以清热开窍，息风止痉为治。方中犀角（用水牛角代）功专清心凉血解毒，羚羊角长于凉肝息风止痉，麝香芳香开窍醒神，三药合而为君，清心凉肝，开窍息风。生石膏、寒水石、滑石清热泻火，滑石且可导热从小便而出；玄参、升麻清热解毒，其中玄参尚能养阴生津，升麻又可清热透邪，俱为臣药。佐以青木香、丁香、沉香辛温芳香，行气通窍，与麝香配伍，增强开窍醒神之功；黄金镇心安神，平肝息风，解毒；朱砂、磁石重镇安神，朱砂并能清心解毒，磁石又能潜镇肝阳，与君药相配以加强除烦止痉之效；更用朴硝、硝石泄热散结以"釜底抽薪"，可使邪热从肠腑下泄，原书指出服后"当利热毒"。炙甘草益气安中，调和诸药，并防寒凉伤胃之弊，为佐使药。本方以金石重镇、甘寒咸凉与芳香开窍之品相伍，心肝并治，清热开窍之中更具息风止痉之效，既开上窍，又通下窍。由于本药如"霜雪紫色"，且药性大寒犹如霜雪，故名"紫雪"。

至宝丹
《灵苑方》引郑感方，录自《苏沈良方》

【功用】化浊开窍，清热解毒。

【主治】痰热内闭心包证。神昏谵语，身热烦躁，痰盛气粗，舌绛，苔黄垢腻，脉滑数。亦治中风、中暑、小儿惊厥属于痰热内闭者。

【配伍意义】本证因痰热内闭，蒙阻心窍所致。治宜化浊开窍、清热解毒之法。叶天士所谓"舌绛而苔黄垢腻，中夹秽浊之气，急加芳香逐之"即是此义。方中麝香芳香开窍醒神；牛黄豁痰开窍，合犀角（用水牛角代）清心凉血解毒为君。臣以安息香、冰片（龙脑）辟秽化浊，芳香开窍，与麝香同用，为治窍闭神昏之要品；玳瑁清热解毒，镇惊安神，可增强牛黄、犀角清热解毒之力。由于痰热瘀结，痰瘀不去则热邪难清，心神难安，故佐以朱砂、金箔、银箔镇心安神。诸药合用，共奏清热开窍、化浊解毒之功。

（三）温开剂

苏合香丸（吃力伽丸）

【功用】芳香开窍，行气止痛。

【主治】寒闭证。突然昏倒，牙关紧闭，不省人事，苔白，脉迟。亦治心腹猝痛，甚则昏厥，属寒凝气滞者。

【配伍意义】本证因寒邪秽浊，闭阻机窍所致。闭者宜开，故宜芳香开窍为主，对于寒邪、气郁及秽浊所致者，又须配合温里散寒、行气活血、辟秽化浊之法。方中苏合香、麝香、冰片、安息香芳香走窜，开窍启闭，辟秽化浊，而为君药。臣以木香、香附、丁香、沉香、白檀香、乳香，行气解郁，散寒止痛，理气活血。佐以辛热之荜茇，温中散寒，助诸香药以增强祛寒止痛开郁之力；犀角（用水牛角代）清心解毒，朱砂重镇安神，二者药性虽寒，但与大队温热之品相伍，则不悖温通开窍之旨；白术（吃力伽）益气健脾、温燥化湿，诃子收涩敛气，二药一补一敛，以防诸香辛散走窜太过，耗散真气。诸药合用，芳香化浊，温通开窍，行气止痛。

第十二单元　理气剂

（一）概述

1. 理气剂的适用范围

凡以理气药为主组成，具有行气或降气的功用，用以治疗气滞或气逆病证的方剂，统称为理气剂。

气滞一般以脾胃气滞和肝气郁滞为多见，脾胃气滞常见脘腹胀痛，嗳气吞酸，呕恶食少，大便失常等症；肝郁气滞常见胸胁胀痛，或疝气痛，或月经不调，或痛经等症。

气逆以肺胃气逆为主，肺气上逆主要表现为咳喘，胃气上逆主要表现为恶心、呕吐、嗳气、呃逆等症。

2. 理气剂的应用注意事项

（1）首先应辨清气病的虚实，勿犯虚虚实实之戒。

（2）临证应注意辨别气滞与气逆，气滞当行气，气逆当降气。

（3）理气药多属芳香辛燥之品，容易伤津耗气，应适可而止，勿使过剂，尤其是年老体弱、阴虚火旺、孕妇或素有崩漏吐衄者，更应慎之。

（二）行气剂

越鞠丸（芎术丸）
《丹溪心法》

【组成】香附　川芎　苍术　栀子　神曲各等分

【用法】上为末，水丸如绿豆大。也可作汤剂服。

【功用】行气解郁。

【主治】六郁证。胸膈痞闷，脘腹胀痛，嗳腐吞酸，恶心呕吐，饮食不消。

【配伍意义】本方所治气、血、痰、火、湿、食六郁之证乃因喜怒无常、忧思过度，或饮食失节、寒温不适所致。六郁之中以气郁为主，故治宜行气解郁为要，使气行则血行，气行则痰、火、湿、食诸郁自解。方中香附行气解郁为君，以治气郁；配伍血中之气药川芎，既可活血祛瘀治血郁，又可助香附行气解郁；栀子清热泻火，以治火郁；苍术燥湿运脾，以治湿郁；神曲消食导滞，以治食郁。因痰郁乃气滞湿聚而成，若气行湿化，则痰郁随之而解，故方中不另用治痰之品，此亦治病求本之意。

枳实薤白桂枝汤
《金匮要略》

【组成】枳实四枚　厚朴四两　薤白半升　桂枝一两　瓜蒌一枚

【用法】以水五升，先煮枳实、厚朴，取二升，去滓，内诸药，煮数沸，分三次温服。

【功用】通阳散结，祛痰下气。

【主治】胸阳不振，痰气互结之胸痹。胸满而痛，甚或胸痛彻背，喘息咳唾，短气，气从胁下冲逆，上攻心胸，舌苔白腻，脉沉弦或紧。

【配伍意义】本证因胸阳不振，痰浊中阻，气结于胸所致。治当通阳散结，祛痰下气。方中瓜蒌涤痰散结，开胸通痹，薤白通阳散结，化痰散寒，乃治胸痹之要药，共为君药。枳实下气破结，消痞除满，厚朴燥湿化痰，下气除满，二者同用，助君药宽胸散结、下气除满、通阳化痰之效，均为臣药。佐以桂枝通阳散寒，降逆平冲。诸药配伍，共奏通阳散结、祛痰下气之功。

半夏厚朴汤
《金匮要略》

【组成】半夏一升　厚朴三两　茯苓四两　生姜五两　苏叶二两

【用法】以水七升，煮取四升，分温四服，日三夜一服。

【功用】行气散结，降逆化痰。

【主治】梅核气。咽中如有物阻，咯吐不出，吞咽不下，胸膈满闷，或咳或呕，舌苔白润或白滑，脉弦缓或弦滑。

【配伍意义】本证乃因情志不遂，肝气郁结，肺胃失于宣降，津液不布，聚而为痰，痰气郁结于咽喉所致。治宜行气散结，化痰降逆。方中半夏辛温入肺胃，化痰散结，降逆和胃，为君药。厚朴苦辛性温，下气除满，助半夏散结降逆，为臣药。二者配伍，半夏散痰结，厚朴行气结，主治痰气互结之证。茯苓渗湿健脾，以助半夏化痰，符合"治痰不理脾胃非其治也"之说。生姜辛温散结，和胃止呕，且可以制半夏毒性。本病因痰气互结于咽喉，故又以苏叶芳香行气，理肺疏肝，助厚朴行气宽胸，宣通郁结之气，共为佐药。全方辛苦合用，辛以行气散结，苦以燥湿降逆，使郁气得疏，痰涎得化，梅核气自除。

天台乌药散
《圣济总录》

【组成】天台乌药　木香　小茴香　青皮　高良姜各半两　槟榔二个　川楝子十个　巴豆七十粒

【用法】上八味，先将巴豆微打破，同川楝子用麸炒黑，去巴豆及麸皮不用，合余药共研为末，和匀，每服一钱，温酒送下。

【功用】行气疏肝，散寒止痛。

【主治】肝经气滞寒凝证。小肠疝气，少腹引控睾丸而痛，偏坠肿胀，或少腹疼痛，苔白，脉弦。

【配伍意义】本证因寒凝肝脉，气机阻滞所致。足厥阴肝绕阴器，过少腹，若寒客肝脉，气机阻滞，可见少腹疼痛，痛引睾丸，偏坠肿胀。治以行气疏肝，散寒止痛。方中乌药辛温入肝经，行气疏肝，散寒止痛，为君药。青皮疏肝行气，小茴香暖肝散寒，高良姜散寒止痛，木香行气止痛，共助君药行气散结、祛寒止痛，俱为臣药。槟榔下气导滞，能直达下焦而破坚，取苦寒之川楝子与辛热之巴豆同炒，去巴豆而用川楝子，既可减川楝子之寒，又能增其行气散结之力，为佐使药。诸药合用，使寒凝得散，气滞得疏，肝经得调，则疝痛、腹痛可愈。

暖肝煎
《景岳全书》

【组成】当归二钱　枸杞子三钱　小茴香二钱　肉桂一钱　乌药二钱　沉香一钱　茯苓二钱

【用法】水一盅半，加生姜三五片，煎七分，食远温服。

【功用】温补肝肾，行气止痛。

【主治】肝肾不足，寒滞肝脉证。睾丸冷痛，或小腹疼痛，疝气痛，畏寒喜暖，舌淡苔白，脉沉迟。

【配伍意义】本证因肝肾不足，寒客肝脉，气机郁滞所致。治宜补肝肾，散寒凝，行气滞。方中肉桂温肾暖肝，祛寒止痛，小茴香暖肝散寒，理气止痛，合用为君，温肾暖肝散寒。当归养血补肝，枸杞子补肝益肾，二药均补肝肾不足之本，乌药、沉香辛温散寒，行气止痛，以去阴寒冷痛之标，同为臣药。佐以茯苓渗湿健脾，生姜散寒和胃。综观全方，以温补肝肾治其本，行气逐寒治其标，标本兼顾。

（三）降气剂

苏子降气汤
《太平惠民和剂局方》

【组成】紫苏子　半夏各二两半　川当归　甘草各二两　前胡　厚朴各一两　肉桂一两半

【用法】上为细末，每服二大钱，水一盏半，入生姜二片，枣子一个，苏叶五叶，同煎至八分，去滓热服，不拘时候。

【功用】降气平喘，祛痰止咳。

【主治】上实下虚喘咳证。痰涎壅盛，胸膈满闷，喘咳短气，呼多吸少，或腰痛脚弱，肢体倦怠，或肢体浮肿，舌苔白滑或白腻，脉弦滑。

【配伍意义】本证由痰涎壅肺，肾阳不足所致。其病机特点是"上实下虚"，但以上实为主。治以降气平喘，祛痰止咳为重，兼顾下元。方中苏子降气平喘，祛痰止咳，为君药。半夏燥湿化痰降逆，厚朴下气宽胸除满，前胡下气祛痰止咳，三药为臣，助苏子降气祛痰平喘。君臣相配，以治上实。肉桂温补下元，纳气平喘；当归既治咳逆上气，又养血补肝润燥，同肉桂配伍以增强温补下虚之效；略加生姜、苏叶以散寒宣肺，共为佐药。甘草、大枣和中调药，为佐使。诸药合用，标本兼顾，上下并治，而以治上为主。

旋覆代赭汤
《伤寒论》

【组成】旋覆花三两　人参二两　生姜五两　代赭石一两　甘草炙，三两　半夏半升　大枣十二枚，擘

【用法】以水一斗，煮取六升，去滓再煎，取三升，温服一升，日三服。

【功用】降逆化痰，益气和胃。

【主治】胃虚痰阻气逆证。胃脘痞闷或胀满，按之不痛，频频嗳气，或见纳差、呃逆、恶心，甚或呕吐，舌苔白腻，脉缓或滑。

【配伍意义】本证因胃气虚弱，痰浊内阻所致。治宜降逆化痰为主，兼以益气补虚。方中旋覆花下气消痰，降逆止嗳，为君。代赭石质重而沉降，善镇冲逆，为臣，因味苦气寒，故用量是旋覆花的三分之一。生姜用量独重，一为和胃降逆以增止呕之效，二为宣散水气以助祛痰之功，三可制约代赭石的寒凉之性，使其镇降逆气而不伐胃；半夏祛痰散结，降逆和胃，并为臣药。人参、炙甘草、大枣益脾胃，补气虚，扶助已伤之中气，为佐使之用，炙甘草调和诸药兼为使药。诸药配合，共成降逆化痰、益气和胃之剂。

第十三单元　理血剂

（一）概述

1. 理血剂的适用范围

凡以理血药为主组成，具有活血化瘀或止血作用，用以治疗血瘀或出血病证的方剂，统称理血剂。属"八法"中"消法"范围。

活血祛瘀剂，适用于各种血瘀证。如瘀热互结下焦之蓄血证，瘀血内停胸腹之诸痛，瘀阻经脉之半身不遂，妇女经闭、痛经或产后恶露不行，以及瘀积包块、外伤瘀肿、痈肿初起等。止血剂，适用于血溢脉外，离经妄行而出现的吐血、衄血、咳血、便血、尿血、崩漏等各种出血证。

2. 理血剂的应用注意事项

（1）须辨清造成瘀血或出血的病因，分清标本缓急，做到急则治标，缓则治本，或标本兼顾。

（2）逐瘀防伤正气，止血慎防留瘀。对于瘀血内阻，血不循经所致的出血，法当祛瘀为先，因瘀血不去则出血不止。

（3）活血祛瘀剂其性破泄，易于动血、伤胎，故凡妇女经期、月经过多及孕妇均当慎用或忌用。

（二）活血祛瘀剂

桃核承气汤
《伤寒论》

【组成】桃仁五十个　大黄四两　桂枝二两　甘草炙，二两　芒硝二两

【用法】上四味，以水七升，煮取二升半，去滓，内芒硝，更上火，微沸，下火，先食，温服五合，日三服，当微利。

【功用】逐瘀泻热。

【主治】下焦蓄血证。少腹急结，小便自利，甚则烦躁谵语，神志如狂，至夜发热；血瘀经闭，痛经，脉沉实而涩。

【配伍意义】本证乃邪在太阳不解，化热随经传腑，与血搏结于下焦所致之蓄血证。治宜因势利导，破血下瘀，兼以泻热。方中桃仁活血破瘀，大黄荡涤邪热，活血下瘀，二者合用，瘀热并治而为君。芒硝咸苦寒，泻热软坚，助大黄下瘀泻热；桂枝辛甘温，通行血脉，既助桃仁活血祛瘀，又防硝、黄寒凉凝血之弊，共为臣药。桂枝与硝、黄同用，相反相成，桂枝得硝、黄则温通而不助热；硝、黄得桂枝则寒下而不凉遏。炙甘草护胃安

中，缓和诸药的峻烈之性，为佐使药。全方配伍，使蓄血除，瘀热清，邪有出路，诸症自平。

血府逐瘀汤
《医林改错》

【组成】桃仁四钱　红花三钱　当归三钱　生地黄三钱　川芎一钱半　赤芍二钱　牛膝三钱　桔梗一钱半　柴胡一钱　枳壳二钱　甘草二钱

【用法】水煎服。

【功用】活血化瘀，行气止痛。

【主治】胸中血瘀证。胸痛，头痛，日久不愈，痛如针刺而有定处，或呃逆日久不止，或饮水即呛，干呕，或内热瞀闷，或心悸怔忡，失眠多梦，急躁易怒，入暮潮热，唇暗或两目暗黑，舌质暗红，或舌有瘀斑、瘀点，脉涩或弦紧。

【配伍意义】本方主治诸症皆为瘀血内阻胸部，气机郁滞所致，即王清任所称"胸中血府血瘀"之证。治宜活血化瘀，兼以行气止痛。方中桃仁破血行滞而润燥，红花活血祛瘀以止痛，共为君药。赤芍、川芎助君活血祛瘀；牛膝活血通经，祛瘀止痛，引血下行，共为臣药。佐以生地、当归养血益阴，兼能清热活血；桔梗、枳壳一升一降，宽胸行气；柴胡疏肝解郁，升达清阳，与桔梗、枳壳同用，升、降、开并施，尤善理气行滞，使气行则血行。桔梗并能载药上行，甘草调和诸药，同为佐使药。全方配伍特点有三：一为活血与行气相伍，既行血分瘀滞，又解气分郁结；二是祛瘀与养血同施，则活血而无耗血之虑，行气又无伤阴之弊；三为升、降、开兼顾，既能升达清阳，又可降泄下行，还能开胸行气，使气血和调，共奏活血化瘀、行气止痛之功。

补阳还五汤
《医林改错》

【组成】黄芪四两　当归尾二钱　赤芍一钱半　地龙一钱　川芎一钱　红花一钱　桃仁一钱

【用法】水煎服。

【功用】补气，活血，通络。

【主治】中风之气虚血瘀证。半身不遂，口眼㖞斜，语言謇涩，口角流涎，小便频数或遗尿失禁，舌暗淡，苔白，脉缓无力。

【配伍意义】本方所治中风由正气亏虚，气虚血滞，脉络瘀阻所致，以气虚为本，血瘀为标。治当补气为主，活血通络为辅。原方重用生黄芪至四两为君，补益元气，意在气旺则血行，瘀去则络通，同时气旺还能生血以补血瘀而致的血亏。臣以当归尾，活血通络而不伤血。佐以赤芍、川芎、桃仁、红花，助当归尾以活血祛瘀；地龙通经活络，力专善走，周行全身，以行药力，为佐使。全方重用补气药，配伍少量活血药，共奏补气、活血、通络之功。

复元活血汤
《医学发明》

【组成】柴胡半两　瓜蒌根　当归各三钱　红花　甘草　穿山甲各二钱　大黄一两,酒浸　桃仁五十个,酒浸

【用法】除桃仁外,锉如麻豆大,每服一两,水一盏半,酒半盏,同煎至七分,去滓,大温服之,食前。以利为度,得利痛减,不尽服。现代用法:按原方用量比例酌减,水煎服。

【功用】活血祛瘀,疏肝通络。

【主治】跌打损伤,瘀血阻滞证。胁肋瘀肿,痛不可忍。

【配伍意义】本证因跌打损伤,瘀血滞留胁下,气机阻滞所致。治当活血祛瘀,兼以疏肝行气通络。重用大黄,荡涤凝瘀败血,导瘀下行,推陈致新;柴胡疏肝行气,并可引诸药入肝经。合用为君,一升一降,以攻散胁下之瘀滞。臣以桃仁、红花活血祛瘀,消肿止痛;穿山甲破瘀通络,消肿散结。佐以当归补血活血;瓜蒌根既能入血分助诸药以消瘀散结,又可清热润燥。甘草缓急止痛,调和诸药,为佐使。大黄、桃仁酒制,及原方加酒煎服,乃增强活血通络之意。诸药合用,使"去者去,生者生,痛自舒而元自复",故名"复元活血汤"。

温经汤
《金匮要略》

【组成】吴茱萸三两　当归二两　芍药二两　川芎二两　人参二两　桂枝二两　阿胶二两　牡丹皮二两　生姜二两　甘草二两　半夏半升　麦冬一升

【用法】水煎服,阿胶烊冲。

【功用】温经散寒,养血祛瘀。

【主治】冲任虚寒,瘀血阻滞证。漏下不止,或血色暗而有块,淋沥不畅,或月经超前或延后,或逾期不止,或一月再行,或经停不至,而见少腹里急,腹满,傍晚发热,手心烦热,唇口干燥,舌质暗红,脉细而涩。亦治妇人宫冷,久不受孕。

【配伍意义】本证属虚、寒、瘀、热错杂,但以冲任虚寒,瘀血阻滞为主,治当温经散寒,祛瘀养血,兼清虚热。方中吴茱萸、桂枝温经散寒,通利血脉,为君,其中吴茱萸功擅散寒止痛,桂枝功擅温通血脉。臣以当归、川芎活血祛瘀,养血调经;丹皮既助诸药活血散瘀,又能清血分虚热。佐以阿胶、白芍、麦冬养血调肝,滋阴润燥,且清虚热,并制吴茱萸、桂枝之温燥,还可敛阴缓肝止痛;人参、甘草益气健脾,以资生化之源;半夏、生姜辛开散结,通降胃气,以助祛瘀调经,其中生姜既温胃气以助生化,又助吴茱萸、桂枝以温经散寒。甘草尚能调和诸药,兼为使药。诸药合用,共奏温经散寒、养血祛瘀之功。

生化汤
《傅青主女科》

【组成】全当归八钱　川芎三钱　桃仁十四枚　干姜五分　甘草炙,五分

【用法】黄酒、童便各半煎服。

【功用】养血祛瘀，温经止痛。

【主治】血虚寒凝，瘀血阻滞证。产后恶露不行，小腹冷痛。

【配伍意义】本证由产后血虚寒凝，瘀血内阻所致。治宜活血养血，温经止痛。方中重用全当归补血活血，化瘀生新，行滞止痛，为君。川芎活血行气，桃仁活血祛瘀，为臣。炮姜入血散寒，温经止痛；黄酒温通血脉以助药力，共为佐药。炙甘草和中缓急，调和诸药，用为佐使。原方另用童便同煎（现多已不用），乃取其益阴化瘀，引败血下行之意。诸药合用，寓生新于化瘀之内，而奏养血祛瘀、温经止痛之功。

（三）止血剂

十灰散
《十药神书》

【组成】大蓟　小蓟　荷叶　侧柏叶　茅根　茜根　山栀　大黄　牡丹皮　棕榈皮各等分

【用法】上药各烧灰存性，研极细末，用纸包，碗盖于地上一夕，出火毒，用时先将白藕捣汁或萝卜汁磨京墨半碗，调服五钱，食后服下。

【功用】凉血止血。

【主治】血热妄行之上部出血证。呕血、吐血、咯血、嗽血、衄血等，血色鲜红，来势急暴，舌红，脉数。

【配伍意义】本方主治上部出血诸症，乃火热炽盛，气火上冲，损伤血络，离经妄行所致。治宜凉血止血。方中大蓟、小蓟性味甘凉，长于凉血止血，且能祛瘀，为君药。荷叶、侧柏叶、白茅根、茜根皆能凉血止血，棕榈皮收涩止血，皆为臣药。君臣相配，既能增强澄本清源之力，又有塞流止血之功。血之所以上溢，缘于气盛火旺，故用栀子、大黄清热泻火，既挫其鸱张之势，又使邪热从大小便而去，使气火降而助血止，是为佐药；重用凉降涩止之品，恐致留瘀，故以丹皮配大黄凉血祛瘀，使止血而不留瘀，亦为佐药。用藕汁或萝卜汁磨京墨调服，藕汁能清热凉血散瘀，萝卜汁降气清热以助止血，京墨亦有收涩止血之功，皆属佐药之用。诸药炒炭存性，亦可加强收敛止血之力。全方集凉血、止血、清降、祛瘀诸法于一方，但以凉血止血为主，使血热清，气火降，则出血自止。

咳血方
《丹溪心法》

【组成】青黛水飞　瓜蒌仁去油　海粉　山栀子炒黑　诃子

【用法】上为末，以蜜同姜汁为丸，嚼化。

【功用】清肝宁肺，凉血止血。

【主治】肝火犯肺之咳血证。咳嗽，痰稠带血，咯吐不爽，心烦易怒，胸胁作痛，咽干口苦，颊赤便秘，舌红苔黄，脉弦数。

【配伍意义】本证系肝火犯肺，灼伤肺络所致。病位虽在肺，但病本则在肝。治当清肝泻火，使火清气降，肺金自宁。方中青黛清肝泻火，凉血止血，山栀子清热凉血，泻火除烦，炒黑可入血分而止血，两药合用，澄本清源，而为君药。臣以瓜蒌仁清热化痰，润肺止咳；海粉（现多用海浮石）清肺降火，软坚化痰。佐以诃子清降敛肺，化痰止咳。诸药合用，共奏清肝宁肺、凉血止血之功。

小蓟饮子
《济生方》，录自《玉机微义》

【组成】生地黄　小蓟　滑石　木通　蒲黄　藕节　淡竹叶　当归　山栀子　甘草各等分

【用法】上咬咀，每服半两，水煎，空心服。

【功用】凉血止血，利水通淋。

【主治】热结下焦之血淋、尿血。尿中带血，小便频数，赤涩热痛，舌红，脉数。

【配伍意义】本证乃下焦瘀热，损伤膀胱血络，气化失司所致。治宜凉血止血，利水通淋。方中小蓟甘凉入血分，功擅清热凉血止血，又可利尿通淋，尤宜于尿血、血淋之症，为君药。生地黄甘苦性寒，凉血止血，养阴清热；蒲黄、藕节助君药凉血止血，并能消瘀，共为臣药。君臣相配，使血止而不留瘀。热在下焦，宜因势利导，故以滑石、竹叶、木通清热利水通淋；栀子清泄三焦之火，导热从小便而出；当归养血活血，并可防诸药寒凉滞血、渗利伤阴之弊，俱为佐药。佐使以甘草缓急止痛，和中调药。诸药合用，共成凉血止血为主，利水通淋为辅之方。

槐花散
《普济本事方》

【组成】槐花炒　柏叶杵,焙　荆芥穗　枳壳麸炒,各等分

【用法】上为细末，用清米饮调下二钱，空心食前服。

【功用】清肠止血，疏风行气。

【主治】风热湿毒，壅遏肠道，损伤血络证。肠风、脏毒，或便前出血，或便后出血，或粪中带血，以及痔疮出血，血色鲜红或晦暗，舌红苔黄，脉数。

【配伍意义】本方所治肠风、脏毒皆因风热或湿热邪毒，壅遏肠道血分，损伤脉络，血溢脉外所致。"肠风者，下血新鲜，直出四射，皆由便前而来……脏毒者，下血瘀晦，无论便前便后皆然"（《成方便读》）。治宜清肠凉血为主，兼以疏风行气。方中槐花善清大肠湿热，凉血止血，而为君。臣以侧柏叶清热止血，可增强君药凉血止血之力。荆芥穗辛散疏风，微温不燥，炒用入血分而止血；枳壳行气宽肠，以达"气调则血调"之目的，共为佐药。诸药合用，既能凉血止血，又能清肠疏风，具有寓行气于止血之中、寄疏风于清肠之内之相反相成的配伍特点。

黄土汤
《金匮要略》

【组成】甘草　干地黄　白术　附子　阿胶　黄芩各三两　灶心黄土半斤

【用法】先将灶心土水煎过滤取汤，再煎余药，阿胶烊化冲服。

【功用】温阳健脾，养血止血。

【主治】脾阳不足，脾不统血证。大便下血，先便后血，以及吐血、衄血、妇人崩漏，血色暗淡，四肢不温，面色萎黄，舌淡苔白，脉沉细无力。

【配伍意义】本证因脾阳不足，统摄无权所致。治宜温阳止血为主，兼以健脾养血。方以灶心黄土温中收涩止血而为君。臣以白术、附子温阳健脾以复统血之权。然辛温之术、附易耗血动血，且出血者，阴血每亦亏耗，故以生地、阿胶滋阴养血止血；与苦寒之黄芩合用以制约术、附过于温燥；生地、阿胶得术、附则滋而不腻而无呆滞碍脾之弊，均为佐药。甘草调药和中，为佐使。诸药合用，为温中健脾、养血止血之良剂，具有寒热并用、标本兼顾、刚柔相济的配伍特点，故吴瑭称本方为"甘苦合用，刚柔互济法"（《温病条辨》）。

第十四单元　治风剂

（一）概述

1. 治风剂的适用范围

凡以辛散祛风或息风止痉的药物为主组成，具有疏散外风或平息内风作用，治疗风病的方剂，统称治风剂。

风病的范围很广，病情变化也比较复杂，概言之，可分为外风与内风两大类。外风是指风邪外袭，侵入人体，病变在肌表、经络、肌肉、筋骨、关节等，及其他如皮肉破伤、风毒之邪从伤处侵入人体所致的破伤风等。主要表现为头痛，恶风，肌肤瘙痒，肢体麻木，筋骨挛痛，关节屈伸不利，或口眼㖞斜，甚则角弓反张等。内风是内生之风，由脏腑功能失调所致，其发病机理，有热极生风、肝阳化风、阴虚风动及血虚生风等。常表现为眩晕，震颤，四肢抽搐，口眼㖞斜，语言謇涩，半身不遂，足废不用，甚或猝然昏倒，不省人事等。

2. 治风剂的使用注意事项

（1）首先应辨别风病属性。外风宜疏散，不宜平息；内风宜平息，而忌用辛散。

（2）应分别病邪的兼夹以及病情的虚实，进行适当的配伍，才能切合病情。

（3）外风与内风，亦常相互影响，外风可以引动内风，内风又可兼夹外风，这种错综复杂的证候，应该分清主次，全面兼顾。

（二）疏散外风剂

川芎茶调散
《太平惠民和剂局方》

【组成】薄荷叶八两　川芎　荆芥各四两　细辛一两　防风一两半　白芷　羌活　甘草炙，各二两

【用法】上为细末，每服二钱，食后，茶清调下。亦可作汤剂，用量酌减。

【功用】疏风止痛。

【主治】外感风邪头痛。偏正头痛，或颠顶作痛，目眩鼻塞，或恶风发热，舌苔薄白，脉浮。

【配伍意义】本方是为外感风邪头痛而设，重用辛温之血中气药川芎为君，祛风活血而止头痛，尤长于治少阳、厥阴经头痛（头顶或两侧痛），乃治诸经头痛之要药。薄荷、荆芥辛散上行，助君药疏风止痛，并能清利头目，为臣药。其中，薄荷用量独重，以其之凉，可制诸风药之温燥，又能兼顾风为阳邪、易于化热化燥之特点。羌活、白芷均能疏风

止头痛，其中羌活长于治太阳经头痛（后脑牵连项痛），白芷长于治阳明经头痛（前额及眉心痛），细辛散寒止痛，长于治少阴经头痛（脑痛连齿），防风辛散上部风邪，上述诸药协助君、臣药以增强疏风止痛之效，均为佐药。炙甘草益气和中，调和诸药，为佐使。服时佐以茶清调下，取其苦凉轻清之性，既可上清头目，又能制约风药过于温燥与升散。诸药合用，共奏疏风止痛之效。

消风散
《外科正宗》

【组成】当归　生地　防风　蝉蜕　知母　苦参　胡麻　荆芥　苍术　牛蒡子　石膏各一钱　甘草　木通各五分

【用法】水煎服。

【功用】疏风除湿，清热养血。

【主治】风疹、湿疹。皮肤瘙痒，疹出色红，或遍身云片斑点，抓破后渗出津水，苔白或黄，脉浮数。

【配伍意义】本方所治之证乃风热或风湿病邪侵袭人体，浸淫血脉，不得向内外透达疏泄，郁于肌肤腠理所致。治当疏风除湿，清热养血。方中荆芥、防风、蝉蜕、牛蒡子，辛散透达，疏风散邪，使风去痒止，共为君药。苍术祛风燥湿，苦参清热燥湿，木通渗利湿热，是为湿邪而设；石膏、知母清热泻火，是为热邪而用。以上共为臣药。风热内郁、湿热浸淫，易耗伤阴血、瘀阻血脉，佐以当归、生地、胡麻仁养血活血，寓"治风先治血，血行风自灭"之意。生甘草清热解毒，调和药性，为佐使药。诸药配伍，以奏疏风除湿、清热养血之效。

（三）平息内风剂

羚角钩藤汤
《通俗伤寒论》

【组成】羚角片一钱半，先煎　霜桑叶二钱　京川贝四钱　鲜生地五钱　双钩藤三钱，后入滁菊花三钱　茯神木三钱　生白芍三钱　生甘草八分　淡竹茹鲜刮，与羚羊角先煎代水，五钱

【用法】水煎服。

【功用】凉肝息风，增液舒筋。

【主治】肝热生风证。高热不退，烦闷躁扰，手足抽搐，发为痉厥，甚则神昏，舌绛而干，或舌焦起刺，脉弦而数；肝热风阳上逆，头晕胀痛，耳鸣心悸，面红如醉，或手足躁扰，甚则瘛疭，舌红，脉弦数。

【配伍意义】本证乃温热病邪传入厥阴，肝经热盛，热极动风所致。治宜清热凉肝息风为主，佐以养阴增液舒筋。方中羚羊角入肝经，凉肝息风，钩藤清热平肝，息风解痉，两药相得益彰，清热凉肝，息风止痉，为君。桑叶疏散肝热，菊花平肝息风，助君药以清热息风，为臣。火旺生风，风火相扇，最易耗伤阴液，故用鲜生地、生白芍、生甘草酸甘化阴，增液凉血泄热，缓急柔肝舒筋；邪热亢盛，每易灼津为痰，故用川贝、竹茹清热化痰；风火相扇，必上薄于心，又用茯神木平肝宁心安神。以上俱为佐药。生甘草又能调和

诸药，兼以为使。诸药合用，标本兼治，以凉肝息风为主，兼呈增液化痰、舒筋通络之效。

镇肝息风汤
《医学衷中参西录》

【组成】怀牛膝一两　生赭石轧细，一两　生龙骨捣碎，五钱　生牡蛎捣碎，五钱　生龟板捣碎，五钱　生杭芍五钱　玄参五钱　天冬五钱　川楝子捣碎，二钱　生麦芽二钱　茵陈二钱　甘草钱半

【用法】水煎服。

【功用】镇肝息风，滋阴潜阳。

【主治】类中风。头目眩晕，目胀耳鸣，脑部热痛，面色如醉，心中烦热，或时常噫气，或肢体渐觉不利，口眼渐形㖞斜，甚或眩晕颠仆，昏不知人，移时始醒，或醒后不能复原，脉弦长有力。

【配伍意义】本方所治之类中风，张氏称之为内中风，系肝肾阴虚，肝阳化风所致。证以肝肾阴虚为本，肝阳上亢，气血逆乱为标，然以标实为主。治以镇肝息风为主，佐以滋养肝肾。方以怀牛膝为君，归肝肾经，入血分，性善下行，重用以引血下行，并有补益肝肾之效。代赭石质重沉降，镇肝降逆，合牛膝以引气血下行，急治其标；龙骨、牡蛎、龟板、白芍益阴潜阳，镇肝息风，共为臣药。玄参、天冬下走肾经，滋阴清热，合龟板、白芍滋水以涵木，滋阴以柔肝；肝为刚脏，性喜条达而恶抑郁，过用重镇之品，势必影响其条达之性，又以茵陈、川楝子、生麦芽清泄肝热，疏肝理气，以遂其性。以上俱为佐药。甘草调和诸药，合生麦芽能和胃安中，以防金石、介壳类药物碍胃，为佐使。

天麻钩藤饮
《中医内科杂病证治新义》

【组成】天麻　钩藤后下　石决明先煎　山栀　黄芩　川牛膝　杜仲　益母草　桑寄生　夜交藤　朱茯神

【用法】水煎服。

【功用】平肝息风，清热活血，补益肝肾。

【主治】肝阳偏亢，肝风上扰证。头痛，眩晕，失眠多梦，或口苦面红，舌红苔黄，脉弦或数。

【配伍意义】本证乃肝肾不足，肝阳上亢，生风化热所致。治当平肝息风，清热活血，补益肝肾。方中天麻、钩藤平肝息风，为君。石决明平肝潜阳，并能除热明目，与君药合用，加强平肝息风之力；川牛膝引血下行，并能活血利水，共为臣药。杜仲、桑寄生补益肝肾以治本；栀子、黄芩清肝降火，以折其亢阳；益母草合川牛膝活血利水，有利于平降肝阳；夜交藤、朱茯神宁心安神，均为佐药。诸药配伍，以奏平肝息风、清热活血、补益肝肾之效。

大定风珠
《温病条辨》

【组成】生白芍六钱　阿胶三钱　生龟板四钱　干地黄六钱　麻仁二钱　五味子二钱　生牡蛎四钱　麦冬六钱　炙甘草四钱　鸡子黄二枚　鳖甲生，四钱

【用法】水煎，去渣，入阿胶烊化，再入鸡子黄，搅匀，温服。

【功用】滋阴息风。

【主治】阴虚风动证。手足瘛疭，形消神倦，舌绛少苔，脉气虚弱，时时欲脱。

【配伍意义】本证系温病后期，邪热灼伤真阴，或因误汗、妄攻，重伤阴液所致。本证邪热已去八九，真阴仅存一二。治宜滋阴养液息风，以填补欲竭之真阴，平息内动之虚风。鸡子黄、阿胶均为血肉有情之品，滋阴养液以息虚风，为君。重用生白芍、干地黄、麦冬滋水涵木，柔肝濡筋，为臣。阴虚则阳浮，故以龟板、鳖甲、牡蛎介壳类潜镇之品，滋阴潜阳，重镇息风；麻仁养阴润燥；五味子味酸善收，与滋阴药相伍而收敛真阴，与白芍、甘草配伍则能酸甘化阴，以上诸药协助君臣药加强滋阴息风之功，均为佐药。炙甘草调和诸药，为使。诸药相伍，使真阴得复，浮阳得潜，则虚风自息。

第十五单元　治燥剂

（一）概述

1. 治燥剂的适用范围

凡以轻宣辛散或甘凉滋润药为主组成，具有轻宣外燥或滋阴润燥等作用，治疗燥证的方剂，统称治燥剂。

燥证有外燥与内燥之分。外燥指感受秋令燥邪所发生的病证。由于秋令气候温凉有异，因而外燥又有凉燥、温燥之分。内燥属于脏腑津亏液耗所致病证，发病部位有上、中、下燥之别。燥在上者，多责之于肺，症见干咳、少痰、咽燥、咯血；燥在中者，多责之于胃，症见肌肉消瘦、干呕食少；燥在下者，多责之于肾，症见消渴或津枯便秘等。

2. 治燥剂的应用注意事项

（1）要分清外燥和内燥，外燥又须辨清是温燥还是凉燥，治法用方才能合拍。但外燥、内燥又常相互影响。如外感温燥，不但有发热、头痛等表证，也有咽干鼻燥、咳嗽少痰等上燥证，治疗时多以轻宣燥热与凉润肺金并用。此外，上下燥也常互见，如津伤肺燥，出现咽喉燥痛、干咳少痰或痰中带血等上燥证，每与肾阴不足，虚火上炎有关，治宜养阴润肺，金水并调。

（2）燥邪最易化热，伤津耗气，故治燥剂除以轻宣或滋润药物为主外，有时还须酌情配伍清热泻火或生津益气之品。而辛香耗津、苦寒化燥之品，则非燥病所宜。

（3）甘凉滋润药易于助湿滞气，脾虚便溏或素体湿盛者忌用。

（二）轻宣外燥剂

杏苏散

《温病条辨》

【组成】苏叶　半夏　茯苓　前胡　苦桔梗　枳壳　甘草　生姜　大枣　杏仁　橘皮

【用法】水煎温服。

【功用】轻宣凉燥，理肺化痰。

【主治】外感凉燥证。恶寒无汗，头微痛，咳嗽痰稀，鼻塞咽干，苔白脉弦。

【配伍意义】本证乃凉燥外袭，肺气失宣，痰湿内阻所致。治当轻宣凉燥，理肺化痰。方中苏叶发表散邪，宣发肺气，使燥邪从外而散；杏仁降利肺气，润燥止咳，与苏叶相配，一宣一降，调理肺气，宣降气机，共为君药。前胡疏风散邪，降气化痰，既助苏叶轻宣达表，又助杏仁降气化痰；桔梗、枳壳一升一降，助杏仁、苏叶理肺化痰，共为臣药。半夏、橘皮燥湿化痰，理气行滞；茯苓渗湿健脾以杜生痰之源；生姜、大枣调和营卫以利解表，滋脾行津以润干燥，为佐药。甘草调和诸药，合桔梗宣肺利咽，功兼佐使。诸药配伍，以奏疏散风寒、轻宣凉燥、理肺化痰之效。

桑杏汤
《温病条辨》

【组成】桑叶一钱　杏仁一钱五分　沙参二钱　象贝一钱　香豉一钱　栀皮一钱　梨皮一钱

【用法】水二杯，煮取一杯，顿服之，重者再作服。

【功用】清宣温燥，润肺止咳。

【主治】外感温燥证。身热不甚，口渴，咽干鼻燥，干咳无痰，或痰少而黏，舌红，苔薄白而干，脉浮数而右脉大。

【配伍意义】本证系温燥外袭，肺津受灼之轻证。治宜轻宣燥热以解表，润肺化痰以止咳。方中桑叶清宣燥热，透邪外出；杏仁宣利肺气，润燥止咳，共为君药。豆豉辛凉，助桑叶轻宣透热；贝母清化热痰，助杏仁止咳化痰；沙参养阴生津，润肺止咳，共为臣药。栀子皮质轻而入上焦，清泄肺热；梨皮清热润燥，止咳化痰，均为佐药。本方乃辛凉甘润之法，轻宣凉润之方，体现"治上焦如羽，非轻不举"之用药特点。

清燥救肺汤
《医门法律》

【组成】桑叶经霜者，去枝、梗，净叶，三钱　石膏煅，二钱　甘草一钱　人参七分　胡麻仁炒，研，一钱　真阿胶八分　麦门冬去心，一钱二分　杏仁泡，去皮尖，炒黄，七分　枇杷叶一片，刷去毛，蜜涂，炙黄

【用法】水一碗，煎六分，频频二三次，滚热服。

【功用】清肺润燥，益气养阴。

【主治】温燥伤肺，气阴两伤证。身热头痛，干咳无痰，气逆而喘，咽喉干燥，鼻燥，心烦口渴，胸满胁痛，舌干少苔，脉虚大或数。

【配伍意义】本方所治乃温燥伤肺之重证。治当清宣润肺与养阴益气兼顾，忌用辛香、苦寒之品，以免更加伤阴耗气。重用桑叶为君，质轻性寒，轻宣肺燥，透邪外出。臣以石膏辛甘而寒，清泄肺热；麦冬甘寒，养阴润肺。石膏虽沉寒，但用量轻于桑叶，则不碍君药之轻宣；麦冬虽滋润，但用量不及桑叶之半，自不妨君药之外散。君臣相伍，宣中有清，清中有润。人参益气生津，合甘草以培土生金；胡麻仁、阿胶助麦冬养阴润肺，肺得滋润，则治节有权；杏仁、枇杷叶苦降肺气。以上均为佐药。甘草兼调和诸药，为使。全方宣、清、润三法并用，气阴双补，且宣散不耗气，清热不伤中，滋润不腻膈，为本方配伍特点。

（三）滋阴润燥剂

增液汤
《温病条辨》

【组成】玄参一两　麦冬八钱　细生地八钱

【用法】水八杯，煮取三杯，口干则与饮令尽；不便，再作服。

【功用】增液润燥。

【主治】阳明温病，津亏便秘证。大便秘结，口渴，舌干红，脉细数或沉而无力。

【配伍意义】本方所治之证为热病耗损津液，阴亏液涸，不能濡润大肠所致，所谓"无水舟停"证。治宜增液润燥，增水行舟。重用玄参为君，滋阴润燥，壮水制火，启肾水以滋肠燥。生地清热养阴，壮水生津，以增玄参滋阴润燥之力；麦冬滋养肺胃阴津以润肠燥，共为臣药。本方咸寒苦甘同用，旨在增水行舟，非属攻下，欲使其通便，必须重用，故名"增液汤"。

麦门冬汤
《金匮要略》

【组成】麦门冬七升　半夏一升　人参三两　甘草二两　粳米三合　大枣四枚

【用法】上六味，以水一斗二升，煮取六升，温服一升，日三夜一服。

【功用】清养肺胃，降逆下气。

【主治】

1. 虚热肺痿。咳嗽气喘，咽喉不利，咳痰不爽，或咳唾涎沫，口干咽燥，手足心热，舌红少苔，脉虚数。

2. 胃阴不足证。呕吐，纳少，呃逆，口渴咽干，舌红少苔，脉虚数。

【配伍意义】本证由肺胃阴亏，虚火上炎，气机逆上所致。治宜清养肺胃，降逆下气。重用麦门冬为君，入肺胃两经，养阴生津，滋液润燥，以清虚热。臣以人参益气生津。佐以甘草、粳米、大枣益胃气，养胃阴，合人参益胃生津，津液充足，自能上归于肺，此"培土生金"之法。佐以少量半夏，降逆下气化痰，虽属辛温之性，但麦门冬七倍于半夏，则其燥性减而降逆之用存，且能开胃行津以润肺，麦冬得半夏则滋而不腻，相反相成。甘草并能润肺利咽，调和诸药，为佐使。本方配伍特点有二：一则体现"培土生金""虚则补母"之治，二是大量甘润剂中少佐辛燥之品，药仅六味，主从有序，润燥得宜，滋而不腻，燥不伤津。

养阴清肺汤
《重楼玉钥》

【组成】大生地二钱　麦冬一钱二分　生甘草五分　玄参钱半　贝母八分　丹皮八分　薄荷五分　白芍炒，八分

【用法】水煎服。一般日服一剂，重证可日服二剂。

【功用】养阴清肺，解毒利咽。

【主治】白喉之阴虚燥热证。喉间起白如腐，不易拭去，并逐渐扩展，病变甚速，咽喉肿痛，初起或发热或不发热，鼻干唇燥，或咳或不咳，呼吸有声，似喘非喘，脉数无力或细数。

【配伍意义】白喉多由素体肺肾阴虚蕴热，复感燥气疫毒时邪所致。治宜养阴清肺，兼散疫毒。重用大生地甘寒入肾，滋阴壮水，清热凉血，为君药。玄参滋阴降火，解毒利咽，麦冬养阴清肺，共为臣药。佐以丹皮清热凉血，散瘀消肿；白芍敛阴和营泄热；贝母清热润肺，化痰散结；少量薄荷辛凉散邪，清热利咽。生甘草清热解毒利咽，并调和诸药，以为佐使。诸药配伍，邪正兼顾，养肺肾之阴以扶正，凉血解毒，散邪利咽以祛毒。

百合固金汤
《慎斋遗书》

【组成】熟地　生地　当归身各三钱　白芍　甘草　桔梗　玄参　贝母　麦冬　百合各一钱半

【用法】水煎服。

【功用】滋养肺肾，止咳化痰。

【主治】肺肾阴亏，虚火上炎证。咳嗽气喘，痰中带血，咽喉燥痛，头晕目眩，午后潮热，舌红少苔，脉细数。

【配伍意义】本证由肺肾阴亏所致。治宜滋养肺肾之阴血，兼以清热化痰止咳。方中百合甘苦微寒，滋阴清热，润肺止咳；生地、熟地并用，滋肾壮水，生地兼能凉血止血。三药相伍为君，润肺滋肾，金水并补。麦冬协百合以滋阴清热，润肺止咳；玄参助二地滋阴壮水，以清虚火，兼利咽喉，共为臣药。当归治咳逆上气，伍白芍以养血和血；贝母清热润肺，化痰止咳，俱为佐药。桔梗宣肺利咽，化痰散结，并载药上行；生甘草清热泻火，调和诸药，共为佐使药。本方配伍特点有二：一为滋肾保肺，金水并调，尤以润肺止咳为主；二为滋养之中兼以凉血止血，宣肺化痰，标本兼顾，但以治本为主。

第十六单元　祛湿剂

（一）概述

1. 祛湿剂的适用范围

凡以祛湿药为主组成，具有化湿利水、通淋泄浊等作用，治疗水湿病证的方剂，统称祛湿剂。属于"八法"中"消法"。

湿邪为病，有外湿、内湿之分。外湿者，每因居处湿地，或冒雨涉水，感受湿邪所致。症见恶寒发热，头胀身重，肢节酸痛，或面目浮肿等，多为肌表为病。内湿者，每因恣食生冷，过饮酒酪，湿困脾胃，中阳不振所致。症见脘痞腹满，呕恶泻痢，黄疸淋浊，足跗浮肿等，多属脏腑为病。

2. 祛湿剂的应用注意事项

（1）肌表与脏腑，表里相关。表湿甚者可以内传脏腑，内湿重者亦可外溢肌肤。病情又有寒化、热化、属虚、属实、夹风、夹暑等复杂变化。故治湿之法，当结合部位、虚实寒热、兼夹等因素。

（2）湿邪最易阻滞气机，故多配伍理气之品。

（3）祛湿剂多由芳香温燥或甘淡渗利之品组成，易耗伤阴津，故素体阴虚津亏、病后体虚以及孕妇应慎用。

（二）燥湿和胃剂

平胃散
《简要济众方》

【组成】苍术四两　厚朴三两　陈橘皮二两　甘草炙，一两

【用法】上为散。每服二钱，水一中盏，加生姜二片，大枣二枚，同煎至六分，去滓，食前温服。

【功用】燥湿运脾，行气和胃。

【主治】湿滞脾胃证。脘腹胀满，不思饮食，口淡无味，恶心呕吐，嗳气吞酸，肢体沉重，怠惰嗜卧，常多自利，舌苔白腻而厚，脉缓。

【配伍意义】本方为治疗湿滞脾胃的基础方。以燥湿运脾为主，兼以行气和胃，使气行则湿化。苍术为君，辛香苦温，入中焦，能燥湿健脾，使湿去则脾运有权，脾健则湿邪得化。湿邪阻碍气机，且气行则湿化，故臣以厚朴，芳化苦燥，行气除满化湿；与苍术相伍，行气以除湿，燥湿以运脾，使滞气得行，湿浊得去。陈皮为佐，理气和胃，燥湿醒脾，助苍术、厚朴之力。佐使以甘草，调和诸药，且能益气健脾和中。姜、枣为佐，生姜

温散水湿且能和胃降逆，大枣补脾益气以助甘草培土制水之功；姜、枣相合尚能调和脾胃。综合全方，燥湿与行气并用，而以燥湿为主。燥湿以健脾，行气以祛湿，使湿去脾健，气机调畅，脾胃自和。

藿香正气散
《太平惠民和剂局方》

【组成】大腹皮　白芷　紫苏　茯苓各一两　半夏曲　白术　陈皮　厚朴　苦桔梗各二两　藿香三两　甘草炙，二两半

【用法】上为细末，每服二钱，水一盏，姜三片，枣一枚，同煎至七分，热服，如欲出汗，衣被盖，再煎并服。

【功用】解表化湿，理气和中。

【主治】外感风寒，内伤湿滞证。恶寒发热，头痛，胸膈满闷，脘腹疼痛，恶心呕吐，肠鸣泄泻，舌苔白腻，以及山岚瘴疟等。

【配伍意义】本方主治外感风寒，内伤湿滞证，此证为夏月常见病证。治当外散风寒，内化湿浊，兼以理气和中为法。藿香为君，辛温以散在表之风寒，芳香之气则可化在里之湿浊，且可辟秽和中而止呕，为治霍乱吐泻之要药。半夏曲、陈皮理气燥湿，和胃降逆以止呕；白术、茯苓健脾运湿以止泻，共助藿香内化湿浊而止吐泻，俱为臣药。湿浊中阻，气机不畅，佐以大腹皮、厚朴行气化湿，畅中行滞，且寓气行则湿化之义；紫苏、白芷辛温发散，助藿香外散风寒，紫苏尚可醒脾宽中，行气止呕，白芷兼能燥湿化浊；桔梗宣肺利膈，既助解表，又助化湿；佐以姜、枣，内调脾胃，外和营卫。佐使以甘草调和药性，并协姜、枣以和中。诸药合用，使风寒外散，湿浊内化，气机通畅，脾胃调和，清升浊降，则霍乱自已。

（三）清热祛湿剂

茵陈蒿汤
《伤寒论》

【组成】茵陈六两　栀子十四枚　大黄二两

【用法】上三味，以水一斗二升，先煮茵陈，减六升，内二味，煮取三升，去滓，分三服。

【功用】清热，利湿，退黄。

【主治】湿热黄疸。一身面目俱黄，黄色鲜明，身热，无汗或但头汗出，口渴欲饮，恶心呕吐，腹微满，小便短赤，大便不爽或秘结，舌红苔黄腻，脉沉数或滑数有力。

【配伍意义】本方为治疗湿热黄疸之常用方，其病因皆缘于邪热入里，与脾湿相合，湿热壅滞中焦，熏蒸肝胆所致。治宜清热，利湿，退黄。重用苦泄下降之茵陈为君，清热利湿，利胆退黄，为治黄疸要药。臣以栀子清热降火，通利三焦，助茵陈引湿热从小便而去。佐以大黄泻热逐瘀，通利大便，导瘀热从大便而下。三药合用，利湿与泄热并进，通利二便，前后分消，湿邪得除，瘀热得去，黄疸自退。

八正散
《太平惠民和剂局方》

【组成】车前子　瞿麦　萹蓄　滑石　山栀子仁　甘草炙　木通　大黄各一斤

【用法】上为散，每服二钱，水一盏，入灯心，煎至七分，去滓，温服，食后临卧。小儿量力少少与之。

【功用】清热泻火，利水通淋。

【主治】湿热淋证。尿频尿急，溺时涩痛，淋沥不畅，尿色浑赤，甚则癃闭不通，小腹急满，口燥咽干，舌苔黄腻，脉滑数。

【配伍意义】本证乃湿热下注膀胱所致。治宜清热利水通淋。滑石、木通为君。滑石善能滑利窍道，清热渗湿，利水通淋；木通上清心火，下利湿热，使湿热之邪从小便而去。萹蓄、瞿麦、车前子为臣，三者均为清热利水通淋之品。佐以山栀子仁清泄三焦，通利水道，以增君、臣清热利水通淋之功；大黄荡涤邪热，使湿热从大便而去。甘草调和诸药，缓急止痛，是为佐使之用。煎加灯心，以增利水通淋之力。本方集大队寒凉降泄之品，泻火与利湿合法，利尿与通腑并行，诸药合用，既可直入膀胱清利而除邪，又兼通利大肠导浊以分消，务使湿热之邪尽从二便而去，共成清热泻火、利水通淋之剂。

三仁汤
《温病条辨》

【组成】杏仁五钱　飞滑石六钱　白通草二钱　白蔻仁二钱　竹叶二钱　厚朴二钱　生薏苡仁六钱　半夏五钱

【用法】甘澜水八碗，煮取三碗，每服一碗，日三服。

【功用】宣畅气机，清利湿热。

【主治】湿温初起或暑温夹湿之湿重于热证。头痛恶寒，身重疼痛，肢体倦怠，面色淡黄，胸闷不饥，午后身热，苔白不渴，脉弦细而濡。

【配伍意义】本方是治疗湿温初起，邪在气分，湿重于热的常用方剂。究其病因，一为外感时令湿热之邪；一为湿饮内停，再感外邪，内外合邪，酿成湿温。治疗之法，惟宜宣畅气机，清热利湿。杏仁宣利上焦肺气，气行则湿化；白蔻仁芳香化湿，行气宽中，畅中焦之脾气；薏苡仁甘淡性寒，渗湿利水而健脾，使湿热从下焦而去。三仁合用，三焦分消，为君药。滑石、通草、竹叶甘寒淡渗，加强君药利湿清热之功，为臣药。半夏、厚朴行气化湿，散结除满，为佐药。诸药相合，宣上、畅中、渗下，使湿热之邪从三焦分消。

甘露消毒丹
《医效秘传》

【组成】飞滑石十五两　淡黄芩十两　绵茵陈十一两　石菖蒲六两　川贝母　木通各五两　藿香　连翘　白蔻仁　薄荷　射干各四两

【用法】生晒研末，每服三钱，开水调下，或神曲糊丸，如弹子大，开水化服亦可。

【功用】利湿化浊，清热解毒。

【主治】湿温时疫，邪在气分，湿热并重证。发热倦怠，胸闷腹胀，肢酸咽痛，身目发黄，颐肿口渴，小便短赤，泄泻淋浊，舌苔白或厚腻或干黄，脉濡数或滑数。

【配伍意义】本方主治湿温时疫，邪留气分，湿热并重之证。治宜利湿化浊，清热解毒。滑石利水渗湿，清热解暑，两擅其功；茵陈善清利湿热而退黄；黄芩清热燥湿，泻火解毒。三药重用为君，正合湿热并重之病机。湿热留滞，易阻气机，臣以石菖蒲、藿香、白豆蔻行气化湿，悦脾和中，令气畅湿化；木通清热利湿通淋，导湿热从小便而去，以助清热利湿之力。热毒上攻，颐肿咽痛，佐以连翘、射干、贝母、薄荷，合而清热解毒，散结消肿而利咽止痛。诸药相伍，则可令弥漫三焦之湿热毒邪俱除。

（四）利水渗湿剂

五苓散
《伤寒论》

【组成】猪苓十八铢　泽泻一两六铢　白术十八铢　茯苓十八铢　桂枝半两

【用法】散剂，每服二至三钱，多饮热水，取微汗。汤剂，水煎服，取微汗，用量按原方比例酌定。

【功用】利水渗湿，温阳化气。

【主治】膀胱气化不利之蓄水证。小便不利，头痛微热，烦渴欲饮，甚则水入即吐，或脐下动悸，吐涎沫而头目眩晕，或短气而咳，或水肿，泄泻，舌苔白，脉浮或浮数。

【配伍意义】本方主治病证虽多，究其病机均为水湿内盛，膀胱气化不利所致。在《伤寒论》中原治太阳表邪未解，内传太阳之腑，以致膀胱气化不利，遂成太阳经腑同病的蓄水证或水逆证。重用泽泻利水渗湿，为君药；茯苓、猪苓助君利水渗湿，为臣药；白术健脾燥湿，桂枝温阳化气兼以解表，为佐药。全方于淡渗利水中佐以温阳化气，使水湿之邪从小便而去。

猪苓汤
《伤寒论》

【组成】猪苓　茯苓　泽泻　阿胶　滑石各一两

【用法】以水四升，先煮四味，取两升，去滓，内阿胶烊消，温服七合，日三服。

【功用】利水，养阴，清热。

【主治】水热互结证。小便不利，发热，口渴欲饮，或心烦不寐，或兼有咳嗽、呕恶、下利，舌红苔白或微黄，脉细数。又治血淋，小便涩痛，点滴难出，小腹满痛者。

【配伍意义】本方为水热互结，邪热伤阴之证而设。方以入肾、膀胱经之猪苓为君，专以淡渗利水。臣以泽泻、茯苓，助猪苓利水渗湿之力，且泽泻性寒兼可泄热，茯苓尚可健脾以助运湿。佐入滑石之甘寒，利水、清热两彰其功；阿胶滋阴润燥，既益已伤之阴，又防诸药渗利重伤阴血。五药合用，利水不伤阴，滋阴不敛邪，但总以利水为主，养阴清热兼之。

防己黄芪汤
《金匮要略》

【组成】防己一两　黄芪一两一分　甘草半两　白术七钱半

【用法】现代用法，加生姜四片，大枣一枚，水煎服，用量按原方比例酌定。

【功用】益气祛风，健脾利水。

【主治】表虚不固之风水或风湿证。汗出恶风，身重微肿，或肢节疼痛，小便不利，舌淡苔白，脉浮。

【配伍意义】本证系表虚卫气不固，风湿之邪伤于肌表，水湿郁于肌腠所致。风湿在表，当从汗解，表虚不固，则又不可单行解表除湿，宜益气固表与祛风行水并施。防己祛风行水，黄芪益气固表，兼可利水，合而为君，祛风除湿而不伤正，益气固表而不恋邪。臣以白术补气健脾祛湿，既助防己祛湿行水之功，又增黄芪益气固表之力。姜、枣调和营卫，为佐。甘草和中，兼可调和诸药，为佐使之用。诸药相伍，祛风与除湿健脾并用，扶正与祛邪兼顾，使风湿俱去，诸症自除。

（五）温化寒湿剂

苓桂术甘汤
《金匮要略》

【组成】茯苓四两　桂枝三两　白术二两　甘草炙，二两

【用法】水煎服。

【功用】温阳化饮，健脾利湿。

【主治】中阳不足之痰饮。胸胁支满，目眩心悸，短气而咳，舌苔白滑，脉弦滑或沉紧。

【配伍意义】本证乃中阳素虚，脾失健运，气化不利，水湿内停所致。仲景云："病痰饮者，当以温药和之。"治当温阳化饮，健脾利水。重用茯苓为君，健脾利水，渗湿化饮，既消已聚之痰饮，又平饮邪之上逆。桂枝为臣，温阳化气，平冲降逆。苓、桂相合，为温阳化气、利水平冲之常用组合。白术为佐，健脾燥湿。苓、术相配，为健脾祛湿的常用组合，体现了治生痰之源以治本之意；桂、术同用，也是温阳健脾的常用组合。炙甘草用于本方，其用有三：一可合桂枝以辛甘化阳，以助温补中阳之力；二可合白术益气健脾，崇土以利制水；三可调和诸药，功兼佐使之用。四药合用，使中阳复而气化行，脾运健而饮邪去，实为治本之法。

真武汤
《伤寒论》

【组成】茯苓三两　芍药三两　白术二两　生姜三两　附子一枚

【用法】水煎服。

【功用】温阳利水。

【主治】阳虚水泛证。畏寒肢厥，小便不利，心下悸动不宁，头目眩晕，身体筋肉瞤动，站立不稳，四肢沉重疼痛，浮肿，腰以下为甚，或腹痛，泄泻，或咳喘呕逆，舌质淡胖，边有齿痕，舌苔白滑，脉沉细。

【配伍意义】本方为治脾肾阳虚，水湿泛溢的基础方。方以辛甘性热之附子为君，温肾助阳以化气行水，兼暖脾土以温运水湿。臣以茯苓利水渗湿，使水邪从小便去；白术健

脾燥湿。佐以生姜之温散,既助附子温阳散寒,又合苓、术宣散水湿。白芍亦为佐药,其义有四:一者利小便以行水气,《本经》言其能"利小便",《名医别录》亦谓之"去水气,利膀胱";二者柔肝缓急以止腹痛;三者敛阴舒筋以解筋肉𥆧动;四则可防止附子燥热伤阴,以利于久服缓治。

实脾散
《重订严氏济生方》

【组成】厚朴去皮,姜制,炒 白术 木瓜去瓤 木香不见火 草果仁 大腹子 附子炮,去皮脐 白茯苓去皮 干姜炮,各一两 甘草炙,半两

【用法】现代用法,加生姜五片,大枣一枚,水煎服,用量按原方比例酌定。

【功用】温阳健脾,行气利水。

【主治】脾肾阳虚,水气内停之阴水。身半以下肿甚,手足不温,口中不渴,胸腹胀满,大便溏薄,舌苔白腻,脉沉弦而迟。

【配伍意义】本证系脾肾阳虚,阳不化水,水气内停所致。治以温阳健脾,行气利水。附子善于温肾阳、助气化以行水,干姜偏于温脾阳、助运化以制水,相合为君,温肾暖脾,扶阳抑阴。臣以茯苓、白术渗湿健脾,使水湿从小便去。佐以木瓜除湿醒脾和中;厚朴、木香、大腹子(槟榔)、草果行气导滞,令气化则湿化,气顺则胀消;且草果、厚朴兼可燥湿,槟榔尚能利水。甘草、生姜、大枣益脾和中,生姜兼能温散水气,甘草则可调和诸药,同为佐使之用。诸药相伍,脾肾同治,而以温脾阳为主,寓行气于温利之中,令气行则湿化。

(六)祛风胜湿剂

独活寄生汤
《备急千金要方》

【组成】独活三两 桑寄生 杜仲 牛膝 细辛 秦艽 茯苓 肉桂心 防风 川芎 人参 甘草 当归 芍药 干地黄各二两

【用法】上㕮咀,以水一斗,煮取三升,分三服,温身勿冷也。

【功用】祛风湿,止痹痛,益肝肾,补气血。

【主治】痹证日久,肝肾两虚,气血不足证。腰膝疼痛、痿软,肢节屈伸不利,或麻木不仁,畏寒喜温,心悸气短,舌淡苔白,脉细弱。

【配伍意义】本证系感受风寒湿邪而致痹证,日久不愈,累及肝肾,耗伤气血所致。证属正虚邪实,治宜扶正与祛邪兼顾。重用独活为君,善治伏风,除久痹,且性善下行,以祛下焦与筋骨间的风寒湿邪。细辛入肾,长于搜剔阴经之风寒湿邪,又除经络留湿;秦艽祛风湿,舒筋络而利关节;桂心温经散寒,通利血脉;防风祛一身之风而胜湿,四药合而为臣。君臣相伍,以祛风寒湿邪。佐入桑寄生、杜仲、牛膝以补益肝肾而强壮筋骨,桑寄生兼可祛风湿,牛膝尚能活血以通利肢节筋脉;当归、川芎、地黄、白芍养血和血,人参、茯苓、甘草健脾益气,诸药合用,具有补肝肾、益气血之功。且白芍与甘草相合,尚能柔肝缓急,以助舒筋。甘草调和诸药,兼使药之用。诸药合用,祛邪扶正,标本兼顾,使气血足而风湿除,肝肾强而痹痛愈。

第十七单元　祛痰剂

（一）概述

1. 祛痰剂的适用范围

凡以祛痰药为主组成，具有消除痰涎的作用，治疗各种痰病的方剂，统称为祛痰剂。属于"八法"中"消法"的范畴。

痰病的范围很广，临床表现也多种多样，常见的病证有咳嗽、喘促、头痛、眩晕、胸痹、呕吐、中风、痰厥、癫狂、惊痫及痰核、瘰疬等。

2. 祛痰剂的应用注意事项

（1）要辨别痰病的性质，分清寒热燥湿之不同。同时，应注意病情，辨清标本缓急。

（2）有咳血倾向者，不宜过用燥热之剂，以免引起大量出血。

（3）表邪未解或痰多者，慎用滋润之品，以免壅滞留邪，病久不愈。

（二）燥湿化痰剂

二陈汤
《太平惠民和剂局方》

【组成】半夏　橘红各五两　白茯苓三两　甘草炙，一两半

【用法】加生姜七片，乌梅一个，水煎温服。

【功用】燥湿化痰，理气和中。

【主治】湿痰证。咳嗽痰多，色白易咯，恶心呕吐，胸膈痞闷，肢体困重，或头眩心悸，舌苔白滑或腻，脉滑。

【配伍意义】本证多由脾失健运，湿聚成痰，气机阻滞所致。治宜燥湿化痰，理气和中。方以辛温性燥之半夏为君，燥湿化痰，降逆和胃而止呕。橘红为臣，理气燥湿化痰，使气顺则痰消。两药取陈久者良，既增燥湿化痰之力，又无过燥之弊，方名"二陈"堪寓深意。茯苓健脾渗湿，以杜生痰之源；生姜降逆化饮，并解半夏之毒；乌梅收敛肺气，合半夏散中寓收，防燥散而伤正，共为佐药。甘草调和诸药，为使药。

温胆汤
《三因极一病证方论》

【组成】半夏　竹茹　枳实各二两　陈皮三两　甘草炙，一两　茯苓一两半

【用法】加生姜五片，大枣一枚，水煎服。

【功用】理气化痰，和胃利胆。

【主治】胆郁痰扰证。胆怯易惊，头眩心悸，心烦不眠，夜多异梦，或呕恶呃逆，眩晕，癫痫，苔白腻，脉弦滑。

【配伍意义】本证多因素体胆气不足，复由情志不遂，胆失疏泄，气郁生痰，痰浊内扰，胆胃不和所致。治宜理气化痰，和胃利胆。方以辛温之半夏为君，燥湿化痰，和胃止呕。臣以竹茹，清热化痰，除烦止呕。两药相伍，一温一凉，化痰和胃，止呕除烦。陈皮理气行滞，燥湿化痰；枳实降气导滞，消痰除痞。两药相合，亦为一温一凉，理气化痰之力增。佐以茯苓，健脾渗湿，以杜生痰之源；煎加姜、枣调和脾胃，且生姜兼制半夏毒性。甘草调和诸药，为使。全方温凉并进，不寒不燥，理气化痰以和胃利胆，胆无邪扰，自能复其宁谧之常。

（三）清热化痰剂

清气化痰丸
《医方考》

【组成】陈皮　杏仁　枳实　黄芩　瓜蒌仁　茯苓各一两　胆南星　制半夏各一两半

【用法】姜汁为丸，每服6g，温开水送下。

【功用】清热化痰，理气止咳。

【主治】痰热咳嗽。咳嗽气喘，咯痰黄稠，胸膈痞闷，甚则气急呕恶，烦躁不宁，舌质红，苔黄腻，脉滑数。

【配伍意义】本证由火热犯肺，灼津为痰，痰热互结，阻碍气机所致。治宜清热化痰，理气止咳。胆南星苦凉，瓜蒌仁甘寒，均长于清热化痰，瓜蒌仁尚能导痰热从大便而下，共为君药。制半夏与黄芩相配，一化痰散结，一清热降火，相辅相成，又相制相成，而为臣药。佐以杏仁降利肺气以宣上，陈皮理气化痰以畅中，枳实破气化痰以宽胸。茯苓健脾渗湿，以杜生痰之源，亦为佐药。使以姜汁为丸。

（四）润燥化痰剂

贝母瓜蒌散
《医学心悟》

【组成】贝母一钱五分　瓜蒌一钱　花粉　茯苓　橘红　桔梗各八分

【用法】水煎服。

【功用】润肺清热，理气化痰。

【主治】燥痰咳嗽。咳嗽呛急，咯痰不爽，涩而难出，咽喉干燥梗痛，苔白而干。

【配伍意义】本证多由燥热伤肺，灼津成痰所致。治宜润肺清热，理气化痰。贝母清热润肺，化痰止咳，开痰气之郁结；瓜蒌清热润燥，理气化痰，通胸膈之痹塞，共为君药。天花粉清肺化痰，生津润燥，为臣。茯苓健脾渗湿，杜生痰之源；橘红理气化痰，使气顺痰消；桔梗宣利肺气，并引诸药入肺经，为佐使。诸药合用，清润化并施，肺脾同调。

（五）化痰息风剂

半夏白术天麻汤
《医学心悟》

【组成】半夏一钱五分　天麻　茯苓　橘红各一钱　白术三钱　甘草五分

【用法】加生姜一片，大枣二枚，水煎服。

【功用】化痰息风，健脾祛湿。

【主治】风痰上扰证。眩晕，头痛，胸膈痞闷，恶心呕吐，舌苔白腻，脉弦滑。

【配伍意义】本证缘于脾湿生痰，湿痰壅遏，引动肝风，风痰上扰清空而致。治当化痰息风，健脾祛湿。半夏燥湿化痰，降逆止呕，天麻平肝息风，止头眩，合用为君，为治风痰眩晕头痛之要药。白术、茯苓为臣，健脾祛湿，治生痰之源。佐以橘红理气化痰，俾气顺则痰消。佐使以姜、枣调和脾胃，生姜兼制半夏之毒；甘草和中调药。

第十八单元　消食剂

（一）概述

1. 消食剂的适用范围

凡以消食药为主组成，具有消食健脾或化积导滞等作用，主治各种食积证的方剂，称为消食剂。属于"八法"中"消法"的范畴。

本类方剂用治食积之病，症见胸脘痞闷，嗳腐吞酸，恶食呕逆，腹痛泄泻等。

2. 消食剂的应用注意事项

（1）积滞每使气机不畅，气机阻滞则更增积滞不化，故消食剂常配伍理气药，以助化积导滞。若积滞郁而化热，则宜消而兼清；积而生湿，消导之中又当佐以化湿。

（2）消食剂终属攻伐之剂，不宜久服，纯虚无实更非其所宜。

（二）消食化滞剂

保和丸
《丹溪心法》

【组成】山楂六两　神曲二两　半夏　茯苓各三两　陈皮　连翘　莱菔子各一两

【用法】共为末，水泛为丸。每服 6~9g，温开水送下。亦可水煎服，用量按原方比例酌减。

【功用】消食和胃。

【主治】食滞胃脘证。脘腹痞满胀痛，嗳腐吞酸，恶食呕逆，或大便泄泻，舌苔厚腻，脉滑。

【配伍意义】本证多因饮食过度或暴饮暴食，食积内停，胃失和降，气机不畅所致。治宜消食化滞，理气和胃。重用山楂为君，善消肉食油腻之积。臣以神曲消食和胃，善化酒食陈腐之积；莱菔子长于消面食痰气之积，宽膈消痰除满。君臣合用，可消各种饮食积滞。食积易阻气、生湿、凝痰、化热，故以半夏、陈皮理气化痰，和胃止呕；茯苓健脾利湿，和中止泻；连翘既可散结以助消积，又可清解食积所生之热，均为佐药。诸药配伍，使食积得化，胃气因和。本方虽以消导为主，但药性平和，故以"保和"名之。

枳实导滞丸
《内外伤辨惑论》

【组成】大黄一两　枳实　神曲各五钱　茯苓　黄芩　黄连　白术各三钱　泽泻二钱

【用法】共为细末，水泛小丸，每服二至三钱，温开水送下，每日 2 次。亦可作汤剂，水煎服，用量按原方比例酌减。

【功用】消导化积，清热利湿。

【主治】湿热食积证。脘腹胀痛，下痢泄泻，或大便秘结，小便短赤，舌苔黄腻，脉沉有力。

【配伍意义】本证因湿热食滞，内阻肠胃所致。治宜消导化积，清热利湿。大黄为君，攻积泻热，使积热从大便而下。枳实为臣，行气消积，除脘腹之胀满。佐以黄连、黄芩清热燥湿，又可厚肠止痢；茯苓、泽泻利水渗湿，且可止泻；白术健脾运湿，使攻积而不伤正；神曲消食化湿，使食消而脾胃和。诸药合用，积去食消，湿化热清，诸症自解，此方用于泄泻、下痢，亦属"通因通用"之法。

木香槟榔丸
《儒门事亲》

【组成】木香　槟榔　青皮　陈皮　广茂烧　枳壳　黄连麸炒，各一两　黄柏　大黄各三两　香附子炒　牵牛四两

【用法】以上细末，水丸，如小豆大，每服三十丸，食后生姜汤送下。

【功用】行气导滞，攻积泄热。

【主治】积滞内停，湿蕴生热证。脘腹痞满胀痛，赤白痢疾，里急后重，或大便秘结，舌苔黄腻，脉沉实。

【配伍意义】本证因食积停滞，壅塞气机，生湿蕴热所致。治宜行气导滞，攻积泄热。木香、槟榔行气导滞，调中止痛，消脘腹胀满，除里急后重而为君。大黄、牵牛攻积导滞，泄热通便；青皮、香附疏肝理气，消积止痛，助君行气导滞，共为臣药。莪术祛瘀行气，散结止痛；陈皮理气和胃，健脾燥湿；黄连、黄柏清热燥湿而止痢，均为佐药。诸药合用，以行气导滞为主，配以清热、攻下、祛瘀之品，共奏行气导滞、攻积泄热之功。

（三）健脾消食剂

健脾丸
《证治准绳》

【组成】白术二两半　木香　黄连　甘草各七钱半　白茯苓二两　人参一两五钱　神曲陈皮　砂仁　麦芽炒　山楂　山药　肉豆蔻各一两

【用法】共为细末，糊丸或水泛小丸，每服二至三钱，温开水送下，每日2次。亦可作汤剂，水煎服，用量按原方比例酌减。

【功用】健脾和胃，消食止泻。

【主治】脾虚食积证。食少难消，脘腹痞闷，大便溏薄，倦怠乏力，苔腻微黄，脉虚弱。

【配伍意义】本证由脾虚食停，郁而生热所致。治宜健脾和胃，消食止泻。重用茯苓、白术为君，重在健脾渗湿止泻。臣以山楂、神曲、麦芽，消既停之积；人参、山药补气健脾止泻，以增君药之功。木香、砂仁、陈皮理气和胃，醒脾化湿，使补而不滞；肉豆蔻温涩，合山药以涩肠止泻；黄连清热燥湿，清解积久所郁之热，皆为佐药。甘草补中和药，用为佐使药。全方补重于消，食消脾自健，是为"健脾丸"之旨。

第十九单元　驱虫剂

（一）概述

1. 驱虫剂的适用范围

凡以安蛔、驱虫药物为主组成，用于治疗人体消化道寄生虫病的方剂，统称驱虫剂。

用于驱杀寄生在人体消化道内的蛔虫、蛲虫、绦虫、钩虫等。症见脐腹作痛，时发时止，或面生干癣样的白色虫斑等；如迁延失治，日久则形体消瘦，不思饮食，精神萎靡，毛发枯槁、肚腹胀大，青筋暴露，成为疳积之证。

2. 驱虫剂的使用注意事项

（1）驱虫剂宜在空腹时服用，尤以临睡前服用为妥，服后忌食油腻香甜之物。

（2）需适当配伍泻下药物，以助排除虫体。

（3）脾虚的患者，纵有虫病，还当以健脾为主。

（4）年老、体弱、孕妇宜慎用或禁用。

（二）具体方剂

乌梅丸
《伤寒论》

【组成】乌梅三百枚　细辛六两　干姜十两　黄连十六两　当归四两　附子六两　蜀椒四两　桂枝六两　人参六两　黄柏六两

【用法】现代用法：乌梅用50%醋浸一宿，去核捣烂，和入余药捣匀，烘干或晒干，研末，加蜜制丸，每服9g，日服2~3次，空腹温开水送下。亦可作汤剂，水煎服，用量按原方比例酌减。

【功用】温脏安蛔。

【主治】脏寒蛔厥证。脘腹阵痛，烦闷呕吐，时发时止，得食而吐，甚则吐蛔，手足厥冷；久泻久痢。

【配伍意义】蛔厥之证，由患者素有蛔虫，复因肠道虚寒，蛔虫上扰，形成上热下寒，寒热错杂之证。治宜寒热并调，温脏安蛔。重用味酸之乌梅为君，取其酸能安蛔，尤以苦酒（醋）渍之，更增其效。臣以细辛、蜀椒辛温，辛可伏蛔，温可祛寒。佐以苦寒之黄连、黄柏苦以下蛔，寒可清热；桂枝、干姜、附子以其热助蜀椒、细辛温脏祛寒，其辛可助伏蛔之力，使蛔虫不致上窜。虫病日久耗伤气血，故当归、人参补养气血，合桂枝以养血通脉，以除四肢厥冷。以蜜为丸，甘缓和中调药，为佐使。如此邪正兼顾，寒热互用，苦辛酸并投，则"蛔得酸则静，得辛则伏，得苦则下"，共奏温脏安蛔之效。对于蛔厥、久痢久泻属寒热错杂者，堪称合宜。

中医内科学

第一单元 感 冒

细目一 概 述

感冒是感受触冒风邪，邪犯卫表而导致的常见外感疾病，临床表现以鼻塞、流涕、喷嚏、咳嗽、头痛、恶寒、发热、全身不适、脉浮为特征。本病四季均可发生，尤以春冬两季为多。病情轻者多为感受当令之气，称为伤风、冒风、冒寒；病情重者多为感受非时之邪，称为重伤风。在一个时期内广泛流行、病情类似者，称为时行感冒。

细目二 病因病机

1. 感冒的常见病因

外感六淫、时行病毒。

2. 感冒的病机

外邪侵袭人体是否发病，关键在于卫气之强弱（内因），同时与感邪的轻重有关（外因）。

外邪侵犯肺卫的途径有二，或从口鼻而入，或从皮毛内侵。感冒的基本病机是卫表不和，肺失宣肃。感冒病位在肺卫，主要在卫表。病理因素为六淫之邪。感冒的病理性质，常人多属实证，虚体感冒则属虚实夹杂。

根据四时六气不同，以及体质的差异，临床常见风寒、风热、暑湿三证。虚体感冒除表证外，还可见正虚的表现。如感受时行病毒则病情多重，甚或变生它病。在病程中亦可见寒与热的转化或错杂。

细目三 诊断和类证鉴别

1. 感冒的诊断要点

（1）临证以卫表及鼻咽症状为主，可见鼻塞、流涕、多嚏、咽痒、咽痛、周身酸楚不适、恶风或恶寒，或有发热等。若风邪夹暑、夹湿、夹燥，还可见相关症状。

（2）时行感冒多呈流行性，在同一时期发病人数剧增，且病证相似，多突然起病，恶寒，发热（多为高热），周身酸痛，疲乏无力，病情一般较普通感冒为重。

（3）病程一般 3～7 日，普通感冒多不传变，时行感冒少数可传变入里，变生它病。

（4）四季皆可发病，而以冬春两季为多。

2. 感冒与风温早期的鉴别

感冒特别是风热感冒与风温初起颇为相似，但风温病势急骤，寒战发热甚至高热，汗出后热虽暂降，但脉数不静，身热旋即复起，咳嗽胸痛，头痛较剧，甚至出现神志昏迷、惊厥、谵妄等传变入里的证候。而感冒发热一般不高或不发热，病势轻，不传变，服解表药后，多能汗出热退，脉静身凉，病程短，预后良好。

细目四　辨证论治

1. 感冒的辨证要点

感冒首先应辨别普通、时行感冒；其次须辨别虚体、实体感冒；其三还要辨别风寒、风热、暑湿感冒。

（1）鉴别普通感冒与时行感冒：普通感冒与时行感冒的鉴别可参见诊断要点。

（2）辨感冒之虚实：实体感冒一般以风寒、风热、暑湿症状为主，病程短，痊愈快；虚体感冒者病程长，常呈反复感邪、反复发病之势，同时兼有气、血、阴、阳虚损症状。气虚感冒除感冒症状外，兼有平素神疲体弱、气短懒言、反复易感特征；阴虚感冒除感冒症状外，兼有口干咽燥、干咳少痰、舌红少苔、脉细数等阴虚症状。

（3）辨别风寒、风热、暑湿感冒：风寒感冒以恶寒重，发热轻，鼻涕、痰液清稀色白，咽不痛，脉浮紧为特点；风热感冒以恶寒轻，发热重，鼻涕、痰液稠厚色黄，咽痛，脉浮数为特点；暑湿感冒发于夏季，以身热不扬，恶风少汗，头昏身重，胸闷纳呆，苔腻，脉濡为特点。

2. 感冒的治疗原则

感冒的病位在卫表肺系，治疗应因势利导，从表而解，采用解表达邪的治疗原则。风寒证治以辛温发汗；风热证治以辛凉清解；暑湿杂感者，又当清暑祛湿解表；虚体感冒则当扶正解表。

3. 风寒束表、风热犯表、暑湿伤表等证的主症、治法和方药

（1）风寒束表证

主症：恶寒重，发热轻，无汗，头痛，肢节酸痛，鼻塞声重，或鼻痒喷嚏，时流清涕，咽痒，咳嗽，咳痰稀薄色白，口不渴或渴喜热饮，舌苔薄白而润，脉浮或浮紧。

治法：辛温解表。

代表方：荆防达表汤或荆防败毒散加减。

常用药：荆芥、防风、紫苏叶、淡豆豉、葱白、生姜、杏仁、前胡、桔梗、橘红、甘草。

（2）风热犯表证

主症：身热较著，微恶风，汗泄不畅，头胀痛，面赤，咳嗽，痰黏或黄，咽燥，或咽喉乳蛾红肿疼痛，鼻塞，流黄浊涕，口干欲饮，舌苔薄白微黄，舌边尖红，脉浮数。

治法：辛凉解表。

代表方：银翘散或葱豉桔梗汤加减。

常用药：金银花、连翘、黑山栀、淡豆豉、薄荷、荆芥、竹叶、芦根、牛蒡子、桔梗、甘草。

（3）暑湿伤表证

主症：身热，微恶风，汗少，肢体酸重或疼痛，头昏重胀痛，咳嗽痰黏，鼻流浊涕，心烦口渴，或口中黏腻，渴不多饮，胸闷脘痞，泛恶，腹胀，大便或溏，小便短赤，舌苔薄黄而腻，脉濡数。

治法：清暑祛湿解表。

代表方：新加香薷饮加减。

常用药：金银花、连翘、鲜荷叶、鲜芦根、香薷、厚朴、扁豆花。

4. 常见证治疗加减变化

风寒束表证，若表寒重，头身痛，憎寒发热，无汗者，配麻黄、桂枝以增强发表散寒之功；若表湿较重，肢体酸痛，头重头胀，身热不扬者，加羌活、独活祛风除湿，或用羌活胜湿汤加减。

风热犯表证，若风热上壅，头胀痛较甚，加桑叶、菊花以清利头目；时行感冒热毒较盛，壮热恶寒，头痛身痛，咽喉肿痛，咳嗽气粗，配大青叶、蒲公英、草河车等清热解毒；若风寒外束，入里化热，热为寒遏，烦热恶寒，少汗，咳嗽气急，痰稠，声哑，苔黄白相兼，可用石膏合麻黄内清肺热，外散表寒。风热之证不可过用辛温，以防助热燥液动血之弊，或引起传变。

暑湿伤表证，若暑热偏盛，可加黄连、山栀、黄芩、青蒿清暑泄热；湿困卫表，肢体酸重疼痛较甚，加豆卷、藿香、佩兰等芳化宣表。

5. 阴虚感冒、气虚感冒的主症、治法和方药

（1）气虚感冒

主症：恶寒较甚，发热，无汗，头痛身楚，咳嗽，痰白，咳痰无力，平素神疲体弱，气短懒言，反复易感，舌淡苔白，脉浮而无力。

治法：益气解表。

代表方：参苏饮加减。

常用药：党参、甘草、茯苓、紫苏叶、葛根、前胡、半夏、陈皮、枳壳、桔梗。

（2）阴虚感冒

主症：身热，微恶风寒，少汗，头昏，心烦，口干咽燥，干咳少痰，舌红少苔，脉细数。

治法：滋阴解表。

代表方：加减葳蕤汤化裁。

常用药：玉竹、甘草、大枣、淡豆豉、薄荷、葱白、桔梗、白薇。

细目五　预防

1. 生活调理

应慎起居，适寒温，在冬春之际尤当注意防寒保暖，盛夏亦不可贪凉露宿。注意锻炼，增强体质，以御外邪。常易患感冒者，可坚持每天按摩迎香穴，并服用调理防治方药。

2. 季节性预防用药要点

（1）冬春风寒当令季节，可服贯众汤（贯众、紫苏、荆芥各10g，甘草5g）。

（2）夏令暑湿当令季节，可服藿佩汤（藿香、佩兰各5g，薄荷1.5g，鲜者用量加倍）。

3. 时行感冒流行期间注意事项

（1）预防用药：可用贯众、板蓝根、生甘草煎服。

（2）注意防护：尽量少去人口密集的公共场所，防止交叉感染。

（3）室内消毒：室内可用食醋熏蒸，每立方米空间用食醋5~10mL，加水1~2倍，加热熏蒸2小时，每日或隔日1次，作空气消毒，以预防传染。

第二单元　咳　嗽

细目一　概　述

咳嗽是指肺失宣降，肺气上逆作声，或伴咳吐痰液而言。分别言之，有声无痰为咳，有痰无声为嗽，一般多为痰声并见，难以截然分开，故以咳嗽并称。

细目二　病因病机

1. 外感咳嗽与内伤咳嗽的病因

（1）外因：六淫之邪，侵袭肺系。常以风为先导，或夹寒，或夹热，或夹燥，表现为风寒、风热、风燥相合为病。

（2）内因：脏腑功能失调，内邪干肺。分其他脏腑病变及肺和肺脏自病。他脏及肺有饮食不调、情志不遂。肺脏自病者，常因肺系疾病迁延不愈，阴伤气耗。

2. 外感咳嗽与内伤咳嗽的病机及转化

咳嗽的基本病机为邪犯于肺，肺气上逆。咳嗽的病位在肺，与肝、脾有关，久则及肾。

咳嗽的病理性质：外感咳嗽属于邪实，为六淫外邪犯肺，肺气壅遏不畅所致。内伤咳嗽，病理因素主要为"痰"与"火"，病理性质多为虚实夹杂。

他脏有病而及肺者，多因实致虚。如肝火犯肺者，每见气火炼液为痰，灼伤肺津。痰湿犯肺者，多因湿困中焦，水谷不能化为精微上输以养肺，反而聚生痰浊，上干于肺，久延则肺脾气虚，气不化津，痰浊更易滋生，此即"脾为生痰之源，肺为贮痰之器"的道理。甚则病及于肾，以致肺虚不能主气，肾虚不能纳气，由咳致喘。如痰湿蕴肺，遇外感引触，痰从热化，则易耗伤肺阴。

肺脏自病者，多因虚致实。如肺阴不足每致阴虚火炎，灼津为痰；肺气亏虚，气不化津，津聚成痰，甚则痰从寒化为饮。

细目三　辨证论治

1. 辨证要点

咳嗽首先应辨外感、内伤；其次要辨虚实；最后辨咳嗽、痰液的特点以判别不同的病邪、病理因素、病变脏器与虚损之性质。

（1）辨外感内伤：外感咳嗽，多为新病，起病急，病程短，常伴恶寒、发热、头痛等肺卫表证。内伤咳嗽，多为久病，常反复发作，病程长，可伴他脏见症。

（2）辨证候虚实：外感咳嗽以风寒、风热、风燥为主，一般属邪实。而内伤咳嗽多为虚实夹杂，本虚标实，虚实之间尚有先后主次的不同，他脏有病而及肺者，多因实致虚，肺脏自病者，多因虚致实。详言之，痰湿、痰热、肝火多为邪实正虚；肺阴亏耗则属正虚，或虚中夹实。还应分清标本主次缓急。

（3）辨咳嗽及咯痰特点：咳嗽一般从时间、节律、性质、声音以及加重因素鉴别，痰液从色、质、量、味等辨别。

咳嗽时作，白天多于夜间，咳而急剧，声重，或咽痒则咳作者，多为外感风寒、风热或风燥引起；若咳声嘶哑，病势急而病程短者，为外感风寒、风热或风燥，病势缓而病程长者，为阴虚或气虚；咳声粗浊者，多为风热或痰热伤津所致；早晨咳嗽，阵发加剧，咳嗽连声重浊，痰出咳减者，多为痰湿或痰热咳嗽；午后、黄昏咳嗽加重，或夜间有单声咳嗽，咳声轻微短促者，多属肺燥阴虚；夜卧咳嗽较剧，持续不已，少气或伴气喘者，为久咳致喘的虚寒证；咳而声低气怯者属虚，洪亮有力者属实；饮食肥甘、生冷加重者多属痰湿；情志郁怒加重者因于气火；劳累、受凉后加重者多为痰湿、虚寒。

咳而少痰者多属燥热、气火、阴虚；痰多者常属湿痰、痰热、虚寒；痰白而稀薄者属风、属寒；痰黄而稠者属热；痰白质黏者属阴虚、燥热；痰白清稀透明，呈泡沫样者属虚、属寒；咯吐血痰者，多为肺热或阴虚；如脓血相兼者，为痰热瘀结成痈之候；咳嗽，咯吐粉红色泡沫痰，咳而气喘，呼吸困难者，多属心肺阳虚，气不主血；咳痰有热腥味或腥臭气者为痰热，味甜者属痰湿，味咸者属肾虚。

2. 外感咳嗽与内伤咳嗽的治疗原则

咳嗽的治疗应分清邪正虚实。

外感咳嗽，多为实证，应祛邪利肺，按病邪性质分风寒、风热、风燥论治。

内伤咳嗽，多属邪实正虚。标实为主者，治以祛邪止咳；本虚为主者，治以扶正补虚。并按本虚标实的主次酌情兼顾。

对于咳嗽的治疗，除直接治肺外，还应从整体出发，注意治脾、治肝、治肾等。

3. 风寒、风热、风燥咳嗽的主症、治法和方药

（1）风寒袭肺证

主症：咳嗽声重，气急，咽痒，咳痰稀薄色白，常伴鼻塞，流清涕，头痛，肢体酸楚，或见恶寒发热，无汗等风寒表证，舌苔薄白，脉浮或浮紧。

治法：疏风散寒，宣肺止咳。

代表方：三拗汤合止嗽散加减。

常用药：麻黄、杏仁、桔梗、前胡、橘皮、金沸草、甘草。

（2）风热犯肺证

主症：咳嗽频剧，气粗或咳声嘶哑，喉燥咽痛，咳痰不爽，痰黏稠或黄，咳时汗出，常伴鼻流黄涕，口渴，头痛，身楚，或见恶风，身热等风热表证，舌苔薄黄，脉浮数或浮滑。

治法：疏风清热，宣肺止咳。

代表方：桑菊饮加减。

常用药：桑叶、菊花、薄荷、连翘、前胡、牛蒡子、杏仁、桔梗、大贝母、枇杷叶。

（3）风燥伤肺证

主症：干咳，连声作呛，喉痒，咽喉干痛，唇鼻干燥，无痰或痰少而黏，不易咯出，或痰中带有血丝，口干，初起或伴鼻塞，头痛，微寒，身热等表证，舌质红干而少津，苔薄白或薄黄，脉浮数或小数。

治法：疏风清肺，润燥止咳。

代表方：桑杏汤加减。

常用药：桑叶、薄荷、淡豆豉、杏仁、前胡、牛蒡子、南沙参、浙贝母、天花粉、梨皮、芦根。

4. 痰湿蕴肺、肝火犯肺、肺阴亏耗等证的主症、治法和方药

（1）痰湿蕴肺证

主症：咳嗽反复发作，咳声重浊，痰多，因痰而嗽，痰出咳平，痰黏腻或稠厚成块，色白或带灰色，每于早晨或食后则咳甚痰多，进甘甜油腻食物加重，胸闷脘痞，呕恶食少，体倦，大便时溏，舌苔白腻，脉濡滑。

治法：燥湿化痰，理气止咳。

代表方：二陈平胃散合三子养亲汤加减。

常用药：半夏、陈皮、茯苓、苍术、川朴、杏仁、佛耳草、紫菀、款冬花。

（2）肝火犯肺证

主症：咳嗽呈阵发性，表现为上气咳逆阵作，咳时面赤，咽干口苦，常感痰滞咽喉而咯之难出，量少质黏，或如絮条，胸胁胀痛，咳时引痛，症状可随情绪波动而增减，舌红或舌边红，舌苔薄黄少津，脉弦数。

治法：清肺泻肝，顺气降火。

代表方：黛蛤散合加减泻白散加减。

常用药：桑白皮、地骨皮、黄芩、山栀、丹皮、青黛、海蛤壳、粳米、苏子、竹茹、枇杷叶、甘草。

（3）肺阴亏耗证

主症：干咳，咳声短促，痰少黏白，或痰中带血丝，或声音逐渐嘶哑，口干咽燥，或午后潮热，颧红，盗汗，日渐消瘦，神疲，舌质红少苔，脉细数。

治法：滋阴润肺，化痰止咳。

代表方：沙参麦冬汤加减。

常用药：沙参、麦冬、花粉、玉竹、百合、川贝母、甜杏仁、桑白皮、地骨皮、甘草。

细目四　预防和转归

1. 咳嗽的预防

对于咳嗽的预防，首应注意气候变化，防寒保暖，饮食不宜甘肥、辛辣及过咸，嗜酒及吸烟等不良习惯尤当戒除，避免刺激性气体伤肺。适当参加体育锻炼，以增强体质，提高抗病能力。平素易于感冒者，配合防感冒保健操，面部迎香穴按摩，夜间艾熏足三里。若有感冒应及时诊治。

2. 咳嗽的转归

关于咳嗽的转归，首先，本病两大类型外感咳嗽与内伤咳嗽可相互为病。外感咳嗽如迁延失治，邪伤肺气，更易反复感邪，而致咳嗽屡作，肺脏益伤，逐渐转为内伤咳嗽。内伤咳嗽，肺脏有病，卫外不强，易受外邪引发或加重，在气候转冷时尤为明显。久则肺脏虚弱，阴伤气耗，由实转虚。由此可知，咳嗽虽有外感、内伤之分，但两者又可互为因果。第二，咳嗽的不同证候之间也会相互转化。

至于本病转归及预后的影响因素，则与气候、个体差异以及治疗经过有关。一般而言，外感咳嗽其病尚浅而易治，但燥与湿二者较为缠绵。因湿邪困脾，久则脾虚而致积湿生痰，转为内伤之痰湿咳嗽。燥伤肺津，久则肺阴亏耗，成为内伤阴虚肺燥之咳嗽，故有"燥咳每成痨"之说。内伤咳嗽多呈慢性反复发作过程，其病较深，治疗难取速效。如痰湿咳嗽之部分老年患者，由于反复病久，肺脾两伤，可出现痰从寒化为饮，病延及肾的转归，表现为"寒饮伏肺"或"肺气虚寒"证候，成为痰饮咳喘。至于肺阴亏虚咳嗽，虽然初起轻微，但如延误失治，则往往逐渐加重，成为劳损。部分患者病情逐渐加重，甚至累及于心，最终导致肺、脾、肾诸脏皆虚，痰浊、水饮、气滞、血瘀互结而演变成为肺胀。

第三单元　哮　病

细目一　概　述

哮病是一种发作性的痰鸣气喘疾患。发时喉中有哮鸣声，呼吸气促困难，甚则喘息不能平卧。

细目二　病因病机

1. 哮病的常见病因

外邪侵袭，饮食不当，体虚病后。

2. 哮病的基本病机

哮病的病位主要在肺，与脾、肾关系密切。

哮病的病理因素以痰为主。痰的产生主要由于人体津液不归正化，凝聚而成，如伏藏于肺，则成为发病的潜在"夙根"，因各种诱因如气候、饮食、情志、劳累等诱发。而这些诱因每多错杂相关，其中尤以气候变化为主。哮喘"夙根"论的实质，主要在于脏腑阴阳失调，素体偏盛偏虚，对津液的运化失常，肺不能布散津液，脾不能输化水精，肾不能蒸化水液，而致凝聚成痰，若痰伏于肺则成为潜在的病理因素。

哮病发作时的基本病理变化为"伏痰"遇感引触，痰随气升，气因痰阻，相互搏结，壅塞气道，肺管狭窄，通畅不利，肺气宣降失常，引动停积之痰，而致痰鸣如吼，气息喘促。若病因于寒，素体阳虚，痰从寒化，属寒痰为患，则发为冷哮；病因于热，素体阳盛，痰从热化，属痰热为患，则发为热哮；如痰热内郁，风寒外束引起发作者，可以表现为外寒内热的寒包热哮；痰浊伏肺，肺气壅实，风邪触发者，则表现为风痰哮；反复发作，正气耗伤，或素体肺肾不足者，可表现为虚哮。

哮病的病理性质：发作时为痰阻气闭，病理性质以邪实为主。有寒痰、痰热之分。若长期反复发作，寒痰伤及脾肾之阳，痰热耗灼肺肾之阴，则可从实转虚，在平时表现为肺、脾、肾等脏脏气虚弱之候。大发作时邪实与正虚错综并见，肺肾两虚，痰浊壅盛，严重者肺不能治理调节心血的运行，肾虚命门之火不能上济于心，则心阳亦同时受累，甚至发生喘脱危候。

细目三　诊断和类证鉴别

1. 哮病的诊断要点

（1）呈反复发作性。常为突然发作，可见鼻痒、喷嚏、咳嗽、胸闷等先兆。喉中有明显哮鸣声，呼吸困难，不能平卧，甚至面色苍白，唇甲青紫，可于数分钟、数小时后缓解。

（2）平时可一如常人，或稍感疲劳、纳差。但病程日久，反复发作，导致正气亏虚，可常有轻度哮鸣，甚至在大发作时持续难平，出现喘脱。

（3）部分患者与先天禀赋有关，家族中可有哮病史。常因气候突变、环境因素、饮食不当、情志失调、劳累等诱发。

2. 哮病与喘证的鉴别

哮病和喘证都有呼吸急促、困难的表现。哮必兼喘，但喘未必兼哮。哮指声响言，喉中哮鸣有声，是一种反复发作的独立性疾病；喘指气息言，为呼吸气促困难，是多种肺系急慢性疾病的一个症状。

细目四　辨证论治

1. 哮病的辨证要点

哮病的辨证首先辨哮病发病特点，其二辨哮病之寒热偏盛，其三辨肺脾肾之虚。

（1）辨发病特点：哮病发作如有明显的季节性，且有鼻痒、喷嚏、咳嗽、胸闷等先兆症状，则本病与肺虚表卫不固有关，此时当着重辨清风寒与风热。哮病发作如与饮食密切相关，则与脾虚痰蕴有关，当着重辨清痰湿与痰热之不同。如哮病发作持续数分钟、数十分钟即能缓解者，病情较轻，若持续时间较久者，当警惕喘脱的可能。

（2）辨寒热偏盛：寒哮者，因寒饮伏肺，遇感触发，则呼吸气促，喉中哮鸣，痰白清稀多泡沫。热哮病，因痰热蕴肺，遇感诱发，则气粗息涌，痰鸣如吼，痰黄稠厚，咯吐不利。

（3）辨肺脾肾虚损：肺虚者，自汗畏风，少气乏力，极易感冒；脾虚者，食少便溏，痰多；肾虚者，短气，动则喘甚，腰酸膝软。

2. 哮病发作期和缓解期的治疗原则

当宗朱丹溪"未发以扶正气为主，既发以攻邪气为急"之说，以"发时治标，平时治本"为基本原则。

发时攻邪治标，祛痰利气。寒痰宜温化宣肺，热痰当清化肃肺，寒热错杂者，当温清并施，表证明显者兼以解表，属风痰为患者又当祛风涤痰。反复日久，正虚邪实者，又当兼顾，不可单纯拘泥于祛邪。

若发生喘脱危候，当急予扶正救脱。

平时应扶正治本，阳气虚者应予温补，阴虚者则予滋养，分别采取补肺、健脾、益肾等法，以冀减轻、减少或控制其发作。

3. 冷哮、热哮的主症、治法和方药

（1）冷哮病

主症：喉中哮鸣如水鸡声，呼吸急促，喘憋气逆，胸膈满闷如塞，咳不甚，痰少咯吐不爽，色白而多泡沫，口不渴或渴喜热饮，形寒怕冷，天冷或受寒易发，面色青晦，舌苔白滑，脉弦紧或浮紧。

治法：宣肺散寒，化痰平喘。

代表方：射干麻黄汤或小青龙汤加减。

常用药：麻黄、射干、干姜、细辛、半夏、紫菀、款冬、五味子、大枣、甘草。

（2）热哮病

主症：喉中痰鸣如吼，喘而气粗息涌，胸高胁胀，咳呛阵作，咳痰色黄或白，黏浊稠厚，排吐不利，口苦，口渴喜饮，汗出，面赤，或有身热，甚至有好发于夏季者，舌苔黄腻，质红，脉滑数或弦滑。

治法：清热宣肺，化痰定喘。

代表方：定喘汤或越婢加半夏汤加减。

常用药：麻黄、黄芩、桑白皮、杏仁、半夏、款冬、苏子、白果、甘草。

4. 哮病缓解期肺脾气虚、肺肾两虚证的主症、治法和方药

（1）肺脾气虚证

主症：有哮喘反复发作史。气短声低，自汗，怕风，常易感冒，倦怠无力，食少便溏，或可有喉中时有轻度哮鸣，痰多质稀，色白，舌质淡，苔白，脉细弱。

治法：健脾益气，补土生金。

代表方：六君子汤加减。

常用药：党参、白术、茯苓、法半夏、橘皮、山药、薏苡仁、五味子、甘草。

（2）肺肾两虚证

主症：有哮喘发作史。短气息促，动则为甚，吸气不利，咳痰质黏起沫，脑转耳鸣，腰酸腿软，心慌，不耐劳累。或五心烦热，颧红，口干，舌质红少苔，脉细数；或畏寒肢冷，面色苍白，舌苔淡白，质胖，脉沉细。

治法：补肺益肾。

代表方：生脉地黄汤合金水六君煎加减。

常用药：熟地黄、山萸肉、胡桃肉、当归、人参、麦冬、五味子、茯苓、半夏、陈皮、甘草。

5. 常见证治疗加减变化

冷哮病，表寒明显，寒热身痛，配桂枝、生姜辛散风寒；痰涌气逆，不得平卧，加葶苈子、苏子泻肺降逆，并酌加杏仁、白前、橘皮等化痰利气；咳逆上气，汗多，加白芍以敛肺。

热哮病，若肺气壅实，痰鸣息涌，不得平卧，加葶苈子、广地龙泻肺平喘；肺热壅盛，痰吐稠黄，加海蛤壳、射干、知母、鱼腥草以清热化痰；兼有大便秘结者，可用大黄、芒硝、全瓜蒌、枳实通腑以利肺。

肺脾气虚证，表虚自汗，加炙黄芪、浮小麦、大枣；怕冷，畏风，易感冒，可加桂枝、白芍、制附片；痰多者加前胡、杏仁。

肺肾两虚证，临床表现以肺气阴两虚为主者，加黄芪、沙参、百合；肾阳虚为主者，酌加补骨脂、仙灵脾、鹿角片、制附片、肉桂；肾阴虚为主者，加生地、冬虫夏草。另可常服紫河车粉补益肾精。

细目五　预防、转归及预后

1. 生活调摄、预防

平时注意保暖，防止感冒，避免因寒冷空气的刺激而诱发。根据身体情况，做适当的体育锻炼，以逐步增强体质，提高抗病能力。饮食宜清淡，忌肥甘油腻，辛辣甘甜，防止生痰生火，避免海膻发物；避免烟尘异味；保持心情舒畅，避免不良情绪的影响；劳逸适当，防止过度疲劳。平时可常服玉屏风散、肾气丸等药物，以调护正气，提高抗病能力。

2. 转归及预后

哮病是一种反复发作的肺系疾病。由于哮有"夙根"，遇有诱因，可致哮喘反复发作，在平时亦觉短气，疲乏，并有轻度喘哮，难以全部消失。一旦大发作时，每易持续不解，邪实与正虚错综并见，严重者肺不能治理调节心血的运行，肾虚命门之火不能上济于心，则心阳亦同时受累，甚至发生喘脱危候。如哮喘长期不愈，反复发作，病由肺脏影响及脾、肾、心，可导致肺气胀满，不能敛降之肺胀重证。

从年龄上讲，部分青少年哮病患者，随着年龄的增长，正气渐充，肾气日盛，再辅以药物治疗，可以终止发作，而中老年及体弱患者，肾气渐衰，发作频繁，则不易根除。

第四单元　喘　证

细目一　概　述

喘即气喘、喘息。喘证是以呼吸困难，甚至张口抬肩，鼻翼扇动，不能平卧为临床特征的病证。

细目二　病因病机

喘证常由多种疾患引起，病因复杂，概言之有外感、内伤两大类。外感为六淫外邪侵袭肺系；内伤为饮食不当、情志失调、劳欲久病等。

1. 喘证的常见病因

外邪侵袭，饮食不当，情志所伤，劳欲久病。

2. 喘证的主要病机及转化

喘证的基本病机是肺气上逆，宣降失职；或气无所主，肾失摄纳。喘证的病位主要在肺和肾，涉及肝脾。喘证的病理性质有虚实之分。实喘在肺，为外邪、痰浊、肝郁气逆，邪壅肺气，宣降不利所致；虚喘责之肺、肾两脏，因阳气不足，阴精亏耗，而致肺肾出纳失常，且尤以气虚为主。实喘病久伤正，由肺及肾；或虚喘复感外邪，或夹痰浊，则病情虚实错杂，每多表现为邪气壅阻于上、肾气亏虚于下的上盛下虚证候。

喘证的严重阶段，不但肺肾俱虚，在孤阳欲脱之时，每多影响到心。可导致心气、心阳衰惫，鼓动血脉无力，血行瘀滞，面色、唇舌、指甲青紫，甚至出现喘汗致脱，亡阴、亡阳的危重局面。

细目三　诊断和类证鉴别

1. 喘证的诊断要点

（1）以喘促短气，呼吸困难，甚至张口抬肩，鼻翼扇动，不能平卧，口唇发绀为特征。

（2）可有慢性咳嗽、哮病、肺痨、心悸等病史，每遇外感及劳累而诱发。

2. 喘证与哮病、气短的鉴别

喘证和哮病都有呼吸急促、困难的表现。喘指气息而言，为呼吸气促困难，甚则张口抬肩，摇身撷肚，是多种肺系疾病的一个症状；哮指声响而言，必见喉中哮鸣有声，亦伴呼吸困难，是一种反复发作的独立性疾病。喘未必兼哮，而哮必兼喘。

喘证与气短同为呼吸异常，喘证呼吸困难，张口抬肩，摇身撷肚。但气短进一步加重，亦可呈虚喘表现。

细目四 辨证论治

1. 实喘和虚喘的辨证要点

实喘者呼吸深长有余,呼出为快,气粗声高,伴有痰鸣咳嗽,脉数有力,病势多急;虚喘者呼吸短促难续,深吸为快,气怯声低,少有痰鸣咳嗽,脉微弱或浮大中空,病势徐缓,时轻时重,遇劳则甚。

2. 实喘和虚喘的治疗原则

实喘治肺,以祛邪利气为主,区别寒、热、痰、气的不同,分别采用温化宣肺、清化肃肺、化痰理气的方法。

虚喘以培补摄纳为主,或补肺,或健脾,或益肾,阳虚则温补,阴虚则滋养。至于虚实夹杂,寒热互见者,又当根据具体情况分清主次,权衡标本,辨证选方用药。

此外,由于喘证多继发于各种急慢性疾病中,所以临床上不能见喘治喘,还应当注意积极地治疗原发病。

3. 风寒壅肺、表寒肺热、痰浊阻肺、肺气郁痹等证的主症、治法和方药

(1) 风寒壅肺证

主症:喘息咳逆,呼吸急促,胸部胀闷,痰多稀薄而带泡沫,色白质黏,常有头痛,恶寒,或有发热,口不渴,无汗,舌苔薄白而滑,脉浮紧。

治法:宣肺散寒。

代表方:麻黄汤合华盖散加减。

常用药:麻黄、紫苏子、半夏、橘红、杏仁、紫菀、白前。

(2) 表寒肺热证

主症:喘逆上气,胸胀或痛,息粗鼻扇,咳而不爽,吐痰稠黏,伴形寒,身热,烦闷,身痛,有汗或无汗,口渴,舌苔薄白或罩黄,舌边红,脉浮数或滑。

治法:解表清里,化痰平喘。

代表方:麻杏石甘汤加味。

常用药:麻黄、杏仁、石膏、甘草、黄芩、桑白皮、苏子、半夏、款冬花。

(3) 痰浊阻肺证

主症:喘而胸满闷塞,甚则胸盈仰息,咳嗽,痰多黏腻色白,咯吐不利,兼有呕恶,食少,口黏不渴,舌苔白腻,脉滑或濡。

治法:祛痰降逆,宣肺平喘。

代表方:二陈汤合三子养亲汤加减。

常用药:半夏、陈皮、茯苓、苏子、白芥子、莱菔子、杏仁、紫菀、旋覆花。

(4) 肺气郁痹证

主症:喘促症状每遇情志刺激而诱发,发时突然呼吸短促,息粗气憋,胸闷胸痛,咽中如窒,但喉中痰鸣不著,或无痰声。平素常多忧思抑郁,失眠,心悸。苔薄,脉弦。

治法:开郁降气平喘。

代表方:五磨饮子加减。

常用药:沉香、木香、厚朴花、枳壳、苏子、金沸草、代赭石、杏仁。

4. 肺气虚耗、肾虚不纳证的主症、治法和方药

（1）肺气虚耗证

主症：喘促短气，气怯声低，喉有鼾声，咳声低弱，痰吐稀薄，自汗畏风，或见咳呛，痰少质黏，烦热而渴，咽喉不利，面颧潮红，舌质淡红或有苔剥，脉软弱或细数。

治法：补肺益气养阴。

代表方：生脉散合补肺汤加减。

常用药：党参、黄芪、冬虫夏草、五味子、炙甘草。

（2）肾虚不纳证

主症：喘促日久，动则喘甚，呼多吸少，气不得续，形瘦神惫，跗肿，汗出肢冷，面青唇紫，舌淡苔白或黑而润滑，脉微细或沉弱；或见喘咳，面红烦躁，口咽干燥，足冷，汗出如油，舌红少津，脉细数。

治法：补肾纳气。

代表方：金匮肾气丸合参蛤散加减。

常用药：附子、肉桂、山萸肉、冬虫夏草、胡桃肉、紫河车、熟地、山药、当归、人参、蛤蚧。

5. 常见症治疗加减变化

风寒壅肺证，若表证明显，寒热无汗，头身疼痛，加桂枝以配麻黄解表散寒；寒痰较重，痰白清稀，量多起沫，加细辛、生姜温肺化痰；如寒饮伏肺，复感客寒而引发者，可用小青龙汤发表温里。

表寒肺热证，表寒重加桂枝解表散寒；痰热重，痰黄黏稠量多，加瓜蒌、贝母清化痰热；痰鸣息涌加葶苈子、射干泻肺消痰。

痰浊阻肺证，痰从寒化，色白清稀，畏寒，加干姜、细辛；痰浊郁而化热，按痰热证治疗。

肺气郁痹证，肝郁气滞较著，加用柴胡、郁金、青皮疏理肝气；若有心悸、失眠者加百合、合欢皮、酸枣仁、远志等宁心安神；若气滞腹胀，大便秘结，可加用大黄以降气通腑，即六磨汤之意。

肺气虚耗证，偏阴虚者加补肺养阴之品，如沙参、麦冬、玉竹、百合、诃子；兼中气虚弱，肺脾同病，清气下陷，食少便溏，腹中气坠者，配合补中益气汤，补脾养肺，益气升陷。

肾虚不纳证，若表现为肾阴虚者，不宜辛燥，宜用七味都气丸合生脉散加减以滋阴纳气，药用生地、天门冬、麦门冬、龟板胶、当归养阴，五味子、诃子敛肺纳气；若喘息渐平，善后调理可常服紫河车、胡桃肉以补肾固本纳气。

第五单元　肺　痈

细目一　概　述

肺痈是肺叶生疮，形成脓疡的一种病证，属内痈之一。临床以咳嗽、胸痛、发热、咯吐腥臭浊痰，甚则脓血相兼为主要特征。

细目二　病因病机

1. 肺痈的常见病因

感受风热，痰热素盛。

2. 肺痈的主要病机及转化

肺痈病位在肺。邪热郁肺，蒸液成痰，邪阻肺络，血滞为瘀，而致痰热与瘀血互结，蕴酿成痈，血败肉腐化脓，肺损络伤，脓疡溃破外泄。

肺痈病理性质主要表现为邪盛的实热证候，脓疡溃后方见阴伤气耗之象。成痈化脓的病理基础，主要在于血瘀。血瘀则热聚，血败肉腐酿脓。

肺痈的病理演变过程，可以随着病情的发展、邪正的消长，表现为初（表证）期、成痈期、溃脓期、恢复期等不同阶段。

初期（表证期），因风热（寒）之邪侵袭卫表，内郁于肺，或内外合邪，肺卫同病，蓄热内蒸，热伤肺气，肺失清肃，出现恶寒、发热、咳嗽等肺卫表证。

成痈期，邪热壅肺，蒸液成痰，气分热毒浸淫及血，热伤血脉，血为之凝滞，热壅血瘀，蕴酿成痈，表现高热、振寒、咳嗽、气急、胸痛等痰瘀热毒蕴肺的证候。

溃脓期，痰热与瘀血壅阻肺络，肉腐血败化脓，继则肺损络伤，脓疡内溃外泄，排出大量腥臭脓痰或脓血痰。

恢复期，脓疡溃后，邪毒渐尽，病情趋向好转，但因肺体损伤，故可见邪去正虚，阴伤气耗的病理过程。随着正气的逐渐恢复，病灶趋向愈合。溃后如脓毒不净，邪恋正虚，每致迁延反复，日久不愈，病势时轻时重，而转为慢性。

细目三　诊断和类证鉴别

1. 肺痈的诊断要点

（1）临床表现：发病多急，常突然寒战高热，咳嗽胸痛，咯吐黏浊痰，经旬日左右，咯吐大量腥臭脓痰，或脓血相兼，身热遂降，病情好转，经数周逐渐恢复。如脓毒不净，持续咳嗽，咯吐脓血臭痰，低烧，消瘦，则为转成慢性。

（2）验痰法：肺痈病人咳吐的脓血浊痰腥臭，吐在水中，沉者是痈脓，浮者是痰。

（3）验口味：肺痈病人吃生黄豆或生豆汁不觉其腥。《寿世保元·肺痈》曾说："用黄豆一粒，予病人口嚼，不觉豆之气味，是肺痈也。"《张氏医通·肺痈》也说："肺痈初起，疑似未真，以生大豆绞浆饮之，不觉腥味，便是真候。"

（4）体征：肺痈患者可见舌下生细粒。迁延之慢性患者，还可见指甲紫而带弯，指端形如鼓槌。脓肿接近胸壁部位者，叩诊可呈浊音，听诊呼吸音减弱，或闻及湿啰音。

2. 肺痈与风温的鉴别

由于肺痈初期与风温极为类似，故应注意两者之间的区别。风温起病多急，以发热、咳嗽、烦渴或伴气急胸痛为特征，与肺痈初期颇难鉴别，但肺痈之振寒、咯吐浊痰明显，喉中有腥味是其特点，特别是风温经正确及时治疗后，多在气分而解，如经1周身热不退，或退而复升，咯吐浊痰，应进一步考虑肺痈之可能。

细目四　辨证论治

1. 辨肺痈的分期

初期（表证期）出现恶寒、发热、咳嗽、痰多等肺卫表证；成痈期表现为高热、振寒、咳嗽、气急、胸痛、咯痰黄稠量多、带有腥味等痰瘀热毒蕴肺的证候；溃脓期表现为排出大量腥臭脓痰或脓血痰等肉腐脓溃的证候；恢复期症见身热渐退，咳嗽减轻，咯吐脓痰渐少，臭味亦淡，气短，口燥咽干，面色无华，形体消瘦，为阴伤气耗的病理过程。

2. 肺痈的治疗原则

治疗当以祛邪为原则，采用清热解毒、化瘀排脓的治法，脓未成应着重清肺消痈，脓已成需排脓解毒。按照有脓必排的要求，尤以排脓为首要措施。具体处理可根据病程，分阶段施治。初期风热侵犯肺卫，宜清肺散邪；成痈期热壅血瘀，宜清热解毒，化瘀消痈；溃脓期血败肉腐，宜排脓解毒；恢复期阴伤气耗，宜养阴益气；若久病邪恋正虚者，则应扶正祛邪。

3. 肺痈初期、成痈期、溃脓期、恢复期的主症、治法和方药

（1）初期

主症：恶寒发热，咳嗽，咯白色黏痰，痰量日渐增多，胸痛，咳则痛甚，呼吸不利，口干鼻燥，舌苔薄黄，脉浮数而滑。

治法：疏风散热，清肺化痰。

代表方：银翘散加减。

常用药：金银花、连翘、芦根、竹叶、桔梗、贝母、牛蒡子、前胡、甘草。

（2）成痈期

主症：身热转甚，时时振寒，继则壮热，汗出烦躁，咳嗽气急，胸满作痛，转侧不利，咳吐浊痰，呈黄绿色，自觉喉间有腥味，口干咽燥，舌苔黄腻，脉滑数。

治法：清肺解毒，化瘀消痈。

代表方：千金苇茎汤合如金解毒散加减。

常用药：薏苡仁、冬瓜仁、桃仁、芦根、桔梗、黄芩、金银花、鱼腥草、红藤、蒲公英、紫花地丁、甘草。

（3）溃脓期

主症：咳吐大量脓痰，或如米粥，或痰血相兼，腥臭异常，有时咯血，胸中烦满而痛，甚则气喘不能卧，身热面赤，烦渴喜饮，舌苔黄腻，舌质红，脉滑数或数实。

治法：排脓解毒。

代表方：加味桔梗汤加减。

常用药：桔梗、薏苡仁、冬瓜仁、鱼腥草、金荞麦根、败酱草、金银花、黄芩、芦根。

溃脓期宜选用桔梗作为排脓主药，且用量宜大。脓毒去则正自易复，不可早予补敛，以免留邪，延长病程。即使见有虚象，亦当分清主次，酌情兼顾。此期若病灶部位有较大的肺络损伤，可以发生大量咳血、咯血，应警惕出现血块阻塞气道，或气随血脱的危象，当按照"血证"治疗，采取相应的急救措施。

（4）恢复期

主症：身热渐退，咳嗽减轻，咯吐脓痰渐少，臭味亦淡，痰液转为清稀，精神渐振，食纳好转。或有胸胁隐痛，难以平卧，气短，自汗盗汗，低烧，午后潮热，心烦，口燥咽干，面色无华，形体消瘦，精神萎靡，舌质红或淡红，苔薄，脉细或细数无力。或见咳嗽，咯吐脓血痰日久不净，或痰液一度清稀而复转臭浊，病情时轻时重，迁延不愈。

治法：清养补肺。

代表方：沙参清肺汤或桔梗杏仁煎加减。

常用药：沙参、麦冬、百合、玉竹、党参、太子参、黄芪、当归、贝母、冬瓜仁。

恢复期应以清养补肺为主，扶正以托邪，但仍需防其余毒不净，适当佐以排脓之品。

本病不可滥用温补保肺药，尤忌发汗损伤肺气。还应注意保持大便通畅，以利于肺气肃降，使邪热易解。

第六单元　心　悸

细目一　概　述

心悸是指病人自觉心中悸动、惊惕不安甚则不能自主的一种病证。病情较轻者为惊悸，病情较重者为怔忡。

细目二　病因病机

1. 心神不宁与心悸发生的关系

心悸的发病，或由惊恐恼怒，动摇心神，致心主不安而为惊悸。

2. 虚、痰、瘀与心悸的关系

虚者为气、血、阴、阳亏损，使心失滋养，而致心悸；实者多由痰火扰心，水饮上凌，或心血瘀阻，气血运行不畅而引起。心悸的病理因素包括气滞、血瘀、痰浊、水饮。阴虚者常兼火盛或痰热；阳虚易夹水饮、痰湿；气血不足者，易见气血瘀滞、痰浊。

3. 心悸的基本病机及转化

心悸的基本病机是气血阴阳亏虚，心失所养，或邪扰心神，心神不宁。心悸的病位在心，与肝、脾、肾、肺四脏密切相关。病理性质主要有虚实两方面，虚实之间可以相互夹杂或转化，实证日久，病邪伤正，可分别兼见气、血、阴、阳之亏损，而虚证也可因虚致实，兼见实证表现。

细目三　辨证论治

1. 心悸的治疗原则

心悸的治疗应分虚实。虚证分别治以补气、养血、滋阴、温阳；实证则应祛痰、化饮、清火、行瘀。但本病以虚实错杂者为多见，且虚实的主次、缓急各有不同，故治当相应兼顾。同时，由于心悸以心神不宁为病理特点，故应酌情配入镇心安神之法。

2. 心虚胆怯、心血不足、阴虚火旺、心阳不振、水饮凌心、瘀阻血脉等证的主症、治法和方药

（1）心虚胆怯证

主症：心悸不宁，善惊易恐，坐卧不安，不寐多梦而易惊醒，恶闻声响，食少纳呆，苔薄白，脉细略数或细弦。

治法：镇惊定志，养心安神。

代表方：安神定志丸加减。

常用药：龙齿、琥珀、酸枣仁、远志、茯神、人参、茯苓、山药、天冬、生地、熟地、肉桂、五味子。

（2）心血不足证

主症：心悸气短，头晕目眩，失眠健忘，面色无华，倦怠乏力，纳呆食少，舌淡红，脉细弱。

治法：补血养心，益气安神。

代表方：归脾汤加减。

常用药：黄芪、人参、白术、炙甘草、熟地黄、当归、龙眼肉、茯神、远志、酸枣仁、木香。

（3）阴虚火旺证

主症：心悸易惊，心烦失眠，五心烦热，口干，盗汗，思虑劳心则症状加重，伴耳鸣腰酸，头晕目眩，急躁易怒，舌红少津，苔少或无，脉细数。

治法：滋阴清火，养心安神。

代表方：天王补心丹合朱砂安神丸加减。

常用药：生地、玄参、麦冬、天冬、当归、丹参、人参、炙甘草、黄连、朱砂、茯苓、远志、酸枣仁、柏子仁、五味子、桔梗。

（4）心阳不振证

主症：心悸不安，胸闷气短，动则尤甚，面色苍白，形寒肢冷，舌淡苔白，脉虚弱或沉细无力。

治法：温补心阳，安神定悸。

代表方：桂枝甘草龙骨牡蛎汤合参附汤加减。

常用药：桂枝、附片、人参、黄芪、麦冬、枸杞子、炙甘草、龙骨、牡蛎。

（5）水饮凌心证

主症：心悸眩晕气急，胸闷痞满，渴不欲饮，小便短少，或下肢浮肿，形寒肢冷，伴恶心、欲吐、流涎，舌淡胖，苔白滑，脉弦滑或沉细而滑。

治法：振奋心阳，化气行水，宁心安神。

代表方：苓桂术甘汤加减。

常用药：泽泻、猪苓、车前子、茯苓、桂枝、炙甘草、人参、白术、黄芪、远志、茯神、酸枣仁。

（6）瘀阻心脉证

主症：心悸不安，胸闷不舒，心痛时作，痛如针刺，唇甲青紫，舌质紫暗或有瘀斑，脉涩或结或代。

治法：活血化瘀，理气通络。

代表方：桃仁红花煎合桂枝甘草龙骨牡蛎汤。

常用药：桃仁、红花、丹参、赤芍、川芎、延胡索、香附、青皮、生地、当归、桂枝、甘草、龙骨、牡蛎。

3. 常见证治疗加减变化

心虚胆怯证，若见心阳不振，用肉桂易桂枝，加附子以温通心阳；兼心血不足，加阿胶、首乌、龙眼肉以滋养心血；兼心气郁结，加柴胡、郁金、合欢皮、绿萼梅以疏肝解郁。

心血不足证，若五心烦热，自汗盗汗，胸闷心烦，舌红少苔，脉细数或结代，为气阴两虚，治以益气养血，滋阴安神，用炙甘草汤加减；失眠多梦，加合欢皮、夜交藤、五味子、柏子仁、莲子心等养心安神；若热病后期损及心阴而心悸者，以生脉散加减，有益气养阴补心之功。

阴虚火旺证，若肾阴亏虚，虚火妄动，遗精腰酸者，加龟板、熟地、知母、黄柏，或加服知柏地黄丸；若阴虚而火热不明显者，可单用天王补心丹；若阴虚兼有瘀热者，加赤芍、丹皮、桃仁、红花、郁金等清热凉血，活血化瘀。

心阳不振证，若形寒肢冷者，重用人参、黄芪、附子、肉桂温阳散寒；大汗出者重用人参、黄芪、煅龙骨、煅牡蛎、山萸肉益气敛汗，或用独参汤煎服；兼见水饮内停者，加葶苈子、五加皮、车前子、泽泻等利水化饮；夹瘀血者，加丹参、赤芍、川芎、桃红、红花；若心阳不振，以致心动过缓者，酌加炙麻黄、补骨脂，重用桂枝以温通心阳。

水饮凌心证，兼见肺气不宣，肺有痰湿，咳喘胸闷，加杏仁、前胡、桔梗以宣肺，葶苈子、五加皮、防己以泻肺利水；兼见瘀血者，加当归、川芎、刘寄奴、泽兰叶、益母草；若见因心功能不全而致浮肿、尿少、阵发性夜间咳喘或端坐呼吸者，当重用温阳利水之品，如真武汤。

瘀阻心脉证，若因虚致瘀者去理气之品，气虚加黄芪、党参、黄精；络脉痹阻，胸部窒闷，加沉香、檀香、降香；夹痰浊，胸满闷痛，苔浊腻，加瓜蒌、薤白、半夏、广陈皮；胸痛甚，加乳香、没药、五灵脂、蒲黄、三七粉等。

细目四 预 后

心悸预后转归主要取决于本虚标实的程度、邪实轻重、脏损多少、治疗当否及脉象变化情况。如患者气血阴阳虚损程度较轻，未见瘀血、痰饮之标证，病损脏腑单一，呈偶发、短暂、阵发，治疗及时得当，脉象变化不显著者，病证多能痊愈；反之，脉象过数、过迟、频繁结代或乍疏乍数，反复发作或长时间持续发作者，治疗颇为棘手，预后较差，甚至出现喘促、水肿、胸痹心痛、厥证、脱证等变证、坏病，若不及时抢救治疗，预后极差，甚至猝死。

第七单元 胸 痹

细目一 概 述

胸痹是指以胸部闷痛，甚则胸痛彻背，喘息不得卧为主症的一种疾病，轻者仅感胸闷如窒，呼吸欠畅，重者则有胸痛，严重者心痛彻背，背痛彻心。

细目二 病因病机

1. 胸痹的常见病因

胸痹的致病原因主要有寒邪内侵、饮食失调、情志失调、劳倦内伤、年迈体虚，导致心、肝、脾、肾功能失调，心脉痹阻。

2. 胸痹的基本病机及转化

胸痹的主要病机为心脉痹阻，病位在心，涉及肝、肺、脾、肾等脏。其临床主要表现为本虚标实，虚实夹杂。本虚有气虚、气阴两虚及阳气虚衰；标实有血瘀、寒凝、痰浊、气滞，且可相兼为病，如气滞血瘀、寒凝气滞、痰瘀交阻等。胸痹发展趋势，由标及本，由轻转剧。轻者多为胸阳不振，阴寒之邪上乘，阻滞气机，临床表现胸中气塞，短气；重者则为痰瘀交阻，壅塞胸中，气机痹阻，临床表现不得卧，心痛彻背。胸痹病机转化可因实致虚，亦可因虚致实。

细目三 诊断和类证鉴别

1. 胸痹的诊断要点

（1）胸痹以胸部闷痛为主症，患者多见膻中或心前区憋闷疼痛，甚则痛彻左肩背、咽喉、胃脘部、左上臂内侧等部位，呈反复发作性，一般持续几秒到几十分钟，休息或用药后可缓解。

（2）常伴有心悸、气短、自汗，甚则喘息不得卧，严重者可见胸痛剧烈，持续不解，汗出肢冷，面色苍白，唇甲青紫，脉散乱或微细欲绝等危候，可发生猝死。

（3）多见于中年以上，常因操劳过度、抑郁恼怒、多饮暴食或气候变化而诱发，亦有无明显诱因或安静时发病者。

2. 胸痹与胃痛、真心痛的鉴别

（1）胸痹与胃痛：心在脘上，脘在心下，故有胃脘当心而痛之称，以其部位相近。胸痹之不典型者，其疼痛可在胃脘部，极易混淆。但胸痹以闷痛为主，为时极短，虽与饮食有关，但休息、服药常可缓解。胃脘痛与饮食相关，以胀痛为主，局部有压痛，持续时间较长，常伴有泛酸、嘈杂、嗳气、呃逆等胃部症状。

（2）胸痹与真心痛：真心痛乃胸痹的进一步发展，症见心痛剧烈，甚则持续不解，伴有汗出、肢冷、面白、唇紫、手足清至节、脉微或结代等的危重急症。

细目四　辨证论治

1. 胸痹辨证的要点

首先辨病情轻重，其次辨标本虚实。

疼痛持续时间短暂，瞬息即逝者多轻；持续时间长，反复发作者多重；若持续数小时甚至数日不休者常为重症或危候。疼痛遇劳发作，休息或服药后能缓解者为顺症，服药后难以缓解者常为危候。

胸痹总属本虚标实之证，故需辨别虚实，分清标本。标实应区别气滞、痰浊、血瘀、寒凝的不同，本虚又应区别阴阳气血亏虚的不同。标实者：闷重而痛轻，兼见胸胁胀满，善太息，憋气，苔薄白，脉弦者，多属气滞；胸部窒闷而痛，伴唾吐痰涎，苔腻，脉弦滑或弦数者，多属痰浊；胸痛如绞，遇寒则发，或得冷加剧，伴畏寒肢冷，舌淡苔白，脉细，为寒凝心脉所致；刺痛固定不移，痛有定处，夜间多发，舌紫暗或有瘀斑，脉结代或涩，由心脉瘀滞所致。本虚者：心胸隐痛而闷，因劳累而发，伴心慌，气短，乏力，舌淡胖嫩，边有齿痕，脉沉细或结代者，多属心气不足；若绞痛兼见胸闷气短，四肢厥冷，神倦自汗，脉沉细，则为心阳不振；隐痛时作时止，缠绵不休，动则多发，伴口干，舌淡红而少苔，脉沉细而数，则属气阴两虚表现。

2. 胸痹的基本治则及具体治疗方法

治疗原则应先治其标，后治其本，先从祛邪入手，然后再予扶正，必要时可根据虚实标本的主次，兼顾同治。标实当泻，针对气滞、血瘀、寒凝、痰浊而疏理气机，活血化瘀，辛温通阳，泄浊豁痰，尤重活血通脉治法；本虚宜补，权衡心脏阴阳气血之不足，有无兼见肺、肝、脾、肾等脏之亏虚，补气温阳，滋阴益肾，纠正脏腑之偏衰，尤其重视补益心气之不足。

3. 心血瘀阻、气滞心胸、痰浊闭阻、寒凝心脉、气阴两虚、心肾阳虚等证心痛的主症、治法和方药

（1）心血瘀阻证

主症：心胸疼痛，如刺如绞，痛有定处，入夜为甚，甚则心痛彻背，背痛彻心，或痛引肩背，伴有胸闷，日久不愈，可因暴怒、劳累而加重，舌质紫暗，有瘀斑，苔薄，脉弦涩。

治法：活血化瘀，通脉止痛。

代表方：血府逐瘀汤加减。

常用药：川芎、桃仁、红花、赤芍、柴胡、桔梗、枳壳、牛膝、当归、降香、郁金。

（2）气滞心胸证

主症：心胸满闷，隐痛阵发，痛有定处，时欲太息，遇情志不遂时容易诱发或加重，或兼有脘宇胀闷，得嗳气或矢气则舒，苔薄或薄腻，脉细弦。

治法：疏肝理气，活血通络。

代表方：柴胡疏肝散加减。

常用药：柴胡、枳壳、香附、陈皮、川芎、赤芍。

（3）痰浊闭阻证

主症：胸闷重而心痛微，痰多气短，肢体沉重，形体肥胖，遇阴雨天而易发作或加重，伴有倦怠乏力，纳呆便溏，咯吐痰涎，舌体胖大且边有齿痕，苔浊腻或白滑，脉滑。

治法：通阳泄浊，豁痰宣痹。

代表方：栝蒌薤白半夏汤合涤痰汤加减。

常用药：瓜蒌、薤白、半夏、胆南星、竹茹、人参、茯苓、甘草、石菖蒲、陈皮、枳实。

（4）寒凝心脉证

主症：猝然心痛如绞，心痛彻背，喘不得卧，多因气候骤冷或骤感风寒而发病或加重，伴形寒，甚则手足不温，冷汗自出，胸闷气短，心悸，面色苍白，苔薄白，脉沉紧或沉细。

治法：辛温散寒，宣通心阳。

代表方：枳实薤白桂枝汤合当归四逆汤加减。

常用药：桂枝、细辛、薤白、瓜蒌、当归、芍药、甘草、枳实、厚朴、大枣。

（5）气阴两虚证

主症：心胸隐痛，时作时休，心悸气短，动则益甚，伴倦怠乏力，声息低微，面色㿠白，易汗出，舌质淡红，舌体胖且边有齿痕，苔薄白，脉虚细缓或结代。

治法：益气养阴，活血通脉。

代表方：生脉散合人参养荣汤加减。

常用药：人参、黄芪、炙甘草、肉桂、麦冬、玉竹、五味子、丹参、当归。

（6）心肾阳虚证

主症：心悸而痛，胸闷气短，动则更甚，自汗，面色㿠白，神倦怯寒，四肢欠温或肿胀，舌质淡胖，边有齿痕，苔白或腻，脉沉细迟。

治法：温补阳气，振奋心阳。

代表方：参附汤合右归饮加减。

常用药：人参、附子、肉桂、炙甘草、熟地、山萸肉、仙灵脾、补骨脂。

4. 常见证治疗加减变化

心血瘀阻证，瘀血痹阻重证，胸痛剧烈，可加乳香、没药、郁金、降香、丹参等，加强活血理气之功；若血瘀气滞并重，胸闷痛甚者，可加沉香、檀香、荜茇等辛香理气止痛之药；若气虚血瘀，伴气短乏力，自汗，脉细弱或结代者，当益气活血，用人参养营汤合桃红四物汤加减，重用人参、黄芪等益气祛瘀之品；若猝然心痛发作，可含化复方丹参滴丸、速效救心丸等活血化瘀、芳香止痛之品。

气滞心胸证，胸闷心痛明显，为气滞血瘀之象，可合用失笑散；气郁日久化热，心烦易怒，口干便秘，舌红苔黄，脉弦数者，用丹栀逍遥散；便秘严重者加当归芦荟丸以泻郁火。

痰浊闭阻证，痰浊郁而化热者，用黄连温胆汤加郁金，以清化痰热而理气活血；如痰热兼有郁火者，加海浮石、海蛤壳、黑山栀、天竺黄、竹沥化痰火之胶结；大便干结加桃仁、大黄；痰浊与瘀血往往同时并见，因此通阳豁痰和活血化瘀法亦经常并用，但必须根据两者的偏重而有所侧重。

寒凝心脉证，阴寒极盛之胸痹重症，表现胸痛剧烈，痛无休止，伴身寒肢冷，气短喘息，脉沉紧或沉微者，当用温通散寒之法，予乌头赤石脂丸加荜茇、高良姜、细辛等；若痛剧而四肢不温，冷汗自出，即刻舌下含化苏合香丸或麝香保心丸，芳香化浊，理气温通开窍。

气阴两虚证，兼有气滞血瘀者，可加川芎、郁金以行气活血；兼见痰浊之象者可合用茯苓、白术、白蔻仁以健脾化痰；兼见纳呆、失眠等心脾两虚者，可并用茯苓、茯神、远志、半夏曲健脾和胃，柏子仁、酸枣仁收敛心气，养心安神。

心肾阳虚证，伴有寒凝血瘀标实症状者适当兼顾。若肾阳虚衰，不能制水，水饮上凌心肺，症见水肿、喘促、心悸，用真武汤加黄芪、汉防己、猪苓、车前子温肾阳而化水饮；若阳虚欲脱厥逆者，用四逆加人参汤，温阳益气，回阳救逆，或参附注射液 40 ~ 60mL 加入 5% 葡萄糖注射液 250 ~ 500mL 中静脉点滴，以增强疗效。

细目五　预防、转归和预后

1. 胸痹的预防

（1）注意调摄精神，避免情绪波动。

（2）注意生活起居，寒温适宜。本病的诱发或发生与气候异常变化有关，故要避免寒冷，居处除保持安静、通风外，还要注意寒温适宜。

（3）注意饮食调节。饮食宜清淡低盐，食勿过饱。多吃水果及富含纤维素食物。保持大便通畅。另外烟酒等刺激之品，有碍脏腑功能，应禁止。

（4）注意劳逸结合，坚持适当活动。发作期患者应立即卧床休息，缓解期要注意适当休息，保证充足的睡眠，坚持力所能及的活动，做到动中有静，正如朱丹溪所强调的"动而中节"。

（5）加强护理及监护。发病时应加强巡视，密切观察舌、脉、体温、呼吸、血压及精神情志变化，必要时给予吸氧、心电监护及保持静脉通道通畅，并做好抢救准备。

2. 胸痹的转归、预后

本病多在中年以后发生，如治疗及时得当，可获较长时间稳定缓解，如反复发作，则病情较为顽固。病情进一步发展，可见心胸猝然大痛，出现真心痛证候，甚则可"旦发夕死，夕发旦死"。

第八单元 不 寐

细目一 概 述

不寐是以经常不能获得正常睡眠为特征的一类病证，主要表现为睡眠时间、深度的不足，轻者入睡困难，或寐而不酣，时寐时醒，或醒后不能再寐，重则彻夜不寐，常影响人们的正常工作、生活、学习和健康。

细目二 病因病机

1. 不寐的常见病因

饮食不节，情志失常，劳倦、思虑过度，病后，年迈体虚等。

2. 不寐的基本病机及转化

不寐的病理变化，总属阳盛阴衰，阴阳失交。其病位主要在心，与肝、脾、肾密切相关。不寐的病机有虚实之分，实证由肝郁化火，痰热内扰，阳盛不得入于阴而致，虚证多由心脾两虚，心虚胆怯，心肾不交，水火不济，心神失养，阴虚不能纳阳而发。失眠久病可出现虚实夹杂，实火、湿、痰等病邪与气血阴阳亏虚互相联系，互相转化，临床以虚证多见。

细目三 辨证论治

1. 不寐的临床特征及虚实辨证要点

本病的临床特征，轻者入寐困难或寐而易醒，醒后不寐，连续3周以上，重者彻夜难，常伴有头痛、头晕、心悸、健忘、神疲乏力、心神不宁、多梦等症。

本病辨证首分虚实。虚证，多属阴血不足，心失所养，临床特点为体质瘦弱，面色无华，神疲懒言，心悸健忘。实证为邪热扰心，临床特点为心烦易怒，口苦咽干，便秘溲赤。

2. 不寐的治疗原则及常用方法

治疗当以补虚泻实，调整脏腑阴阳为原则。实证泻其有余，如疏肝泻火，清化痰热，消导和中；虚证补其不足，如益气养血，健脾补肝益肾。在此基础上安神定志，如养血安神，镇惊安神，清心安神。

3. 肝火扰心、痰热扰心、心脾两虚、心肾不交、心胆气虚等证的主症、治法和方药

（1）肝火扰心证

主症：不寐多梦，甚则彻夜不眠，急躁易怒，伴头晕头胀，目赤耳鸣，口干而苦，不思饮食，便秘溲赤，舌红苔黄，脉弦而数。

治法：疏肝泻火，镇心安神。

代表方：龙胆泻肝汤加减。

常用药：龙胆草、黄芩、栀子、泽泻、车前子、当归、生地、柴胡、甘草、生龙骨、生牡蛎、灵磁石。

（2）痰热扰心证

主症：心烦不寐，胸闷脘痞，泛恶嗳气，伴口苦，头重，目眩，舌偏红，苔黄腻，脉滑数。

治法：清化痰热，和中安神。

代表方：黄连温胆汤加减。

常用药：半夏、陈皮、茯苓、枳实、黄连、竹茹、龙齿、珍珠母、磁石。

（3）心脾两虚证

主症：不易入睡，多梦易醒，心悸健忘，神疲食少，伴头晕目眩，四肢倦怠，腹胀便溏，面色少华，舌淡苔薄，脉细无力。

治法：补益心脾，养血安神。

代表方：归脾汤加减。

常用药：人参、白术、甘草、当归、黄芪、远志、酸枣仁、茯神、龙眼肉、木香。

（4）心肾不交证

主症：心烦不寐，入睡困难，心悸多梦，伴头晕耳鸣，腰膝酸软，潮热盗汗，五心烦热，咽干少津，男子遗精，女子月经不调，舌红少苔，脉细数。

治法：滋阴降火，交通心肾。

代表方：六味地黄丸合交泰丸加减。

常用药：熟地黄、山萸肉、山药、泽泻、茯苓、丹皮、黄连、肉桂。

（5）心胆气虚证

主症：虚烦不寐，触事易惊，终日惕惕，胆怯心悸，伴气短自汗，倦怠乏力，舌淡，脉弦细。

治法：益气镇惊，安神定志。

代表方：安神定志丸合酸枣仁汤加减。

常用药：人参、茯苓、甘草、茯神、远志、龙齿、石菖蒲、川芎、酸枣仁、知母。

细目四　调　护

精神调摄方面，应积极进行心理情志调整，克服过度的紧张、兴奋、焦虑、抑郁、惊恐、愤怒等不良情绪，做到喜怒有节，保持精神舒畅，尽量以放松的、顺其自然的心态对待睡眠，反而能较好地入睡。

睡眠卫生方面，首先帮助患者建立有规律的作息制度，从事适当的体力活动或体育锻炼，增强体质，持之以恒，促进身心健康。其次养成良好的睡眠习惯。晚餐要清淡，不宜过饱，更忌浓茶、咖啡及吸烟。睡前避免从事紧张和兴奋的活动，养成定时就寝的习惯。另外，要注意睡眠环境的安宁，床铺要舒适，卧室光线要柔和，并努力减少噪音，去除各种可能影响睡眠的外在因素。

第九单元　癫　狂

细目一　概　述

癫狂为精神失常疾病，癫病以精神抑郁，表情淡漠，沉默痴呆，语无伦次，静而多喜为特征。狂病以精神亢奋，狂躁不安，喧扰不宁，骂詈毁物，动而多怒为特征。

细目二　病因病机

1. 癫狂的常见病因

七情内伤，饮食失节，禀赋不足。

2. 癫狂的基本病机

病变脏腑主要在心肝，涉及脾胃，久而伤肾。病理因素以气、痰、火、瘀为主，四者有因果兼夹的关系，且多以气郁为先。区别言之，癫与狂的病机特点各有不同。癫为痰气郁结，蒙蔽神机；狂为痰火上扰，神明失主。但癫证痰气郁而化火，可转化为狂证；狂证日久，郁火宣泄而痰气留结，又可转化癫证，故两者不能截然分开。癫狂日久，又易耗伤气血，损伤脏腑；气、痰、火、瘀之间也可相互转化。其中，脏气不平，阴阳失调，脑之神机逆乱又是病机的关键所在。病理性质属本虚标实。

细目三　诊断和类证鉴别

1. 癫狂的诊断依据

（1）神情抑郁，表情淡漠，静而少动，沉默痴呆，或喃喃自语，语无伦次，或突然狂奔，喧扰不宁，呼号打骂，不避亲疏。

（2）有癫狂的家庭史，或脑外伤史。多发于青壮年女性，素日性格内向，近期情志不遂，或突遭变故，惊恐而心绪不宁。

（3）排除药物、中毒、热病原因所致。

2. 病证鉴别

（1）癫证与狂证　癫证与狂证均属性格行为异常的精神疾病，癫证属阴，以静而多喜为主，表现为沉静独处，言语支离，畏见生人，或哭或笑，声低气怯，以抑郁性精神失常为特征；狂证属阳，以动而多怒为主，表现躁动狂乱，气力倍常，呼号詈骂，声音多亢，以兴奋性精神失常为特征。

（2）癫证与郁证　郁证表现为心情抑郁，情绪不宁，胸胁胀闷，急躁易怒，心悸失眠，喉中如有异物等，以自我感觉异常为主，但神志清晰。癫证亦见喜怒无常，多语或不语等症，一般已失去自控力，神明逆乱，神志不清。

（3）癫证与痴呆　癫证与痴呆症状表现亦有相似之处，然痴呆以智能低下为突出表现，以神志呆滞、愚笨迟钝为主要证候特征，其部分症状可自制，其基本病机是髓减脑衰，神机失调，或痰浊瘀血，阻痹脑脉。

（4）癫证与痫病　痫病是以突然昏仆、不省人事、两目上视、口吐涎沫、四肢抽搐为特征的发作性疾病，与本病不难区别。

细目四　辨证论治

1. 癫证与狂证的辨证要点及其共同的病变脏腑

首先辨癫证与狂证之不同，其次辨病性虚实。

癫证与狂证的区别在于，癫证初期以情感障碍为主，表现情感淡漠，生活懒散，少与人交往，喜静恶动。若病情进一步发展，可出现思维障碍，情绪低下，沉默寡言，学习成绩下降，直至丧失生活和工作能力。进一步发展，病情更甚者，可出现淡漠不知，喃喃自语，终日闭户，不知饥饱。狂证初期以情绪高涨为主，多见兴奋话多，夜不寐，好外走，喜冷饮，喜动恶静。病情进一步发展，渐至频繁外走，气力倍增，刚暴易怒，登高而歌，自高贤，自尊贵，部分患者亦可出现呼号骂詈，不避水火，不避亲疏的严重症状。癫狂至晚期，正气大亏，邪气犹存，临床极为难治。

其次辨病性虚实。初病属实，久病则多虚实夹杂。癫为气郁、痰阻、血瘀，久延则脾气心血亏耗。狂为火郁、痰壅、热瘀，久延心肾阴伤，水不济火，而致阴虚火旺。

2. 癫狂的基本治疗原则

初期多以邪实为主，治当理气解郁，畅达神机，降（泄）火豁痰，化瘀通窍。后期以正虚为主，治当补益心脾，育阴养血，调整阴阳。

3. 癫证中痰气郁结和心脾两虚证的主症、治法和方药

（1）痰气郁结证

主症：精神抑郁，表情淡漠，沉默痴呆，时时太息，言语无序，或喃喃自语，多疑多虑，喜怒无常，秽洁不分，不思饮食，舌红苔腻而白，脉弦滑。

治法：理气解郁，化痰醒神。

代表方：逍遥散合顺气导痰汤加减。

常用药：柴胡、白芍、当归、茯苓、白术、甘草、枳实、木香、香附、半夏、陈皮、胆星、郁金、石菖蒲。

（2）心脾两虚证

主症：神思恍惚，魂梦颠倒，心悸易惊，善悲欲哭，肢体困乏，饮食锐减，言语无序，舌淡，苔薄白，脉沉细无力。

治法：健脾益气，养心安神。

代表方：养心汤合越鞠丸加减。

常用药：人参、黄芪、炙甘草、香附、神曲、苍术、茯苓、当归、川芎、远志、柏子仁、酸枣仁、五味子。

4. 狂证中痰火扰神和火盛阴伤证的主症、治法和方药

（1）痰火扰神证

主症：起病先有性情急躁，头痛失眠，两目怒视，面红目赤，突发狂乱无知，骂詈号叫，不避亲疏，逾垣上屋，或毁物伤人，气力逾常，不食不眠，舌质红绛，苔多黄腻或黄燥而垢，脉弦大滑数。

治法：清心泻火，涤痰醒神。

代表方：生铁落饮加减。

常用药：龙胆草、黄连、连翘、胆星、贝母、橘红、竹茹、石菖蒲、远志、茯神、生铁落、朱砂、玄参、天冬、麦冬、丹参。

（2）火盛阴伤证

主症：癫狂久延，时作时止，势已较缓，妄言妄为，呼之已能自制，但有疲惫之象，寝不安寐，烦惋焦躁，形瘦，面红而秽，口干便难，舌尖红无苔，有剥裂，脉细数。

治法：育阴潜阳，交通心肾。

代表方：二阴煎合琥珀养心丹加减。

常用药：川黄连、黄芩、生地黄、麦冬、玄参、阿胶、生白芍、人参、茯神、酸枣仁、柏子仁、远志、石菖蒲、生龙齿、琥珀、朱砂。

（3）痰热瘀结证

主证：癫狂日久不愈，面色晦滞而秽，情绪躁扰不安，多言不序，恼怒不休，甚至登高而歌，弃衣而走，妄见妄闻，妄思离奇，头痛，心悸而烦，舌质紫暗，有瘀斑，少苔或薄黄苔干，脉弦细或细涩。

治法：豁痰化瘀，调畅气血。

代表方：癫狂梦醒汤加减。

常用药：半夏、胆南星、陈皮、柴胡、香附、青皮、桃仁、赤芍、丹参。

第十单元　痫　病

细目一　概　述

痫病是一种发作性神志异常的病证。临床以突然意识丧失，甚则仆倒，不省人事，强直抽搐，口吐涎沫，两目上视或口中怪叫，移时苏醒，一如常人为特征。发作前可伴眩晕、胸闷等先兆，发作后常有疲倦乏力等症状。

细目二　病因病机

1. 痫病的常见病因

先天遗传，七情失调，惊恐，饮食失调，脑部外伤，六淫所干，他病之后。

2. 痫病基本病机及痰邪在发病中的意义

本病的基本病机为脏腑失调，痰浊阻滞，气机逆乱，风痰内动，蒙蔽清窍。病理因素主要有风、火、痰、瘀，又以痰为重要。本病的病位在脑，涉及肝、脾、心、肾诸脏。其中肝、脾、肾的损伤是痫病发生的主要病理基础。风阳夹痰，痰瘀郁而化热，风热痰瘀上蒙清窍，流窜经络等，而使本病变化更为错综复杂。

3. 痫病发生的病机转化

病理性质属于本虚标实，本虚为脏腑受损，标实为风、火、痰、瘀，四者并非孤立致病，多是互相结合，互相影响而发病。此外，由于痫病昏仆抽搐发作，特别容易耗气伤神，故长期反复发作者，常容易出现神志淡漠、面色少华、健忘等心脾两虚、心神失养的症状，并且使痫病更易反复。

细目三　诊　断

1. 任何年龄、性别均可发病，但多在儿童期、青春期或青年期发病，多有家族史，每因惊恐、劳累、情志过极等诱发。

2. 典型发作时突然昏倒，不省人事，两目上视，项背强直，四肢抽搐，口吐涎沫，或有异常叫声，或仅有突然呆木，两眼瞪视，呼之不应，或头部下垂，面色苍白等。

3. 局限性发作可见多种形式，如口、眼、手等局部抽搐而无突然昏倒，或凝视，或语言障碍，或无意识动作等，多数在数秒至数分钟即止。

4. 发作前可有眩晕、胸闷等先兆症状。

5. 发作突然，醒后如常人，醒后对发作时情况不知，反复发作。

6. 脑电图在发作期描记到对称性同步化棘波或棘–慢波等阳性表现，有条件做磁共振等相应检查。

细目四　辨证论治

1. 痫病发作持续时间、间歇时间及发作程度在辨证时的意义

痫病的辨证首先要辨病情轻重，其次辨证候的虚实，再确定病理性质，即风、痰、热、瘀。

本病之病情轻重取决于两个方面：一是病发持续时间之长短，一般持续时间长则病重，短则病轻；二是发作间隔时间之久暂，即间隔时间短暂则病重，间隔时间长久则病轻。其临床表现的轻重与痰浊之浅深和正气之盛衰密切相关。

痫病发作期多实，多由风痰闭阻，痰火或瘀热扰动神明；间歇期多虚，或虚中夹实，常由心脾两虚，肝肾阴虚，夹风夹痰夹瘀所致，当宜分而治之。

来势急骤，神昏猝倒，不省人事，口噤牙紧，颈项强直，四肢抽搐者，病性属风；发作时口吐涎沫，气粗痰鸣，呆木无知，发作后或有情志错乱，幻听，错觉，或有梦游者，病情属痰；有猝倒啼叫，面赤身热，口流血沫，平素或发作后有大便秘结，口臭苔黄者，病性属热；发作时面色潮红、紫红，继则青紫，口唇发绀，或有颅脑外伤、产伤等病史者，病性属瘀。

2. 痫病发作期与间歇期的治疗原则

频繁发作，以治标为主，着重清泻肝火，豁痰息风，开窍定痫；平时病缓，则补虚以治其本，宜益气养血，健脾化痰，滋补肝肾，宁心安神。

3. 风痰闭阻、痰火扰神、瘀阻脑络、心脾两虚和心肾亏虚等证的主症、治法和方药

（1）风痰闭阻证

主症：发病前常有眩晕，头昏，胸闷，乏力，痰多，心情不悦。发作呈多样性，或见突然跌倒，神志不清，抽搐吐涎，或伴尖叫与二便失禁，或短暂神志不清，双目发呆，茫然所失，谈话中断，持物落地，或精神恍惚而无抽搐，舌质红，苔白腻，脉多弦滑有力。

治法：涤痰息风，开窍定痫。

代表方：定痫丸加减。

常用药：天麻、全蝎、僵蚕、川贝母、胆南星、姜半夏、竹沥、石菖蒲、琥珀、茯神、远志、辰砂、茯苓、陈皮、丹参。

（2）痰火扰神证

主症：发作时昏仆抽搐，吐涎，或有吼叫，平时急躁易怒，心烦失眠，咳痰不爽，口苦咽干，便秘溲黄，病发后，症情加重，彻夜难眠，目赤，舌红，苔黄腻，脉弦滑而数。

治法：清热泻火，化痰开窍。

代表方：龙胆泻肝汤合涤痰汤加减。

常用药：龙胆草、青黛、芦荟、大黄、黄芩、栀子、姜半夏、胆南星、木香、枳实、茯苓、橘红、人参、石菖蒲、麝香。

（3）瘀阻脑络证

主症：平素头晕头痛，痛有定处，常伴单侧肢体抽搐，或一侧面部抽动，颜面口唇青紫，舌质暗红或有瘀斑，舌苔薄白，脉涩或弦。多继发于颅脑外伤、产伤、颅内感染性疾患后，或先天脑发育不全。

治法：活血化瘀，息风通络。

代表方：通窍活血汤加减。

常用药：赤芍、川芎、桃仁、红花、麝香、老葱、地龙、僵蚕、全蝎。

（4）心脾两虚证

主症：反复发不痫愈，神疲乏力，心悸气短，失眠多梦，面色苍白，体瘦纳呆，大便溏薄，舌质淡，苔白腻，脉沉细而弱。

治法：补益气血，健脾宁心。

代表方：六君子汤合归脾汤加减。

常用药：人参、茯苓、白术、炙甘草、陈皮、姜半夏、当归、丹参、熟地黄、酸枣仁、远志、五味子。

（5）心肾亏虚证

主症：痫病频发，神思恍惚，心悸，健忘失眠，头晕目眩，两目干涩，面色晦暗，耳轮焦枯不泽，腰膝酸软，大便干燥，舌质淡红，脉沉细而数。

治法：补益心肾，潜阳安神。

代表方：左归丸合天王补心丹加减。

常用药：熟地黄、山药、山萸肉、菟丝子、枸杞子、鹿角胶、龟板胶、川牛膝、生牡蛎、鳖甲。

第十一单元　胃　痛

细目一　概　述

胃痛，又称胃脘痛，是指以上腹胃脘部近心窝处疼痛为主症的病证。

细目二　病因病机

1. 胃痛的常见病因

外邪犯胃，饮食伤胃，情志不畅，脾胃素虚。

2. 胃痛与肝、脾的关系

肝与胃是木土乘克的关系。若忧思恼怒，气郁伤肝，肝气横逆，势必克脾犯胃，致气机阻滞，胃失和降而为痛；肝气久郁，既可出现化火伤阴，又能导致瘀血内结，病情至此，则胃痛加重，每每缠绵难愈。脾与胃同居中焦，一脏一腑，互为表里，共主升降，故脾病多涉于胃，胃病亦可及于脾。若禀赋不足，后天失调，或饥饱失常，劳倦过度，以及久病正虚不复等，均能引起脾气虚弱，运化失职，气机阻滞而为胃痛。脾阳不足，则寒自内生，胃失温养，致虚寒胃痛；如脾润不及，或胃燥太过，胃失濡养，致阴虚胃痛。阳虚无力，血行不畅，涩而成瘀，可致血瘀胃痛。胃为阳土，喜润恶燥，主受纳、腐熟水谷，其气以和降为顺，不宜郁滞。上述病因如寒邪、饮食伤胃等皆可引起胃气郁滞，胃失和降而发生胃痛，正所谓"不通则痛"。

3. 胃痛的基本病机及转化

基本病机是胃气阻滞，胃失和降，不通则痛。胃痛的病变部位在胃，但与肝、脾的关系极为密切。病理因素主要有气滞、寒凝、热郁、湿阻、血瘀。病理变化比较复杂，胃痛日久不愈，脾胃受损，可由实证转为虚证。若因寒而痛者，寒邪伤阳，脾阳不足，可成脾胃虚寒证；若因热而痛，邪热伤阴，胃阴不足，则致阴虚胃痛。虚证胃痛又易受邪，如脾胃虚寒者易受寒邪，脾胃气虚又可饮食停滞，出现虚实夹杂证。

细目三　诊断和类证鉴别

1. 胃痛的诊断要点

（1）上腹近心窝处胃脘部发生疼痛为特征，其疼痛有胀痛、刺痛、隐痛、剧痛等不同的性质。

（2）常伴食欲不振，恶心呕吐，嘈杂泛酸，嗳气吞腐等上消化道症状。

（3）以中青年居多，多有反复发作病史。发病前多有明显的诱因，如天气变化、恼怒、劳累、暴饮暴食、饥饿、进食生冷干硬辛辣醇酒，或服用有损脾胃的药物等。

2. 胃痛与真心痛的鉴别

真心痛是心经病变所引起的心痛证，多见于老年人，为当胸而痛，其多绞痛、闷痛、动辄加重，痛引肩背，常伴心悸气短、汗出肢冷，病情危急。而胃痛多表现为胀痛、刺痛、隐痛，有反复发作史，一般无放射痛，伴有嗳气、泛酸、嘈杂等脾胃证候。

细目四　辨证论治

1. 胃痛的辨证要点

应辨虚实寒热，在气在血。实者多痛剧，固定不移，拒按，脉盛；虚者多痛势徐缓，痛处不定，喜按，脉虚。胃痛遇寒则痛甚，得温则痛减，为寒证；胃脘灼痛，喜冷恶热，为热证。一般初病在气，久病在血。在气者，有气滞、气虚之分。气滞者，多见胀痛，或涉及两胁，或兼见嗳气频频，疼痛与情志因素显著相关；气虚者，指脾胃气虚，胃脘隐痛或空腹痛显，兼见食少、便溏、乏力等。在血者，疼痛部位固定不移，痛如针刺，舌质紫暗或有瘀斑。

2. 胃痛的基本治疗原则

以理气和胃止痛为主，审证求因，从广义的角度去理解和运用"通"法，如散寒、消食、疏肝、泄热、化瘀、养阴、温阳等，总以开其郁滞、调其升降为目的，这样才能把握住"胃以通为补"的真谛，灵活应用"通"法。

3. 寒邪客胃、饮食伤胃、肝气犯胃、湿热中阻、瘀血停胃、胃阴亏耗、脾胃虚寒等证的主症、治法和方药

（1）寒邪客胃证

主症：胃痛暴作，恶寒喜暖，得温痛减，遇寒加重，口淡不渴，或喜热饮，舌淡苔薄白，脉弦紧。

治法：温胃散寒，行气止痛。

代表方：良附丸加减。

常用药：高良姜、香附、吴茱萸、乌药、陈皮、木香。

（2）饮食伤胃证

主症：胃脘疼痛，胀满拒按，嗳腐吞酸，或呕吐不消化食物，其味腐臭，吐后痛减，不思饮食，大便不爽，得矢气及便后稍舒，舌苔厚腻，脉滑。

治法：消食导滞，和胃止痛。

代表方：保和丸加减。

常用药：神曲、山楂、莱菔子、茯苓、半夏、陈皮、连翘。

（3）肝气犯胃证

主症：胃脘胀痛，痛连两胁，遇烦恼则痛作或痛甚，嗳气、矢气则痛舒，胸闷嗳气，喜长叹息，大便不畅，舌苔多薄白，脉弦。

治法：疏肝解郁，理气止痛。

代表方：柴胡疏肝散加减。

常用药：柴胡、芍药、川芎、郁金、香附、陈皮、枳壳、佛手、甘草。

（4）湿热中阻证

主症：胃脘疼痛，痛势急迫，脘闷灼热，口干口苦，口渴而不欲饮，纳呆恶心，小便色黄，大便不畅，舌红，苔黄腻，脉滑数。

治法：清化湿热，理气和胃。

代表方：清中汤加减。

常用药：黄连、栀子、制半夏、茯苓、草豆蔻、陈皮、甘草。

（5）瘀血停胃证

主症：胃脘疼痛，如针刺，似刀割，痛有定处，按之痛甚，痛时持久，食后加剧，入夜尤甚，或见吐血黑便，舌质紫黯或有瘀斑，脉涩。

治法：化瘀通络，理气和胃。

代表方：失笑散合丹参饮加减。

常用药：蒲黄、五灵脂、丹参、檀香、砂仁。

（6）胃阴亏耗证

主症：胃脘隐隐灼痛，似饥而不欲食，口燥咽干，五心烦热，消瘦乏力，口渴思饮，大便干结，舌红少津，脉细数。

治法：养阴益胃，和中止痛。

代表方：一贯煎合芍药甘草汤加减。

常用药：沙参、麦冬、生地、枸杞子、当归、川楝子、芍药、甘草。

（7）脾胃虚寒证

主症：胃痛隐隐，绵绵不休，喜温喜按，空腹痛甚，得食则缓，劳累或受凉后发作或加重，泛吐清水，神疲纳呆，四肢倦怠，手足不温，大便溏薄，舌淡苔白，脉虚弱或迟缓。

治法：温中健脾，和胃止痛。

代表方：黄芪建中汤加减。

常用药：黄芪、桂枝、生姜、芍药、炙甘草、饴糖、大枣。

4. 常见证治疗加减变化

寒邪客胃证，如兼见恶寒、身热等风寒表证者，可加香苏散以疏散风寒；如兼有纳呆、身重、恶心欲吐、苔白腻等寒湿症状，可用厚朴温中汤以温中燥湿；若兼见胸脘痞闷，胃纳呆滞，嗳气或呕吐者，是为寒夹食滞，可加枳实、神曲、鸡内金、制半夏、生姜等以消食导滞，降逆止呕；若寒邪郁久化热，寒热错杂，可用半夏泻心汤辛开苦降，寒热并调。

饮食伤胃证，若脘腹胀甚者，可加枳实、砂仁、槟榔等以行气消滞；若胃脘胀痛而便闭者，可合用小承气汤或改用枳实导滞丸以通腑行气；胃痛急剧而剧按，伴见苔黄燥、便秘者，为食积化热成燥，则合用大承气汤以泄热和胃，此时理气药应选择香橼、佛手、绿萼梅等理气而不伤阴的解郁止痛药。

湿热中阻证，湿偏重者加苍术、藿香燥湿醒脾；热偏重加蒲公英、黄芩清胃泄热；若为痰湿阻胃，症见脘腹胀痛，痞闷不舒，泛泛欲呕，咯吐痰涎，苔白腻或滑，可用二陈汤合平胃散，燥湿健脾，和胃降逆。

瘀血停胃证，若胃痛甚者，可加延胡索、木香、郁金、枳壳以加强活血行气之功；若四肢不温，舌淡脉弱者，当为气虚无以行气，加党参、黄芪等以益气活血；便黑可加三七、白及化瘀止血。

　　胃阴亏耗证，若见胃脘灼痛，嘈杂泛酸，可加珍珠层粉、牡蛎、海螵蛸或配合左金丸以制酸；胃脘胀痛较剧，兼有气滞，宜加厚朴花、玫瑰花、佛手等行气止痛；若阴虚胃热可加石斛、知母、黄连养阴清胃。

　　脾胃虚寒证，泛吐清水较多，宜加干姜、制半夏、陈皮、茯苓以温胃化饮；泛酸，可去饴糖，加黄连、吴茱萸、乌贼骨、煅瓦楞子等以制酸和胃；胃脘冷痛，里寒较甚，呕吐，肢冷，可加理中丸以温中散寒；若兼有形寒肢冷，腰膝酸软，可用附子理中汤温肾暖脾，和胃止痛；无泛吐清水，无手足不温者，可改用香砂六君子汤以健脾益气，和胃止痛。亦可用李东垣的升阳益气法以健脾益气，方用补中益气汤加减，重用黄芪、党参。

细目五　调摄、转归及预后

1. 生活调摄、预防

　　患者要养成有规律的生活与饮食习惯，忌暴饮暴食，饥饱不匀。胃痛持续不已者，应在一定时期内进流质或半流质饮食，少食多餐，以清淡易消化的食物为宜，忌粗糙多纤维饮食，尽量避免进食浓茶、咖啡和辛辣食物，进食宜细嚼慢咽，慎用水杨酸、肾上腺皮质激素等药物。同时保持乐观的情绪，避免过度劳累与紧张也是预防本病复发的关键。

2. 转归及预后

　　胃痛还可以衍生变证，如胃热炽盛，迫血妄行，或瘀血阻滞，血不循经，或脾气虚弱，不能统血，而致便血、呕血。大量出血，可致气随血脱，危及生命。若脾胃运化失职，湿浊内生，郁而化热，火热内结，腑气不通，腹痛剧烈拒按，导致大汗淋漓，四肢厥逆的厥脱危证。或日久成瘀，气机壅塞，胃失和降，胃气上逆，致呕吐反胃。若胃痛日久，痰瘀互结，壅塞胃脘，可形成噎膈。

第十二单元　呕　吐

细目一　概　述

呕吐是指胃失和降，气逆于上，迫使胃中之物从口中吐出的一种病证。一般以有物有声谓之呕，有物无声谓之吐，无物有声谓之干呕，临床呕与吐常同时发生，故合称为呕吐。

细目二　病因病机

1. 实证呕吐与虚证呕吐的常见病因

实证呕吐病因多由饮食所伤、外感时邪、情志失调所致。

虚证呕吐病因多由先天禀赋薄弱，脾胃素虚，或病后损伤脾胃，中阳不振或胃阴不足所致。

2. 呕吐的基本病机及转化

呕吐的发病机理总为胃失和降，胃气上逆。病变脏腑主要在胃，还与肝、脾有密切的关系。其病理表现不外虚实两类。实证因外邪、食滞、痰饮、肝气等邪气犯胃，以致胃气痞塞，升降失调，气逆作呕；虚证为脾胃气阴亏虚，运化失常，不能和降。其中又有阳虚、阴虚之别。一般初病多实，若呕吐日久，损伤脾胃，脾胃虚弱，可由实转虚。亦有脾胃素虚，复因饮食所伤，而出现虚实夹杂之证。

细目三　诊断和类证鉴别

1. 呕吐的诊断要点

（1）初起呕吐量多，吐出物多有酸腐气味，久病呕吐，时作时止，吐出物不多，酸臭气味不甚。

（2）新病邪实，呕吐频频，常伴有恶寒，发热，脉实有力。久病正虚，呕吐无力，常伴精神萎靡，倦怠，面色萎黄，脉弱无力等症。

（3）本病常有饮食不节、过食生冷、恼怒气郁及久病不愈等病史。

2. 呕吐与呃逆的鉴别

呕吐、呃逆两者，都是胃部的病变，但呕吐是以有声有物为特征；而呃逆古名为"哕"，是以喉间呃呃连声，声短而频，令人不能自制为特征。在病位上，呕吐在胃，呃逆在喉。在病机上，两者都有胃气上逆，而呃逆还有膈间不利的因素存在。故临床特征各异，是不难分辨的。

细目四　辨证论治

1. 实证呕吐与虚证呕吐的治疗原则

呕吐一证，总由胃气上逆所致，故和胃降逆为其总的治疗原则。实证呕吐应以祛邪为先，注重辛散邪气，开结宣壅，以达到和降胃气的目的。可根据病邪性质的不同而分别采用疏表、消食、化饮、疏肝等法，用药应主辛通苦降。虚证治法应以扶正为主，以求正复而呕吐自愈。临证根据症状辨别阴阳虚亏，分别采用健运脾胃、益气温通和滋养胃阴、柔润和降之法。对于虚实兼夹者，则应细审其标本缓急主次而治之。呕吐患者一般饮食不馨，脾运不健，更是恶于药味，因此施药时应尽量选用芳香悦脾之品，以求药食尽入而不拒。

2. 外邪犯胃、食滞内停、痰饮内阻、肝气犯胃证的主症、治法和方药

（1）外邪犯胃证

主症：突然呕吐，胸脘满闷，发热恶寒，头身疼痛，舌苔白腻，脉濡缓。

治法：疏邪解表，化浊和中。

代表方：藿香正气散加减。

常用药：藿香、紫苏、白芷、大腹皮、厚朴、半夏、陈皮、白术、茯苓、甘草、桔梗、生姜、大枣。

（2）食滞内停证

主症：呕吐酸腐，脘腹胀满，嗳气厌食，大便或溏或结，舌苔厚腻，脉滑实。

治法：消食化滞，和胃降逆。

代表方：保和丸加减。

常用药：山楂、神曲、莱菔子、陈皮、半夏、茯苓、连翘。

（3）痰饮内阻证

主症：呕吐清水痰涎，脘闷不食，头眩心悸，舌苔白腻，脉滑。

治法：温中化饮，和胃降逆。

代表方：小半夏汤合苓桂术甘汤加减。

常用药：半夏、生姜、茯苓、白术、甘草、桂枝。

（4）肝气犯胃证

主症：呕吐吞酸，嗳气频繁，胸胁胀痛，舌淡红，苔薄，脉弦。

治法：疏肝理气，和胃降逆。

代表方：四七汤加减。

常用药：苏叶、厚朴、半夏、生姜、茯苓、大枣。

3. 脾胃气虚、胃阴不足、脾胃阳虚证的主症、治法和方药

（1）脾胃气虚证

主症：恶心呕吐，食欲不振，食入难化，脘部痞闷，大便不畅，舌淡胖，苔薄，脉细。

治法：健脾益气，和胃降逆。

代表方：香砂六君子汤加减。

常用药：党参、茯苓、白术、甘草、半夏、陈皮、木香、砂仁。

（2）胃阴不足证

主症：呕吐反复发作，或时作干呕，似饥而不欲食，口燥咽干，舌红少津，脉细数。

治法：滋养胃阴，降逆止呕。

代表方：麦门冬汤加减。

常用药：人参、麦冬、粳米、甘草、半夏、大枣。

（3）脾胃阳虚证

主证：饮食稍多即吐，时作时止，面色㿠白，倦怠乏力，喜暖恶寒，四肢不温，大便溏薄，舌质淡，脉濡弱。

治法：温中健脾，和胃降逆。

代表方：理中汤加减。

常用药：人参、白术、干姜、甘草。

第十三单元　腹　痛

细目一　概　述

1. 腹痛的概念

腹痛是指胃脘以下、耻骨毛际以上部位发生疼痛为主症的病证。

2. 腹痛与脏腑经络的关系

腹中有肝、胆、脾、肾、大小肠、膀胱等脏腑，并为足三阴、足少阳、手足阳明、冲、任、带等经脉循行之处。

细目二　病因病机

1. 腹痛的常见内因与外因

外感时邪、饮食不节、情志失调及素体阳虚等可导致本病。此外，跌仆损伤，络脉瘀阻，及腹部术后也可致腹痛。

2. 腹痛的基本病机及转化

本病的基本病机为脏腑气机阻滞，气血运行不畅，经脉痹阻，"不通则痛"，或脏腑经脉失养，"不荣则痛"。发病涉及脏腑与经脉较多，有肝、胆、脾、肾、大小肠、膀胱、胞宫等脏腑，及足三阴、足少阳、手足阳明、冲、任、带等经脉。病理因素主要有寒凝、火郁、食积、气滞、血瘀。病理性质不外寒、热、虚、实四端。概而言之，寒证是寒邪凝注或积滞于腹中脏腑经脉，气机阻滞而成；热证是由六淫化热入里，湿热交阻，使气机不和，传导失职而发；实证为邪气郁滞，不通则痛；虚证为中脏虚寒，气血不能温养而痛。四者往往相互错杂，或寒热交错，或虚实夹杂，或为虚寒，或为实热，亦可互为因果，互相转化。如寒痛缠绵发作，可以寒郁化热；热痛日久，治疗不当，可以转化为寒，成为寒热交错之证；素体脾虚不运，再因饮食不节，食滞中阻，可成虚中夹实之证；气滞影响血脉流通可导致血瘀，血瘀可影响气机通畅导致气滞。

细目三　诊断和类证鉴别

1. 腹痛的诊断要点

（1）凡是以胃脘以下、耻骨毛际以上部位的疼痛为主要表现者，即为腹痛。其疼痛性质各异，若病因外感，突然剧痛，伴发症状明显者，属于急性腹痛；病因内伤，起病缓慢，痛势缠绵者，则为慢性腹痛。临床可据此进一步辨病。

（2）注意与腹痛相关病因，脏腑经络相关的症状。如涉及肠腑，可伴有腹泻或便秘；寒凝肝脉痛在少腹，常牵引睾丸疼痛；膀胱湿热可见腹痛牵引前阴，小便淋沥，尿道灼痛；蛔虫作痛多伴嘈杂吐涎，时作时止；瘀血腹痛常有外伤或手术史；少阳表里同病腹痛可见痛连腰背，伴恶寒发热，恶心呕吐。

（3）根据性别、年龄、婚况，与饮食、情志、受凉等关系，起病经过，其他伴发症状，以鉴别何脏何腑受病，明确病理性质。

2. 腹痛与胃痛的鉴别

胃处腹中，与肠相连，腹痛常伴有胃痛的症状，胃痛亦时有腹痛的表现，常需鉴别。胃痛部位在心下胃脘之处，常伴有恶心、嗳气等胃病见症，腹痛部位在胃脘以下，上述症状在腹痛中较少见。

细目四　辨证论治

1. 腹痛的寒热虚实辨证要点

腹痛之证首辨腹痛之缓急，次辨腹痛性质，再辨腹痛部位。

突然起病，腹痛剧烈，常有明显诱发因素，或伴有寒热，或伴有呕吐，嗳腐酸臭等症状者，属急性腹痛，多因外感时邪、饮食不节、虫积内扰所致；起病缓慢，病程迁延，腹痛时作时止，痛势不甚，经久缠绵，属慢性腹痛，多由情志内伤，脏腑虚弱，气血不足引起。

腹痛拘急，疼痛暴作，痛无间断，坚满急痛，遇冷痛剧，得热则减者，为寒痛；痛在脐腹，痛处有热感，时轻时重，或伴有便秘，得凉痛减者，为热痛；腹痛时轻时重，痛处不定，攻冲作痛，伴胸胁不舒，腹胀，嗳气或矢气则胀痛减轻者，属气滞痛；少腹刺痛，痛无休止，痛处不移，痛处拒按，经常夜间加剧，伴面色晦暗者，为血瘀痛；因饮食不慎，脘腹胀痛，嗳气频作，嗳后稍舒，痛甚欲便，便后痛减者，为伤食痛；暴痛多实，伴腹胀，呕逆，拒按等；久痛多虚，痛势绵绵，喜揉喜按。

胁腹、两侧少腹痛多属肝经病证，为足厥阴、足少阳经脉所过；大腹疼痛，多为脾胃病证，为足太阴、足阳明经脉所主；脐腹疼痛多为大小肠病证，为手阳明、手太阳经脉所主；脐以下小腹痛多属肾、膀胱、胞宫病证，为足少阴、足太阳经脉及冲、任、带脉所主。

2. 腹痛的治疗原则

治疗腹痛多以"通"字立法，应根据辨证的虚实寒热，在气在血，确立相应治法。在通法的基础上，结合审证求因，标本兼治。属实证者，重在祛邪疏导，所谓"痛随利减"；对虚痛，应温中补虚，益气养血，不可滥施攻下。对于久痛入络，绵绵不愈之腹痛，可采取辛润活血通络之法。

3. 寒邪内阻、湿热壅滞、肝郁气滞、瘀血内停、中虚脏寒等证的主症、治法和方药

（1）寒邪内阻证

主症：腹痛拘急，遇寒痛甚，得温痛减，口淡不渴，形寒肢冷，小便清长，大便清稀或秘结，舌质淡，苔白腻，脉沉紧。

治法：散寒温里，理气止痛。

方药：良附丸合正气天香散加减。

常用药：高良姜、干姜、紫苏、乌药、香附、陈皮。

（2）湿热壅滞证

主症：腹痛拒按，烦渴引饮，大便秘结，或溏滞不爽，潮热汗出，小便短黄，舌质红，苔黄燥或黄腻，脉滑数。

治法：泄热通腑，行气导滞。

方药：大承气汤加减。

常用药：大黄、芒硝、厚朴、枳实。

（3）肝郁气滞证

主症：腹痛胀闷，痛无定处，痛引少腹，或兼痛窜两胁，时作时止，得嗳气或矢气则舒，遇忧思恼怒则剧，舌淡红，苔薄白，脉弦。

治法：疏肝解郁，理气止痛。

方药：柴胡疏肝散加减。

常用药：柴胡、枳壳、香附、陈皮、芍药、甘草、川芎。

（4）瘀血内停证

主症：腹痛较剧，痛如针刺，痛处固定，经久不愈，舌质紫黯，脉细涩。

治法：活血化瘀，和络止痛。

方药：少腹逐瘀汤加减。

常用药：桃仁、红花、牛膝、川芎、赤芍、当归、生地、甘草、柴胡、枳壳、桔梗。

（5）中虚脏寒证

主症：腹痛绵绵，时作时止，喜温喜按，形寒肢冷，神疲乏力，气短懒言，胃纳不佳，面色无华，大便溏薄，舌质淡，苔薄白，脉沉细。

治法：温中补虚，缓急止痛。

方药：小建中汤加减。

常用药：桂枝、生姜、饴糖、大枣、芍药、炙甘草。

第十四单元 泄 泻

细目一 概 述

泄泻是以排便次数增多，粪质稀溏或完谷不化，甚至泻出如水样为主症的病证。古代将大便溏薄而势缓者称为泄，大便清稀如水而势急者称为泻，现临床一般统称泄泻。

细目二 病因病机

1. 泄泻的常见病因

感受外邪，饮食所伤，情志不调，禀赋不足，久病体虚。

2. 泄泻与脾虚湿盛的关系

本病病机关键是湿盛与脾虚。因湿盛而后脾虚者，多为急性泄泻（暴泻）；因脾虚而后湿邪郁滞者，多为慢性泄泻（久泻）。

3. 泄泻的基本病机及转化

病机特点是脾虚湿盛，致肠道功能失司而发生泄泻。分而言之，外邪致泻以湿邪最为重要，其他诸多邪气需与湿邪兼夹，方易成泻；内因则以脾虚最为关键。病位在肠，主病之脏属脾，同时与肝、肾密切相关。病理因素主要是湿。病理性质有虚实之分。一般来说，暴泻以湿盛为主，多因湿盛伤脾，或食滞生湿，壅滞中焦，脾为湿困所致，病属实证。久泻多偏于虚证，由脾虚不运而生湿，或他脏及脾，如肝木乘脾，或肾虚火不暖脾，水谷不化所致。而湿邪与脾虚，往往相互影响，互为因果，湿盛可困遏脾运，脾虚又可生湿。虚实之间又可相互转化夹杂。

细目三 诊断和类证鉴别

1. 泄泻的诊断要点

（1）以大便粪质稀溏为诊断的主要依据，或完谷不化，或粪如水样，大便次数增多，每日三五次以至十数次以上。

（2）常兼有腹胀、腹痛、肠鸣、纳呆。

（3）起病或急或缓。暴泻者多有暴饮暴食或误食不洁之物的病史。迁延日久，时发时止者，常由外邪、饮食或情志等因素诱发。

2. 泄泻与痢疾的鉴别

两者均为大便次数增多、粪质稀薄的病证。泄泻以大便次数增加，粪质稀溏，甚则如水样，或完谷不化为主症，大便不带脓血，也无里急后重，或无腹痛。而痢疾以腹痛、里急后重、便下赤白脓血为特征。

细目四　辨证论治

1. 泄泻的辨证要点

泄泻应首辨暴泻与久泻，其次辨泻下之物，再辨脏腑定位。

暴泻多发病急，病程短，或兼见表证，多以湿盛邪实为主，且尤在夏季多发，若暑湿热毒而暴泻无度则为重症。久泻多发病缓慢，病程较长，易因饮食、劳倦、情志而复发，常以脾虚为主，或肝脾两病，或脾肾同病等，临床上亦可表现为虚实夹杂之证，但总以脾虚为要。

大便清稀，或如水样，气味略腥者，多是寒湿为患；大便或稀或溏，其色黄褐，气味臭秽，泻下急迫，肛门灼热者，多是湿热为患；大便溏垢，臭如败卵者，多为伤食积滞；大便溏稠，夹有白色黏冻者，常为痰湿壅盛；大便稀溏，甚则完谷不化，无腥臭，多为虚寒之证。

每因情志郁怒而诱发，伴胸胁胀闷，嗳气食少，病在肝；大便时溏时烂，饮食稍有不慎即作，伴神疲肢倦，病在脾；多发于五更，大便稀溏，完谷不化，伴腰酸肢冷，病在肾。

2. 泄泻的基本治疗原则

泄泻的治疗大法为运脾化湿。急性泄泻多以湿盛为主，重在化湿，佐以分利，再根据寒湿和湿热的不同，分别采用温化寒湿与清化湿热之法。夹有表邪者，佐以疏解；夹有暑邪者，佐以清暑；兼有伤食者，佐以消导。久泻以脾虚为主，当重健脾。因肝气乘脾者，宜抑肝扶脾；因肾阳虚衰者，宜温肾健脾。中气下陷者，宜升提；久泻不止者，宜固涩。暴泻不可骤用补涩，以免关门留寇；久泻不可分利太过，以防劫其阴液。若病情处于虚寒热兼夹或互相转化时，当随证而施治。泄泻为病，湿盛脾虚为其关键，尚可应用祛风药物，诸如防风、羌活、升麻、柴胡之属，一则有助于化湿，所谓"风胜则燥"，二则风药可升举下陷之清阳。此外，《医宗必读》中的治泻九法，即淡渗、升提、清凉、疏利、甘缓、酸收、燥脾、温肾、固涩值得在临床治疗中借鉴。

3. 寒湿内盛、湿热伤中、食滞肠胃等证的主症、治法和方药

（1）寒湿内盛证

主症：泄泻清稀，甚则如水样，脘闷食少，腹痛肠鸣，或兼外感风寒，则恶寒，发热，头痛，肢体酸痛，舌苔白或白腻，脉濡缓。

治法：芳香化湿，解表散寒。

代表方：藿香正气散加减。

常用药：藿香、白术、茯苓、甘草、半夏、陈皮、厚朴、大腹皮、紫苏、白芷、桔梗。

（2）湿热伤中证

主症：泄泻腹痛，泻下急迫，或泻而不爽，粪色黄褐，气味臭秽，肛门灼热，烦热口渴，小便短黄，舌质红，苔黄腻，脉滑数或濡数。

治法：清热燥湿，分利止泻。

代表方：葛根芩连汤加减。

常用药：葛根、黄芩、黄连、甘草、车前草、苦参。

（3）食滞肠胃证

主症：腹痛肠鸣，泻下粪便臭如败卵，泻后痛减，脘腹胀满，嗳腐酸臭，不思饮食，舌苔垢浊或厚腻，脉滑实。

治法：消食导滞，和中止泻。

代表方：保和丸加减。

常用药：神曲、山楂、莱菔子、半夏、陈皮、茯苓、连翘、谷芽、麦芽。

4. 脾胃虚弱、肝气乘脾、肾阳虚衰等证的主症、治法和方药

（1）脾胃虚弱证

主症：大便时溏时泻，迁延反复，食少，食后脘闷不舒，稍进油腻食物，则大便次数增加，面色萎黄，神疲倦怠，舌质淡，苔白，脉细弱。

治法：健脾益气，化湿止泻。

代表方：参苓白术散加减。

常用药：人参、白术、茯苓、甘草、砂仁、陈皮、桔梗、扁豆、山药、莲子肉、薏苡仁。

（2）肝气乘脾证

主症：腹痛而泻，腹中雷鸣，攻窜作痛，矢气频作，每因抑郁恼怒，或情绪紧张之时而作，素有胸胁胀闷，嗳气食少，舌淡红，脉弦。

治法：抑肝扶脾。

代表方：痛泻要方加减。

常用药：白芍、白术、陈皮、防风。

（3）肾阳虚衰证

主症：黎明前脐腹作痛，肠鸣即泻，完谷不化，腹部喜暖，泻后则安，形寒肢冷，腰膝酸软，舌淡苔白，脉沉细。

治法：温肾健脾，固涩止泻。

代表方：四神丸加减。

常用药：补骨脂、肉豆蔻、吴茱萸、五味子。

5. 常见证治疗加减变化

寒湿内盛证，若表寒重者，可加荆芥、防风疏风散寒；若外感寒湿，饮食生冷，腹痛，泻下清稀，可用纯阳正气丸温中散寒，理气化湿；若湿邪偏重，腹满肠鸣，小便不利，可改用胃苓汤健脾行气祛湿。

湿热伤中证，若夹食滞者，加神曲、山楂、麦芽消食导滞；若见大便欠爽，腹中痞满作痛甚者，可加木香、大腹皮、枳壳等以宽肠理气；若湿邪偏重，胸腹满闷，口不渴或渴不欲饮，舌苔微黄厚腻者，加藿香、厚朴、茯苓、猪苓、泽泻健脾祛湿，或合平胃散；若在夏暑之间，症见发热头重，烦渴自汗，小便短赤，脉濡数，可用新加香薷饮合六一散表里同治，解暑清热，利湿止泻。

食滞肠胃证，若食积较重，脘腹胀满，可因势利导，根据"通因通用"的原则，用枳实导滞丸；食积化热可加黄连清热燥湿止泻；兼脾虚可加白术、扁豆健脾祛湿。

脾胃虚弱证，若脾阳虚衰，阴寒内盛，可用理中丸以温中散寒；若久泻不止，中气下陷，或兼有脱肛者，可用补中益气汤以益气健脾，升阳止泻；若兼有湿盛者，可用升阳除湿汤加减。若胃热而肠寒交错者，可仿诸泻心汤意，寒热并调。

肝气乘脾证，若胸胁脘腹胀满疼痛，嗳气者，可加柴胡、木香、郁金、香附疏肝理气止痛；若兼神疲乏力，纳呆，脾虚甚者，加党参、茯苓、扁豆、鸡内金等益气健脾开胃；久泻反复发作，可加乌梅、焦山楂、甘草酸甘敛肝，收涩止泻。

肾阳虚衰证，若脐腹冷痛，可加附子理中丸温中健脾；若年老体衰，久泻不止，脱肛，为中气下陷，可加黄芪、党参、白术、升麻益气升阳；若泻下滑脱不禁，或虚坐努责者，可改用真人养脏汤涩肠止泻；若脾虚肾寒不著，反见心烦嘈杂，大便夹有黏冻，表现寒热错杂证候，可改服乌梅丸；若久泻伤阴，阴阳两伤者，症见泄泻或溏或濡，时干时稀，不思饮食，食后腹胀，口干咽燥不欲饮，形体消瘦，面色无华，唇红，手足心热，倦怠乏力，舌质淡红或边尖红，苔少或黄腻或白厚，脉细数或带滑，当以调补脾肾之阴为主，兼顾补气健脾助运，方用张景岳胃关煎加减。

第十五单元　痢　疾

细目一　概　述

痢疾以大便次数增多、腹痛、里急后重、痢下赤白黏冻为主症。是夏秋季常见的肠道传染病。

细目二　病因病机

1. 痢疾的常见病因

外感时邪疫毒、饮食不节和脾胃虚弱。感邪的性质有三：一为疫毒之邪；二为湿热之邪；三为夏暑感寒伤湿。

2. 痢疾与久痢的病理特点

本病初期多为暴痢，属湿热或寒湿壅滞，表现为湿热痢或寒湿痢。日久，可由实转虚或虚实夹杂，湿热伤阴，形成阴虚痢；脾胃素虚，寒湿留滞肠中，则为虚寒痢。

3. 痢疾的基本病机及转化

病机主要是邪滞于肠，气血壅滞，肠道传化失司，脂络受伤，腐败化为脓血而为痢。病位在肠，与脾胃密切相关，可涉及肾。病理因素以湿热疫毒为主，病理性质分寒热虚实。本病初期多实证。疫毒内侵，毒盛于里，熏灼肠道，耗伤气血，下痢鲜紫脓血，壮热口渴，为疫毒痢；如疫毒上冲于胃，可使胃气逆而不降，成为噤口痢；外感湿热或湿热内生，壅滞腑气，则成下痢赤白、肛门灼热之湿热痢；寒湿阴邪，内困脾土，脾失健运，邪留肠中，气机阻滞，则为下痢白多赤少之寒湿痢。下痢日久，可由实转虚，或虚实夹杂，寒热并见，发展成久痢。疫毒热盛伤津，或湿热内郁不清，日久则伤阴、伤气，亦有素体阴虚感邪，而形成下痢黏稠、虚坐努责、脐腹灼痛之阴虚痢；脾胃素虚而感寒湿患痢，或湿热痢过服寒凉药物致脾虚中寒，寒湿留滞肠中，日久累及肾阳，关门不固，则成下痢稀薄，带有白冻，甚则滑脱不禁，腰酸腹冷之虚寒痢。如痢疾失治，迁延日久，或治疗不当，收涩太早，关门留寇，酿成正虚邪恋，可发展为下痢时发时止，日久难愈的休息痢。

此外，痢疾是由邪滞与气血相搏而发病，故应注意气滞血瘀这一病理因素，尤其是久痢之人其瘀更甚，常与湿滞胶结，病势更趋缠绵难愈，这也是造成病情复杂的重要原因。

细目三　诊　断

痢疾的诊断要点：

（1）以腹痛、里急后重、大便次数增多、泻下赤白脓血便为主症。

（2）暴痢起病突然，病程短，可伴恶寒、发热等；久痢起病缓慢，反复发作，迁延不愈；疫毒痢病情严重而病势凶险，以儿童为多见，起病急骤，在腹痛、腹泻尚未出现之时，即有高热神疲，四肢厥冷，面色青灰，呼吸浅表，神昏惊厥，而痢下、呕吐并不一定严重。

（3）多有饮食不洁史。急性起病者多发生在夏秋之交，久痢则四季皆可发生。

细目四　辨证论治

1. 痢疾虚实寒热的辨证要点

痢疾应首辨久暴，察虚实主次，其次识寒热偏重，再辨伤气、伤血。

暴痢发病急，病程短，腹痛胀满，痛而拒按，痛时窘迫欲便，便后里急后重暂时减轻者，为实；久痢发病慢，时轻时重，病程长，腹痛绵绵，痛而喜按，便后里急后重不减，坠胀甚者，常为虚中夹实。

大便排出脓血，色鲜红，甚至紫黑，浓厚黏稠腥臭，腹痛，里急后重感明显，口渴喜冷，口臭，小便黄或短赤，舌红，苔黄腻，脉滑数者，属热；大便排出赤白清稀，白多赤少，清淡无臭，腹痛喜按，里急后重感不明显，面白肢冷形寒，舌淡苔白，脉沉细者，属寒。

下痢白多赤少，湿邪伤及气分；赤多白少，或以血为主者，热邪伤及血分。

2. 痢疾的治疗原则及治疗宜忌

痢疾的治疗，应根据其病证的寒热虚实，而确定治疗原则。热痢清之，寒痢温之，初痢实则通之，久痢虚则补之，寒热交错者清温并用，虚实夹杂者攻补兼施。痢疾初起之时，以实证、热证多见，宜清热化湿解毒，久痢虚证、寒证，应以补虚温中，调理脾胃，兼以清肠，收涩固脱。如下痢兼有表证者，宜合解表剂，外疏内通；夹食滞者，可配合消导药，消除积滞。刘河间提出的"调气则后重自除，行血则便脓自愈"调气和血之法，可用于痢疾的多个证型，赤多重用血药，白多重用气药。而在掌握扶正祛邪的辨证治疗过程中，始终应顾护胃气。

此外，对于古今医家提出的有关治疗痢疾之禁忌，如忌过早补涩，忌峻下攻伐，忌分利小便等，均可供临床用药之时，结合具体病情，参考借鉴。

3. 湿热痢、疫毒痢、寒湿痢、阴虚痢、虚寒痢、休息痢的主症、治法和方药

（1）湿热痢

主症：痢下赤白脓血，黏稠如胶冻，腥臭，腹部疼痛，里急后重，肛门灼热，小便短赤，舌苔黄腻，脉滑数。

治法：清肠化湿，调气和血。

代表方：芍药汤加减。

常用药：芍药、当归、甘草、木香、槟榔、大黄、黄芩、黄连、肉桂、金银花。

（2）疫毒痢

主症：起病急骤，痢下鲜紫脓血，腹痛剧烈，后重感特著，壮热口渴，头痛烦躁，恶心呕吐，甚者神昏惊厥，舌质红绛，舌苔黄燥，脉滑数或微欲绝。

治法：清热解毒，凉血除积。

代表方：白头翁汤加减。

常用药：白头翁、黄连、黄柏、秦皮、银花、地榆、牡丹皮。

（3）寒湿痢

主症：痢下赤白黏冻，白多赤少，或为纯白冻，腹痛拘急，里急后重，口淡乏味，脘胀腹满，头身困重，舌质或淡，舌苔白腻，脉濡缓。

治法：温中燥湿，调气和血。

代表方：不换金正气散加减。

常用药：藿香、苍术、半夏、厚朴、炮姜、桂枝、陈皮、大枣、甘草、木香、枳实。

（4）阴虚痢

主症：痢下赤白，日久不愈，脓血黏稠，或下鲜血，脐下灼痛，虚坐努责，食少，心烦口干，至夜转剧，舌红绛少津，苔少或花剥，脉细数。

治法：养阴和营，清肠化湿。

代表方：驻车丸加减。

常用药：黄连、阿胶、当归、炮姜、白芍、甘草。

（5）虚寒痢

主症：痢下赤白清稀，无腥臭，或为白冻，甚则滑脱不禁，肛门坠胀，便后更甚，腹部隐痛，缠绵不已，喜按喜温，形寒畏冷，四肢不温，食少神疲，腰膝酸软，舌淡苔薄白，脉沉细而弱。

治法：温补脾肾，收涩固脱。

代表方：桃花汤合真人养脏汤。

常用药：人参、白术、干姜、肉桂、粳米、炙甘草、诃子、罂粟壳、肉豆蔻、赤石脂、当归、白芍、木香。

（6）休息痢

主症：下痢时发时止，迁延不愈，常因饮食不当、受凉、劳累而发，发时大便次数增多，夹有赤白黏冻，腹胀食少，倦怠嗜卧，舌质淡苔腻，脉濡软或虚数。

治法：温中清肠，调气化滞。

代表方：连理汤加减。

常用药：人参、白术、干姜、茯苓、甘草、黄连、枳实、木香、槟榔。

第十六单元　便　秘

细目一　概　述

便秘是指粪便在肠内滞留过久，秘结不通，排便周期延长，或周期不长，但粪质干结，排出艰难，或粪质不硬，虽有便意，但便而不畅的病证。

细目二　病因病机

1. 便秘的常见病因

饮食不节，情志失调，年老体虚，感受外邪。

2. 便秘的基本病机

基本病机为大肠传导失常，气机不畅，糟粕内停。同时与肺、脾、胃、肝、肾等脏腑的功能失调有关。病理性质可概括为寒、热、虚、实四个方面。燥热内结于肠胃者，属热秘；气机郁滞者，属实秘；气血阴阳亏虚者，为虚秘；阴寒积滞者，为冷秘或寒秘。四者之中，又以虚实为纲，热秘、气秘、冷秘属实，阴阳气血不足的便秘属虚。而寒、热、虚、实之间，常又相互兼夹或相互转化。如热秘久延不愈，津液渐耗，可致阴津亏虚，肠失濡润，病情由实转虚。气机郁滞，久而化火，则气滞与热结并存。气血不足者，如受饮食所伤或情志刺激，则虚实相兼。

细目三　诊断和类证鉴别

1. 便秘的诊断要点

（1）排便间隔时间超过自己的习惯 1 天以上，或两次排便时间间隔 3 天以上。

（2）大便粪质干结，排出艰难，或欲大便而艰涩不畅。

（3）常伴腹胀、腹痛、口臭、纳差及神疲乏力、头眩心悸等症。

（4）本病常有饮食不节、情志内伤、劳倦过度等病史。

2. 便秘的类证鉴别

便秘与肠结，两者皆为大便秘结不通。但肠结多为急病，因大肠通降受阻所致，表现为腹部疼痛拒按，大便完全不通，且无矢气和肠鸣音，严重者可吐出粪便。便秘多为慢性久病，因大肠传导失常所致，表现为腹部胀满，大便干结艰行，可有矢气和肠鸣音，或有恶心欲吐，食纳减少。

细目四　辨证论治

1. 便秘的辨证要点

便秘辨证首要审查病因，其次辨别粪质及排便情况。

详细询问病人的饮食习惯、生活习惯及其他病史，以推测可能的致秘之因。如平素喜食辛辣厚味、煎炒酒食者，多致胃肠积热而成热秘；长期忧郁思虑过度，或久坐、久卧少动，或有腹部手术者，多致气机郁滞而为气秘实证；年老体衰，病后产后，多为气血阴精亏虚之虚秘；平素阳气虚衰或嗜食寒凉生冷者，多为冷秘。

一般而言，大便干燥坚硬，排便时肛门有热感，苔见黄厚、垢腻而燥者，多为燥热内结；大便干结，排出艰难，苔见白润而滑者，多为阴寒内结；粪质不甚干结，欲便不出，胁腹作胀者，多为气机郁滞；大便并不干硬，用力努挣，便后乏力，多为肺脾气虚；便质干如栗状或如羊屎，舌红少津，无苔或苔少者，多为血虚津枯。

2. 便秘的治疗原则

便秘的治疗应以通下为主，但绝不可单纯用泻下药，应针对不同的病因采取相应的治法。实秘为邪滞肠胃、壅塞不通所致，故以祛邪为主，给予泻热、温散、通导之法，使邪去便通；虚秘为肠失润养、推动无力而致，故以扶正为先，给予益气温阳、滋阴养血之法，使正盛便通。便秘成因多端，但共同的病机是气机不畅，肠道传化失职，糟粕不下，故应重视对气机的调畅，在通便之时，参用理气沉降之品以助行滞。有时虽需降下，亦可佐以少量升提之品，以求欲降先升之妙。但对中气下陷、肛门坠胀者，则在选用气药时应以升提为主。

3. 热秘、气秘、冷秘等的主症、治法和方药

（1）热秘

主症：大便干结，腹胀腹痛，口干口臭，面红心烦，或有身热，小便短赤，舌红，苔黄燥，脉滑数。

治法：泻热导滞，润肠通便。

代表方：麻子仁丸加减。

常用药：大黄、枳实、厚朴、麻子仁、杏仁、白蜜、芍药。

（2）气秘

主症：大便干结，或不甚干结，欲便不得出，或便而不爽，肠鸣矢气，腹中胀痛，嗳气频作，纳食减少，胸胁痞满，舌苔薄腻，脉弦。

治法：顺气导滞。

代表方：六磨汤加减。

常用药：木香、乌药、沉香、大黄、槟榔、枳实。

（3）冷秘

主症：大便艰涩，腹痛拘急，胀满拒按，胁下偏痛，手足不温，呃逆呕吐，舌苔白腻，脉弦紧。

治法：温里散寒，通便止痛。

代表方：温脾汤加减。

常用药：附子、大黄、党参、干姜、甘草、当归、肉苁蓉、乌药。

4. 气虚秘、血虚秘、阴虚秘、阳虚秘的主症、治法和方药

（1）气虚秘

主症：大便并不干硬，虽有便意，但排便困难，用力努挣则汗出短气，便后乏力，面白神疲，肢倦懒言，舌淡苔白，脉弱。

治法：益气润肠。

代表方：黄芪汤加减。

常用药：黄芪、麻仁、白蜜、陈皮。

（2）血虚秘

主症：大便干结，面色无华，头晕目眩，心悸气短，健忘，口唇色淡，舌淡苔白，脉细。

治法：养血润燥。

代表方：润肠丸加减。

常用药：当归、生地、麻仁、桃仁、枳壳。

（3）阴虚秘

主症：大便干结，如羊屎状，形体消瘦，头晕耳鸣，两颧红赤，心烦少眠，潮热盗汗，腰膝酸软，舌红少苔，脉细数。

治法：滋阴通便。

代表方：增液汤加减。

常用药：玄参、麦冬、生地、当归、石斛、沙参。

（4）阳虚秘

主症：大便干或不干，排出困难，小便清长，面色㿠白，四肢不温，腹中冷痛，或腰膝酸冷，舌淡苔白，脉沉迟。

治法：温阳通便。

代表方：济川煎加减。

常用药：肉苁蓉、牛膝、当归、升麻、泽泻、枳壳。

第十七单元　胁　痛

细目一　概　述

胁痛是指以一侧或两侧胁肋部疼痛为主要表现的病证。

细目二　病因病机

1. 胁痛的常见病因

情志不遂，跌仆损伤，饮食所伤，外感湿热，劳欲久病。

2. 胁痛的基本病机

胁痛的基本病机为肝络失和，其病理变化可归结为"不通则痛"与"不荣则痛"两类。其病变脏腑主要在于肝胆，又与脾胃及肾相关。其病理因素有气滞、血瘀、湿热。胁痛的病理性质有虚实之分，其中，因肝郁气滞、肝失条达，瘀血停着、胁络不通，湿热蕴结、肝失疏泄所导致的胁痛多属实证；而因阴血不足、肝络失养所导致的胁痛则为虚证。

一般说来，胁痛初病在气，由肝郁气滞，气机不畅而致胁痛。气滞日久，血行不畅，其病变则由气滞转为血瘀，或气滞血瘀并见。实证日久亦可化热伤阴，肝肾阴虚，而转为虚证或虚实夹杂证。

细目三　辨证论治

1. 胁痛的辨证要点

胁痛应首辨胁痛在气在血。大抵胀痛多属气郁，且疼痛呈游走不定，时轻时重，症状轻重与情绪变化有关；刺痛多属血瘀，且痛处固定不移，疼痛持续不已，局部拒按，入夜尤甚。

其次辨胁痛属虚属实。实证之中以气滞、血瘀、湿热为主，多病程短，来势急，症见疼痛剧烈而拒按，脉实有力。虚证多为阴血不足，脉络失养，症见其痛隐隐，绵绵不休，且病程长，来势缓，并伴见全身阴血亏耗之症。

2. 胁痛的治疗原则

胁痛之治疗原则当根据"通则不痛"的理论，以疏肝和络止痛为基本治则，结合肝胆的生理特点，灵活运用。实证之胁痛，宜用理气、活血、清利湿热之法；虚证之胁痛，宜补中寓通，采用滋阴、养血、柔肝之法。

3. 肝郁气滞、肝胆湿热、瘀血阻络、肝络失养等证的主症、治法和方药

（1）肝郁气滞证

主症：胁肋胀痛，走窜不定，甚则引及胸背肩臂，疼痛每因情志变化而增减，胸闷腹胀，嗳气频作，得嗳气而胀痛稍舒，纳少口苦，舌苔薄白，脉弦。

治法：疏肝理气。

代表方：柴胡疏肝散加减。

常用药：柴胡、枳壳、香附、川楝子、白芍、甘草、川芎、郁金。

（2）肝胆湿热证

主症：胁肋重着或灼热疼痛，痛有定处，触痛明显，口苦口黏，胸闷纳呆，恶心呕吐，小便黄赤，大便不爽，或兼有身热恶寒，身目发黄，舌红苔黄腻，脉弦滑数。

治法：清热利湿。

代表方：龙胆泻肝汤加减。

常用药：龙胆草、山栀、黄芩、川楝子、枳壳、延胡索、泽泻、车前子。

（3）瘀血阻络证

主症：胁肋刺痛，痛有定处，痛处拒按，入夜痛甚，胁肋下或见有癥块，舌质紫暗，脉沉涩。

治法：祛瘀通络。

代表方：血府逐瘀汤或复元活血汤加减。

常用药：当归、川芎、桃仁、红花、柴胡、枳壳、制香附、川楝子、郁金、五灵脂、蒲黄、三七粉。

（4）肝络失养证

主症：胁肋隐痛，悠悠不休，遇劳加重，口干咽燥，心中烦热，头晕目眩，舌红少苔，脉细弦而数。

治法：养阴柔肝。

代表方：一贯煎加减。

常用药：生地黄、枸杞子、黄精、沙参、麦冬、当归、白芍、炙甘草、川楝子、延胡索。

4. 常见证治疗加减变化

肝郁气滞证，若气郁化火，症见胁肋掣痛，口干口苦，烦躁易怒，溲黄便秘，舌红苔黄者，可去川芎，加山栀、丹皮、黄芩、夏枯草；若肝郁化火，耗伤阴津，症见胁肋隐痛不休，眩晕少寐，舌红少津，脉细者，可去川芎，酌配枸杞子、菊花、首乌、丹皮、栀子；若兼见胃失和降，恶心呕吐者，可加半夏、陈皮、生姜、旋覆花等；若气滞兼见血瘀者，可酌加赤芍、当归尾、川楝子、延胡索、郁金等。

肝胆湿热证，若兼见发热、黄疸者，加茵陈、黄柏以清热利湿退黄；若肠胃积热，大便不通，腹胀腹满者，加大黄、芒硝；若湿热煎熬，结成砂石，阻滞胆道，症见胁肋剧痛，连及肩背者，可加金钱草、海金沙、郁金、川楝子，或酌配硝石矾石散；胁肋剧痛，呕吐蛔虫者，先以乌梅丸安蛔，再予驱蛔。

瘀血阻络证，若因跌打损伤而致胁痛，局部可见积瘀肿痛者，可酌加穿山甲、酒军、瓜蒌根破瘀散结，通络止痛；若胁肋刺痛较重，可酌加当归尾、延胡索等活血调气，化瘀止痛；若胁肋下有癥块，而正气未衰者，可酌加三棱、莪术、土鳖虫以增加破瘀散结消坚之力，或配合服用鳖甲煎丸。

肝络失养证，若阴亏过甚，舌红而干，可酌加石斛、玄参、天冬；若心神不宁，而见心烦不寐者，可酌配酸枣仁、炒栀子、合欢皮；若肝肾阴虚，头目失养，而见头晕目眩者，可加菊花、女贞子、熟地黄等；若阴虚火旺，可酌配黄柏、知母、地骨皮等。

第十八单元 黄 疸

细目一 概 述

黄疸是以目黄、身黄、小便黄为主症的一种病证，其中目睛黄染尤为本病的重要特征。

细目二 病因病机

1. 黄疸的常见病因

外感湿热疫毒，内伤饮食、劳倦，病后续发。

2. 黄疸的基本病机及转化

黄疸的基本病机为湿邪壅阻中焦，脾胃失健，肝气郁滞，疏泄不利，致胆汁输泄失常，胆液不循常道，外溢肌肤，下注膀胱，而发为目黄、肤黄、小便黄之病证。黄疸的病位主要在脾、胃、肝、胆。其病理因素有湿邪、热邪、寒邪、疫毒、气滞、瘀血六种，但其中以湿邪为主。湿邪既可从外感受，亦可自内而生。如外感湿热疫毒，为湿从外受；饮食劳倦或病后瘀阻湿滞，属湿自内生。其病理性质以实为主，病久则正虚邪恋。阳黄、急黄、阴黄在一定条件下可以相互转化。如阳黄治疗不当，病情发展，病状急剧加重，热势鸱张，侵犯营血，内蒙心窍，引动肝风，则发为急黄。如阳黄误治失治，迁延日久，脾阳损伤，湿从寒化，则可转为阴黄。如阴黄复感外邪，湿郁化热，又可呈阳黄表现，病情较为复杂。

细目三 诊 断

黄疸的诊断要点：

（1）目黄，肤黄，小便黄，其中目睛黄染为本病的重要特征。

（2）常伴食欲减退、恶心呕吐、胁痛腹胀等症状。

（3）常有外感湿热疫毒，内伤酒食不节，或有胁痛、癥积等病史。

细目四 辨证论治

1. 黄疸的辨证要点

黄疸的辨证，应首辨阳黄、阴黄。阳黄黄色鲜明，发病急，病程短，常伴身热，口干苦，舌苔黄腻，脉弦数。阴黄黄色晦暗，病程长，病势缓，常伴纳少，乏力，舌淡，脉沉迟或细缓。

次辨阳黄湿热之轻重、胆腑郁热及疫毒炽盛。热重者，症见黄疸鲜明，发热口渴，苔黄腻，脉弦数；湿重者，黄疸不如热重者鲜明，身热不扬，口黏，苔白腻，脉濡缓。胆腑郁热者，黄色鲜明，上腹、右胁胀闷疼痛，牵引肩背，身热不退，或寒热往来。疫毒炽盛者，病情急骤，疸色如金，兼见神昏、发斑、出血等危象。

三辨阴黄之病因。寒湿阻遏者，黄疸晦暗如烟熏，脘腹闷胀，神疲畏寒，舌淡苔腻，脉濡缓或沉迟。脾虚湿滞者，黄疸色黄不泽，肢软乏力，大便溏薄，舌质淡苔薄，脉濡细。

四辨黄疸病势轻重。如黄疸逐渐加深，提示病情加重；黄疸逐渐变浅，表明病情好转。黄疸色泽鲜明，神清气爽，为顺证、病轻；黄疸晦滞，烦躁不安，为逆证、病重。

2. 黄疸的治疗原则

黄疸的治疗大法，主要为化湿邪，利小便。化湿可以退黄，如属湿热，当清热化湿，必要时还应通利腑气，以使湿热下泄；如属寒湿，应予健脾温化。利小便，主要是通过淡渗利湿，达到退黄的目的。至于急黄热毒炽盛，邪入心营者，又当以清热解毒、凉营开窍为主；阴黄脾虚湿滞者，治以健脾养血，利湿退黄。

3. 阳黄热重于湿、湿重于热、胆腑郁热、疫毒炽盛证及阴黄寒湿阻遏等证的主症、治法和方药

（1）热重于湿证

主症：身目俱黄，黄色鲜明，发热口渴，或见心中懊侬，腹部胀闷，口干而苦，恶心呕吐，小便短少黄赤，大便秘结，舌苔黄腻，脉弦数。

治法：清热通腑，利湿退黄。

代表方：茵陈蒿汤加减。

常用药：茵陈、栀子、大黄、黄柏、连翘、垂盆草、蒲公英、茯苓、滑石、车前草。

（2）湿重于热证

主症：身目俱黄，黄色不及前者鲜明，头重身困，胸脘痞满，食欲减退，恶心呕吐，腹胀或大便溏垢，舌苔厚腻微黄，脉濡数或濡缓。

治法：利湿化浊运脾，佐以清热。

代表方：茵陈五苓散合甘露消毒丹加减。

常用药：藿香、白蔻仁、陈皮、茵陈、车前子、茯苓、薏苡仁、黄芩、连翘。

本证湿重于热，湿为阴邪，黏腻难解，治法当以利湿化浊运脾为主，佐以清热，不可过用苦寒，以免脾阳受损。

（3）胆腑郁热证

主症：身目发黄，黄色鲜明，上腹、右胁胀闷疼痛，牵引肩背，身热不退，或寒热往来，口苦咽干，呕吐呃逆，尿黄赤，大便秘，苔黄舌红，脉弦滑数。

治法：疏肝泄热，利胆退黄。

代表方：大柴胡汤加减。

常用药：柴胡、黄芩、半夏、大黄、枳实、郁金、佛手、茵陈、山栀、白芍、甘草。

（4）疫毒炽盛证（急黄）

主症：发病急骤，黄疸迅速加深，其色如金，皮肤瘙痒，高热口渴，胁痛腹满，神昏谵语，烦躁抽搐，或见衄血、便血，或肌肤瘀斑，舌质红绛，苔黄而燥，脉弦滑或数。

治法：清热解毒，凉血开窍。

代表方：千金犀角散加味。

常用药：犀角（用水牛角代）、黄连、栀子、大黄、板蓝根、生地黄、玄参、丹皮、茵陈、土茯苓。

（5）寒湿阻遏证

主症：身目俱黄，黄色晦暗，或如烟熏，脘腹痞胀，纳谷减少，大便不实，神疲畏寒，口淡不渴，舌淡苔腻，脉濡缓或沉迟。

治法：温中化湿，健脾和胃。

代表方：茵陈术附汤加减。

常用药：附子、白术、干姜、茵陈、茯苓、泽泻、猪苓。

4. 常见证治疗加减变化

热重于湿证，如胁痛较甚，可加柴胡、郁金、川楝子、延胡索等疏肝理气止痛；如热毒内盛，心烦懊恼，可加黄连、龙胆草，以增强清热解毒作用；如恶心呕吐，可加橘皮、竹茹、半夏等和胃止呕。

湿重于热证，如湿阻气机，胸腹痞胀，呕恶纳差等症较著，可加入苍术、厚朴，以健脾燥湿，行气和胃。

胆腑郁热证，若砂石阻滞，可加金钱草、海金沙、元明粉利胆化石；恶心呕逆明显，加厚朴、竹茹、陈皮和胃降逆。

疫毒炽盛证，如神昏谵语，加服安宫牛黄丸以凉开透窍；如动风抽搐者，加用钩藤、石决明，另服羚羊角粉或紫雪丹，以息风止痉；如衄血、便血、肌肤瘀斑重者，可加黑地榆、侧柏叶、紫草、茜根炭等凉血止血；如腹大有水，小便短少不利，可加马鞭草、木通、白茅根、车前草，并另吞琥珀、蟋蟀、沉香粉，以通利小便。

寒湿阻遏证，若脘腹胀满，胸闷、呕恶显著，可加苍术、厚朴、半夏、陈皮，以健脾燥湿，行气和胃；若胁腹疼痛作胀，肝脾同病者，当酌加柴胡、香附以疏肝理气；若湿浊不清，气滞血结，胁下癥结疼痛，腹部胀满，肤色苍黄或黧黑，可加服硝石矾石散，以化浊祛瘀软坚。

5. 黄疸消退后的调治

（1）湿热留恋，余邪未清：当继续清理湿热，方用茵陈四苓散加减。药用茵陈、黄芩、黄柏、茯苓、泽泻、车前草、苍术、苏梗、陈皮。

（2）肝脾不调，疏运失职：治当调和脾胃，理气助运，方用柴胡疏肝饮或归芍六君子汤加减。药用当归、白芍、柴胡、枳壳、香附、郁金、白术、党参、茯苓、山药、陈皮、山楂、麦芽。

（3）气滞血瘀，积块留着：治当疏肝理气，活血化瘀，方用逍遥散合鳖甲煎丸。药用柴胡、枳壳、香附、当归、赤芍、丹参、桃仁、莪术。并用鳖甲煎丸，以软坚消积。

细目五　转归预后

一般说来，阳黄病程较短，消退较易；但阳黄湿重于热者，消退较缓，应防其迁延转为阴黄。急黄为阳黄的重症，湿热疫毒炽盛，病情重笃，常可危及生命，若救治得当，亦可转危为安。阴黄病程缠绵，收效较慢；倘若湿浊瘀阻肝胆脉络，黄疸可能数月或经年不退，须耐心调治。总之黄疸以速退为顺，若久病不愈，气血瘀滞，伤及肝脾，则有酿成癥积、鼓胀之可能。

　　在发病初期，应卧床休息，急黄患者须绝对卧床，恢复期和转为慢性久病患者，可适当参加体育活动，如散步、打太极拳、练静养功之类。保持心情愉快舒畅，肝气条达，有助于病情康复。进食富于营养而易消化的饮食，以补脾益肝；禁食辛辣、油腻、酒热之品，防止助湿生热，碍脾运化。密切观察病情变化，若出现黄疸加深，或出现斑疹吐衄，神昏痉厥，应考虑热毒耗阴动血，邪犯心肝，属病情恶化之兆；如出现脉微弱欲绝，或散乱无根，神志恍惚，烦躁不安，为正气欲脱之征象，均须及时救治。

第十九单元 鼓 胀

细目一 概 述

鼓胀是指腹部胀大如鼓的一类病证，临床以腹大胀满、绷急如鼓、皮色苍黄、脉络显露为特征，故名鼓胀。

细目二 病因病机

1. 鼓胀的常见病因

酒食不节，情志刺激，虫毒感染，病后续发。

2. 鼓胀的基本病机及转化

鼓胀的基本病机是肝、脾、肾三脏功能受损，气滞、血瘀、水停腹中。其病位主要在于肝脾，久则及肾。其病理因素为气滞、血瘀、水湿三者。其病理性质为本虚标实。鼓胀初期多以气滞湿阻或湿热壅结为主，后期则多因脏腑功能失调，虚者愈虚，气、血、水壅滞腹中而不化，实者愈实，呈现瘀热互结、肝肾阴虚、脾肾阳虚之象。

细目三 诊断和类证鉴别

1. 鼓胀的诊断要点

（1）初起脘腹作胀，食后尤甚，继而腹部胀大如鼓，重者腹壁青筋显露，脐孔突起。

（2）常伴乏力、纳差、尿少及齿衄、鼻衄、皮肤紫斑等出血现象，可见面色萎黄、黄疸、手掌殷红、面颈胸部红丝赤缕、血痣及蟹爪纹。

（3）本病常有酒食不节、情志内伤、虫毒感染或黄疸、胁痛、癥积等病史。

2. 鼓胀与水肿的鉴别

鼓胀主要为肝、脾、肾受损，气、血、水互结于腹中，以腹部胀大为主，四肢肿不甚明显，晚期方伴肢体浮肿，每兼见面色青晦，面颈部有血痣赤缕，胁下癥积坚硬，腹皮青筋显露等。水肿主要为肺、脾、肾功能失调，水湿泛溢肌肤。其浮肿多从眼睑开始，继则延及头面及肢体，或下肢先肿，后及全身，每见面色㿠白、腰酸倦怠等，水肿较甚者亦可伴见腹水。

细目四 辨证论治

1. 鼓胀的辨证要点

鼓胀临证首辨虚实，其次辨明气血水三者轻重，再辨寒热偏盛。

鼓胀虚证病程往往较长，鼓胀反复形成，伴见面色枯槁、精神萎靡、少气懒言、肢体消瘦、畏寒、便溏、舌淡、脉或虚或细等虚证表现；实证病程较短，腹膨急起，纳佳，身体尚壮实，可伴见大便艰、舌红或紫暗、苔腻、脉弦滑等实证表现。

虽鼓胀为气血水互结，但临证仍有气血水三者之孰轻孰重之别。气滞为主者，腹胀叩之如鼓，亦可水气参半，叩之鼓浊兼见；水湿偏重者，腹膨如蛙腹，按之如囊裹水，甚则脐突皮光；血瘀甚者，腹胀坚满，日久不消，两胁刺痛，脉络怒张，或面、颈、胸、臂红丝缕缕，赤掌，舌质紫暗，脉细涩。

鼓胀初期，实证有寒湿与湿热之分。寒证者腹胀尿少，面色㿠白或萎黄，畏寒，便溏，舌淡胖，苔白，脉缓。热证者腹胀坚满，且黄如橘，口干渴，大便秘结，舌红，苔黄或黄腻，脉弦滑或数。

2. 鼓胀的治疗原则

标实为主者，当根据气、血、水的偏盛，分别采用行气、活血、祛湿利水或暂用攻逐之法，同时配以疏肝健脾；本虚为主者，当根据阴阳的不同，分别采取温补脾肾或滋养肝肾法，同时配合行气活血利水。由于本病总属本虚标实错杂，故治当攻补兼施，补虚不忘实，泻实不忘虚。

3. 气滞湿阻、水湿困脾、水热蕴结、瘀结水流、阳虚水盛、阴虚水停等证的主症、治法和方药

（1）气滞湿阻证

主症：腹胀按之不坚，胁下胀满或疼痛，饮食减少，食后胀甚，得嗳气、矢气稍减，小便短少，舌苔薄白腻，脉弦。

治法：疏肝理气，运脾利湿。

代表方：柴胡疏肝散合胃苓汤加减。

常用药：柴胡、香附、郁金、青皮、川芎、白芍、苍术、厚朴、陈皮、茯苓、猪苓。

（2）水湿困脾证

主症：腹大胀满，按之如囊裹水，甚则颜面微浮，下肢浮肿，脘腹痞胀，得热则舒，精神困倦，怯寒懒动，小便少，大便溏，舌苔白腻，脉缓。

治法：温中健脾，行气利水。

代表方：实脾饮加减。

常用药：白术、苍术、附子、干姜、厚朴、木香、草果、陈皮、连皮茯苓、泽泻。

（3）水热蕴结证

主症：腹大坚满，脘腹胀急，烦热口苦，渴不欲饮，或有面、目、皮肤发黄，小便赤涩，大便秘结或溏垢，舌边尖红，苔黄腻或兼灰黑，脉弦数。

治法：清热利湿，攻下逐水。

代表方：中满分消丸合茵陈蒿汤加减。

常用药：茵陈、金钱草、山栀、黄柏、苍术、厚朴、砂仁、大黄、猪苓、泽泻、车前子、滑石。

（4）瘀结水留证

主症：脘腹坚满，青筋显露，胁下癥结痛如针刺，面色晦暗黧黑，或见赤丝血缕，面、颈、胸、臂出现血痣或蟹爪纹，口干不欲饮水，或见大便色黑，舌质紫黯或有紫斑，脉细涩。

治法：活血化瘀，行气利水。

代表方：调营饮加减。

常用药：当归、赤芍、桃仁、三棱、莪术、鳖甲、大腹皮、马鞭草、益母草、泽兰、泽泻、赤茯苓。

（5）阳虚水盛证

主症：腹大胀满，形似蛙腹，朝宽暮急，面色苍黄，或呈㿠白，脘闷纳呆，神倦怯寒，肢冷浮肿，小便短少不利，舌体胖，质紫，苔淡白，脉沉细无力。

治法：温补脾肾，化气利水。

代表方：附子理苓汤或济生肾气丸加减。

常用药：附子、干姜、人参、白术、鹿角片、胡芦巴、茯苓、泽泻、陈葫芦、车前子。

（6）阴虚水停证

主症：腹大胀满，或见青筋暴露，面色晦滞，唇紫，口干而燥，心烦失眠，时或鼻衄，牙龈出血，小便短少，舌质红绛少津，苔少或光剥，脉弦细数。

治法：滋肾柔肝，养阴利水。

代表方：六味地黄丸合一贯煎加减。

常用药：沙参、麦冬、生地黄、山萸肉、枸杞子、楮实子、猪苓、茯苓、泽泻、玉米须。

4. 常见证治疗加减变化

气滞湿阻证，胸脘痞闷，腹胀，嗳气为快，气滞偏甚者，可酌加佛手、沉香、木香调畅气机；如尿少，腹胀，苔腻者，加砂仁、大腹皮、泽泻、车前子以加强运脾利湿作用；如兼胁下刺痛，舌紫，脉涩者，可加延胡索、莪术、丹参等活血化瘀药物。

水湿困脾证，若浮肿较甚，小便短少，可加肉桂、猪苓、车前子温阳化气，利水消肿；如兼胸闷咳喘，可加葶苈子、苏子、半夏等泻肺行水，止咳平喘；如胁腹痛胀，可加郁金、香附、青皮、砂仁等理气和络；如脘闷纳呆，神疲，便溏，下肢浮肿，可加党参、黄芪、山药、泽泻等健脾益气利水。

瘀结水留证，胁下癥积肿大明显，可选加穿山甲、土鳖虫、牡蛎，或配合鳖甲煎丸内服，以化瘀消癥；如病久体虚，气血不足，或攻逐之后，正气受损，宜用八珍汤或人参养荣丸等补养气血；如大便色黑，可加参三七、茜草、侧柏叶等化瘀止血。

阳虚水盛证，偏于脾阳虚弱，神疲乏力，少气懒言，纳少，便溏者，可加黄芪、山药、薏苡仁、扁豆益气健脾；偏于肾阳虚衰，面色苍白，怯寒肢冷，腰膝酸冷疼痛者，酌加肉桂、仙茅、仙灵脾等，以温补肾阳。

阴虚水停证，津伤口干明显，可酌加石斛、玄参、芦根等养阴生津；如青筋显露，唇舌紫暗，小便短少，可加丹参、益母草、泽兰、马鞭草等化瘀利水；如腹胀甚，加枳壳、大腹皮以行气消胀；兼有潮热，烦躁，酌加地骨皮、白薇、栀子以清虚热；齿鼻衄血，加鲜茅根、藕节、仙鹤草之类以凉血止血；如阴虚阳浮，症见耳鸣，面赤，颧红，宜加龟板、鳖甲、牡蛎等滋阴潜阳。

细目五　转归预后

由于鼓胀病情易于反复，预后一般较差，故属于中医风、痨、臌、膈四大难症之一，因气、血、水互结，邪盛而正衰，治疗较为棘手。若病在早期，正虚不著，经适当调治，腹水可以消失，病情可趋缓解。如延至晚期，邪实正虚，则预后较差，腹水反复发生，病情不易稳定。若饮食不节，或服药不当，或劳倦过度，或正虚感邪，病情可致恶化。如阴虚血热，络脉瘀损，可致鼻衄、齿衄，甚或大量呕血、便血；或肝肾阴虚，邪从热化，蒸液生痰，内蒙心窍，引动肝风，则见神昏谵语、痉厥等严重征象；如脾肾阳虚，湿浊内蒙，蒙蔽心窍，亦可导致神糊昏厥之变，终至邪陷正虚，气阴耗竭，由闭转脱，病情极为险恶。

第二十单元 头 痛

细目一 概 述

头痛是临床常见的自觉症状，可单独出现，亦见于多种疾病的过程中。本节所讨论的头痛，是指因外感六淫、内伤杂病而引起的，以头痛为主要表现的一类病证。若头痛属某一疾病过程中所出现的兼症，不属于本节讨论范围。

细目二 病因病机

1. 头痛的常见病因

感受外邪，情志失调，先天不足或房事不节，饮食劳倦及体虚久病，头部外伤或久病入络。

2. 头痛的基本病机及转化

头痛可分为外感和内伤两大类。其基本病机，外感者为外邪上扰清空，壅滞经络，络脉不通；内伤者或肝阳上扰，或瘀血阻络，或头目失荣而发头痛。头痛的病位多在肝、脾、肾三脏。病理因素涉及痰湿、风火、血瘀。病理性质有虚有实。外感头痛一般病程较短，治疗养护得当则少有转化。内伤头痛大多起病较缓，病程较长，病性较为复杂，一般来说，气血亏虚、肾精不足之头痛属虚证，肝阳、痰浊、瘀血所致之头痛多属实证。虚实在一定条件下可以相互转化。例如痰浊中阻日久，脾胃受损，气血生化不足，营血亏虚，不荣头窍，可转为气血亏虚之头痛。肝阳、肝火日久，阳热伤阴，肾虚阴亏，可转为肾精亏虚的头痛，或阴虚阳亢，虚实夹杂之头痛。各种头痛迁延不愈，病久入络，又可转变为瘀血头痛。

细目三 类证鉴别

1. 外感头痛与内伤头痛的鉴别要点

外感头痛者多有起居不慎、感受外邪的病史，起病较急，病势较剧，多表现为掣痛、跳痛、灼痛、胀痛、重痛，痛无休止。内伤头痛者常有饮食劳倦、房事不节、病后体虚等病史，一般起病缓慢，病势较缓，多表现为隐痛、空痛、昏痛、痛处固定，痛势悠悠，遇劳加重，时作时止。

2. 根据头痛的不同部位，判断其经络归属

头为诸阳之会，手足三阳经均循头面，厥阴经亦上会于颠顶，由于受邪之脏腑经络不同，头痛之部位亦不同。大抵太阳头痛，在头后部，下连于项；阳明头痛，在前额部及眉棱骨等处；少阳头痛，在头之两侧，并连及于耳；厥阴头痛则在颠顶部位，或连目系。

细目四　辨证论治

1. 头痛治疗总的原则

外感头痛属实证，以风邪为主，故治疗主以疏风，兼以散寒、清热、祛湿。内伤头痛多属虚证或虚实夹杂证，虚者以滋阴养血、益肾填精为主，实证当平肝、化痰、行瘀，虚实夹杂者，酌情兼顾并治。

2. 外感头痛各证的主症、治法和方药，内伤头痛各证的主症、治法和方药

（1）外感头痛

1）风寒头痛

主症：头痛连及项背，常有拘急收紧感，或伴恶风畏寒，遇风尤剧，口不渴，苔薄白，脉浮紧。

治法：疏散风寒止痛。

代表方：川芎茶调散加减。

常用药：川芎、白芷、藁本、羌活、细辛、荆芥、防风。

2）风热头痛

主症：头痛而胀，甚则头胀如裂，发热或恶风，面红目赤，口渴喜饮，大便不畅，或便秘，溲赤，舌尖红，苔薄黄，脉浮数。

治法：疏风清热和络。

代表方：芎芷石膏汤加减。

常用药：菊花、桑叶、薄荷、蔓荆子、川芎、白芷、羌活、生石膏。

3）风湿头痛

主症：头痛如裹，肢体困重，胸闷纳呆，大便或溏，苔白腻，脉濡。

治法：祛风胜湿通窍。

代表方：羌活胜湿汤加减。

常用药：羌活、独活、藁本、白芷、防风、细辛、蔓荆子、川芎。

（2）内伤头痛

1）肝阳头痛

主症：头昏胀痛，两侧为重，心烦易怒，夜寐不宁，口苦面红，或兼胁痛，舌红苔黄，脉弦数。

治法：平肝潜阳息风。

代表方：天麻钩藤饮加减。

常用药：天麻、钩藤、石决明、山栀、黄芩、丹皮、桑寄生、杜仲、牛膝、益母草、白芍、夜交藤。

2）血虚头痛

主症：头痛隐隐，时时昏晕，心悸失眠，面色少华，神疲乏力，遇劳加重，舌质淡，苔薄白，脉细弱。

治法：养血滋阴，和络止痛。

代表方：加味四物汤加减。

常用药：当归、生地黄、白芍、首乌、川芎、五味子、远志、枣仁。

3）痰浊头痛

主症：头痛昏蒙，胸脘满闷，纳呆呕恶，舌苔白腻，脉滑或弦滑。

治法：健脾燥湿，化痰降逆。

代表方：半夏白术天麻汤加减。

常用药：半夏、陈皮、白术、茯苓、天麻、白蒺藜、蔓荆子。

4）肾虚头痛

主症：头痛且空，眩晕耳鸣，腰膝酸软，神疲乏力，滑精带下，舌红少苔，脉细无力。

治法：养阴补肾，填精生髓。

代表药：大补元煎加减。

常用药：熟地黄、枸杞、女贞子、杜仲、川断、龟板、山萸肉、山药、人参、当归、白芍。

5）瘀血头痛

主症：头痛经久不愈，痛处固定不移，痛如锥刺，或有头部外伤史，舌紫暗，或有瘀斑、瘀点，苔薄白，脉细或细涩。

治法：活血化瘀，通窍止痛。

代表方：通窍活血汤加减。

常用药：川芎、赤芍、桃仁、益母草、当归、白芷、细辛。

虫类药多有小毒，故应合理掌握用量，不可久用。

3. 常见证治疗加减变化

风寒头痛，若头痛、恶寒明显者，酌加麻黄、桂枝、制川乌等温经散寒。若寒邪侵于厥阴经脉，症见巅顶头痛，干呕，吐涎沫，四肢厥冷，苔白，脉弦者，方用吴茱萸汤去人参，加藁本、川芎、细辛、法半夏，以温散寒邪，降逆止痛。若寒邪客于少阴经脉，症见头痛，足寒，气逆，背冷，脉沉细，方用麻黄附子细辛汤加白芷、川芎，温经散寒止痛。

风热头痛，烦热口渴，舌红少津者，可重用石膏，配知母、天花粉清热生津，黄芩、山栀清热泻火；大便秘结，腑气不通，口舌生疮者，可用黄连上清丸泄热通腑。

风湿头痛，若胸闷脘痞、腹胀便溏显著者，可加苍术、厚朴、陈皮、藿梗以燥湿宽中，理气消胀；恶心、呕吐者，可加半夏、生姜以降逆止呕；纳呆食少者，加麦芽、神曲健胃助运。

肝阳头痛，若因肝郁化火，肝火炎上，而症见头痛剧烈，目赤口苦，急躁，便秘溲黄者，加夏枯草、龙胆草、大黄。若兼肝肾亏虚，水不涵木，症见头晕目涩，视物不明，遇劳加重，腰膝酸软者，可选加枸杞子、白芍、山萸肉。

血虚头痛，若因血虚气弱者，兼见乏力气短，神疲懒言，汗出恶风等，可选加党参、黄芪、白术；若阴血亏虚，阴不敛阳，肝阳上扰者可加入天麻、钩藤、石决明、菊花等。

痰浊头痛，若痰湿久郁化热，口苦便秘，舌红苔黄腻，脉滑数者，可加黄芩、竹茹、枳实、胆星。若胸闷、呕恶明显，加厚朴、枳壳、生姜和中降逆。

肾虚头痛，若头痛而晕，头面烘热，面颊红赤，时伴汗出，证属肾阴亏虚，虚火上炎者，去人参，加知母、黄柏，以滋阴泄火，或方用知柏地黄丸。若头痛畏寒，面色㿠白，四肢不温，腰膝无力，舌淡，脉细无力，证属肾阳不足者，当温补肾阳，选用右归丸或金匮肾气丸加减。

瘀血头痛，若头痛较剧，久痛不已，可加全蝎、蜈蚣、土鳖虫等，搜风剔络止痛。

4. 根据头痛的不同部位选用不同的"引经药"

治疗头痛，除根据辨证论治原则外，还可根据头痛的部位，参照经络循行路线，选择引经药，可以提高疗效。如，太阳头痛选用羌活、蔓荆子、川芎；阳明头痛选用葛根、白芷、知母；少阳头痛选用柴胡、黄芩、川芎；厥阴头痛选用吴茱萸、藁本等。

第二十一单元　眩　晕

细目一　概　述

1. 眩晕的概念

眩是指眼花或眼前发黑，晕是指头晕甚或感觉自身或外界景物旋转，二者常同时并见，故统称为"眩晕"。轻者闭目即止；重者如坐车船，旋转不定，不能站立，或伴有恶心、呕吐、汗出，甚则昏倒等症状。

2. 古代医家对眩晕病因的认识

眩晕最早见于《内经》，称之为"眩冒"。《素问·至真要大论》云："诸风掉眩，皆属于肝。"《灵枢·海论》曰："髓海不足，则脑转耳鸣，胫酸眩冒。"《丹溪心法》强调"无痰则不作眩"，《景岳全书》强调"无虚不能作眩"。《医学正传》则云："眩运者，中风之渐也。"

细目二　病因病机

1. 眩晕的常见病因

情志不遂，年高肾亏，病后体虚，饮食不节，跌仆损伤。

2. 眩晕基本病机及转化

眩晕的基本病机主要是脑髓空虚，清窍失养，或痰火上逆，扰动清窍。本病的病位在于头窍，其病变脏腑与肝、脾、肾三脏相关。其常见病理因素有风、火、痰、瘀。眩晕的病性以虚者居多，气虚血亏、髓海空虚、肝肾不足所导致的眩晕多属虚证，因痰浊中阻、瘀血阻络、肝阳上亢所导致的眩晕属实证或本虚标实证。

在眩晕的病变过程中，各个证候之间相互兼夹或转化。如脾胃虚弱，气血亏虚而生眩晕，而脾虚又可聚湿生痰，二者相互影响，临床上可以表现为气血亏虚兼有痰湿中阻的证候。如痰湿中阻，郁久化热，形成痰火为患，甚至火盛伤阴，形成阴亏于下，痰火上蒙的复杂局面。再如肾精不足，本属阴虚，若阴损及阳，或精不化气，可以转为肾阳不足或阴阳两虚之证。此外，风阳每夹有痰火，肾虚可以导致肝旺，久病入络形成瘀血，故临床常形成虚实夹杂之证候。

细目三　诊　断

眩晕的诊断要点：

（1）头晕目眩，视物旋转，轻者闭目即止，重者如坐车船，甚则仆倒。

（2）严重者可伴有头痛、项强、恶心呕吐、眼球震颤、耳鸣耳聋、汗出、面色苍白等表现。

（3）多有情志不遂、年高体虚、饮食不节、跌仆损伤等病史。

细目四　辨证论治

1. 眩晕的治疗原则

眩晕的治疗原则是补虚泻实，调整阴阳。虚者当滋养肝肾，补益气血，填精生髓；实证当平肝潜阳，清肝泻火，化痰行瘀。

2. 眩晕肝阳上亢、气血亏虚、肾精不足和痰湿中阻等证的主症、治法和方药

（1）肝阳上亢证

主症：眩晕，耳鸣，头目胀痛，口苦，失眠多梦，遇烦劳郁怒而加重，甚则仆倒，颜面潮红，急躁易怒，肢麻震颤，舌红苔黄，脉弦或数。

治法：平肝潜阳，清火息风。

代表方：天麻钩藤饮加减。

常用药：天麻、石决明、钩藤、牛膝、杜仲、桑寄生、黄芩、山栀、菊花、白芍。

（2）气血亏虚证

主症：眩晕动则加剧，劳累即发，面色淡白，神疲乏力，倦怠懒言，唇甲不华，发色不泽，心悸少寐，纳少腹胀，舌淡苔薄白，脉细弱。

治法：补益气血，调养心脾。

代表方：归脾汤加减。

常用药：党参、白术、黄芪、当归、熟地黄、龙眼肉、大枣、茯苓、炒扁豆、远志、枣仁。

（3）肾精不足证

主症：眩晕日久不愈，精神萎靡，腰酸膝软，少寐多梦，健忘，两目干涩，视力减退，或遗精滑泄，耳鸣齿摇。或颧红咽干，五心烦热，舌红少苔，脉细数；或面色㿠白，形寒肢冷，舌淡嫩，苔白，脉弱尺甚。

治法：滋养肝肾，益精填髓。

代表方：左归丸加减。

常用药：熟地黄、山萸肉、山药、龟板、鹿角胶、紫河车、杜仲、枸杞子、菟丝子、牛膝。

（4）痰湿中阻证

主症：眩晕，头重昏蒙，或伴视物旋转，胸闷恶心，呕吐痰涎，食少多寐，舌苔白腻，脉濡滑。

治法：化痰祛湿，健脾和胃。

代表方：半夏白术天麻汤加减。

常用药：半夏、陈皮、白术、薏苡仁、茯苓、天麻。

3. 常见证治疗加减变化

肝阳上亢证，若肝火上炎，口苦目赤，烦躁易怒者，酌加龙胆草、丹皮、夏枯草；若肝肾阴虚较甚，目涩耳鸣，腰酸膝软，舌红少苔，脉弦细数者，可酌加枸杞子、首乌、生地黄、麦冬、玄参；若眩晕剧烈，兼见手足麻木或震颤者，加羚羊角、石决明、生龙骨、生牡蛎、全蝎、蜈蚣等镇肝息风，清热止痉。

气血亏虚证，若中气不足，清阳不升，兼见气短乏力，纳少神疲，便溏下坠，脉象无力者，可合用补中益气汤；若自汗时出，易于感冒，当重用黄芪，加防风、浮小麦益气固表敛汗；若兼见心悸怔忡，少寐健忘者，可加柏子仁、合欢皮、夜交藤养心安神。

肾精不足证，若阴虚火旺，症见五心烦热，潮热颧红，舌红少苔，脉细数者，可选加鳖甲、龟板、知母、黄柏、丹皮、地骨皮等；若肾失封藏固摄，遗精滑泄者，可酌加芡实、莲须、桑螵蛸等；若阴损及阳，肾阳虚明显，表现为四肢不温，形寒怕冷，精神萎靡，舌淡脉沉者，或予右归丸温补肾阳，填精补髓，或酌配巴戟天、仙灵脾、肉桂。

痰湿中阻证，若眩晕较甚，呕吐频作，视物旋转，可酌加代赭石、竹茹、生姜、旋覆花以镇逆止呕；若兼见耳鸣重听，可酌加郁金、菖蒲、葱白以通阳开窍；若痰郁化火，头痛头胀，心烦口苦，渴不欲饮，舌红苔黄腻，脉弦滑者，宜用黄连温胆汤清化痰热。

第二十二单元　中　风

细目一　概　述

中风是以猝然昏仆、不省人事、半身不遂、口眼㖞斜、语言不利为主症的病证。

细目二　病因病机

1. 中风发病的常见病因

内伤积损，劳欲过度，饮食不节，情志所伤，气虚邪中。

2. 中风发病与虚、火、风、痰、气、血和肝肾阴虚的关系

中风的基本病机为阴阳失调，气血逆乱，上犯于脑，虚（阴虚、气虚）、火（肝火、心火）、风（肝风、外风）、痰（风痰、湿痰）、气（气逆）、血（血瘀）为其病机六端。病位在脑，与心、肝、脾、肾密切相关。病理因素主要为风、火、痰、瘀。其病理性质多属本虚标实，上盛下虚。本虚为肝肾阴虚，气血衰少；标实为风火相扇，痰湿壅盛，气血逆乱。轻者风痰横窜经络而为中经络，重者肝阳肝风夹痰夹火上闭清窍而为中脏腑，轻重之间的转化往往发生在疾病的初发阶段，且变化迅速，与预后密切相关。

细目三　诊断和类证鉴别

1. 中风的诊断要点

（1）具有突然昏仆、不省人事、半身不遂、偏身麻木、口眼㖞斜、言语謇涩等特定的临床表现。轻症仅见眩晕，偏身麻木，口眼㖞斜，半身不遂等。

（2）多急性起病，好发于 40 岁以上年龄。

（3）发病之前多有头晕、头痛、肢体一侧麻木等先兆症状。

（4）常有眩晕、头痛、心悸等病史，病发多有情志失调、饮食不当或劳累等诱因。

2. 中风与痫病、厥证、痉证的鉴别要点

（1）中风与痫病：痫病发作时起病急骤，突然昏仆倒地，与中风相似。但痫病为阵发性神志异常的疾病，猝发仆地时常口中作声，如猪羊啼叫，四肢频抽而口吐白沫；中风则仆地无声，一般无四肢抽搐及口吐涎沫的表现。痫病之神昏多为时短暂，移时可自行苏醒，醒后一如常人，但可再发；中风患者昏仆倒地，其神昏症状严重，持续时间长，难以自行苏醒，需及时治疗方可逐渐清醒。中风多伴有半身不遂、口眼㖞斜等症，亦与痫病不同。

（2）中风与厥证：厥证也有突然昏仆、不省人事之表现，一般而言，厥证神昏时间短暂，发作时常伴有四肢逆冷，移时多可自行苏醒，醒后无半身不遂、口眼㖞斜、言语不利等表现。

（3）中风与痉证：痉证以四肢抽搐、项背强直甚至角弓反张为主症，发病时也可伴有神昏，需与中风闭证相鉴别。但痉证之神昏多出现在抽搐之后，而中风患者多在起病时即有神昏，而后可以出现抽搐。痉证抽搐时间长，中风抽搐时间短。痉证患者无半身不遂、口眼㖞斜等症状。

细目四　辨证论治

1. 中风的分期要点

根据病程长短，分为三期。急性期为发病后两周以内，中脏腑可至一个月；恢复期指发病两周后或一个月至半年内；后遗症期指发病半年以上。

2. 中风中经络、中脏腑及恢复期各证的主症、治法和方药

（1）中经络

1）风痰入络证

主症：肌肤不仁，手足麻木，突然发生口眼㖞斜，语言不利，口角流涎，舌强语謇，甚则半身不遂，或兼见手足拘挛，关节酸痛等症，舌苔薄白，脉浮数。

治法：祛风化痰通络。

代表方：真方白丸子加减。

常用药：半夏、南星、白附子、天麻、全蝎、当归、白芍、鸡血藤、豨莶草。

2）风阳上扰证

主症：平素头晕头痛，耳鸣目眩，突然发生口眼㖞斜，舌强语謇，或手足重滞，甚则半身不遂等症，舌质红，苔黄，脉弦。

治法：平肝潜阳，活血通络。

代表方：天麻钩藤饮加减。

常用药：天麻、钩藤、珍珠母、石决明、桑叶、菊花、黄芩、山栀、牛膝。

3）阴虚风动证

主症：平素头晕耳鸣，腰酸，突然发生口眼㖞斜，言语不利，手指瞤动，甚或半身不遂，舌质红，苔腻，脉弦细数。

治法：滋阴潜阳，息风通络。

代表方：镇肝息风汤加减。

常用药：白芍、天冬、玄参、枸杞子、龙骨、牡蛎、龟板、代赭石、牛膝、当归、天麻、钩藤。

（2）中脏腑

1）闭证

①痰热腑实证

主症：素有头痛眩晕，心烦易怒，突然发病，半身不遂，口舌㖞斜，舌强语謇或不语，神识欠清或昏糊，肢体强急，痰多而黏，伴腹胀，便秘，舌质暗红，或有瘀点瘀斑，苔黄腻，脉弦滑或弦涩。

治法：通腑泄热，息风化痰。

代表方：桃仁承气汤加减。

常用药：桃仁、大黄、芒硝、枳实、胆南星、黄芩、全瓜蒌、桃仁、赤芍、丹皮、牛膝。

中腑因瘀热内阻，腑气不通，邪热上扰，神机失用，应及时使用通腑泄热之法，有助于邪从下泄。

②痰火瘀闭证

主症：突然昏仆，不省人事，牙关紧闭，口噤不开，两手握固，大小便闭，肢体强痉，面赤身热，气粗口臭，躁扰不宁，苔黄腻，脉弦滑而数。

治法：息风清火，豁痰开窍。

代表方：羚角钩藤汤加减。另可服至宝丹或安宫牛黄丸以清心开窍。亦可用醒脑静或清开灵注射液静脉滴注。

常用药：羚羊角（或山羊角）、钩藤、珍珠母、石决明、胆南星、竹沥、半夏、天竺黄、黄连、石菖蒲、郁金。

中脏阳闭证，风阳痰火炽盛，内闭神机，有时因邪热搏结，亦可出现腹满，便秘，小溲不通，苔黄腻，脉弦实有力，亦应配合通下之法，使大便畅通，痰热下泄，则神识可清，危象可解。

③痰浊瘀闭证

主症：突然昏仆，不省人事，牙关紧闭，口噤不开，两手握固，肢体强痉，大小便闭，面白唇暗，静卧不烦，四肢不温，痰涎壅盛，苔白腻，脉沉滑缓。

治法：化痰息风，宣郁开窍。

代表方：涤痰汤加减。

常用药：半夏、茯苓、橘红、竹茹、郁金、石菖蒲、胆南星、天麻、钩藤、僵蚕。

闭证适时配合通下之法，但正虚明显，元气欲脱者忌用。

2）脱证（阴竭阳亡）

主症：突然昏仆，不省人事，目合口张，鼻鼾息微，手撒肢冷，汗多，大小便自遗，肢体软瘫，舌痿，脉细弱或脉微欲绝。

治法：回阳救阴，益气固脱。

代表方：参附汤合生脉散加味。亦可用参麦注射液或生脉注射液静脉滴注。

常用药：人参、附子、麦冬、五味子、山萸肉。

（3）恢复期

1）风痰瘀阻证

主症：口眼㖞斜，舌强语謇或失语，半身不遂，肢体麻木，苔滑腻，舌暗紫，脉弦滑。

治法：搜风化痰，行瘀通络。

代表方：解语丹加减。

常用药：天麻、胆南星、天竺黄、半夏、陈皮、地龙、僵蚕、全蝎、远志、菖蒲、稀莶草、桑枝、鸡血藤、丹参、红花。

2）气虚络瘀证

主症：肢体偏枯不用，肢软无力，面色萎黄，舌质淡紫或有瘀斑，苔薄白，脉细涩或细弱。

治法：益气养血，化瘀通络。

代表方：补阳还五汤加减。

常用药：黄芪、桃仁、红花、赤芍、归尾、川芎、地龙、牛膝。

3）肝肾亏虚证

主症：半身不遂，患肢僵硬，拘挛变形，舌强不语，或偏瘫，肢体肌肉萎缩，舌红脉细，或舌淡红，脉沉细。

治法：滋养肝肾。

代表方：左归丸合地黄饮子加减。

常用药：干地黄、首乌、枸杞子、山萸肉、麦冬、石斛、当归、鸡血藤。

3. 常见证治疗加减变化

风痰入络证，语言不清者，加菖蒲、远志祛痰宣窍；痰瘀交阻，舌紫有瘀斑，脉细涩者，可酌加丹参、桃仁、红花、赤芍等活血化瘀。

风阳上扰证，夹有痰浊，胸闷，恶心，苔腻，加胆南星、郁金；头痛较重，加羚羊角、夏枯草以清肝息风；腿足重滞，加杜仲、桑寄生补益肝肾。

虚风动证，痰热较重，苔黄腻，泛恶，加胆南星、竹沥、川贝母清热化痰；阴虚阳亢，肝火偏旺，心中烦热，加栀子、黄芩清热除烦。

痰热腑实证，头痛，眩晕严重者，加钩藤、菊花、珍珠母平肝降逆；烦躁不安，彻夜不眠，口干，舌红，加生地黄、沙参、夜交藤养阴安神。

痰火郁闭证，若痰热阻于气道，喉间痰鸣辘辘，可服竹沥水、猴枣散以豁痰镇惊；肝火旺盛，面红目赤，脉弦劲有力，宜酌加龙胆草、山栀、夏枯草、代赭石、磁石等清肝镇摄之品；腑实热结，腹胀便秘，苔黄厚，宜加生大黄、元明粉、枳实。

痰浊郁闭证，兼有动风者，加天麻、钩藤以平息内风；有化热之象者，加黄芩、黄连；见戴阳证者，属病情恶化，宜急进参附汤、白通加猪胆汁汤救治。

脱证，阴不恋阳，阳浮于外，津液不能内守，汗泄过多者，可加龙骨、牡蛎敛汗回阳；阴精耗伤，舌干，脉微者，加玉竹、黄精以救阴护津。

风痰瘀阻证，痰热偏盛者，加全瓜蒌、竹茹、川贝母清化痰热；兼有肝阳上亢，头晕头痛，面赤，苔黄舌红，脉弦劲有力，加钩藤、石决明、夏枯草，平肝息风潜阳；咽干口燥，加天花粉、天冬养阴润燥。

气虚络瘀证，血虚甚，加枸杞子、首乌藤以补血；肢冷，阳失温煦，加桂枝温经通脉；腰膝酸软，加川断、桑寄生、杜仲以壮筋骨，强腰膝。

肝肾亏虚证，若腰酸腿软较甚，加杜仲、桑寄生、牛膝补肾壮腰；肾阳虚，加巴戟天、肉苁蓉补肾益精，附子、肉桂温补肾阳；夹有痰浊，加菖蒲、远志、茯苓化痰开窍。

细目五　转归和预后

中风病患者的转归取决于其体质的强弱、正气的盛衰、病情的轻重及诊疗的正确及时与否、调养是否得当等。中脏腑者，神志由昏迷逐渐转清，半身不遂趋于恢复，说明其向中经络转化，病势为顺，预后多好。若出现顽固性呃逆、呕血、厥脱者，此为中风变证，多致正气散脱。若邪盛正伤，虽经救治，终因正气已伤，致病程迁延成为中风病后遗症者，常见半身不遂、口舌㖞斜、言语不利、痴呆等，要抓紧时机，积极治疗，同时配合外敷熏洗及针灸按摩，并适当锻炼，以提高疗效。中风病后遗症期，若偏瘫肢体由松懈瘫软变为拘挛发痉，伴躁扰不宁，此由正气虚乏，邪气日盛而致，病情较重。

第二十三单元　水　肿

细目一　概　述

水肿是体内水液潴留，泛滥肌肤，表现以头面、眼睑、四肢、腹背甚至全身浮肿为特征的一类病证。

细目二　病因病机

1. 水肿的常见病因

风邪袭表，疮毒内犯，外感水湿，饮食不节，禀赋不足，久病劳倦。

2. 水肿的基本病机及转化

水肿发病的基本病理变化为肺失通调，脾失转输，肾失开阖，三焦气化不利，水液泛滥肌肤。其病位在肺、脾、肾，而关键在肾。病理因素为风邪、水湿、疮毒、瘀血。

由于致病因素及体质的差异，水肿的病理性质有阴水、阳水之分，并可相互转换或夹杂。阳水属实，多因外感风邪、疮毒、水湿而成，病位在肺、脾。阴水属虚或虚实夹杂，多由饮食劳倦、禀赋不足、久病体虚所致，病位在脾、肾。阳水迁延不愈，反复发作，正气渐衰，脾肾阳虚，或因失治、误治，损伤脾肾，阳水可转为阴水。反之，阴水复感外邪，或饮食不节，使肿势加剧，呈现阳水的证候，而成本虚标实之证。

其次，水肿各证之间亦互有联系。阳水的风水相搏之证，若风去湿留，可转化为水湿浸渍证。水湿浸渍证由于体质差异，湿有寒化、热化之不同。湿从寒化，寒湿伤及脾阳，则变为脾阳不振之证，甚者脾虚及肾，又可成为肾阳虚衰之证。湿从热化，可转为湿热壅盛之证。湿热伤阴，则可表现为肝肾阴虚之证。此外，肾阳虚衰，阳损及阴，又可导致阴阳两虚之证。

最后，水肿各证，日久不退，水邪壅阻经隧，络脉不利，瘀阻水停，则水肿每多迁延不愈。

细目三　诊　断

水肿的诊断要点

（1）水肿先从眼睑或下肢开始，继及四肢全身。

（2）轻者仅眼睑或足胫浮肿，重者全身皆肿，甚则腹大胀满，气喘不能平卧，更严重者可见尿闭或尿少，恶心呕吐，口有秽味，鼻衄牙宣，头痛，抽搐，神昏谵语等危象。

（3）可有乳蛾、心悸、疮毒、紫癜以及久病体虚病史。

细目四　辨证论治

1. 水肿的辨证要点

水肿病证首先须辨阳水、阴水，其次应辨病变之脏腑。

先辨阴水、阳水。阳水，一般起病较快，病程较短，病因多为风邪、湿毒、水气、湿热。肿多从头面开始，由上而下，继及全身，肿处皮肤绷急光亮，按之凹陷即起，多见表、实、热证，病人一般情况较好，无正气大亏之象。阴水，一般起病较慢，病程较长，病因多为饮食劳倦、先天或后天因素所致的脏腑亏损。肿多由下而上，继及全身，肿处皮肤松弛，按之凹陷不易恢复，甚则按之如泥，多见里、虚、寒证，病人一般情况较差，脏腑功能明显受损。阳水阴水亦可相互转化。

其次辨病变之脏腑，在肺、脾、肾、心、肝之差异。肺水多并见咳逆；脾水多并见脘腹满闷而食少；肾水多并见腰膝酸软，或见肢冷，或见烦热；心水多并见心悸、怔忡；肝水多并见胸胁胀满。对于虚实夹杂、多脏共病者，应仔细辨清本虚标实之主次。

2. 水肿的治疗原则

发汗、利尿、泻下逐水为治疗水肿的三条基本原则，具体应用视阴阳虚实不同而异。阳水以祛邪为主，应予发汗、利水或攻逐，同时配合清热解毒、理气化湿等法；阴水当以扶正为主，健脾温肾，同时配以利水、养阴、活血、祛瘀等法。对于虚实夹杂者，则当兼顾，或先攻后补，或攻补兼施。

3. 水肿风水相搏、水湿浸渍、湿热壅盛、湿毒浸淫、脾阳虚衰、肾阳衰微等证的主症、治法和方药

（1）风水相搏证

主症：眼睑浮肿，继则四肢及全身皆肿，来势迅速，多有恶寒，发热，肢节酸楚，小便不利等症。偏于风热者，伴咽喉红肿疼痛，舌质红，脉浮滑数；偏于风寒者，兼恶寒，咳喘，舌苔薄白，脉浮滑或浮紧。

治法：疏风清热，宣肺行水。

代表方：越婢加术汤加减。

常用药：麻黄、杏仁、防风、浮萍、白术、茯苓、泽泻、车前子、石膏、桑白皮、黄芩。

（2）水湿浸渍证

主症：起病缓慢，病程较长，全身水肿，下肢明显，按之没指，小便短少，身体困重，胸闷，纳呆，泛恶，苔白腻，脉沉缓。

治法：运脾化湿，通阳利水。

代表方：五皮饮合胃苓汤加减。

常用药：桑白皮、陈皮、大腹皮、茯苓皮、生姜皮、苍术、厚朴、草果、桂枝、白术、茯苓、猪苓、泽泻。

（3）湿热壅盛证

主症：遍体浮肿，皮肤绷急光亮，胸脘痞闷，烦热口渴，小便短赤，或大便干结，舌红，苔黄腻，脉沉数或濡数。

治法：分利湿热。

代表方：疏凿饮子加减。

常用药：羌活、秦艽、防风、大腹皮、茯苓皮、生姜皮、猪苓、茯苓、泽泻、椒目、赤小豆、黄柏、商陆、槟榔、生大黄。

攻下逐水法是治疗阳水的一种方法，即《内经》"去菀陈莝"之意。只宜用于病初体实肿甚，正气尚旺，用发汗、利水法无效，症见全身高度浮肿，气喘，心悸，腹水，小便不利，脉沉而有力者。使用该法，宜抓住时机，以逐水为急，使水邪从大小便而去，可用十枣汤治疗，但应中病即止，以免过用伤正。俟水退后，即行调补脾胃，以善其后。病至后期，脾肾两亏而水肿甚者，逐水峻药应慎用。

（4）湿毒浸淫证

主症：眼睑浮肿，延及全身，皮肤光亮，尿少色赤，身发疮痍，甚则溃烂，恶风发热，舌质红，苔薄黄，脉浮数或滑数。

治法：宣肺解毒，利湿消肿。

代表方：麻黄连翘赤小豆汤合五味消毒饮加减。

常用药：麻黄、杏仁、桑白皮、赤小豆、银花、野菊花、蒲公英、紫花地丁、紫背天葵。

（5）脾阳虚衰证

主症：身肿日久，腰以下为甚，按之凹陷不易恢复，脘腹胀闷，纳减便溏，面色不华，神疲乏力，四肢倦怠，小便短少，舌质淡，苔白腻或白滑，脉沉缓或沉弱。

治法：健脾温阳利水。

代表方：实脾饮加减。

常用药：干姜、附子、草果、桂枝、白术、茯苓、泽泻、车前子、木瓜、木香、厚朴、大腹皮。

（6）肾阳衰微证

主症：水肿反复消长不已，面浮身肿，腰以下甚，按之凹陷不起，尿量减少或反多，腰酸冷痛，四肢厥冷，怯寒神疲，面色㿠白，甚者心悸胸闷，喘促难卧，腹大胀满，舌质淡胖，苔白，脉沉细或沉迟无力。

治法：温肾助阳，化气行水。

代表方：济生肾气丸合真武汤加减。

常用药：附子、肉桂、巴戟天、仙灵脾、白术、茯苓、泽泻、车前子、牛膝。

4. 常见证治疗加减变化

风水相搏证，若风寒偏盛，去石膏，加苏叶、桂枝、防风祛风散寒；若风热偏盛，可加连翘、桔梗、板蓝根、鲜芦根，以清热利咽，解毒散结；若咳喘较甚，可加杏仁、前胡，以降气定喘；如见汗出恶风，卫阳已虚，则用防己黄芪汤加减，以益气行水；若表证渐解，身重而水肿不退者，可按水湿浸渍证论治。

水湿浸渍证，外感风邪，肿甚而喘者，可加麻黄、杏仁宣肺平喘；面肿，胸满，不得卧，加苏子、葶苈子降气行水；若湿困中焦，脘腹胀满者，可加川椒目、大腹皮、干姜温脾化湿。

湿热壅盛证，腹满不减，大便不通者，可合己椒苈黄丸，以助攻泻之力，使水从大便而泄；若肿势严重，兼见喘促不得平卧者，加葶苈子、桑白皮泻肺利水；若湿热久羁，亦可化燥伤阴，症见口燥咽干，可加白茅根、芦根，不宜过用苦温燥湿、攻逐伤阴之品。

湿毒浸淫证，脓毒甚者，当重用蒲公英、紫花地丁清热解毒；湿盛糜烂者，加苦参、土茯苓；风盛者，加白鲜皮、地肤子；血热而红肿，加丹皮、赤芍；大便不通，加大黄、芒硝；症见尿痛、尿血，乃湿热之邪下注膀胱，伤及血络，可酌加凉血止血之品，如石韦、大蓟、荠菜花等。

脾阳虚衰证，气虚甚，症见气短声弱者，可加人参、黄芪以健脾益气；若小便短少，可加桂枝、泽泻，以助膀胱气化而行水。

肾阳衰微证，小便清长量多，去泽泻、车前子，加菟丝子、补骨脂以温固下元。若症见面部浮肿为主，表情淡漠，动作迟缓，形寒肢冷，治以温补肾阳为主，方用右归丸加减。病至后期，因肾阳久衰，阳损及阴，可导致肾阴亏虚，出现肾阴虚为主的病证，如水肿反复发作，精神疲惫，腰酸遗精，口渴干燥，五心烦热，舌红，脉细弱等。治当滋补肾阴为主，兼利水湿，但养阴不宜过于滋腻，以防伤害阳气，反助水邪。方用左归丸加泽泻、茯苓、冬葵子等。肾虚肝旺，头昏头痛，心慌腿软，肢瞤者，加鳖甲、牡蛎、杜仲、桑寄生、野菊花、夏枯草。如病程缠绵，反复不愈，正气日衰，复感外邪，症见发热恶寒，肿势增剧，小便短少，此为虚实夹杂，本虚标实之证，治当急则治标，先从风水论治，但应顾及正气虚衰一面，不可过用解表药，以越婢汤为主，酌加党参、菟丝子等补气温肾之药，扶正与祛邪并用。

细目五　转归和预后

水肿转归，一般而言，阳水易消，阴水难治。阳水患者如属初发年少，体质尚好，脏气未损，治疗及时，则病可向愈。此外，因生活饥馑、饮食不足所致水肿，在饮食条件改善后，水肿也可望治愈。若先天禀赋不足，或他病久病，或得病之后拖延失治，导致正气大亏，肺、脾、肾三脏功能严重受损，后期还可影响到心、肝，则难向愈。若水邪壅盛或阴水日久，脾肾衰微，水气上犯，则可出现水邪凌心犯肺之重证。若病变后期，肾阳衰败，气化不行，浊毒内闭，是由水肿发展为关格。若肺失通调，脾失健运，肾失开阖，致膀胱气化无权，可见小便点滴或闭塞不通，则是水肿转为癃闭。若阳损及阴，造成肝肾阴虚，肝阳上亢，则可兼见眩晕之证。

避免风邪外袭。病人应注意保暖；感冒流行季节，外出戴口罩，避免去公共场所；居室宜通风；平时应避免冒雨涉水，或湿衣久穿不脱，以免湿邪外侵。

注意调摄饮食。肿势重者应予无盐饮食，轻者予低盐饮食（每日食盐量 3 ~ 4g）。若因营养障碍而致水肿者，不必过于忌盐，饮食应富含蛋白质，清淡易消化。

劳逸结合，调畅情志。树立战胜疾病的信心。

水肿病人长服肾上腺糖皮质激素者，皮肤容易生痤疮，应避免抓搔肌肤，以免皮肤感染。对长期卧床者，皮肤外涂滑石粉，经常保持干燥，并定时翻身，以免褥疮发生，加重水肿的病情。每日记录水液的出入量。若每日尿量少于 500mL 时，要警惕癃闭的发生。此外，患者应坚持治疗，定期随访。

第二十四单元　淋　证

细目一　概　述

淋证是指以小便频数短涩、淋沥刺痛、小腹拘急或痛引腰腹为主症的病证。

细目二　病因病机

1. 淋证的常见病因

外感湿热，饮食不节，情志失调，禀赋不足，劳伤久病。

2. 淋证的病机及转化

淋证的基本病理变化为湿热蕴结下焦，肾与膀胱气化不利。其病位在膀胱与肾。其病理因素主要为湿热之邪。病理性质在病初多邪实之证，久病则由实转虚，或虚实夹杂。淋证虽有六淋之分，但各种淋证间存在着一定的联系。表现在转归上，首先是虚实之间的转化。如实证的热淋、血淋、气淋可转化为虚证的劳淋。反之虚证的劳淋，亦可能兼夹实证的热淋、血淋、气淋。而当湿热未尽，正气已伤，处于实证向虚证的移行阶段，则表现为虚实夹杂的证候。此外在气淋、血淋、膏淋等淋证本身，这种虚实互相转化的情况也同样存在。而石淋由实转虚时，由于砂石未去，则表现为正虚邪实之证。其次是某些淋证间的相互转换或同时并见。前者如热淋转为血淋，热淋也可诱发石淋。后者如在石淋的基础上，再发生热淋、血淋，或膏淋并发热淋、血淋等。在虚证淋证的各种证型之间，则可表现为彼此参差互见，损及多脏的现象。

细目三　诊断和类证鉴别

1. 淋证的诊断要点

（1）小便频数，淋沥涩痛，小腹拘急引痛，为各种淋证的主症，是诊断淋证的主要依据。但还需根据各种淋证的不同临床特征，确定不同的淋证类型。

（2）病久或反复发作后，常伴有低热、腰痛、小腹坠胀、疲劳等。

（3）多见于已婚女性，每因疲劳、情志变化、不洁房事而诱发。

2. 六种淋证的主症特征

六种淋证均有小便频涩，滴沥刺痛，小腹拘急引痛。各种淋证又有不同的特殊表现。热淋起病多急骤，小便赤热，溲时灼痛，或伴有发热，腰痛拒按。石淋以小便排出砂石为主症，或排尿时突然中断，尿道窘迫疼痛，或腰腹绞痛难忍。气淋小腹胀满较明显，小便艰涩疼痛，尿后余沥不尽。血淋为溺血而痛。膏淋症见小便混浊如米泔水或滑腻如膏脂。劳淋小便不甚赤涩，溺痛不甚，但淋沥不已，时作时止，遇劳即发。

3. 血淋与尿血的鉴别

血淋与尿血都有小便出血，尿色红赤，甚至溺出纯血等症状。其鉴别的要点是有无尿痛。尿血多无疼痛之感，虽亦间有轻微的胀痛或热痛，但终不若血淋的小便滴沥而疼痛难忍，故一般以痛者为血淋，不痛者为尿血。

细目四　辨证论治

1. 淋证的辨证要点

淋证的辨证应首辨六淋的类别，其次辨证候之虚实，最后须辨明各淋证的转化与兼夹。

首先应别六淋之类别。一般来说，热淋，起病多急，或伴发热，小便赤热，尿时灼痛。石淋，小便窘急不能猝出，尿道刺痛，痛引少腹，尿出砂石而痛止。气淋，少腹满闷胀痛，小便艰涩疼痛，或少腹坠胀，尿后余沥不尽。血淋，尿色鲜红或淡红或夹血块而痛。膏淋，小便涩痛，尿液混浊如脂膏或米泔水。劳淋，久患淋证，遇劳倦、房事即加重或诱发，小便涩痛不显著，余沥不尽，腰痛缠绵。

其次，须辨证候之虚实。辨别淋证虚实的主要依据：一是病程，新病初起或在急性发作阶段多实，久病者病程较长，病势缠绵多虚。二看疼痛程度，病急痛甚者多实，病缓痛轻者多虚。三看尿液，混浊黄赤多为湿热邪气盛，清白色淡为正虚或邪退。虚实夹杂者，须分清标本虚实之主次，证情之缓急。

2. 淋证的治疗原则

实则清利，虚则补益，为淋证的基本治则。具体而言，实证以膀胱湿热为主者，治宜清热利湿；以热灼血络为主者，治以凉血止血；以砂石结聚为主者，治以通淋排石；以气滞不利为主者，治以利气疏导。虚证以脾虚为主者，治以健脾益气；以肾虚为主者，治宜补虚益肾。对虚实夹杂者，又当通补兼施，审其主次缓急，兼顾治疗。

3. 热淋、血淋、石淋、气淋、膏淋、劳淋的主症、治法和方药

（1）热淋

主症：小便频数短涩，灼热刺痛，溺色黄赤，少腹拘急胀痛，或有寒热，口苦，呕恶，或有腰痛拒按，或有大便秘结，苔黄腻，脉滑数。

治法：清热利湿通淋。

方药：八正散加减。

常用药：瞿麦、萹蓄、车前子、滑石、萆薢、大黄、黄柏、蒲公英、紫花地丁。

（2）血淋

主症：小便热涩刺痛，尿色深红，或夹有血块，疼痛满急加剧，或见心烦，舌尖红，苔黄，脉滑数。

治法：清热通淋，凉血止血。

代表方：小蓟饮子加减。

常用药：小蓟、生地黄、白茅根、旱莲草、木通、生草梢、山栀、滑石、当归、蒲黄、土大黄、马鞭草。

（3）石淋

主症：尿中夹砂石，排尿涩痛，或排尿时突然中断，尿道窘迫疼痛，少腹拘急，往往突发，一侧腰腹绞痛难忍，甚则牵及外阴，尿中带血，舌红，苔薄黄，脉弦或带数。

治法：清热利湿，排石通淋。

代表方：石韦散加减。

常用药：瞿麦、萹蓄、通草、滑石、金钱草、海金沙、鸡内金、石韦、穿山甲、虎杖、王不留行、牛膝、青皮、乌药、沉香。

伴有湿热见症时，参照热淋治疗。绞痛缓解，多无明显自觉症状，可常用金钱草煎汤代茶。若结石过大，阻塞尿路，肾盂严重积水者，不宜服用中药，宜手术治疗。

（4）气淋

主症：郁怒之后，小便涩滞，淋沥不宣，少腹胀满疼痛，苔薄白，脉弦。

治法：理气疏导，通淋利尿。

代表方：沉香散加减。

常用药：沉香、青皮、乌药、香附、石韦、滑石、冬葵子、车前子。

（5）膏淋

主症：小便混浊，乳白或如米泔水，上有浮油，置之沉淀，或伴有絮状凝块物，或混有血液、血块，尿道热涩疼痛，尿时阻塞不畅，口干，苔黄腻，舌质红，脉濡数。

治法：清热利湿，分清泄浊。

代表方：程氏萆薢分清饮加减。

常用药：萆薢、石菖蒲、黄柏、车前子、飞廉、水蜈蚣、向日葵心、莲子心、连翘心、丹皮、灯心。

（6）劳淋

主症：小便不甚赤涩，溺痛不甚，但淋沥不已，时作时止，遇劳即发，腰膝酸软，神疲乏力，病程缠绵，舌质淡，脉细弱。

治法：补脾益肾。

代表方：无比山药丸加减。

常用药：党参、黄芪、怀山药、莲子肉、茯苓、薏苡仁、泽泻、扁豆衣、山茱萸、菟丝子、芡实、金樱子、煅牡蛎。

4. 常见证治疗的加减变化

热淋，若伴寒热、口苦、呕恶者，可加黄芩、柴胡以和解少阳；若大便秘结、腹胀者，可重用生大黄、枳实以通腑泄热；若阳明热证，加知母、石膏清气分之热；若热毒弥漫三焦，用黄连解毒汤合五味消毒饮以清热泻火解毒；若气滞者，加青皮、乌药；若湿热伤阴者去大黄，加生地黄、知母、白茅根以养阴清热。

血淋，有瘀血征象，加三七、牛膝、桃仁以化瘀止血；若出血不止，可加仙鹤草、琥珀粉以收敛止血；若久病肾阴不足，虚火扰动阴血，症见尿色淡红，尿痛涩滞不显著，腰膝酸软，神疲乏力者，宜滋阴清热，补虚止血，用知柏地黄丸加减；若久病脾虚气不摄血，症见神疲乏力，面色少华者，用归脾汤加仙鹤草、泽泻、滑石益气养血通淋。

石淋，腰腹绞痛者，加芍药、甘草以缓急止痛；若尿中带血，可加小蓟、生地黄、藕节以凉血止血，去炮山甲、王不留行；小腹胀痛加木香、乌药行气通淋；伴有瘀滞，舌质紫者，加桃仁、红花、炮山甲、皂角刺，加强破气活血、化瘀散结作用。石淋日久，症见神疲乏力，少腹坠胀者，为虚实夹杂，当标本兼顾，补中益气汤加金钱草、海金沙、冬葵子益气通淋；腰膝酸软，腰部隐痛者，加杜仲、续断、补骨脂补肾益气。

气淋，少腹胀满，上及于胁者，加川楝子、小茴香、广郁金以疏肝理气；症见少腹坠胀，尿频涩滞，余沥难尽，不耐劳累，面色㿠白，少气懒言，舌淡，脉细无力，证属中气下陷，可用补中益气汤加减。

膏淋，伴有血尿，加小蓟、藕节、白茅根凉血止血；小便黄赤，热痛明显，加甘草梢、竹叶、通草清心导火；病久湿热伤阴，加生地黄、麦冬、知母滋养肾阴。膏淋病久不已，反复发作，淋出如脂，涩痛不甚，形体日见消瘦，头昏无力，腰膝酸软，舌淡，苔腻，脉细无力，此为脾肾两虚，气不固摄，用膏淋汤补脾益肾固涩。

劳淋，若肾阴虚，舌红苔少，加生熟地黄、龟板滋养肾阴；阴虚火旺，面红烦热，尿黄赤伴有灼热不适者，可用知柏地黄丸滋阴降火；肾阳虚，加附子、肉桂、鹿角片、巴戟天等温补肾阳。

细目五　调摄、转归和预后

1. 转归和预后

淋证的预后往往与其类型及病情轻重有关。初起者，病情尚轻，治疗得当，多易治愈。但热淋、血淋有时可发生热毒入血，出现高热神昏等重笃证候。若病久不愈，或反复发作，不仅可转为劳淋，甚则转变成水肿、癃闭、关格等证，或肾虚肝旺，成为头痛、眩晕。石淋因结石过大，阻塞水道，亦可成水肿、癃闭、关格。膏淋日久，精微外泄，可致消瘦乏力，气血大亏，终成虚劳病证。

2. 生活调摄

（1）注意外阴清洁，不憋尿，多饮水，每2~3小时排尿一次。房事后即行排尿，防止秽浊之邪从下阴上犯膀胱。妇女在月经期、妊娠期、产后更应注意外阴卫生，以免虚体受邪。

（2）养成良好的饮食起居习惯，饮食宜清淡，忌肥腻辛辣酒醇之品。

（3）避免纵欲过劳，保持心情舒畅，以提高机体抗病能力。

第二十五单元 郁 证

细目一 概 述

郁证是由于情志不舒、气机郁滞所致，以心情抑郁、情绪不宁、胸部满闷、胁肋胀痛，或易怒喜哭，或咽中如有异物梗塞等症为主要临床表现的一类病证。

细目二 病因病机

1. 郁证的常见病因

七情所伤，思虑劳倦，脏气素虚。

2. 郁证的基本病机

郁证的基本病机是肝失疏泄，脾失健运，心失所养，脏腑阴阳气血失调。郁证的发病与肝的关系最为密切，涉及心、脾。病理性质有虚实两端。初起以气滞为主，兼血瘀、化火、痰结、食滞等，属实证。后期或因火郁伤阴而导致阴虚火旺、心肾阴虚之证，或因脾伤气血生化不足，心神失养，而导致心脾两虚之证，由实转虚，转为阴亏血虚。六郁中总以气郁为先，而后才有湿、痰、热、血、食诸郁，且六郁相因，互为兼夹。

细目三 诊 断

郁证的诊断要点：

（1）以忧郁不畅、情绪不宁、胸胁胀满疼痛为主要临床表现，或有易怒易哭，或有咽中如有炙脔，吞之不下，咯之不出的特殊症状。

（2）患者大多数有忧愁、焦虑、悲哀、恐惧、愤懑等情志内伤的病史。并且郁证病情的反复常与情志因素密切相关。

（3）多发于青中年女性。无其他病证的症状及体征。

细目四 辨证论治

1. 郁证的基本治疗原则及方法

理气开郁、调畅气机、怡情易性是治疗郁证的基本原则。对于实证，首当理气开郁，并应根据是否兼有血瘀、火郁、痰结、湿滞、食积等而分别采用活血、降火、祛痰、化湿、消食等法。虚证则应根据损及的脏腑及气血阴精亏虚的不同情况而补之，或养心安神，或补益心脾，或滋养肝肾。对于虚实夹杂者，则又当视虚实的偏重而虚实兼顾。

郁证一般病程较长，用药不宜峻猛。在实证的治疗中，应注意理气而不耗气，活血而不破血，清热而不败胃，祛痰而不伤正；在虚证的治疗中，应注意补益心脾而不过燥，滋养肝肾而不过腻。

2. 肝气郁结、痰气郁结、心神失养、心脾两虚等证的主症、治法和方药

（1）肝气郁结证

主症：精神抑郁，情绪不宁，胸部满闷，胁肋胀痛，痛无定处，脘闷嗳气，不思饮食，大便不调，苔薄腻，脉弦。

治法：疏肝解郁，理气畅中。

代表方：柴胡疏肝散加减。

常用药：柴胡、香附、枳壳、陈皮、郁金、青皮、苏梗、合欢皮、川芎、芍药、甘草。

（2）痰气郁结证

主症：精神抑郁，胸部闷塞，胁肋胀满，咽中如有物梗塞，吞之不下，咯之不出，苔白腻，脉弦滑。

《医宗金鉴·诸气治法》将本证称为"梅核气"。

治法：行气开郁，化痰散结。

代表方：半夏厚朴汤加减。

常用药：厚朴、紫苏、半夏、茯苓、生姜。

（3）心神失养证

主症：精神恍惚，心神不宁，多疑易惊，悲忧善哭，喜怒无常，或时时欠伸，或手舞足蹈，骂詈喊叫等，舌质淡，脉弦。

此种证候多见于女性，常因精神刺激而诱发。临床表现多种多样，但同一患者每次发作多为同样几种症状的重复。

《金匮要略·妇人杂病脉证并治》将此种证候称为"脏躁"。

治法：甘润缓急，养心安神。

代表方：甘麦大枣汤加减。

常用药：甘草、小麦、大枣、郁金、合欢花。

（4）心脾两虚证

主症：情绪不宁，多思善疑，头晕神疲，心悸胆怯，失眠健忘，纳差，面色不华，舌质淡，苔薄白，脉细。

治法：健脾养心，补益气血。

代表方：归脾汤加减。

常用药：党参、茯苓、白术、甘草、黄芪、当归、龙眼肉、酸枣仁、远志、茯苓、木香、神曲。

细目五　其他治疗

1. 精神治疗

由于本证主要由精神因素引起，精神治疗对于本证具有重要意义。如《临证指南医案》所说"郁证全在病者能移情易性"。努力解除致病原因，使病人正确认识和对待自己的疾病，增强治愈疾病的信心，保持心情舒畅，避免不良的精神刺激，对促进疾病的好转乃至痊愈都甚有裨益。

2. 辅助治疗

心失所养，心神惑乱可出现多种多样的临床表现。在发作时，可根据具体病情选用适当的穴位进行针刺治疗，并结合语言暗示、诱导，对控制发作，解除症状，常能收到良好效果。一般病例可针刺内关、神门、后溪、三阴交等穴位。伴上肢抽动者，配曲池、合谷；伴下肢抽动者，配阳陵泉、昆仑；伴喘促气急者，配膻中。

第二十六单元 血 证

细目一 概 述

凡血液不循常道，或上溢于口鼻诸窍，或下泄于前后二阴，或渗出于肌肤，所形成的一类出血性疾患，统称为血证。在古代医籍中，亦称为血病或失血。

鼻腔出血，称为鼻衄。齿龈出血，称为齿衄，又称为牙衄、牙宣。血由肺及气管外溢，经口而咳出，表现为痰中带血，或痰血相兼，或纯血鲜红，间夹泡沫，均称为咳血，亦成为嗽血或咯血。血由胃来，经呕吐而出，血色红或紫黯，常夹有食物残渣，称为吐血，亦成为呕血。便血系胃肠脉络受损，以血液随大便而下或大便呈柏油样为主要临床表现。小便中混有血液，甚或伴有血块的病证，称为尿血。血液溢出于肌肤之间，皮肤表现青紫斑点或斑块的病证，称为紫斑。

细目二 病因病机

1. 血证的基本病因

感受外邪，情志过极，饮食不节，劳倦过度，久病或热病等。

2. 各类血证与脏腑的关系

同一血证，可以有不同的脏腑病变而引起。例如同属鼻衄，病变脏腑有在肺、在胃、在肝的不同；吐血有病在胃及病在肝之别；齿衄有病在胃及在肾之分；尿血则有病在膀胱、肾或脾的不同。

细目三 诊断和类证鉴别

1. 各类血证的诊断要点

（1）鼻衄：凡血自鼻道外溢而非因外伤、倒经所致者，均可诊断为鼻衄。

（2）齿衄：血自齿龈或齿缝外溢，且排除外伤所致者，即可诊断为齿衄。

（3）咳血：血由肺、气道而来，经咳嗽而出，或觉喉痒胸闷，一咯即出，血色鲜红，或夹泡沫，或痰血相兼，痰中带血。多有慢性咳嗽、痰喘、肺痨等病史。

（4）吐血：发病急骤，吐血前多有恶心、胃脘不适、头晕等症。血随呕吐而出，常伴有食物残渣等胃内容物，血色多为咖啡色或紫暗色，也可为鲜红色，大便色黑如漆，或呈暗红色。多有胃痛、胁痛、黄疸、癥积等病史。

（5）便血：大便色鲜红、暗红或紫暗，甚至黑如柏油样，次数增多。多有胃肠或肝病病史。

（6）尿血：小便中混有血液或夹有血丝，排尿时无疼痛。

（7）紫斑：肌肤出现青紫斑点，小如针尖，大者融合成片，压之不褪色。紫斑好发于四肢，尤以下肢为甚，常反复发作，重者可伴有鼻衄、齿衄、尿血、便血及崩漏。小儿及成人皆可患此病，但以女性为多见。

2. 咳血与吐血的鉴别

咳血与吐血血液均经口出，但两者截然不同。咳血是血由肺来，经气道随咳嗽而出，血色多为鲜红，常混有痰液，咳血之前多有咳嗽、胸闷、喉痒等症状，大量咳血后，可见痰中带血数天，大便一般不呈黑色。吐血是血自胃而来，经呕吐而出，血色紫暗，常夹有食物残渣，吐血之前多有胃脘不适或胃痛、恶心等症状，吐血之后无痰中带血，但大便多呈黑色。

3. 便血之远血与近血的鉴别

便血之远近是指出血部位距肛门的远近而言。远血其病位在胃、小肠，血与粪便相混，血色如黑漆色或黯紫色。近血来自乙状结肠、直肠、肛门，血便分开，或是便外裹血，血色多鲜红或黯红。

细目四　辨证论治

1. 治疗血证的三个原则

对血证的治疗可归纳为治火、治气、治血三个原则。实火当清热泻火，虚火当滋阴降火；实证当清气降气，虚证当补气益气；另适当地选用凉血止血、收敛止血或祛瘀止血的方药。应针对各种血证的病因病机及损伤脏腑的不同，结合证候虚实及病情轻重而辨证论治。

2. 咳血、吐血、尿血、便血、衄血等证的主症、治法和方药

（1）咳血

1）燥热伤肺证

主症：喉痒咳嗽，痰中带血，口干鼻燥，或有身热，舌质红，少津，苔薄黄，脉数。

治法：清热润肺，宁络止血。

代表方：桑杏汤加减。

常用药：桑叶、栀子、淡豆豉、沙参、梨皮、贝母、杏仁、白茅根、茜草、藕节、侧柏叶。

2）肝火犯肺证

主症：咳嗽阵作，痰中带血或纯血鲜红，胸胁胀痛，烦躁易怒，口苦，舌质红，苔薄黄，脉弦数。

治法：清肝泻火，凉血止血。

代表方：泻白散合黛蛤散加减。

常用药：青黛、黄芩、桑白皮、地骨皮、海蛤壳、甘草、旱莲草、白茅根、大小蓟。

3）阴虚肺热证

主症：咳嗽痰少，痰中带血，或反复咳血，血色鲜红，口干咽燥，颧红，潮热盗汗，舌质红，脉细数。

治法：滋阴润肺，宁络止血。

代表方：百合固金汤加减。

常用药：百合、麦冬、玄参、生地黄、熟地黄、当归、白芍、贝母、甘草、白及、藕节、白茅根、茜草。

（2）吐血

1）胃热壅盛证

主症：脘腹胀闷，嘈杂不适，甚则作痛，吐血色红或紫黯，常夹有食物残渣，口臭，便秘，大便色黑，舌质红，苔黄腻，脉滑数。

治法：清胃泻火，化瘀止血。

代表方：泻心汤合十灰散加减。

常用药：黄芩、黄连、大黄、丹皮、栀子、大蓟、小蓟、侧柏叶、茜草根、白茅根。

2）肝火犯胃证

主症：吐血色红或紫黯，口苦胁痛，心烦易怒，寐少梦多，舌质红绛，脉弦数。

治法：泻肝清胃，凉血止血。

代表方：龙胆泻肝汤加减。

常用药：龙胆草、柴胡、黄芩、栀子、泽泻、木通、车前子、生地黄、当归、白茅根、藕节、旱莲草、茜草。

3）气虚血溢证

主症：吐血缠绵不止，时轻时重，血色暗淡，神疲乏力，心悸气短，面色苍白，舌质淡，脉细弱。

治法：健脾益气摄血。

代表方：归脾汤加减。

常用药：党参、茯苓、白术、甘草、当归、黄芪、木香、阿胶、仙鹤草、炮姜炭、白及、乌贼骨。

（3）尿血

1）下焦湿热证

主症：小便黄赤灼热，尿血鲜红，心烦口渴，面赤口疮，夜寐不安，舌质红，脉数。

治法：清热利湿，凉血止血。

代表方：小蓟饮子加减。

常用药：小蓟、生地黄、藕节、蒲黄、栀子、木通、竹叶、滑石、甘草、当归。

2）肾虚火旺证

主症：小便短赤带血，头晕耳鸣，神疲，颧红潮热，腰膝酸软，舌质红，脉细数。

治法：滋阴降火，凉血止血。

代表方：知柏地黄丸加减。

常用药：生地黄、怀山药、山茱萸、茯苓、泽泻、丹皮、知母、黄柏、旱莲草、大蓟、小蓟、藕节、蒲黄。

3）脾不统血证

主症：久病尿血，甚或兼见齿衄、肌衄，食少，体倦乏力，气短声低，面色不华，舌质淡，脉细弱。

治法：补中健脾，益气摄血。

代表方：归脾汤加减。

常用药：党参、茯苓、白术、甘草、当归、黄芪、酸枣仁、远志、龙眼肉、木香、熟地、阿胶、仙鹤草、槐花。

4）肾气不固证

主症：久病尿血，血色淡红，头晕耳鸣，精神困惫，腰脊酸痛，舌质淡，脉沉弱。

治法：补益肾气，固摄止血。

代表方：无比山药丸加减。

常用药：熟地黄、山药、山茱萸、怀牛膝、肉苁蓉、菟丝子、杜仲、巴戟天、茯苓、泽泻、五味子、赤石脂、仙鹤草、蒲黄、槐花、紫珠草。

（4）便血

1）肠道湿热证

主症：便血色红黏稠，大便不畅或稀溏，或有腹痛，口苦，舌质红，苔黄腻，脉濡数。

治法：清化湿热，凉血止血。

代表方：地榆散合槐角丸加减。

常用药：地榆、茜草、槐角、栀子、黄芩、黄连、茯苓、防风、枳壳、当归。

2）气虚不摄证

主症：便血色红或紫黯，食少体倦，面色萎黄，心悸少寐，舌质淡，脉细。

治法：益气摄血。

代表方：归脾汤加减。

常用药：党参、茯苓、白术、甘草、当归、黄芪、酸枣仁、远志、龙眼肉、木香、阿胶、槐花、地榆、仙鹤草。

3）脾胃虚寒证

主症：便血紫黯，甚则黑色，腹部隐痛，喜热饮，面色不华，神倦懒言，便溏，舌质淡，脉细。

治法：健脾温中，养血止血。

代表方：黄土汤加减。

常用药：灶心土、炮姜、白术、附子、甘草、生地黄、阿胶、黄芩、白及、乌贼骨、三七、花蕊石。

（5）衄血

1）鼻衄：鼻衄多由火热迫血妄行所致，其中以肺热、胃热、肝火为常见，但也可因阴虚火旺所致。另有少数病人，可由正气亏虚，血失统摄引起。

①热邪犯肺证

主症：鼻燥衄血，口干咽燥，或兼有身热，恶风，头痛，咳嗽，痰少，舌质红，苔薄，脉数。

治法：清泄肺热，凉血止血。

代表方：桑菊饮加减。

常用药：桑叶、菊花、薄荷、连翘、桔梗、杏仁、甘草、芦根、丹皮、白茅根、旱莲草、侧柏叶。

②胃热炽盛证

主症：鼻衄，或兼齿衄，血色鲜红，口渴欲饮，鼻干，口干臭秽，烦躁，便秘，舌红，苔黄，脉数。

治法：清胃泻火，凉血止血。

代表方：玉女煎加减。

常用药：石膏、知母、生地黄、麦冬、牛膝、大蓟、小蓟、白茅根、藕节。

③肝火上炎证

主症：鼻衄，头痛，目眩，耳鸣，烦躁易怒，两目红赤，口苦，舌红，脉弦数。

治法：清肝泻火，凉血止血。

代表方：龙胆泻肝汤加减。

常用药：龙胆草、栀子、黄芩、木通、泽泻、车前子、生地黄、白茅根、蒲黄、大蓟、小蓟、藕节。

④气血亏虚证

主症：鼻衄，或兼齿衄、肌衄，神疲乏力，面色㿠白，头晕，耳鸣，心悸，夜寐不宁，舌质淡，脉细无力。

治法：补气摄血。

代表方：归脾汤加减。

常用药：党参、茯苓、白术、甘草、当归、黄芪、酸枣仁、远志、龙眼肉、木香、阿胶、仙鹤草、茜草。

2）齿衄：以阳明经脉入于齿龈，齿为骨之余，故齿衄主要与胃肠及肾的病变有关。

①胃火炽盛证

主症：齿衄，血色鲜红，齿龈红肿疼痛，头痛，口臭，舌红，苔黄，脉洪数。

治法：清胃泻火，凉血止血。

代表方：加味清胃散合泻心汤加减。

常用药：生地黄、丹皮、水牛角、大黄、黄连、黄芩、连翘、当归、甘草、白茅根、大蓟、小蓟、藕节。

②阴虚火旺证

主症：齿衄，血色淡红，起病较缓，常因受热及烦劳而诱发，齿摇不坚，舌质红，苔少，脉细数。

治法：滋阴降火，凉血止血。

代表方：六味地黄丸合茜根散加减。

常用药：熟地黄、山药、山茱萸、茯苓、丹皮、泽泻、茜草根、黄芩、侧柏叶、阿胶。

3. 出血、瘀血、血虚的关系

出血之后，已离经脉而未排出体外的血液，留积体内，蓄积而为瘀血，瘀血又会妨碍新血的生长及气血的正常运行，使出血反复难止。但在反复出血之后，则会导致阴血亏损，虚火内生，或因出血过多，血去气伤，以致气虚阳衰，不能摄血。

第二十七单元　消　渴

细目一　概　述

消渴是以多饮、多食、多尿、乏力、消瘦及尿有甜味为主要临床表现的一种疾病。

细目二　病因病机

1. 消渴的常见病因

禀赋不足，饮食失节，情志失调，劳欲过度等。

2. 消渴的基本病机及转化

消渴病机主要在于阴津亏损，燥热偏盛。其病变的脏腑主要在肺、胃、肾，尤以肾为关键。本病的病理因素主要是虚火、浊瘀。病理性质为本虚标实。以阴虚为本，燥热为标，两者互为因果。

消渴病虽有在肺、胃、肾的不同，但常常互相影响。如肺燥津伤，津液失于敷布，则脾胃不得濡养，肾精不得滋助；脾胃燥热偏盛，上可灼伤肺津，下可耗伤肾阴；肾阴不足则阴虚火旺，亦可上灼肺胃，终致肺燥胃热肾虚，故"三多"之症常可相互并见。

消渴病日久，易发生以下两种病变：一是阴损及阳，阴阳俱虚，其中以肾阳虚及脾阳虚较为多见。严重者可因阴液极度耗损，虚阳浮越，而见烦躁、头痛、呕恶、呼吸深快等症，甚则出现昏迷、肢厥、脉细欲绝等阴竭阳亡危象。二是病久入络，血脉瘀滞。血瘀是消渴病的重要病机之一，且消渴病多种并发症的发生也与血瘀密切有关。

细目三　诊　断

消渴的诊断要点：

（1）口渴多饮、多食易饥、尿频量多、形体消瘦及尿有甜味等具有特征性的临床症状，是诊断消渴病的主要依据。

（2）有的患者"三多"症状不著，但若于中年之后发病，且嗜食膏粱厚味、醇酒炙煿，以及病久并发眩晕、肺痨、胸痹心痛、中风、雀目、疮痈等病证者，应考虑消渴的可能性。

（3）由于本病的发生与禀赋不足有较为密切的关系，故消渴病的家族史可供诊断参考。

细目四　辨证论治

1. 消渴的辨证要点

首先分清三消的脏腑定位。多饮症状较为突出者为上消，以肺燥津伤为主；多食症状较为突出者为中消，以胃热炽盛为主；多尿症状较突出者为下消，以肾虚为主。

其次辨标本。本病以阴虚为主，燥热为标，两者互为因果。常因病程长短及病情轻重的不同，而阴虚和燥热之表现各有侧重。一般初病多以燥热为主，病程较长者则阴虚与燥热互见，日久则以阴虚为主，进而由于阴损及阳，导致阴阳俱虚。

其三辨本症与并发症。多饮、多食、多尿和乏力、消瘦为消渴病本症的基本临床表现，而易发生诸多并发症为本病的另一特点。本症与并发症的关系，一般以本症为主，并发症为次。多数患者，先见本症，随病情的发展而出现并发症。但亦有少数患者与此相反，如少数中老年患者，"三多"及消瘦的本症不明显，常因痈疽、眼疾、心脑病证等为线索，最后确诊为本病。

2. 消渴的治疗原则

本病的基本病机是阴虚为本，燥热为标，故清热润燥、养阴生津为本病的治疗大法。

由于本病常发生血脉瘀滞及阴损及阳的病变，以及易并发痈疽、眼疾、劳嗽等症，故还应针对具体病情，及时合理地选用活血化瘀、清热解毒、健脾益气、滋补肾阴、温补肾阳等治法。

3. 消渴病肺热津伤、胃热炽盛、肾阴亏虚、阴阳两虚等证及常见并发症的主症、治法和方药

（1）肺热津伤证

主症：口渴多饮，口舌干燥，尿频量多，烦热多汗，舌边尖红，苔薄黄，脉洪数。

治法：清热润肺，生津止渴。

代表方：消渴方加减。

常用药：天花粉、葛根、麦冬、生地黄、藕汁、黄连、黄芩、知母。

（2）胃热炽盛证

主症：多食易饥，口渴，尿多，形体消瘦，大便干燥，苔黄，脉滑实有力。

治法：清胃泻火，养阴增液。

代表方：玉女煎加减。

常用药：生石膏、知母、黄连、栀子、玄参、生地黄、麦冬、川牛膝。

（3）肾阴亏虚证

主症：尿频量多，混浊如脂膏，或尿甜，腰膝酸软，乏力，头晕耳鸣，口干唇燥，皮肤干燥、瘙痒，舌红苔少，脉细数。

治法：滋阴固肾。

代表方：六味地黄丸加减。

常用药：熟地黄、山萸肉、枸杞子、五味子、怀山药、茯苓、泽泻、丹皮。

（4）阴阳两虚证

主症：小便频数，混浊如膏，甚至饮一溲一，面容憔悴，耳轮干枯，腰膝酸软，四肢欠温，畏寒肢冷，阳痿或月经不调，舌苔淡白而干，脉沉细无力。

治法：滋阴温阳，补肾固涩。

代表方：金匮肾气丸加减。

常用药：熟地黄、山萸肉、枸杞子、五味子、怀山药、茯苓、附子、肉桂。

消渴多伴有瘀血的病变，故对于上述各种证型，尤其是对于舌质紫暗，或有瘀点瘀斑，脉涩或结或代，及兼见其他瘀血证候者，均可酌加活血化瘀的药物，如丹参、川芎、郁金、红花、泽兰、鬼箭羽、山楂等。

消渴容易发生多种并发症，应在治疗本病的同时，积极治疗并发症。白内障、雀盲、耳聋主要病机为肝肾精血不足，不能上承耳目所致，宜滋补肝肾，益精补血，可用杞菊地黄丸或明目地黄丸。对于并发疮毒痈疽者，则治宜清热解毒，消散痈肿，用五味消毒饮。在痈疽的恢复阶段，则治疗上要重视托毒生肌。并发肺痨、水肿、中风者，则可参考有关章节辨证论治。

4. 常见证治疗加减变化

肺热津伤证，若烦渴不止，小便频数，而脉数乏力者，为肺热津亏，气阴两伤，可选用玉泉丸或二冬汤。玉泉丸中，以人参、黄芪、茯苓益气，天花粉、葛根、麦冬、乌梅、甘草等清热生津止渴。二冬汤中，重用人参益气生津，天冬、麦冬、天花粉、黄芩、知母清热生津止渴。二方同中有异，前者益气作用较强，而后者清热作用较强，可根据临床需要选用。

胃热炽盛证，大便秘结不行，可用增液承气汤润燥通腑，"增水行舟"，待大便通后，再转上方治疗。本证亦可选用白虎加人参汤。方中以生石膏、知母清肺胃，除烦热，人参益气扶正，甘草、粳米益胃护津，共奏益气养胃、清热生津之效。

肾阴亏虚证，阴虚火旺而烦躁，五心烦热，盗汗，失眠者，可加知母、黄柏滋阴泻火；尿量多而混浊者，加益智仁、桑螵蛸等益肾缩尿；气阴两虚而伴困倦，气短乏力，舌质淡红者，可加党参、黄芪、黄精益气。若烦渴，头痛，唇红舌干，呼吸深快，阴伤阳浮者，用生脉散加天冬、鳖甲、龟板等育阴潜阳；如见神昏、肢厥、脉微细等阴竭阳亡危象者，可合参附龙牡汤益气敛阴，回阳救脱。

阴阳两虚证，尿量多而混浊者，加益智仁、桑螵蛸、覆盆子、金樱子等益肾收摄；身体困倦，气短乏力者，可加党参、黄芪、黄精补益正气；阳痿者，加巴戟天、淫羊藿、肉苁蓉；阳虚畏寒者，可酌加鹿茸粉0.5g冲服，以启动元阳，助全身阳气之生化。

细目五　转归和预后

消渴病常涉及多个脏腑，病变影响广泛，未及时医治以及病情严重的患者，常可并发多种病证。如肺失滋养，日久可并发肺痨；肾阴亏损，肝失濡养，肝肾精血不能上承于耳目，则可并发白内障、雀目、耳聋；燥热内结，营阴被灼，脉络瘀阻，蕴毒成脓，则发为疮疖痈疽；阴虚燥热，炼液成痰，以及血脉瘀滞，痰瘀阻络，脑脉闭阻或血溢脉外，发为中风偏瘫；阴损及阳，脾肾衰败，水湿潴留，泛滥肌肤，则发为水肿。

（1）本病除药物治疗外，注意生活调摄具有十分重要的意义。尤其是节制饮食，具有基础治疗的重要作用。在保证机体合理需要的情况下，应限制粮食、油脂的摄入，忌食糖类，饮食宜以适量米、麦、杂粮，配以蔬菜、豆类、瘦肉、鸡蛋等，定时定量进餐。

（2）戒烟酒、浓茶及咖啡等。

（3）保持情志平和，制定并实施有规律的生活起居制度。

第二十八单元 痹 证

细目一 概 述

痹证是由于风、寒、湿、热等邪气闭阻经络，影响气血运行，导致肢体筋骨、关节、肌肉等处发生疼痛、重着、酸楚、麻木，或关节屈伸不利、僵硬、肿大、变形等症状的一种疾病。轻者病在四肢关节肌肉，重者可内舍于脏。

细目二 病因病机

1. 痹证的常见病因

正气不足，卫外不固；风寒湿热，外邪入侵。

2. 痹证发生的病机及转化

痹证病机根本为邪气痹阻经脉，即风、寒、湿、热、痰、瘀等邪气滞留于肢体筋骨、关节、肌肉、经脉，气血痹阻不通，不通则痛。病理因素为风、寒、湿、热。病初以邪实为主，邪在经脉，累及筋骨、肌肉、关节。痹病日久，耗伤气血，损及肝肾，病理性质虚实相兼；部分患者肝肾气血大伤，而筋骨肌肉疼痛酸楚症状较轻，呈现以正虚为主的虚痹。此外，风、寒、湿、热之邪也可由经络内舍脏腑，出现相应的脏腑病变。

3. 痹证日久出现的三种病理变化

痹证日久，容易出现下述三种病理变化：一是风寒湿痹或热痹日久不愈，气血运行不畅日甚，瘀血痰浊阻痹经络，出现皮肤瘀斑、关节周围结节、关节肿大畸形、屈伸不利等症；二是病久使正气耗伤，呈现不同程度的气血亏损或肝肾不足证候；三是痹证日久不愈，病邪由经络而累及脏腑，出现脏腑痹的证候，其中以心痹较为多见。

细目三 诊断和类证鉴别

1. 痹证的诊断要点

（1）临床表现为肢体关节、肌肉疼痛，屈伸不利，或疼痛游走不定，甚则关节剧痛、肿大、强硬、变形。

（2）发病及病情的轻重常与劳累以及季节、气候的寒冷潮湿等天气变化有关，某些痹证的发生和加重可与饮食不当有关。

（3）本病可发生于任何年龄，但不同年龄的发病与疾病的类型有一定的关系。

2. 痹证与痿证的鉴别

鉴别要点首先在于痛与不痛，痹证以关节疼痛为主，而痿证则为肢体力弱，无疼痛症状；其次要观察肢体的活动障碍，痿证是无力运动，痹证是因痛而影响活动；再者，部分痿证病初即有肌肉萎缩，而痹证则是由于疼痛甚或关节僵直不能活动，日久废而不用导致肌肉萎缩。

细目四　辨证论治

1. 痹证的辨证要点

痹证首辨病邪，其次辨别虚实，再次辨体质。

痹痛游走不定者为行痹，属风邪盛；痛势较甚，痛有定处，遇寒加重者，为痛痹，属寒邪盛；关节酸痛、重着、漫肿者，为着痹，属湿邪盛；关节肿胀，肌肤焮红，灼热疼痛，为热痹，属热邪盛。关节疼痛日久，肿胀局限，或见皮下结节者，属痰；关节肿胀，僵硬，疼痛不移，肌肤紫暗或有瘀斑等，属瘀。

痹证新发，风、寒、湿、热之邪明显者为实；痹证日久，耗伤气血，损及脏腑，肝肾不足者为虚；病程缠绵，日久不愈，常为痰瘀互结、肝肾亏虚之虚实夹杂证。

素体阳盛或阴虚有热者，感受外邪易从热化，多属热痹；素体阳虚者，感受外邪易从寒化，多属寒痹。

2. 痹证的治疗原则

（1）治疗应以祛邪通络为基本原则，根据邪气的偏盛，分别予以祛风、散寒、除湿、清热、化痰、行瘀，兼顾"宣痹通络"。久痹正虚者，应重视扶正，补肝肾、益气血是常用之法。

（2）治风宜重视养血活血，即所谓"治风先治血，血行风自灭"；治寒宜结合温阳补火，即所谓"阳气并则阴凝散"；治湿宜结合健脾益气，即所谓"脾旺能胜湿，气足无顽麻"。

（3）辨病位用药：痹在上肢可选用片姜黄、羌活、桂枝以通经达络，祛风胜湿；下肢疼痛者，可选用独活、川牛膝、木瓜以引药下行；痹证累及颈椎，出现颈部僵硬不适，疼痛，左右前后活动受限者，可选用葛根、伸筋草、桂枝、羌活以舒筋通络，祛风止痛；痹证腰部疼痛、僵硬，弯腰活动受限者，可选用桑寄生、杜仲、巴戟天、淫羊藿、䗪虫以补肾强腰，化瘀止痛；痹证两膝关节肿胀，或有积液者，可用土茯苓、车前子、薏苡仁、猫爪草以清热利湿，消肿止痛；痹证四肢小关节疼痛、肿胀、灼热者，可选用土贝母、猫眼草、蜂房、威灵仙以解毒散结，消肿止痛。

（4）痹证久病入络，抽掣疼痛，肢体拘挛者，多用虫类搜风止痛药物。

3. 行痹、痛痹、着痹、风湿热痹和痰瘀痹阻、肝肾亏虚等证的主症、治法和方药

（1）行痹

主症：肢体关节、肌肉疼痛酸楚，屈伸不利，疼痛呈游走性，初起可见有恶风、发热等表证，舌苔薄白，脉浮或浮缓。

治法：祛风通络，散寒除湿。

代表方：防风汤加减。

常用药：防风、麻黄、桂枝、葛根、当归、茯苓、生姜、大枣、甘草。

（2）痛痹

主症：肢体关节疼痛，痛势较剧，部位固定，遇寒则痛甚，得热则痛缓，关节屈伸不利，局部皮肤或有寒冷感，舌质淡，舌苔薄白，脉弦紧。

治法：散寒通络，祛风除湿。

代表方：乌头汤加减。

常用药：制川乌、麻黄、芍药、甘草、蜂蜜、黄芪。

（3）着痹

主症：肢体关节、肌肉酸楚、重着、疼痛，肿胀散漫，关节活动不利，肌肤麻木不仁，舌质淡，舌苔白腻，脉濡缓。

治法：除湿通络，祛风散寒。

代表方：薏苡仁汤加减。

常用药：薏苡仁、苍术、甘草、羌活、独活、防风、麻黄、桂枝、制川乌、当归、川芎。

久痹风、寒、湿偏盛不明显者，可选用蠲痹汤作为治疗风寒湿痹的基本方剂。

（4）风湿热痹

主症：游走性关节疼痛，可涉及一个或多个关节，活动不便，局部灼热红肿，痛不可触，得冷则舒，可有皮下结节或红斑，常伴有发热、恶风、汗出、口渴、烦躁不安等全身症状，舌质红，舌苔黄或黄腻，脉滑数或浮数。

治法：清热通络，祛风除湿。

代表方：白虎加桂枝汤或宣痹汤加减。前方以清热宣痹为主，用于偏风热明显者；后方重在清热利湿，用于偏湿热盛者。

常用药：石膏、知母、黄柏、连翘、桂枝、防己、杏仁、薏苡仁、滑石、赤小豆、蚕砂。

（5）痰瘀痹阻证

主症：痹证日久，肌肉关节刺痛，固定不移，或关节肌肤紫暗、肿胀，按之较硬，肢体顽麻或重着，或关节僵硬变形，屈伸不利，有硬结、瘀斑，面色黯黧，眼睑浮肿，或胸闷痰多，舌质紫暗或有瘀斑，舌苔白腻，脉弦涩。

治法：化痰行瘀，蠲痹通络。

代表方：双合汤加减。

常用药：桃仁、红花、当归、川芎、白芍、茯苓、半夏、陈皮、白芥子、竹沥、姜汁。

（6）肝肾亏虚证

主症：痹证日久不愈，关节屈伸不利，肌肉瘦削，腰膝酸软，或畏寒肢冷，阳痿、遗精，或骨蒸劳热，心烦口干，舌质淡红，舌苔薄白或少津，脉沉细弱或细数。

治法：培补肝肾，舒筋止痛。

代表方：独活寄生汤加减。

常用药：独活、桑寄生、防风、秦艽、桂枝、细辛、牛膝、杜仲、人参、茯苓、甘草、当归、川芎、生地黄、白芍。

4. 常见证治疗加减变化

行痹，腰背酸痛为主者，多与肾气虚有关，加杜仲、桑寄生、淫羊藿、巴戟天、续断等补肾壮骨；若见关节肿大，苔薄黄，邪有化热之象者，宜寒热并用，投桂枝芍药知母汤加减。

痛痹，关节发凉，疼痛剧烈，遇冷更甚，加附子、细辛、桂枝、干姜、全当归，温经散寒，通脉止痛。

着痹，关节肿胀甚者，加萆薢、五加皮以利水通络；若肌肤麻木不仁，加海桐皮、豨莶草以祛风通络；小便不利，浮肿，加茯苓、泽泻、车前子以利水祛湿；痰湿盛者，加半夏、天南星。

风湿热痹，皮肤有红斑者，加丹皮、赤芍、生地黄、紫草以清热凉血，活血化瘀；如热毒炽盛，化火伤津，深入骨节，而见关节红肿，触之灼热，疼痛剧烈如刀割，筋脉拘急抽挛，入夜尤甚，壮热烦渴，舌红少津，脉弦数，宜清热解毒，凉血止痛，可选用五味消毒饮合犀黄丸。热痹亦可由风寒湿邪内侵，郁久化热而成，若邪初化热仍兼有风寒湿邪，可用麻黄连翘赤小豆汤加味。

痰瘀痹阻，痰浊滞留，皮下有结节者，加胆南星、天竺黄；瘀血明显，关节疼痛、肿大、强直、畸形，活动不利，舌质紫暗，脉涩，可加莪术、三七、土鳖虫；痰瘀交结，疼痛不已者，加穿山甲、白花蛇、全蝎、蜈蚣、地龙搜剔络道；有痰瘀化热之象者，加黄柏、丹皮。

肝肾亏虚，肾气虚，腰膝酸软，乏力较著，加鹿角霜、续断、狗脊；阳虚，畏寒肢冷，关节疼痛拘急，加附子、干姜、巴戟天，或合用阳和汤加减；肝肾阴亏，腰膝疼痛，低热心烦，或午后潮热，加龟板、熟地黄、女贞子，或合用河车大造丸加减。痹久内舍于心，心悸短气，动则尤甚，面色少华，舌质淡，脉虚数或结代，可用炙甘草汤加减。

5. 虫类药和川乌、草乌等药物在痹证治疗中的作用

痹证久病入络，抽掣疼痛，肢体拘挛者，多用虫类药搜风之痛，通经达络，常用药如全蝎、蜈蚣、地龙、水蛭、穿山甲、白花蛇、乌梢蛇、露蜂房等。这些药物多偏辛温，作用较猛，也有一定毒性，故用量不可太大，不宜久服，中病即止。其中全蝎、蜈蚣二味可焙干研末吞服，既可减少药物用量，又能提高临床疗效。

风寒湿痹疼痛剧烈者，常用附子、川乌、草乌等药物。应用这些药物时，用量宜从小剂量开始递增，适量为度，不可久服。应用时可文火久煎，或与甘草同煎，有缓解毒性作用。服药后出现唇舌发麻、头晕、心悸、恶心、脉迟等中毒反应，即应停服，并用绿豆甘草汤频饮，无效或危重者，按药物中毒急救处理。

细目五　预防、转归及预后

1. 生活调摄、预防

本病发生多与气候和生活环境有关，平素应注意防风、防寒、防潮，避免居阴湿之地。特别是居住寒冷地区的人们，或在气候骤变季节，应注意保暖，免受风寒湿邪侵袭。劳作运动汗出肌疏之时，切勿当风贪凉，乘热浴冷。内衣汗湿应及时更换，垫褥、被子应勤洗勤晒。居住和作业地方保持清洁和干燥。平时应注意生活调摄，加强体育锻炼，增强体质，有助于提高机体对病邪的抵御能力。

痹证初发，应积极治疗，防止病邪传变。病邪入脏，病情较重者，应卧床休息。行走不便者，应防止跌仆，以免发生骨折。长期卧床者，既要保持病人肢体的功能位，有利于关节功能恢复，还要经常变换体位，防止褥疮发生。久病患者，往往情绪低落，容易产生焦虑心理和消化机能低下，因此，保持病人乐观心境和摄入富于营养、易于消化的饮食，有利于疾病的康复。

2. 转归及预后

痹证的预后与患者体质、感受邪气轻重以及疾病调摄有着密切的关系。痹证日久，耗伤气血，可逐渐演变为虚劳；内损于心，心脉闭阻，胸闷心慌，喘急难于平卧，而为心悸、喘证；内损于肺，肺失肃降，气不化水，则咳嗽频作，胸痛，少痰，气急，可转为咳喘、悬饮等证。

中医外科学

第一单元 中医外科学疾病命名、基本术语

（一）疾病命名原则

外科疾病的命名繁多，但一般是依据其发病部位、穴位、脏腑、病因、形态、颜色、特征、范围、病程、传染性等分别加以命名的。

以部位命名者，如乳痈、子痈、对口疽等。

以穴位命名者，如人中疔、委中毒、膻中疽等。

以脏腑命名者，如肠痈、肝痈、肺痈等。

以病因命名者，如破伤风、冻疮、漆疮等。

以形态命名者，如蛇头疔、鹅掌风等。

以颜色命名者，如白驳风、丹毒等。

以疾病特征命名者，如烂疔、流注、湿疮等。

以范围大小命名者，如小者为疖，大者为痈等。

以病程长短命名者，如千日疮等。

以传染性命名者，如疫疔等。

（二）基本术语

疡：又称外疡，是指一切外科疾病的总称。疡科即外科。

疮疡：广义上是指一切体表外科疾患的总称；狭义是指发于体表的化脓性疾病。

肿疡：指体表外科疾病尚未溃破的肿块。

溃疡：指一切外科疾病溃破的疮面。

胬肉：疮疡溃破后，出现过度生长高突于疮面或暴翻于疮口之外的腐肉，称为胬肉。

痈：痈者，壅也。指气血被邪毒壅聚而发生的化脓性疾病。

疽：疽者，阻也。指气血被毒邪阻滞而发于皮肉筋骨的疾病。

根盘：指肿疡基底部周围之坚硬区，边缘清楚。

根脚：指肿疡之基底根部。一般多用于有粟粒状脓头、如钉丁之状的疔的基底根部的描述。

应指：指患处已化脓（或有其他液体），用手按压时感觉内有波动感。

护场：指在疮疡的正邪交争中，正气能够约束邪气，使之不至于深陷或扩散所形成的局部作肿范围。

袋脓：溃后疮口缩小，或切口不当，致使空腔较大，有如口袋之形，脓液不易排出而蓄积袋底，即为袋脓。

痔：痔有峙突之意，凡肛门、耳道、鼻孔等人之九窍中，有小肉突起者，古代均称

为痔。

漏：指溃口处脓水淋漓不止，包括两种不同性质的病理改变：一是瘘管，指体表与脏腔之间的病理性管道，伴有脓水淋漓，具有内口和外口；二是窦道，指深部组织通向体表的病理性盲管，伴脓水淋漓，一般只具有外口而无内口。

痰：是指发于皮里膜外、筋肉骨节之间，或软或硬，或按之有囊性感的包块，属有形之征，多为阴证。临证中以痰取名的疾病，归纳起来大致有两类：一类是疮痨性病变如流痰、子痰等；一类是囊肿性病变如痰包、痰核等。

毒：凡是导致机体阴阳平衡失调，对机体产生不利影响的因素统称为毒。

结核：泛指一切皮里膜外浅表部位的病理性肿块。非指西医之结核病。

岩：凡病变部肿块坚硬如石，高低不平，固定不移，形似岩石，破溃后疮面中间凹陷较深，状如岩穴，故称之谓岩。岩与癌相同。

五善："善"就是好的征象，在病程中出现善的症状，表示预后较好。"五善"包括心善、肝善、脾善、肺善、肾善。心善为精神爽快，言语清亮，舌润不渴，寝寐安宁；肝善为身体轻便，不怒不惊，指甲红润，二便通利；脾善为唇色滋润，饮食知味，脓黄而稠，大便和润；肺善为声音响亮，不咳不喘，呼吸均匀，皮肤润泽；肾善为身无潮热，口和齿润，小便清长，夜卧安静。

七恶："恶"就是坏的征象，在病程中出现恶的症状，表示预后较差。"七恶"包括心恶、肝恶、脾恶、肺恶、肾恶、脏腑败坏、气血衰竭（脱证）。心恶为神志昏愦，心烦舌燥，疮色紫黑，言语呢喃；肝恶为身体强直，目难正视，疮流血水，惊悸时作；脾恶为形容消瘦，疮陷脓臭，不思饮食，纳药呕吐；肺恶皮肤枯槁，痰多音暗，呼吸喘急，鼻翼扇动；肾恶为时渴引饮，面容惨黑，咽喉干燥，阴囊内缩；脏腑败坏为身体浮肿，呕吐呃逆，肠鸣泄泻，口糜满布；气血衰竭（阳脱）为疮陷色暗，时流污水，汗出肢冷，嗜卧语低。

顺证："顺"就是正常的征象，但并不是指生理功能的正常情况，外科疾病在其发展过程中，按着顺序出现应有的症状者，称为"顺证"。如阳证疮疡表现为初起疮顶高突，红肿疼痛，根脚不散；脓成顶高根收，皮薄光亮，易脓易腐；溃后脓稠色鲜，腐肉易脱，肿消痛减；收口期疮面红活，新肉易生，疮口易敛。

逆证："逆"就是反常的征象，外科疾病在其发展过程中，不以顺序而出现不良的症状者，称为"逆证"。如阳证疮疡表现为初起疮顶平塌，根脚散漫，不痛不热；脓成疮顶软陷，肿硬紫暗，不脓不腐；溃后皮烂肉坚无脓，时流血水，肿痛不减；收口期脓稀淋漓，新肉不生，色败臭秽，疮口难敛。

第二单元 中医外科疾病的病因病机

细目一 致病因素

（一）外感六淫

《外科启玄》云："天地有六淫之气，乃风寒暑湿燥火，人感受之则营气不从，变生痈肿疔疖。"六淫邪毒所致的疾病大多具有一定的季节性。在发病过程中，由于风、寒、暑、燥诸邪毒均能化热生火，所以外科疾病的发生，尤以"热毒""火毒"最为常见，正如《外科心法要诀》所说："痈疽原是火毒生。"

（二）情志内伤

情志是指人体的内在精神活动，包括喜、怒、忧、思、悲、恐、惊，又称七情。若长期的精神刺激或突然受到剧烈的精神创伤，超过了人体生理活动所能调节的范围，可使体内的气血、经络、脏腑功能失调，而发生外科疾病。由情志内伤所致的外科疾病，常在肝经循行部位，且有夹郁夹痰的表现特点。

（三）饮食不节

恣食膏粱厚味、醇酒炙煿或辛辣刺激之品，可使脾胃功能失调，湿热火毒内生，同时感受外邪则易发生痈、有头疽、疔疮等疾病，故《素问·生气通天论》说："膏粱之变，足生大丁。"

（四）外来伤害

凡跌仆损伤、沸水、火焰、寒冻及金刃竹木创伤等一切物理和化学因素都可直接伤害人体，引起局部气血凝滞，郁久化热，热盛肉腐等，导致瘀血流注、水火烫伤、冻伤、外伤染毒等外伤性疾病。

（五）劳伤虚损

主要是指过度劳力、劳神、房事过度等因素，导致脏腑气血受损，阴阳失和，使正气亏损而发生疾病。

（六）感受特殊之毒

古代医家在实践中观察到某些致病因素不能概括在六淫之中，而另创立了毒邪发病学说。特殊之毒除虫毒、蛇毒、疯犬毒、药毒、食物毒外，尚有疫毒。由毒而致病的特点，一般发病迅速，有的具有传染性，常伴有疼痛、瘙痒、麻木、发热、口渴、便秘等全身症状。

（七）痰饮瘀血

痰饮瘀血都是脏腑功能失调的病理产物，在一定的条件下，又能作用于某些器官导致新的病理变化，产生继发病证。

细目二　发病机理

（一）邪正盛衰

邪正斗争决定疾病证候，影响着疾病的预后与转归。"邪气盛则实"，"精气夺则虚"。正气旺盛，临床多为阳证、实证，发展顺利，预后良好。正气不足，则表现为阴证、虚证；正虚邪实，正虚邪恋，容易逆变，预后不良。邪正盛衰的变化受治疗用药的影响较大。

（二）气血凝滞

气血凝滞是指气血生化不及或运行障碍而致其功能失常的病理变化。当致病因素造成了局部气血凝滞之后，可出现疼痛、肿胀、结节、肿块、出血、皮肤增厚、紫斑等。外科疾病的发生与否，与人体的气血盛衰有着密切的关系。气血盛者，即使外感六淫邪毒，内伤七情也不一定发病，反之则易发病。此外，气血的盛衰直接关系着外科疮疡的起发、破溃、收口等，对整个病程的长短有着一定的影响。如气血充足，外科疮疡不仅易于起发、破溃，而且也易于生肌长肉而愈合；如气虚者则难于起发、破溃；血虚者则难以生肌收口；气虚下陷可致脱肛；血虚不润可致皮肤干燥、脱屑、瘙痒。可见气血的盛衰，对外科疾病的预后和治疗都有着密切关系。

（三）经络阻塞

局部经络阻塞是外科疾病总的发病机理之一，同时身体经络的局部虚弱，也能成为外科疾病发病的条件。患处部位所属经络，与外科疾病的发生发展也有着重要的联系。经络也是传导毒邪的通路，它具有运行气血、联络人体内外各组织器官的作用。故体表的毒邪，可由外传里，内攻脏腑，脏腑内在病变，可由里达表，均是通过经络的传导而形成的。由此可见，经络与外科疾病的发生、变化有着密切的联系。

（四）脏腑失和

外科疾病虽然绝大多数发于体表的皮、肉、脉、筋、骨某一部位，但与脏腑有着一定的联系。如脏腑功能失调，可以导致疮疡的发生，外科疾病的发生与脏腑功能失调有关。脏腑内在的病变可以反映于体表，而体表的毒邪通过经络的传导也可以影响脏腑而发生病变。

第三单元　中医外科疾病辨证

细目一　辨　病

(一) 辨病的概念

所谓辨病，就是认识和掌握疾病的现象、本质及其变化规律。例如均为疔疮，疫疔、手足疔疮、颜面疔疮的症状表现、施治方法和预后转归等是不同的。

(二) 辨病的方法

要准确地进行辨病，必须具备扎实的理论知识，并详细、全面、认真地诊察，同时要虚心学习，不断积累临床经验。

临床辨病须按以下程序进行：①详询病史；②全面体检；③注重局部：重点诊察局部特征是辨病的关键；④选用新技术和必要的辅助检查；⑤综合分析。

全面分析、准确辨病是一种能力，只有刻苦锻炼，才能最终提高辨病水平。

细目二　阴阳辨证

(一) 以局部症状辨别阴阳

以局部症状辨别阴阳

	阳证	阴证
发病缓急	急性发作	慢性发作
皮肤颜色	红赤	苍白或紫暗或皮色不变
皮肤温度	焮热	凉或不热
肿胀形势	高肿突起	平塌下陷
肿胀范围	根盘收束	根盘散漫
肿块硬度	软硬适度	坚硬如石或柔软如绵
疼痛感觉	疼痛剧烈、拒按	疼痛和缓、隐痛、不痛或酸麻
病位深浅	皮肤、肌肉	血脉、筋骨
脓液质量	脓质稠厚	脓质稀薄
溃疡形色	肉芽红活润泽	肉芽苍白或紫暗

(二) 阴阳辨证应注意的问题

1. 局部和全身相结合

虽然阴阳辨证以局部症状为主，但不能孤立地以局部症状为依据，还要从整体出发，全面地了解、分析、判断。以乳疽为例，由于病位深在，初期时表现多似阴证，实属阳证。

2. 辨别真假

不能只从局部着眼，要深入分析，抓住病的实质，才不会被假象所迷惑。如流注，初期多为局部色白、漫肿、隐痛，到了化脓时才微红微热，容易误作阴证。其实流注病灶深在肌肉，红热虽不显露，但化脓很快，脓质稠厚，溃后也易收口，同时伴有急性热病的全身症状。

3. 消长与转化

疾病在发展变化过程中阴证和阳证之间是可以互相转化的，这是由于阴阳与病位之深浅、邪毒之盛衰有关，或是疾病的自身转化，或是治疗后的转化。如本属阳证，若临床上给服大量苦寒泄火之剂，外敷清凉消肿解毒之药（或者使用大量抗菌药物后），红热疼痛等急性症状消失，炎症局限，逐渐形成一个稍红微热隐痛的木硬肿块，消之不散，亦不作脓，这是阳转为半阴半阳证的表现。

细目三　部位辨证

(一) 发于上部的疾病的病因与特点

病因特点：多风温、风热。

发病特点：一般来势迅猛。常见症状有发热恶风，头痛头晕，面红目赤，口干耳鸣，鼻燥咽痛，舌尖红而苔薄黄，脉浮而数。局部红肿宣浮，忽起忽消，根脚收束，肿势高突，疼痛剧烈，溃疡则脓稠而黄。

(二) 发于中部的疾病的病因与特点

病因特点：多为气郁、火郁。

发病特点：发病前常有情志不畅的刺激史，或素有性格郁闷。一般发病时常不易察觉，一旦发病，情志变化可影响病情。

(三) 发于下部的疾病的病因与特点

病因特点：寒湿、湿热多见。

发病特点：起病缓慢，缠绵难愈，反复发作。患部沉重不爽，二便不利，或肿胀如绵，或红肿流滋，或疮面紫暗，腐肉不脱，新肉不生。

细目四　经络辨证

(一) 十二经脉气血多少与外科疾病的关系

手足十二经脉气血有多少之分。手阳明大肠经、足阳明胃经为多气多血之经；手太阳小肠经、足太阳膀胱经、手厥阴心包经、足厥阴肝经为多血少气之经；手少阳三焦经、足少阳胆经、手少阴心经、足少阴肾经、手太阴肺经、足太阴脾经为多气少血之经。

凡外疡发于多血少气之经，血多则凝滞必甚，气少则外发较缓，故治疗时注重破血，注重补托。发于多气少血之经，气多则结必甚，血少则收敛较难，故治疗时要注重行气，注重滋养。发于多气多血之经，病多易溃易敛，实证居多，故治疗时要注重行气活血。如乳痈所患部位属足阳明胃经，治宜行气通乳；瘰疬属足少阳胆经，治宜行滞滋养等。

（二）引经药

手太阳经用黄柏、藁本；足太阳经用羌活；手阳明经用升麻、石膏、葛根；足阳明经用白芷、升麻、石膏；手少阳经用柴胡、连翘；足少阳经用柴胡、青皮；手太阴经用桂枝、升麻、白芷、葱白；足太阴经用升麻、苍术、白芍；手厥阴经用柴胡、丹皮；足厥阴经用柴胡、青皮、川芎、吴茱萸；手少阴经用黄连、细辛；足少阴经用独活、知母、细辛。

细目五　局部辨证

（一）辨肿

1. 热肿

肿而色红，皮薄光泽，焮热疼痛，肿势急剧。常见于阳证疮疡，如疖疔初期、丹毒等。

2. 寒肿

肿而不硬，皮色不泽，苍白或紫暗，皮肤清冷，常伴有酸痛，得暖则舒。常见于冻疮、脱疽等。

3. 风肿

发病急骤，漫肿宣浮，或游走无定，不红微热，或轻微疼痛。常见于痄腮、大头瘟等。

4. 湿肿

皮肉重垂胀急，深按凹陷，如烂绵不起，浅则光亮如水疱，破流黄水，浸淫皮肤。常见于股肿、湿疮。

5. 痰肿

肿势软如棉，或硬如馒，大小不一，形态各异，无处不生，不红不热，皮色不变。常见于瘰疬、脂瘤等。

6. 气肿

皮紧内软，按之凹陷，复手即起，似皮下藏气，富有弹性，不红不热，或随喜怒消长。常见于气瘿、乳癖等。

7. 瘀血肿

肿而胀急，病程较快，色初暗褐，后转青紫，逐渐变黄至消退。也有血肿染毒、化脓而肿。常见于皮下血肿等。

8. 脓肿

肿势高突，皮肤光亮，焮红灼热，剧烈跳痛，按之应指。常见于某些感染性疾病，如外痈、肛痈等。

9. 实肿

肿势高突，根盘收束。常见于正盛邪实之疮疡。

10. 虚肿

肿势平坦，根盘散漫。常见于正虚不能托毒之疮疡。

（二）辨肿块、结节

1. 肿块

肿块是指体内比较大的或体表显而易见的肿物，如腹腔内肿物或体表较大的肿瘤等。而较小触之可及的称之为结节，主要见于皮肤或皮下组织。辨肿块主要根据其部位、大小、形态、质地、活动度、界限、内容物、疼痛等情况仔细鉴别，必要时结合 B 超、穿刺活检及手术病理。

2. 结节

结节大小不一，多呈圆形、卵圆形、扁圆形等局限性隆起，亦可相互融合成片或相连成串，亦有发于皮下，不易察觉，用手才能触及者。结节疼痛多伴有感染；生长缓慢，不红无肿的结节，多考虑良性结节；对不明原因增长较快的结节，应尽快手术治疗，必要时应做病理检查。

（三）辨痛

疼痛是气血凝滞，阻塞不通的反映。通则不痛，不通则痛。疼痛为疾病的警号，也是疮疡最常见的自觉症状，而疼痛增剧与减轻又常为病势进展与消退的标志。由于患者邪正盛衰与疼痛的原因不一，发病部位的深浅不同，疼痛的发作情况也有所不同。

1. 疼痛原因

（1）热痛：皮色焮红，灼热疼痛，遇冷则痛减。见于阳证疮疡。

（2）寒痛：皮色不红，不热，酸痛，得温则痛缓。见于脱疽、寒痹等。

（3）风痛：痛无定处，忽彼忽此，走注甚速，遇风则剧。见于行痹等。

（4）气痛：攻痛无常，时感抽掣，喜缓怒甚。见于乳癖等。

（5）湿痛：痛而酸胀，肢体沉重，按之出现可凹水肿或见糜烂流滋。见于臁疮、股肿等。

（6）痰痛：疼痛轻微，或隐隐作痛，皮色不变，压之酸痛。见于脂瘤、肉瘤。

（7）化脓痛：痛势急胀，痛无止时，如同鸡啄，按之中软应指。多见于疮疡成脓期。

（8）瘀血痛：初起隐痛，胀痛，皮色不变或皮色暗褐，或见皮色青紫瘀斑。见于创伤或创伤性皮下出血。

2. 疼痛类别

（1）猝痛：突然发作，病势急剧，多见于急性疾患。

（2）阵发痛：时重时轻，发作无常，忽痛忽止。多见于石淋等疾患。

（3）持续痛：痛无休止，持续不减，连续不断。常见于疮疡初起与成脓时或脱疽等。

3. 疼痛性质

（1）刺痛：痛如针刺，病变多在皮肤，如蛇串疮。

（2）灼痛：痛而烧灼，病变多在肌肤，如疖、颜面疔、烧伤等。

（3）裂痛：痛如撕裂，病变多在皮肉，如肛裂、手足皲裂较深者。

（4）钝痛：疼痛滞缓，病变多在骨与关节间，如流痰等。

（5）酸痛：痛而酸楚，病变多在关节间，如鹤膝痰等。

（6）胀痛：痛而紧张，胀满不适，如血肿、癃闭等。

（7）绞痛：痛如刀割，发病急骤，病变多在脏腑，如石淋等。

（8）啄痛：痛如鸡啄，并伴有节律性痛，病变多在肌肉，常见于阳证疮疡化脓阶段。

（9）抽掣痛：痛时扩散，除抽掣外，并伴有放射痛，如乳岩、石瘿之晚期。

（四）辨痒

1. 以原因来辨

（1）风胜：走窜无定，遍体作痒，抓破血溢，随破随收，不致化腐，多为干性，如牛皮癣、白疕、瘾疹等。

（2）湿胜：浸淫四窜，黄水淋漓，最易沿表皮蚀烂，越腐越痒，多为湿性，如急性湿疮；或有传染性，如脓疱疮。

（3）热胜：皮肤瘾疹，焮红灼热作痒，或只发于裸露部位，或遍布全身，甚则糜烂滋水淋漓，结痂成片，常不传染，如接触性皮炎。

（4）虫淫：浸淫蔓延，黄水频流，状如虫行皮中，其痒尤甚，最易传染，如手足癣、疥疮等。

（5）血虚：皮肤变厚、干燥、脱屑，很少糜烂流滋水，如牛皮癣、慢性湿疮。

2. 以病变过程来辨

（1）肿疡作痒：一般较为少见，如有头疽、疔疮初起，局部肿势平坦，根脚散漫，脓犹未化之时，可有作痒的感觉，这是毒势炽盛，病变有发展的趋势。特别是疫疔，只痒不痛，而病情更为严重。又如乳痈等经治疗后局部根脚收束，肿痛已减，余块未消之时，也有痒的感觉，这是毒势已衰，气血通畅，病变有消散之趋势。

（2）溃疡作痒：如痈疽溃后，肿痛渐消，忽然患部感觉发热奇痒，常由于脓区不洁，脓液浸渍皮肤，护理不善所致；或因应用汞剂、砒剂、敷贴膏药等引起皮肤过敏而发。如溃疡经治疗后，脓流已畅，余肿未消之时，或于腐肉已脱，新肌渐生之际，而皮肉间感觉微微作痒，这是毒邪渐化，气血渐充，助养新肉，是将要收口的佳象。

（五）辨脓

脓是外科疾病中常见的病理产物，因皮肉之间热盛肉腐蒸酿而成。疮疡早期不能消散，中期必化腐成脓。疮疡的出脓是正气载毒外出的现象，所以在局部诊断时辨脓的有无是关键所在。及时正确辨别脓的有无、脓肿部位深浅，然后才能进行适当的处理。依据脓液性质、色泽、气味等变化，有助于正确判断疾病的预后顺逆。

1. 成脓的特点

疮疡成脓期一般局部疼痛明显，呈鸡啄样，局部皮肤温度增高，皮薄光亮，肿块变软，伴全身发热，脉洪数。

2. 确认成脓的方法

（1）按触法：用两手食指的指腹轻放于脓肿患部，相隔适当的距离，然后以一手指稍用力按一下，则另一手指端即有一种波动的感觉，这种感觉称为应指。应指明显者为有脓。

（2）透光法：即以患指（趾）遮挡住手电筒的光线，然后注意观察患指（趾）部表面，若见其局部有深黑色的阴影即为有脓。此法适用于指、趾部甲下的辨脓。

（3）点压法：在指（趾）部，当病灶处脓液很少的情况下，可用点压法检查，此法简单易行。用大头针尾或火柴头等小的圆钝物，在患部轻轻点压，如测得有局限性的剧痛点，即为可疑脓肿。

（4）穿刺法：若脓液不多且位于组织深部时，用按触法辨脓有困难，可直接采用注射器穿刺抽脓方法，不仅可以用来辨别脓的有无，确定脓肿深度，而且还可以采集脓液标本，进行培养和药物敏感试验。

（5）B超：B超检查的特点是操作简单，无损伤，可比较准确地确定脓肿部位，并协助判断脓肿大小，从而能引导穿刺或切开排脓。

（六）辨溃疡

1. 色泽

阳证溃疡，色泽红活鲜润，疮面脓液稠厚黄白，腐肉易脱，新肉易生，疮口易收，知觉正常；阴证溃疡，疮面色泽灰暗，脓液清稀，或时流血水，腐肉不脱，或新肉不生，疮口经久难敛，疮面不知痛痒。如疮顶突然陷黑无脓，四周皮肤暗红，肿势扩散，多为疔疮走黄之象。如疮面腐肉已尽，而脓水灰薄，新肉不生，状如镜面，光白板亮，为虚陷之证。

2. 溃疡形态

（1）化脓性溃疡：疮面边沿整齐，周围皮肤微有红肿，一般口大底小，内有少量脓性分泌物。

（2）压迫性溃疡（缺血性溃疡）：初期皮肤暗紫，很快变黑并坏死，滋水、液化、腐烂，脓液有臭味，可深及筋膜、肌肉、骨膜。多见于褥疮。

（3）疮痨性溃疡：疮口多呈凹陷形或潜行空洞或漏管，疮面肉色不鲜，脓水清稀，并夹有败絮状物，疮口愈合缓慢，或反复溃破，经久难愈。

（4）岩性溃疡：疮面多呈翻花如岩穴，有的在溃疡底部见有珍珠样结节，内有紫黑坏死组织，渗流血水，伴腥臭味。

（5）梅毒性溃疡：多成半月形，边缘整齐，坚硬削直如凿，略微内凹，基底面高低不平，存有稀薄臭秽分泌物。

（七）辨出血

出血是临床中常见而重要的症状之一，中医外科疾病以便血、尿血最为常见，准确辨认出血性状、部位、原因，对及时诊断、合理治疗具有十分重要的意义。

1. 便血

亦称"血泄"，即指血从肛门下泄，包括粪便带血与单纯下血。便血有"远血""近血"之说。上消化道出血，一般呈柏油样黑便，为远血；直肠、肛门的便血，血色鲜红，为近血。便血的颜色与出血部位、出血量以及血液在肠道内停留时间长短有关。一般柏油样黑便的形成，可由自口腔至盲肠任何部位的出血造成，但若肠道蠕动极快，则血色鲜红或血便混杂。乙状结肠、直肠出血，血液多附着粪便表面，血便不相混杂；内痔以便血为主，多发生在排便时，呈喷射状或便后滴沥鲜血；肛裂排便时血色鲜红而量少，并伴剧烈疼痛；结肠癌多以腹部包块就诊，血便混杂，常伴有黏液；直肠癌则以便血求治，肛门下坠，粪便表面附着鲜红或暗红色血液，晚期可混有腥臭黏液，常误诊为痔，指诊可以帮助确诊。

2. 尿血

亦称"溲血""溺血"，是指排尿时尿液中有血液或血块而言。一般以无痛者为"尿血"，有痛者称"血淋"。泌尿生殖系的感染、结石、肿瘤、损伤等是导致尿血的主要原因。如肾、输尿管结石，在疼痛发作期间或疼痛后出现不同程度的血尿，一般为全程血尿；膀胱、尿道结石多为终末血尿；肾肿瘤常为全程无痛血尿，一般呈间歇性；膀胱肿瘤呈持续性或间歇性无痛肉眼血尿，出血较多者可以排出血块；外伤损及泌尿系统、器械检查或手术等均可造成出血，引起尿血。临床上可根据病史、体征以及其他检查，明确出血部位。另外尚有一些疾病，如结缔组织疾病、免疫系统疾病、内分泌、疾病代谢障碍性疾病，也可以引起尿血。

第四单元　中医外科疾病治法

细目一　内治法

（一）外科疾病内治消、托、补三大法则的应用与内涵

外科疾病的发生发展过程，按照疮疡初起、成脓、溃后三个不同发展阶段，确立消、托、补三个总的治疗原则。

1. 消法

是运用不同的治疗方法和方药，使初起的肿疡得到消散，不使邪毒结聚成脓，是一切肿疡初起的治法总则。此法适用于尚未成脓的初期肿疡和非化脓性肿块性疾病以及各种皮肤性疾病。若疮形已成，则不可用内消之法，以免毒散不收，气血受损；或脓毒内蓄，侵蚀好肉，甚至腐烂筋骨，反使溃后难敛，不易速愈。故《外科启玄》云："如形症已成，不可此法也。"

2. 托法

是用补益气血和透脓的药物，扶助正气，托毒外出，以免毒邪扩散和内陷的治疗法则。托法适用于外疡中期，即成脓期。补托法用于正虚毒盛，不能托毒外达，疮形平塌，根脚散漫不收，难溃难腐的虚证；透托法用于毒气虽盛而正气未衰者，可用透脓的药物，促其早日脓出毒泄，肿消痛减，以免脓毒旁窜深溃。

3. 补法

是用补养的药物，恢复其正气，助养其新生，使疮口早日愈合的治疗法则。此法则适用于溃疡后期，此时毒势已去，精神衰疲，血气虚弱，脓水清稀，肉芽灰白不实，疮口难敛。补法是治疗虚证的法则，所以外科疾病只要有虚的证候存在特别是疮疡的生肌收口期，均可应用。凡气血虚弱者，宜补养气血；脾胃虚弱者，宜理脾和胃；肝肾不足者，宜补益肝肾等。但毒邪未尽之时，切勿遽用补法，以免留邪为患，助邪鸱张，而犯实实之戒。

（二）清热法、和营法、内托法的代表方剂及应用

1. 清热法

清热法是用寒凉的药物，使内蕴之热毒得以清解的方法。在具体运用时，首先必须分清热之盛衰、火之虚实。实火宜清热解毒，热在气分者，当清气分之热，邪在营分者，当清血分之热；阴虚火旺者，当养阴清热。

（1）代表方剂：清热解毒方，如五味消毒饮；清气分之热方，如黄连解毒汤；清血分之热方，如犀角地黄汤、清营汤；养阴清热方，如知柏八味丸；清骨蒸潮热方，如清

骨散。

（2）适应证：清热解毒法用于热毒之证，症见局部红、肿、热、痛，伴发热烦躁，口咽干燥，舌红苔黄，脉数等，如疔疮、疖、痈诸疮疡；清气分热适用于局部色红或皮色不变、灼热肿痛的阳证，或皮肤病之皮损掀红灼热，脓疱、糜烂，并伴壮热烦躁，口干喜冷饮，溲赤便干，舌质红，苔黄腻或黄糙，脉洪数者，如颈痈、流注、接触性皮炎、脓疱疮等。清血分热适用于邪热侵入营血，症见局部掀红灼热的外科疾病，如烂疔、发、大面积烧伤，皮肤病出现红斑、瘀点、灼热，如丹毒、白疕（血热型）、红蝴蝶疮等，可伴有高热，口渴不欲饮，心烦不寐，舌质红绛，苔黄，脉数等。以上三法在热毒炽盛时可相互同用。若热毒内传，邪陷心包，而见烦躁不安，神昏谵语，身热，舌质红绛，苔黑褐而干，脉洪数或细数，是为疔疮走黄、疽毒内陷，又当加清心开窍法，可应用安宫牛黄丸、紫雪丹、至宝丹等。养阴清热用于阴虚火旺的慢性病证，如红蝴蝶疮、有头疽溃后、蛇串疮恢复期，或走黄、内陷后阴伤有热者。清骨蒸潮热一般用于瘰疬、流痰后期虚热不退的病证。

（3）注意点：应用清热药切勿太过，必须兼顾胃气，如过用苦寒，势必损伤胃气，而致纳呆、呕恶、泛酸、便溏等症状。尤其在疮疡溃后体质虚弱者更宜注意，过投寒凉能影响疮口愈合。

2. 和营法

和营法是用调和营血的药物，使经络疏通，血脉调和流畅，从而达到疮疡肿消痛止的目的。外科病中疮疡的形成，多因"营气不从，逆于肉理"而成，所以和营法在内治法中应用是比较广泛的。大致可分活血化瘀和活血逐瘀两种治法。

（1）代表方剂：活血化瘀方，如桃红四物汤；活血逐瘀方，如大黄䗪虫丸。

（2）适应证：活血化瘀法适用于经络阻隔、气血凝滞引起的外科疾病，如肿疡或溃后肿硬疼痛不减、结块、色红较淡或不红或青紫者。活血逐瘀法适用于瘀血凝聚、闭阻经络所引起的外科疾病，如乳岩、筋瘤等。

（3）注意点：和营法在临床上有时需与其他治法合并应用。若有寒邪者，宜与祛寒药合用；血虚者，宜与养血药合用；痰、气、瘀互结为患，宜与理气化痰药合用等。和营活血的药品，一般性多温热，所以火毒炽盛的疾病不应使用，以防助火；对气血亏损者，破血逐瘀药也不宜过用，以免伤血。

3. 内托法

用补益和透脓的药物，扶助正气，托毒外出，使疮疡毒邪移深居浅，早日液化成脓，或使病灶趋于局限化，使邪盛者不致脓毒旁窜深溃，正虚者不致毒邪内陷，从而达到脓出毒泄、肿痛消退的目的，寓有"扶正达邪"之意。可分为透托法和补托法两类。其中补托法又可分为益气托毒法和温阳托毒法。

（1）代表方剂：透托方，如透脓散；益气托毒方，如托里消毒散；温阳托毒方，如神功内托散。

（2）适应证：透托法用于肿疡已成，毒盛正气不虚，肿疡尚未溃破或溃破后脓出不畅，多用于实证。补托法用于肿疡毒势方盛，正气已虚，不能托毒外出者。如见疮形平塌，根盘散漫，难溃难腐，或溃后脓水稀少，坚肿不消，并出现精神不振，面色无华，脉数无力等症状，可用益气托毒法；如见疮形漫肿无头，疮色灰暗不泽，化脓迟缓，或局部肿势已退，腐肉已尽，而脓水灰薄，或偶带绿色，新肉不生，不知疼痛，伴自汗肢冷，腹痛便泄，精神萎靡，脉沉细，舌质淡胖等症，可用温阳托毒法。

（3）注意点：透脓法不宜用之过早，肿疡初起未成脓时勿用。补托法正实毒盛的情况下不可施用，否则不但无益，反能滋长毒邪，使病势加剧，而犯实实之戒，故透脓散方中的当归、川芎，凡湿热火毒炽盛之时，皆去而不用。此外，内托法常与清热法同用，因热盛则肉腐，肉腐则为脓，故透脓同时要酌加清热药物，火热熄则脓腐尽。

细目二　外治法

（一）膏药、油膏的临床应用

1. 膏药

膏药古代称薄贴，现称硬膏。其作用是因其富有黏性，敷贴患处，能固定患部，使患部减少活动；保护溃疡疮面，可以避免外来刺激和毒邪感染。膏药使用前加温软化，趁热敷贴患部，使患部得到较长时间的热疗，改善局部血液循环，增加抗病能力。

适应证：一切外科疾病初起、成脓、溃后各个阶段，均可应用。

用法：太乙膏、千捶膏可用于红肿热痛明显之阳证疮疡，为肿疡、溃疡的通用方。初起贴之能消，已成贴之能溃，溃后贴之能去腐。太乙膏性偏清凉，功能消肿、清火、解毒、生肌。千捶膏性偏寒凉，功能消肿、解毒、提脓、去腐、止痛。阳和解凝膏用于疮形不红不热、漫肿无头之阴证疮疡未溃者，功能温经和阳，祛风散寒，调气活血，化痰通络。咬头膏具有腐蚀性，功能蚀破疮头，适用于肿疡脓成，不能自破，以及患者不愿接受手术切开排脓者。

2. 油膏

油膏是将药物与油类煎熬或捣匀成膏的制剂，现称软膏。目前，油膏的基质有猪脂、羊脂、松脂、麻油、黄蜡、白蜡以及凡士林等。在应用上，其优点有柔软、滑润、无板硬粘着不舒的感觉，尤其对病灶的凹陷折缝之处，或大面积的溃疡，使用油膏更为适宜，故近代常用油膏来代替膏药。

适应证：适用于肿疡、溃疡、皮肤病糜烂结痂渗液不多者以及肛门病等。

用法：肿疡期：金黄膏、玉露膏有清热解毒、消肿止痛、散瘀化痰的作用，适用于疮疡阳证。金黄膏长于除湿化痰，对肿而有结块，尤其是急性炎症控制后形成的慢性迁延性炎症更为适宜。玉露膏性偏寒凉，对焮红灼热明显、肿势散漫者效果较佳。冲和膏有活血止痛、疏风祛寒、消肿软坚的作用，适用于半阴半阳证。回阳玉龙膏有温经散寒、活血化瘀的作用，适用于阴证。溃疡期：可选用生肌玉红膏、红油膏、生肌白玉膏。生肌玉红膏功能活血去腐，解毒止痛，润肤生肌收口，适用于一切溃疡腐肉未脱、新肉未生之时，或日久不能收口者。红油膏功能防腐生肌，适用于一切溃疡。生肌白玉膏功能润肤生肌收敛，适用于溃疡腐肉已净，疮口不敛者，以及乳头皲裂、肛裂等病；疯油膏功能润燥杀虫止痒，适用于牛皮癣、慢性湿疮、皲裂等。青黛散油膏功能收湿止痒，清热解毒，适用于蛇串疮、急慢性湿疮等皮肤焮红痒痛、渗液不多之症，亦可用于痄腮以及对各种油膏过敏者。消痔膏、黄连膏功能消痔退肿止痛，适用于内痔脱出、赘皮外痔、血栓外痔等出血、水肿、疼痛之症。

（二）箍围药的适应证、用法及注意点

箍围药古称敷贴，是药粉和液体调制成的糊剂，具有箍集围聚、收束疮毒的作用。用于肿疡初期，促其消散；若毒已结聚，也能促使疮形缩小，趋于局限，早日成脓和破溃；即使肿疡破溃，余肿未消，也可用它来消肿，截其余毒。

适应证：凡外疡不论初起、成脓及溃后，肿势散漫不聚而无集中之硬块者，均可使用本法。

用法：金黄散、玉露散可用于红肿热痛明显的阳证疮疡；疮形肿而不高，痛而不甚，微红微热，属半阴半阳证者，可用冲和散；疮形不红不热，漫肿无头属阴证者，可用回阳玉龙散。

箍围药使用时，是将药粉与各种不同的液体调制成糊状。以醋调者，取其散瘀解毒；以酒调者，取其助行药力；以葱、姜、韭、蒜捣汁调者，取其辛香散邪；以菊花汁、丝瓜叶汁、银花露调者，取其清凉解毒，而其中用丝瓜叶汁调制的玉露散治疗暑天疖肿效果较好；以鸡子清调者，取其缓和刺激；以油类调者，取其润泽肌肤。总之，阳证多用菊花汁、银花露或冷茶汁调制，半阴半阳证多用葱、姜、韭捣汁或用蜂蜜调制，阴证多用醋、酒调敷。

用于外疡初起时，箍围药宜敷满整个病变部位。若毒已结聚，或溃后余肿未消，宜敷于患处四周，不要完全涂布。敷贴应超过肿势范围。

注意点：凡外疡初起，肿块局限者，一般宜用消散药。阳证不能用热性药敷贴，以免助长火毒；阴证不能用寒性药敷贴，以免寒湿凝滞不化。箍围药敷后干燥之时，宜时时用液体湿润，以免药物剥落及干板不舒。

（三）掺药的种类及临床应用

将各种不同的药物研成粉末，根据制方规律，并按其不同的作用，配伍成方，用时掺布于膏药或油膏上，或直接掺布于病变部位，谓之掺药，古称散剂，现称粉剂。掺药种类很多，常用的有：

1. 消散药

将具有渗透和消散作用的药粉，掺布于膏药或油膏上，贴于患处，可以直接发挥药力，使疮疡蕴结之毒移深居浅，肿消毒散。

适应证：适用于肿疡初起，而肿势局限尚未成脓者。

用法：阳毒内消散、红灵丹具有活血止痛、消肿化痰之功，适用于一切阳证。阴毒内消散、桂麝散、黑退消有温经活血、破坚化痰、散风逐寒之功，适用于一切阴证。

注意点：若病变部肿势不局限者，选用箍围药较宜。

2. 提脓去腐药

提脓去腐是处理溃疡早期的一种基本方法。

适应证：凡溃疡初期，脓栓未溶，腐肉未脱，或脓水不净，新肉未生的阶段，均宜使用。

用法：提脓去腐的主药是升丹，升丹以其配制原料种类多少的不同，而有小升丹和大升丹之分。小升丹又称三仙丹，其配制的处方中只有水银、火硝和明矾三种原料。大升丹的配制处方除上述三种药品外，尚有皂矾、朱砂、雄黄及铅等。升药又可依其炼制所得成品的颜色而分为"红升"和"黄升"两种。临床使用时，若疮口大者，可掺于疮口上；疮口小者，可粘附在药线上插入，亦可掺于膏药、油膏上盖贴。注意升丹因药性太猛，须加赋形药使用，常用的有九一丹、八二丹、七三丹、五五丹、九黄丹等。在腐肉已脱、脓水已少的情况下，更宜减少升丹含量。此外，尚有不含升丹的提脓祛腐药，如黑虎丹，可用于升丹的过敏者。

注意点：升丹属有毒刺激药品，凡对升丹过敏者应禁用；对大面积疮面，应慎用，以防过多的吸收而发生汞中毒。凡见不明原因的高热、乏力、口有金属味等汞中毒症状时，应立即停用。若病变在眼部、唇部附近者，宜慎用，以免强烈的腐蚀有损容貌。此外，升丹放置陈久使用，可使药性缓和而减轻疼痛。升丹为汞制剂，宜用黑瓶贮藏，以免氧化变质。

3. 腐蚀药与平胬药

腐蚀药又称追蚀药，具有腐蚀组织的作用，掺布患处，能使疮疡不正常的组织得以腐蚀枯落。平胬药具有平复胬肉的作用，能使疮口增生的胬肉回缩。

适应证：凡肿疡在脓未溃时；痔疮、瘰疬、赘疣、息肉等病；溃疡破溃以后，疮口太小，引流不畅；疮口僵硬，胬肉突出，腐肉不脱等妨碍收口时，均可使用。

用法：白降丹，适用于溃疡疮口太小，脓腐难去，用桑皮纸或丝棉纸做成裹药，插于疮口，使疮口开大，脓腐易出；如肿疡脓成不能穿溃，同时素体虚弱，而不愿接受手术治疗者，也可用白降丹少许，水调和，点放疮顶，代刀破头；其他如赘疣，点之可以腐蚀枯落；另有以米糊作条，用于瘰疬，则能起攻溃拔核的作用；枯痔散一般用于痔疮，将此药涂敷于痔核表面，能使其焦枯脱落；三品一条枪插入患处，能腐蚀漏管，也可以蚀去内痔，攻溃瘰疬；平胬丹适用于疮面胬肉突出，掺药其上，能使胬肉平复。

注意点：腐蚀药一般含有汞、砒成分，因汞、砒的腐蚀力较其他药物大，在应用时必须谨慎。尤其在头面、指、趾等肉薄近骨之处，不宜使用过烈的腐蚀药物。即使需要应用，必须加赋形药减低其药力，以免伤及周围正常组织，待腐蚀目的达到，即应改用其他提脓去腐或生肌收口药。不要长期、过量使用，以免引起汞中毒。对汞、砒过敏者，则应禁用。

4. 祛腐生肌药

具有提脓去腐、解毒活血、生肌收敛的作用，掺敷在创面上，能改善溃疡局部血液循环，促使脓腐液化脱落，促进新肉生长。

适应证：溃疡日久，腐肉难脱，新肉不生；或腐肉已脱，新肉不长，久不收口者。

用法：取药粉适量，直接掺布在创面上；或制成药捻，插入创口内。回阳玉龙散用于溃疡属阴证，腐肉难脱，肉芽暗红，或腐肉已脱，肉芽灰白，新肉不长者，具有温阳活血、去腐生肌之功；月白珍珠散、拔毒生肌散用于溃疡阳证。黄芪六一散、回阳生肌散用于溃疡虚证，脓水清稀，久不收口。

5. 生肌收口药

具有解毒、收敛、促进新肉生长的作用，掺敷疮面能使疮口加速愈合。疮疡溃后，当脓水将尽，或腐脱新生时，若仅靠机体的修复能力来长肉收口则较为缓慢，因此，生肌收口也是处理溃疡的一种基本方法。

适应证：凡溃疡腐肉已脱、脓水将尽时，均可使用。

用法：常用的生肌收口药，如生肌散、八宝丹等，不论阴证、阳证，均可掺布于疮面上应用。

注意点：脓毒未清、腐肉未净时，若早用生肌收口药，则不仅无益，反增溃烂，延缓治愈，甚至引起迫毒内攻之变；若已成瘘管之证，即使用之，勉强收口，仍可复溃，此时需配以手术治疗，方能达到治愈目的；若溃疡肉色灰淡而少红活，新肉生长缓慢，则宜配合内服药补养和食物营养，内外兼施，以助新生；若臁疮日久难敛，则宜配以绑腿缠缚，改善局部的血液循环。

6. 止血药

具有收涩凝血的作用，掺敷于出血之处，外用纱布包扎固定，可以促使创口血液凝固，达到止血的目的。

适应证：适用于溃疡或创伤出血，凡属于小络损伤而出血者，可以使用。

用法：桃花散适用于溃疡出血；如圣金刀散适用于创伤性出血；云南白药对于溃疡出血、创伤性出血均可使用。其他如三七粉，调成糊状涂敷患部，也有止血作用。

注意点：若大出血时，必须配合手术与内治等方法急救，以免因出血不止而引起晕厥之变。

7. 清热收涩药

具有清热收涩止痒的作用，掺扑于皮肤病糜烂渗液不多的皮损处，达到消肿、干燥、止痒的目的。

适应证：适用于一切皮肤病急性或亚急性皮炎而渗液不多者。

用法：常用的有青黛散，以其清热止痒的作用较强，故用于皮肤病大片潮红丘疹而无渗液者；三石散收涩生肌作用较好，故用于皮肤糜烂，稍有渗液而无红热之时，可直接干扑于皮损处，或先涂上一层油剂后再扑三石散，外加包扎。

注意点：一般不用于表皮糜烂、渗液较多的皮损处，用后反使渗液不能流出，容易导致自身过敏性皮炎；亦不宜用于毛发生长的部位，因药粉不能直接掺扑于皮损处，同时粉末与毛发易粘结成团。

（四）切开法的适应证及具体运用

切开法就是运用手术刀把脓肿切开，以使脓液排出，从而达到疮疡毒随脓泄，肿消痛止，逐渐向愈的目的。这里所讲的切开法仅指脓疡的切开。

适应证：一切外疡，不论阴证、阳证，确已成脓者，均可使用。

用法：运用切开法之前，应当辨清脓成熟的程度、脓肿的深浅、患部的血脉经络位置等情况，然后决定切开与否，具体运用如下：

（1）选择有利时机：即辨清脓成熟的程度，准确把握切开的有利时机。当肿疡成脓之后，脓肿中央出现透脓点（脓腔中央最软的一点），即为脓已成熟，此时予以切开最为适宜。若肿疡脓未成熟，过早切开，则徒伤气血，脓反难成，并可致脓毒走窜。

（2）切口选择：以便于引流为原则，选择脓腔最低点或最薄弱处进刀，一般疮疡宜循经直切，免伤血络；乳房部应以乳头为中心，放射状切开，免伤乳络；面部脓肿应尽量沿皮肤的自然纹理切开；手指脓肿，应从侧方切开；关节区附近的脓肿，切口尽量避免越过关节；若为关节区脓肿，一般施行横切口、弧形切口或"S"形切口，因为纵切口在疤痕形成后易影响关节功能；肛旁低位脓肿，应以肛管为中心做放射状切开。

（3）切开原则：不同的病变部位，进刀深浅必须适度，如脓腔浅者，或生在皮肉较薄的头、颈、胁、腹、手指等部位，必须浅切；如脓腔深者，或生在皮肉较厚的臀、臂等部位，稍深无妨，以得脓为度。切口大小应根据脓肿范围大小以及病变部位的肌肉厚薄而定，以脓流通畅为原则。凡是脓肿范围大，肌肉丰厚而脓腔较深的，切口宜大；脓肿范围小，肉薄而脓肿较浅的，切口宜小。一般切口不能超越脓腔以外，以免损伤好肉筋络，愈合后疤痕较大；但切口也不能过小，以免引流不畅脓水难出，延长治愈时间。

（4）注意点：在关节和筋脉的部位宜谨慎开刀，以免损伤筋脉，致使关节不利，或大出血；如患者过于体弱，切开时应注意体位并做好充分准备，以防晕厥；凡颜面疔疮，尤其在鼻唇部位，忌早期切开，以免疔毒走散，并发走黄危证。切开后，由脓自流，切忌用力挤压，以免感染扩散、毒邪内攻。

（五）砭镰法、挑治疗法、挂线法、结扎法的适应证及用法

1. 砭镰法

砭镰法俗称飞针。现多是用三棱针或刀锋在疮疡患处皮肤或黏膜上浅刺，放出少量血液，使内蕴热毒随血外泄的一种治疗方法。有疏通经络、活血化瘀、排毒泄热、扶正祛邪的作用。适用于急性阳证疮疡，如下肢丹毒、红丝疔、疖疮痈肿初起、外伤瘀血肿痛、痔疮肿痛等。注意无菌操作，以防感染。刺时，宜轻、准、浅、快，出血量不宜过多，应避开神经和大血管，刺后可再敷药包扎。头、面、颈部不宜施用砭镰法，阴证、虚证及有出血倾向者禁用。

2. 挑治疗法

挑治疗法是在人体的腧穴、敏感点或一定区域内，用三棱针挑破皮肤、皮下组织，挑断部分皮内纤维，通过刺激皮肤经络，使脏腑得到调理的一种治疗方法。有调理气血、疏通经络、解除瘀滞的作用。适用于内痔出血、肛裂、脱肛、肛门瘙痒、颈部多发性疖肿等。

3. 挂线法

挂线法是采用普通丝线，或药制丝线，或纸裹药线，或橡皮筋线等，来挂断瘘管或窦道的治疗方法。其机理是利用挂线的紧箍作用，促使气血阻绝，肌肉坏死，最终达到切开的目的。挂线又能起到引流作用，分泌物和坏死组织液随挂线引流排出，从而保证引流通畅，防止发生感染。凡疮疡溃后，脓水不净，虽经内服、外敷等治疗无效而形成瘘管或窦道者，或疮口过深，或生于血络丛处，而不宜采用切开手术者，均可使用。

4. 结扎法

结扎法又名缠扎法，是将线缠扎于病变部位与正常皮肉分界处，通过结扎，促使病变部位经络阻塞、气血不通，结扎远端的病变组织失去营养而致逐渐坏死脱落，从而达到治疗目的的一种方法。对较大脉络断裂而引起活动性出血，亦可利用本法结扎血管，制止出血。适用于瘤、赘疣、痔、脱疽等病，以及脉络断裂引起的出血之症。

（六）引流法、垫棉法、药筒拔法、针灸法、熏法、熨法、溻渍法、冷冻疗法、激光疗法的适应证、用法及注意点

1. 引流法

引流法是在脓肿切开或自行溃破后，运用药线、导管或扩创等使脓液畅流，腐脱新生，防止毒邪扩散，促使溃疡早日愈合的一种治法。包括药线引流、导管引流和扩创引流等。

（1）药线引流

适应证：适用于溃疡疮口过小，脓水不易排出者；或已成瘘管、窦道者。

用法：常用的有外粘药物法和内裹药物法。外粘药物，多用含有升丹成分的方剂或黑虎丹等，因有提脓去腐的作用，故适用于溃疡疮口过深过小，脓水不易排出者。内裹药物，多用白降丹、枯痔散等，因其具有腐蚀化管的作用，故适用于溃疡已成瘘管或窦道者。

注意点：药线插入疮口中，应留出一小部分在疮口之外，并应将留出的药线末端向疮口侧方或下方折放，再以膏药或油膏盖贴固定。如脓水已尽，流出淡黄色黏稠液体时，即使脓腔尚深，也不可再插药线，否则影响收口的时间。

（2）导管引流

适应证：适用于附骨疽、流痰、流注等脓腔较深、脓液不易畅流者。

用法：将消毒的导管轻轻插入疮口，达到底部后，再稍退出一些即可。导管引流，目前在体表脓肿已很少采用，大多应用于腹腔手术后。

注意点：导管的放置应放在疮口较低的一端，以使脓液畅流。导管必须固定，以防滑脱或落入疮口内。管腔如被腐肉阻塞，可松动引流管或轻轻冲洗，以保持引流通畅。

（3）扩创引流

适应证：适用于痈、有头疽溃后有袋脓者；瘰疬溃后形成空腔或脂瘤染毒化脓者。

用法：在消毒局麻下，对脓腔范围较小者，只需用手术刀将疮口上下延伸即可；如脓腔范围较大者，则用剪刀做十字形扩创。

注意点：扩创后，须用消毒棉球按疮口大小，蘸八二丹或七三丹嵌塞疮口以祛腐，并加压固定，以防止出血，以后可按溃疡处理。

2. 垫棉法

垫棉法是用棉花或纱布折叠成块以衬垫疮部的一种辅助疗法。它是借着加压的力量，使溃疡的脓液不致下坠而潴留，或使过大的溃疡空腔皮肤与新肉得以粘合而达到愈合的目的。

适应证：适用于溃疡脓出不畅有袋脓者；或疮孔窦道形成脓水不易排尽者；或溃疡脓腐已尽，新肉已生，但皮肉一时不能粘合者。

用法：袋脓者，使用时将棉花或纱布垫衬在疮口下方空隙处，并用宽绷带加压固定；对窦道深而脓水不易排尽者，用棉垫压迫整个窦道空腔，并用绷带扎紧；溃疡空腔的皮肤与新肉一时不能粘合者，使用时可将棉垫按空腔的范围稍微放大，满垫在疮口之上，再用阔带绷紧。

注意点：①在急性炎症红肿热痛尚未消退时不可应用，否则有促使炎症扩散之弊。②

所用棉垫必须比脓腔或窦道稍大。③用于粘合皮肉，一般 5~7 天更换一次；用于袋脓，可 2~3 天更换一次。④应用本法，未能获得预期效果时，则宜采取扩创引流手术。⑤应用本法期间，若出现发热，局部疼痛加重者，则应立即终止使用，采取相应的措施。

3. 药筒拔法

药筒拔法是采用一定的药物与竹筒若干个同煎，乘热迅速扣于疮上，借助药筒吸取脓液毒水，具有宣通气血、拔毒泄热的作用，从而达到脓毒自出、毒尽疮愈的目的。

适应证：适用于有头疽坚硬散漫不收，脓毒不得外出者；或脓疡已溃，疮口狭小，脓稠难出，有袋脓者；或毒蛇咬伤，肿势迅速蔓延，毒水不出者；或反复发作的流火等。

用法：目前因操作不便，多以拔火罐方法代替。

注意点：必须验其筒内拔出的脓血，若红黄稠厚者预后较好，纯是败浆稀水，气秽黑绿者预后较差。此外，操作时须避开大血管，以免出血不止。

4. 针灸法

适应证：针刺适用于瘰疬、乳痈、乳癖、湿疮、瘾疹、蛇串疮、脱疽、内痔术后疼痛、排尿困难等。灸法适用于肿疡初起坚肿，特别是阴寒毒邪凝滞筋骨，而正气虚弱，难以起发，不能托毒外达者；或溃疡久不愈合，脓水稀薄，肌肉僵化，新肉生长迟缓者。

用法：针刺的用法，一般采取病变远离部位取穴，手法大多应用泻法，不同疾病取穴各异。灸的方法虽多，但主要有明灸、隔灸两类，以痛者灸至不痛、不痛者灸至觉痛为止。

注意点：凡针刺一般不宜直接刺于病变部位。疔疮等实热阳证，不宜灸之，以免以火济火；头面为诸阳之会，颈项接近咽喉，灸之恐逼毒入里；手指等皮肉较薄之处，灸之更增疼痛。

5. 熏法

熏法是把药物燃烧后，取其烟气上熏，借着药力与热力的作用，使腠理疏通、气血流畅而达到治疗目的的一种治法。包括神灯照法、桑柴火烘法、烟熏法等。

适应证：肿疡、溃疡均可应用。

用法：神灯照法功能活血消肿、解毒止痛，适用于痈疽轻证，未成脓者自消，已成脓者自溃，不腐者即腐；桑柴火烘法功能助阳通络、消肿散坚、化腐生肌、止痛，适用于疮疡坚而不溃、溃而不腐、新肉不生、疼痛不止之症；烟熏法功能杀虫止痒，适用于干燥而无渗液的各种顽固性皮肤病。

注意点：随时听取患者对治疗部位热感程度的反映，不得引起皮肤灼伤。室内烟雾弥漫时，要适当流通空气。

6. 熨法

熨法是把药物加酒、醋炒热，布包熨摩患处，使腠理疏通而达到治疗目的的一种方法，适用于风寒湿痰凝滞筋骨肌肉等证，以及乳痈的初起或回乳。目前常因药物的炒煮不便而较少应用，但临床上单纯热敷还在普遍使用。

7. 溻渍法

适应证：阳证疮疡初起、溃后；半阴半阳证及阴证疮疡；美容、保健等。

用法：常用方法有溻法和浸渍法。溻法是用 6~8 层纱布浸透药液，轻拧至不滴水，湿敷患处。冷溻适用于阳证疮疡初起，溃后脓水较多者；热溻适用于脓液较少的阳证溃疡，半阴半阳证和阴证疮疡。浸渍法包括淋洗、冲洗、浸泡等。淋洗多用于溃疡脓水较多，发生在躯干部者。冲洗法适用于腔隙间感染，如窦道、瘘管等。浸泡法适用于疮疡生于手、足部及会阴部患者，亦可用于皮肤病全身性沐浴，以及药浴美容、浸足保健防病等。

8. 冷冻疗法

适应证：适用于瘤、赘疣、痔核、痣、早期皮肤癌等。

用法：目前最常用的致冷剂为液氮。根据病变组织的不同情况，可选择不同的操作方法。棉签法适用于小的浅表病变；喷射冷冻法可用于浅表而面积稍大，表面不平的病变；冷冻头接触法适用于部位较深的病变；冷冻刀接触法适合于多种病变的治疗。

9. 激光疗法

适应证：二氧化碳激光适用于瘤、赘疣、痔核、痣、部分皮肤良恶性疾病等。氦氖激光适用于疮疡初起及僵块、溃疡久不愈合、皮肤瘙痒症、蛇串疮后遗症、油风等。

用法：分弱激光治疗和中、强功率激光治疗。根据病情采用清扫法、切割法或凝固照射法等。

第五单元　疖　病

细目一　疖

（一）定义与特点

疖是指发生在肌肤浅表部位、范围较小的急性化脓性疾病。根据病因、证候不同，又可分有头疖、无头疖、蝼蛄疖、疖病等。其特点是肿势限局，范围多在3cm左右，突起根浅，色红、灼热、疼痛，易脓、易溃、易敛。相当于西医的疖、头皮穿凿性脓肿、疖病等。

（二）病因病机

常因内郁湿火，外感风邪，两相搏结，蕴阻肌肤所致；或夏秋季节感受暑毒而生；或因天气闷热汗出不畅，暑湿热蕴蒸肌肤，引起痱子，复经搔抓，破伤染毒而成。

患疖后若处理不当，疮口过小引起脓毒潴留，或搔抓染毒，致脓毒旁窜，在头顶皮肉较薄处易蔓延、窜空而成蝼蛄疖。

凡体质虚弱者，由于皮毛不固，外邪容易侵袭肌肤，若伴消渴、习惯性便秘等慢性疾病阴虚内热者，或脾虚便溏者，更易染毒发病，并可反复发作，缠绵难愈。

（三）临床表现

局部皮肤红肿疼痛，可伴有发热、口干、便秘、苔黄、脉数等症状。

（1）有头疖：患处皮肤上有一红色结块，范围约3cm大小，灼热疼痛，突起根浅，中心有一脓头，出脓即愈。

（2）无头疖：皮肤上有一红色结块，范围约3cm左右，无脓头，表面灼热，触之疼痛，2~3天化脓，溃后多迅速愈合。

（3）蝼蛄疖：多发于儿童头部。常见两种类型：一种是坚硬型，疮形肿势虽小，但根脚坚硬，溃破出脓而坚硬不退，疮口愈合后还会复发，常为一处未愈，他处又生。一种是多发型，疮大如梅李，相连三五枚，溃破脓出而不易愈合，日久头皮窜空，如蝼蛄窜穴之状。

（4）疖病：好发于项后发际、背部、臀部。几个到几十个，反复发作，缠绵不愈。也可在身体各处散发疖肿，一处将愈，他处续发，或间隔周余、月余再发。患消渴病、习惯性便秘或营养不良者易患本病。

（四）治疗方法

以清热解毒为主。暑疖需兼清暑化湿；疖病多虚实夹杂，必须扶正固本与清热解毒并施。

1. 内治

（1）热毒蕴结证

主症：常见于气实火盛患者。好发于项后发际、背部、臀部。轻者疖肿只有一两个，多则可散发全身，或簇集一处，或此愈彼起。伴发热，口渴，溲赤，便秘。苔黄，脉数。

治法：清热解毒。

方药：五味消毒饮、黄连解毒汤加减。

（2）暑热浸淫证

主症：发于夏秋季节，以小儿及产妇多见。局部皮肤红肿结块，灼热疼痛，根脚很浅，范围局限。可伴发热，口干，便秘，溲赤等。舌苔薄腻，脉滑数。

治法：清暑化湿解毒。

方药：清暑汤加减。

（3）体虚毒恋，阴虚内热证

主症：疖肿常此愈彼起，不断发生。或散发全身各处，或固定一处，疖肿较大，易转变成有头疽。常伴口干唇燥，舌质红，苔薄，脉细数。

治法：养阴清热解毒。

方药：仙方活命饮合增液汤加减。

（4）体虚毒恋，脾胃虚弱证

主症：疖肿泛发全身各处，成脓、收口时间均较长，脓水稀薄。常伴面色萎黄，神疲乏力，纳少便溏。舌质淡或边有齿痕，苔薄，脉濡。

治法：健脾和胃，清化湿热。

方药：五神汤合参苓白术散加减。

2. 外治

（1）初起小者用千捶膏盖贴或三黄洗剂外搽；大者用金黄散或玉露散调成糊状敷于患处，或紫金锭水调外敷。

（2）脓成宜切开排脓，深者可用药线引流。脓尽用生肌散掺白玉膏收口。

（3）蝼蛄疖宜做十字形剪开。若有死骨，待松动时用镊子钳出。可配合垫棉法，使皮肉粘连而愈合。

细目二　疔

（一）特点与种类

疔是一种发病迅速，易于变化而危险性较大的急性化脓性疾病。多发于颜面和手足等处。其特点是疮形虽小，但根脚坚硬，有如钉丁之状，病情变化迅速，容易造成毒邪走散。如果处理不当，发于颜面部的疔疮，很容易走黄而有生命危险；发于手足部的疔疮，则易损筋伤骨而影响功能。疔的范围很广，名称繁多，有颜面部疔疮、手足部疔疮、红丝疔、烂疔、疫疔等。

（二）颜面部疔疮的临床表现及与疖的鉴别

多发于额前、颧、颊、鼻、口唇等部。

初期：在颜面部某处皮肤上忽起一粟米样脓头，或痒或麻，以后逐渐红肿热痛，肿势范围虽然只有 3~6cm，但根深坚硬，状如钉丁之状，重者有恶寒、发热等全身症状。

中期：约第 5~7 天，肿势逐渐增大，四周浸润明显，疼痛加剧，脓头破溃。伴有发热口渴，便干溲赤，苔薄腻或黄腻，脉弦滑数等。

后期：约第 7~10 天，肿势局限，顶高根软溃脓，脓栓（疗根）随脓外出，肿消痛止，身热减退。病程一般 10~14 天，即可痊愈。

若处理不当，或妄加挤压，或不慎碰伤，或过早切开等，可引起疗疮顶陷色黑无脓，四周皮肤暗红，肿势扩散，失去护场，以致头面、耳、项俱肿，并伴有壮热烦躁，神昏谵语，舌质红绛，苔黄糙，脉洪数等，此乃疗毒走散，发为"走黄"之象。

与疖的鉴别：疖虽好发于颜面部，但红肿范围不超过 3cm，无明显根脚，一般无全身症状。

（三）手足部疗疮的临床表现

手足部疗疮发病部位多有受伤史。

（1）蛇眼疗：初起时多局限于指甲一侧边缘的近端处，有轻微的红肿疼痛，2~3 天成脓，可在指甲背面上透现一点黄色或灰白色脓疱，或整个甲身内有脓液。待出脓后，即能肿退脓尽，迅速愈合；若脓毒浸淫皮肉，甲下溃空或有胬肉突出，甚至指（趾）甲脱落。

（2）蛇头疗：初起指端感觉麻痒而痛，继而刺痛，灼热肿胀，色红不明显，随后肿势逐渐扩大。中期肿势更为扩大，手指末节呈蛇头状肿胀。酿脓时有剧烈的跳痛，患肢下垂时疼痛更甚，局部触痛明显，约 10 天左右成脓，此时多阵阵啄痛不休，常影响食欲和睡眠。伴有恶寒、发热、头痛、全身不适等症状。后期一般脓出肿退痛止，趋向痊愈。若未及时处理，任其自溃，溃后脓水臭秽，经久不愈，余肿不消，或胬肉突出者，多是损筋伤骨的征象。

（3）蛇肚疗：发于指腹部，整个患指红肿疼痛，呈圆柱状，形似小红萝卜，关节轻度屈曲，不能伸展。诸症逐渐加重，7~10 天成脓。因指腹皮肤厚韧，不易测出波动感，也难自溃。溃后脓出黄稠，逐渐肿退痛止，约 2 周左右痊愈；若损伤筋脉，则愈合缓慢，常影响手指的屈伸。

（4）托盘疗：初起整个手掌肿胀高突，失去正常的掌心凹陷或稍凸出，手背肿势通常更为明显，甚则延及手臂，疼痛剧烈，或伴发红丝疗。伴有恶寒、发热、头痛、纳呆、苔薄黄、脉滑数等症状。约 2 周左右成脓，因手掌皮肤坚韧，虽内已化脓，不易向外透出，很可能向周围蔓延，损伤筋骨，影响屈伸功能，或并发疗疮走黄。若溃后脓出，肿退痛减，全身症状亦随之消失，再过 7~10 天愈合。

（5）足底疗：初起足底部疼痛，不能着地，按之坚硬。3~5 天有啄痛，修去老皮后，可见到白色脓点。重者肿势蔓延到足背，痛连小腿，不能行走，伴有恶寒、发热、头痛、纳呆、苔黄腻、脉滑数等。溃后流出黄稠脓液，肿消痛止，全身症状也随之消失。

（四）手足部疗疮成脓期切开引流要求

脓成应及早切开排脓，一般应尽可能循经直开。蛇眼疗宜沿甲旁 0.2cm 挑开引流。蛇头疗宜在指掌面一侧做纵形切口，务必引流通畅，必要时可对口引流，不可在指掌面正中切开。蛇肚疗宜在手指侧面做纵形切口，切口长度不得超过上下指关节面。托盘疗应依掌横纹切开，切口应够大，保持引流通畅，手掌处显有白点者，应先剪去厚皮，再挑破脓头。注意不要因手背肿胀较手掌为甚，而误认为脓腔在手背部而妄行切开。

（五）红丝疗的定义、特点及外治

红丝疗是发于四肢，皮肤呈红丝显露，迅速向上走窜的急性感染性疾病。好发于四肢内侧，常有手足部生疗或皮肤破损等病史。在前臂或小腿内侧皮肤上起红丝一条或多条，迅速向躯干方向走窜，上肢可停于肘部或腋部，下肢可停于腘窝或胯间。可伴恶寒发热等全身症状，邪毒重者可内攻脏腑，发生走黄。相当于西医的急性淋巴管炎。

若红丝细的宜用砭镰法，局部皮肤消毒后，以刀针沿红丝行走途径，寸寸挑断，并用拇指和食指轻捏针孔周围皮肤，微令出血，或在红丝尽头挑断，挑破处均盖贴太乙膏掺红灵丹。

（六）疗的内治法原则

以清热解毒为大法，火毒炽盛证宜凉血清热解毒。

细目三　痈

（一）概念与特点

痈是指发生于体表皮肉之间的急性化脓性疾病。其特点是局部光软无头，红肿疼痛（少数初起皮色不变），结块范围多在 6～9cm，发病迅速，易肿、易脓、易溃、易敛，或伴有恶寒、发热、口渴等全身症状，一般不会损伤筋骨，也不易造成内陷。相当于西医的皮肤浅表脓肿、急性化脓性淋巴结炎等。

（二）病因病机

外感六淫邪毒，或皮肤受外来伤害感染毒邪，或过食膏粱厚味，聚湿生浊，邪毒湿浊留阻肌肤，郁结不散，可使营卫不和，气血凝滞，经络壅遏，化火成毒，而成痈肿。

（三）辨证论治方法

治疗宜清热解毒，和营消肿，并结合发病部位辨证用药。外治按一般阳证疮疡治疗。

1. 火毒凝结证

主症：局部突然肿胀，光软无头，迅速结块，皮肤焮红，少数病例皮色不变，到酿脓时才转为红色，灼热疼痛。日后逐渐扩大，变成高肿发硬。重者可有恶寒发热，头痛，泛恶，口渴，舌苔黄腻，脉弦滑或洪数等症状。

治法：清热解毒，行瘀活血。

方药：仙方活命饮加减。

2. 热盛肉腐证

主症：红热明显，肿势高突，疼痛剧烈，痛如鸡啄，溃后脓出则肿痛消退。舌红，苔黄，脉数。

治法：和营清热，透脓托毒。

方药：仙方活命饮合五味消毒饮加减。

3. 气血两虚证

主症：脓水稀薄，疮面新肉不生，色淡红而不鲜或暗红，愈合缓慢。伴面色无华，神疲乏力，纳少。舌质淡胖，苔少，脉沉细无力。

治法：益气养血，托毒生肌。

方药：托里消毒散加减。

（四）颈痈的特点与治疗

颈痈是发生在颈部两侧的急性化脓性疾病。俗名痰毒，又称时毒。其特点是多见于儿童，冬春易发，初起时局部肿胀、灼热、疼痛而皮色不变，结块边界清楚，具有明显的风温外感症状。相当于西医的颈部急性化脓性淋巴结炎。

内治宜疏风清热、解毒化痰为主，用牛蒡解肌汤或银翘散加减。

细目四　有头疽

（一）特点与病因病机

有头疽是发生于肌肤间的急性化脓性疾病。相当于西医的痈。其特点是初起皮肤上即有粟粒样脓头，焮热红肿胀痛，迅速向深部及周围扩散，脓头相继增多，溃烂后状如莲蓬、蜂窝，范围常超过9cm，大者可在30cm以上。好发于项后、背部等皮肤厚韧之处，多见于中老年人及消渴病患者，并容易发生内陷。

本病总由外感风温、湿热，内有脏腑蕴毒，内外邪毒互相搏结，凝聚肌肤，以致营卫不和，气血凝滞，经络阻隔而成。

（二）临床表现

凡在皮肤坚韧、肌肉丰厚之处均可发生，以项、背部为多见。好发于成年人，以中老年人居多。按局部症状可分为四候，每候约7天左右。《疡科心得集·辨脑疽对口论》云："对疽、发背必以候数为期，七日成形，二候成脓，三候脱腐，四候生肌。"

（1）初期：局部红肿结块，肿块上有粟粒状脓头，作痒作痛，逐渐向周围和深部扩散，脓头增多，色红、灼热、疼痛。伴有恶寒、发热、头痛、食欲不振、舌苔白腻或黄腻、脉滑数或洪数等明显的全身症状。此为一候。

（2）溃脓期：疮面腐烂形似蜂窝，肿势范围大小不一，常超过10cm，伴高热口渴，便秘溲赤。如脓液畅泄，腐肉逐渐脱落，红肿热痛随之减轻，全身症状也渐减或消失。此为二、三候，病变范围大者往往需3~4周。

（3）收口期：脓腐渐尽，新肉生长，肉色红活，逐渐收口而愈。少数病例，亦有腐肉虽脱，但新肉生长迟缓者。此为四候，常需1~3周。

（三）内治法和外治法

1. 内治

（1）火毒凝结证

主症：多见于壮年正实邪盛者。局部红肿高突，灼热疼痛，根脚收束，迅速化脓脱腐，脓出黄稠。伴发热，口渴，尿赤。舌苔黄，脉数有力。

治法：清热泻火，和营托毒。

方药：黄连解毒汤合仙方活命饮加减。

（2）湿热壅滞证

主症：局部症状与火毒凝结相同。伴全身壮热，朝轻暮重，胸闷呕恶。舌苔白腻或黄腻，脉濡数。

治法：清热化湿，和营托毒。

方药：仙方活命饮加减。

（3）阴虚火炽证

主症：多见于消渴患者。肿势平塌，根脚散漫，皮色紫滞，脓腐难化，脓水稀少或带血水，疼痛剧烈。伴发热烦躁，口干唇燥，饮食少思，大便燥结，小便短赤。舌质红，苔黄燥，脉细弦数。

治法：滋阴生津，清热托毒。

方药：竹叶黄芪汤加减。

（4）气虚毒滞证

主症：多见于年迈体虚、气血不足患者。肿势平塌，根脚散漫，皮色灰暗不泽，化脓迟缓，腐肉难脱，脓液稀少，色带灰绿，闷肿胀痛，容易形成空腔。伴高热，或身热不扬，小便频数，口渴喜热饮，精神萎靡，面色少华。舌质淡红，苔白或微黄，脉数无力。

治法：扶正托毒。

方药：八珍汤合仙方活命饮加减。

2. 外治

（1）初起未溃：患部红肿，脓头尚未溃破，属火毒凝结证或湿热壅滞证，用金黄膏或千捶膏外敷；阴虚火炽证或气虚毒滞证，用冲和膏外敷。

（2）酿脓期：以八二丹掺疮口，如脓水稀薄而带灰绿色者，改用七三丹，外敷金黄膏。待脓腐大部脱落，疮面渐洁，改掺九一丹，外敷红油膏。

若疮肿有明显波动，可采用手术扩创排毒，做"十"或"＋＋"字形切开，务求脓泄畅达。如大块坏死组织一时难脱，可分次去除，以不出血为度。切开时应注意尽量保留皮肤，以减少愈合后疤痕形成。

（3）收口期：疮面脓腐已净，新肉渐生，以生肌散掺疮口，外敷白玉膏。若疮口有空腔，皮肤与新肉一时不能粘合者，可用垫棉法加压包扎。

细目五　丹　毒

（一）临床特点及不同部位丹毒的病名

丹毒是患部皮肤突然发红成片、色如涂丹的急性感染性疾病。本病发无定处，根据其发病部位的不同又有不同的病名。如生于躯干部者，称内发丹毒；发于头面部者，称抱头火丹；发于小腿足部者，称流火；新生儿多生于臀部，称赤游丹毒。本病西医也称丹毒。其特点是病起突然，恶寒发热，局部皮肤忽然变赤，色如丹涂脂染，灼热肿胀，边界清楚，迅速扩大，数日内可逐渐痊愈，但容易复发。

（二）病因病机

本病总由血热火毒为患。凡发于头面部者，多夹风热；发于胸腹腰胯部者，多夹肝脾郁火；发于下肢者，多夹湿热；发于新生儿者，多由胎热火毒所致。

（三）内治法和外治法

1. 内治

（1）风热毒蕴证

主症：发于头面部，皮肤焮红灼热，肿胀疼痛，甚则发生水疱，眼胞肿胀难睁，伴恶寒，发热，头痛。舌质红，苔薄黄，脉浮数。

治法：疏风清热解毒。

方药：普济消毒饮加减。

（2）肝脾湿火证

主症：发于胸腹腰胯部，皮肤红肿蔓延，摸之灼手，肿胀疼痛，伴口干且苦。舌红，苔黄腻，脉弦滑数。

治法：清肝泻火利湿。

方药：柴胡清肝汤、龙胆泻肝汤或化斑解毒汤加减。

（3）湿热毒蕴证

主症：发于下肢，局部红赤肿胀、灼热疼痛，或见水疱、紫斑，甚至结毒化脓或皮肤坏死。或反复发作，可形成大脚风。伴发热，胃纳不香。舌红，苔黄腻，脉滑数。

治法：利湿清热解毒。

方药：五神汤合萆薢渗湿汤加减。

（4）胎火蕴毒证

主症：发生于新生儿，多见臀部，局部红肿灼热，常呈游走性。或伴壮热烦躁，甚则神昏谵语、恶心呕吐。

治法：凉血清热解毒。

方药：犀角地黄汤合黄连解毒汤加减。

2. 外治

（1）外敷法：用玉露散或金黄散，以冷开水或鲜丝瓜叶捣汁或金银花露调敷。或鲜荷花叶、鲜蒲公英、鲜地丁全草、鲜马齿苋、鲜冬青树叶等捣烂湿敷。

（2）砭镰法：患处消毒后，用七星针或三棱针叩刺患部皮肤，放血泄毒。此法只适用于下肢复发性丹毒，禁用于赤游丹毒、抱头火丹患者。

（3）若流火结毒成脓者，可在坏死部分做小切口引流，掺九一丹，外敷红油膏。

细目六　瘰　疬

（一）特点与病因病机

瘰疬是一种发生于颈部的慢性化脓性疾病。因其结核成串，累累如贯珠状，故名瘰疬。相当于西医的颈部淋巴结结核。其特点是多见于体弱儿童或青年，好发于颈部两侧，病程进展缓慢。初起时结核如豆，不红不痛，缓缓增大，窜生多个，相互融合成串，成脓时皮色转为暗红，溃后脓水清稀，夹有败絮状物质，此愈彼溃，经久难敛，易成窦道，愈合后形成凹陷性疤痕。

本病多由忧思恚怒，肝气郁结，气郁伤脾，脾失健运，痰湿内生，结于颈项而成；也可因素体肺肾阴亏，以致阴虚火旺，灼津为痰，痰火凝结而形成。

（二）诊断与鉴别诊断

1. 诊断

多见于儿童或青年，好发于颈部的一侧或两侧，亦可延及颔下、缺盆、腋部，病程进展缓慢。发病前常有痨病史。

初期：颈部一侧或双侧结块肿大如豆粒，一个或数个不等，皮色不变，按之坚实，推之能动，不热不痛。多无全身症状。

中期：结核增大，皮核粘连，有时相邻的结核可互相融合成块，推之不动，渐感疼痛。如皮色渐转暗红，按之微热及微有波动感，为内脓已成。可伴轻微发热，食欲不振，全身乏力等。

后期：切开或自溃后，脓水清稀，夹有败絮样物，疮口呈潜行性空腔，疮面肉色灰白，四周皮肤紫暗，可形成窦道。如脓水转厚，肉芽转成鲜红色，则即将愈合。常伴潮热、咳嗽、盗汗等肺肾阴亏之证，或出现面色少华、精神倦怠、头晕、失眠、经闭等气血两亏之证，或出现腹胀便溏、形瘦纳呆等脾虚不运之证。

2. 鉴别诊断

瘰疬需与颈痈、臀核、失荣等鉴别。

（1）颈痈：虽亦生于颈之两侧，但发病较快，初起即寒热交作，结块形如鸡卵，漫肿坚硬，焮热疼痛，易消，易溃，易敛。

（2）臀核：可由头面、口腔或四肢等部皮肤破碎或生疮引起，一般单个，在颏颔、颈部、腋部、胯腹部结核如豆，边界清楚，起发迅速，压之疼痛明显，很少化脓破溃，一般无全身症状。

（3）失荣：多见于中老年人。生于耳前后及项间，初起结核形如堆栗，按之坚硬，推之不移，生长迅速，溃破后疮面如石榴样或菜花样，血水淋漓。常由口腔、喉部、鼻部或脏腑的岩转移而来。

（三）内治法和外治法

以扶正祛邪为总则，按初、中、后期辨证论治，尽量争取早期消散。形成窦道者需用腐蚀药，必要时实施扩创手术。病情严重者配合西医抗结核药物治疗。

1. 内治

（1）气滞痰凝证

主症：多见于瘰疬初期，肿块坚实，无明显全身症状。苔黄腻，脉弦滑。

治法：疏肝理气，化痰散结。

方药：开郁散加减。

（2）阴虚火旺证

主症：核块逐渐增大，皮核相连，皮色转暗红，午后潮热，夜间盗汗。舌红，少苔，脉细数。

治法：滋阴降火。

方药：六味地黄丸合清骨散加减。

（3）气血两虚证

主症：疮口脓出清稀，夹有败絮样物，形体消瘦，精神倦怠，面色无华。舌淡质嫩，苔薄，脉细。

治法：益气养血。

方药：香贝养营汤加减。

2. 外治

（1）初期：局部肿块处可敷冲和膏或用阳和解凝膏掺黑退消。

（2）中期：外敷冲和膏，如脓成未熟，改用千捶膏。脓熟宜切开排脓，创口宜大，或做十字切口，以充分引流。

（3）后期：已溃者一般先用五五丹或七三丹，次用八二丹药线引流，或用药棉嵌入疮口，外敷红油膏或冲和膏。肉芽鲜红，脓腐已尽时，改用生肌散、白玉膏。

细目七　窦　道

（一）临床表现

窦道是一种只有外口而无内孔相通的病理性盲管。属中医漏管的范畴。其特点是管道由深部组织通向体表，有一个或多个外口，管道或长或短，或直或弯，一般不与内脏相通。常有脓性分泌物流出。疮周皮肤可呈潮红、丘疹、糜烂等表现，瘙痒不适。一般无全身症状。

（二）外治法

（1）腐蚀法：先用五五丹或千金散蚀管拔毒，红油膏或太乙膏盖贴。如有异物，应及时取出。

（2）冲洗法：适用于管道狭长，药线无法引流到位，又不宜做扩创者。

（3）灌注法：经引流、冲洗等治疗，窦道内脓尽、无异物时，可注入生肌收口药油，促进窦道愈合。

（4）扩创法：适用于脓液引流不畅时，用其他方法无效，窦道所在部位也允许做扩创手术者。有助于清除异物和坏死组织，缩短疗程。

（5）垫棉法：用于生肌收口阶段，促进窦道愈合，尤其是腋部、腘窝部、乳房部等。

第六单元 乳房疾病

细目一 概 述

（一）乳房与脏腑经络的关系

乳房与肝、胃、肾经及冲、任两脉有密切联系。男子乳头属肝，乳房属肾；女子乳头属肝，乳房属胃。

（二）乳房肿块检查法

乳房检查的体位可采用坐位或仰卧位。

1. 望诊

让患者坐正，将两侧乳房完全显露，以做详细比较。注意乳房的形状，大小是否对称；乳房表面有无块状突起或凹陷；乳头的位置有无内缩或抬高；乳房皮肤有无发红、水肿或橘皮样、湿疹样改变等。

2. 触诊

坐位与卧位相结合，根据需要选择。应先检查健侧乳房，再检查患侧，以便对比。正确的检查方法是：四指并拢，用指腹平放乳房上轻柔触摸，切勿用手指去抓捏，否则会将捏起的腺体组织错误地认为是乳腺肿块。其顺序是先触按整个乳房，然后按照一定次序触摸乳房的四个象限，即内上、外上、外下、内下象限，继而触摸乳晕部分，注意有无血液从乳头溢出。最后触摸腋窝、锁骨下及锁骨上区域。

3. 触诊时应注意的问题

（1）发现乳房内肿块时，应注意肿块的位置、形状、数目、大小、质地、边界、表面情况、活动度及有无压痛。

（2）肿物是否与皮肤粘连，可用手指轻轻提起肿物附近的皮肤，以确定有无粘连。

（3）检查乳房时间选择，最好在月经来潮的第 7~10 天，这是乳房生理最平稳时期，有病变容易发现。

（4）确定一个肿块的性质，还需要结合年龄、病史及其他辅助检查方法。

细目二 乳 痈

（一）病因病机

1. 乳汁淤积

乳汁淤积是最常见的原因。初产妇乳头破碎，或乳头畸形、凹陷，影响充分哺乳，或哺乳方法不当，或乳汁多而少饮，或断乳不当，均可导致乳汁淤积，乳络阻塞结块，郁久化热酿脓而成痈肿。

2. 肝郁胃热

情志不畅，肝气郁结，厥阴之气失于疏泄，或产后饮食不节，脾胃运化失司，阳明胃热壅滞，均可使乳络闭阻不畅，郁而化热，形成乳痈。

3. 感受外邪

产妇体虚汗出受风，或露胸哺乳外感风邪，或乳儿含乳而睡，口中热毒之气侵入乳孔，均可使乳络郁滞不通，化热成痈。

（二）临床表现

多见于产后 3~4 周的哺乳期妇女。

1. 初起

初起常有乳头皲裂，哺乳时感觉乳头刺痛，伴有乳汁淤积或结块，乳房局部肿胀疼痛，皮色不红或微红，皮肤不热或微热。或伴有全身感觉不适，恶寒发热，食欲不振，脉滑数。

2. 成脓

患乳肿块逐渐增大，局部疼痛加重，或有雀啄样疼痛，皮色焮红，皮肤灼热，同侧腋窝淋巴结肿大压痛。至乳房红肿热痛第 10 天左右，肿块中央渐渐变软，按之应指有波动感，穿刺抽吸有脓液，有时脓液可从乳窍中流出，全身症状加剧，壮热不退，口渴思饮，小便短赤，舌红苔黄腻，脉洪数。

3. 溃后

脓肿成熟，可破溃出脓，或手术切开排脓。若脓出通畅，则肿消痛减，寒热渐退，疮口逐渐愈合。若溃后脓出不畅，肿势不消，疼痛不减，身热不退，可能形成袋脓，或脓液波及其他乳络形成传囊乳痈。亦有溃后乳汁从疮口溢出，久治不愈，形成乳漏者。

在成脓期大量使用抗生素或过用寒凉中药，常可见肿块消散缓慢，或形成僵硬肿块，迁延难愈。

（三）辨证论治及成脓期切开术的要求

1. 内治

（1）气滞热壅证

主症：乳汁淤积结块，皮色不变或微红，肿胀疼痛。伴有恶寒发热，周身酸楚，口渴，便秘，苔薄，脉数。

治法：疏肝清胃，通乳消肿。

方药：瓜蒌牛蒡汤加减。

（2）热毒炽盛证

主症：乳房肿痛，皮肤焮红灼热，肿块变软，有应指感，或切开排脓后引流不畅，红肿热痛不消，有传囊现象，壮热，舌红，苔黄腻，脉洪数。

治法：清热解毒，托里透脓。

方药：透脓散加味。

（3）正虚毒恋证

主症：溃脓后乳房肿痛虽轻，但疮口脓水不断，脓汁清稀，愈合缓慢或形成乳漏。全身乏力，面色少华，或低热不退，饮食减少。舌淡，苔薄，脉弱无力。

治法：益气和营托毒。

方药：托里消毒散加减。

2. 外治

（1）初起：热敷加乳房按摩，以疏通乳络。可用金黄散或玉露散外敷，或用鲜菊花叶、鲜蒲公英、仙人掌去刺捣烂外敷。

（2）成脓：脓肿形成时，应在波动感及压痛最明显处及时切开排脓。切口应按乳络方向并与脓腔基底大小一致，切口位置应选择脓肿稍低的部位，使引流通畅而不致袋脓，应避免手术损伤乳络形成乳漏。

（3）溃后：切开排脓后，用八二丹或九一丹提脓拔毒，并用药线插入切口内引流，切口周围外敷金黄膏。待脓净仅有黄稠滋水时，改用生肌散收口。若有袋脓现象，可在脓腔下方用垫棉法加压。

（四）预防与调护

1. 妊娠 5 个月后，经常用温开水或肥皂水洗净乳头。乳头内陷者，可经常提拉矫正。

2. 乳母宜性情舒畅，情绪稳定。忌食辛辣炙煿之物，不过食肥甘厚腻之品。

3. 保持乳头清洁，不使婴儿含乳而睡，注意乳儿口腔清洁。要定时哺乳，每次哺乳应将乳汁吸空，如有积滞，可用按摩法或吸奶器帮助排出乳汁。

4. 若有乳头擦伤、皲裂，可外涂麻油或蛋黄油。身体其他部位有化脓性感染时，应及时治疗。

5. 断乳时应先逐步减少哺乳时间和次数，再行断乳。断乳前可用生麦芽 60g，生山楂 60g，煎汤代茶，并用皮硝 60g 装入纱布袋中外敷。

6. 以胸罩或三角巾托起患乳，脓未成者可减少活动牵痛，破溃后可防止袋脓，有助于加速疮口愈合。

细目三　乳漏

（一）病因病机

乳房部漏管，多因乳痈、乳发失治，脓出不畅；或切开不当，损伤乳络，乳汁从疮口溢出，以致长期流脓、溢乳而形成；或因乳痨溃后，身体虚弱，日久不愈所致。乳晕部漏管，多因乳头内缩凹陷感染毒邪，或脂瘤染毒溃脓，疮口久不愈合而成。

（二）外治法

（1）腐蚀法：先用提脓去腐药，如八二丹或七三丹药捻，外敷红油膏。脓尽后改用生肌散、生肌玉红膏，必须使创面从基底部长起。

（2）垫棉法：适用于疮口漏乳不止和乳房部乳漏脓腐脱尽后，以促进疮口愈合。

（3）切开疗法：适用于浅层漏管及腐蚀法失败者。乳晕部乳漏手术的关键是切开通向乳头孔的漏管或扩张的乳腺导管。切开后创面用药同腐蚀法。

（4）挂线疗法：适用于深层漏管，常配合切开疗法。

细目四　乳　癖

（一）概念与特点

乳癖是乳腺组织的既非炎症也非肿瘤的良性增生性疾病。相当于西医的乳腺增生病。其特点是单侧或双侧乳房疼痛并出现肿块，乳痛和肿块与月经周期及情志变化密切相关。乳房肿块大小不等，形态不一，边界不清，质地不硬，活动度好。本病好发于 25～45 岁的中青年妇女，其发病率占乳房疾病的 75%，是临床上最常见的乳房疾病。

（二）病因病机

1. 由于情志不遂忧郁不解，久郁伤肝，或受到精神刺激，急躁恼怒，可导致肝气郁结，气机阻滞，蕴结于乳房胃络，乳络经脉阻塞不通，不通则痛，而引起乳房疼痛；肝气郁久化热，热灼津液为痰，气滞痰凝血瘀即可形成乳房肿块。

2. 因冲任失调，气血瘀滞，或阳虚痰湿内结，经脉阻塞，而致乳房结块、疼痛、月经不调。

（三）临床表现

好发病年龄在 25～45 岁。乳房疼痛以胀痛为主，也有刺痛或牵拉痛者。疼痛常在月经前加剧，经后疼痛减轻，或疼痛随情绪波动而变化。乳痛主要以乳房肿块处为甚，常涉及胸胁部或肩背部。乳房肿块可发生于单侧或双侧，大多位于乳房的外上象限，也可见于其他象限。肿块的质地中等或质硬不坚，表面光滑或呈颗粒状，活动度好，大多伴有压痛。肿块的大小不一，一般直径在 1～2cm，大者可超过 3cm。

乳房肿块可于经前期增大变硬，经后稍见缩小变软。个别患者还可伴有乳头溢液，呈白色或黄绿色，或呈浆液状。

乳房疼痛和乳房肿块可同时出现，也可先后出现，或以乳痛为主，或以乳房肿块为主。患者还常伴有月经失调、心烦易怒等症状。

（四）内治法

止痛与消块是治疗本病之要点，根据具体情况进行辨证论治。

1. 肝郁痰凝证

主症：多见于青壮年妇女。乳房肿块随喜怒消长，伴有胸闷胁胀，善郁易怒，失眠多梦，心烦口苦。苔薄黄，脉弦滑。

治法：疏肝解郁，化痰散结。

方药：逍遥蒌贝散加减。

2. 冲任失调证

主症：多见于中年妇女。乳房肿块月经前加重，经后缓减。伴有腰酸乏力，神疲倦怠，月经失调，量少色淡，或闭经。舌淡，苔白，脉沉细。

治法：调摄冲任。

方药：二仙汤合四物汤加减。

细目五　乳　核

（一）特点与临床表现

乳核是发生在乳房部最常见的良性肿瘤。相当于西医的乳腺纤维腺瘤。其特点是好发于20～25岁青年妇女，乳中结核，形如丸卵，质地坚实，边界清楚，表面光滑，推之活动。

（二）辨证论治

对单发乳核的治疗以手术切除为宜，对多发或复发性乳核可试用中药治疗，可起到控制肿块生长，减少肿块复发，甚至消除肿块的作用。

1. 肝气郁结证

主症：肿块较小发展缓慢，不红不热，不觉疼痛，推之可移，伴胸闷叹息。舌质正常，苔薄白，脉弦。

治法：疏肝解郁，化痰散结。

方药：逍遥散加减。

2. 血瘀痰凝证

主症：肿块较大，坚硬木实，重坠不适，伴胸闷牵痛，烦闷急躁，或月经不调、痛经等。舌质暗红，苔薄腻，脉弦滑或弦细。

治法：疏肝活血，化痰散结。

方药：逍遥散合桃红四物汤加山慈姑、海藻。

月经不调兼以调摄冲任。

细目六　乳　岩

（一）发病情况与特点

乳岩是指乳房部的恶性肿瘤。相当于西医的乳腺癌。其特点是乳房部出现无痛、无热、皮色不变而质地坚硬的肿块，推之不移，表面不光滑，凹凸不平，或乳头溢血，晚期溃烂，凹如泛莲。是女性最常见的恶性肿瘤之一。无生育史或无哺乳史的妇女，月经过早来潮或绝经期晚的妇女，有乳腺癌家族史的妇女，乳腺癌的发病率相对较高。

（二）临床表现

发病年龄一般在40～60岁，绝经期妇女发病率相对较高。常为乳房内无痛肿块，边界不清，质地坚硬，表面不光滑，不易推动，常与皮肤粘连，出现病灶中心酒窝征，个别可伴乳头溢液。后期随着癌肿逐渐增大，产生不同程度疼痛，皮肤可呈橘皮样水肿、变色；病变周围可出现散在的小肿块，状如堆栗；乳头内缩或抬高，偶可见到皮肤溃疡。晚期，乳房肿块溃烂，疮口边缘不整齐，中央凹陷似岩穴，有时外翻似菜花，时渗紫红血水，恶臭难闻。癌肿转移至腋下及锁骨上时，可触及散在、数目少、质硬无痛的肿物，以后渐大，互相粘连，融合成团，继而出现形体消瘦、面色苍白、憔悴等恶病质貌。

（三）辨证论治

早期诊断是乳岩治疗的关键。原则上以手术治疗为主。中医药治疗多用于晚期患者，特别对手术后患者有良好的调治作用，对放、化疗有减毒增效作用，可提高病人生存质量，或延长生存期。

1. 肝郁痰凝证

主症：情志抑郁，或性情急躁，胸闷胁胀，或伴经前乳房作胀或少腹作胀。乳房部肿块皮色不变，质硬而边界不清。苔薄，脉弦。

治法：疏肝解郁，化痰散结。

方药：神效瓜蒌散合开郁散加减。

2. 冲任失调证

主症：经事紊乱，素有经前期乳房胀痛。或婚后从未生育，或有多次流产史。乳房结块坚硬。舌淡，苔薄，脉弦细。

治法：调摄冲任，理气散结。

方药：二仙汤合开郁散加减。

3. 正虚毒炽证

主症：乳房肿块扩大，溃后愈坚，渗流血水，不痛或剧痛。精神萎靡，面色晦暗或苍白，饮食少进，心悸失眠。舌紫或有瘀斑，苔黄，脉弱无力。

治法：调补气血，清热解毒。

方药：八珍汤加减。酌加半枝莲、白花蛇舌草、石见穿、露蜂房等清热解毒之品。

4. 气血两亏证

主症：多见于癌肿晚期或手术、放化疗后。病人形体消瘦，面色萎黄或㿠白，头晕目眩，神倦乏力，少气懒言，术后切口皮瓣坏死糜烂，时流渗液，皮肤灰白，腐肉色暗不鲜。舌质淡，苔薄白，脉沉细。

治法：补益气血，宁心安神。

方药：人参养荣汤加味。

5. 脾虚胃弱证

主症：手术或放化疗后，食欲不振，神疲肢软，恶心欲呕，肢肿倦怠。

治法：健脾和胃。

方药：参苓白术散或理中汤加减。

（四）乳岩与乳癖、乳核的鉴别

1. 乳癖

好发于25～45岁女性。月经期乳房疼痛、胀大，有大小不等的结节状或片块状肿块，边界不清，质地柔韧，常为双侧性。肿块和皮肤不粘连。

2. 乳核

多见于20～25岁的女性，肿块多发生于一侧，形如丸卵，表面坚实光滑，边界清楚，活动度好，可推移。病程进展缓慢。

第七单元 瘿

细目一 概 论

瘿病是在致病因素的作用下导致脏腑经络功能失调，气滞、血瘀、痰凝结于颈部，而逐渐形成。

1. 气滞

情志不畅，肝失疏泄，气机升降失常，则形成气滞。气郁日久，积聚成形，或与外来或内生致病因素合邪为病，即可导致瘿病的发生，如气瘿。

2. 血瘀

气为血之帅，气行则血行，气滞则血凝。气滞日久必致血瘀，形成癥结肿块，如石瘿。

3. 痰凝

肝气郁滞，横逆犯脾，脾失健运，痰湿内生，或因外邪所侵，体质虚弱等，多能使气机阻滞，津液积聚为痰，痰凝成核，如肉瘿。

4. 痰火郁结

肝郁胃热，风温风火客于肺胃，积热上壅，热毒灼津为痰，痰火凝聚，搏结而成，如瘿痈。

5. 冲任失调

冲脉为总领诸经气血之要冲，能调节十二经气血，任脉主一身之阴经。冲任失调，肝木失养，肾阴不足，可引起心悸、烦热、多汗及月经不调等一系列相应症状发生。

细目二 气 瘿

（一）病因病机

本病的原因是：一为忧恚，二为水土。外因平素饮水或食物中含碘不足；内因情志不畅，忧怒无节，气化失调，升降障碍，营运阻塞。此外，产后肾气亏虚，外邪乘虚侵入，亦能引起。

（二）临床表现

女性发病率较男性略高。一般多发生在青春期，在流行地区常见于入学年龄的儿童。初起时无明显不适感，甲状腺呈弥漫性肿大，腺体表面较平坦，质软不痛，皮色如常，腺体随吞咽动作而上下移动。如肿块进行性增大，可呈下垂状，自觉沉重感，可压迫气管、食管、血管、神经等而引起各种症状。

（1）压迫气管，比较常见。自一侧压迫，可使气管向他侧移位或变弯曲；自两侧压迫，气管变为扁平，由于气管内腔变窄，呼吸发生困难。

（2）压迫食管，可引起吞咽不适感，但不会引起梗阻症状。

（3）压迫颈深部大静脉，可引起头颈部的血液回流受阻，出现颈部和胸前表浅静脉的明显扩张。

（4）压迫喉返神经，可引起声带麻痹，患者声音嘶哑。

（三）内治法及预防

1. 内治法

肝郁气滞证

主症：颈部弥漫性肿大，边缘不清，随喜怒消长，皮色如常，质软无压痛，肿块随吞咽动作上下移动。伴急躁易怒，善太息。舌质淡红，苔薄，脉沉弦。

治法：疏肝解郁，化痰软坚。

方药：四海舒郁丸加减。

2. 预防

（1）在流行地区内，除改善水源外，应以碘化食盐作集体性预防。

（2）经常用海带或其他海产植物佐餐，尤其在怀孕期和哺乳期。

（3）平时保持心情舒畅，勿郁怒动气。

细目三　肉　瘿

（一）概念、特点及病因病机

肉瘿是瘿病中较常见的一种，其临床特点是颈前喉结一侧或两侧结块，柔韧而圆，如肉之团，随吞咽动作而上下移动，发展缓慢。好发于青年女性及中年人。相当于西医的甲状腺腺瘤或囊肿，属甲状腺的良性肿瘤。

其病因病机是由于忧思郁怒，气滞、痰浊、瘀血凝结而成。情志抑郁，肝失条达，气滞血瘀；或忧思郁怒，肝旺侮土，脾失运化，痰湿内蕴。气滞、湿痰、瘀血随经络而行，留注于结喉，聚而成形，乃成肉瘿。

（二）辨证论治

1. 气滞痰凝证

主症：颈部一侧或两侧肿块呈圆形或卵圆形，不红不热，随吞咽动作上下移动。一般无明显全身症状，如肿块过大可有呼吸不畅或吞咽不利。苔薄腻，脉弦滑。

治法：理气解郁，化痰软坚。

方药：逍遥散合海藻玉壶汤加减。

2. 气阴两虚证

主症：颈部肿块柔韧，随吞咽动作上下移动。常伴有急躁易怒，汗出心悸，失眠多梦，消谷善饥，形体消瘦，月经不调，手部震颤等。舌红，苔薄，脉弦。

治法：益气养阴，软坚散结。

方药：生脉散合海藻玉壶汤加减。

细目四 石 瘿

（一）含义与特点

瘿病坚硬如石不可移动者，称为石瘿。其特点是结喉两侧结块，坚硬如石，高低不平，推之不移。好发于 40 岁以上中年人。相当于西医的甲状腺癌。

（二）病因病机与诊断

1. 病因病机

由于情志内伤，肝脾气逆，痰湿内生，气滞则血瘀，瘀血与痰湿凝结，上逆于颈部而成。亦有由肉瘿日久转化而来。

2. 诊断

（1）临床表现：多见于 40 岁以上患者，女多于男，或既往有肉瘿病史。颈前多年存在的肿块，生长迅速，质地坚硬如石，表面凹凸不平，推之不移，并可出现吞咽时移动受限。可伴有疼痛，若颈丛神经浅支受侵，则耳、枕、肩部剧痛。若肿块压迫，引起喉头移位或侵犯喉部神经时，可引起呼吸或吞咽困难，甚或发生声音嘶哑。若侵蚀气管造成溃疡时，可有咳血。颈部静脉受压时，可发生颈部静脉怒张与面部浮肿。

石瘿的淋巴结转移较为常见，有时颈部出现的淋巴结肿大，往往是一些微小而不易触及的乳头状腺癌的最初体征。血行转移多出现在肺和骨。

（2）辅助检查：甲状腺同位素^{131}碘扫描，多显示为凉结节（或冷结节），进行 B 型超声、CT 检查，以明确诊断。

（三）治疗原则

石瘿为恶性肿瘤，一旦确诊，宜早期手术切除。

第八单元　瘤、岩

细目一　概　论

（一）中医学认识

瘤是瘀血、痰滞、浊气停留于机体组织间而产生的结块。其临床特点是：局限性肿块，多生于体表，发展缓慢，一般没有自觉症状。瘤的名目很多，《灵枢》中有筋瘤、肠瘤、脊瘤、肉瘤等。其中内脏肿瘤，后世文献多归属于癥瘕范畴。生于体表的肿瘤，《医宗金鉴·外科心法要诀》分为六种，即气瘤、血瘤、筋瘤、肉瘤、骨瘤、脂瘤。相当于西医的部分体表良性肿瘤。

岩是发生于体表的恶性肿物的统称，为外科疾病中最凶险者。因其质地坚硬，表面凹凸不平，形如岩石而得名。古代"癌""岩""嵒""巖"等字义相同且通用。其临床特点是：多发于中老年人，局部肿块坚硬，高低不平，皮色不变，推之不移，溃烂后如翻花石榴，色紫恶臭，疼痛剧烈，难于治愈，预后不良，故有绝症之称。

（二）病因病机

瘤、岩是全身性疾病的局部表现，其发病原因较复杂，但归纳起来不外内因、外因两个方面。外因为六淫之邪，内因为正气不足和七情所伤。由于致病因素的作用，导致机体阴阳失调，脏腑功能障碍，经络阻塞，气血运行失常，气滞血瘀，痰凝毒聚等相互交结而导致瘤、岩的发生。瘤主要是邪气偏盛，岩主要是正气不足，即机体抗病力减低。加之邪毒侵袭，日积月累，导致瘤、岩的形成，正如明·李中梓《医宗必读》所言："积之成者，正气不足，而后邪气踞之。"总之，瘤、岩病因病机的特点是：本虚而标实，正气亏虚为本，气滞、血瘀、痰凝、湿热或阴毒结聚为标。

（三）辨证论治和常用药物

1. 气郁痰凝证

局部肿块硬韧，尚可活动，患部皮色不变，无痛。伴有胸闷、胁胀、纳差、精神抑郁等症状。舌质淡红，苔薄白或微黄腻，脉细弦。治宜理气解郁，化痰散结。方用开郁散、通气散坚丸加减。常用药物有陈皮、青皮、香附、枳壳、枳实、柴胡、橘核、郁金、厚朴、川贝母、浙贝母、法半夏、僵蚕、白芥子、胆南星、夏枯草等。

2. 寒痰凝聚证

局部肿块质硬，表面光滑有弹性，肿块活动度较差，患部皮肤色白，无痛，肤温不高。伴周身倦怠、胸闷不舒、畏寒怕冷。舌质淡，苔白或白腻，脉沉而滑。治宜温经散寒，化痰散结。方用阳和汤、万灵丹加减。常用药物有鹿角胶、熟地黄、麻黄、白芥子、细辛、肉桂、乌药、全蝎、浙贝母、法半夏、乳香、没药、橘核、香附等。

3. 毒热蕴结证

肿块增大，压痛，患处皮肤色红，肤温较高，或肿块溃烂，状如翻花，时流血水，痛如火燎，分泌物有恶臭味。伴发热、心烦、口渴、尿黄、大便干结。舌质红，少苔或苔黄，脉弦滑或滑数。治宜清热解毒，软坚散结。方用五味消毒饮合当归芦荟丸加减。常用药物有十大功劳、黄柏、半枝莲、白花蛇舌草、肿节风、黄连、黄芩、夏枯草、鳖甲、七叶一枝花、龙葵、半边莲、川贝母、胆南星、银花、蒲公英、紫花地丁等。

4. 气血瘀滞证

肿块坚硬，表面高低不平，推之不动，自觉疼痛或刺痛及胀痛，局部青筋显露。伴胁胀不适、易烦躁。舌质暗红或有瘀斑，苔薄黄，脉弦或涩。治宜活血化瘀，软坚散结。方用活血散瘀汤或散肿溃坚汤加减。常用药物有丹参、川芎、桃仁、红花、赤芍、水红花子、五灵脂、三棱、莪术、水蛭、虻虫、地鳖虫、乳香、没药、苏木、鬼箭羽等。

5. 正虚邪实证

多见于岩的晚期。肿块增大，增多，有邻近或远处转移，或岩肿溃烂，渗流血水，疮面灰暗，高低不平，易出血，久不收口。伴全身消瘦、发热、面色㿠白、身体倦怠、不思饮食等。舌质淡红，苔薄而微黄或少苔、无苔，脉细数。治宜益气养血，解毒散结。方用保元汤或生脉饮合散肿溃坚汤加减。常用药物有太子参、西洋参、人参、生黄芪、当归、炒白术、茯苓、沙参、麦冬、制首乌、黄精、菟丝子、仙灵脾、白花蛇舌草、肿节风、半枝莲、蒲公英、半边莲等。

（四）预防与调护

1. 保持心情舒畅，切忌七情过度。
2. 保护与改善环境，有效防止污染，避免接触放射与化学毒性物质。
3. 对于肿块及溃疡等要及时检查，以便早期发现，早期治疗。
4. 对癌瘤病人重视精神护理，解除患者的紧张情绪和精神负担。
5. 戒烟限酒，加强营养，适当锻炼，有益于抗病能力的提高。

细目二　血　瘤

（一）概念

血瘤是指体表血络扩张，纵横丛集而形成的肿瘤。可发生于身体任何部位，大多数为先天性，其特点是病变局部色泽鲜红或暗紫，或呈局限性柔软肿块，边界不清，触之如海绵状。相当于西医的血管瘤。常见的有毛细血管瘤和海绵状血管瘤。

（二）诊断

1. 毛细血管瘤

多在出生后 1~2 个月内出现，部分在 5 岁左右自行消失，多发生在颜面、颈部，可单发，也可多发。多数表现为在皮肤上有红色丘疹或小的红斑，逐渐长大，界限清楚，大小不等，质软可压缩，色泽为鲜红色或紫红色，压之可褪色，抬手复原。

2. 海绵状血管瘤

表现为质地柔软似海绵，常呈局限性半球形、扁平状或高出皮面的隆起物，肿物有很大压缩性，可因体位下垂而充盈，或随患肢抬高而缩小，在瘤内有时可扪及颗粒状的静脉石硬结，外伤后可引起出血、继发感染，可形成慢性出血性溃疡。

（三）治疗

瘤体局限者可行手术切除，中医可辨证论治，或配合外治和其他疗法。

1. 辨证论治

（1）内治

1）心肾火毒证

主症：多见于初生婴儿。肿块大小不一，色泽鲜红，边界不清，不痛不痒。伴五心烦热，面赤口渴，尿黄便干，易口舌生疮。舌质红，苔薄黄，脉细数。

治法：清心泻火，凉血解毒。

方药：芩连二母丸合凉血地黄汤加减。

2）肝经火旺证

主症：多发于头面或大腿部，肿块呈丘疹或结节状，表面呈红色，易出血，常因情志不遂或郁怒而发生胀痛。可伴心烦易怒、咽干口苦等症。舌质红，苔微黄，脉弦细数。

治法：清肝泻火，祛瘀解毒。

方药：丹栀逍遥散合清肝芦荟丸加减。

3）脾统失司证

主症：肿瘤体积不大，边界不清，表面色红，好发于下肢，质地柔软易出血，无疼痛。伴肢软乏力、面色萎黄、纳食不佳等。舌质淡，苔白或白腻，脉细。

治法：健脾益气，化湿解毒。

方药：顺气归脾丸加减。

（2）外治

1）对小面积毛细血管瘤及海绵状血管瘤可用五妙水仙膏外搽。

2）清凉膏合藤黄膏外敷，包扎固定，每日换药1次，以促其消散。

3）若肿瘤出血，可用云南白药掺敷伤口，既可止血，又具消散作用。

2. 其他疗法

（1）注射疗法：消痔灵注射液加1%普鲁卡因按1∶1混合后注入瘤体，缓慢注入，至整个瘤体稍高起为止。每次用药3~6mL。隔1周可再注射1次。若瘤体尚未发硬萎缩，可用消痔灵2份，普鲁卡因1份，如上法进行注射。

（2）手术疗法：孤立病变可行手术切除。对病在头面部者要注意美容，以防术后瘢痕过大。

（3）冷冻疗法：对于浅表较小的血瘤可采用冷冻方法治疗。

（4）放射疗法：对于范围较大的血瘤也可应用放射治疗。

细目三　肉　瘤

肉瘤是发于皮里膜外、由脂肪组织过度增生而形成的良性肿瘤。其特点是软似绵，肿似馒，皮色不变，不紧不宽，如肉之隆起。相当于西医的脂肪瘤。

细目四 失 荣

（一）概念

失荣是发于颈部及耳之前后的岩肿，因其晚期气血亏乏，面容憔悴，形体消瘦，状如树木枝叶发枯，失去荣华而命名。相当于西医的颈部淋巴结转移癌和原发性恶性肿瘤。多见于40岁以上的男性，属古代外科四大绝症之一。

（二）病因病机

失荣的发生与肝胆关系密切。如七情内伤，忧思郁怒，肝失条达，气机不舒，气滞血瘀，阻于胆经颈络，则结为肿块；或脾虚运化失司，水湿津液凝聚为痰，痰瘀脏毒凝结于少阳、阳明之络，可发为本病。

（三）临床表现

一般表现为颈部淋巴结肿大，生长较快，质地坚硬。病变开始时多为单发结节，可活动；后期肿块体积增大，数量增多，融合成团块或联结成串，表面不平，固定不移。一般无疼痛，但合并染毒时，可有压痛。日久癌肿溃破，疮面渗流血水，高低不平，形似翻花状。其肿痛波及范围可向面部、胸部、肩背部扩展。

（四）辨证论治

1. 气郁痰结证

主症：颈部或耳前、耳后有坚硬之肿块，肿块较大聚结成团，与周围组织粘连而固定，有轻度刺痛或胀痛，颈项牵扯感，活动转侧不利，患部皮色暗红微热，伴胸闷胁痛，心烦口苦等症，舌质红，苔微黄腻，脉弦滑。

治法：理气解郁，化痰散结。

方药：化痰开郁方。

2. 阴毒结聚证

主症：颈部肿块坚硬，不痛不胀，尚可推动，患部初起皮色如常，以后可呈橘皮样变，伴畏寒肢冷，纳呆便溏，舌质淡，苔白腻，脉沉细或弦细。

治法：温阳散寒，化痰散结。

方药：阳和汤加减。

3. 瘀毒化热证

主症：颈部岩肿迁延日久，肿块迅速增大，中央变软，周围坚硬，溃破后渗流血水，状如翻花，并向四周漫肿，范围可波及面部、胸部、肩背等处，伴疼痛，发热，消瘦，头颈活动受限，舌质红，苔黄，脉数。

治法：清热解毒，化痰散瘀。

方药：五味消毒饮合化坚二陈丸加减。

4. 气血两亏证

主症：颈部肿块溃破以后，长期渗流脓血，不能愈合，疮面苍白水肿，肉芽高低不平，胬肉翻花，伴低热，乏力，消瘦等，舌质淡，苔白或无苔，脉沉细。

治法：补益气血，解毒化瘀。

方药：八珍汤合四妙勇安汤加减。

细目五　肾　岩

（一）含义

阴茎属肾，岩肿生于阴茎，故名肾岩。由于肾岩日久疮面溃破，形如去皮之石榴，如花瓣翻开，故又称"肾岩翻花"。相当于西医的阴茎癌。

（二）病因病机

肾岩的发生与肝肾关系密切。

1. 湿浊瘀结

因肾气内虚而不能主阴茎，外感寒湿邪毒或肝经湿热之邪乘虚下注阴茎，使湿热浊邪结于前阴，局部经络阻塞，气血凝滞，而发为本病。

2. 火毒炽盛

湿热浊邪瘀久化热成毒，肝胆之火或心火移热于小肠滞于阴茎，皆可使阴茎发生肿块、结节，热盛则肉腐，则结节可溃烂、翻花。

3. 阴虚火旺

素体肝肾亏虚，加之火毒日久耗散阴血津液，阴虚火旺，则发生低热、贫血、消瘦等症状。

（三）诊断

1. 临床表现

本病多发于中老年人。初起时在包皮系带附近、阴茎头部、冠状沟部或尿道口处，可见丘疹、红斑、结节、疣状增生等，逐渐增大，刺痒，甚至破溃，状如翻花石榴子样，并有恶臭分泌物，疼痛加重，严重者阴茎溃烂脱落。患者约有30%以上发生淋巴结转移，以腹股沟淋巴结最多见，但也可波及髂外及直肠周围淋巴结等。本病早期一般无明显全身症状，晚期可出现发热、消瘦、贫血等。

2. 辅助检查

行病理切片检查可以明确诊断。

（四）治疗原则

本病以手术治疗为主，可配合中医辨证论治或其他疗法。

第九单元　皮肤及性传播疾病

细目一　概　论

(一)　皮肤病的病因病机

外因主要是风、湿、热、虫、毒；内因主要是七情内伤、饮食劳倦和肝肾亏损。其病机主要因气血不和、脏腑失调、邪毒结聚而致生风、生湿、化燥、致虚、致瘀、化热、伤阴等。

(二)　皮肤病的原发性及继发性皮损

1. 原发性皮损

皮肤病在其病变过程中，直接发生及初次出现的皮损，有斑疹、丘疹、风团、结节、疱疹、脓疱等。

(1) 斑疹：为局限性皮肤明显的颜色变化，不隆起，也不凹陷。面积大而成片的称斑片。分为红斑、色素沉着斑、色素减退斑。

红斑：压之褪色者多属血热；压之不褪色者除血热外，尚兼血瘀；红斑稀疏者为热轻，密集者为热重，红而带紫为热毒炽盛。红斑常见于丹毒、药毒等皮肤病。

色素沉着斑：如黄褐斑，是肝肾不足，气血瘀滞所致。

色素减退斑：多由气血凝滞或血虚风邪所致，最常见者为白驳风。

(2) 丘疹：为高出皮面的实性丘形小粒，直径一般小于0.5cm，多为风热、血热所致。丘疹数目多少不一，有的散在分布，有的互相融合而成扁平隆起的片状损害，称斑块。丘疹顶端扁平的称扁平丘疹。常见于牛皮癣、接触性皮炎、湿疮等。

介于斑疹与丘疹之间，稍有隆起的皮损称斑丘疹。丘疹顶部有较小水疱或脓疱时，称丘疱疹或丘脓疱疹。

(3) 风团：为皮肤上局限性水肿隆起。常突然发生，迅速消退，不留任何痕迹，发作时伴有剧痒。有红色与白色之分，红色者为风热所致，白色者为风寒所致。常见于瘾疹。

(4) 结节：为大小不一、境界清楚的实质性损害，质较硬，深在皮下或高出皮面，多由气血凝滞所致，常见于结节性红斑等病。

(5) 疱疹：为内有腔隙、含有液体、高出皮面的损害。水疱内含有血样液体者称血疱。水疱为白色，血疱为红色或紫红色。疱疹的疱壁一般较薄易破，破后形成糜烂，干燥后结痂脱屑。疱疹常发于红斑之上，多属湿热或热毒所致。常见于湿疮、接触性皮炎、虫咬皮炎等。

(6) 脓疱：疱内含有脓液，混浊或为黄色，周围常有红晕，疱破后形成糜烂，溢出脓液，结脓痂。多因湿热或热毒炽盛所致，常见于脓疱疮等。

2. 继发性皮损

是原发性皮损经过搔抓、感染、治疗处理和在损害修复过程中演变而成，有鳞屑、糜烂、溃疡、痂、抓痕、皲裂、苔藓样变、疤痕、色素沉着、皮肤萎缩等。

（1）鳞屑：为表皮角质层的脱落，大小、厚薄不一，小的呈糠秕状，大的为直径数厘米或更大的片状。急性病后见之，多为余热未清；慢性病见之，多由血虚生风、生燥，皮肤失其濡养所致。

（2）糜烂：为局限性的表皮缺损，系由疱疹、脓疱的破裂，痂皮的脱落等露出的红色湿润面，多属湿热为患。糜烂因损害较浅，愈后较快，且不留疤痕。

（3）溃疡：为皮肤或黏膜深层真皮或皮下组织的局限性缺损。溃疡大小不一，疡面有脓液、浆液或血液，基底可有坏死组织。多为热盛肉腐而成，常见于疮疖、外伤染毒等溃烂形成，愈后留有瘢痕。

（4）痂：皮肤损害处的渗液、滋水、渗血或脓液与脱落组织及药物等混合干燥后即形成痂。脓痂为热毒未清；血痂为血热络伤，血溢所结；滋痂为湿热所致。

（5）抓痕：由搔抓将表皮抓破、擦伤而形成的线状损害，表面结成血痂，皮肤瘙痒，多由风盛或内热所致。

（6）皲裂：为皮肤上的线形坼裂，多由血虚、风燥所致。常见于脚癣皮损角化增厚等。

（7）苔藓样变：为皮肤增厚、粗糙、皮纹加宽增深、干燥、局限性边界清楚的大片或小片损害，常为一些慢性瘙痒性皮肤病的主要表现，多由血虚风燥，肌肤失养所致。

（8）色素沉着：为皮肤中色素增加所致，多呈褐色、暗褐色或黑褐色。色素沉着有的属原发皮损如黄褐斑、黑变病等，多由肝火、肾虚引起；有的属继发皮损，如一些慢性皮肤病之后期局部皮肤色素沉着，多因气血失和所致。

（三）外用药剂型及使用原则

1. 外用药物的剂型

（1）溶液：具有清洁、止痒、消肿、收敛、清热解毒的作用。适用于急性皮肤病渗出较多或脓性分泌物多的皮损，或伴轻度痂皮性损害。溶液剂用于湿敷，是皮肤病常用的方法，适用于急性红肿渗出糜烂的皮损，或浅表溃疡。

（2）粉剂（又名散剂）：具有保护、吸收、蒸发、干燥、止痒的作用。适用于无渗液性的急性或亚急性的皮炎类皮肤病。

（3）洗剂（又名混悬剂、悬垂剂）：有清凉止痒、保护、干燥、消斑解毒之功。适应证同粉剂。

（4）酊剂：具有收敛、散风、杀菌、止痒的作用。适用于脚湿气、鹅掌风、体癣、牛皮癣（神经性皮炎）等。凡急性炎症性皮肤病破皮糜烂者，头面、会阴部皮肤薄嫩处禁用，用后易引起皮肤烧灼感及剧痛。

（5）油剂：具有润泽保护、解毒收敛、止痒生肌的作用。适用于亚急性皮肤病中有糜烂、渗出、鳞屑、脓疱、溃疡的皮损。

（6）软膏：具有保护、润滑、杀菌、止痒、去痂的作用。适用于一切慢性皮肤病具有结痂、皲裂、苔藓样变等皮损。凡滋水较多、糜烂较重的皮损，不宜外涂或敷贴软膏。

2. 外用药物使用原则

治疗皮肤病的外用药物使用原则是要根据皮肤损害的表现选择适当的剂型和药物。

（1）要根据病情阶段用药：皮肤炎症在急性阶段，若仅有红斑、丘疹、水疱而无渗液，宜用洗剂、粉剂、乳剂；若有大量渗液或明显红肿，则用溶液湿敷为宜。皮肤炎症在亚急性阶段，渗液与糜烂很少，红肿减轻，有鳞屑和结痂，则用油剂为宜。皮肤炎症在慢性阶段，有浸润肥厚，角化过度时，则用软膏为主。

（2）注意控制感染：有感染时先用清热解毒、抗感染制剂控制感染，然后再针对原来皮损选用药物。

（3）用药宜先温和后强烈：先用性质比较温和的药物，尤其是儿童或女性患者不宜采用刺激性强、浓度高的药物。面部、阴部皮肤慎用刺激性强的药物。

（4）用药浓度宜先低后高：先用低浓度制剂，根据病情需要再提高浓度。一般急性皮肤病用药宜温和安抚，顽固性慢性皮损可用刺激性较强和浓度较高药物。

（5）随时注意药敏反应：一旦出现过敏现象，应立即停用，并给以及时处理。

（6）外用软膏时需注意：外涂软膏在第二次涂药时，需用棉花蘸上各种植物油或液状石蜡轻轻揩去第一次所涂的药膏，然后再涂药膏，切不可用汽油或肥皂、热水擦洗。

细目二 热 疮

热疮的病因病机与治疗

1. 病因病机

外感风温热毒，阻于肺胃二经，蕴蒸皮肤而生；或由肝经湿热下注，阻于阴部而成；或因反复发作，热邪伤津，阴虚内热所致。发热、受凉、日晒、月经来潮、妊娠、肠胃功能障碍等常为诱发因素。

2. 治疗

本病以清热解毒养阴为主要治法。初发以清热解毒治之；反复发作者，以扶正祛邪并治。

（1）肺胃热盛证

主症：群集小疱，灼热刺痒，轻度周身不适，心烦郁闷，大便干，小便黄，舌红，苔黄，脉弦数。

治法：疏风清热。

方药：辛夷清肺饮合竹叶石膏汤加减。

（2）湿热下注证

主症：疱疹发于外阴，灼热痛痒，水疱易破糜烂，可伴有发热，尿赤，尿频，尿痛；苔黄，脉数。

治法：清热利湿。

方药：龙胆泻肝汤加板蓝根、紫草、延胡索等。

（3）阴虚内热证

主症：间歇发作，发复不愈，口干唇燥，午后微热，舌红，苔薄，脉细数。

治法：养阴清热。

方药：增液汤加板蓝根、马齿苋、紫草、石斛、生薏苡仁。

细目三　蛇串疮

（一）概念与特点

蛇串疮是一种皮肤上出现成簇水疱，呈身体单侧带状分布，痛如火燎的急性疱疹性皮肤病。相当于西医的带状疱疹。其特点是：皮肤上出现红斑、水疱或丘疱疹，累累如串珠，排列成带状，沿一侧周围神经分布区出现，局部刺痛或伴臖核肿大。好发春秋季节，四季皆有。好发于成人，老年人病情尤重。本病好发胸胁部，故又名缠腰火丹，亦称为火带疮、蛇丹、蜘蛛疮等。

（二）辨证论治

本病治疗以清热利湿、行气止痛为主要治法。初期以清热利湿为主；后期以活血通络止痛为主；体虚者，以扶正祛邪与通络止痛并用。

1. 内治

（1）肝经郁热证

主症：皮损鲜红，灼热刺痛，疱壁紧张，口苦咽干，心烦易怒，大便干燥或小便黄，舌质红，苔薄黄或黄厚，脉弦滑数。

治法：清泄肝火，解毒止痛。

方药：龙胆泻肝汤加紫草、板蓝根、延胡索等。发于头面者，加牛蒡子、野菊花；有血疱者，加水牛角粉、牡丹皮；疼痛明显者，加制乳香、制没药。

（2）脾虚湿蕴证

主症：皮损色淡，疼痛不显，疱壁松弛，口不渴，食少腹胀，大便时溏，舌淡或正常，苔白或白腻，脉沉缓或滑。

治法：健脾利湿，解毒消肿。

方药：除湿胃苓汤加减。发于下肢者，加牛膝、黄柏；水疱大而多者，加土茯苓、萆薢、车前草。

（3）气滞血瘀证

主症：皮疹减轻或消退后局部疼痛不止，放射到附近部位，痛不可忍，坐卧不安，重者可持续数月或更长时间，舌暗，苔白，脉弦细。

治法：理气活血，通络止痛。

方药：柴胡疏肝散合桃红四物汤加减。心烦眠差者，加珍珠母、牡蛎、栀子、酸枣仁；疼痛剧烈者，加延胡索、制乳香、制没药、蜈蚣等。

2. 外治

（1）初起用二味拔毒散调浓茶水外涂；或外敷玉露膏；或外搽双柏散、三黄洗剂、清凉乳剂（麻油加饱和石灰水上清液充分搅拌成乳状），每天3次；或鲜马齿苋、野菊花叶、玉簪花叶捣烂外敷。

（2）水疱破后，用黄连膏、四黄膏或青黛膏外涂；有坏死者，用九一丹或海浮散换药。

（3）若水疱不破或水疱较大者，可用三棱针或消毒空针刺破，吸尽疱液或使疱液流出，以减轻胀痛不适。

细目四　疣

（一）不同疣的特点与好发部位

疣是一种发生皮肤浅表的良性赘生物。因其皮损形态及发病部位不同而名称各异。如发于手背、手指、头皮等处者，称千日疮、疣目、枯筋箭或瘊子；发于颜面、手背、前臂等处者，称扁瘊；发于胸背部有脐窝的赘疣，称鼠乳；发于足跖部者，称跖疣；发于颈周围及眼睑部位，呈细软丝状突起者，称丝状疣或线瘊。本病西医亦称疣，一般分为寻常疣、扁平疣、传染性软疣、掌跖疣和丝状疣等。

（二）寻常疣、扁平疣、传染性软疣的治疗

本病以清热解毒散结为主要治法。扁平疣、疣目，宜内外合治，其余疣多采用外治为主。

各种疣均可选用木贼草、板蓝根、马齿苋、香附、苦参、白鲜皮、薏苡仁等中药，煎汤趁热洗涤患处，每天 2 ~ 3 次，可使部分疣脱落。

1. 寻常疣

（1）推疣法：用于治疗头大蒂小，明显高出皮面的疣。在疣的根部用棉棒与皮肤平行或呈 30 度角度，向前推进，用力不宜猛。有的疣体仅用此法即可推除，推除后创面压迫止血，或掺上桃花散少许，并用纱布盖贴，胶布固定。

（2）鸦胆子散敷贴法：先用热水浸洗患部，用刀刮去表面的角质层，然后将鸦胆子仁5 粒捣烂敷贴，用玻璃纸及胶布固定，3 天换药 1 次。

（3）荸荠或菱蒂摩擦法：荸荠削去皮，用白色果肉摩擦疣体，每天 3 ~ 4 次，每次摩擦至疣体角质层软化、脱掉、微有痛感及点状出血为止，一般数天可愈。或取菱蒂长约3cm，洗去污垢，在患部不断摩擦，每次 2 ~ 3 分钟，每天 6 ~ 8 次。

2. 扁平疣

（1）洗涤法：用内服方的第二汁外洗，以海螵蛸蘸药汁轻轻擦洗疣体使之微红为度。每天 2 ~ 3 次。

（2）涂法：用鸦胆子仁油外涂患处，每天 1 次。用于治疗散在扁瘊，防止正常皮肤受损。

3. 传染性软疣

用消毒针头挑破患处，挤尽白色乳酪样物，再用碘酒或浓石炭酸溶液点患处。若损害较多，应分批治疗，注意保护周围皮肤。

细目五　癣

（一）头癣、手足癣、体癣和花斑癣的临床特点和诊断

1. 头癣

（1）白秃疮：相当于西医的白癣。

本病是头癣的一种，多见于学龄儿童，男性多于女性。

皮损特征是在头皮有圆形或不规则的覆盖灰白鳞屑的斑片。病损区毛发干枯无泽，常在距头皮 0.3～0.8cm 处折断而参差不齐。头发易于拔落且不疼痛，病发根部包绕有白色鳞屑形成的菌鞘。自觉瘙痒。发病部位以头顶、枕部居多，但发缘处一般不被累及。青春期可自愈，秃发也能再生，不遗留瘢痕。

（2）肥疮：相当于西医的黄癣。

本病为头癣中最常见的一种，俗称"黄癞"，好发于儿童。皮损多从头顶部开始，渐及四周，可累及全头部。初起红色丘疹，或有脓疱，干后结痂蜡黄色。其特征是有黄癣痂堆积。癣痂呈蜡黄色，肥厚，富黏性，边缘翘起，中心微凹，上有毛发贯穿，质脆易粉碎，有特殊的鼠尿臭。除去黄癣痂，其下为鲜红湿润的糜烂面，病变部位可相互融合，形成大片黄痂。病变区头发干燥，失去光泽。久之毛囊被破坏而成永久性脱发。当病变痊愈后，则在头皮留下广泛、光滑的萎缩性疤痕。头皮四周约 1cm 不易受损。

2. 体癣

皮损多呈钱币状、圆形，故名圆癣，亦称铜钱癣。发于股胯、外阴等处者，称阴癣（股癣）。以青壮年男性多见，多发于夏季，好发于面部、颈部、躯干及四肢近端。初起为丘疹或水疱，逐渐形成边界清楚的钱币形红斑，其上覆盖细薄鳞屑。病灶中央皮疹消退呈自愈倾向，而向四周蔓延，有丘疹、水疱、脓疱、结痂等损害。圆癣的皮损特征为环形、多环形，边界清楚，中心消退，外围扩张的斑块。

3. 花斑癣

中医称紫白癜风，俗称汗斑。本病常发于多汗体质青年，可在家庭中互相传染。皮损好发于颈项、躯干，尤其是多汗部位以及四肢近心端，为大小不一、边界清楚的圆形或不规则的无炎症性斑块，色淡褐，灰褐至深褐色，或轻度色素减退，或附少许糠秕状细鳞屑，常融合成片。有轻微痒感，常夏发冬愈，复发率高。

（二）癣的治疗方法

本病以杀虫止痒为主要治法，以外治为主，必须彻底治疗。抗真菌西药有一定优势，可中西药合用。白秃疮、肥疮可采用拔发疗法。

细目六 疥 疮

（一）病因病机

疥疮是由人型疥虫通过密切接触而传染。

（二）临床特点

本病传染性极强，冬春季多见。易在集体生活的人群中和家庭内流行。皮损好发于皮肤薄嫩和皱褶处，如手指侧、指缝、腕肘关节屈侧、腋窝前缘、女性乳房下、少腹、外阴、腹股沟、大腿内侧等处。皮疹主要为红色小丘疹、丘疱疹、小水疱、隧道、结节和结痂。水疱常见于指缝。结节常见于阴囊、少腹等处。隧道为疥疮的特异性皮疹，长约 0.5mm，弯曲，微隆起，呈淡灰色或皮色，在隧道末端有一个针头大的灰白色或微红的小点，为疥虫隐藏的地方。如不及时治疗，迁延日久，则全身遍布抓痕、结痂、黑色斑点，甚至脓疱。病久者男性皮损主要在阴茎、阴囊有结节；女性皮损主要在小腹、会阴部。患者常有奇痒，遇热或夜间尤甚，常影响睡眠。

（三）辨证论治与预防

本病以杀虫止痒为主要治法。必须隔离治疗，一般以外治为主。

1. 辨证论治

（1）内治：一般本病不需内服药，若抓破染毒，需内外合治。

（2）外治：临床常用5%～20%的硫黄软膏外搽。

2. 预防

（1）加强卫生宣传及监督管理，对公共浴室、旅馆、车船上的衣被应定期严格消毒。

（2）注意个人卫生，勤洗澡，勤换衣服，被褥常洗晒。

（3）接触疥疮患者后，用肥皂水洗手。患者所用衣服、被褥、毛巾等均需煮沸消毒，或在阳光下充分暴晒，以便杀灭疥虫及虫卵。

（4）彻底消灭传染源，注意消毒隔离。家庭和集体宿舍患者应分居，并积极治疗，以杜绝传染。

（5）发病期间忌食辛燥鱼腥发物。

细目七　湿　疮

（一）临床特点

湿疮是一种过敏性炎症性皮肤病。相当于西医的湿疹。其特点是：具有对称分布，多形损害，剧烈瘙痒，倾向湿润，反复发作，易成慢性等。根据病程，可分为急性、亚急性、慢性三类。急性以丘疱疹为主，有渗出倾向；慢性以苔藓样变为主，易反复发作。本病男女老幼皆可发病，但以先天禀赋不耐者为多，无明显季节性，但冬季常复发。根据皮损形态不同，名称各异。如浸淫全身，滋水较多者，称为浸淫疮；以丘疹为主者，称为血风疮或粟疮。根据发病部位的不同，其名称也不同。如发于耳部者，称为旋耳疮；发于手部者，称为㾪疮；发于阴囊部者，称为肾囊风；发于脐部者，称为脐疮；发于肘、膝弯曲部者，称为四弯风；发于乳头者，称为乳头风。

（二）病因病机

由于禀赋不耐，饮食失节，或过食辛辣刺激荤腥动风之物，脾胃受损，失其健运，湿热内生，又兼外受风邪，内外两邪相搏，风湿热邪浸淫肌肤所致。急性者以湿热为主；亚急性者多与脾虚湿恋有关；慢性者则多病久耗伤阴血，血虚风燥，乃致肌肤甲错。

（三）辨证论治

1. 内治

（1）湿热蕴肤证

主症：发病快，病程短，皮损有潮红、丘疱疹，灼热瘙痒无休，抓破渗液流脂水，伴心烦口渴，身热不扬，大便干，小便短赤，舌红，苔薄白或黄，脉滑或数。

治法：清热利湿止痒。

方药：龙胆泻肝汤合萆薢渗湿汤加减。水疱多，破后流滋多者，加土茯苓、鱼腥草；瘙痒重者，加紫荆皮、地肤子、白鲜皮。

（2）湿热浸淫证

主症：发病时间短，皮损面积大，色红灼热，丘疱疹密集，瘙痒剧烈，抓破脂水淋漓，浸淫成片，伴胸闷纳呆，身热不扬，腹胀便溏，小便黄，舌红，苔黄腻，脉滑数。

治法：清热利湿，解毒止痒。

方药：龙胆泻肝汤合五味消毒饮加减。

（3）脾虚湿蕴证

主症：发病较缓，皮损潮红，丘疹，或丘疱疹少，瘙痒，抓后糜烂渗出，可见鳞屑，伴纳少，腹胀便溏，易疲乏，舌淡胖，苔白腻，脉弦缓。

治法：健脾利湿止痒。

方药：除湿胃苓汤或参苓白术散加紫荆皮、地肤子、白鲜皮。

（4）血虚风燥证

主症：病程久，反复发作，皮损色暗或色素沉着，或皮损粗糙肥厚，剧痒难忍，遇热或肥皂水后瘙痒加重，伴有口干不欲饮，纳差，腹胀，舌淡，苔白，脉弦细。

治法：养血润肤，祛风止痒。

方药：当归饮子或四物消风饮加丹参、鸡血藤、乌梢蛇。

2. 外治

（1）急性湿疮：初起仅有潮红、丘疹，或少数水疱而无渗液时，外治宜清热安抚，避免刺激，可选用清热止痒的中药苦参、黄柏、地肤子、荆芥等煎汤温洗，或10%黄柏溶液、炉甘石洗剂外搽。若水疱糜烂、渗出明显时，外治宜收敛、消炎，促进表皮恢复，可选用黄柏、生地榆、马齿苋、野菊花等煎汤，或10%黄柏溶液、三黄洗剂等湿敷，或2%～3%硼酸水冷敷。

（2）亚急性湿疮：外治原则为消炎、止痒、干燥、收敛，选用三黄洗剂、3%黑豆馏油、10%生地榆氧化锌油、5%黑豆馏油泥膏外搽。

（3）慢性湿疮：外治原则以止痒、抑制表皮细胞增生、促进真皮炎症浸润吸收为主。可选用各种软膏剂、乳剂，根据瘙痒及皮肤肥厚程度加入不同浓度的止痒剂、角质促成和溶解剂，一般可外搽青黛膏、5%硫黄软膏、5%～10%复方松馏油软膏、10%～20%黑豆馏油软膏。

（四）婴儿湿疮的病因、辨证论治

1. 病因

婴儿湿疮是由于禀性不耐，脾胃运行失职，内有胎火湿热，外受风湿热邪，两者蕴阻肌肤而成；或因消化不良、食物过敏、衣服摩擦、肥皂水洗等刺激而诱发。

2. 辨证论治

（1）胎火湿热证

主症：皮肤潮红，红斑水疱，抓痒流滋，甚则黄水淋漓、糜烂，结黄色痂皮，大便干，小便黄赤，苔黄腻，脉滑数。

治法：凉血清火，利湿止痒。

方药：消风导赤汤加减。

（2）脾虚湿蕴证

主症：初起皮肤暗淡，继而出现成片水疱，瘙痒，抓破后结薄痂，患儿多有消化不良，大便稀溏，或完谷不化，舌淡，苔白或白腻，脉缓。

治法：健脾利湿。

方药：小儿化湿汤加土茯苓、鱼腥草。

细目八　接触性皮炎

（一）中医认识

接触性皮炎是指因皮肤或黏膜接触某些外界致病物质所引起的皮肤急性或慢性炎症反应。在中医文献中没有一个统一的病名来概括接触性皮炎，而是根据接触物质的不同及其引起的症状特点而有不同的名称，如因漆刺激而引起者称为漆疮，因贴膏药引起者，称为膏药风因接触马桶引起者称为马桶癣等。

（二）诊断要点

本病发生前有明显的接触史，一般急性发病，常见于暴露部位，如面颈、四肢。皮损的形态、范围、严重程度取决于接触物质种类、性质、浓度、接触时间的久暂、接触部位和面积大小以及机体对刺激物的反应程度。皮损边界清楚，多局限于接触部位，形状与接触物大抵一致。皮疹一般为红斑、肿胀、丘疹、水疱或大疱、糜烂、渗出等，一个时期内以某一种皮损为主。自觉瘙痒，有烧灼感，重者疼痛。

（三）治疗

本病以清热祛湿止痒为主要治法。首先应脱离接触过敏物质，否则治疗无效。急性者，以清热祛湿为主；慢性者，以养血润燥为主。

1. 风热蕴肤证

主症：起病较急，好发头面部，皮损色红，肿胀轻，其上为红斑或丘疹，自觉瘙痒，灼热，心烦，口干，小便微黄，舌红，苔薄白或薄黄，脉浮数。

治法：疏风清热止痒。

方药：消风散加紫荆皮（花）、僵蚕。

2. 湿热毒蕴证

主症：起病急骤，皮损面积较广泛，其色鲜红肿胀，上有水疱或大疱，水疱破后则糜烂渗液，自觉灼热瘙痒，伴发热，口渴，大便干，小便短黄，舌红，苔黄，脉弦滑数。

治法：清热祛湿，凉血解毒。

方药：龙胆泻肝汤合化斑解毒汤加减。黄水多者，加土茯苓、紫荆皮、马齿苋；红肿面积广泛者，加酒军、紫荆皮、桑白皮。

3. 血虚风燥证

主症：病程长，病情反复发作，皮损肥厚干燥有鳞屑，或呈苔藓样变，瘙痒剧烈，有抓痕及结痂，舌淡红，苔薄，脉弦细。

治法：养血润燥，祛风止痒。

方药：当归饮子合消风散加减。

（四）接触性皮炎与急性湿疮、颜面丹毒的鉴别

接触性皮炎与急性湿疮、颜面丹毒的鉴别

	接触性皮炎	急性湿疮	颜面丹毒
病史	接触史明确	不明确	发病前多有皮肤或黏膜破损史
发病	常突然急性发作	发作不突然	急
皮疹	红斑、肿胀或丘疹、糜烂，一个时期内以某一种为主	多形性	皮疹以水肿性红斑为主，形如云片，色若涂丹
症状	瘙痒为主，偶有疼痛	瘙痒，无疼痛	疼痛，灼热，无瘙痒，全身症状严重，常有寒战、高热
部位	接触部位	不定，常对称分布	颜面部
边界	清楚	不清楚	不清楚
复发	不再接触过敏物即不复发	有复发倾向	可以复发

细目九 药 毒

（一）病因病机

总由禀赋不耐，邪毒侵犯所致。风热之邪侵袭腠理，入里化热，热入营血，血热妄行，溢于肌肤；或禀血热之体，受药毒侵扰，火毒炽盛，燔灼营血，外发皮肤，内攻脏腑；或禀湿热之体，受药毒侵扰，体内湿热蕴蒸，郁于肌肤；病久药毒灼伤津液，气阴两伤，肌肤失养。久病阴液耗竭，阳无所附，浮越于外，病重而危殆。

（二）诊断

1. 临床表现

本病表现复杂，基本具有以下特征：

（1）发病前有用药史。

（2）有一定的潜伏期，第一次发病多在用药后 5~20 天内，重复用药常在 24 小时内发生，短者甚至在用药后瞬间或数分钟内发生。

（3）突然发病，自觉灼热瘙痒，重者伴有发热、倦怠、纳差、大便干燥、小便黄赤等全身症状。

（4）皮损形态多样，颜色鲜艳，分布为全身性，对称性，可泛发或仅限于局部。

2. 常见类型

（1）荨麻疹样型：皮损同荨麻疹，但较一般荨麻疹色泽更红艳，持续不退，剧痒刺

痛，重者出现口唇、包皮等皮肤黏膜疏松部位的血管神经性水肿。

（2）麻疹样或猩红热样型：皮疹为针头至米粒大小的丘疹或斑丘疹，稀疏或密集分布，有自上而下的发疹顺序，以躯干为主，也可扩展到四肢。皮损焮红灼热，常有不同程度的瘙痒。

（3）多形红斑样型：皮疹为豌豆至蚕豆大圆形或椭圆形水肿性红斑或丘疹，中央常有水疱，边缘带紫色，对称性发生于全身，以四肢为多，常伴有发热、关节痛、腹痛等全身症状。严重者，口腔、外阴黏膜也出现水疱，糜烂，疼痛剧烈。

（4）固定红斑型：皮疹为限局性圆形或椭圆形水肿性红斑，颜色鲜红或紫红。重者，中央有水疱，愈后留色素沉着，发作愈频则色素越深，再次服用同种药物后则在同一部位发生，也可同时增加新的损害，数目可单个或多个，皮疹可发生于全身任何部位，但以口唇及口周、龟头、肛门等皮肤黏膜为最常见。

（5）剥脱性皮炎型：此型较为严重。起病较急，呈进行性加重。初期多为麻疹、猩红热样表现，继而全身皮肤潮红、肿胀，呈鲜红色或棕红色，大量脱屑，手足部可出现袜套样剥脱，脱屑持续1个月左右，重者毛发、指甲都可以脱落。可伴有恶寒、高热（39℃以上）、烦躁口渴，甚至有肝肾损害而出现昏迷、衰竭。部分可出现糜烂、渗出、结痂。病程常超过1个月，甚至更长。

（6）大疱性表皮松解型：此型为本病中最严重的一种，死亡率高。其发病重，常伴有高热、烦躁，严重者可出现神昏谵语甚至昏迷。皮疹为大片鲜红色或紫红色斑片，自觉灼痛，迅速出现松弛性水疱及大疱，形似烫伤，尼氏征阳性，大疱易擦破，创面为牛肉样红色。口腔、支气管、食管、眼结膜等黏膜以及心、肝、肾等内脏均可同时受累。

（7）湿疹皮炎样型：此型特殊，部分病人可因外用药物过敏引发接触性皮炎后，再经内服、注射或外用相同或类似药物后，导致发生泛发性或对称性湿疹样损害的皮疹，自觉剧烈瘙痒，或有发热不适等全身症状。

（三）治疗

停用一切可疑药物，以清热利湿解毒为主，重症宜中西医结合治疗。

1. 内治

（1）湿毒蕴肤证

主症：皮疹为红斑、丘疹、风团、水疱甚则糜烂渗液，表皮剥脱，伴灼热剧痒，口干，大便燥结，小便黄赤，或有发热，舌红，苔薄白或黄，脉滑或数。

治法：清热利湿，解毒止痒。

方药：萆薢渗湿汤加减。伴发热，加生石膏；肿胀糜烂者，加白茅根、茵陈；剧烈瘙痒者，加白鲜皮；大便燥结者，加生大黄。

（2）热毒入营证

主症：皮疹鲜红或紫红，甚则紫斑、血疱，灼热痒痛，伴高热，神志不清，口唇焦燥，口渴不欲饮，大便干结，小便短赤，舌红绛苔少，或呈镜面舌，脉洪数。

治法：清热凉血，解毒护阴。

方药：清营汤加减。神昏谵语者，加服紫雪丹或安宫牛黄丸；尿血者，加大小蓟、侧柏叶；热盛者，加生石膏、牡丹皮。

中成药可用清开灵注射液 40mL，加入 5% 葡萄糖注射液 500mL 中，静脉滴入，每日 1 次，用药 7 天左右。

（3）气阴两虚证

主症：严重药疹后期大片脱屑，伴低热，神疲乏力，气短，口干欲饮，舌红，少苔，脉细数。

治法：益气养阴清热。

方药：增液汤合益胃汤加减。脾胃虚弱者，加茯苓、白术、山药、黄芪。

2. 外治

（1）皮损潮红无渗出者，用马齿苋或大青叶煎汤外洗，或炉甘石洗剂外涂。

（2）皮损潮红肿胀、糜烂渗出者，用马齿苋或黄柏煎汤冷湿敷，青黛散麻油调敷。皮损脱屑干燥，用麻油或甘草油外擦；皮损结痂，用棉签蘸麻油或甘草油揩痂皮。

（四）预防调护

1. 预防本病发生的关键是合理用药。用药前必须询问患者有否药物过敏史。对青霉素及抗毒血清制剂，用药前要做过敏试验。

2. 用药过程中要注意观察用药后的反应，遇到全身出疹、瘙痒，要考虑药疹的可能，及时诊断，及时处理。

3. 多饮开水，忌食腥辣发物。

4. 皮损忌用热水烫洗或搔抓。

5. 重症药疹，应按危重患者进行护理。

细目十　瘾　疹

（一）病因病机

先天禀赋不足，卫外不固，风邪乘虚侵袭所致；或表虚不固，风寒、风热外袭，客于肌表，致使营卫失调而发；或饮食不节，过食辛辣肥厚，或肠道寄生虫，使肠胃积热，复感风邪，内不得疏泄，外不得透达，郁于皮毛腠理之间而发。此外，情志内伤，冲任不调，肝肾不足，血虚生风生燥，阻于肌肤也可生成。食物、生物制品、肠道寄生虫亦可引发本病。

（二）临床表现

本病可以发生于任何年龄、季节。

发病突然，皮损可发生于任何部位，出现形态不一、大小不等的红色或白色风团，边缘清楚，一般迅速消退，不留痕迹，以后不断成批出现，时隐时现。如单纯发生在眼睑、口唇、阴部等组织疏松处，出现浮肿，边缘不清，而无其他皮疹者，称为游风，其局部不痒或轻微痒感，或麻木胀感，水肿经 2~3 天消退，也有持续更长时间者，消退后不留痕迹。

自觉灼热，瘙痒剧烈；部分患者可有怕冷、发热等症状；如侵犯消化道黏膜，可伴有恶心、呕吐、腹痛、腹泻等症状；喉头和支气管受累时可导致喉头水肿及呼吸困难，有明显气闷窒息感，甚至发生晕厥。

根据病程长短，可分为急性和慢性两种。急性者发作数天至 1~2 周；慢性者，反复发作，迁延数月，经年不断。

皮肤划痕试验阳性。

（三）治疗

首先寻找病因并加以去除。对难于发现病因的大多数情况常是对症治疗。

1. 风寒束表证

主症：风团色白，遇寒加重，得暖则减，恶寒怕冷，口不渴，舌淡红，苔薄白，脉浮紧。

治法：疏风散寒止痒。

方药：麻黄桂枝各半汤加减。

2. 风热犯表证

主症：风团鲜红，灼热剧痒，遇热加重，得冷则减，伴有发热，恶寒，咽喉肿痛，舌质红，苔薄白或薄黄，脉浮数。

治法：疏风清热止痒。

方药：消风散加减。

3. 胃肠湿热证

主症：风团片大色红，瘙痒剧烈，发疹的同时伴脘腹疼痛，恶心呕吐，神疲纳呆，大便秘结或泄泻，舌质红，苔黄腻，脉弦滑数。

治法：疏风解表，通腑泄热。

方药：防风通圣散加减。

4. 血虚风燥证

主症：反复发作，迁延日久，午后或夜间加剧，伴心烦易怒，口干，手足心热，舌红，少津，脉沉细。

治法：养血祛风，润燥止痒。

方药：当归饮子加减。

细目十一 白 疕

（一）白疕（寻常型）的皮损特点

皮损初起为针头大小的丘疹，逐渐扩大为绿豆、黄豆大小的淡红色或鲜红色丘疹或斑丘疹，可融合成形态不同的斑片，边界清楚，表面覆盖多层干燥银白色鳞屑，刮除鳞屑则露出发亮的半透明的薄膜，再刮除薄膜，出现多个筛状出血点。

（二）白疕（寻常型）的辨证论治

1. 血热内蕴证

主症：皮疹多呈点滴状，发展迅速，颜色鲜红，层层银屑，瘙痒剧烈，抓之血露，伴口干舌燥，咽喉疼痛，心烦易怒，大便干燥，小便黄赤，舌质红，苔薄黄，脉弦滑或数。

治法：清热凉血，解毒消斑。

方药：犀角地黄汤加减。

2. 血虚风燥证

主症：病程较久，皮疹多呈斑片状，颜色淡红，鳞屑减少，干燥皲裂，自觉瘙痒，伴口咽干燥，舌质淡红，苔少，脉沉细。

治法：养血滋阴，润肤息风。

方药：当归饮子加减。

3. 气血瘀滞证

主症：皮损反复不愈，皮疹多呈斑块状，鳞屑较厚，颜色暗红，舌质紫暗，或有瘀点、瘀斑，脉涩或细缓。

治法：活血化瘀，解毒通络。

方药：桃红四物汤加减。

4. 湿毒蕴阻证

主症：皮损多发生在腋窝、腹股沟等皱褶部位，红斑糜烂，痂屑黏厚，瘙痒剧烈，或掌跖红斑、脓疱、脱皮，或伴关节酸痛、肿胀，下肢沉重，舌质红，苔黄腻，脉滑。

治法：清利湿热，解毒通络。

方药：萆薢渗湿汤加减。

5. 火毒炽盛证

主症：全身皮肤潮红、肿胀、灼热痒痛，大量脱皮，或有密集小脓疱，伴壮热口渴，头痛畏寒，大便干燥，小便黄赤，舌红绛，苔黄腻，脉弦滑数。

治法：清热泻火，凉血解毒。

方药：清瘟败毒饮加减。

细目十二　粉　刺

（一）病因病机

素体阳热偏盛，肺经蕴热，复受风邪，熏蒸面部而发；过食辛辣肥甘厚味，助湿化热，湿热互结，上蒸颜面而致；脾气不足，运化失常，湿浊内停，郁久化热，热灼津液，煎炼成痰，湿热瘀痰，凝滞肌肤而成。

（二）诊断

好发于颜面、颈、胸背部或臀部。多发于青春发育期，皮疹易反复发生，常在饮食不节、月经前后加重。

皮损初起为针头大小的毛囊性丘疹，或为白头粉刺，或为黑头粉刺，可挤出白色或淡黄色脂栓，因感染而成红色小丘疹，顶端可出现小脓疱。愈后可留暂时性色素沉着或轻度凹陷性疤痕。

（三）治疗

1. 内治

（1）肺经风热证

主症：丘疹色红，或有痒痛，或有脓疱，伴口渴喜饮，大便秘结，小便短赤，舌质红，苔薄黄，脉弦滑。

治法：疏风清肺。

方药：枇杷清肺饮加减。

（2）肠胃湿热证

主症：颜面、胸背部皮肤油腻，皮疹红肿疼痛，或有脓疱，伴口臭，便秘，溲黄，舌红，苔黄腻，脉滑数。

治法：清热除湿解毒。

方药：茵陈蒿汤加减。

（3）痰湿瘀滞证

主症：皮疹颜色暗红，以结节、脓肿、囊肿、疤痕为主，或见窦道，经久难愈，伴纳呆腹胀，舌质暗红，苔黄腻，脉弦滑。

治法：除湿化痰，活血散结。

方药：二陈汤合桃红四物汤加减。

2. 外治

（1）皮疹较多，可用颠倒散以茶调涂患处，每日 2 次，或每晚涂 1 次，次晨洗去。

（2）脓肿、囊肿、结节较甚者，可外敷金黄膏，每日 2 次。

细目十三　酒齇鼻

（一）临床表现

皮损以红斑为主，好发于鼻尖、鼻翼、两颊、前额等部位，少数鼻部正常，而只发于两颊和额部。依据临床症状，可分为三型。

1. 红斑型

颜面中部特别是鼻尖部出现红斑，开始为暂时性，时起时消，寒冷、饮酒、进食辛辣刺激性食物及精神兴奋时红斑更为明显，以后红斑持久不退，并伴有毛细血管扩张，呈细丝状，分布如树枝。

2. 丘疹脓疱型

病情继续发展时，在红斑基础上出现痤疮样丘疹或小脓疱，但无明显的黑头粉刺形成。毛细血管扩张更为明显，如红丝缠绕，纵横交错，皮色由鲜红变为紫褐，自觉轻度瘙痒。

3. 鼻赘型

多见于病期长久者。鼻部结缔组织增殖，皮脂腺异常增大，致鼻尖部肥大，形成大小不等的结节状隆起，称为鼻赘。

（二）辨证论治

1. 内治

（1）肺胃热盛证

主症：多见于红斑型。红斑多发于鼻尖或两翼，压之褪色，常嗜酒，口干，便秘，舌红，苔薄黄，脉弦滑。

治法：清泄肺胃积热。

方药：枇杷清肺饮加减。

（2）热毒蕴肤证

主症：多见于丘疹脓疱型。在红斑上出现痤疮样丘疹、脓疱，毛细血管扩张明显，局部灼热，伴口干，便秘，舌红苔黄，脉数。

治法：清热解毒凉血。

方药：黄连解毒汤合凉血四物汤加减。

（3）气滞血瘀证

主症：多见于鼻赘型。鼻部组织增生，呈结节状，毛孔扩大，舌略红，脉沉缓。

治法：活血化瘀散结。

方药：通窍活血汤加减。

2. 外治

（1）鼻部有红斑、丘疹者，可选用一扫光或颠倒散洗剂外搽，每天 3 次。

（2）鼻部有脓疱者，可选用四黄膏外涂，每天 2～3 次。

（3）鼻赘形成者，可先用三棱针刺破放血，颠倒散外敷。

细目十四　红蝴蝶疮

（一）红蝴蝶疮的病因病机

总由先天禀赋不足，肝肾亏虚而成。因肝主藏血，肾主藏精，精血不足，虚火上炎，兼因腠理不密，日光暴晒，外热入侵，热毒入里，二热相搏，瘀阻脉络，内伤于脏腑，外伤于肌肤而发病。

（二）盘状红斑狼疮的皮损及临床表现

多见于 20～40 岁的女性，男女之比约 1∶3，家族中可有相同患者。

皮损好发于面部，尤以两颊、鼻部为著，其次为头项、两耳、眼睑、额角，亦可发于手背、指侧、唇红部、肩胛部等处。初为针尖至黄豆大小或更大微高起的鲜红或桃红色斑，呈圆形或不规则形，境界清楚，边缘略高起，中央轻度萎缩，形如盘状，表面覆有灰褐色的黏着性鳞屑，鳞屑下有角质栓，嵌入毛囊口内，毛囊口多开放，犹如筛孔，皮损周围有色素沉着，伴毛细血管扩张。两颊部和鼻部的皮损可相互融合，呈蝶形外观。黏膜亦可累及，主要发生在唇部，表现除鳞屑红斑外，甚至可发生糜烂、溃疡。一般无自觉症状。

（三）系统性红斑狼疮的皮损和全身症状

多见于青年及中年女性，男女之比约为 1∶10。

本病早期表现多种多样，症状多不明显，初起可单个器官受累，或多个系统同时被侵犯。常表现为不规则发热，关节疼痛，食欲减退，伴体重减轻，皮肤红斑等。

1. 皮肤、黏膜损害

约 80% 的患者出现对称性的皮损，典型者在开始时与盘状红斑狼疮皮损相似，在两颊和鼻部出现蝶形水肿性红斑，为不规则形，色鲜红或紫红，边界清楚或模糊，有时可见鳞屑，病情缓解时红斑消退，留有棕色色素沉着，较少出现萎缩现象。皮损发生在指甲周围皮肤及甲下者，常为出血性紫红色斑片，高热时红肿光亮，时隐时现；发生在口唇者，则为下唇部红斑性唇炎的表现。皮损严重者，可有全身泛发性多形性红斑、紫红斑、水疱等，口腔、外阴黏膜有糜烂，头发可逐渐稀疏或脱落。手部遇冷时有雷诺氏现象，常为本病的早期表现。

2. 全身症状

（1）发热：一般都有不规则发热，多数呈低热，急性活动期出现高热，甚至可达41℃。

（2）关节、肌肉疼痛：约90%的患者有关节及肌肉疼痛，关节疼痛可侵犯四肢大小关节，多为游走性，软组织可有肿胀，但很少发生积液和潮红。

（3）肾脏损害：几乎所有的系统性红斑狼疮皆累及肾脏，但有临床表现的约占75%，肾脏损害为较早的、常见的、重要的内脏损害，可见到各种肾炎的表现，早期尿中有蛋白、管型和红白细胞，后期肾功能损害可出现尿毒症、肾病综合征表现。

（4）心血管系统病变：约有1/3的病人有心血管系统的病变，以心包炎、心肌炎、心包积液较为常见。有时伴发血栓性静脉炎、血栓闭塞性脉管炎。

（5）呼吸系统病变：主要表现为胸膜炎和间质性肺炎，出现呼吸功能障碍。

（6）消化系统病变：约有40%患者有恶心呕吐、腹痛腹泻、便血等消化道症状。约30%的病人有肝脏损害，呈慢性肝炎样表现。

（7）神经系统病变：神经系统症状多见于后期，可表现为各种精神、神经症状，如抑郁、失眠、精神分裂症样改变，严重者可出现抽搐、症状性癫痫。

（8）其他病变：可累及淋巴系统，表现为局部或全身淋巴结肿大，质软，无压痛。累及造血系统见贫血、全血细胞减少。另外，约有20%病例有眼底病变，如视乳头水肿、视网膜病变。

（四）红蝴蝶疮的辨证论治

1. 热毒炽盛证

主症：相当于系统性红斑狼疮急性活动期。面部蝶形红斑，色鲜艳，皮肤紫斑，关节肌肉疼痛，伴高热，烦躁口渴，抽搐，大便干结，小便短赤，舌红绛，苔黄腻，脉洪数或细数。

治法：清热凉血，化斑解毒。

方药：犀角地黄汤合黄连解毒汤加减。高热神昏者，加安宫牛黄丸，或紫雪丹、至宝丹。

2. 阴虚火旺证

主症：斑疹暗红，关节痛，足跟痛，伴有不规则发热或持续性低热，手足心热，心烦失眠，疲乏无力，自汗盗汗，面浮红，月经量少或闭经，舌红，苔薄，脉细数。

治法：滋阴降火。

方药：六味地黄丸合大补阴丸、清骨散加减。

3. 脾肾阳虚证

主症：眼睑、下肢浮肿，胸胁胀满，尿少或尿闭，面色无华，腰膝酸软，面热肢冷，口干不渴，舌淡胖，苔少，脉沉细。

治法：温肾助阳，健脾利水。

方药：附桂八味丸合真武汤加减。

4. 脾虚肝旺证

主症：皮肤紫斑，胸胁胀满，腹胀纳呆，头昏头痛，耳鸣失眠，月经不调或闭经，舌紫暗或有瘀斑，脉细弦。

治法：健脾清肝。

方药：四君子汤合丹栀逍遥散加减。

5. 气滞血瘀证

主症：多见于盘状局限型及亚急性皮肤型红斑狼疮。红斑暗滞，有角质栓形成，皮肤萎缩，伴倦怠乏力，舌暗红，苔白或光面舌，脉沉细涩。

治法：疏肝理气，活血化瘀。

方药：逍遥散合血府逐瘀汤加减。

细目十五　尖锐湿疣

（一）病因病机

主要为性滥交或房事不洁，感受秽浊之毒，毒邪蕴聚，酿生湿热，湿热下注皮肤黏膜而产生赘生物。

（二）诊断

有与尖锐湿疣患者不洁性交或生活接触史。潜伏期 1～12 个月，平均 3 个月。

皮损男性多在阴茎龟头、冠状沟、系带；女性多在阴唇、阴蒂、宫颈、阴道和肛门；同性恋者常见肛门和直肠，亦有乳头、口唇、腋下、脐窝等处的报道。基本损害为淡红色或污秽色、柔软的表皮赘生物。赘生物大小不一，单个或群集分布，表面分叶或呈棘刺状，湿润，基底较窄或有蒂，但在阴茎体部可出现基底较宽的"无蒂疣"。由于皮损排列分布不同，外观上常表现为点状、线状、重叠状、乳头瘤状、鸡冠状、菜花状、蕈状等不同形态。本病常无自觉症状，部分病人可出现局部疼痛或瘙痒。疣体易擦烂出血，若继发感染，分泌物增多，可伴恶臭。巨大的尖锐湿疣，多见于男性，且好发于阴茎和肛门附近，女性则见于外阴部。偶尔可转化为鳞状细胞癌。

醋酸白试验：用 3%～5% 的醋酸液涂擦或湿敷 3～10 分钟，阳性者局部变白，病灶稍隆起，在放大镜下观察更明显。

（三）鉴别诊断

1. 假性湿疣

多发生于 20～30 岁的女性外阴，特别是小阴唇内侧和阴道前庭；皮损为 1～2mm 大小的白色或淡红色小丘疹，表面光滑如鱼子状，群集分布；无自觉症状。

2. 扁平湿疣

为梅毒常见皮肤损害，皮损为扁平而湿润的丘疹，表面光滑，成片或成簇分布；损害内可找到梅毒螺旋体；梅毒血清反应强阳性。

3. 阴茎珍珠状丘疹

多见于青壮年；皮损为冠状沟部珍珠样半透明小丘疹，呈半球状、圆锥状或不规则状，色白或淡黄、淡红，沿冠状沟排列成一行或数行，或包绕一周；无自觉症状。

（四）辨证论治

1. 内治

（1）湿毒下注证

主症：外生殖器或肛门等处出现疣状赘生物，色灰或褐或淡红，质软，表现秽浊潮湿，触之易出血，有恶臭，伴小便黄或不畅，苔黄腻，脉滑或弦数。

治法：利湿化浊，清热解毒。

方药：萆薢化毒汤加黄柏、土茯苓、大青叶等。

（2）湿热毒蕴证

主症：外生殖器或肛门等处出现疣状赘生物，色淡红，易出血，表面有大量秽浊分泌物，色淡黄，有恶臭，瘙痒，疼痛，伴小便色黄少，口渴欲饮，大便干燥，舌红，苔黄腻，脉滑数。

治法：清热解毒，化浊利湿。

方药：黄连解毒汤加苦参、萆薢、土茯苓、大青叶、马齿苋等。

2. 外治

（1）熏洗法：板蓝根、山豆根、木贼草、香附各30g；或白矾、皂矾各120g，侧柏叶250g，生薏苡仁50g，孩儿茶15g。煎水先熏后洗，每天1～2次。

（2）点涂法：五妙水仙膏点涂疣体，或鸦胆子仁捣烂涂敷，或鸦胆子油点涂患处，包扎，3～5天换药1次。应注意保护周围正常皮肤。适用于疣体小而少者。

细目十六 艾滋病

（一）病因病机

中医认为，艾滋病的病因包括邪毒外袭和正气不足两个方面。正气不足主要为肾不藏精，肾亏体弱；邪毒为疫疠之气，具有强烈的传染性。疫疠和虚劳并存共处是其特点。疫疠之邪为艾滋病毒，虚劳是由邪毒入侵导致的五脏六腑特别是五脏的损伤、气血津液的耗竭。其病机为邪盛与正虚共存、夹杂，但最终导致正气衰竭，五脏受损，阴阳离决。

（二）诊断

潜伏期长短不一，可由6个月至5年或更久。感染艾滋病毒后，由于细胞免疫缺陷的程度不同，临床可分为艾滋病毒感染、艾滋病相关综合征、艾滋病三个阶段。艾滋病毒抗体检测是确定有无艾滋病毒感染的最简便方法，但高危人群若为阴性应在2个月后复查。

（三）辨证论治

1. 肺卫受邪证

主症：见于急性感染期。症见发热，微畏寒，微咳，身痛，乏力，咽痛，舌质淡红，苔薄白或薄黄，脉浮。

治法：宣肺祛风，清热解毒。

方药：银翘散加减。

2. 肺肾阴虚证

主症：多见于以呼吸系统症状为主的艾滋病早、中期患者，尤以卡氏肺囊虫肺炎、肺孢子肺炎、肺结核较多见。症见发热，咳嗽，无痰或少量黏痰，或痰中带血，气短胸痛，动则气喘，全身乏力，消瘦，口干咽痛，盗汗，周身可见淡红色皮疹，伴轻度瘙痒，舌红，少苔，脉沉细数。

治法：滋补肺肾，解毒化痰。

方药：百合固金汤合瓜蒌贝母汤加减。

3. 脾胃虚弱证

主症：多见于以消化系统症状为主者。症见腹泻久治不愈，呈稀水状便，少数夹有脓血和黏液，里急后重不明显，可有腹痛，兼见发热，消瘦，全身乏力，食欲不振，恶心呕吐，吞咽困难，或腹胀肠鸣，口腔内鹅口疮，舌质淡，有齿痕，苔白腻，脉濡细。

治法：扶正祛邪，培补脾胃。

方药：补中益气汤合参苓白术散加减。

4. 脾肾亏虚证

主症：多见于晚期患者，预后较差。症见发热或低热，形体极度消瘦，神情倦怠，心悸气短，头晕目眩，腰膝酸痛，四肢厥逆，食欲不振，恶心，呃逆频作，腹泻剧烈，五更泄泻，毛发枯槁，面色苍白，舌质淡或胖，苔白，脉细无力。

治法：温补脾肾，益气回阳。

方药：肾气丸合四神丸加减。

5. 气虚血瘀证

主症：以卡波济肉瘤多见，可见于其他恶性肿瘤。症见周身乏力，气短懒言，面色苍白，饮食不香，四肢、躯干部出现多发性肿瘤，瘤色紫暗，易于出血，淋巴结肿大，舌质暗，脉沉细无力。

治法：补气化瘀，活血清热。

方药：补阳还五汤、犀角地黄汤合消瘰丸加减。

6. 窍闭痰蒙证

主症：多见于出现中枢神经症状的晚期患者。症见发热，头痛，恶心呕吐，神志不清，或神昏谵语，项强惊厥，四肢抽搐，或伴癫痫或痴呆，舌质暗或胖，或干枯，苔黄腻，脉细数或滑。

治法：清热化痰，开窍通闭。

方药：安宫牛黄丸，或紫雪丹，或至宝丹。

第十单元 肛门直肠疾病

细目一 概 论

（一）病因病机

肛门直肠疾病的致病因素很多，但常见的主要有风、湿、燥、热、气虚、血虚等。

1. 风

《证治要诀》："血清而色鲜者为肠风。"说明风邪可引起下血。风有善行而数变的特征，且多夹热，热伤肠络，血不循经，下溢而便血。因风而引起的便血，其色鲜明，出血急暴，呈喷射状，多见于内痔实证。

2. 湿

湿有内湿与外湿之分，外湿多因久居雾露潮湿之处而发病，内湿多由饮食不节，损伤脾胃，脾失运化，湿自内生。湿性重浊，常先伤于下，故肛肠病中因湿邪致病者较多。湿与热结，致肛门部气血纵横，筋脉交错，而发内痔；湿热蕴阻肛门，经络阻隔，气血凝滞，热盛肉腐而成脓，易形成肛周脓肿；湿热下注大肠，肠道气机不利，经络阻滞，瘀血凝聚，发为直肠息肉。

3. 热

肛肠病中因热邪而致者亦较多见。热为阳邪，易伤津动血，热积肠道，耗伤津液，而致热结肠燥，大便秘结不通。便秘日久，可导致局部气血不畅，瘀滞不散，结而为痔。热盛迫血妄行，血不循经，则发生便血。热与湿结，蕴阻肛门，腐蚀血肉而发肛周脓肿。

4. 燥

《医宗金鉴》云："肛门围绕，折纹破裂，便结者，火燥也。"燥有内外之分，引起肛门疾病者多为内燥。常因饮食不节，恣饮醇酒，过食辛辣厚味，以致燥热内结，耗伤津液，无以下润大肠，则大便干结；或素有血虚，血虚津乏，肠道失于濡润，而致大便干燥，临厕努责，常使肛门裂伤或擦伤痔核而致便血等。

5. 气虚

气虚也是肛门直肠病的发病因素之一，以脾胃失运，中气不足为主。妇人生育过多，小儿久泻久痢，老年气血不足，机能衰退，以及某些慢性疾病等，都能导致中气不足，气虚下陷，无以摄纳，而引起直肠脱垂不收、内痔脱出不纳。气虚，正不胜邪，不能托毒外出，故肛门直肠周围发生脓肿时，初起症状不明显，难消难溃，溃后脓水稀薄。

6. 血虚

血虚常因失血过多或脾虚生血乏源所致。在肛门直肠疾病中，常因长期便血而致血虚，血虚则气虚，气虚则无以摄血而致下血，更导致血虚，如此往复，形成恶性循环。血虚生燥，无以润滑肠道，则大便燥结，损伤肛门而致肛裂，或擦伤内痔而便血；创口的愈合需赖血的濡养，血虚故陈旧性肛裂难以愈合，肛痈易成肛瘘。

（二）辨证

1. 辨症状

（1）便血：便血是肛门直肠疾病最常见的症状，可见于内痔、肛裂、直肠息肉、直肠癌等多种疾病。由于疾病不同，病因各异，其表现特点也不一样。血不与大便相混，附于大便表面，或便时点滴而下，或一线如箭，无疼痛者，多为内痔；便血少而肛门部有撕裂样疼痛者，多为肛裂；儿童便血，大便次数和性质无明显改变者，多为直肠息肉；血与黏液相混，其色晦暗，肛门有重坠感者，应考虑有直肠癌的可能。便血鲜红，血出如箭，并伴有口渴、便秘、尿赤、舌红、脉数等症状，多属风热肠燥；便血色淡，日久而量多，伴有面色无华、头晕心悸、神疲乏力、舌淡、脉沉细等症状，属血虚肠燥。

（2）肿痛：常见于肛旁脓肿、内痔嵌顿、外痔水肿、血栓外痔等病。肿势高突，疼痛剧烈，多为湿热阻滞，可伴有胸闷腹胀、体倦身重、食欲不振、发热、苔黄腻、脉濡数等症状，常见于肛旁脓肿、外痔水肿等。微肿微痛者，每因气血、气阴不足，又兼湿热下注之虚中夹实证，可伴发热不高、神疲乏力、头晕心悸、盗汗、便溏或便秘、舌淡或红，苔黄或腻、脉濡细等症状，常为肛旁脓肿症状不明显者或结核性肛周感染。

（3）脱垂：是Ⅱ、Ⅲ期内痔、息肉痔、直肠脱垂的常见症状。直肠脱垂呈管状、环形；内痔脱出呈颗粒状，如枣形；息肉痔头圆而有长蒂。肛门松弛易脱出，不能自行回纳，伴有面色无华、头晕眼花、心悸气短、自汗盗汗、舌质淡、脉沉细弱等，为气血虚衰，中气下陷；内痔脱出，嵌于肛外，红肿疼痛，不易复位者，多为湿热下迫；若复因染毒，热毒熏灼，则局部糜烂坏死，可伴有寒热烦渴、便干溲赤、舌红苔黄或腻、脉弦数等症状。

（4）流脓：常见于肛痈或肛瘘。脓出黄稠带粪臭者，多为湿热蕴阻肛门，热盛肉腐而成脓，伴有发热等。脓出稀薄不臭，或微带粪臭，淋漓不尽，疮口凹陷，周围有空腔，不易敛合者，多为气阴两亏兼湿热下注之证，可伴低热盗汗、面色萎黄、神疲纳呆、舌淡红、脉濡细或细数等。

（5）便秘：是痔、肛裂、肛痈等许多肛门直肠病的常见症状。腹满胀痛，拒按，大便秘结，伴口臭、心烦、身热、溲赤、舌红苔黄燥、脉数等，多为燥热内结，热结肠燥；腹满作胀，喜按而大便燥结，伴有面色㿠白、头晕心悸、神疲乏力、舌质淡、脉细无力等，多为血虚肠燥。

（6）分泌物：常见于内痔脱出、直肠脱垂、肛瘘等。多为湿热下注或热毒蕴结所致，多伴有局部肿痛、口干、食欲不振、胸闷不舒、便溏或干结、溲赤、舌红、苔黄腻、脉弦数。内痔、直肠脱垂嵌顿及实证肛瘘多见。分泌物清稀不臭，多见于气虚脱肛、内痔脱垂或虚证肛瘘。

2. 辨部位

肛门病的部位常用膀胱截石位表示，以时钟面的十二等分标记法，将肛门分成十二个部位。会阴部正中称12点，骶尾部正中称6点，左面中央称3点，右面中央称9点，其余依次类推。内痔好发于肛门齿线以上 3、7、11 点处；赘皮外痔多发生于 6、12 点处；环形的结缔组织性外痔多见于经产妇；血栓外痔好发于肛缘 3、9 点处；肛裂好发于 6、12 点处。

细目二　痔

（一）痔的概念与分类

痔是直肠末端黏膜下和肛管皮下的静脉丛发生扩大曲张所形成的柔软静脉团。根据发病部位的不同，分为内痔、外痔和混合痔。

（二）内痔的病因病机

内痔的发生，主要是由于先天性静脉壁薄弱，兼因饮食不节，过食辛辣醇酒厚味，燥热内生，下迫大肠，以及久坐久蹲，负重远行，便秘努责，妇女生育过多，腹腔癥瘕，致血行不畅，血液瘀积，热与血相搏，则气血纵横，筋脉交错，结滞不散而成。

（三）内痔、外痔、混合痔的诊断

1. 内痔

（1）症状：初期常以无痛性便血为主要症状，血液与大便不相混合，多在排便时出现手纸带血、滴血或射血。出血严重者可继发贫血。随着痔核增大，可出现脱出症状，脱出后不及时回纳可形成内痔嵌顿。

（2）检查：指诊可触及柔软、表面光滑、无压痛的黏膜隆起。肛门镜下见齿线上黏膜呈半球状隆起，色暗紫或深红，表面可有糜烂或出血点。

（3）分期：由于病程长短及病情轻重不同，可分为四期。

Ⅰ期：痔核较小，不脱出，以便血为主。

Ⅱ期：痔核较大，大便时可脱出肛外，便后自行回纳，便血或多或少。

Ⅲ期：痔核更大，大便时痔核脱出肛外，甚者行走、咳嗽、喷嚏、站立时痔核脱出，不能自行回纳，须用手推或平卧、热敷后才能回纳，便血不多或不出血。

Ⅳ期：痔核脱出，不能及时回纳，嵌顿于外，因充血、水肿和血栓形成，以致肿痛、糜烂和坏死，即嵌顿性内痔。

2. 外痔

发生于齿状线以下，是由痔外静脉丛扩大曲张或痔外静脉丛破裂或反复发炎纤维增生而成的疾病。其表面被皮肤覆盖，不易出血。其特点是自觉肛门坠胀、疼痛，有异物感。由于临床症状和病理特点及其过程的不同，可分为静脉曲张性外痔、血栓性外痔、结缔组织外痔和炎性外痔四种。

3. 混合痔

混合痔是指同一方位的内外痔静脉丛曲张，相互沟通吻合，使内痔部分和外痔部分形成一整体者。多发于截石位 3、7、11 点处，以 11 点处最为多见。兼有内痔、外痔的双重症状。

（四）痔的辨证论治

多适用于Ⅰ、Ⅱ期内痔，或内痔嵌顿有继发感染，或年老体弱，或内痔兼有其他严重慢性疾病，不宜手术治疗者。

1. 风热肠燥证

主症：大便带血，滴血或喷射状出血，血色鲜红，大便秘结或有肛门瘙痒，舌质红，苔薄黄，脉数。

治法：清热凉血祛风。

方药：凉血地黄汤加减。

2. 湿热下注证

主症：便血色鲜，量较多，肛内肿物外脱，可自行回纳，肛门灼热，重坠不适，苔黄腻，脉弦数。

治法：清热利湿止血。

方药：脏连丸加减。

3. 气滞血瘀证

主症：肛内肿物脱出，甚或嵌顿，肛管紧缩，坠胀疼痛，甚则内有血栓形成，肛缘水肿，触痛明显，舌质红，苔白，脉弦细涩。

治法：清热利湿，行气活血。

方药：止痛如神汤加减。

4. 脾虚气陷证

主症：肛门松弛，内痔脱出不能自行回纳，需用手法还纳，便血色鲜或淡，伴头晕气短，面色少华，神疲自汗，纳少，便溏，舌淡，苔薄白，脉细弱。

治法：补中益气，升阳举陷。

方药：补中益气汤加减。

细目三　息肉痔

（一）概念

息肉痔是指直肠内黏膜上的赘生物，是一种常见的直肠良性肿瘤。分为单发性和多发性两种，前者多见于儿童，后者多见于青壮年。息肉多数是腺瘤性。很多息肉积聚在一段或全段大肠称息肉病。

（二）病因病机

本病多因湿热下迫大肠，以致肠道气机不利，经络阻滞，瘀血浊气凝聚而成。

细目四　肛隐窝炎

（一）并发症

肛隐窝炎是肛隐窝、肛门瓣发生的急慢性炎症性疾病，又称肛窦炎，常并发肛乳头炎、肛乳头肥大。肛隐窝炎是肛周化脓性疾病的重要诱因。

（二）病因病机、主要症状

1. 病因病机

多因饮食不节，过食醇酒厚味，辛辣炙煿；或虫积骚扰，湿热内生，下注肛部；或因肠燥便秘，破损染毒而成。

2. 主要症状

肛门部不适和肛门潮湿有分泌物。

细目五 肛 痈

（一）定义及病因病机

1. 定义

肛痈是指肛管直肠周围间隙发生急慢性感染而形成的脓肿。相当于现代医学的肛门直肠周围脓肿。

2. 病因病机

多因过食肥甘、辛辣、醇酒等物，湿热内生，下注大肠，蕴阻肛门；或肛门破损染毒，致经络阻塞，气血凝滞而成。也有因肺、脾、肾亏损，湿热乘虚下注而成者。

（二）诊断

发病男性多于女性，尤以青壮年为多，主要表现为肛门周围疼痛、肿胀、有结块，伴有不同程度发热、倦怠等全身症状。

由于脓肿的部位和深浅不同，症状也有差异。如提肛肌以上的间隙脓肿，位置深隐，全身症状重，而局部症状轻；提肛肌以下的间隙脓肿，部位浅，局部红、肿、热、痛明显，而全身症状较轻。

（三）辨证论治

1. 内治

（1）热毒蕴结证

主症：肛门周围突然肿痛，持续加剧，伴有恶寒，发热，便秘，溲赤，肛周红肿，触痛明显，质硬，皮肤焮热，舌红，苔薄黄，脉数。

治法：清热解毒。

方药：仙方活命饮、黄连解毒汤加减。

（2）火毒炽盛证

主症：肛周肿痛剧烈，持续数日，痛如鸡啄，难以入寐，伴恶寒发热，口干便秘，小便困难。肛周红肿，按之有波动感或穿刺有脓，舌红，苔黄，脉弦滑。

治法：清热解毒透脓。

方药：透脓散加减。

（3）阴虚毒恋证

主症：肛周肿痛，皮色暗红，成脓时间长，溃后脓出稀薄，疮口难敛，伴有午后潮热，心烦口干，盗汗，舌红，苔少，脉细数。

治法：养阴清热、祛湿解毒。

方药：青蒿鳖甲汤合三妙丸加减。

2. 外治

（1）初起：实证用金黄膏、黄连膏外敷，位置深隐者，可用金黄散调糊灌肠；虚证用冲和膏或阳和解凝膏外敷。

（2）成脓：宜早期切开引流，并根据脓肿部位深浅和病情缓急选择手术方法。

（3）溃后：用九一丹纱条引流，脓尽改用生肌散纱条。日久成漏者，按肛漏处理。

细目六　肛　漏

（一）病因病机

肛痈溃后，余毒未尽，蕴结不散，血行不畅，疮口不合，日久成漏；亦有虚劳久嗽，肺、脾、肾亏损，邪乘于下，郁久肉腐成脓，溃后成漏。

（二）诊断与分类

1. 诊断

（1）主要症状：本病可发生于各种年龄和不同性别，但以成年人为多见。通常有肛痈反复发作史，并有自行溃破或曾做切开引流的病史。

1）流脓：局部间歇性或持续性流脓，久不收口。一般初形成的漏流脓较多，有粪臭味，色黄而稠；久之，则脓水稀少，或时有时无，呈间歇性流脓；若过于疲劳，则脓水增多，有时可有粪便流出；若脓液已少而突然又增多，兼有肛门部疼痛者，常表示有急性感染或有新的支管形成。

2）疼痛：当漏管通畅时，一般不觉疼痛，而仅有局部坠胀感。若外口自行闭合，脓液积聚，可出现局部疼痛，或有寒热；若溃破后脓水流出，症状可迅速减轻或消失。但也有因内口较大，粪便流入管道而引起疼痛，尤其是排便时疼痛加剧。

3）瘙痒：由于脓液不断刺激肛门周围皮肤而引起瘙痒，有时可伴发肛周湿疮。

（2）查体：肛门视诊可见外口，外口凸起、较小者多为化脓性；外口较大、凹陷，周围皮肤暗紫，皮下有穿凿性者，应考虑复杂性或结核性肛漏。低位肛漏可在肛周皮下触及硬索，高位或结核性者一般不易触及。以探针探查，常可找到内口。

2. 分类

①单纯性肛漏：指肛门旁皮肤仅有一个外口，直通入齿线上肛隐窝之内口者，称为完全漏，又叫内外漏；若只有外口下连漏管，而无内口者，称为单口外漏，又叫外盲漏；若只有内口与漏管相通，而无外口的，称为单口内漏，又叫内盲漏。

②复杂性肛漏：指在肛门内、外有三个以上的开口；或管道穿通两个以上间隙；或管道多而支管横生；或管道绕肛门而生，形如马蹄者，称为马蹄形肛漏。

1975 年全国首届肛肠学术会议制定了肛漏的统一分类标准，以外括约肌深部画线为标志，漏管经过此线以上者为高位，在此线以下者为低位，其分类如下：

低位单纯性肛漏：只有一个漏管，并通过外括约肌深层以下，内口在肛窦附近。

低位复杂性肛漏：漏管在外括约肌深层以下，有两个以上外口，或两条以上管道，内口在肛窦部位。

高位单纯性肛漏：仅有一条漏管，漏管穿过外括约肌深层以上，内口位于肛窦部位。

高位复杂性肛漏：有两个以上外口及管道有分支窦道，其主管道通过外括约肌深层以上，有一个或两个以上内口。

3. 肛漏的发展规律

将肛门两侧的坐骨结节画一条横线，当漏管外口在横线之前距离肛缘4cm以内，内口在齿线处与外口位置相对，其管道多为直行；如外口在距离肛缘4cm以外，或外口在横线之后，内口多在后正中齿线处，其漏管多弯曲或为马蹄形。

细目七　肛　裂

（一）定义与病因病机

1. 定义

肛管的皮肤全层纵行裂开并形成感染性溃疡者称肛裂。本病好发于青壮年，女性多于男性。肛裂的部位一般在肛门前后正中位，尤以后位多见，位于前正中线的肛裂多见于女性。中医将本病称为"钩肠痔""裂痔"等。

（二）主要症状与分类

1. 症状

（1）疼痛：周期性疼痛是肛裂的主要症状。

（2）出血：大便时出血，量不多，鲜红色，有时染红便纸，或附着于粪便表面，有时滴血。

（3）便秘：病人多数有习惯性便秘，又因恐惧大便时疼痛，不愿定时排便，故便秘加重，形成恶性循环。

2. 分类

（1）早期肛裂：发病时间较短，仅在肛管皮肤见一个小的溃疡，创面浅而色鲜红，边缘整齐而有弹性。

（2）陈旧性肛裂：早期肛裂未经适当治疗，继续感染，引流不畅，边缘变硬变厚，形成赘皮性外痔。在裂口上端齿线附近并发肛窦炎、肛乳头炎，形成单口内瘘及肛乳头肥大。溃疡基底因炎症刺激结缔组织增生，栉膜增厚变硬形成栉膜带，妨碍括约肌松弛，致使裂口边缘不整齐，缺乏弹性，形成较深大溃疡而不易愈合。裂口、栉膜带、赘皮性外痔、单口内瘘、肛窦炎、肛乳头炎或肛乳头肥大的六种病理改变，成为陈旧性肛裂的特征。

（三）辨证论治

1. 内治

（1）血热肠燥证

主症：大便二三日一行，质干硬，便时肛门疼痛，便时滴血或手纸染血，裂口色红，腹部胀满，溲黄，舌偏红，脉弦数。

治法：清热润肠通便。

方药：凉血地黄汤合脾约麻仁丸加减。

（2）阴虚津亏证

主症：大便干结，数日一行，便时疼痛点滴下血，裂口深红，口干咽燥，五心烦热，舌红，苔少或无苔，脉细数。

治法：养阴清热润肠。

方药：润肠汤加减。

（3）气滞血瘀证

主症：肛门刺痛明显，便时便后尤甚，肛门紧缩，裂口色紫暗，舌紫黯，脉弦或涩。

治法：理气活血，润肠通便。

方药：六磨汤加红花、桃仁、赤芍等。

2. 外治

（1）早期肛裂：可用生肌玉红膏蘸生肌散涂于裂口，每天1~2次。每天便后以1：5000高锰酸钾液坐浴，也可用苦参汤或花椒食盐水坐浴。

（2）陈旧性肛裂：可用七三丹或枯痔散等腐蚀药搽于裂口，二三天腐脱后，改用生肌白玉膏、生肌散收口。

细目八　脱　肛

（一）定义及病因病机

1. 定义

脱肛是直肠黏膜、肛管、直肠全层和部分乙状结肠向下移位，脱出肛门外的一种疾病。相当于西医的直肠脱垂。

2. 病因病机

小儿气血未旺，老年人气血衰退，中气不足，或妇女分娩用力耗气，气血亏损，以及慢性泻痢、习惯性便秘、长期咳嗽等，均易导致气虚下陷，固摄失司，以致肛管直肠向外脱出。

（二）症状与分类

1. 症状

起病缓慢，无明显全身症状，早期便后有黏膜肛门脱出，便后能自行还纳，以后渐渐不能自然回复，须手托或平卧方能复位。日久失治，致使直肠各层组织向下移位，直肠或部分乙状结肠脱出，甚至咳嗽、蹲下或行走时也可脱出。因直肠黏膜反复脱出暴露在外，常发生充血、水肿、糜烂、出血，故肛门可流出黏液，刺激肛周皮肤，可引起瘙痒。

2. 分类

直肠脱垂可分为三度：

一度脱垂：为直肠黏膜脱出，脱出物淡红色，长3~5cm，触之柔软，无弹性，不易出血，便后可自行回纳。

二度脱垂：为直肠全层脱出，脱出物长5~10cm，呈圆锥状，淡红色，表面为环状而有层次的黏膜皱襞，触之较厚，有弹性，肛门松弛，便后有时需用手回复。

三度脱垂：直肠及部分乙状结肠脱出，长达10cm以上，呈圆柱形，触之很厚，肛门松弛无力。

（三）一度直肠黏膜脱垂与内痔脱出的鉴别

内痔脱出时痔核分颗脱出，无环状黏膜皱襞，暗红色或青紫色，容易出血。

（四）脱肛的内治法

1. 脾虚气陷证

主症：便时肛内肿物脱出，轻重不一，色淡红，伴有肛门坠胀，大便带血，神疲乏力，食欲不振，甚则头昏耳鸣，腰膝酸软，舌淡，苔薄白，脉细弱。

治法：补气升提，收敛固涩。

方药：补中益气汤加减。

2. 湿热下注证

主症：肛内肿物脱出，色紫黯或深红，甚则表面溃破、糜烂，肛门坠痛，肛内指检有灼热感，舌红，苔黄腻，脉弦数。

治法：清热利湿。

方药：萆薢渗湿汤加减。

细目九 锁肛痔

（一）主要症状

初期表现为直肠黏膜或肛门皮肤一突起小硬结，无明显症状，病情进一步发展，可出现一系列改变。

（1）便血：是直肠癌最常见的早期症状。大便带血，血为鲜红或暗红，量不多，常同时伴有黏液，呈持续性，此时常被误认为痔疮。病情进一步发展，可出现大便次数增多，有里急后重，排便不尽感，粪便中有血、脓、黏液，并有特殊的臭味。

（2）排便习惯改变：也是直肠癌常见的早期症状。表现为排便次数增多，便意频繁，便不尽感等。有时为便秘，同时肛门内有不适或下坠感。

（3）大便变形：病程后期因肠腔狭窄，粪便少，大便形状变细、变扁，并出现腹胀、腹痛、肠鸣音亢进等肠梗阻征象。

（4）转移征象：首先是直接蔓延，后期穿过肠壁，侵入膀胱、阴道壁、前列腺等邻近组织。若侵及膀胱、尿道时有排尿不畅及尿痛、尿频。侵及骶前神经丛时，在直肠内或骶骨部可有剧烈持续性疼痛，并向下腹部、腰部或下肢放射。另外，可经淋巴向上转移至沿直肠上静脉走行的淋巴结。10%～15%的患者在确诊时癌症已经过门静脉血行转移至肝脏，出现肝大、腹水和黄疸等。

晚期患者可出现食欲不振，全身衰弱无力、贫血、极度消瘦等恶病质表现。

（二）锁肛痔的治疗原则

本病一经诊断，应及早采取根治性手术治疗，根据情况术前、术后应用中医药疗法、放疗或化疗可以提高疗效。

1. 湿热蕴结证

主症：肛门坠胀，便次增多，大便带血，色泽暗红，或夹黏液，或下痢赤白，里急后重。舌红，苔黄腻，脉滑数。

治法：清热利湿。

方药：槐角地榆丸加减。

2. 气滞血瘀证

主症：肛周肿物隆起，触之坚硬如石，疼痛拒按，或大便带血，色紫暗，里急后重，排便困难，舌紫黯，脉涩。

治法：理气活血化瘀。

桃红四物汤合失笑散加减。

3. 气阴两虚证

主症：面色无华，消瘦乏力，便溏，或排便困难，便中带血，色泽紫暗，肛门坠胀，或伴心烦口干，夜间盗汗，舌红或绛，苔少，脉细弱或细数。

治法：益气养阴，清热解毒。

方药：四君子汤合增液汤加减。

第十一单元　泌尿男性疾病

细目一　概　论

男性前阴各部与脏腑的关系：泌尿系统功能的外在表现，中医学称为溺窍；男生殖系统功能的外在表现，中医学称为精窍。精、溺二窍由肾所主，但与其他脏器的生理功能亦密切相关。男性前阴各部亦与脏腑相关，《外科真诠》是这样划分的：玉茎（阴茎）属肝；马口（尿道）属小肠；阴囊属肝；肾子（附睾、睾丸）属肾；子系（精索）属肝。

细目二　子　痈

（一）含义

子痈是指睾丸及附睾的化脓性疾病。相当于西医的急慢性附睾炎或睾丸炎。

（二）病因病机及诊断治疗

1. 病因病机

（1）湿热下注：外感六淫，或过食辛辣炙煿，湿热内生，或房事不洁，外染湿热秽毒，或跌仆闪挫，肾子受损，经络阻隔，气血凝滞，郁久化热，发为本病。

（2）气滞痰凝：郁怒伤肝，情志不畅，肝郁气结，经脉不利，血瘀痰凝，发于肾子，则为慢性子痈。

2. 诊断

（1）急性子痈：附睾或睾丸肿痛，突然发作，疼痛程度不一，行动或站立时加重。疼痛可沿输精管放射至腹股沟及下腹部。伴有恶寒发热、口渴欲饮、尿黄便秘等症状。附睾可触及肿块，触痛明显。化脓后阴囊红肿，可有波动感，溃破或切开引流后，脓出毒泄，症状消退迅速，疮口容易愈合。化验检查血白细胞总数增高，尿中可有白细胞。

（2）慢性子痈：临床较多见。患者常有阴囊部隐痛、发胀、下坠感，疼痛可放射至下腹部及同侧大腿根部，可有急性子痈发作史。检查可触及附睾增大、变硬，伴轻度压痛，同侧输精管增粗。

3. 治疗

急性子痈在辨证论治的同时，可配合使用抗生素；慢性子痈多应用中医药治疗。

（1）湿热下注证

主症：多见于成年人。睾丸或附睾肿大疼痛，阴囊皮肤红肿，焮热疼痛，少腹抽痛，局部触痛明显，脓肿形成时，按之应指，伴恶寒发热，苔黄腻，脉滑数。

治法：清热利湿，解毒消肿。

方药：枸橘汤或龙胆泻肝汤加减。

（2）气滞痰凝证

主症：附睾结节，子系粗肿，轻微触痛，或牵引少腹不适，多无全身症状，舌淡或有瘀斑，苔薄白或腻，脉弦滑。

治法：疏肝理气，化痰散结。

方药：橘核丸加减。

细目三　尿石症

（一）病因病机

本病多由肾虚和下焦湿热引起，病位在肾、膀胱和溺窍，肾虚为本，湿热为标。

（二）诊断

1. 临床表现

（1）上尿路结石：上尿路结石包括肾和输尿管结石，典型的临床症状是突然发作的肾或输尿管绞痛和血尿。其程度与结石的部位、大小及移动情况等有关。结石合并感染时，可有尿频、尿急、尿痛，伴发急性肾盂肾炎或肾积脓时，可有发热、畏寒、寒战等全身症状。双侧上尿路结石或孤肾伴输尿管结石引起完全梗阻时，可导致无尿。

（2）膀胱结石：膀胱结石的典型症状为排尿中断，并引起疼痛，放射至阴茎头和远端尿道，多数患者平时有排尿不畅、尿频、尿急、尿痛和终末血尿。前列腺增生继发膀胱结石时，排尿困难加重，结石位于膀胱憩室内时，多有尿路感染的表现。

（3）尿道结石：主要表现为排尿困难，排尿费力，呈点滴状，或出现尿流中断及急性尿潴留。排尿时疼痛明显，可放射至阴茎头部。后尿道结石可伴有会阴和阴囊部疼痛。

2. 辅助检查

腹部 X 线平片多能发现结石的大小、形态和位置。排泄性尿路造影、B 型超声、膀胱镜、CT 等检查有助于临床诊断。

（三）辨证论治

1. 湿热蕴结证

主症：腰痛或小腹痛，或尿流突然中断，尿频，尿急，尿痛，小便浑赤，或为血尿，口干欲饮，舌红，苔黄腻，脉弦数。

治法：清热利湿，通淋排石。

方药：三金排石汤加减。

2. 气血瘀滞证

主症：发病急骤，腰腹胀痛或绞痛，疼痛向外阴部放射，尿频，尿急，尿黄或赤，舌暗红或有瘀斑，脉弦或弦数。

治法：理气活血，通淋排石。

方药：金铃子散合石韦散加减。

3. 肾气不足证

主症：结石日久，留滞不去，腰部胀痛，时发时止，遇劳加重，疲乏无力，尿少或频数不爽，或面部轻度浮肿，舌淡苔薄，脉细无力。

治法：补肾益气，通淋排石。

方药：济生肾气丸加减。

细目四　男性不育症

（一）病因病机

不育症与肾、心、肝、脾等脏有关，而与肾脏关系最为密切。肾气虚弱、肝郁气滞、湿热下注、气血两虚等导致精少、精弱、死精、无精、精稠、阳痿及不射精等引起不育。

（二）诊断方法

对不育症的诊断，应从以下几方面进行：

1. 了解病史

详细了解患者的职业、既往史、个人生活史、婚姻史、性生活情况，过去精液检查结果及配偶健康状况等。如了解有无与放射线、有毒物品接触史及高温作业史，有无腮腺炎并发睾丸炎病史，有无其他慢性病及长期服药情况，是否经常食用棉籽油，有无酗酒、嗜烟习惯等等。

2. 体格检查

检查的重点是全身情况和外生殖器。如体型，发育营养状况，胡须、腋毛、阴毛分布，乳房发育等情况；阴茎的发育，睾丸位置及其大小、质地、有无肿物或压痛，附睾、输精管有无结节、压痛或缺如，精索静脉有无曲张等。

3. 实验室检查及其他检查

检查内容主要包括精液常规分析、精液生化测定、精子穿透宫颈黏液试验、精子凝集试验、睾丸活组织检查、输精管道的 X 线检查、生殖内分泌测定、遗传学检查等。精液常规分析正常标准（WHO）为：$2mL \leqslant$ 精液量 $< 7mL$，液化时间 < 60 分钟，黏液丝长度 $< 2cm$，pH 值 $7.2 \sim 7.8$，精子密度 $\geqslant 20 \times 10^6/mL$，精子总计数 $\geqslant 40 \times 10^6$，成活率 $\geqslant 70\%$，A 级精子（快速直线前进）$\geqslant 25\%$，或 A 级精子 + B 级精子（缓慢直线前进）$> 50\%$，正常形态精子 $\geqslant 50\%$，白细胞 $< 1 \times 10^6/mL$。

（三）辨证论治

1. 肾阳虚衰证

主症：性欲减退，阳痿早泄，精子数少，成活率低，活动力弱，或射精无力，伴腰酸腿软，疲乏无力，小便清长，舌质淡，苔薄白，脉沉细。

治法：温补肾阳，益肾填精。

方药：金匮肾气丸合五子衍宗丸加减。

2. 肾阴不足证

主症：遗精滑泄，精液量少，精子数少，精子活动力弱，或精液黏稠不化，畸形精子较多，头晕耳鸣，手足心热，舌质红，少苔，脉沉细。

治法：滋补肾阴，益精养血。

方药：左归丸合五子衍宗丸加减。

若阴虚火旺者，宜滋阴降火，用知柏地黄汤加减。

3. 肝郁气滞证

主症：性欲低下，阳痿不举，或性交时不能射精，精子稀少，活力下降，精神抑郁，两胁胀痛，嗳气泛酸，舌质暗，苔薄，脉弦细。

治法：疏肝解郁，温肾益精。

方药：柴胡疏肝散合五子衍宗丸加减。

4. 湿热下注证

主症：阳事不兴或勃起不坚，精子数少或死精子较多，小腹急满，小便短赤，舌苔薄黄，脉弦滑。

治法：清热利湿。

方药：程氏萆薢分清饮加减。

5. 气血两虚证

主症：性欲减退，阳事不兴，或精子数少，成活率低，活动力弱，神疲力倦，面色无华，舌质淡，苔薄白，脉沉细无力。

治法：补益气血。

方药：十全大补汤加减。

细目五　慢性前列腺炎

（一）病因病机

中医认为相火妄动，所愿不遂，或忍精不泄，肾火郁而不散，离位之精，化成白浊；或房事不洁，精室空虚，湿热从精道内侵，湿热壅滞，气血瘀阻；病久伤阴，肾阴暗耗，可出现阴虚火旺证候；亦有体质偏阳虚者，久则火势衰微，易见肾阳不足之象。

（二）诊断

1. 临床表现

临床症状表现不一，患者可出现轻微的尿频、尿急、尿痛、尿道内灼热不适或排尿不净之感；有的在排尿终末或大便用力时，自尿道滴出少量乳白色的前列腺液。多数患者可伴有腰骶、腹股沟、下腹及会阴部等处坠胀隐痛，有时可牵扯到耻骨上、阴茎、睾丸及股内侧。部分患者因病程较长可出现阳痿、早泄、遗精或射精痛等，或头晕、耳鸣、失眠多梦、腰酸乏力等神经衰弱症状。

直肠指检，前列腺多为正常大小，或稍大或稍小，触诊可有轻度压痛。有的前列腺可表现为软硬不均或缩小变硬等异常现象。

2. 实验室及其他检查

前列腺分泌物涂片检查，白细胞每高倍视野在 10 个以上（正常为 10 个以下）或成堆聚集，而卵磷脂小体减少。尿三杯试验可作为参考。

（三）辨证论治

1. 湿热蕴结证

主症：尿频，尿急，尿痛，尿道有灼热感，排尿终末或大便时偶有白浊，会阴、腰骶、睾丸、少腹坠胀疼痛，苔黄腻，脉滑数。

治法：清热利湿。

方药：八正散或龙胆泻肝汤加减。

2. 气滞血瘀证

主症：病程较长，少腹、会阴、睾丸、腰骶部坠胀不适、疼痛，有排尿不净之感，舌暗或有瘀斑，苔白或薄黄，脉沉涩。

治法：活血祛瘀，行气止痛。

方药：前列腺汤加减。

3. 阴虚火旺证

主症：排尿或大便时偶有白浊，尿道不适，遗精或血精，腰膝酸软，五心烦热，失眠多梦，舌红少苔，脉细数。

治法：滋阴降火。

方药：知柏地黄汤加减。

4. 肾阳虚损证

主症：多见于中年人，排尿淋沥，腰膝酸痛，阳痿早泄，形寒肢冷，舌淡胖，苔白，脉沉细。

治法：补肾助阳。

方药：济生肾气丸加减。

细目六　前列腺增生症

（一）主要临床表现

本病多见于 55 岁以上的老年患者。逐渐出现进行性尿频，以夜间为明显，并伴排尿困难，尿线变细。部分患者由于尿液长期不能排尽，致膀胱残余尿增多，而出现假性尿失禁。在发病过程中，常因受寒、劳累、憋尿、便秘等，而发生急性尿潴留。严重者可引起肾功能损伤，而出现肾功能不全的一系列症状。有些患者可并发尿路感染、膀胱结石、疝气或脱肛等。

（二）辨证论治

1. 湿热下注证

主症：小便频数黄赤，尿道灼热或涩痛，排尿不畅，甚或点滴不通，小腹胀满，或大便干燥，口苦口黏，舌暗红，苔黄腻，脉滑数或弦数。

治法：清热利湿，消癃通闭。

方药：八正散加减。

2. 脾肾气虚证

主症：尿频，滴沥不畅，尿线细甚，或夜间遗尿，或尿闭不通，神疲乏力，纳谷不香，面色无华，便溏脱肛，舌淡，苔白，脉细无力。

治法：补脾益气，温肾利尿。

方药：补中益气汤加菟丝子、肉苁蓉、补骨脂、车前子等。

3. 气滞血瘀证

主症：小便不畅，尿线变细或点滴而下，或尿道涩痛，闭塞不通，或小腹胀满隐痛，偶有血尿，舌质黯或有瘀点瘀斑，苔白或薄黄，脉弦或涩。

治法：行气活血，通窍利尿。

方药：沉香散加减。伴血尿者，酌加大蓟、小蓟、三七；瘀甚者，可加穿山甲、蜣螂虫。

4. 肾阴亏虚证

主症：小便频数不爽，尿少热赤，或闭塞不通，头晕耳鸣，腰膝酸软，五心烦热，大便秘结，舌红少津，苔少或黄，脉细数。

治法：滋补肾阴，通窍利尿。

方药：知柏地黄丸加丹参、琥珀、王不留行、地龙等。

5. 肾阳不足证

主症：小便频数，夜间尤甚，尿线变细，余沥不尽，尿程缩短，或点滴不爽，甚则尿闭不通，精神萎靡，面色无华，畏寒肢冷，舌质淡润，苔薄白，脉沉细。

治法：温补肾阳，通窍利尿。

方药：济生肾气丸加减。

第十二单元　周围血管疾病

细目一　概　论

周围血管疾病的常见症状与体征：

1. 疼痛

肢体疼痛是周围血管疾病的常见症状，包括间歇性疼痛、持续性疼痛（静息痛）。其主要原因有动脉供血不足、静脉回流障碍、血液循环异常等。

（1）间歇性疼痛：主要有运动性疼痛，是指伴随运动所出现的不适症状，包括供血不足部位所出现的怠倦、钝痛、紧张或压迫感、痉挛性疼痛或锐痛。发生于下肢的运动性疼痛又称为间歇性跛行，表现为病人在以一定速度行走一定距离后，下肢的某个部位出现酸胀感及痉挛感，迫使病人停步，休息1~5分钟后症状缓解或消失，再次行走又出现同样的症状。从开始行走到出现疼痛的时间称为跛行时间；从开始行走到出现疼痛的距离称为跛行距离。出现间歇性跛行的动脉闭塞性疾病，常见的如血栓闭塞性脉管炎、动脉硬化性闭塞症和大动脉炎性狭窄等，其他如动脉创伤、受压、动脉栓塞和动静脉瘘等。

（2）持续性疼痛（静息痛）：是指肢体在静止状态下产生的疼痛，疼痛持续存在，尤以夜间为甚。持续性疼痛的发生常提示病变及缺血的程度均已加重，已接近失去代偿的程度。

2. 皮肤温度异常

肤温变化主要取决于肢体的血流量。动脉闭塞性病变多为肢端寒冷，闭塞程度越重，距离闭塞平面越远，寒冷愈明显。静脉病变多为下肢潮热感，下垂时更明显。

3. 皮肤颜色异常

供血不足或血管舒缩失常而致的皮色改变，包括苍白、发绀和潮红等。静脉淤血，渗出于血管外的红细胞崩解造成色素沉着。某些血管疾病以皮肤颜色改变为主要临床表现，如雷诺病，由于指（趾）小动脉和毛细血管阵发性收缩和扩张而产生指（趾）阵发性发白、发紫和发红。

4. 感觉异常

周围血管疾病所发生的感觉异常除疼痛外还有潮热和寒冷、怠倦感、麻木、针刺或蚁行感等。

5. 肢体增粗或萎缩

肢体肿胀多发生于下肢，静脉淤滞性肿胀一般为凹陷性水肿，按之较软，愈向远侧愈明显，多伴色素沉着、皮下组织炎症和纤维化、"足靴区"溃疡等，如深静脉血栓形成、下肢深静脉瓣膜功能不全、下肢静脉曲张等。肢体或指（趾）变细、瘦小、萎缩，均是由于局部动脉血液供应不足，长期缺乏必要的营养，加之由于疾病造成机体疼痛等限制患肢活动诸因素所造成。萎缩是慢性动脉功能不全的重要体征。

6. 溃疡和坏疽

缺血性溃疡是动脉病变引起，由于动脉闭塞病变影响皮肤血液循环，以致组织缺氧而形成溃疡。淤积性溃疡多由静脉病变引起，常见下肢静脉曲张和下肢深静脉瓣膜功能不全，静脉血液回流障碍导致局部淤积性缺氧，从而并发溃疡。

肢体出现坏疽病灶，提示血液循环供应局部的营养不足以维持静息时组织的代谢需要，以致发生不可逆变化。如无继发感染，坏疽区因液体蒸发和吸收，形成"干性坏疽"；如并发感染则形成"湿性坏疽"，坏死组织受细菌作用而崩解、化脓，有恶臭。

细目二　股　肿

（一）含义与特点

股肿是指血液在深静脉血管内发生异常凝固，而引起静脉阻塞、血液回流障碍的疾病。其主要表现为肢体肿胀、疼痛、局部皮温升高和浅静脉怒张四大症状，好发于下肢髂股静脉和股腘静脉，可并发肺栓塞和肺梗死而危及生命。相当于西医的下肢深静脉血栓形成。

（二）病因病机

本病的病因主要是因为创伤或产后长期卧床，以致肢体气血运行不畅，气滞血瘀，瘀血阻于脉络，脉络滞塞不通，营血回流受阻，水津外溢，聚而为湿，而发本病。

（三）诊断

绝大多数的股肿发生在下肢。多见于肢体外伤、长期卧床、产后、肿瘤和其他血管疾病及各种手术、血管内导管术后。发病较急，主要表现为单侧下肢突发性广泛性粗肿、胀痛，行走不利，可伴低热。后期可出现浅静脉扩张、曲张，肢体轻度浮肿，小腿色素沉着、皮炎、臁疮等。由于阻塞的静脉部位不同，临床表现不一。

1. 小腿深静脉血栓形成

肢体疼痛是其最主要的临床症状之一。肢体肿胀一般较局限，以踝及小腿部为主，行走时加重，休息或平卧后减轻，腓肠肌压痛，一般无全身表现。下肢伸直并略抬高，检查者用手握住病人的足背部用力使踝关节背屈，使跟腱拉紧腓肠肌，病人感到小腿部后方出现似绳索样拉痛，即为霍曼征阳性。

2. 髂股静脉血栓形成

突然性、广泛性、单侧下肢粗肿是本病的临床特征。一般患肢的周径可较健侧增粗5～8cm。疼痛性质为胀痛，部位可为全下肢，以患肢的髂窝、股三角区疼痛明显，甚至可连及同侧腰背部或会阴部。平卧时减轻，站立时加重。深静脉血栓形成的全身反应并不十分严重，体温多在37℃～38℃。疾病初期主要是表浅静脉的网状扩张，后期可在患肢侧的下腹部、髋部、会阴部都见到曲张的静脉。

3. 混合性深静脉血栓形成

是指血栓起源于小腿肌肉内的腓肠静脉丛，顺行性生长、蔓延扩展至整个下肢静脉主干，或由原发性髂股静脉血栓形成逆行扩展到整个下肢静脉，临床表现兼具小腿深静脉和髂股静脉血栓形成的特点。

另外，本病早期可出现急性股动脉痉挛（疼痛性股蓝肿）和肺动脉栓塞两种危重并发症，应引起高度重视。

4. 深静脉血栓形成后遗症

是指深静脉血栓形成后期，由于血液回流障碍或血栓机化再通后，静脉瓣膜被破坏，血液倒流，回流不畅，引起的肢体远端静脉高压、淤血而产生的肢体肿胀、浅静脉曲张、色素沉着、溃疡形成等临床表现。

（四）辨证论治

1. 湿热下注证

主症：发病较急，表现为下肢粗肿，局部发热、发红，疼痛，活动受限，舌质红，苔黄腻，脉弦滑。

治法：清热利湿，活血化瘀。

方药：四妙勇安汤加味。

2. 血脉瘀阻证

主症：下肢肿胀，皮色紫暗，固定性压痛，肢体青筋怒张，舌质暗或有瘀斑，苔白，脉弦。

治法：活血化瘀，通络止痛。

方药：活血通脉汤加减。

3. 气虚湿阻证

主症：表现为下肢肿胀日久，朝轻暮重，活动后加重，休息抬高下肢后减轻，皮色略暗，青筋迂曲，倦怠乏力，舌淡，边有齿印，苔薄白，脉沉。

治法：益气健脾，祛湿通络。

方药：参苓白术散加味。

细目三　血栓性浅静脉炎

（一）病因病机

本病多由湿热蕴结、寒湿凝滞、痰浊瘀阻、脾虚失运、外伤血脉等因素致使气血运行不畅，留滞脉中而发病。

（二）临床表现与常见类型

1. 临床表现

多见于筋瘤后期，部位则以四肢多见（尤其多见于下肢），其次为胸腹壁等处。

初期（急性期）在浅层脉络（静脉）径路上出现条索状柱，患处疼痛，皮肤发红，触之较硬，扪之发热，压痛明显，肢体沉重。一般无全身症状。后期（慢性期）患处遗有一条索状物，其色黄褐，按之如弓弦，可有压痛，或结节破溃形成臁疮。

2. 常见类型

（1）肢体血栓性浅静脉炎：临床为最常见，下肢多于上肢。主要累及一条浅静脉，沿着发病的静脉出现疼痛、红肿、灼热感，常可扪及结节或硬索状物，有明显压痛。当浅静脉炎累及周围组织时，可出现片状区域性炎块结节，则为浅静脉周围炎。

（2）胸腹壁浅静脉炎：多为单侧胸腹壁出现一条索状硬物，长 10～20cm，皮肤发红，轻度刺痛。肢体活动时，局部可有牵掣痛，用手按压条索两端，皮肤上可出现一条凹陷的浅沟，炎症消退后遗留皮肤色素沉着。一般无全身表现。

（3）游走性血栓性浅静脉炎：多发于四肢，即浅静脉血栓性炎症呈游走性发作，当一处炎性硬结消失后，其他部位的浅静脉又出现病变，具有游走、间歇、反复发作的特点。

（三）辨证论治

本病早期以清热利湿为主，后期以活血散结为主。

1. 湿热证

主症：患肢肿胀、发热，皮肤发红，胀痛，喜冷恶热，或有条索状物，或微恶寒发热，苔黄腻或厚腻，脉滑数。

治法：清热利湿，解毒通络。

方药：二妙散合茵陈赤豆汤加减。

2. 血瘀证

主症：患肢疼痛、肿胀，皮色红紫，活动后则甚，小腿部挤压时刺痛，或见条索状物，按之柔韧或似弓弦，舌有瘀点、瘀斑，脉沉细或沉涩。

治法：活血化瘀，行气散结。

方药：活血通脉汤加鸡血藤、桃仁、忍冬藤。

3. 肝郁证

主症：胸腹壁有条索状物，固定不移，刺痛或胀痛，或牵掣痛，伴胸闷、嗳气等，舌质淡红，或有瘀点、瘀斑，苔薄，脉弦或弦涩。

治法：疏肝解郁，活血解毒。

方药：柴胡清肝汤或复元活血汤加减。

细目四　筋　瘤

（一）定义与特点

筋瘤是以筋脉色紫、盘曲突起如蚯蚓状或形成团块为主要表现的浅表静脉病变。《外科正宗》云："筋瘤者，坚而色紫，垒垒青筋，盘曲甚者结若蚯蚓。"筋瘤好发于下肢，相当于西医下肢静脉曲张交错所形成的静脉团块。

（二）辨证论治

1. 劳倦伤气证

主症：久站久行或劳累时瘤体增大，下坠不适感加重，常伴气短乏力，脘腹坠胀，腰酸，舌淡，苔薄白，脉细缓无力。

治法：补中益气，活血舒筋。

方药：补中益气汤加减。

2. 寒湿凝筋证

主症：瘤色紫暗，喜暖，下肢轻度肿胀，伴形寒肢冷，口淡不渴，小便清长，舌淡暗，苔白腻，脉弦细。

治法：暖肝散寒，益气通脉。

方药：暖肝煎合当归四逆汤加减。

3. 外伤瘀滞证

主症：青筋盘曲，状如蚯蚓，表面色青紫，患肢肿胀疼痛，舌有瘀点，脉细涩。

治法：活血化瘀，和营消肿。

方药：活血散瘀汤加减。

细目五　臁　疮

（一）病因病机

本病多由久站或过度负重，而致小腿筋脉横解，青筋显露，瘀停脉络，久而化热，或小腿皮肤破损染毒，湿热下注而成，疮口经久不愈。

（二）局部辨证

初起小腿肿胀，色素沉着，有沉重感，局部青筋怒胀，朝轻暮重，逐年加重，或出现浅静脉炎、淤积性皮炎、湿疹等一系列静脉功能不全表现，继而在小腿下 1/3 处（足靴区）内臁或外臁持续漫肿、苔藓样变的皮肤出现裂缝，自行破溃或抓破，糜烂，滋水淋漓，溃疡形成，当溃疡扩大到一定程度时，边缘趋于稳定，周围红肿，或日久不愈，或经常复发。

后期疮口下陷，边缘高起形如缸口，疮面肉色灰白或晦暗，滋水秽浊，疮面周围皮色暗红或紫黑，或四周起湿疹而痒，日久不愈。继发感染则溃疡化脓，或并发出血。严重时溃疡可扩大，上至膝，下到足背，深达骨膜。少数病人可因缠绵多年不愈、蕴毒深沉而导致癌变。

（三）治疗原则

1. 内治

（1）湿热下注证

主症：小腿青筋怒张，局部发痒，红肿疼痛，继则破溃，滋水淋漓，疮面腐暗，伴口渴便秘，小便黄赤，苔黄腻，脉滑数。

治法：清热利湿，和营解毒。

方药：二妙丸合五神汤加减。

（2）气虚血瘀证

主症：病程日久，疮面苍白，肉芽色淡，周围皮色黑暗、板硬，肢体沉重，倦怠乏力，舌淡紫或有瘀斑，苔白，脉细涩无力。

治法：益气活血，祛瘀生新。

方药：补阳还五汤合四妙汤加减。

2. 外治

（1）初期：局部红肿，溃破渗液较多者，宜用洗药。可用马齿苋 60g，黄柏 20g，大青叶 30g，煎水温湿敷，每日 3~4 次。局部红肿，渗液量少者，宜金黄膏薄敷，每日 1 次。

（2）后期：久不收口，皮肤乌黑，疮口凹陷，疮面腐肉不脱，时流污水，用七层丹麻油调，摊贴疮面，并用绷带缠缚。腐肉已脱，露新肉者，用生肌散外盖生肌玉红膏。周围有湿疹者，用青黛散调麻油盖贴。

细目六　脱　疽

（一）定义、特点与病因病机

1. 定义、特点

脱疽是指发于四肢末端，严重时趾（指）节坏疽脱落的一种慢性周围血管疾病，又称脱骨疽。其临床特点是好发于四肢末端，以下肢多见，初起患肢末端发凉、怕冷、苍白、麻木，可伴间歇性跛行，继则疼痛剧烈，日久患趾（指）坏死变黑，甚至趾（指）节脱落。好发于青壮年男子、老年人或糖尿病病人。相当于西医学的血栓闭塞性脉管炎、动脉硬化性闭塞症和糖尿病足。

2. 病因病机

主要由于脾气不健，肾阳不足，又加外受寒冻，寒湿之邪入侵而发病。若寒邪久蕴，则郁而化热，湿热浸淫，则患趾（指）红肿溃脓。热邪伤阴，阴虚火旺，病久可致阴血亏虚，肢节失养，坏疽脱落。本病的发生以脾肾亏虚为本，寒湿外伤为标，而气血凝滞、经脉阻塞为其主要病机。

（二）诊断与鉴别诊断

1. 诊断

（1）临床表现：血栓闭塞性脉管炎多发于寒冷季节，以 20~40 岁男性多见；常先一侧下肢发病，继而累及对侧，少数患者可累及上肢；患者多有受冷、潮湿、嗜烟、外伤等病史。动脉硬化性闭塞症多发于老年人，常伴有高脂血症、高血压和动脉硬化病史，常累及大、中动脉。糖尿病足多伴有糖尿病病史，尿糖、血糖增高，可累及大动脉和微小动脉。根据疾病的发展过程，临床一般可分为三期。

一期（局部缺血期）：患肢末端发凉，怕冷，麻木，酸痛，间歇性跛行。随着病情的加重，行走的距离越来越短。患足可出现轻度肌肉萎缩，皮肤干燥，皮色变灰，皮温稍低于健侧，足背动脉搏动减弱，部分患者小腿可出现游走性红硬条索（游走性血栓性浅静脉炎）。

二期（营养障碍期）：患肢发凉，怕冷，麻木，酸胀疼痛，间歇性跛行加重，并出现静息痛，夜间痛甚，难以入寐，患者常抱膝而坐。患足肌肉明显萎缩，皮肤干燥，汗毛脱落，趾甲增厚，且生长缓慢，皮肤苍白或潮红或紫红，患侧足背动脉搏动消失。

三期（坏死期或坏疽期）：二期表现进一步加重，足趾紫红肿胀，溃烂坏死，或足趾发黑干瘪，呈干性坏疽。坏疽可先为一趾或数趾，逐渐向上发展，合并感染时，则红肿明显，患足剧烈疼痛，全身发热。

根据肢体坏死的范围，将坏疽分为三级：一级坏疽局限于足趾或手指部位，二级坏疽局限于足跖部位，三级坏疽发展至踝关节及其上方。

（2）辅助检查：肢体超声多普勒、血流图、甲皱微循环、动脉造影及血脂、血糖等检查，可以明确诊断，有助于鉴别诊断，了解病情严重程度。

2. 鉴别诊断

三种脱疽的临床鉴别

项目	血栓闭塞性脉管炎	动脉硬化性闭塞症	糖尿病足
发病年龄	20～40	40岁以上	40岁以上
浅静脉炎	游走性	无	无
高血压	极少	大部分有	大部分有
冠心病	无	有	可有可无
血脂	基本正常	升高	多数升高
血糖、尿糖	正常	正常	血糖高，尿糖阳性
受累血管	中、小动脉	大、中动脉	大、微血管

（三）辨证论治

1. 寒湿阻络证

主症：患趾（指）喜暖怕冷，麻木，酸胀疼痛，多走疼痛加剧，稍歇痛减，皮肤苍白，触之发凉，跗阳脉搏动减弱，舌淡，苔白腻，脉沉细。

治法：温阳散寒，活血通络。

方药：阳和汤加减。

2. 血脉瘀阻证

主症：患趾（指）酸胀疼痛加重，夜难入寐，步履艰难，患趾（指）皮色暗红或紫暗，下垂更甚，皮肤发凉干燥，肌肉萎缩，跗阳脉搏动消失，舌暗红或有瘀斑，苔薄白，脉弦涩。

治法：活血化瘀，通络止痛。

方药：桃红四物汤加炮山甲、地龙、乳香、没药等。

3. 湿热毒盛证

主症：患肢剧痛，日轻夜重，局部肿胀，皮肤紫暗，浸淫蔓延，溃破腐烂，肉色不鲜，身热口干，便秘溲赤，舌红，苔黄腻，脉弦数。

治法：清热利湿，活血化瘀。

方药：四妙勇安汤加连翘、黄柏、丹参、川芎、赤芍、牛膝等。

4. 热毒伤阴证

主症：皮肤干燥，毫毛脱落，趾（指）甲增厚变形，肌肉萎缩，趾（指）呈干性坏疽，口干欲饮，便秘溲赤，舌红，苔黄，脉弦细数。

治法：清热解毒，养阴活血。

方药：顾步汤加减。

5. 气阴两虚证

主症：病程日久，坏死组织脱落后疮面久不愈合，肉芽暗红或淡而不鲜，倦怠乏力，口渴不欲饮，面色无华，形体消瘦，五心烦热，舌淡尖红，少苔，脉细无力。

治法：益气养阴。

方药：黄芪鳖甲煎加减。

第十三单元 其他外科疾病

细目一 烧 伤

（一）烧伤面积的计算方法及烧伤深度的分类

1. 烧伤面积的计算

（1）手掌法：伤员本人五指并拢时，一只手掌的面积占体表面积的1%。此法常用于小面积或散在烧伤的计算。

（2）中国九分法：将全身体表面积分为11个9等分。成人头、面、颈部为9%；双上肢为2×9%；躯干前后包括外阴部为3×9%；双下肢包括臀部为5×9%+1%=46%。

（3）儿童烧伤面积计算法：小儿的躯干和双上肢的体表面积所占百分比与成人相似。特点是头大下肢小，随着年龄的增长，其比例也不同。其计算公式如下：

头颈面部百分比=9+（12-年龄）

双下肢百分比=46-（12-年龄）

2. 烧伤深度的计算

烧伤深度一般采用三度四分法，即Ⅰ度、Ⅱ度（又分浅Ⅱ度、深Ⅱ度）和Ⅲ度烧伤。

烧伤深度计算法

分度		深度	创面表现	创面无感染时的愈合过程
Ⅰ度（红斑）		达表皮角质层	红肿热痛，感觉过敏，表面干燥	2~3天后脱屑痊愈，无瘢痕
Ⅱ度（水疱）	浅Ⅱ度	达真皮浅层，部分生发层健在	剧痛，感觉过敏，有水疱，基底部呈均匀红色、潮湿，局部肿胀	1~2周愈合，无瘢痕，有色素沉着
	深Ⅱ度	达真皮深层，有皮肤附件残留	痛觉消失，有水疱，基底苍白，间有红色斑点、潮湿	3~4周愈合，可有瘢痕
Ⅲ度（焦痂）		达皮肤全层，甚至伤及皮下组织、肌肉和骨骼	痛觉消失，无弹力，坚硬如皮革样，蜡白焦黄或炭化，干燥。干后皮下静脉阻塞如树枝状	2~4周焦痂脱落，形成肉芽创面，除小面积外，一般均需植皮才能愈合，可形成瘢痕和瘢痕挛缩

（二）重度烧伤后辨证分型、治疗原则

1. 火毒伤津证

主症：壮热烦躁，口干喜饮，便秘尿赤，舌红绛而干，苔黄或黄糙，或舌光无苔，脉洪数或弦细数。

治法：清热解毒，益气养阴。

方药：黄连解毒汤、银花甘草汤、犀角地黄汤或清营汤加减。

2. 阴伤阳脱证

主症：神疲倦卧，面色苍白，呼吸气微，表情淡漠，嗜睡，自汗肢冷，体温不升反低，尿少，全身或局部水肿，创面大量液体渗出，舌淡暗，苔灰黑，或舌淡嫩无苔，脉微欲绝或虚大无力。

治法：回阳救逆，益气护阴。

方药：四逆汤、参附汤合生脉散加味。

3. 火毒内陷证

主症：壮热不退，口干唇燥，躁动不安，大便秘结，小便短赤，舌红绛而干，苔黄或黄糙，或焦干起刺，脉弦数等。若火毒传心，可见烦躁不安，神昏谵语；若火毒传肺，可见呼吸气粗，鼻翼扇动，咳嗽痰鸣，痰中带血；若火毒传肝，可见黄疸，双目上视，痉挛抽搐；若火毒传脾，可见腹胀便结，便溏黏臭，恶心呕吐，不思饮食，或有呕血、便血；若火毒传肾，可见浮肿，尿血或尿闭。

治法：清营凉血解毒。

方药：清营汤或黄连解毒汤合犀角地黄汤加减。

4. 气血两虚证

主症：疾病后期，火毒渐退，低热或不发热，精神疲倦，气短懒言，形体消瘦，面色无华，食欲不振，自汗，盗汗，创面肉芽色淡，愈合迟缓，舌淡，苔薄白或薄黄，脉细弱。

治法：补气养血，兼清余毒。

方药：托里消毒散或八珍汤加金银花、黄芪。

5. 脾虚阴伤证

主症：疾病后期，面色萎黄，纳呆食少，腹胀便溏，口干少津，或口舌生糜，舌暗红而干，苔花剥或光滑无苔，脉细数。

治法：补气健脾，益胃养阴。

方药：益胃汤合参苓白术散加减。

（三）中小面积烧伤创面的正确处理

一般肢体部位中小面积烧伤创面多采用包扎疗法，头面、颈部、会阴部和大面积创面多采用暴露疗法。

小面积Ⅰ、Ⅱ度烧伤可外涂京万红烫伤药膏、清凉膏、紫草膏、万花油等，暴露或包扎；或用地榆粉、大黄粉各等分，麻油调敷后包扎，隔日换药1次。

较大面积的Ⅱ度烧伤，皮肤无破损者，抽出疱内液体后，用虎地酊喷洒创面，每日数次；水疱完整或水疱已破者，剪去破损外皮，外用湿润烧伤膏。

细目二　毒蛇咬伤

（一）毒蛇的种类、有毒蛇与无毒蛇的区别

1. 毒蛇的种类

目前已知我国的蛇类有173种，其中毒蛇48种，危害较大，能致人死亡的主要有10

种。神经毒者有银环蛇、金环蛇、海蛇，血循毒者有蝰蛇、尖吻蝮蛇、竹叶青蛇和烙铁头蛇，混合毒者有眼镜蛇、眼镜王蛇和蝮蛇。

2. 有毒蛇与无毒蛇的区别

被毒蛇咬伤后，患部一般有较大而深的毒牙痕，往往是判断何种蛇咬伤的重要依据。无毒蛇伤的牙痕小而排列整齐。

（二）病因病机

中医认为蛇毒系风、火二毒。风者善行数变；火者生风动血，耗伤阴津。风毒偏盛，每多化火；火毒炽盛，极易生风。风火相扇，则邪毒鸱张，必客于营血或内陷厥阴，形成严重的全身性中毒症状。

（三）治疗措施

1. 局部常规处理

毒蛇咬伤的局部常规处理，是指咬伤后，在短时间内采取的紧急措施。包括早期结扎、扩创排毒、烧灼、针刺、火罐排毒、封闭疗法、局部用药等。

2. 辨证论治

根据毒蛇咬伤的毒理、病理和症状，将毒蛇咬伤分为风毒证、火毒证、风火毒证、蛇毒内陷证四个证型进行辨证施治。

3. 血清疗法

采用抗蛇毒血清治疗。

4. 其他

危重症抢救。

细目三 肠 痈

（一）病因病机

1. 饮食不节

暴饮暴食，嗜食生冷、油腻，损伤脾胃，导致肠道功能失调，糟粕积滞，湿热内生，积结肠道，而成肠痈。

2. 饱食后急剧奔走或跌仆损伤

饱食后急剧奔走或跌仆损伤，致气血瘀滞，肠道运化失司，败血浊气壅遏而成痈。

3. 寒温不适

外邪侵入肠中，经络受阻，郁久化热成痈。

4. 情志所伤

郁怒伤肝，肝失疏泄，忧思伤脾，气机不畅，肠内痞塞，食积痰凝，瘀结化热，而成肠痈。

上述因素，均可损伤肠胃，导致肠道传化失司，糟粕停滞，气滞血瘀，瘀久化热，热胜肉腐而成痈肿。

（二）诊断

1. 临床表现

（1）初期：腹痛多起于脐周或上腹部，数小时后，腹痛转移并固定在右下腹部，疼痛呈持续性、进行性加重。70%~80%的病人有转移性右下腹痛，但也有一部分病例发病开始即出现右下腹痛。右下腹压痛是本病常见的重要体征，压痛点通常在麦氏点，两侧足三里、上巨虚穴附近（阑尾穴）也可有压痛点。一般可伴有轻度发热，恶心纳减，舌苔白腻，脉弦滑或弦紧等。

（2）酿脓期：若病情发展，渐至化脓，则腹痛加剧，右下腹明显压痛、反跳痛，局限性腹皮挛急，或右下腹可触及包块。伴见壮热不退，恶心呕吐，纳呆，口渴，便秘或腹泻，舌红，苔黄腻，脉弦数或滑数。

（3）溃脓期：腹痛扩展至全腹，腹皮挛急，全腹压痛、反跳痛，恶心呕吐，大便秘结，或似痢不爽，壮热自汗，口干唇燥，舌质红或绛，苔黄糙，脉洪数或细数。

（4）变症：①慢性肠痈：本病初期腹痛较轻，身无寒热或微热，病情发展缓慢，苔白腻，脉迟紧，或有反复发作病史者，为寒湿夹瘀血凝结所致。②腹部包块：本病发病4~5天后，身热不退，腹痛不减，右下腹出现压痛性包块（阑尾周围脓肿），或在腹部其他部位出现压痛性包块（肠间隙、膈下或盆腔脓肿），为湿热瘀结，热毒结聚而成。③湿热黄疸：本病发病过程中，可出现寒战高热，肝肿大和压痛，黄疸（门静脉炎），延误治疗可发展为肝痈。④内外瘘形成：腹腔脓肿形成后，若治疗不当，部分病例脓肿可向小肠或大肠内穿溃，亦可向膀胱、阴道或腹壁穿破，形成各种内瘘或外瘘，脓液从瘘管排出。

2. 实验室检查

血常规检查，在初期多数患者白细胞计数及中性粒细胞比例增高，在酿脓期和溃脓期，白细胞计数常升至18×10^9/L以上。

（三）辨证论治

通腑泄热是治疗肠痈的关键。清热解毒、活血化瘀法及早应用可以缩短疗程。初期（急性单纯性阑尾炎）、酿脓期轻证（轻型急性化脓性阑尾炎）及右下腹出现包块者（阑尾周围脓肿），采用中药治疗效果较好。

1. 内治

（1）瘀滞证

主症：转移性右下腹痛，呈持续性、进行性加剧，右下腹局限性压痛或拒按，伴恶心纳差，可有轻度发热，苔白腻，脉弦滑或弦紧。

治法：行气活血，通腑泄热。

方药：大黄牡丹汤合红藤煎剂加减。

（2）湿热证

主症：腹痛加剧，右下腹或全腹有压痛、反跳痛，腹皮挛急，右下腹可摸及包块，壮热，纳呆，恶心呕吐，便秘或腹泻，舌红，苔黄腻，脉弦数或滑数。

治法：通腑泄热，解毒利湿透脓。

方药：复方大柴胡汤加减，或大黄牡丹汤合红藤煎剂加败酱草、白花蛇舌草、蒲公英。

（3）热毒证

主症：腹痛剧烈，全腹有压痛、反跳痛，腹皮挛急，高热不退，或恶寒发热，时时汗出，烦渴，恶心呕吐，腹胀，便秘，或似痢不爽，舌红绛而干，苔黄厚干燥或黄糙，脉洪数或细数。

治法：通腑排脓，养阴清热。

方药：大黄牡丹汤合透脓散加减。

2. 外治

无论脓已成或未成，均可选用金黄散、玉露散或双柏散，用水或蜜调成糊状，外敷右下腹；或用消炎散加黄酒或加醋调敷。如阑尾周围脓肿形成后，可先行脓肿穿刺抽脓，注入抗生素（2~3天抽脓1次），用金黄膏或玉露膏外敷。

采用通里攻下、清热解毒等中药，如大黄牡丹汤、复方大柴胡汤等煎剂150~200mL，直肠内缓慢滴入（滴入管插入肛门内15cm以上，药液30分钟左右滴完），使药液直达下段肠腔，加速吸收，可达到通腑泄热排毒的目的。

中医妇科学

第一单元　女性的生理特点

细目一　月　经

月经是指有规律的周期性的子宫出血，月月如期，经常不变，故有"月信""月事""月水"之称。李时珍《本草纲目·妇人月水》指出："女子，阴类也，以血为主，其血上应太阴，下应海潮，月有盈亏，潮有朝夕，月事一月一行，与之相符，故谓之月水、月信、月经。经者，常也，有常轨也。"规律月经的建立是生殖功能成熟的主要标志。

（一）月经的生理表现

1. 月经初潮

第一次月经来潮称月经初潮。月经初潮年龄多在13～14岁，即"二七"之年，可早至11～12岁，迟至16岁。月经初潮的迟早受各种内外因素的影响，如体弱或营养不良者，初潮可推迟，而体质强壮及营养良好者，月经初潮正常或提早。

2. 月经周期

月经有月节律的周期性，两次月经第一天的间隔时间称为一个月经周期，一般21～35天，平均28天。"经贵乎如期"，每个妇女的月经周期有自己的规律性，一般不应提前或推后1周以上。

3. 经期

经期即月经持续时间，正常经期为3～7天，多数为3～5天。第一天经量不多，第二、三天经量最多，第三日后渐少，持续时间不超过7天。

4. 月经的量、色、质

月经量一般30～50mL为适中，超过80mL为月经过多。经色暗红，经质不稀不稠，不凝固，无血块，无特殊臭气。

5. 月经期表现

行经前，可出现胸乳略胀，小腹略坠，腰微酸，情绪易波动，这是由于经前冲任气血充盛，气血变化较剧，子宫血流量增加，气机易于郁滞的结果，一般经来自消，不作病论。

6. 绝经

妇女一生中最后一次行经后，停闭一年以上，称为绝经。年龄一般为45～55岁。

此外，尚有身体无病而月经定期两个月来潮一次者，称为并月；三个月一潮者，称为"居经"或"季经"；一年一行者称为"避年"；还有终生不潮而却能受孕者，称为"暗经"；受孕初期仍能按月经周期有少量出血而无损于胎儿者，称为"激经"，又称"盛胎"或"垢胎"。这些均是特殊生理现象，若无不适，不影响生育，可不作病论。若伴有子宫发育不良，或影响生育者，则要及早诊治。

（二）月经产生的机理

月经的产生，是女子发育成熟后，脏腑、天癸、气血、经络协调作用于胞宫的生理现象。《素问·上古天真论》曰："女子七岁，肾气盛，齿更发长；二七而天癸至，任脉通，太冲脉盛，月事以时下，故有子。"《妇人大全良方》指出："妇人以血为基本。"《女科撮要》也说："夫经水，阴血也，属冲任二脉主，上为乳汁，下为月水。"这是对月经产生机理的基本阐释。

1. 脏腑与月经

五脏的生理功能是化生和贮藏精、气、血、津液，六腑的功能是受盛和传化水谷，脏腑互为表里。月经的产生，肾起主导作用，与肝、脾关系尤为密切。

（1）肾：月经的产生以肾为主导。

肾藏精，主生殖：精，是禀受于父母的生命物质与后天水谷精微相融合而形成的一种精华物质。肾藏精，是指肾具有生成、贮藏和施泄精气的功能。精藏于肾，依赖于肾气的贮藏作用和施泄作用发挥其主生殖的生理功能。

肾为天癸之源：在特定的年龄阶段内，肾气初盛，天癸尚微；肾气既盛，天癸蓄极泌至，月事以时下。此后，随肾气的充盛，每月天癸泌至，呈现消长盈亏的月节律，经调而子嗣。其后又随肾气的虚衰，天癸亦渐竭，经断无子。

肾为冲任之本：冲为血海，广聚脏腑之血，使子宫满盈；任脉为阴脉之海，使所司之精、血、津液充沛。任通冲盛，月事以时下，若任虚冲衰则经断而无子，故冲任二脉直接关系月经的潮与止。肾经与冲脉下行支相并，与任脉交会于关元，冲任的通盛以肾气盛为前提，故冲任之本在肾。

肾为气血之根：血是月经的物质基础，气为血之帅，血为气之母。然"血之源头在于肾"，气血久虚，常须补肾益精以生血。《冯氏锦囊秘录》说："气之根，肾中之真阳也；血之根，肾中之真阴也。"阐明了肾有阴阳二气，为气血之根。

肾与胞宫相系：胞宫司月经，肾与胞宫相系。《素问·奇病论》云："胞络者，系于肾。"《难经》曰："命门者……女子以系胞。"肾与胞宫相系，肾司开阖，亦主子宫的藏泄有常。

肾与脑髓相通：肾主骨生髓通脑，脑为元神之府，主宰人体的一切生命活动，月经的产生，亦离不开脑的调节。

肾为五脏阴阳之本：肾气调节机体的代谢和生理功能活动，是通过肾中阴阳来实现的。《景岳全书·命门叙》说："命门为精血之海……为元气之根。……五脏之阴气，非此不能滋；五脏之阳气，非此不能发。"《医贯》指出："五脏之真，惟肾为根。"说明肾在机体中的重要作用和肾与他脏的关系。肾阴阳平衡协调，才能维持机体生理正常。

肾通过多渠道、多层次、多位点对月经的产生发挥主导作用，所以《傅青主女科》称"经本于肾"，"经水出诸肾"。

（2）肝：肝藏血，主疏泄，喜条达，恶抑郁。肝具有贮藏血液、调节血量和疏泄气机的作用。脏腑所化生之血，除营养周身外，则贮藏于肝。在月经的产生中，肝血下注冲脉，司血海之定期蓄溢，参与月经周期、经期及经量的调节。肝经与冲脉交会于三阴交，与任脉交会于曲骨，与督脉交会于百会，肝通过冲、任、督与胞宫相通，而使子宫行使其藏泄有序的功能。

肝肾同居下焦，乙癸同源，为子母之脏。肾藏精，肝藏血，精血同源而互生，同为月经的物质基础；肝主疏泄，肾主闭藏，一开一阖，共同调节子宫，使藏泄有序，经候如常。

（3）脾（胃）：脾胃为后天之本，气血生化之源。又脾主运化，主中气，其气主升，具有统摄血液，固摄胞宫之权。脾气健运，血循常道，血旺而经调。胃主受纳，为水谷之海，乃多气多血之腑，足阳明胃经与冲脉会于气街，故有"冲脉隶于阳明"之说。胃中水谷盛，则冲脉之血盛，月事以时下。

（4）心：心主血脉，心气有推动血液在经脉内运行的作用。《素问·评热病论》指出："胞脉者，属心而络于胞中。"心又通过胞脉与胞宫相通。《石室秘录》指出，胞宫为"心肾接续之关"，心气下通于肾，心肾相交，血脉流畅，月事如常。

（5）肺：肺主气，朝百脉而输精微，如雾露之溉，精微下达于胞宫，参与月经的产生与调节。

2. 天癸与月经

天癸，男女皆有，是一种具有促进人体生长、发育和生殖的精微物质。天癸来源于先天，受后天水谷精气的滋养而逐渐趋于成熟泌至，此后又随肾气的虚衰而竭止。对妇女来说，"天癸至"，则"月事以时下，故有子"，说明它使任脉所司的精、血、津液旺盛、充沛、通达，并使冲脉在其作用下，广聚脏腑之血而血盛，冲任二脉相资，血海满溢，月经来潮。"七七"之年后，又随肾气的虚衰而天癸竭，导致经断，形坏而无子。故天癸主宰月经的潮与止。

3. 气血与月经

妇人以血为基本，月经的主要成分是血。然气为血之帅，血为气之母，血赖气的升降出入运动而周流。气血均来源于脏腑。气血和调，经候如常。气血"和调五脏，洒陈六腑"，"灌溉一身"，维系机体脏腑、经络的正常生理功能，也是脏腑、经络行使在月经产生中功能活动的基础。

4. 经络与月经

经络是运行全身气血、联络脏腑形体官窍、沟通上下内外、感应传导信息的通路系统。与妇女的生理、病理关系最大的是肾、肝、脾三经，尤其是奇经八脉中的冲、任、督、带。其生理功能主要是通过起源、循行路线和各自的功能对十二经脉气血运行起蓄溢和调节作用，并联系子宫、脑、髓等奇恒之府发挥作用。

（1）循行路线：冲、任、督三脉同起于胞中，一源而三歧。带脉环腰一周，络胞而过。冲、任、督在下腹部的循经路线正是女性生殖器官所在部位，冲、任、督、带经气参与月经产生的活动。

（2）功能作用：冲、任、督、带四脉具有如湖泽一样的蓄存功能。如《难经·二十八难》曰："奇经八脉者……比于圣人图设沟渠，沟渠满溢，流于深湖。"李时珍《奇经八脉考》更明确地指出："盖正经犹夫沟渠，奇经犹夫湖泽，正经之脉隆盛，则溢于奇经。"即十二经脉中气血旺盛流溢于奇经，使奇经蓄存着充盈的气血发挥各自的功能："冲为血海"，为"十二经之海"，广聚脏腑之血；"任主胞胎"，为"阴脉之海"，总司精、血、津、液等一身之阴；督脉为阳脉之海，总督一身之阳。督脉属肾络脑；任督相通，调节一身阴阳脉气的平衡协调；带脉约束诸经，使经脉气血循行保持常度。在天癸的作用下，冲、任、督、带脉各司其职，调节着月经的产生和维持其正常的生理状态。

5. 子宫与月经

在肾、天癸调节下，冲任二脉广聚脏腑之精血津液，受督带调约，协调作用于胞宫。胞宫主司子宫，子宫为血海，血海由盛而满，由满而溢；子宫主行月经，血溢子宫，月经来潮。

月经产生的过程是女性生殖生化的过程，月经生理现象是生殖功能正常的标志，月经周期是女性生殖周期。其中肾、天癸、冲任、胞宫是产生月经的中心环节，各环节之间互相联系，不可分割，调节月经的产生。现代中医称之为"肾 – 天癸 – 冲任 – 胞宫轴"。

细目二　妊娠与产育

（一）妊娠机理

《女科正宗·广嗣总论》说："男精壮而女经调，有子之道也。"概括了受孕的条件。男精壮包括正常的性功能及正常的精液；女经调包括正常的月经及排卵等。对于受孕的时机，《证治准绳·女科·胎前门》引袁了凡言则一语道破："凡妇人一月经行一度，必有一日氤氲之候，于一时辰间……此的候也……顺而施之，则成胎也。"由此可见，受孕的机理在于男女肾气充盛，天癸成熟，任通冲盛，精壮经调，适时和合，便成胎孕。胎孕在脏腑、天癸、气血、冲任的协调和滋养下，蕴藏在"子处"即子宫内，逐渐发育成熟至足月分娩。

（二）妊娠期生理现象

1. 月经停闭

生育期有性生活史的健康妇女，月经一贯正常而突然停经，首先应考虑妊娠。妊娠后，阴血下聚冲任、子宫以养胎，上营乳房以化乳，子宫藏精气而不泻，月经停闭不潮。

2. 早孕反应

孕后常出现胃纳不香，或不思饮食，或恶心欲呕，或择食的早孕反应。孕后气血下注子宫以养胎，机体气血相对不足，则易出现倦怠、思睡、头晕等不适。一般不影响工作，3 个月内逐渐消失。

3. 妊娠滑脉

妊娠后出现脉滑，是中医候胎的重要依据之一。早在《素问·阴阳别论》就指出："阴搏阳别，谓之有子。"尺脉候肾，肾藏精主生殖，妊娠以后，肾旺荫胎，故肾脉应指有力。《胎产心法》说："凡妇人怀孕，其血留气聚，胞宫内实，故尺阴之脉必滑数。"妊娠脉，轻取流利，中取鼓指，重按不绝。但若肾气虚弱，气血不足，或年岁已高的妇女有孕，滑脉常不明显。若精血不足者，孕后可出现沉涩或弦细脉。因而切脉固可作为妊娠诊断之一助，但必须结合临床表现及妊娠检查方能确诊。

4. 乳房变化

乳房自孕早期开始增大、发胀。乳头增大变黑易勃起。乳晕加大变黑。

5. 子宫增大

早孕四十多天，可扪及子宫增大变软，子宫颈呈紫蓝色而质软。妊娠 8 周时，子宫增大如非孕时的 2 倍。妊娠 12 周，子宫增大如非孕时的 3 倍，可在耻骨联合上方触及。

6. 下腹膨隆

妊娠 3 个月以后，宫底随妊娠进展逐渐增高。手测子宫底高度可候胎之长养。

7. 胎动、胎心

胎儿在子宫内冲击子宫壁的活动称胎动。一般在妊娠 4 个月开始自觉有胎动，有时在腹诊时可以触到或看见胎动。孕 5 个月后，可用一般听诊器在孕妇腹壁听到胎心。

8. 胎体

妊娠 20 周后可经腹壁触到子宫内的胎体。随妊娠进展胎体各部分日益明显，可通过四步触诊查清胎儿在子宫内的位置。每次妊娠一般一胎。若一孕二胎者称"双胎"或"骈胎"，一孕三胎称"品胎"。

（三）预产期的计算方法

妊娠全程 40 周，即 280 天。现代推算预产期的公式是：从末次月经的第一天算起，月数加 9（或减 3），日数加 7（阴历则加 14）。

（四）恶露的概念及持续时间

恶露是产后自子宫排出的余血浊液，先是暗红色的血性恶露，也称红恶露，持续3～4天；后渐变淡红，量由多渐少，称为浆液性恶露，持续 7～10 天；继后渐为不含血色的白恶露，2～3 周干净。

（五）哺乳期的最佳断乳时间

顺产者，产后 30 分钟即可在产床上首次哺乳，令新生儿吮吸乳头，以刺激乳房尽早泌乳，促进母体宫缩，减少产后出血。提倡实行母婴同室，建立母子亲密的感情。让婴儿吸吮免疫价值高的初乳，可增强抗病能力，促进胎粪排出。哺乳期大多月经停闭，少数也可有排卵，月经可来潮，故要采取工具避孕法避孕。断乳以产后 10～12 个月为宜。必须指出的是，在停止哺乳后，务必用药物回乳，以免长期溢乳发生月经病、乳病。

第二单元　妇科疾病的病因病机

细目一　病　因

（一）寒、热、湿邪

当自然界气候反常，风、寒、暑、湿、燥、火（热）出现异常变化，即成为致病因素，合称为"六淫邪气"。六淫致病属外感病范围。此外人体阴阳的盛衰，气血、津液、脏腑功能的失常，五行的胜复，也表现出类似六淫邪气的特点。这种邪从内而生，又以五脏病变为主，故称之为"内生五邪"。六淫与五邪中与妇科关系密切的是寒、热、湿邪。

1. 寒邪

寒为阴邪，易伤阳气；寒性收引，主凝滞，易使气血阻滞不通。寒邪致病，有外寒、内寒之分。外寒是指寒邪由外及里，伤于肌表、经络、血脉，或经期、产后血室正开，寒邪由阴户上客，入侵冲任、子宫，进而发生经行发热、经行身痛、痛经、月经后期、月经过少、闭经、产后身痛、不孕症等病证。内寒，是机体阳气虚衰，命火不足，或阴寒之气不散，故内寒的产生，与肾脾阳虚关系最大。内寒致病一是由于失于温煦，因而出现各种虚寒之象和血脉收缩、血流迟滞之征象；二是由于气化功能减退，阳不化阴，代谢障碍，产生阴寒性病理产物，如水湿、痰饮。阳气的温煦和气化功能减退，常导致闭经、多囊卵巢综合征、月经后期、痛经、带下病、子肿、宫寒不孕。

2. 热邪

热为阳邪，其性炎上，故热邪伤人，以高热扰乱神明等上部症状多见；又热邪易耗气伤津，损伤正气，津液亏乏，故出现机能减退之证；热邪易生风动血，所谓"热极生风"，可出现抽搐；热迫血行，故可出现出血之证。热邪致病，也有外热、内热之异。外热为外感火热之邪，尤其是月经期、孕期、产褥期，热邪易乘虚而入，损伤冲任，发为经行发热、经行头痛、妊娠小便淋痛、产后发热等病证；热邪结聚冲、任、胞中，使气血壅滞，"热盛则肿""热盛肉腐"，则发为产褥热、盆腔炎或盆腔脓肿、阴疮、乳痈等病证。内热又称"火热内生"，若伤及冲任，迫血妄行，可发为月经先期、月经过多、崩漏、经行吐衄、胎漏、产后恶露不绝、阴疮等病证。

3. 湿邪

湿为阴邪，其性黏滞，患部重着，病情缠绵；湿性趋下，易袭阴位。湿邪致病，也有内湿、外湿之分，外湿多与气候环境有关，如气候潮湿，阴雨连绵，或久居湿地，或经期、产后冒雨涉水，湿邪内渗致病。湿留体内日久，又可随体质的阴阳盛衰而发生寒化或热化，导致带下、阴痒或盆腔炎等。内湿，主要是由脾的运化和输布津液的功能下降引起的水湿痰浊在体内蓄积停滞致病。湿浊既停，极易困阻脾阳，而形成脾生湿、湿困脾、脾伤及肾或湿聚成痰的病机转归。湿为有形之邪，随着湿邪留滞的部位、时间不同，分别发生经行浮肿、经行泄泻、闭经、多囊卵巢综合征、带下病、子肿、子满、产后身痛、不孕症等。

（二）七情内伤

七情，是指喜、怒、忧、思、悲、恐、惊七种情志变化。情志是对包括七情在内的所有情志特征与属性的抽象和概括，是人类对外界刺激因素在精神情志的反映，也是脏腑功能活动的情志体现。五脏化五气，以生喜、怒、悲、忧、恐，适度的情志，能抒发情感，有益健康。七情太过，如突然、强烈、持久地作用于人体，超过了机体抗御或自我调节范围，则导致脏腑、气血、经络的功能失常，属病理上的七情内伤。情志因素的病机复杂，关键为"气机逆乱"。气为血之帅，血为气之母，气病又可及血。肝藏血，主疏泄，情志因素最易导致气血失调和肝的功能失常而发生妇科疾病。情志因素导致妇科病，以怒、思、恐为害尤甚。

1. 怒

抑郁忿怒，使气郁气逆，可致月经后期、闭经、痛经、不孕、癥瘕。

2. 思

忧思不解，每使气结，发为闭经、月经不调、痛经。

3. 恐

惊恐伤肾，每使气下，可致月经过多、闭经、崩漏、胎动不安、不孕。

妇科病或脏腑功能失常也可导致情志异常。例如：闭经、崩漏、习惯性流产、不孕症等常引起情绪低落、焦虑、悲伤；妇人脏阴不足常导致喜悲伤欲哭。

（三）生活失度

1. 房事所伤

包括房劳多产、房事不禁、房事不洁等方面。房劳是指因房事不节、淫欲过度或过早结婚、耗精伤肾所产生的病理状态。多产是指过多地产育，足以耗气伤血，损伤冲任、胞宫、胞脉、胞络以及耗精伤肾。精、气、神乃"人生三宝"，三者各司其职，但以精为根基。房事不禁如孕期可致流产、早产或感染。经期产后余血未净而阴阳交合，精浊与血相结为邪，影响冲任、胞宫，可发生妇科疾病。房事不洁，虫邪或邪毒入侵外阴、阴道、胞宫，易发生经、带、胎、产、杂病，尤其是房事不洁，多性伴侣，更容易发生性传播疾病，危害健康及社会。

2. 饮食失宜

包括饮食不节（过饥、过饱）、饮食不洁和饮食偏嗜等，均可导致脏腑功能失常。若饮食失宜，易发生月经过少、闭经、痛经、崩漏、胎萎不长、妊娠贫血、绝经妇女骨质疏松症等。节食太过，亦可致月经过少、月经后期、闭经。

3. 劳逸失常

妇女在月经期、孕期、产褥期特别要注意劳逸结合。《素问·举痛论》说："劳则气耗。"劳力、劳神过度，足以伤气，损伤心、脾、肾的功能，导致月经过多、经期延长、崩漏；孕期过劳可致流产、早产；产后过劳可导致恶露不绝、缺乳和子宫脱垂。过于安逸又影响气血的运行，"逸则气滞"，发生月经不调或难产。

4. 跌仆损伤

妇女在孕期生活不慎跌仆损伤，如撞伤腰腹部，可致堕胎、小产或胎盘早期剥离；若撞伤头部，可引起经行头痛、闭经或崩漏；若跌仆损伤阴户，可致外阴血肿或撕裂。多次手术、术后创伤、感染，可直接损伤子宫、胞脉、胞络，发生经、带、胎、产诸病。

此外，嗜烟酗酒或经常夜生活均影响生物钟的调节，导致月经失调、闭经、流产、不孕。不健康、不科学的生活方式和环境因素所造成的疾病，被现代人称为"生活方式病"。因此，养成良好的生活习惯，对防治妇科病有重要意义。

（四）体质因素

体质形成于胎儿期，受之于父母。明代张景岳称之为"禀赋"。到了清代的《通俗伤寒论》才出现了"体质"一词。历代名称虽异，但所指相同，已经认识到体质受之于先天父母，并受后天影响。体质在疾病的发生、发展、转归以及辨证论治中有着重要的地位。肾主先天，又主生殖，体质体现了中医形神统一观，精神面貌、性格、情绪等对体质的识别具有重要的意义。作为病因学说之一的体质因素在妇产科疾病中甚为重要，因女性有特殊的体质特点。《灵枢·五音五味》说："妇人之生，有余于气，不足于血，以其数脱血也。"宋代《妇人大全良方》强调"妇人以血为基本"，这是对女性体质特点的高度概括。故治疗需时时顾护精血即属其例。

妇科疾病与体质关系密切。如妇女先天肾气不足，在青春期常发生肾虚为主的子宫发育不良、月经后期、闭经、崩漏、痛经、月经过少、多囊卵巢综合征；在生育期容易发生月经后期、闭经、崩漏、胎动不安、滑胎、不孕症；更年期易出现早发绝经现象。又如素性忧郁，性格内向者，易发生以肝郁为主的月经先后不定期、月经前后诸证、痛经、经断前后诸证、子晕、子痫、不孕、阴痛等。如素体脾虚气弱，又常导致脾虚为主的月经先期、月经过多、崩漏、带下病、子肿等病证。虽感同样的湿邪，体质不同，可以寒化或热化，表现为不同的证型。

此外，在现代社会中又出现了一些新的病因，如免疫因素、生物因素、环境因素等都可导致妇科疾病。同时一些病理产物如瘀血、痰饮在一定条件下又可转变为致病因素，从而导致妇科疾病的发生和发展。

细目二　病　机

（一）脏腑功能失常

人体是以五脏为中心的有机整体，脏腑生理功能的紊乱和脏腑气血阴阳的失调，均可导致妇产科疾病，其中关系最密切的是肾、肝、脾三脏。

1. 肾的病机

肾藏精，主生殖，胞络系于肾。肾有阴阳二气，为水火之宅。五脏的阴阳，皆以肾阴肾阳为根本。肾阴肾阳又互相依存，互相制约，以保持相对的动态平衡，维持机体的正常功能。

（1）肾气虚：是指肾的气化封藏、摄纳功能减退的病理状态。肾气的盛衰与天癸的至与竭直接关系到月经与妊娠。冲任之本在肾，若先天肾气不足或后天损伤肾气，致精不化血，冲任血海匮乏，可发生闭经、月经后期、月经过少、不孕等；肾气虚，封藏失职，冲任不固，可致月经先期、月经过多、崩漏、产后恶露不绝；肾气虚，胎失所系，冲任不固，可致胎漏、胎动不安、滑胎；肾气虚，摄纳或系胞无力，则致胎动不安、子宫脱垂。

（2）肾阳虚：是指全身机能低下，温煦、气化及兴奋施泄作用减弱的病理状态。肾阳虚，命门火衰，冲任失于温煦，下不能暖宫，胞宫虚寒，可致妊娠腹痛、产后腹痛、宫寒不孕；肾阳虚，命门火衰，上不能暖土，水湿下注，发为经行浮肿、经行泄泻、子肿、子满；肾阳虚，气化失司，水液代谢失常，湿聚成痰，痰浊阻滞冲任、胞宫，可致月经后期、闭经、不孕；肾阳虚，气化失常，水湿下注任、带，使任脉不固，带脉失约，发为带下病；肾阳虚，兴奋施泄功能减退，可出现性冷淡、闭经、排卵障碍性不孕症；肾阳虚，血失温运而迟滞成瘀，血瘀阻碍生机加重肾虚，而发生肾虚血瘀，导致子宫内膜异位症、多囊卵巢综合征等更为错综复杂的妇产科病证。

（3）肾阴虚：是指肾所藏的阴精不足及由此发生的病理变化。肾阴虚精血不足，冲任血虚，血海不能按时由满而溢，可致月经后期、月经过少、闭经；肾阴虚，冲任、胞宫胞脉失养，可致痛经、妊娠腹痛或不孕症；若阴虚生内热，热伏冲任，迫血妄行，发为崩漏、经间期出血、胎漏、胎动不安；若肾阴虚，孕后阴血下聚冲任以养胎元，致令阴虚益甚，肝失所养，肝阳上亢，发为妊娠眩晕，甚或子痫等。阴损可以及阳，阳损可以及阴，若病程日久，往往可导致肾阴阳两虚，上述病证可以夹杂出现。

2. 肝的病机

肝藏血，主疏泄。性喜条达，恶抑郁。肝体阴而用阳，具有贮藏血液和调节血流、血量的生理功能，肝又有易郁、易热、易虚、易亢的特点。妇人以血为基本，若素性忧郁，或七情内伤，或他脏病变伤及肝木，则肝的功能失常，表现为肝气郁结、肝郁化火、肝经湿热、肝阴不足、肝阳上亢或肝风内动，影响冲任，导致妇产科疾病。

（1）肝气郁结：肝气郁结，则血为气滞，瘀阻冲任，发生痛经、经行乳房胀痛、闭经、妊娠腹痛、缺乳、不孕症、盆腔炎；肝气郁结，疏泄失司，冲任失调，血海蓄溢失常，则可发生月经先后无定期。肝郁化热化火，热扰冲任血海，迫血妄行，可致月经先期、月经过多、崩漏、胎漏、产后恶露不绝；气火上炎，则发为经行头痛、经行吐衄、经行情志异常、乳汁自出；肝郁犯胃，胃失和降，可发生妊娠恶阻。

（2）肝经湿热：肝郁乘脾，脾失健运，湿从内生，湿郁化热，湿热之邪下注任、带，使任脉不固，带脉失约，可发生带下病、阴痒。湿热蕴结胞中，或湿热瘀结，瘀阻冲任，冲任不畅，发生盆腔炎、癥瘕、不孕症等。

（3）肝阴不足：肝藏血，体阴而用阳。若素体肝肾阴虚，或失血伤阴，或热病伤阴，肝阴不足，冲任亏虚，血海不盈，可致月经过少、闭经、不孕症等；肝血不足，经前、经时、孕期阴血下注冲任血海，阴血益虚，血虚生风化燥，发生经行风疹块、妊娠身痒。

（4）肝阳上亢：肝血素虚，经前或孕后阴血下聚冲任、胞宫，阴血益亏，肝阳偏亢，出现经前头痛、经行眩晕、子晕；阴虚阳亢，阳化风动，肝火愈炽，风火相扇，发为子痫。

3. 脾的病机

脾为后天之本，气血生化之源，脾主中气而统血。

（1）脾失健运：脾气素虚，或饮食失宜、劳倦过度伤脾，或木郁侮土，脾虚气弱，健运失常，气血生化不足，而脾虚血少，冲任亏虚，血海不盈，可出现月经后期、月经过少、闭经、胎萎不长、产后缺乳；或素体阳虚，或过食寒凉生冷，或膏粱厚味损伤脾阳，脾阳不振，运化失职，水湿流注下焦，湿聚成痰，痰湿壅滞冲任、胞宫，可出现月经过少、闭经、不孕症、癥瘕、多囊卵巢综合征等；脾失健运，湿邪内生，损伤任、带，任脉不固，带脉失约，发生带下病。

（2）脾失统摄：脾气虚弱，中气不足，统摄无权，冲任亏虚而不固，可出现月经过多、经期延长、崩漏、胎漏、产后恶露不绝、乳汁自出。

（3）脾虚下陷：脾气虚而下陷，则可见月经过多、崩漏、阴挺。脾与胃互为表里，如脾胃虚弱，孕后经血不泻，冲气偏盛，循经上逆犯胃，胃失和降，发为恶阻。

4. 心的病机

若忧愁思虑，积郁在心，心气不得下通于肾，胞脉闭阻，可出现闭经、月经不调、不孕；心火偏亢，肾水不足，则水火失济，出现脏躁、产后抑郁等。孕后血聚养胎，阴血愈虚，阴不济阳，心火偏亢，扰动心神，可致妊娠心烦，心火偏亢，移入小肠，传入膀胱，发为子淋。

5. 肺的病机

肺主气，主肃降，朝百脉而输精微，通调水道。若阴虚火旺，经行阴血下注冲任，肺阴益虚，虚火灼伤肺络，则出现经行吐衄；若肺失宣降、不能通调水道，可引起子嗽或妊娠小便异常、产后小便异常。

人是一个有机的整体，脏腑是相生相克互相影响的，与妇科关系最密切的肾、肝、脾之间更是难以分割，常出现肾虚肝郁、肝郁脾虚、肾脾两虚、肾虚血瘀、肾虚肝郁脾虚等复杂的病机，故应在错综复杂的正邪斗争中抓住主要的病机并做动态的因果转化的观察。

（二）气血失调

妇女经、孕、产、乳的生理活动均以血为本又需耗血，致使机体处于血常不足，相对气常有余的状态。由于气和血是相互依存、相互滋生的，气为血之帅，血为气之母，气病可以及血，血病可以及气，所以临证时既要分清在气在血的不同，又要注意气和血的相互关系。

1. 气分病机

气分病机有气虚、气陷、气滞、气逆的不同。

（1）气虚：是指气的能量不足及由此引起气的功能减退的病理状态。素体虚弱，或劳倦过度伤气，或久病大病正气受损，或肺、脾、肾的功能失常，影响气的生成，而发生妇科诸疾。如肺气虚，卫外不固，易出现经行感冒、产后自汗、产后发热；中气虚或肾气虚，均可致冲任不固，发生月经先期、月经过多、崩漏、胎漏、乳汁自出。

（2）气陷：是指中气虚而下陷的病理，可发生子宫脱垂、崩漏。

（3）气滞：是指气推动血和津液的运行不畅，导致相应脏腑、气血、经络的生理功能失常的病理状态。如肝气郁结，疏泄失调，则冲任血海阻滞，可发生痛经、闭经、月经先后无定期、不孕症等；气行不畅，津液停滞，可致水湿不化，痰湿内生，发生经行浮肿、子肿、闭经、不孕症；气郁化火，火热之邪上扰神明，下迫冲任血海，可发生经行情志异常、产后抑郁、脏躁、月经先期、月经过多、崩漏、胎漏等。

（4）气逆：是指气升降失常，上升太过的病理。肺主气主肃降，肺气上逆，可发生子嗽。胃气宜降，若胃气上逆，可致经行呕吐、恶阻。

2. 血分病机

（1）血虚：血虚是指阴血匮乏、血的营养与滋润功能不足的病理状态。经、孕、产、乳均以血为用，血虚可致冲任血海匮乏，不能由满而溢，或失于濡养，可发生月经后期、月经过少、闭经、痛经、妊娠腹痛、胎动不安、滑胎、胎萎不长、产后缺乳、产后身痛、产后血劳、不孕症等诸多妇科病。

（2）血瘀：是指血液停积，血流不畅或停滞，血液循环障碍的发生、发展及继发变化的全部病理过程。血寒、血热、血虚、气滞、气虚、出血、久病、肾虚等均可导致血瘀，进而发生痛经、闭经、崩漏、月经过多、经期延长、胎动不安、异位妊娠、产后腹痛、恶露不绝、产后发热、不孕症、癥瘕等。

（3）血热：是指血分伏热，使脉道扩张，血流加快，甚至迫血妄行的病理状态。若因素体阳盛血热，或过食辛热或误服助阳暖宫之品，或外感热邪，热扰冲任，迫血妄行而出现月经过多、月经先期、崩漏、经行吐衄、胎漏、产后发热；若肝郁化热，热性炎上，可致经行头痛、经行情志异常；若素体阴虚，经、孕、产、乳数伤于血，阴血益亏，阴虚生内热，热扰冲任，冲任不固，发生月经先期、崩漏、胎动不安、产后恶露不绝。

（4）血寒：是指血脉凝滞收引、机体功能减弱的病理状态。血寒常因经期、产后正气不足，感受寒邪，寒凝冲任、胞宫，或素体阳虚，寒从内生，血为寒凝，冲任失畅，功能减退，发生痛经、月经后期、月经过少、闭经、妊娠腹痛、产后腹痛、产后身痛、宫寒不孕症等。

气血互相滋生，互相依存，故在病机上往往气病及血，血病及气，气血不和，气血同病，虚实错杂，常见气滞血瘀、气虚血瘀、气血两虚等病机。

（三）冲、任、督、带损伤

妇产科疾病的病理机制与其他各科的区别，在于必须直接或间接地损伤冲、任、督、带、胞宫、胞脉、胞络或生殖轴。

1. 冲任损伤

任通冲盛才有正常的月经与妊娠。冲、任二脉皆起于胞中，环绕唇口。"冲为血海"，"为十二经脉之海"，能调节十二经的气血。"任主胞胎"，为阴脉之海，与足三阴经肝、脾、肾会于曲骨、中极、关元，因此任脉对人身的阴经有调节作用。天癸对人体的生长、发育与生殖及衰老的影响，主要通过冲任二脉以实施，因此冲任损伤必然导致妇产科诸疾。冲任损伤有寒热虚实和不调之异。

（1）冲任亏虚：先天肾气不足，或房劳多产，或失血伤阴，导致冲任亏虚，血海不盈，发生月经后期、月经过少、闭经、胎漏、胎动不安、胎萎不长、不孕症。

（2）冲任血热：素体阳盛血热，或过食辛热助阳之品，或感受热邪，亦有肝郁化热或阴虚生内热者，热扰冲任，迫血妄行，可致月经先期、月经过多、崩漏、胎漏、产后恶露不绝等。

（3）冲任寒凝：素体阳虚，寒从内生，或经期冒雨涉水，寒邪从肌肤客于冲任。寒主收引，主凝滞。寒凝冲任，影响气血生化及运行，发为月经后期、痛经、妊娠腹痛、不孕症等。

（4）冲任阻滞：素体脾虚湿盛，痰湿内生，流注冲任，或经期、产后余血未净而合阴阳，或气滞、寒凝、热灼致瘀，均可阻滞冲任、胞宫，发为痛经、月经后期、闭经、癥瘕、不孕症。

（5）冲任失调：先天肾气不足或房劳多产伤肾，封藏失司。抑郁恚怒伤肝，疏泄无度。若肾虚肝郁，则开阖失宜，冲任失调，血海蓄溢失常，发为月经先后无定期。

2. 督脉虚损

督脉与肾、心、肝的关系密切，督脉行背，与足太阳相通，"贯脊属肾"，得命火温养；"上贯心入喉"，得心火之助；又与肝脉"会于颠"，得肝阳以为用。故称督脉为"阳脉之海"，总督诸阳。督脉与任脉同起于胞宫，交会于龈交穴，二脉协同调节人身阴阳脉气的平衡，维持胞宫的生理功能。如外感六淫邪毒，内伤脏腑气血，损伤督脉，致督脉虚损，则发生妇科病。如《素问·骨空论》所言："督脉……此生病……其女子不孕。"督脉阴阳平衡失调可致闭经、崩漏、经断前后诸证、绝经妇女骨质疏松症。

3. 带脉失约

带脉束腰一周，约束诸经。《血证论》指出："带脉下系胞宫……属于脾经。"从循行路径看，横行之带脉与纵行之冲、任、督间接相通并下系胞宫。带脉的功能主要是健运水湿，提摄子宫，约束诸经。故带脉失约可导致带下病、胎动不安、滑胎、子宫脱垂等。

第三单元 月经病

细目一 概 述

(一) 月经病的定义

月经病是以月经的周期、经期、经量异常为主症，或伴随月经周期，或于经断前后出现明显症状为特征的疾病。

(二) 月经病的范围

常见的月经病有月经先期、月经后期、月经先后无定期、月经过多、月经过少、经期延长、经间期出血、崩漏、闭经、痛经、月经前后诸证、绝经前后诸证、经断复来、绝经妇女骨质疏松症等。

(三) 月经病的治疗原则

一是重在治本以调经。《素问·阴阳应象大论》指出"治病必求于本"，"本"即病因病机。治本即是消除导致月经病的病因和病机。调经是针对病机运用各种治疗方法使月经恢复正常，即遵循《内经》"谨守病机""谨察阴阳所在而调之，以平为期"的宗旨。临证中首先要分清先病和后病。如因经不调而后生他病者，当先调经，经调则他病自除；若因他病而致经不调者，当先治他病，病去则经自调。具体采用补肾、扶脾、疏肝、调理气血、调治冲任、调养胞宫以及调控肾－天癸－冲任－胞宫轴等治法。"经水出诸肾"，月经的产生以肾为主导，调经以补肾为主。补肾在于益先天之阴精或补益肾气，以填补精血为主，并佐以助阳益气之品，使阴生阳长，肾气充盛，精血俱旺则月经自调。用药注意"阴中求阳"，"阳中求阴"。扶脾在于益血之源或统血，以健脾益气或健脾升阳除湿为主，脾气健运，生化有源，统摄有权，血海充盈，月经的期、量可正常。用药不宜过用辛温或滋腻之品，以免耗伤脾阴或困阻脾阳。疏肝在于通调气机，以开郁行气为主，佐以养肝柔肝，使肝气得疏，肝血得养，血海蓄溢有常，则经病可愈。用药不宜过用辛香燥烈之品，以免劫津伤阴，耗损肝血。调理气血当辨气病、血病。病在气者，当以治气为主，佐以理血；病在血者，当以治血为主，佐以理气。调理冲任，在于使任通冲盛，自无经病之患。对于先天肾虚的体质因素导致子宫发育不良发生的闭经或崩漏等，治当调养胞宫。

二是"急则治其标，缓则治其本"。如痛经剧烈，应以止痛为主；若经血暴下，当以止血为先。症状缓解后，则审证求因治其本，使经病得以彻底治疗。调经诸法，又常以补肾扶脾为要。如《景岳全书·妇人规》说："故调经之要，贵在补脾胃以资血之源，养肾气以安血之室，知斯二者，则尽善矣。"

（四）月经病施治中应注意的问题

治疗月经病要顺应和掌握规律：一是顺应月经周期中阴阳转化和气血盈亏的变化规律，经期血室正开，宜和血调气，或引血归经，过寒过热、大辛大散之剂宜慎，以免滞血或动血；经后血海空虚，宜予调补，即经后勿滥攻；经前血海充盈，宜予疏导，即经前勿滥补。二是顺应不同年龄阶段论治的规律，古代医家强调青春期重治肾，生育期中年重治肝，绝经后或老年期重治脾，对临床有一定的指导意义。三是掌握虚实补泻规律，月经病可分虚实两类论治，治疗虚证月经病多以补肾扶脾养血为主，治疗实证月经病多以疏肝理气活血为主。虚实夹杂者，又当攻补兼施。

总之，月经病多种多样，病证寒热虚实错杂，临证治疗月经病应全面掌握其治疗原则和治法，顺应和掌握一些规律，灵活运用，对于经期、周期、经量均严重失调的崩漏、闭经者，又当调控肾－天癸－冲任－胞宫轴，才能获得调经最佳疗效。

细目二　月经先期

（一）定义

月经周期提前 7 天以上，甚至十余日一行，连续两个周期以上者，称为"月经先期"，亦称"经期超前""经行先期""经早""经水不及期"等。

（二）病因病机

本病的病因病机，主要是气虚和血热。

1. 气虚

可分为脾气虚和肾气虚。

（1）脾气虚：体质素弱，或饮食失节，或劳倦思虑过度，损伤脾气，脾伤则中气虚弱，冲任不固，经血失统，以致月经先期来潮。脾为心之子，脾气既虚，则赖心气以自救，久则心气亦伤，致使心脾气虚，统摄无权，月经提前。

（2）肾气虚：年少肾气未充，或绝经前肾气渐虚，或多产房劳，或久病伤肾，肾气虚弱，冲任不固，不能约制经血，遂致月经提前而至。

2. 血热

常分阳盛血热、阴虚血热、肝郁血热。

（1）阳盛血热：素体阳盛，或过食辛燥助阳之品，或感受热邪，热扰冲任、胞宫，迫血下行，以致月经提前。

（2）阴虚血热：素体阴虚，或失血伤阴，或久病阴亏，或多产房劳耗伤精血，以致阴液亏损，虚热内生，热伏冲任，血海不宁，则月经先期而下。

（3）肝郁血热：素性抑郁，或情志内伤，肝气郁结，郁久化热，热扰冲任，迫血下行，遂致月经提前。

月经先期既有血热或气虚单一病机，又可见多脏同病或气血同病之病机，如脾病可及肾，肾病亦可及脾，均可出现脾肾同病。月经提前，常伴经血量多，气随血耗，阴随血伤可变生气虚、阴虚、气阴两虚或气虚血热等诸证。经血失约也可出现经水淋沥至期难尽，周期提前、经量过多、经期延长，三者并见有发展为崩漏之虞。

（三）辨证论治

月经先期的辨证，着重于周期的提前及经量、经色、经质的变化，结合全身证候及舌脉，辨其属实、属虚、属热。

本病的治疗原则，重在调整月经周期，使之恢复正常，故须重视平时的调治，按其证候属性，具体治法或补或清。若脉证无火，则应补虚，或补中气，或固命门，或补益心脾，或脾肾双补。如为血热证，则应清热，清热又当"察其阴气之虚实"，或清热凉血，或滋阴清热，或疏肝清热。然不论实热虚热皆不宜过用寒凉，以免损伤阴血。

1. 气虚证

（1）脾气虚证

主症：月经周期提前，或经量多，色淡红，质清稀，神疲肢倦，气短懒言，小腹空坠，纳少便溏，舌淡红，苔薄白，脉细弱。

治法：补脾益气，摄血调经。

方药：补中益气汤（《脾胃论》）

若心脾两虚，症见月经提前，心悸怔忡，失眠多梦，舌淡苔白，脉细弱，治宜补益心脾，固冲调经，方选归脾汤（《济生方》）。

（2）肾气虚证

主症：周期提前，经量或多或少，色淡黯，质清稀，腰膝酸软，头晕耳鸣，面色晦暗或有黯斑，舌淡黯，苔白润，脉沉细。

治法：补益肾气，固冲调经。

方药：固阴煎（《景岳全书》）。

2. 血热证

（1）阳盛血热证

主症：经来先期，量多，色深红或紫红，质黏稠，或伴心烦，面红口干，小便短黄，大便燥结，舌质红，苔黄，脉数或滑数。

治法：清热凉血调经。

方药：清经散（《傅青主女科》）。

（2）阴虚血热证

主症：经来先期，量少或量多，色红，质稠，或伴两颧潮红，手足心热，咽干口燥，舌质红，苔少，脉细数。

治法：养阴清热调经。

方药：两地汤（《傅青主女科》）。

（3）肝郁血热证

主症：月经提前，量或多或少，经色深红或紫红，质稠，经行不畅，或有块，或少腹胀痛，或胸闷胁胀，或乳房胀痛，或烦躁易怒，口苦咽干，舌红，苔薄黄，脉弦数。

治法：疏肝清热，凉血调经。

方药：丹栀逍遥散（《内科摘要》）。

（四）丹栀逍遥散、清经散和两地汤的药物组成

丹栀逍遥散（《内科摘要》）：丹皮、栀子、当归、白芍、柴胡、白术、茯苓、煨姜、薄荷、炙甘草。

清经散（《傅青主女科》）：丹皮、地骨皮、白芍、熟地黄、青蒿、黄柏、茯苓。

两地汤（《傅青主女科》）：生地黄、地骨皮、玄参、麦冬、阿胶、白芍。

细目三　月经后期

（一）定义

月经周期延后 7 天以上，甚至 3～5 个月一行者，称为"月经后期"。亦称"经行后期""月经延后""月经落后""经迟"等。一般认为需连续出现两个周期以上。若每次仅延后三五天，或偶然延后一次，下次仍如期来潮者，均不作月经后期论。

（二）月经后期与早孕的鉴别

早孕者，有早孕反应，妇科检查宫颈着色，子宫体增大、变软，妊娠试验阳性，B 超检查可见子宫腔内有孕囊。月经后期者则无以上表现，且以往多有月经失调病史。

（三）病因病机

本病的发病机理有虚实之别。虚者多因肾虚、血虚、虚寒导致精血不足，冲任不充，血海不能按时满溢而经迟；实者多因血寒、气滞等导致血行不畅，冲任受阻，血海不能如期满盈，致使月经后期而来。

1. 肾虚

先天肾气不足，或房劳多产，损伤肾气，肾虚精亏血少，冲任亏虚，血海不能按时满溢，遂致月经后期而至。

2. 血虚

体质素弱，营血不足，或久病失血，或产育过多，耗伤阴血，或脾气虚弱，化源不足，均可致营血亏虚，冲任不充，血海不能按时满溢，遂使月经周期延后。

3. 血寒

（1）虚寒：素体阳虚，或久病伤阳，阳虚内寒，脏腑失于温养，生化失期，气虚血少，冲任亏虚，血海不能如期满溢，遂致经行后期。

（2）实寒：经期产后，外感寒邪，或过食寒凉，寒搏于血，血为寒凝，冲任阻滞，血海不能如期满溢，遂使月经后期而来。

4. 气滞

素多忧郁，气机不宣，血为气滞，运行不畅，冲任阻滞，血海不能如期满溢，因而月经延后。

（四）辨证论治

本病辨证，应根据月经的量、色、质及全身表现，结合舌脉辨其虚实寒热。本病治疗

应重在平时以调整月经周期为主，按"虚者补之，实者泻之"的原则分别施治。虚证治以补肾养血，或温经养血；实证治以理气行滞；虚实夹杂者，分别主次而兼治之。本病属虚属寒者多，不宜过用辛燥及破血之品，以免劫阴伤津或损伤气血。

1. 肾虚证

主症：周期延后，量少，色黯淡，质清稀，或带下清稀，腰膝酸软，头晕耳鸣，面色晦暗，或面部黯斑，舌淡，苔薄白，脉沉细。

治法：补肾养血调经。

方药：当归地黄饮（《景岳全书》）。

2. 血虚证

主症：周期延后，量少，色淡红，质清稀，或小腹绵绵作痛，或头晕眼花，心悸少寐，面色苍白或萎黄，舌质淡红，脉细弱。

治法：补血益气调经。

方药：大补元煎（《景岳全书》）。

3. 血寒证

（1）虚寒证

主症：月经延后，量少，色淡红，质清稀，小腹隐痛，喜暖喜按，腰酸无力，小便清长，大便稀溏，舌淡，苔白，脉沉迟或细弱。

治法：扶阳祛寒调经。

方药：温经汤（《金匮要略》）。

（2）实寒证

主症：月经周期延后，量少，色黯有块，小腹冷痛拒按，得热痛减，畏寒肢冷，或面色青白，舌质淡黯，苔白，脉沉紧。

治法：温经散寒调经。

方药：温经汤（《妇人大全良方》）。

4. 气滞证

主症：月经周期延后，量少或正常，色黯红，或有血块，小腹胀痛，或精神抑郁，经前胸胁乳房胀痛，舌质正常或红，苔薄白或微黄，脉弦或弦数。

治法：理气行滞调经。

方药：乌药汤（《兰室秘藏》）。

（五）温经汤（《妇人大全良方》《金匮要略》）的药物组成

温经汤（《金匮要略》）：当归、川芎、芍药、丹皮、人参、肉桂、甘草、吴茱萸、法夏、生姜、阿胶、白芍、麦冬。

温经汤（《妇人大全良方》）：当归、川芎、芍药、丹皮、人参、肉桂、甘草、莪术、牛膝。

细目四　月经先后无定期

（一）定义

月经周期时或提前时或延后 7 天以上，连续 3 个周期以上者，称为"月经先后无定期"。又称"经水先后无定期""月经愆期""经乱"等。

（二）病因病机

本病的发病机理主要是肝肾功能失常，冲任失调，血海蓄溢无常。

1. 肝郁

肝藏血，司血海，主疏泄。肝气条达，疏泄正常，血海按时满盈，则月经周期正常。若情志抑郁，或忿怒伤肝，以致肝气逆乱，疏泄失司，冲任失调，血海蓄溢失常。如疏泄太过，则月经先期而至，疏泄不及，则月经后期而来，遂致月经先后无定期。

2. 肾虚

肾为先天之本，主封藏。从经血而论，肾又主施泄。若素体肾气不足，或多产房劳、大病久病伤肾，或少年肾气未充，或绝经之年肾气渐衰，肾气亏损，藏泄失司，冲任失调，血海蓄溢失常。若应藏不藏则经水先期而至，当泄不泄，则月经后期而来，以致月经先后无定期。

月经先后无定期的发生与肝、肾功能失常，冲任失调，血海蓄溢失常密切相关。然临证又要注意两脏同病或多脏受累的复杂病机，如肝为肾之子，肝之疏泄功能失常，子病及母，而致肾之封藏失司，故常发展为肝肾同病。肝与脾又为相克关系，肝病可以克脾土，使脾生化气血、统血摄血功能失常，发为肝脾同病。亦可见肝、肾、脾同病。若以提前为多见，又经量增多、经期延长者，可向崩漏转化；或以延后为多见，而又经量减少者，可向闭经转化，临证应予以注意。

（三）辨证论治

本病辨证应结合月经的量、色、质及脉证综合分析。治疗以疏肝、补肾、调理冲任气血为法，或疏肝解郁调经，或补肾调经，或疏肝补肾调经，随证治之。总宜使肝肾开阖正常，气血调和，则经自如期。

1. 肝郁证

主症：经来先后无定，经量或多或少，色黯红或紫红，或有血块，或经行不畅，胸胁、乳房、少腹胀痛，脘闷不舒，时叹息，嗳气食少，苔薄白或薄黄，脉弦。

治法：疏肝理气调经。

方药：逍遥散（《和剂局方》）。

2. 肾虚证

主症：经行或先或后，量少，色淡黯，质清，或腰骶酸痛，或头晕耳鸣，舌淡苔白，脉细弱。

治法：补肾调经。

方药：固阴煎（《景岳全书》）。

若肝郁肾虚，症见月经先后无定，经量或多或少，色黯红或黯淡，或有块，经前或经行乳房胀痛，腰膝酸软，或精神疲惫，舌淡苔白，脉弦细，治宜补肾疏肝调经，方用定经汤（《傅青主女科》）。

细目五　月经过多

（一）定义

月经量较正常明显增多，而周期基本正常者，称为"月经过多"。亦有称"经水过多"。一般认为月经量以 30 ~ 50mL 为适宜，超过 80mL 为月经过多。现代医学排卵性功能失调性子宫出血、子宫肌瘤、子宫肥大症、盆腔炎、子宫内膜异位症等疾病及宫内节育器引起的月经过多，可参考本病治疗。

（二）病因病机

月经过多的主要病机是冲任不固，经血失于制约。常见的病因有气虚、血热、血瘀。

1. 气虚

素体虚弱，或饮食失节，或过劳久思，或大病久病，损伤脾气，致使中气不足，冲任不固，血失统摄，以致经行量多。久之可使气血俱虚，又可导致心脾两虚，或脾损及肾，致脾肾两虚。

2. 血热

素体阳盛，或肝郁化火，或过食辛燥动血之品，或外感热邪，热扰冲任，迫血妄行，因而经量增多。

3. 血瘀

素多抑郁，气滞而致血瘀；或经期产后余血未尽，感受外邪或不禁房事，瘀血内停。瘀阻冲任，血不归经，以致经行量多。

（三）辨证论治

本病辨证重在从经色、经质，结合脉证，辨其寒热虚实。本病治法应掌握经期与平时采取不同的治疗方法。经期以辨证止血固冲为主，目的在于减少血量，防止失血伤阴。平时应根据辨证，采用益气、清热、养阴、化瘀等法以治本。慎用温燥动血之品，以免增加出血量。

1. 气虚证

主症：经行量多，色淡红，质清稀，神疲肢倦，气短懒言，小腹空坠，面色白，舌淡，苔薄，脉细弱。

治法：补气摄血固冲。

方药：举元煎（《景岳全书》）。

2. 血热证

主症：经行量多，色鲜红或深红，质黏稠，或有小血块，伴口渴心烦，尿黄便结，舌红，苔黄，脉滑数。

治法：清热凉血，固冲止血。

方药：保阴煎（《景岳全书》）加地榆、茜草、马齿苋。

3. 血瘀证

主症：经行量多，色紫黯，有血块，经行腹痛，或平时小腹胀痛，舌紫黯或有瘀点，脉涩。

治法：活血化瘀止血。

方药：失笑散（《和剂局方》）加益母草、三七、茜草。

（四）举元煎及保阴煎的药物组成

举元煎（《景岳全书》）：人参、黄芪、白术、升麻、炙甘草。

保阴煎（《景岳全书》）：生地黄、熟地黄、黄芩、黄柏、白芍、山药、续断、甘草。

细目六　月经过少

（一）定义

月经周期正常，月经量明显减少，或行经时间不足 2 天，甚或点滴即净者，称为"月经过少"。一般认为月经量少于 20mL 为月经过少。

（二）病因病机

本病发病机理有虚有实。虚者多因精亏血少，冲任血海亏虚，经血乏源；实者多由瘀血内停，或痰湿内生，痰瘀阻滞冲任血海，血行不畅，发为月经过少。临床以肾虚、血虚、血瘀、痰湿为多见。

1. 肾虚

禀赋素弱或少年肾气未充，或房劳伤肾，以致肾气不足，精血不充，冲任血海亏虚，经血化源不足，以致经行量少。

2. 血虚

素体血虚，或久病伤血，营血亏虚，或饮食、劳倦、思虑伤脾，脾虚化源不足，冲任血海不充，遂致月经量少。

3. 血瘀

感受寒邪，寒客胞宫，血为寒凝，或素多忧郁，气郁血滞，均使冲任受阻，血行不畅，经血受阻致经行量少。

4. 痰湿

素多痰湿，或脾失健运，湿聚成痰，痰阻冲任，血不畅行而经行量少。

（三）辨证论治

月经过少应从月经的色、质，有无腹痛，结合全身症状及舌脉以辨虚实。本病治疗，虚者重在补肾滋肾，或濡养精血以调经，不可妄行攻破，以免重伤精血；实者宜活血通利，佐以温经、行气、祛痰，中病即止，不可过量久用。虚实错杂者，宜攻补兼施。

1. 肾虚证

主症：经量素少或渐少，色黯淡，质稀，腰膝酸软，头晕耳鸣，足跟痛，或小腹冷，或夜尿多，舌淡，脉沉弱或沉迟。

治法：补肾益精，养血调经。

方药：归肾丸（《景岳全书》）。

2. 血虚证

主症：经来血量渐少，或点滴即净，色淡，质稀，或伴小腹隐痛，头晕眼花，心悸怔忡，面色萎黄，舌淡红，脉细。

治法：养血益气调经。

方药：滋血汤（《证治准绳·女科》）。

3. 血瘀证

主症：经行涩少，色紫黯，有血块，小腹胀痛，血块排出后胀痛减轻，舌紫黯，或有瘀斑、瘀点，脉沉弦或沉涩。

治法：活血化瘀调经。

方药：桃红四物汤（《医宗金鉴·妇科心法要诀》）。

4. 痰湿证

主症：经行量少，色淡红，质黏腻如痰，形体肥胖，胸闷呕恶，或带多黏腻，舌淡，苔白腻，脉滑。

治法：化痰燥湿调经。

方药：苍附导痰丸（《叶天士女科诊治秘方》）。

（四）归肾丸和苍附导痰丸的药物组成

归肾丸（《景岳全书》）：菟丝子、杜仲、枸杞子、山茱萸、当归、熟地黄、山药、茯苓。

苍附导痰丸（《叶天士女科诊治秘方》）：茯苓、法半夏、陈皮、甘草、苍术、香附、胆南星、枳壳、生姜、神曲、当归、川芎。

细目七 经间期出血

（一）定义

两次月经中间，即氤氲之时，出现周期性的少量阴道出血者，称为"经间期出血"。

（二）应与经间期出血鉴别的疾病

1. 月经先期

月经先期，经量正常或时多时少，基础体温由高温下降至低温时开始出血；而经间期出血月经量较少，出血时间规律地发生于基础体温低高温转变时。

2. 月经过少

月经过少周期尚正常，仅量少，甚或点滴而下；经间期出血，常发生在两次月经的中间时期。

3. 赤带

赤带排出无周期性，持续时间较长，或反复发作，可有接触性出血史，妇科检查常见宫颈糜烂、赘生物或子宫、附件区压痛明显；经间期出血有明显的周期性，一般 2~3 天可自行停止。

（三）病因病机

经间期是继经后期由阴转阳、由虚至盛之时期；排泄月经后，血海空虚，阴精不足，随着月经周期演变，阴血渐增，精血充盛，阴长至重，此时精化为气，阴转为阳，氤氲之状萌发"的候"（排卵），这是月经周期中一次重要的转化。若阴阳调节功能正常者，自可适应此种变化，无特殊证候。若肾阴不足，或湿热内蕴，或瘀阻胞络，当阳气内动之时，阴阳转化不协调，阴络易伤，损及冲任，血海固藏失职，血溢于外，酿成经间期出血。

1. 肾阴虚

禀赋不足，天癸未充，或房劳多产伤肾，或思虑过度，欲火偏旺，以致肾阴偏虚，虚火耗精，精亏血损，于氤氲之时，阳气内动，虚火与阳气相搏，损伤阴络，冲任不固，因而阴道出血。若阴虚日久耗损阳气，阳气不足，统摄无权，血海不固，以致出血反复发作。

2. 湿热

常因情怀不畅，肝气郁结，克伐脾胃，不能化水谷之精微以生精血，反聚而生湿，下趋任带二脉，蕴而生热。复加经间阳气内动，引动内蕴之湿热，热扰冲任子宫，以致出血。

3. 血瘀

体质素弱，复因经产留瘀，瘀阻胞络，或因七情内伤，气滞冲任，久而成瘀，值氤氲之时，阳气内动，血瘀与之相搏，瘀伤血络，血不循经，以致出血。

（四）辨证论治

经间期出血的辨证，主要针对出血的量、色、质及全身症状进行辨别。临证还需根据体质、全身情况、舌苔、脉象以及基础体温曲线波动进行辨证，确立证型，拟定治疗方案。

本病治疗重在经后期，以滋肾养血为主，兼热者清之，兼湿者除之，兼瘀者化之，但必须认识到本病的病理生理特点，以及阴阳互根的关系，补阴不忘阳，选择适当的补阳药物。

出血时在辨证论治前提下，适当加一些固冲止血药，使阴阳平和，气血和调。

1. 肾阴虚证

主症：两次月经中间，阴道少量出血或稍多，色鲜红，质稍稠，头晕腰酸，夜寐不宁，五心烦热，便艰尿黄，舌体偏小，舌质红，脉细数。

治法：滋肾养阴，固冲止血。

方药：两地汤合二至丸。

若阴虚及阳或阴阳两虚，症见经间期出血量稍多，色淡红，无血块，头昏腰酸，神疲乏力，大便溏薄，尿频，舌质淡红，苔白，脉细，治宜益肾助阳，固摄止血，方用大补元煎加减。

2. 湿热证

主症：两次月经中间，阴道出血量稍多，色深红，质黏腻，无血块，平时带下量多色黄，小腹时痛，神疲乏力，骨节酸楚，胸闷烦躁，口苦咽干，纳呆腹胀，小便短赤，舌质红，苔黄腻，脉细弦或滑数。

治法：清利湿热，固冲止血。

方药：清肝止淋汤（《傅青主女科》）去阿胶、红枣，加小蓟、茯苓。

3. 血瘀证

主症：经间期出血量少或多少不一，色紫黑或有血块，少腹两侧或一侧胀痛或刺痛，情志抑郁，胸闷烦躁，舌质紫或有紫斑，脉细弦。

治法：化瘀止血。

方药：逐瘀止血汤（《傅青主女科》）。

细目八　崩　漏

（一）定义

崩漏是月经的周期、经期、经量发生严重失常的病证，是指经血非时暴下不止或淋沥不尽，前者谓之崩中，后者谓之漏下。崩与漏出血情况虽不同，然二者常互相转化，交替出现，且其病因病机基本相同，故概称崩漏。现代医学中"无排卵性功能性子宫出血"，属于"崩漏"范畴，可互参。

（二）病因病机

崩漏的发病是肾－天癸－冲任－胞宫轴的严重失调。其主要病机是冲任损伤，不能制约经血，使子宫藏泄失常。常见病因病机概括为虚、热、瘀。

1. 脾虚

素体脾虚，或劳倦思虑、饮食不节损伤脾气，脾虚血失统摄，甚则虚而下陷，冲任不固，不能制约经血，发为崩漏。

2. 肾虚

先天肾气不足，或少女肾气未盛，天癸未充，或房劳多产损伤肾气，或久病大病穷必及肾，或七七之年肾气渐衰，天癸渐竭，肾气虚则封藏失司，冲任不固，不能制约经血，子宫藏泄失常，发为崩漏。亦有素体阳虚，命门火衰，或久崩久漏，阴损及阳，阳不摄阴，封藏失职，冲任不固，不能制约经血而成崩漏。或素体肾阴亏虚，或多产房劳耗伤真阴，阴虚失守，虚火动血，迫血妄行，子宫藏泄无度，遂致崩漏。

3. 血热

素体阳盛血热或阴虚内热，或七情内伤，肝郁化热，或内蕴湿热之邪，热伤冲任，迫血妄行，发为崩漏。

4. 血瘀

七情内伤，气滞血瘀，或热灼、寒凝、虚滞致瘀，或经期、产后余血未净而合阴阳，内生瘀血，或崩漏日久，离经之血为瘀，瘀阻冲任、子宫，血不归经而妄行，遂成崩漏。

综上所述，崩漏为病，虽与所有血证一样，可概括为虚、热、瘀的机理，但由于脏腑相生相克，脏腑、气血、经络密切相关，又病程日久，易于反复，故崩漏的发生和发展常气血同病、多脏受累、因果相干。无论病起何脏，"四脏相移，必归脾肾"，"五脏之伤，穷必及肾"，以致肾脏受病。又无论何因导致崩漏日久，由于失血耗气伤阴，离经之血为瘀，均可不同程度地存在气阴虚夹瘀的病机。此外，久崩久漏，阴损及阳，或崩漏日久，易感邪毒，均可影响病情的变化。崩漏病因病机，虽有在脏在经、在气在血之不同，然其病本在肾，病位在冲任胞宫，变化在气血，表现为子宫藏泄无度，可归结为肾－天癸－冲任－胞宫轴的严重失调。

（三）治崩大法

崩漏的治疗，多根据发病的缓急和出血的新久，本着"急则治其标，缓则治其本"的原则，灵活掌握和运用塞流、澄源、复旧的治崩三法。

塞流：即是止血，用于暴崩之际，急当塞流止血防脱。

澄源：即正本清源，亦是求因治本，是治疗崩漏的重要阶段。一般用于出血减缓后的辨证论治。切忌不问缘由，概投寒凉或温补之剂，或专事炭涩，致犯虚虚实实之戒。

复旧：即固本善后，是巩固崩漏治疗的重要阶段，用于止血后恢复健康，根据不同年龄阶段选择不同的治法，调整月经周期，或促排卵。补肾、扶脾、疏肝三经同调，各有偏重，目的是使身体恢复正常。

治崩三法，各不相同，但又不可截然分开，临证中必须灵活运用。塞流须澄源，澄源当固本，复旧要求因。三法互为前提，相互为用，各有侧重，但均贯穿辨证求因精神。具体论治崩漏，应当分清出血期和止血后的不同进行辨证论治。

（四）辨证论治

崩漏辨证，有虚实之异。虚者多因脾虚、肾虚；实者多因血热、血瘀。由于崩漏的主证是血证，病程日久，反复发作，故临证时首辨出血期还是止血后。一般而言，出血期多见标证或虚实夹杂证，血止后常显本证或虚证。出血期，当根据血证呈现的量、色、质特点，辨其证之寒热虚实。经血非时暴下，量多势急，继而淋沥不止，色鲜红或深红，质稠者，多属热证；经血非时暴下或淋沥难尽，色淡质稀，多属虚证；经血非时而至，时崩时闭，时出时止，时多时少，色紫黯有块者，多属血瘀证；经血暴崩不止，或久崩久漏，血色淡黯，质稀，多属寒证。临证时须结合全身脉证和必要的检查综合分析。

1. 出血期

出血期以塞流、澄源为主。

（1）脾虚证

主症：经血非时暴下不止，或淋沥日久不尽，血色淡，质清稀，面色白，神疲气短，或面浮肢肿，小腹空坠，四肢不温，纳呆便溏，舌质淡胖，边有齿印，苔白，脉沉弱。

治法：补气摄血，固冲止崩。

方药：固本止崩汤（《傅青主女科》）。

气虚运血无力易于停留成瘀，常加三七、益母草或失笑散化瘀止血。若暴崩如注，肢冷汗出，昏厥不省人事，脉微欲绝者，为气随血脱之危急证候，按急症方法补气回阳固脱。必要时输液、输血迅速补充血容量以抗休克。

（2）肾虚证

1）肾气虚证

主症：多见于青春期少女或经断前后妇女，经乱无期，出血量多势急如崩，或淋沥日久不净，或由崩而漏，由漏而崩，反复发作，色淡红或淡黯，质清稀，面色晦暗，眼眶黯，小腹空坠，腰脊酸软，舌淡黯，苔白润，脉沉弱。

治法：补肾益气，固冲止血。

方药：加减苁蓉菟丝子丸（《中医妇科治疗学》）加党参、黄芪、阿胶。

2）肾阳虚证

主症：经乱无期，出血量多或淋沥不尽，或停经数月后又暴下不止，血色淡红或淡黯质稀，面色晦暗，肢冷畏寒，腰膝酸软，小便清长，夜尿多，眼眶黯，舌淡黯，苔白润，脉沉细无力。

治法：温肾益气，固冲止血。

方药：右归丸（《景岳全书》）加党参、黄芪、三七。

3）肾阴虚证

主症：经乱无期，出血量少淋沥累月不止，或停闭数月后又突然暴崩下血，经色鲜红，质稍稠，头晕耳鸣，腰膝酸软，五心烦热，夜寐不宁，舌红，少苔或有裂纹，脉细数。

治法：滋肾益阴，固冲止血。

方药：左归丸（《景岳全书》）合二至丸或滋阴固气汤（《罗元恺论医集》）。

如肾阴虚不能上济心火，或阴虚火旺，烦躁失眠，心悸怔忡，加生脉散，加强益气养阴，宁心止血之功。

（3）血热证

1）虚热证

主症：经来无期，量少淋沥不尽或量多势急，血色鲜红，面颊潮红，烦热少寐，咽干口燥，便结，舌红少苔，脉细数。

治法：养阴清热，固冲止血。

方药：上下相资汤（《石室秘录》）。

出血淋沥不止，久漏必有瘀，选加失笑散、三七、益母草之类化瘀止血；若阴虚阳亢，烘热汗出，加白芍柔肝，龟甲、珍珠母、三七育阴潜阳，化瘀止血。

2）实热证

主症：经来无期，经血突然暴崩如注，或淋沥日久难止，血色深红，质稠，口渴烦热，便秘溺黄，舌红，苔黄，脉滑数。

治法：清热凉血，固冲止血。

方药：清热固经汤（《简明中医妇科学》）。

若兼见心烦易怒，胸胁胀痛，口干苦，脉弦数，为肝郁化热或肝经火炽之证，治宜清肝泄热止血，上方加柴胡疏肝，夏枯草、龙胆草清泻肝热；若兼见少腹或小腹疼痛，或灼热不适，苔黄腻者，为湿热阻滞冲任，上方加黄柏、银花藤、连翘、茵陈清热利湿，去阿胶之滋腻。

（4）血瘀证

主症：经血非时而下，量时多时少，时出时止，或淋沥不断，或停闭数月又突然崩中，继之漏下，经色暗有血块，舌质紫暗或边尖有瘀点，脉弦细或涩。

治法：活血化瘀，固冲止血。

方药：逐瘀止血汤（《傅青主女科》）或将军斩关汤（《中华名中医治病囊秘·朱南孙卷》）。

2. 止血后

止血后以复旧为主，结合澄源。

崩漏止血后治疗，是以"复旧"为主，结合澄源求因，是治愈崩漏的关键。但临证中应根据不同年龄的要求给以个体化治疗。对青春期患者，有两个治疗目标：一是调整月经周期，建立排卵功能以防复发；二是调整月经周期，不强调有排卵。因青春期非生殖最佳年龄，可让机体在自然状态下肾气逐渐充盛，生机勃勃，多可自然恢复，一般不提倡使用西药促排卵药物；对生育期患者，多因崩漏而导致不孕，故治疗要肝、脾、肾同调以治其本，恢复肾－天癸－冲任－胞宫轴功能，解决调经种子的问题；至于更年期患者，主要是解决因崩漏导致的体虚贫血和防止复发及预防恶性病变。止血后临床常用的治疗方法有如下几种：

（1）辨证论治：寒热虚实均可导致崩漏，针对病因病机进行辨证论治澄源以复旧。可参照出血期各证型辨证论治，但应去除各方中的止血药，并配合补血以纠正贫血。

（2）按年龄阶段论治：由于"经本于肾"，"经水出诸肾"，月经病的治疗原则重在治本以调经。故对青春期尤其是生育期患者的复旧目标，主要是调整肾－天癸－冲任－胞宫轴，以达到调整月经周期或同时建立排卵功能。常可采用以补肾为主的中药人工周期疗法，即经后期滋肾养血，促进卵泡生长发育，经间期补肾活血促排卵，经前期调补肾阴阳和补肾疏肝以维持黄体功能，行经期活血化瘀通经，进行序贯治疗，一般连用3个月经周期，可望恢复或建立正常的月经周期，有的可建立或恢复排卵功能，有生育要求者达到经调子嗣而病愈。对围绝经期崩漏患者排除器质性和恶性病变后，以健脾养血善其后为主。

（3）按盈虚消长规律论治：根据月经产生是肾阴阳转化、气血盈虚变化的结果，经后冲任血海空虚，多从止血后开始以滋肾填精，养血调经为主，常选左归丸或归肾丸或定经汤等先补3周左右，第4周在子宫蓄经渐盈的基础上改用活血化瘀通经，多选桃红四物汤加香附、枳壳、益母草、川牛膝。这是传统的调经法。同样可达到调整月经周期或促进排卵的治疗目的。

（4）中西医结合论治：根据病情可采用中药结合激素治疗。对于更年期崩漏患者，尽快消除因崩漏造成的贫血和虚弱症状。可选大补元煎或人参养荣汤健脾益气养血善其后。

（5）手术治疗：对于生育期和更年期久治不愈的顽固性崩漏，或已经诊刮子宫内膜病理检查提示有恶变倾向者，宜手术治疗，手术方法分别为宫内膜切除术或全子宫切除术等，以免后患。

（五）清热固经汤的药物组成

清热固经汤（《简明中医妇科学》）：黄芩、焦栀子、生地黄、地骨皮、地榆、生藕节、阿胶、陈棕炭、龟甲、牡蛎、生甘草。

细目九 闭 经

（一）定义

女子年逾16周岁，月经尚未来潮，或月经周期已建立后又中断6个月以上或月经停闭超过了 3 个月经周期者，称为"闭经"。前者称原发性闭经，后者称继发性闭经。中医学将闭经称之"经闭""不月""月事不来""经水不通"等。现代医学认为闭经是妇科疾病中的常见症状，并非一种独立疾病。

（二）闭经与妊娠的鉴别

妊娠伴有厌食、择食、恶心呕吐等早孕反应，乳头着色、乳房增大等妊娠体征，妇科检查宫颈着色、软，子宫增大，质软，B 超检查提示子宫增大，宫腔内见胚芽，甚至胚胎或胎儿。闭经者停经前大部分有月经紊乱，继而闭经，无妊娠反应和其他妊娠变化。

（三）病因病机

其原因归纳起来不外虚实两端。虚者，多因肾气不足，冲任亏虚，或肝肾亏损，精血不足，或脾胃虚弱，气血乏源，或阴虚血燥精亏血少，导致冲任血海空虚，源断其流，无血可下而致闭经；实者，多为气血阻滞，或痰湿流注下焦，使血流不畅，冲任阻滞，血海阻隔，经血不得下行，而成闭经。

1. 气血虚弱

素体气血不足，或思虑、饮食损伤脾胃，生化不足，营血亏虚，或产后大出血、久病大病，或虫积噬血，耗伤气血，以致肝肾失养，冲任不充，血海空虚，无血可下，而致闭经。

2. 肾气亏虚

月经的产生是以肾为主导。若先天禀赋不足，精气未充，天癸亏乏不能应时泌至，则冲脉不盛、任脉不通而闭经；或房事不节，日久伤及肾气，使冲任亏损；或体质虚弱，产育过多，肾气亏损，精血匮乏，源断其流，冲任失养，血海不足而致闭经。

3. 阴虚血燥

素体阴血不足，或失血伤阴，或久病大病，致营阴亏耗，虚火上炎，火逼水涸，津液不生。月经乃血脉津液所化，津液既绝，血海枯竭而闭经。

4. 气滞血瘀

七情所伤，肝失疏泄，气行则血行，气结则血滞，瘀血阻于脉道，或经行之际，感受寒邪，血受寒则凝，瘀阻冲任，血不得下，血海不能满溢，而致闭经。

5. 痰湿阻滞

素体脾虚，或饮食不节伤脾，脾虚运化失司，肾虚不能化气行水，水湿内停，聚湿生痰，或痰湿之体，痰湿阻滞冲任二脉，或结块，使血不得下行，而致闭经。

（四）治疗原则

闭经是妇科疾病中治疗难度较大之疾，而且闭经病因复杂，其治疗效果又与病因有关，故治疗前必先求因明确闭经原因，对因治疗。对闭经辨证应以全身症状为依据，结合病史及舌脉，分清虚实。

闭经的治疗原则应根据病证，虚者补而通之，实者泻而通之，虚实夹杂者当补中有通，攻中有养。切不可不分虚实概以活血理气通之。特别是虚者因血海空虚、源断无血可泻，若一概泻而通之必会伤及脏腑、气血、经络，适得其反。只有通过补益之法，使气血恢复，脏腑平衡，血海充盛，则经自行。若因病而致经闭，又当先治原发疾病，待病愈则经可复行；经仍未复潮者，再辨证治之。同时需注意用药时不可过用辛温香燥之剂，因为辛温香燥有劫津伤阴之弊，即使应用也须配以养血和阴之品，使气顺血和，则病自愈。用补药应使其补而不腻，应补中有行，以利气血化生。特别需指出闭经治疗目的不是单纯月经来潮，见经行即停药，而是恢复或建立规律性月经周期，或正常连续自主有排卵月经。一般应以三个正常月经周期为准。

（五）辨证论治

1. 气血虚弱

主症：月经周期延迟，月经量少，色淡红，质薄，渐至经闭不行，神疲肢倦，头晕眼花，心悸气短，面色萎黄，舌淡苔薄，脉沉缓或细弱。

治法：益气养血调经。

方药：人参养荣汤（《和剂局方》）。

若见营阴暗耗，心火偏亢，兼见心悸失眠，多梦，宜养心阴和血脉，方用柏子仁丸（《妇人大全良方》）。

2. 肾气亏损

主症：年逾16岁尚未行经，或月经初潮偏迟，时有月经停闭，或月经周期建立后，由月经周期延后、经量减少渐至月经停闭，或体质虚弱，全身发育欠佳，第二性征发育不良，或腰腿酸软，头晕耳鸣，倦怠乏力，夜尿频多，舌淡黯，苔薄白，脉沉细。

治法：补肾益气，调理冲任。

方药：加减苁蓉菟丝子丸加淫羊藿、紫河车。

若见面色萎黄，带下量少，头晕目眩，或阴道干涩，毛发脱落，或手足心热，舌红，苔少，脉细数无力或细涩，为肝肾不足，治宜补肾养肝调经，方用归肾丸加何首乌、川牛膝、鸡血藤。

3. 阴虚血燥

主症：月经周期延后，经量少，色红质稠，渐至月经停闭不行，五心烦热，颧红唇干，盗汗甚至骨蒸劳热，干咳或咳嗽唾血，舌红苔少，脉细数。

治法：养阴清热调经。

方药：加减一阴煎（《景岳全书》）加丹参、黄精、女贞子、制香附。

4. 气滞血瘀

主症：月经停闭不行，胸胁、乳房胀痛，精神抑郁，少腹胀痛拒按，烦躁易怒，舌紫黯，有瘀点，脉沉弦而涩。

治法：理气活血，祛瘀通经。

方药：血府逐瘀汤（《医林改错》）。

5. 痰湿阻滞

主症：月经延后，经量少，色淡质黏腻，渐至月经停闭，伴形体肥胖，胸闷泛恶，神疲倦怠，纳少痰多，或带下量多色白，苔腻，脉滑。

治法：健脾燥湿化痰，活血调经。

方药：四君子汤（《和剂局方》）合苍附导痰丸加当归、川芎。

此外，对现代医学不同病因引起的闭经，有时还要针对病因治疗，如宫腔粘连多在宫腔镜下行手术分离，随即放置宫内节育环，以防再粘连。同时给以抗感染治疗，并以活血化瘀、补肾养血中药善后。一般观察 3 个月可取环。

细目十　痛　经

（一）定义

妇女正值经期或经行前后，出现周期性小腹疼痛，或痛引腰骶，甚至剧痛晕厥者，称为"痛经"，又称"经行腹痛"。西医妇产科学将痛经划分为原发性痛经和继发性痛经。原发性痛经又称功能性痛经，是指生殖器官无器质性病变者。由于盆腔器质性疾病如子宫内膜异位症、子宫腺肌病、盆腔炎或宫颈狭窄等所引起的属继发性痛经。

（二）病因病机

痛经病位在子宫、冲任，以"不通则痛"或"不荣则痛"为主要病机。实者可由气滞血瘀、寒凝血瘀、湿热瘀阻导致子宫的气血运行不畅，"不通则痛"；虚者主要由于气血虚弱、肾气亏损致子宫失于濡养，"不荣而痛"。其之所以伴随月经周期而发，又与经期及经期前后特殊生理状态有关。未行经期间，由于冲任气血平和，致病因素尚不足以引起冲任、子宫气血瘀滞或不足，故平时不发生疼痛。经期前后，血海由满盈而泄溢，气血由盛实而骤虚，子宫、冲任气血变化较平时急剧，易受致病因素干扰，加之体质因素的影响，导致子宫、冲任气血运行不畅或失于濡养，不通或不荣而痛。经净后子宫、冲任血气渐复则疼痛自止。但若病因未除，素体状况未获改善，则下次月经来潮，疼痛又复发矣。

1. 气滞血瘀

素性抑郁或恚怒伤肝，气郁不舒，血行失畅，瘀阻子宫、冲任。经前、经期气血下注冲任，或复为情志所伤，壅滞更甚，"不通则痛"，发为痛经。

2. 寒凝血瘀

经期产后，感受寒邪，或过食寒凉生冷，寒客冲任，与血相搏，以致子宫、冲任气血失畅。经前、经期气血下注冲任，子宫气血更加壅滞，"不通则痛"。若经前、经期冒雨、涉水、游泳，或久居阴湿之地，则发为寒湿凝滞证痛经。

3. 湿热瘀阻

素体湿热内蕴，或经期、产后摄生不慎感受湿热之邪，与血相搏，流注冲任，蕴结胞中，气血失畅。经前、经期气血下注，子宫、冲任气血壅滞更甚，"不通则痛"，致使经行腹痛。

4. 气血虚弱

脾胃素虚，化源匮乏，或大病久病，或失血过多，气血不足，冲任气血虚少，行经后血海气血愈虚，不能濡养冲任、子宫；兼之气虚无力流通血气，因而发为痛经。

5. 肾气亏损

禀赋素弱，或多产房劳伤损，精血不足，经后血海空虚，冲任、子宫失于濡养，"不荣则痛"，发为痛经。

（三）辨证论治

首当根据疼痛发生的时间、部位、性质以及疼痛的程度辨虚实寒热。一般而言，痛发于经前或经行之初，多属实；月经将净或经后始作痛者，多属虚。辨疼痛之部位以察病位在肝在肾，在气在血。如痛在少腹一侧或双侧多属气滞，病在肝；小腹是子宫所居之地，其痛在小腹正中常与子宫瘀滞有关；若痛及腰脊多属病在肾。详查疼痛的性质、程度是本病辨证的重要内容。隐痛、酸痛、坠痛、喜揉喜按属虚；掣痛、绞痛、灼痛、刺痛、拒按属实。灼痛得热反剧属热，绞痛、冷痛得热减轻属寒。痛甚于胀，持续作痛属血瘀；胀甚于痛，时痛时止属气滞等。此为辨证之大要，临证须结合月经期、量、色、质，伴随症状，舌、脉及素体和病史综合分析。痛经以实证居多，而虚证较少，亦有证情复杂，实中有虚，虚中有实，虚实兼夹者，需知常达变。因本病病位在子宫、冲任，变化在气血，故治疗以调理子宫、冲任气血为主。治法分两步：经期重在调血止痛以治标，及时控制、缓减疼痛；平时辨证求因而治本。标本急缓，主次有序地分阶段调治。

1. 气滞血瘀证

主症：经前或经期小腹胀痛拒按，经血量少，行而不畅，血色紫黯有块，块下痛暂减，乳房胀痛，胸闷不舒，舌质紫黯或有瘀点，脉弦。

治法：理气行滞，化瘀止痛。

方药：膈下逐瘀汤（《医林改错》）。

2. 寒凝血瘀证

主症：经前或经期小腹冷痛拒按，得热痛减，月经或见推后，量少，经色黯而有瘀块，面色青白，肢冷畏寒，舌黯苔白，脉沉紧。

治法：温经散寒，化瘀止痛。

方药：少腹逐瘀汤（《医林改错》）或温经散寒汤（蔡小荪经验方）。

3. 湿热瘀阻证

主症：经前或经期小腹疼痛或胀痛不适，有灼热感，或痛连腰骶，或平时小腹疼痛，经前加剧，经血量多或经期长，色黯红，质稠或夹较多黏液，平素带下量多，色黄质稠有臭味，或伴有低热起伏，小便黄赤，舌质红，苔黄腻，脉滑数或弦数。

治法：清热除湿，化瘀止痛。

方药：清热调血汤（《古今医鉴》）加车前子、薏苡仁、败酱草。

4. 气血虚弱证

主症：经期或经后小腹隐隐作痛，喜按，或小腹及阴部空坠不适，月经量少，色淡，质清稀，面色无华，头晕心悸，神疲乏力，舌质淡，脉细无力。

治法：益气养血，调经止痛。

方药：圣愈汤（《医宗金鉴·妇科心法要诀》）。

5. 肾气亏损证

主症：经期或经后 1~2 天内小腹绵绵作痛，伴腰骶酸痛，经色黯淡，量少质稀薄，头晕耳鸣，面色晦暗，健忘失眠，舌质淡红，苔薄，脉沉细。

治法：补肾益精，养血止痛。

方药：益肾调经汤（《中医妇科治疗学》）或调肝汤（《傅青主女科》）。

痛经在辨证论治中，应选加相应的止痛药以加强止痛之功。气滞者，选加香附、金铃子散、枳壳；血瘀者，选加三七、没药、三棱、莪术、血竭、桃仁、红花、失笑散、益母草；寒者，选加艾叶、小茴香、肉桂、桂枝、吴茱萸；热者，选加葛根、黄芩、丹皮、赤芍、生地黄；肾虚者，选加川断、石楠藤、杜仲、乌药、巴戟天。

细目十一　经行泄泻

（一）定义

每值行经前后或经期，大便溏薄，甚或水泻，日解数次，经净自止者，称为"经行泄泻"。

（二）病因病机

本病的发生主要责之于脾肾虚弱。脾主运化，肾主温煦，为胃之关，主司二便。若二脏功能失于协调，脾气虚弱或肾阳不足，则运化失司，水谷精微不化，水湿内停。经行之际，气血下注冲任，脾肾益虚，而致经行泄泻。

1. 脾虚

素体脾虚，经行时气血下注血海，脾气益虚，脾虚失运，化湿无权，湿浊下渗于大肠而为泄泻；或肝木乘脾，而致腹痛即泄。

2. 肾虚

素体肾虚，命门火衰，经行时经水下泄，肾气益虚，不能上温脾阳，脾失温煦，运化失司，致成经行泄泻。

（三）辨证论治

经行泄泻，有脾虚、肾虚之分，辨证时应着重观察大便的性状及泄泻时间，参见兼症辨之。本病的治疗以健脾、温肾为主，调经为辅。脾健湿除，肾气得固，则泄泻自止。

1. 脾虚证

主症：月经前后，或正值经期，大便溏泄，经行量多，色淡质薄，脘腹胀满，神疲肢软，或面浮肢肿，舌淡红，苔白，脉濡缓。

治法：健脾渗湿，理气调经。

方药：参苓白术散（《和剂局方》）。

若脾虚肝木乘之，则经行腹痛即泻，泻后痛止，兼胸胁痞闷，嗳气不舒，治宜补土泻木，用痛泻要方（《丹溪心法》）。

2. 肾虚证

主症：经行或经后，大便泄泻，或五更泄泻，经色淡，质清稀，腰膝酸软，头晕耳鸣，畏寒肢冷，舌淡，苔白，脉沉迟。

治法：温阳补肾，健脾止泻。

方药：健固汤（《傅青主女科》）。

细目十二　经行浮肿

（一）定义

每逢经行前后，或正值经期，头面四肢浮肿者，称为"经行浮肿"。《叶氏女科证治》称"经来遍身浮肿"。

（二）病因病机

1. 脾肾阳虚

平素思虑劳倦过度，损及脾肾，经水将行，精血流注于胞，脾肾益虚，阳气不运，气化不利，水湿停滞，溢于肌肤，遂发浮肿。

2. 气滞血瘀

情志内伤，肝失条达，疏泄无权，气滞血瘀，经前、经时冲任气血壅滞，气滞益甚，血行不畅，气机升降失常，水湿运化不利，泛溢肌肤，则滞而为肿。

（三）辨证论治

本病重在辨其虚实。证有虚实，论治有异。虚者，治以温肾健脾化湿，化气行水消肿；实者，治以行气活血，利水消肿。临床往往以虚证多见，治疗多以温补取效。

1. 脾肾阳虚证

主症：经行面浮肢肿，按之没指，晨起头面肿甚，月经推迟，经行量多，色淡质薄，腹胀纳减，腰膝酸软，大便溏薄，舌淡，苔白腻，脉沉缓，或濡细。

治法：温肾化气，健脾利水。

方药：肾气丸（《金匮要略》）合苓桂术甘汤（《伤寒论》）。

临证时适当加活血调经之品如当归、丹参、益母草，以达气、血、水同治，使经调肿消。

2. 气滞血瘀证

主症：经行肢体肿胀，按之随手而起，色黯有块，脘闷胁胀，善叹息，舌紫黯，苔薄白，脉弦涩。

治法：理气行滞，养血调经。

方药：八物汤（《医垒元戎》）加泽泻、益母草。

细目十三　经行吐衄

（一）定义

每逢经行前后，或正值经期，出现周期性的吐血或衄血者，称为"经行吐衄"。常伴经量减少，好像是月经倒行逆上，亦有"倒经""逆经"之称。

（二）病因病机

本病之因，由血热而冲气上逆，迫血妄行所致。

1. 肝经郁火

肝司血海，素性抑郁，或恚怒伤肝，肝郁化火，冲脉隶于阳明而附于肝，经行时冲气旺盛，冲气夹肝火上逆，血热气逆，灼伤血络，迫血上溢，故上逆而为吐血、衄血。

2. 肺肾阴虚

素体阴虚，经行时阴血下溢，阴血亏虚，虚火上炎，灼肺伤络，络损血溢，以致吐衄。

（三）辨证论治

本病因血热气逆而发，与经前、经期冲气偏盛有关。治疗上应本着"热者清之""逆者平之"的原则，以清热降逆平冲，引血下行为主，或滋阴降火，或清泄肝胃之火，不可过用苦寒克伐之剂，以免耗伤气血。

1. 肝经郁火证

主症：经前或经期吐血、衄血，量较多，色鲜红，月经可提前、量少甚或不行，心烦易怒，或两胁胀痛，口苦咽干，头晕耳鸣，尿黄便结，舌红苔黄，脉弦数。

治法：清肝调经。

方药：清肝引经汤（《中医妇科学》四版教材）。

若兼小腹疼痛，经行不畅有血块者，为瘀阻胞中，于上方加桃仁、红花以活血祛瘀止痛。

2. 肺肾阴虚证

主症：经前或经期吐血、衄血，量少，色黯红，月经每先期、量少，平素可有头晕耳鸣，手足心热，两颧潮红，潮热咳嗽，咽干口渴，舌红或绛，苔花剥或无苔，脉细数。

治法：滋阴养肺。

方药：顺经汤（《傅青主女科》）加牛膝。

（四）顺经汤的药物组成

顺经汤（《傅青主女科》）：当归、熟地黄、沙参、白芍、茯苓、黑荆芥、丹皮。

细目十四　绝经前后诸证

（一）定义

妇女在绝经期前后，围绕月经紊乱或绝经出现明显不适证候如烘热汗出、烦躁易怒、潮热面红、眩晕耳鸣、心悸失眠、腰背酸楚、面浮肢肿、情志不宁等，称为"绝经前后诸证"，亦称"经断前后诸证"。这些证候往往三三两两，轻重不一，参差出现，持续时间或长或短，短者仅数月，长者迁延数年，甚者可影响生活和工作，降低生活质量，危害妇女身心健康。

（二）病因病机

《素问·上古天真论》曰："女子七岁，肾气盛，齿更发长；二七而天癸至，任脉通，太冲脉盛，月事以时下，故有子。……七七任脉虚，太冲脉衰少，天癸竭，地道不通，故形坏而无子也。"这是女性生长发育、生殖与衰老的自然规律，多数妇女可以顺利度过，但部分妇女由于体质因素、产育、疾病、营养、劳逸、社会环境、精神因素等方面的原因，不能很好地调节这一生理变化，使得肾阴阳平衡失调而导致本病。另外，肾阴阳失调，常涉及其他脏腑，尤以心、肝、脾为主。若肾阴不足，不能上济心火，则心火偏亢；乙癸同源，肾阴不足，精亏不能化血，导致肝肾阴虚，肝失柔养，肝阳上亢；肾与脾先后天互相充养，脾阳赖肾阳以温煦，肾虚阳衰，火不暖土，又导致脾肾阳虚。

1. 肾阴虚

"七七"之年，肾阴不足，天癸渐竭，若素体阴虚，或多产房劳伤肾耗精，或数脱于血致精血不足，复加忧思失眠，营阴暗耗，肾阴益亏，脏腑失养，"任脉虚，太冲脉衰少，天癸竭"，遂发经断前后诸证。肝肾同居于下焦，乙癸同源。若肾水不足以涵养肝木，易致肝肾阴虚或肝阳上亢。若肾水不足，不能上济于心，心火独亢，热扰心神，神明不安，出现心肾不交；肾阴虚，精亏血少，不能上荣脑，出现脑髓失养等。

2. 肾阳虚

绝经之年，肾气渐虚，若素体肾阳亏虚，或过用寒凉及过度贪凉，可致肾阳虚愈。若命门火衰而不能温煦脾阳，出现脾肾阳虚；若脾肾阳虚，水湿内停，湿聚成痰，易酿成痰湿；或阳气虚弱，无力行血而为瘀，又出现肾虚血瘀。

3. 肾阴阳俱虚

肾藏元阴而寓元阳，阴损及阳，或阳损及阴，真阴真阳不足，不能濡养、温煦脏腑，或激发、推动机体的正常生理活动而致诸症丛生。

本病以肾虚为本，肾的阴阳平衡失调，影响到心、肝、脾脏，从而发生一系列的病理变化，出现诸多证候。因妇女一生经、孕、产、乳，数伤于血，易处于"阴常不足，阳常有余"的状态，而且经断前后，肾气虚衰，天癸先竭，所以临床以肾阴虚居多。由于体质或阴阳转化等因素，亦可表现为偏肾阳虚，或阴阳两虚，并由于诸种因素，常可兼夹气郁、瘀血、痰湿等复杂病机。

（三）辨证论治

绝经前后诸证以肾虚为本，治疗上应注重滋肾益阴，佐以扶阳，调养冲任，充养天癸，平调肾中阴阳。清热不宜过于苦寒，祛寒不宜过于温燥，更不可妄用攻伐，以免犯虚虚之戒。并注意有无心肝郁火、脾虚、痰湿、瘀血之兼夹证而综合施治。

1. 肾阴虚证

主症：绝经前后，月经紊乱，月经提前量少或量多，或崩或漏，经色鲜红，头晕目眩，耳鸣，头部面颊阵发性烘热汗出，五心烦热，腰膝酸痛，足跟疼痛，或皮肤干燥、瘙痒，口干便结，尿少色黄，舌红少苔，脉细数。

治法：滋养肾阴，佐以潜阳。

方药：左归丸合二至丸加制首乌、龟甲。

若出现双目干涩等肝肾阴虚证时，宜滋肾养肝，平肝潜阳，加枸杞子、杭菊花、沙苑子；若头痛、眩晕较甚者，加天麻、钩藤、珍珠母以增平肝息风镇潜之效；若心肾不交，并见心烦不宁，失眠多梦，甚至情志异常，舌红少苔或薄苔，脉细数，治宜滋肾宁心安神，方用百合地黄汤（《金匮要略》）、甘麦大枣汤（《金匮要略》）合黄连阿胶汤（《伤寒论》）加减。

2. 肾阳虚证

主症：经断前后，经行量多，经色淡黯，或崩中漏下，精神萎靡，面色晦暗，腰背冷痛，小便清长，夜尿频数，或面浮肢肿，舌淡，或胖嫩边有齿印，苔薄白，脉沉细弱。

治法：温肾扶阳。

方药：右归丸加减。

3. 肾阴阳俱虚证

主症：经断前后，月经紊乱，量少或多，乍寒乍热，烘热汗出，头晕耳鸣，健忘，腰背冷痛，舌淡，苔薄，脉沉弱。

治法：阴阳双补。

方药：二仙汤（《中医方剂临床手册》）合二至丸加菟丝子、何首乌、龙骨、牡蛎。

细目十五　经断复来

（一）定义

绝经期妇女月经停止1年或1年以上，又再次出现子宫出血，称为"经断复来"。亦称为"年老经水复行"，或称为"妇人经断复来"。

（二）病因病机

经断复来见于老年妇女，其一生经历了经、孕、产、乳等数伤阴血的阶段，年届七七，肾气虚，天癸竭，太冲脉衰少，地道不通，经水断绝。当进入老年期后，肾水阴虚逐渐影响他脏，或脾虚肝郁，冲任失固，或湿热下注、湿毒瘀结，损伤冲任，以致经断复行。

1. 脾虚肝郁

脾统血，肝藏血。本因脾气不足，加之思虑劳倦，或忧郁过度，使脾气愈伤。中气不足，脾失所统，肝失所藏，冲任失固，而致经断复来。

2. 肾阴虚

老年妇人肾阴本虚，加之房劳损伤，复伤肾精。肾精不足，肝失润养，相火妄动，热扰冲任，而致经断复行。

3. 湿热下注

脾主运化，脾虚运化失职，郁久化热，则湿热内生，或恣食膏粱厚味，或感受湿热之邪，湿浊下注，损伤带脉，迫血妄行，故致经断复行。

4. 湿毒瘀结

素体虚弱，或房事所伤，或经期、产后不洁，湿毒秽浊之邪乘虚侵及冲任、胞宫，日久瘀结，血不归经，故致经断复来。

（三）辨证论治

本病主要表现为经断后出血，但因其出血是发生在"任脉虚，太冲脉衰少，天癸竭"后，故出血量一般不多，因此，辨出血的色质及伴随症状是辨本病属虚属实的关键。注意参考各种检查结果，辨明属良性或恶性。一般年龄愈大，出血时间愈长，或出血离绝经时间愈远，反复发作，下腹部肿块增长速度快，伴腹水、恶病质或红细胞沉降率异常增快者，恶性病变的可能性极大。治疗首分良性恶性，良性者当以固摄冲任为大法，或补虚或攻邪，或扶正祛邪；恶性病变者应采用多种方法（包括手术、放疗、化疗）的综合治疗，不属于本节讨论范围。

1. 脾虚肝郁证

主症：经断后阴道出血，量少，色淡，质稀，气短懒言，神疲肢倦，食少腹胀，胁肋胀满，舌苔薄白，脉弦无力。

治法：健脾调肝，安冲止血。

方药：安老汤（《傅青主女科》）。

2. 肾阴虚证

主症：经断后阴道出血，量少，色鲜红，质稍稠，腰膝酸软，潮热盗汗，头晕耳鸣，口咽干燥，舌质偏红，苔少，脉细数。

治法：滋阴清热，安冲止血。

方药：知柏地黄丸加阿胶、龟甲。

3. 湿热下注证

主症：绝经后阴道出血，色红或紫红，量较多，平时带下色黄有臭气，外阴及阴道瘙痒，口苦咽干，疲惫无力，纳谷不馨，大便不爽，小便短赤，舌质偏红，苔黄腻，脉弦细数。

治法：清热利湿，凉血止血。

方药：易黄汤（《傅青主女科》）加黄芩、茯苓、泽泻、侧柏叶、大小蓟。

4. 湿毒瘀结证

主症：绝经后复见阴道出血，量少，淋沥不断，夹有杂色带下，恶臭，小腹疼痛，低热起伏，神疲，形体消瘦，舌质黯，或有瘀斑，苔白腻，脉细弱。

治法：利湿解毒，化瘀散结。

方药：萆薢渗湿汤（《疡科心得集》）合桂枝茯苓丸去滑石，加黄芪、三七。

第四单元　带下病

细目一　概　述

带下病是指带下量明显增多或减少，色、质、气味发生异常，或伴有全身或局部症状者。带下明显增多者称为带下过多，带下明显减少者称为带下过少。在某些生理性情况下也可出现带下量增多或减少，如妇女在月经期前后、排卵期、妊娠期带下量增多而无其他不适者，为生理性带下；绝经前后白带减少而无明显不适者，也为生理现象，均不作病论。

细目二　带下过多

（一）病因病机

本病的主要病机是湿邪伤及任带二脉，使任脉不固，带脉失约。湿邪是导致本病的主要原因，但有内外之别。

1. 脾虚

素体脾虚，或饮食所伤，或劳倦过度，或忧思气结，损伤脾气，脾虚运化失司，水谷精微不能上输以化血，反聚而成湿，流注下焦，伤及任带而为带下过多。

2. 肾阳虚

素体阳虚，或房劳多产，或年老体虚，或久病伤肾，肾阳虚，命门火衰，气化失常，水湿下注，任带失约；或因肾气不固，封藏失职，精液滑脱而致带下过多。

3. 阴虚夹湿

素体阴虚，或年老真阴渐亏，或久病失养，暗耗阴津，相火偏旺，阴虚失守，复感湿邪，伤及任带，而致带下过多。

4. 湿热下注

经行产后，胞脉空虚，摄生不洁，湿热内犯；或淋雨涉水，或久居湿地，感受湿邪，蕴而化热，伤及任带而致；或脾虚生湿，湿蕴化热酿成；或因肝郁化热，肝气乘脾，脾虚失运，肝火夹脾湿流注下焦，损伤任带二脉，而致带下过多。

5. 热毒蕴结

摄生不慎，或妇科手术消毒不严，或经期、产后胞脉空虚，忽视卫生，热毒乘虚直犯阴器、胞宫；或因热甚化火成毒，或湿热遏久成毒，热毒损伤任带二脉，而为带下过多。

带下日久，阴液耗损，可致虚实错杂，或虚者更虚，或影响经孕，故应及早防治。

（二）治疗原则

带下过多的辨证要点主要是根据带下的量、色、质、气味的异常以辨寒热虚实。临证时，结合全身症状、舌脉、病史等进行综合分析。本病治疗以除湿为主。一般治脾宜运、宜升、宜燥，治肾宜补、宜固、宜涩，湿热和热毒宜清、宜利。阴虚夹湿则补清兼施。虚实夹杂证及实证治疗还需配合外治法。

（三）辨证论治

1. 脾虚证

主症：带下量多，色白或淡黄，质稀薄，或如涕如唾，绵绵不断，无臭，面色白或萎黄，四肢倦怠，脘胁不舒，纳少便溏，或四肢浮肿，舌淡胖，苔白或腻，脉细缓。

治法：健脾益气，升阳除湿。

方药：完带汤（《傅青主女科》）。

若脾虚湿蕴化热，症见带下量多，色黄，黏稠，有臭味者，治宜健脾祛湿，清热止带，方用易黄汤（方见经断复来）。

2. 肾阳虚证

主症：带下量多，绵绵不断，质清稀如水，腰酸如折，畏寒肢冷，小腹冷感，面色晦暗，小便清长，或夜尿多，大便溏薄，舌质淡，苔白润，脉沉迟。

治法：温肾培元，固涩止带。

方药：内补丸（《女科切要》）。

3. 阴虚夹湿证

主症：带下量多，色黄或赤白相兼，质稠，有气味，阴部灼热感，或阴部瘙痒，腰酸腿软，头晕耳鸣，五心烦热，咽干口燥，或烘热汗出，失眠多梦，舌质红，苔少或黄腻，脉细数。

治法：滋肾益阴，清热利湿。

方药：知柏地黄汤。

4. 湿热下注证

主症：带下量多，色黄或呈脓性，质黏稠，有臭气，或带下色白质黏，呈豆渣样，外阴瘙痒，小腹作痛，口苦口腻，胸闷纳呆，小便短赤，舌红，苔黄腻，脉滑数。

治法：清利湿热，佐以解毒杀虫。

方药：止带方（《世补斋不谢方》）。

若肝经湿热下注，症见带下量多色黄或黄绿，质黏稠，或呈泡沫状，有臭气，阴痒，烦躁易怒，口苦咽干，头晕头痛，舌边红，苔黄腻，脉弦滑，治宜清肝利湿止带，方用龙胆泻肝汤（《医宗金鉴》）。

若湿浊偏甚，症见带下量多，色白，如豆渣状或凝乳状，阴部瘙痒，脘闷纳差，舌红，苔黄腻，脉滑数，治宜清热利湿，疏风化浊，方用萆薢渗湿汤（《疡科心得集》）加苍术、藿香。

5. 热毒蕴结证

主症：带下量多，黄绿如脓，或赤白相兼，或五色杂下，质黏腻，臭秽难闻，小腹疼痛，腰骶酸痛，烦热头晕，口苦咽干，小便短赤，大便干结，舌红，苔黄或黄腻，脉滑数。

治法：清热解毒。

方药：五味消毒饮（《医宗金鉴》）加土茯苓、败酱草、鱼腥草、薏苡仁。

（四）完带汤的药物组成

完带汤（《傅青主女科》）：人参、白术、白芍、怀山药、苍术、陈皮、柴胡、黑荆芥、车前子、甘草。

第五单元　妊娠病

细目一　概　述

（一）定义

妊娠期间，发生与妊娠有关的疾病，称为"妊娠病"，又称"胎前病"。妊娠病不但影响孕妇的身体健康，妨碍妊娠的继续和胎儿的正常发育，甚则威胁生命，因此必须重视妊娠病的预防和发病后的治疗。

（二）范围

常见的妊娠病有恶阻、妊娠腹痛、异位妊娠、胎漏、胎动不安、堕胎、小产、滑胎、胎萎不长、胎死不下、子满、子肿、子晕、子痫、子嗽、妊娠小便淋痛、妊娠小便不通、妊娠身痒症、妊娠贫血、难产等。

（三）病因病机

妊娠病的病因病机应结合致病因素和妊娠期母体内环境的特殊改变两者来认识。常见的发病机理有四：一是阴血虚。阴血素虚，孕后血聚宫养胎，阴血益虚，可致阴虚阳亢而发病。二是脾肾虚。脾虚则气血生化乏源，胎失所养。若脾虚湿聚，则泛溢肌肤或水停胞中为病。肾虚则肾精匮乏，胎失所养。或肾气虚弱，胎失所系，胎元不固。三是冲气上逆。孕后经血不泻，聚于冲任、子宫以养胎，冲脉气盛，冲脉隶于阳明，若胃气素虚，冲气上逆犯胃，胃失和降则呕恶。四是气滞。素多忧郁，气机不畅，腹中胎体渐大，易致气机升降失常，气滞则血瘀水停而致病。

（四）治疗原则

以胎元的正常与否为前提。胎元正常者，宜治病与安胎并举，如因母病而致胎不安者，重在治病，病去则胎自安；若因胎不安而致母病者，重在安胎，胎安则病自愈。安胎之法，以补肾健脾、调理气血为主。补肾为固胎之本，健脾为益血之源，理气以通调气机，理血以养血为主或佐以清热，使脾肾健旺，气血和调，本固血充，则胎可安。若胎元不正，胎堕难留，或胎死不下，或孕妇有病不宜继续妊娠者，则宜从速下胎以益母。

（五）妊娠用药禁忌

妊娠期用药原则：凡峻下、滑利、祛瘀、破血、耗气、散气以及一切有毒药品，都应慎用或禁用。如果病情确实需要，亦可适当选用，如妊娠恶阻也可适当选用法半夏等药物；确有瘀阻胎元时，还须在补肾安胎的基础上适当选配活血化瘀药，使瘀祛而胎安。所谓"有故无殒，亦无殒也"。但须严格掌握剂量和用药时间，衰其大半而止，以免动胎伤胎。

细目二　妊娠恶阻

（一）定义

妊娠早期出现恶心呕吐，头晕倦怠，甚至食入即吐者，称为"恶阻"。亦称之为"子病""病儿""阻病"。

（二）病因病机

恶阻的发生，主要是冲气上逆，胃失和降所致。临床常见的病因病机为脾胃虚弱、肝胃不和，并可继发气阴两虚的恶阻重症。

1. 脾胃虚弱

素体脾胃虚弱，受孕后血聚子宫以养胎，子宫内实，冲脉之气较盛。冲脉起于胞宫，隶于阳明，冲气循经上逆犯胃，胃失和降，反随冲气上逆，而发为恶阻。若脾虚痰饮内停者，痰饮亦随之上泛而呕恶。

2. 肝胃不和

素性抑郁，或恚怒伤肝，肝气郁结，郁而化热。孕后血聚养胎，肝血益虚，肝火愈旺，火性炎上，上逆犯胃，胃失和降，遂致恶阻。呕则伤气，吐则伤阴，呕吐日久，浆水不入，气阴两虚。胃阴伤不能下润大肠，便秘益甚，腑气不通，加重呕吐；肾阴伤则肝气急，肝气急，则呕吐愈剧，如此因果相干，出现阴亏气耗之恶阻重症。

（三）治疗原则

恶阻的辨证主要根据呕吐物的性状和患者的口感，结合全身情况、舌脉综合分析，辨其虚实。恶阻的治疗以调气和中、降逆止呕为主，服药方法以少量多次呷服为宜。并应注意饮食和情志的调节。

（四）辨证论治

1. 脾胃虚弱证

主症：妊娠早期，恶心呕吐不食，甚则食入即吐，口淡，呕吐清涎，头晕体倦，脘痞腹胀，舌淡苔白，脉缓滑无力。

治法：健脾和胃，降逆止呕。

方药：香砂六君子汤（《名医方论》）。

若脾虚夹痰浊，症见胸闷泛恶，呕吐痰涎，舌淡苔厚腻，脉缓滑，原方加全瓜蒌、苏叶，橘红易陈皮以宽胸理气，化痰止呕。

2. 肝胃不和证

主症：妊娠早期，恶心，呕吐酸水或苦水，恶闻油腻，烦渴，口干口苦，头胀而晕，胸满胁痛，嗳气叹息，舌淡红，苔微黄，脉弦滑。

治法：清肝和胃，降逆止呕。

方药：橘皮竹茹汤（《金匮要略》）加法半夏、白芍、枇杷叶、柿蒂、乌梅。

上述二证，经治未愈，呕吐剧烈，持续日久，变为干呕或呕吐苦黄水甚则血水，精神萎靡，形体消瘦，眼眶下陷，双目无神，四肢乏力，或发热口渴，尿少便秘，唇舌干燥，舌质红，苔薄黄而干或光剥，脉细滑数无力，为气阴两虚之象。治宜益气养阴，和胃止呕，方用生脉散合增液汤（《温病条辨》）。

恶阻重症经以上治疗仍无明显好转，浆水不进，病情严重，尿酮体持续阳性，电解质紊乱者，需中西医结合治疗。每日静脉滴注葡萄糖注射液及葡萄糖生理盐水 3000mL，加入氯化钾、维生素 C 及维生素 B_6，同时根据血中钾、钠、氯测定结果适量补充电解质。合并代谢性酸中毒者，应根据血二氧化碳结合力值和血气分析的结果，静脉滴注碳酸氢钠溶液，一般治疗 2~3 日多能迅速好转。

细目三　妊娠腹痛

（一）定义

妊娠期，因胞脉阻滞或失养，发生小腹疼痛者，称为"妊娠腹痛"，亦名"胞阻"。也有称"痛胎""胎痛""妊娠小腹痛"。

（二）病因病机

本病的发病机理，主要是气郁、血瘀、血虚、虚寒，以致胞脉、胞络阻滞或失养，气血运行失畅，"不通则痛"或"不荣则痛"。其病位在胞脉、胞络，尚未损伤胎元。病情严重者，可影响到胎元，发展为胎漏、胎动不安。

1. 血虚

素体血虚或脾虚化源不足，妊娠后血聚子宫以养胎，阴血益虚，胞脉失养，致小腹疼痛。若血虚气弱，血少乏于畅行，气虚无力帅血，胞脉滞迟作痛。

2. 气滞

素体忧郁，孕后血下聚养胎，肝血偏虚，肝失血养而疏泄失司；或孕后情志内伤，肝失条达，气行不畅；或胎体渐大，阻碍气机升降，而生郁滞。气滞则血行受阻，胞脉不通，遂致小腹疼痛。

3. 虚寒

素体阳虚，孕后复感寒邪，胞脉失于温煦，有碍气血畅行，遂致腹痛。

4. 血瘀

宿有癥瘕，孕后或因气滞，或因寒凝，使瘀阻冲任、子宫、胞脉、胞络，不通则痛，遂致腹痛。

细目四　胎漏、胎动不安

（一）定义

妊娠期间阴道有少量出血，时出时止，或淋沥不断，而无腰酸、腹痛、小腹下坠者，称为"胎漏",亦称"胞漏"或"漏胎"。妊娠期间出现腰酸、腹痛、小腹下坠,或伴有少量阴道出血者,称为"胎动不安"。胎漏、胎动不安是堕胎、小产的先兆,多发生在妊娠早期,少数在妊娠中期。西医称之为"先兆流产"。

（二）堕胎、小产、暗产的定义

凡妊娠 12 周内,胚胎自然殒堕者,称为"堕胎";妊娠 12～28 周内,胎儿已成形而自然殒堕者,称为"小产",亦称"半产"。还有怀孕一月不知其已受孕而殒堕者,称为"暗产"。

（三）病因病机

导致胎漏、胎动不安的主要病机是冲任损伤,胎元不固。妊娠是胚胎、胎儿在母体子宫内生长发育和成熟的过程,母胎必须互相适应,中医把母、胎之间的微妙关系以"胎元"来涵盖。胎元包括胎气、胎儿、胎盘三个方面含义。《简明中医辞典》解释胎气为"胎儿在母体内所受精气"。胎气、胎儿、胎盘任何一方有问题,均可发生胎漏、胎动不安。引起冲任损伤、胎元不固的常见病因病机有肾虚、血热、气血虚弱和血瘀。

1. 肾虚

父母先天禀赋不足,或房劳多产,大病久病及肾,或孕后房事不节伤肾耗精,肾虚冲任损伤,胎元不固,发为胎漏、胎动不安。

2. 血热

素体阳盛血热或阴虚内热,或孕后过食辛热,或感受热邪,热伤冲任,扰动胎元,致胎元不固。

3. 气血虚弱

母体气血素虚,或久病大病耗伤气血,或孕后思虑过度,劳倦伤脾,气血生化不足,气血虚弱,冲任匮乏,不能固摄滋养胎元,致胎元不固。

4. 血瘀

宿有癥瘕瘀血占据子宫,或孕后不慎跌仆闪挫,或孕期手术创伤,均可致气血不和,瘀阻子宫、冲任,使胎元失养而不固,发为胎漏、胎动不安。

胎漏、胎动不安既有单一的病机,又常有脏腑、气血、经络同病,虚实错杂的复合病机,如肾脾虚弱或肾虚血瘀,临证中必须动态观察病机的兼夹及其变化。

（四）治疗原则

胎漏、胎动不安的辨证要点主要是抓住阴道出血、腰酸、腹痛、下坠四大症状的性质、轻重程度及全身表现,以辨其虚、热、瘀及转归。四大症较轻而妊娠滑脉明显,检查尿妊娠试验阳性或 B 超检查胚胎存活者,治疗以补肾安胎为大法,根据不同的证型施以补肾健脾、清热凉血、益气养血或化瘀固冲。当病情发展,四大症加重而滑脉不明显,早孕反应消失,尿妊娠试验转阴,出现胎堕难留或胚胎停止发育时,又当下胎益母。

（五）辨证论治

1. 肾虚证

主症:妊娠期阴道少量出血,色淡黯,腰酸,腹痛,下坠,或曾屡孕屡堕,头晕耳鸣，夜尿多，眼眶黯黑或有面部黯斑，舌淡黯，苔白，脉沉细滑，尺脉弱。

治法：补肾健脾，益气安胎。

方药：寿胎丸加党参、白术，或滋肾育胎丸（《罗元恺女科述要》）。

若腰痛明显，小便频数或夜尿多，加杜仲、覆盆子、益智仁，加强补肾安胎、固摄缩泉之功；若小腹下坠明显，加黄芪、升麻益气升提安胎，或用高丽参另炖服；若阴道出血不止，加山萸肉、地榆固冲止血；若大便秘结，选加肉苁蓉、熟地黄、桑椹滋肾增液润肠。临证时结合肾之阴阳的偏虚，选加温肾（如杜仲、补骨脂、鹿角霜）或滋阴（如山萸肉、二至丸、怀山药）安胎之品。

滋肾育胎丸，每次 5g，每日 3 次，温开水送服。

2. 血热证

主症：妊娠期阴道少量出血，色鲜红或深红，质稠，或腰酸，口苦咽干，心烦不安，便结溺黄，舌质红，苔黄，脉滑数。

治法：清热凉血，养血安胎。

方药：保阴煎或当归散（《金匮要略》）。

3. 气血虚弱证

主症：妊娠期少量阴道出血，色淡红，质清稀，或小腹空坠而痛，腰酸，面色白，心悸气短，神疲肢倦，舌质淡，苔薄白，脉细弱略滑。

治法：补气养血，固肾安胎。

方药：胎元饮（《景岳全书·妇人规》）。

若气虚明显，小腹下坠，加黄芪、升麻益气升提，固摄胎元，或加服高丽参 6～10g 另炖服，每周 1～2 次，连服 1～2 周，以大补元气。若腰酸明显，或有堕胎史，亦可与寿胎丸合用，加强补肾安胎之功。

4. 血瘀证

主症：宿有癥积，孕后常有腰酸腹痛下坠，阴道不时出血，色黯红，或妊娠期跌仆闪挫，继之腹痛或少量阴道出血，舌黯红，或有瘀斑，脉弦滑或沉弦。

治法：活血化瘀，补肾安胎。

方药：桂枝茯苓丸（《金匮要略》）合寿胎丸加减。

若妊娠期不慎跌仆伤胎，是气血失和或瘀滞，为新病，治宜调气和血安胎，选圣愈汤（《兰室秘藏》）。

（六）寿胎丸和胎元饮的药物组成

胎元饮（《景岳全书》）：人参、白术、炙甘草、当归、白芍、熟地黄、杜仲、陈皮。

寿胎丸（《医学衷中参西录》）：菟丝子、桑寄生、川续断、阿胶。

细目五　子　肿

（一）定义

妊娠中晚期，孕妇出现肢体面目肿胀者，称为"子肿"。亦称"妊娠肿胀"。

（二）病因病机

子肿的发生与妊娠期特殊生理有密切的关系。此病多发生在妊娠 5~6 月以后，此时胎体逐步长大，升降之机括为之不利，若脏器本虚，胎碍脏腑，因孕重虚，因此脾肾阳虚，水湿不化，或气滞湿停，为妊娠肿胀的主要机理，脾肾两脏功能失常往往互相影响或相继出现。

1. 脾虚

脾气素虚，因孕重虚，或过食生冷，内伤脾阳，或忧思劳倦伤脾，脾虚不能敷布津液，反聚为湿，水湿停聚，流于四末，泛于肌肤，遂发水肿。

2. 肾虚

肾气素虚，孕后精血下聚养胎，有碍肾阳敷布，不能化气行水，且肾为胃之关，肾阳不布，关门不利，膀胱气化失司，水聚而从其类，泛溢而为水肿。

3. 气滞

素多忧郁，气机不畅，孕后胎体渐长，有碍气机升降，两因相感，气滞湿停，浊阴下滞，溢于肌肤，遂发子肿。

（三）治疗用药的注意点

肿胀性质有水病和气病之分。病在有形之水，皮薄，色白而光亮，按之凹陷即时难起；病在无形之气，皮厚而色不变，随按随起。水肿的病变有在脾、在肾之别。病在脾者，四肢面目浮肿，皮薄而光亮，伴脾虚证；病在肾者，面浮肢肿，下肢尤甚，伴肾虚证。妊娠肿胀的治疗应本着治病与安胎并举的原则，以运化水湿为主，适当加入养血安胎之品，慎用温燥、寒凉、峻下、滑利之品，择用皮类利水药，以免伤胎。

（四）辨证论治

1. 脾虚证

主症：妊娠数月，面目四肢浮肿，或遍及全身，皮薄光亮，按之凹陷不起，面色白无华，神疲气短懒言，口淡而腻，脘腹胀满，食欲不振，小便短少，大便溏薄，舌淡体胖，边有齿痕，舌苔白润或腻，脉缓滑。

治法：健脾利水。

方药：白术散（《全生指迷方》）加砂仁。

2. 肾虚证

主症：妊娠数月，面浮肢肿，下肢尤甚，按之如泥，腰酸乏力，下肢逆冷，小便不利，舌淡，苔白润，脉沉迟。

治法：补肾温阳，化气行水。

方药：真武汤（《伤寒论》）。

方中附子大辛大热，温阳化气行水为君，病势急重，非此莫属，因其有毒，用时必须遵循以下两点：①用量不宜太大，一般 6~9g。②入药先煎、久煎。一般病情可易桂枝通阳化气行水。生姜、白术、茯苓健脾燥湿，白芍开阴结，与阳药同用，引阳入阴，以消阴翳。

3. 气滞证

主症：妊娠三四月后，肢体肿胀，始于两足，渐延于腿，皮色不变，随按随起，胸闷胁胀，头晕胀痛，苔薄腻，脉弦滑。

治法：理气行滞，除湿消肿。

方药：天仙藤散（《校注妇人良方》）。

细目六　妊娠小便淋痛

（一）定义

妊娠期间出现尿频、尿急，淋沥涩痛等症，称为"妊娠小便淋痛"，或"妊娠小便难"，俗称"子淋"，类似于现代医学的妊娠合并泌尿系感染。

（二）病因病机

病因总因于热，机理是热灼膀胱，气化失司，水道不利。

1. 阴虚津亏

素体阴虚，孕后精血下聚养胎，阴精益亏，虚火内生，下移膀胱，灼伤津液，则小便淋沥涩痛。

2. 心火偏旺

素体阳盛，孕后阴血养胎，阴不上乘，心火偏旺，或孕后过食辛辣助火之品，热蕴于内，引动心火，心火移热于小肠，传入膀胱，热灼津液，故小便淋沥涩痛。

3. 膀胱湿热

摄生不慎，用具不洁，感受湿热之邪，或胎压膀胱，尿液留滞，致湿热之邪入侵，膀胱气化不利，发为本病。

（三）辨证论治

1. 阴虚津亏证

主症：妊娠期间，小便频数，淋沥涩痛，量少色淡黄，午后潮热，手足心热，大便干结，颧赤唇红，舌红少苔，脉细滑数。

治法：滋阴清热，润燥通淋。

方药：知柏地黄丸加麦冬、五味子、车前子。

2. 心火偏亢证

主症：妊娠期间，小便频数，尿短赤，艰涩刺痛，面赤心烦，渴喜冷饮，甚至口舌生疮，舌红欠润，少苔或无苔，脉细数。

治法：清心泻火，润燥通淋。

方药：导赤散（《小儿药证直诀》）加玄参、麦冬。

木通用量以 6g 为宜，有研究报道木通用量超过 15g 可损伤肾功能。亦可以通草代之。

3. 湿热下注证

主症：妊娠期间，突感尿频尿急尿痛，尿意不尽，欲解不能，小便短赤，小腹坠胀，胸闷纳少，带下黄稠量多，舌红苔黄腻，脉弦滑数。

治法：清热利湿，润燥通淋。

方药：加味五苓散（《医宗金鉴》）。

细目七　妊娠小便不通

妊娠期间，小便不通，甚至小腹胀急疼痛，心烦不得卧，称为"妊娠小便不通"，古称"转胞"或"胞转"。以妊娠晚期 7~8 个月时较为多见。

第六单元　产后病

细目一　概　述

（一）定义

产妇在产褥期内发生与分娩或产褥有关的疾病，称为"产后病"。

（二）产后常见病及危重症

常见的产后病有产后血晕、产后痉病、产后发热、产后小便不通、产后小便淋痛、产后腹痛、产后身痛、产后恶露不绝、产后汗证、缺乳、产后乳汁自出、产后抑郁、产后血劳等。

历代医家将产后危急重症概括为"三病""三冲""三急"。如《金匮要略·妇人产后病脉证治》指出："新产妇人有三病，一者病痉，二者病郁冒，三者大便难。"《张氏医通·妇人门》云："败血上冲有三：或歌舞谈笑，或怒骂坐卧，甚者逾墙上屋，口咬拳打，山腔野调，号佛名神，此败血冲心，多死。……若饱闷呕恶，腹满胀痛者曰冲胃。……若面赤呕逆欲死曰冲肺。……大抵冲心者，十难救一，冲胃者，五死五生，冲肺者，十全一二。"又云："产后诸病，惟呕吐、盗汗、泄泻为急，三者并见必危。"前人所指的产后病，涉及范围较广，根据现代临床的认识，古人所说的产后"三冲"，与现代医学产科的羊水栓塞有相似之处，是产时危急重症。

（三）病因病机

产后病的病因病机可归纳为四个方面：一是亡血伤津。由于分娩用力、出汗、产创和出血，而使阴血暴亡，虚阳浮散，变生他病，易致产后血晕、产后痉病、产后发热、产后大便难、产后小便淋痛、产后血劳等。二是元气受损。分娩是一个持续时间较长（初产妇需持续 12～14 小时，经产妇一般为 6～8 小时）的体力持续消耗过程。若产程过长，产时用力耗气，产后操劳过早，或失血过多，气随血耗，而致气虚失摄，冲任不固，可致产后小便不通、产后恶露不绝、产后乳汁自出、产后汗证、产后发热、产后血劳等。三是瘀血内阻。分娩创伤，脉络受损，血溢脉外，离经成瘀；或产后百节空虚，若起居不慎，感受寒热之邪，寒凝热灼成瘀；或胞衣、胎盘残留，瘀血内阻，败血为病，可致产后腹痛、产后发热、产后恶露不绝、产后抑郁等。四是外感六淫或饮食房劳所伤。产后元气、津血俱伤，腠理疏松，所谓"产后百节空虚"，生活稍有不慎或调摄失当，均可致气血不调，营卫失和，脏腑功能失常，冲任损伤而变生产后诸疾。

综上所述，由产后亡血伤津、元气受损、瘀血内阻所形成的"多虚多瘀"的病机特点，是产后病发生的基础和内因。

（四）产后"三审"

即先审小腹痛与不痛，以辨有无恶露停滞；次审大便通与不通，以验津液的盛衰；再审乳汁的行与不行和饮食多少，以察胃气的强弱。

（五）治疗原则

应根据亡血伤津、元气受损、瘀血内阻等多虚多瘀的特点，本着"勿拘于产后，亦勿忘于产后"的原则，结合病情进行辨证论治。常用的具体治法有补虚化瘀、清热解毒、益气固表、调理肾肝脾等。补虚化瘀，以补益气血尤以补血为主，佐以化瘀，使瘀去血生；清热解毒，以清泄产后感染邪毒为主，佐以凉血化瘀，务使邪毒不入营血，而无邪陷心包之虞；益气固表，以补肺健脾为主，佐以调和营卫，使之充皮毛、实腠理，而无"百脉空虚""腠理疏松"之伤；调理肾肝脾，以顺应和恢复肾肝脾各自功能为主，佐以调和气血，疗产后诸虚百损、损伤脏腑之疾，而无产后抑郁、产后血劳之苦。

（六）用药宜忌

选方用药，须照顾气血，行气勿过于耗散，化瘀勿过于攻逐，时时顾护胃气，消导必兼扶脾，寒证不宜过用温燥，热证不宜过用寒凉，解表不过于发汗，攻里不过于削伐。掌握补虚不滞邪、攻邪不伤正的原则，勿犯虚虚实实之戒。同时应注意产后用药"三禁"，即禁大汗以防亡阳，禁峻下以防亡阴，禁通利小便以防亡津液。

细目二　产后血晕

（一）定义

产妇分娩后突然头晕眼花，不能起坐，或心胸满闷，恶心呕吐，痰涌气急，心烦不安，甚则神昏口噤，不省人事，称为"产后血晕"。可与现代医学"产后出血"和"羊水栓塞"互参。

（二）与产后血晕相鉴别的疾病

产后血晕与产后郁冒、产后痉病、产后子痫均可发生于新产之际，四者临床表现虽有相似之处，但病因病机各有不同，治法各异，故临证时必须详细辨识，予以鉴别，方不致误。

1. 产后郁冒

虽都可见眩晕症状，但产后郁冒是因产后亡血复汗感受寒邪所致，症见头眩目瞀，郁闷不舒，呕不能食，大便反坚，但头汗出；而产后血晕则多由产后阴血暴亡，心神失养，或瘀血停滞，气逆攻心所致，晕来势急，病情严重，临床诊断时以不省人事、口噤甚则昏迷不醒为特点。

2. 产后痉病

口噤不开为二病的相似之处，但产后痉病多由产时创伤，感染邪毒，或产后亡血伤津，筋脉失养所致，其发病时间较产后血晕缓慢，其症状以四肢抽搐、项背强直、角弓反张为主，二者易于鉴别。

3. 产后子痫

虽都可见神志不清，但产后子痫除了产前有头晕目眩、头面及四肢浮肿、高血压、蛋白尿等病史以外，尚有典型的抽搐症状，可与产后血晕相鉴别。

（三）病因病机

导致产后血晕的病机不外乎虚实两端，虚者多由阴血暴亡，心神失守而发，实者多因瘀血上攻，扰乱心神所致。

1. 血虚气脱

产妇素体气血虚弱，复因产时失血过多，以致营阴下夺，气随血脱，而致血晕。

2. 瘀阻气闭

产时或产后感受风寒，寒邪乘虚侵入胞中，血为寒凝，瘀滞不行，以致恶露涩少，血瘀气逆，上扰神明，而致血晕。

（四）辨证论治

1. 血虚气脱证

主症：产时或产后失血过多，突然晕眩，面色苍白，心悸愦闷，甚则昏不知人，眼闭口开，手撒肢冷，冷汗淋漓，舌淡无苔，脉微欲绝或浮大而虚。

治法：益气固脱。

方药：参附汤（《校注妇人良方》）。

若阴道下血不止加姜炭、黑芥穗以增强止血之力。若病人神志昏迷，难以口服药物时，可行鼻饲。待病人神志清醒之后，则应大补气血，方用当归补血汤（《医理真传》）加减。

2. 瘀阻气闭证

主症：产后恶露不下或量少，少腹阵痛拒按，突然头晕眼花，不能起坐，甚则心下急满，气粗喘促，神昏口噤，不省人事，两手握拳，牙关紧闭，面色青紫，唇舌紫黯，脉涩。

治法：行血逐瘀。

方药：夺命散（《妇人大全良方》）加当归、川芎。

细目三　产后发热

（一）定义

产褥期内，出现发热持续不退，或突然高热寒战，并伴有其他症状者，称为"产后发热"。

（二）病因病机

根据历代文献记载，引起产后发热的原因很多，但致病机理与产后"正气易虚，易感病邪，易生瘀滞"的特殊生理状态密切相关。产后胞脉空虚，邪毒乘虚直犯胞宫，正邪交争；正气亏虚，易感外邪；败血停滞，营卫不通；阴血亏虚，阳气浮散，均可致发热。

1. 感染邪毒

产后血室正开，胞脉空虚，若产时接生不慎，或产后护理不洁，邪毒乘虚入侵直犯胞宫，正邪交争而发热。产后正虚，若邪毒炽盛，与血相搏，正虚邪盛，则传变迅速，热入营血，甚则逆传心包，出现危急重症。

2. 外感

产后气血骤虚，元气受损，腠理不密，卫阳不固，外邪乘虚而入，营卫不和，或正值暑令，猝中暑邪，亦可致发热。

3. 血瘀

产后恶露不畅，当下不下，瘀血停滞，阻碍气机，营卫不通，郁而发热。

4. 血虚

产时、产后失血过多，阴血骤虚，以致阳浮于外而发热；血虚伤阴，相火偏旺，亦致发热。

上述病因病机充分体现了产后病总的发病机理，即阴血骤虚、阳易浮散，瘀血内阻、败血为患，元气虚弱、易感外邪。若邪从肌表入侵，则为外感发热，如外感邪毒从阴户直犯胞宫，则为感染邪毒发热。若邪毒炽盛，与血相搏，传变迅速，病情危重，治不及时，可热入营血，内陷心包，或出现高热、神昏谵语等危重证候，临证必须密切观察。

（三）辨证论治

治疗以调气血、和营卫为主，时时重视产后多虚多瘀的特点。实证亦不可过于发表攻里，但又不可不问证情片面强调补虚，而忽视外感邪毒和里实之证，致犯虚虚实实之戒。其中感染邪毒证为产后发热之重症、危症，必须中西医结合治疗。

1. 感染邪毒证

主症：产后高热寒战，热势不退，小腹疼痛拒按，恶露量或多或少，色紫黯如败酱，气臭秽，心烦口渴，尿少色黄，大便燥结，舌红苔黄，脉数有力。

治法：清热解毒，凉血化瘀。

方药：五味消毒饮（《医宗金鉴·外科心法要诀》）合失笑散加丹皮、赤芍、鱼腥草、益母草。

若高热不退，大汗出，烦渴引饮，脉虚大而数者，属热盛伤津之候，治宜清热除烦，益气生津，方用白虎加人参汤（《伤寒论》）。

2. 外感证

主症：产后恶寒发热，鼻流清涕，头痛，肢体酸痛，无汗，舌苔薄白，脉浮紧。

治法：养血祛风，疏解表邪。

方药：荆穗四物汤加防风、苏叶。

若症见发热，微恶风寒，头痛身痛，咳嗽痰黄，口干咽痛，微汗或无汗，舌红，苔薄黄，脉浮数，此为外感风热之邪。治宜辛凉解表，疏风清热，方用银翘散（《温病条辨》）。若邪入少阳，症见寒热往来，口苦咽干，目眩，默默不欲食，脉弦，治宜和解少阳，方选小柴胡汤（《伤寒论》）加味。

若产时正值炎热酷暑季节，症见身热多汗，口渴心烦，体倦少气，舌红少津，脉虚数，为外感暑热，气津两伤。首先应改善暑热环境，降温通风。治宜清暑益气，养阴生津，方用王氏清暑益气汤（《温热经纬》）。若暑入心营，神昏谵语，灼热烦躁，甚或昏迷不醒，或猝然昏倒，不省人事，身热肢厥，气喘不语，牙关紧闭，舌绛脉数者，治宜凉营泄热，清心开窍，方用清营汤（《温病条辨》）送服安宫牛黄丸（《温病条辨》）或紫雪丹（《温病条辨》）或至宝丹（《太平惠民和剂局方》）。如失治、误治均可致阳气暴脱，阴液衰竭，而出现昏迷、汗出、肢厥、脉微欲绝等危候，治宜益气养阴，回阳固脱，用生脉散合参附汤。

3. 血瘀证

主症：产后寒热时作，恶露不下，或下亦甚少，色紫黯有块，小腹疼痛拒按，舌质紫黯或有瘀点，脉弦涩。

治法：活血化瘀，和营退热。

方药：生化汤（《傅青主女科》）加丹参、丹皮、益母草。

4. 血虚证

主症：产后低热不退，腹痛绵绵，喜按，恶露量或多或少，色淡质稀，自汗，头晕心悸，舌质淡，苔薄白，脉细数。

治法：补血益气，和营退热。

方药：补中益气汤（《脾胃论》）加地骨皮。

若阴虚火旺，症见午后潮热，颧红口渴，大便干燥，舌红苔少，脉细数者，治宜滋阴养血，和营清热，方选加减一阴煎（《景岳全书》）加白薇、青蒿、鳖甲。

（四）感染邪毒型发热临证时的注意点

若持续高热，小腹疼痛剧烈，拒按，恶露不畅，秽臭如脓，烦渴引饮，大便燥结，舌紫暗，苔黄而燥，脉弦数者，此乃热毒与瘀血互结胞中。治宜清热逐瘀，排脓通腑，方用大黄牡丹皮汤（《金匮要略》）加败酱草、红藤、益母草。如有盆腔脓肿，则要切开引流。胎盘残留宫腔者，在抗感染下行清宫术。本型发热，因产妇体质强弱有别，所感邪毒种类不同，故临床证候错综复杂，变化迅速。邪毒向内传变与血相搏，热毒可入营血，甚而逆传心包，当迅速救治。

若产后 1~2 周寒战、高热反复发作，抗菌治疗无效，或见下肢肿胀发硬，皮肤发白，小腿腓肠肌与足底疼痛与压痛，甚者痛不可着地，舌暗脉弦，此为盆腔血栓性静脉炎，是产褥感染的一种特殊形式，属严重并发症。中医可按"脉痹"论治，热毒、瘀阻与湿邪留滞经脉肌肤是其主要病机，治疗以清热解毒、活血化瘀、祛湿通络为主，可选抵当汤（《金匮要略》）合四妙勇安汤（《验方新编》）随症加减。热退后须继续巩固治疗，以避免产后身痛等后遗症的发生。

细目四　产后腹痛

（一）定义

产妇在产褥期内，发生与分娩或产褥有关的小腹疼痛，称为产后腹痛。其中因瘀血引起者，称"儿枕痛"。

（二）病因病机

本病主要病机是气血运行不畅，不荣则痛或不通则痛。

1. 气血两虚

素体虚弱，气血不足，复因产时、产后失血过多，因产重虚，冲任血虚，胞脉失养；或血少气弱，运行无力，血行迟滞，不荣则痛。

2. 瘀滞子宫

产后元气亏损，血室正开，起居不慎，感受寒邪，血为寒凝；或胎盘、胎膜滞留子宫；或情志不畅，肝气郁结，疏泄失常，气滞则血瘀。瘀血内停，阻滞冲任、子宫，不通则痛。

（三）辨证论治

产后腹痛辨证以腹痛的性质，恶露的量、色、质、气味的变化为主，结合兼症、舌脉辨其虚实。本病治疗以补虚化瘀、调畅气血为主。虚者补而调之，实者通而调之，促使气充血畅，胞脉流通则腹痛自除。临证时，根据产后多虚多瘀的特点，用药勿过于滋腻，亦勿过于攻逐，使胞脉血足气充濡养子宫，气血畅行，恶露排出，子宫缩复正常，则腹痛自除。若经检查，确有胎盘、胎膜残留者，可以手术清除宫内容物。

1. 气血两虚证

主症：产后小腹隐隐作痛数日不止，喜按喜揉，恶露量少，色淡红，质稀无块，面色苍白，头晕眼花，心悸怔忡，大便干结，舌质淡，苔薄白，脉细弱。

治法：补血益气，缓急止痛。

方药：肠宁汤（《傅青主女科》）或当归生姜羊肉汤（《金匮要略》）。

若血虚津亏便秘较重者，去肉桂，加肉苁蓉、火麻仁润肠滋液通便。若腹痛兼有下坠感，为血虚兼气不足，加黄芪、白术益气升提。若腹痛喜热熨者，加吴茱萸、艾叶、小茴香、炮姜温阳行气，暖宫止痛。

2. 瘀滞子宫证

主症：产后小腹疼痛，拒按，得热痛缓，恶露量少，涩滞不畅，色紫黯有块，块下痛减，面色青白，四肢不温，或伴胸胁胀痛，舌质紫黯，脉沉紧或弦涩。

治法：活血化瘀，温经止痛。

方药：生化汤。

对于瘀阻子宫所致产后腹痛，可借助 B 超观察是否有胎盘、胎衣残留，若有胎盘、胎衣残留，伴血性恶露延长，或出血量多，或量少而腹痛剧烈，服上方未效者，可行清宫术，刮出物送病检，以明确诊断，术后给予生化汤加减补虚化瘀，预防感染。

（四）生化汤的药物组成

生化汤（《傅青主女科》）：全当归、川芎、桃仁、炮干姜、甘草。

细目五　产后恶露不绝

（一）定义

产后血性恶露持续 10 天以上，仍淋沥不尽者，称为"产后恶露不绝"。又称"恶露不尽""恶露不止"。现代医学产后子宫复旧不全、晚期产后出血与本病可互参。

（二）病因病机

本病的主要病机为冲任为病，气血运行失常。

1. 气虚

素体气虚，正气不足，复因分娩失血耗气，或产后操劳过早，劳倦伤脾，气虚下陷，冲任不固，不能摄血，以致恶露不绝。

2. 血瘀

产后胞脉空虚，寒邪乘虚入胞，血为寒凝，或因七情所伤，血为气滞，或因产留瘀，胞衣胎膜残留为瘀，瘀阻冲任，新血难安，不得归经，以致恶露不净。

3. 血热

素体阴虚，复因产时伤血，阴液更亏，阴虚内热，或产后过食辛热温燥之品，或感受热邪，或肝郁化热，热扰冲任，迫血下行，导致恶露不净。

（三）辨证论治

本病首在根据恶露的量、色、质、臭气等辨其寒热虚实。治疗应虚者补之，热者清之，瘀者化之，并随症选加相应止血药标本同治。

1. 气虚证

主症：恶露过期不尽，量多，色淡，质稀，无臭气，面色白，神疲懒言，四肢无力，小腹空坠，舌淡苔薄白，脉细弱。

治法：补气摄血固冲。

方药：补中益气汤加艾叶、阿胶、益母草。

2. 血瘀证

主症：恶露过期不尽，量时少或时多，色暗有块，小腹疼痛拒按，舌紫黯或边有瘀点，脉沉涩。

治法：活血化瘀止血。

方药：生化汤加益母草、炒蒲黄。

若气虚明显，伴小腹空坠者，加党参、黄芪补气摄血；若瘀久化热，恶露臭秽，兼口干咽燥，加紫草、马齿苋、蒲公英，加强清热化瘀之功。如 B 超提示宫内有胎盘、胎膜残留，一般应做清宫术，或先服上方加三棱、莪术，加强化瘀，以观后效。

3. 血热证

主症：产后恶露过期不止，量较多，色紫红，质黏稠，有臭秽气，面色潮红，口燥咽干，舌质红，脉细数。

治法：养阴清热止血。

方药：保阴煎加益母草、七叶一枝花、贯众。

若肝郁化热，症见恶露量多或少，色深红有块，两胁胀痛，心烦，口苦咽干，舌红苔黄，脉弦数者，治宜疏肝解郁，清热凉血，方用丹栀逍遥散加生地黄、旱莲草、茜草清热凉血止血。

第七单元　妇科杂病

细目一　概　述

(一) 定义

凡不属于经、带、胎、产疾病范畴，而又与妇女解剖、生理、病因病机特点密切相关的各种妇科疾病，统称为妇科杂病。

(二) 范围

常见妇科杂病有癥瘕、盆腔炎、不孕症、阴冷、阴痒、阴疮、阴挺、妇人脏躁。

(三) 治法概要

重在整体调补肾、肝、脾功能，调理气血，调治冲任督带，调养胞宫，以恢复其生理功能，并注意祛邪。常用治法有补肾、疏肝、健脾、益气、祛瘀、化痰、消癥、清热解毒、甘润滋养及外用杀虫止痒等。杂病大多病程日久，经年累月，治疗难图速愈，必须坚持服药调治，并配合心理治疗，假以时日，方显疗效。

细目二　癥　瘕

(一) 定义

妇人下腹结块，伴有或胀或痛或满或异常出血者，称为癥瘕。癥者有形可征，固定不移，痛有定处；瘕者假聚成形，聚散无常，推之可移，痛无定处。一般癥属血病，瘕属气病，但临床常难以划分，故并称癥瘕。现代医学的子宫肌瘤、卵巢肿瘤、盆腔炎性包块、子宫内膜异位症结节包块、盆腔结核性包块及陈旧性宫外孕血肿等，若非手术治疗，可参考本病，因证辨治。

(二) 病因病机

癥瘕的发生，主要是由于机体正气不足，风寒湿热之邪内侵，或情志因素、房事所伤、饮食失宜，导致脏腑功能失常，气机阻滞，瘀血、痰饮、湿浊等有形之邪凝结不散，停聚下腹胞宫，日月相积，逐渐而成。由于病程日久，正气虚弱，气、血、痰、湿互相影响，故多互相兼夹而有所偏重，极少单纯的气滞、血瘀或痰湿。

1. 气滞血瘀

素性忧郁或情志内伤，肝气郁结，冲任阻滞，血行受阻，气聚血凝，积而成块，或经行产后，血室正开，风寒侵袭，血脉凝涩不行，邪气与余血相搏结，积聚成块，逐日增大，而成癥瘕。

2. 痰湿瘀结

素体脾虚，脾阳不振，或饮食不节，脾失健运，水湿不化，凝聚为痰，痰浊与气血相搏，凝滞气血，痰湿瘀结冲任、胞宫，积聚不散，日久渐生癥瘕。

3. 湿热瘀阻

经行产后，血室正开，胞脉空虚，正气不足，湿热之邪内侵，与余血相结，滞留于冲任胞宫，湿热瘀阻不化，久而渐生癥瘕。

4. 肾虚血瘀

肾藏精，主生殖，妇人以血为本，气血之根在于肾。若先天肾气不足或后天伤肾，肾虚则气血瘀滞而为肾虚血瘀，或瘀血久积，化精乏源，亦可成肾虚血瘀，阻滞冲任胞宫，日久渐成癥瘕。

（三）癥瘕辨证与施治的注意点

中医药治疗癥瘕，在选择非手术治疗癥瘕的适应范围后，辨证论治。临证新病多实，宜攻宜破；久病不愈，或术后，以补益气血为主，恢复机体的正气。若正气已复，肿块未除，复以攻破为主。术后若有瘀滞，可于补益气血之时，辅以行气活血之品，并注重调其饮食，增进食欲，改善脾胃功能。

（四）辨证论治

1. 气滞血瘀证

主症：下腹部结块，触之有形，按之痛或无痛，小腹胀满，月经先后不定，经血量多有块，经行难净，经色黯，精神抑郁，胸闷不舒，面色晦暗，肌肤甲错，舌质紫黯，或有瘀斑，脉沉弦涩。

治法：行气活血，化瘀消癥。

方药：香棱丸（《济生方》）加桃仁、瞿麦、八月札、海藻，或大黄䗪虫丸（《金匮要略》）。

2. 痰湿瘀结证

主症：下腹结块，触之不坚，固定难移，经行量多，淋沥难净，经间带下增多，胸脘痞闷，腰腹疼痛，舌体胖大，紫黯，有瘀斑、瘀点，苔白厚腻，脉弦滑或沉涩。

治法：化痰除湿，活血消癥。

方药：苍附导痰丸合桂枝茯苓丸。

3. 湿热瘀阻证

主症：下腹部肿块，热痛起伏，触之痛剧，痛连腰骶，经行量多，经期延长，带下量多，色黄如脓，或赤白兼杂，兼见身热口渴，心烦不宁，大便秘结，小便黄赤，舌黯红，有瘀斑，苔黄，脉弦滑数。

治法：清热利湿，化瘀消癥。

方药：大黄牡丹汤加木通、茯苓。

4. 肾虚血瘀证

主症：下腹部结块，触痛，月经量多或少，经行腹痛较剧，经色紫黯有块，婚久不孕，或曾反复流产，腰酸膝软，头晕耳鸣，舌黯，脉弦细。

治法：补肾活血，消散癥结。

方药：补肾祛瘀方或益肾调经汤。

细目三　盆腔炎

（一）定义

女性盆腔生殖器官及其周围结缔组织、盆腔腹膜发生的急性炎症，称为"急性盆腔炎"。女性盆腔生殖器官及其周围结缔组织、盆腔腹膜发生的慢性炎症性病变，称为"慢性盆腔炎"。

（二）病因病机

1. 急性盆腔炎

急性盆腔炎多发生产后、流产后、宫腔内手术处置后，或经期卫生保健不当，邪毒乘虚侵袭，稽留于冲任及胞宫脉络，与气血相搏结，邪正交争，而发热疼痛，邪毒炽盛则腐肉酿脓，甚至泛发为急性腹膜炎、感染性休克。

（1）热毒炽盛：经期、产后、流产后，或手术损伤，体弱胞虚，气血不足，或房事不洁，邪毒内侵，客于胞宫，滞于冲任，化热酿毒，致高热腹痛不宁。

（2）湿热瘀结：经行产后，余血未净，湿热内侵，与余血相搏，冲任脉络阻滞，瘀结不畅，则瘀血与湿热内结，滞于少腹，则腹痛带下日久，缠绵难愈。

2. 慢性盆腔炎

慢性盆腔炎多由于经行产后，胞门未闭，正气未复，风寒湿热，或虫毒之邪乘虚内侵，与冲任气血相搏结，蕴积于胞宫，反复进退而致。常耗伤气血，虚实错杂，缠绵难愈。

（1）湿热瘀结：经行产后，血室正开，余邪未尽，正气未复，湿热之邪内侵，阻滞气血，导致湿热瘀血内结冲任、胞宫，常缠绵日久。

（2）气滞血瘀：七情内伤，脏气不宣，肝气郁结，气机不畅，气滞则血瘀，冲任、胞宫脉络不通。

（3）寒湿凝滞：素体阳虚，下焦失于温煦，水湿不化，寒湿内结，或寒湿之邪乘虚侵袭，与胞宫内余血浊液相结，凝结瘀滞。

（4）气虚血瘀：正气内伤，外邪侵袭，留着于冲任，血行不畅，瘀血停聚，或久病不愈，瘀血内结，致气虚血瘀。

（三）辨证论治

1. 急性盆腔炎

急性盆腔炎发病急，病情重，病势凶险。病因以热毒为主，兼有湿、瘀，故临证以清热解毒为主，祛湿化瘀为辅。治疗须及时，彻底治愈，不可迁延，否则，病势加重，威胁生命，或转为慢性盆腔炎，严重影响患者的身心健康，导致不孕或异位妊娠等。

（1）热毒炽盛证

主症：高热腹痛，恶寒或寒战，下腹部疼痛拒按，咽干口苦，大便秘结，小便短赤，带下量多，色黄，或赤白兼杂，质黏稠，如脓血，气臭秽，月经量多或淋沥不净，舌红，苔黄厚，脉滑数。

治法：清热解毒，利湿排脓。

方药：五味消毒饮合大黄牡丹汤。

带下臭秽，加椿根皮、黄柏、茵陈。腹胀满，加厚朴、枳实。盆腔形成脓肿者，加红藤、皂角刺、白芷，或配合切开排脓等。

病在阳明，身热面红，恶热汗出，口渴，脉洪数，可选白虎汤（《伤寒论》）加清热解毒之品。

热毒已入营血，高热神昏，烦躁谵语，下腹痛不减，斑疹隐隐，舌红绛，苔黄燥，脉弦细数，宜选清营汤加减。

（2）湿热瘀结证

主症：下腹部疼痛拒按，或胀满，热势起伏，寒热往来，带下量多色黄，质稠，气味臭秽，经量增多，经期延长，淋沥不止，大便溏或燥结，小便短赤，舌红有瘀点，苔黄厚，脉弦滑。

治法：清热利湿，化瘀止痛。

方药：仙方活命饮（《校注妇人良方》）加薏苡仁、冬瓜仁。

2. 慢性盆腔炎

本病多为邪热余毒残留，与冲任之气血相搏结，凝聚不去，日久难愈，耗伤气血，虚实错杂。临床以湿热瘀结、气滞血瘀、寒湿凝滞、气虚血瘀证多见，除辨证内服有关方药外，还常常以中药保留灌肠、理疗、热敷、离子透入等方法综合治疗，以提高疗效。

（1）湿热瘀结证

主症：少腹部隐痛，或疼痛拒按，痛连腰骶，低热起伏，经行或劳累时加重，带下量多，色黄，质黏稠，胸闷纳呆，口干不欲饮，大便溏，或秘结，小便黄赤，舌体胖大，色红，苔黄腻，脉弦数或滑数。

治法：清热利湿，化瘀止痛。

方药：银甲丸（《王渭川妇科经验选》）。

（2）气滞血瘀证

主症：少腹部胀痛或刺痛，经行腰腹疼痛加重，经血量多有块，瘀块排出则痛减，带下量多，婚久不孕，经前情志抑郁，乳房胀痛，舌体紫黯，或有瘀斑、瘀点，苔薄，脉弦涩。

治法：活血化瘀，理气止痛。

方药：膈下逐瘀汤（《医林改错》）。

（3）寒湿凝滞证

主症：小腹冷痛，或坠胀疼痛，经行腹痛加重，喜热恶寒，得热痛缓，经行延后，经血量少，色黯，带下淋沥，神疲乏力，腰骶冷痛，小便频数，婚久不孕，舌黯红，苔白腻，脉沉迟。

治法：祛寒除湿，活血化瘀。

方药：慢盆汤（《中医妇科学》四版教材）。

（4）气虚血瘀证

主症：下腹部疼痛或结块，缠绵日久，痛连腰骶，经行加重，经血量多有块，带下量多，精神不振，疲乏无力，食少纳呆，舌质黯红，有瘀点，苔白，脉弦涩无力。

治法：益气健脾，化瘀散结。

方药：理冲汤（《医学衷中参西录》）。

若久病及肾则肾虚血瘀，症见少腹疼痛，绵绵不休，腰脊酸痛，膝软乏力，白带量多，质稀，神疲，头晕目眩，性欲淡漠，舌黯苔白，脉细弱，治宜补肾活血，壮腰宽带，方用宽带汤（《傅青主女科》）。

细目四　不孕症

（一）定义

凡婚后未避孕、有正常性生活、同居 2 年而未受孕者，称为"不孕症"。从未妊娠者古称"全不产"，西医称原发性不孕；有过妊娠而后不孕者，古称"断绪"，西医称继发性不孕。夫妇一方有先天或后天生殖器官解剖生理方面的缺陷或损伤，无法纠正而不能妊娠者，称绝对性不孕；夫妇一方，因某些因素阻碍受孕，一旦纠正仍能受孕者，称相对性不孕。

（二）病因病机

1. 肾虚

肾藏精，精化气，肾精所化之气为肾气。肾中精气的盛衰主宰着人体的生长、发育与生殖。或先天肾气不足，或房事不节、久病大病、反复流产损伤肾气，或高龄肾气渐虚，肾气虚，则冲任虚衰，不能摄精成孕；或素体肾阳虚或寒湿伤肾，肾阳亏虚，命门火衰，阳虚气弱，则生化失期，有碍子宫发育或不能触发氤氲乐育之气，致令不能摄精成孕；或素体肾阴亏虚，或房劳多产，久病失血，耗损真阴，天癸乏源，冲任血海空虚；或阴虚生内热，热扰冲任血海，均不能摄精成孕，发为不孕症。

2. 肝气郁结

若素性忧郁，或七情内伤，情怀不畅，或因久不受孕，继发肝气不舒，致令情绪低落，忧郁寡欢，气机不畅，二者互为因果，肝气郁结益甚，以致冲任不能相资，不能摄精成孕。又肝郁克脾，脾伤不能通任脉而达带脉，任带失调，胎孕不受。

3. 瘀滞胞宫

瘀血既是病理产物，又是致病因素。寒、热、虚、实、外伤均可致瘀滞冲任，胞宫、胞脉阻滞不通，导致不孕。或经期、产后余血未净，房事不节，亦可致瘀，瘀积日久而成不孕。

4. 痰湿内阻

素体脾肾阳虚，或劳倦思虑过度，饮食不节伤脾，或肝木犯脾，或肾阳虚不能温脾，脾虚则健运失司，水湿内停，肾阳虚则不能化气行水，湿聚成痰；或嗜食膏粱厚味，痰湿内生，躯脂满溢，遮隔子宫，不能摄精成孕；或痰阻气机，气滞血瘀，痰瘀互结，不能启动氤氲乐育之气，而致不孕。

（三）辨证论治

1. 肾虚证

（1）肾气虚证

主症：婚久不孕，月经不调或停闭，经量或多或少，色黯，头晕耳鸣，腰酸膝软，精神疲倦，小便清长，舌淡苔薄，脉沉细，两尺脉弱。

治法：补肾益气，温养冲任。

方药：毓麟珠（《景岳全书》）。

（2）肾阳虚证

主症：婚久不孕，月经迟发，或月经后推，或停闭不行，经色淡暗，性欲淡漠，小腹冷，带下量多，清稀如水，或子宫发育不良，头晕耳鸣，腰酸膝软，夜尿多，眼眶黯，面部黯斑，或环唇黯，舌质淡黯，苔白，脉沉细尺弱。

治法：温肾暖宫，调补冲任。

方药：温胞饮或右归丸。

（3）肾阴虚证

主症：婚久不孕，月经常提前，经量少或月经停闭，经色较鲜红，或行经时间延长，甚则崩中或漏下不止，形体消瘦，头晕耳鸣，腰酸膝软，五心烦热，失眠多梦，眼花心悸，肌肤失润，阴中干涩，舌质稍红略干，苔少，脉细或细数。

治法：滋肾养血，调补冲任。

方药：养精种玉汤（《傅青主女科》）。

临证时加龟甲、知母、紫河车、首乌、肉苁蓉、菟丝子、丹皮，可加强滋肾益精之功，稍佐制火，疗效更佳。

亦可选用左归丸或育阴汤（《百灵妇科》）。

若肾虚肝郁，则宜配以柴胡、郁金、合欢皮之类疏肝解郁。

2. 肝气郁结证

主症：婚久不孕，月经或先或后，经量多少不一，或经来腹痛，或经前烦躁易怒，胸胁乳房胀痛，精神抑郁，善太息，舌黯红或舌边有瘀斑，脉弦细。

治法：疏肝解郁，理血调经。

方药：开郁种玉汤（《傅青主女科》）。

3. 瘀滞胞宫证

主症：婚久不孕，月经多推后或周期正常，经来腹痛，甚或呈进行性加剧，经量多少不一，经色紫黯，有血块，块下痛减，有时经行不畅，淋沥难净，或经间出血，或肛门坠胀不适，性交痛，舌质紫黯或舌边有瘀点，苔薄白，脉弦或弦细涩。

治法：逐瘀荡胞，调经助孕。

方药：少腹逐瘀汤（《医林改错》）。

4. 痰湿内阻证

主症：婚久不孕，多自青春期始即形体肥胖，月经常推后、稀发，甚则停闭不行；带下量多，色白质黏无臭；头晕心悸，胸闷泛恶，面目虚浮或白；舌淡胖，苔白腻，脉滑。

治法：燥湿化痰，行滞调经。

方药：苍附导痰丸（《叶氏女科》）。

（四）毓麟珠的药物组成

毓麟珠（《景岳全书》）：人参、白术、茯苓、白芍、当归、川芎、熟地黄、炙甘草、菟丝子、杜仲、鹿角霜、川椒。

细目五 阴 痒

（一）定义

妇女外阴瘙痒，甚则痒痛难忍，坐卧不宁，或伴带下增多等，称为"阴痒"。亦称"阴门瘙痒""阴蜃"等。

（二）病因病机

阴痒者，内因脏腑虚损，肝肾功能失常，外因湿热或湿热生虫，虫毒侵蚀，则致外阴痒痛难忍。

1. 肝经湿热

情志伤肝，肝气郁结，郁积化热，肝郁克脾，脾虚湿盛，湿热互结，流注下焦，日久生虫，虫毒侵蚀外阴肌肤，则痒痛不宁。亦有外阴不洁或房事不洁，直接感染湿热或虫邪致阴痒者。

2. 肝肾阴虚

素体肝肾不足，或产育频多，或房事过度，沥枯虚人，或年老体弱，肾气渐乏，天癸竭，阴精耗伤，肝肾阴血亏损，阴虚生风化燥，阴部皮肤失养而瘙痒不宁。

（三）辨证论治

阴痒有虚实之分。生育期多实证，多见肝经湿热下注；绝经前后，多虚证，多见肝肾阴虚，血燥生风。实者清热利湿，解毒杀虫；虚者补肝肾，养气血。阴痒者局部痒痛，在内治的同时，应重视局部治疗护理，采用外阴熏洗、阴道纳药等法，有益于早日康复。

1. 肝经湿热证

主症：阴部瘙痒难忍，坐卧不安，外阴皮肤粗糙增厚，有抓痕，黏膜充血破溃，或带下量多，色黄如脓，或呈泡沫米泔样，或灰白如凝乳，味腥臭，伴心烦易怒，胸胁满痛，口苦口腻，食欲不振，小便黄赤，舌体胖大，色红，苔黄腻，脉弦数。

治法：清热利湿，杀虫止痒。

方药：内服龙胆泻肝汤（《医宗金鉴》）或萆薢渗湿汤（《疡科心得集》），外用蛇床子散（《中医妇科学》1979年版），水煎，趁热先熏后坐浴。

2. 肝肾阴虚证

主症：阴部瘙痒难忍，干涩灼热，夜间加重，或会阴部肤色变浅白，皮肤粗糙，皲裂破溃，眩晕耳鸣，五心烦热，烘热汗出，腰酸腿软，口干不欲饮，舌红苔少，脉细数无力。

治法：滋阴补肾，清肝止痒。

方药：知柏地黄汤加当归、栀子、白鲜皮。

（四）阴痒的外治法

1. 熏洗盆浴

蛇床子 30g，百部 30g，苦参 30g，徐长卿 15g，黄柏 20g，荆芥（或薄荷）20g（后下）。亦可选用市售洁尔阴、洁身纯等中药制剂。

2. 阴道纳药

根据白带检查结果，针对病源选药纳入阴中。

细目六　子宫脱垂

（一）定义

妇女子宫下脱，甚则脱出阴户之外，或阴道壁膨出，统称为"阴挺"，又称"阴脱""阴菌""阴痔""产肠不收""葫芦癞"等。因多由分娩损伤所致，故又有"产肠不收"之称。

（二）病因病机

阴挺与分娩损伤有关，产伤未复，中气不足，或肾气不固，带脉失约，日渐下垂脱出。亦见于长期慢性咳嗽、便秘、年老体衰之体，冲任不固，带脉提摄无力而子宫脱出。

1. 气虚

素体虚弱，中气不足，分娩损伤，冲任不固，带脉失约，或经行产后负重操劳，耗气伤中，或久居湿秽之地，寒湿袭于胞络，损伤冲任带脉，而失于固摄，久则子宫坠落下脱。

2. 肾虚

先天不足，或房劳多产，伤精损肾，或年老体弱，肾气亏虚，冲任不固，带脉弛纵，无力系胞，而致子宫脱出。

（三）辨证论治

中医治疗子宫脱垂，主要根据临床证候特点，分别予以补虚、举陷、固脱，或补中气，或补肾气，佐以升提。合并湿热者，宜先清热利湿，热清湿去仍以补气扶正为主。除中药全身治疗外，还要重视局部熏洗、护理及卫生保健，必要时可手术修补治疗。

1. 气虚证

主症：子宫下移或脱出于阴道口外，阴道壁松弛膨出，劳则加重，小腹下坠，身倦懒言，面色不华，四肢乏力，小便频数，带下量多，质稀色淡，舌淡苔薄，脉缓弱。

治法：补中益气，升阳举陷。

方药：补中益气汤加金樱子、杜仲、续断。

2. 肾虚证

主症：子宫下脱，日久不愈，头晕耳鸣，腰膝酸软冷痛，小腹下坠，小便频数，入夜尤甚，带下清稀，舌淡红，脉沉弱。

治法：补肾固脱，益气升提。

方药：大补元煎加黄芪。

中医儿科学

第一单元　小儿生长发育

（一）年龄分期

儿童生命活动的开始，起于胚胎。新生命产生之后，始终处在生长发育的动态过程中。现代 18 岁以内均作为儿科就诊范围。一般将整个小儿时期划分为 7 个阶段，以便于更好地指导儿童养育和疾病防治。

1. 胎儿期

从男女生殖之精相合而受孕，直至分娩断脐，属于胎儿期。目前国内将胎龄满 28 周至出生后 7 足天，定为围生期。

2. 新生儿期

从出生后脐带结扎开始，至生后满 28 天，称为新生儿期。

3. 婴儿期

出生 28 天后至 1 周岁为婴儿期。

4. 幼儿期

1～3 周岁为幼儿期。

5. 学龄前期

3～7 周岁为学龄前期，也称幼童期。

6. 学龄期

7 周岁后至青春期来临（一般为女 12 岁，男 13 岁）称学龄期。

7. 青春期

一般女孩自 11～12 岁到 17～18 岁、男孩自 13～14 岁到 18～20 岁称为青春期。

（二）生理常数

1. 体重正常值及临床意义

体重是小儿机体量的总和。测量体重，应在清晨空腹、排空大小便、仅穿单衣的状况下进行。

小儿体重的增长不是匀速的，在青春期之前，年龄愈小，增长速率愈高。出生时体重约为 3kg，出生后的前半年平均每月增长约 0.7kg，后半年平均每月增长约 0.5kg，1 周岁以后平均每年增加约 2kg。临床可用以下公式推算小儿体重：

　<6 个月　　体重（kg）= 3 + 0.7 × 月龄

　7～12 个月　体重（kg）= 7 + 0.5 × （月龄 − 6）

　1 岁以上　　体重（kg）= 8 + 2 × 年龄

体重可以反映小儿体格生长状况和衡量小儿营养情况，并且是临床用药量的主要依据。

体重增长过快常见于肥胖症，体重低于正常均值的 85% 者为营养不良。

2. 身长测定方法及正常值

身高是指从头顶至足底的垂直长度。一般 3 岁以下小儿立位测量不易准确，应仰卧位以量床测量，称身长。立位与仰卧位测量值相差 1～2cm。测量身高时，应脱去鞋袜，摘帽，取立正姿势，枕、背、臀、足跟均紧贴测量尺。

出生时身长约为 50cm。生后第一年身长增长最快，约 25cm，其中前 3 个月约增长 12cm。

第二年身长增长速度减慢，约 10cm。2 周岁后至青春期身高（长）增长平稳，每年约 7cm。

进入青春期，身高增长出现第二个高峰，其增长速率约为学龄期的 2 倍，持续 2～3 年。

临床可用以下公式推算 2 岁后至 12 岁儿童的身高：身高（cm）=70+7×年龄。

身高增长与种族、遗传、体质、营养、运动、疾病等因素有关，身高的显著异常是疾病的表现，如身高低于正常均值的 70%，应考虑侏儒症、克汀病、营养不良等。

3. 囟门闭合时间及病理意义

囟门有前囟、后囟之分。前囟是额骨和顶骨之间的菱形间隙，后囟是顶骨和枕骨之间的三角形间隙。前囟的大小是指囟门对边中点间的连线距离。

前囟应在小儿出生后的 12～18 个月闭合。后囟在部分小儿出生时就已闭合，未闭合者应在生后 2～4 个月内闭合。

囟门反映小儿颅骨间隙闭合情况，对某些疾病具有一定诊断意义。囟门早闭且头围明显小于正常者，为头小畸形；囟门迟闭及头围大于正常者，常见于解颅（脑积水）、佝偻病等。

囟门凹陷多见于阴伤液竭之失水；囟门凸出多见于热炽气营之脑炎、脑膜炎等。

4. 乳牙萌出正常值

人一生有两副牙齿，即乳牙（20 颗）和恒牙（32 颗）。出生后 4～10 个月乳牙开始萌出，出牙顺序是先下颌后上颌，自前向后依次萌出，惟尖牙例外。乳牙在 2～2.5 岁出齐。出牙时间推迟或出牙顺序混乱，常见于佝偻病、呆小病、营养不良等。6 岁左右开始萌出第一颗恒牙，自 7～8 岁开始，乳牙按萌出先后逐个脱落，代之以恒牙，最后一颗恒牙（第三磨牙）一般在 20～30 岁时出齐，也有终生不出者。

2 岁以内乳牙颗数可用公式推算：乳牙数=月龄-4（或6）。

5. 呼吸、脉搏、血压与年龄增长的关系

（1）呼吸、脉搏：检测应在小儿安静时进行。对小儿呼吸频率的检测可观察其腹部的起伏状况，也可用少量棉花纤维放置于小儿的鼻孔边缘，观察棉花纤维的摆动次数。对小儿脉搏的检测，可通过寸口脉诊查完成。各年龄组小儿呼吸、脉搏的正常值见下表。

各年龄组小儿呼吸、脉搏次数（次/分钟）

年龄	呼吸（次）	脉搏（次）	呼吸∶脉搏
新生儿	45～40	140～120	1∶3
≤1岁	40～30	130～110	1∶3～1∶4
1⁺～3岁	30～25	120～100	1∶3～1∶4
3⁺～7岁	25～20	100～80	1∶4
7⁺～14岁	20～18	90～70	1∶4

（2）血压：测量血压时应根据不同年龄选择不同宽度的袖带，袖带宽度应为上臂长度的2/3，袖带过宽测得的血压值较实际血压值为低，过窄测得的血压值较实际血压值为高。小儿年龄愈小血压愈低。

不同年龄小儿血压正常值可用公式推算：收缩压（mmHg）＝80＋2×年龄，舒张压＝收缩压×2/3。

注：1kPa＝1mmHg÷7.5。

6. 动作发育、语言发育要点

小儿运动发育有赖于视感知的参与，与神经、肌肉的发育有密切的联系。小儿粗细运动发育的进程：2个月扶坐或侧卧时能勉强抬头；4个月扶着两手或髋骨时能坐，能握持玩具；7个月能独坐片刻，能将玩具从一手换至另一手；8个月扶栏能站立片刻，会爬，会拍手；10～11个月扶栏能独脚站，搀扶或扶推车可走几步，能拇、食指对捏取物；12个月能独走，弯腰拾东西；18个月走得较稳，能倒退几步，能有目标地扔皮球；2岁能双足跳，能用杯子饮水，用勺子吃饭；3岁能跑，并能一脚跳过低的障碍，会骑小三轮车，会洗手；4岁能奔跑，会爬梯子，基本会穿衣；5岁能单脚跳，会系鞋带。

语言是表达思想、意识的一种方式。小儿语言发育除了与脑发育关系密切外，还需要有正常的发音器官，并与后天教养有关。小儿语言发育的进程：1个月能哭；2个月会笑，始发喉音；3个月能咿呀发音；4个月能发出笑声；7个月能发出"妈妈""爸爸"等复音，但无叫喊亲人之意；10个月"妈妈""爸爸"成为呼唤亲人之意，能开始用单词；12个月能叫出简单的物品名，如"灯"，能以"汪汪""咪咪"等代表狗、猫，能指出鼻子、耳朵；15个月能说出几个词及自己的名字；18个月能指出身体各部分；2岁能用2～3个字组成的名词表达意思；3岁能说儿歌，能数几个数字；4岁能认识3种以上颜色；5岁能唱歌，并能认识简单的汉字；6～7岁能讲故事，学习写字，准备上学。

第二单元　小儿生理、病因、病理特点

小儿自出生到成人，始终处于不断的生长发育过程中，年龄越小生长发育越快。小儿无论是在形体、生理方面，还是在病因、病理及其他方面，都与成人有着显著的不同，因此，不能简单地将小儿看成是成人的缩影。

（一）生理特点

1. 脏腑娇嫩，形气未充

脏腑娇嫩，形气未充，概括地说明了小儿处于生长发育时期，其机体脏腑的形态未曾成熟，各种生理功能未曾健全。脏腑柔弱，对病邪侵袭、药物攻伐的抵抗和耐受能力都较低。

清代医家吴鞠通运用阴阳理论，将小儿的生理特点概括为"稚阳未充，稚阴未长"。这里的"阴"，指机体的精、血、津液及脏腑、筋骨、脑髓、血脉、肌肤等有形之质；"阳"指脏腑的各种生理功能；"稚"指幼嫩而未臻成熟。稚阴稚阳包括了机体柔嫩、气血未盛、脾胃薄弱、肾气未充、腠理疏松、神气怯弱、筋骨未坚等特点。吴鞠通的稚阴稚阳理论，从阴阳学说方面进一步阐明了小儿时期的机体，无论是在形体方面还是在生理功能方面，都处于相对不足的状态，都需要随着年龄的不断增长而不断生长发育，才能逐步趋向完善和成熟。

2. 生机蓬勃，发育迅速

生机蓬勃，发育迅速，是指小儿的机体无论是在形态结构方面，还是在生理功能方面，都在不断地，迅速地发育成长。如小儿的身长、胸围、头围随着年龄的增加而增长，小儿的思维、语言、动作能力随着年龄的增加而迅速地提高。小儿的年龄越小，这种蓬勃的生机就越明显。

我国现存最早的儿科专著《颅囟经·脉法》中说"凡孩子三岁以下，呼为纯阳"，将小儿这种蓬勃生机、迅速发育的生理特点概括为"纯阳"。这里的"纯"指小儿先天所禀的元阴元阳未曾耗散，"阳"指小儿的生命活力，犹如旭日之初生，草木之方萌，蒸蒸日上，欣欣向荣。

（二）病因特点

主要表现为外感、食伤、先天因素居多。情志、意外和其他因素也值得注意。

1. 外感因素

风、寒、暑、湿、燥、火在正常情况下称为"六气"，是自然界六种不同的气候变化。若"六气"发生太过或不及的改变，非其时而有其气，便成为导致人体患病的原因，称为"六淫"。由于小儿为稚阴稚阳之体，脏腑娇嫩，又寒温不知自调，因而与成人相比，小儿更易被"六淫"邪气所伤。

小儿"肺脏娇嫩",卫外功能较成人为弱,最易被风热、风寒邪气所伤,产生各种肺系疾病;小儿脏腑娇嫩,又易被燥邪、暑邪所伤,形成肺胃阴津不足、气阴两伤等病证;小儿为纯阳之体,六淫易从火化,小儿伤于外邪以热性病证为多。

疫病是一类具有强烈传染性的病邪,其引发的疾病有起病急骤、病情较重、症状相似、易于流行等特点。小儿之体为"稚阴稚阳",形气未充,御邪能力较弱,是疫病邪气所伤的易感群体,容易形成疫病的发生与流行。

2. 乳食因素

小儿"脾常不足",且饮食不知自调,易于为乳食所伤。由于家长喂养不当,初生缺乳,或未能按期添加辅食,或任意纵儿所好,饮食营养不均衡,皆能使小儿脾气不充,运化失健,产生脾胃病证。又常因小儿幼稚,不能自控、自调饮食,易于造成挑食、偏食,过食寒凉者伤阳,过食辛热者伤阴,过食肥甘厚腻者伤脾等;小儿易见饥饱不均,乳食食入量偏少可导致气血生化不足,乳食食入量过多又可导致食伤脾胃。

饮食不洁也是小儿发病的一个常见原因。小儿缺乏卫生知识,易于误食一些被污染的食物,引发肠胃疾病,如吐泻、腹痛、寄生虫病等。

3. 先天因素

先天因素即胎产因素,是指小儿出生之前已作用于胎儿的致病因素。遗传病因是小儿先天因素中的主要病因,父母的基因缺陷可导致小儿先天畸形、生理缺陷或代谢异常等。妇女受孕以后,不注意养胎护胎,也是导致小儿出现先天性疾病的常见原因,如妊娠妇女饮食失节、情志不调、劳逸失度、感受外邪、房事不节等,都可能损伤胎儿而为病。

4. 情志因素

小儿对外周环境认识的角度不同于成人,因而导致小儿为病的情志因素与成人有着一定的区别。小儿乍见异物或骤闻异声时,容易导致惊伤心神,出现夜啼、心悸、惊惕、抽风等病证;长时间所欲不遂,缺少关爱,容易导致忧思,思虑损伤心脾,出现厌食、呕吐、腹痛、孤独忧郁等病证;家长对子女过于溺爱,使儿童心理承受能力差,或者学习负担过重,家长期望值过高,都易于产生精神行为障碍类疾病。

5. 意外因素

小儿没有或者缺少生活自理能力,没有或者缺乏对周围环境安全或危险状况的判断能力,因而容易受到意外伤害,如误触沸水明火的烫伤、跌打仆损的外伤、误食毒物的中毒、不慎吸入异物的窒息等。

6. 其他因素

现代临床上,环境及食品污染或农药、激素类超标等已成为社会普遍关心的致病因素。放射性物质损伤,包括对胎儿和儿童的伤害。医源性损害,包括治疗、护理不当及院内感染等。

(三)病理特点

小儿病理的基本特点为发病容易、传变迅速,脏气清灵、易趋康复。

1. 发病容易,传变迅速

小儿脏腑娇嫩,形气未充,为"稚阴稚阳"之体,年龄越小,脏腑娇嫩的表现就越突出。正是由于小儿机体的这种不够成熟、不够完善的生理特点，形成了小儿的御邪能力较弱，抗病能力不强，容易被外邪所伤，出现病情多变而迅速传变的特点。

小儿发病容易，突出表现在肺、脾、肾系疾病及传染病等方面。

肺为娇脏，主皮毛，又小儿肺脏娇嫩，卫表未固，故易为邪气所感。肺主宣发，主一身之表，小儿之肺气宣发功能尚不健全，腠理开阖、固表抗邪的功能较弱；肺主呼吸，主一身之气，小儿之肺气肃降功能尚不完善，"治节"一身之气的功能未健；小儿冷暖不知自调，或因家长护养失宜，使小儿易于感受外邪。因此，六淫外邪，不论是从口鼻而入，还是从皮毛而受，均易先犯于肺，引发感冒、咳嗽、肺炎喘嗽、哮喘等肺系疾病，使肺系疾病成为儿科发病率最高的一类疾病。

小儿"脾常不足"，其脾胃之体成而未全，脾胃之气全而未壮，因而易于因家长喂养不当、小儿饮食失节，出现受纳、腐熟、精微化生转输等方面的异常。小儿之体处于快速的生长发育阶段，脾为后天之本，气血生化之源，需为小儿迅速长养提供物质基础。小儿脾胃的功能状态与小儿快速生长发育的需求常常不相适应，故而由于乳食失节、食物不洁、脾运失健等因素导致的呕吐、泄泻、腹痛、积滞、厌食等脾系疾病较为常见，其发病率在儿科仅次于肺系疾病而居第二位。

小儿"肾常虚"，是针对小儿"气血未充，肾气未固"而言。肾藏精，主骨，为先天之本。肾的这种功能对身形尚未长大、多种生理功能尚未成熟的小儿更为重要，它直接关系到小儿骨、脑、发、耳、齿的功能及形态，关乎生长发育和性功能成熟。因而临床多能见到肾精失充、骨骼改变的疾病，如小儿五迟、五软、解颅、遗尿、水肿等。

小儿形气未充，御邪抗邪的能力较弱，易于感受各种时邪疫毒。邪从鼻入，肺卫受袭，形成麻疹、流行性腮腺炎、水痘等传染病；邪从口入，脾胃受邪，导致痢疾、霍乱、肝炎等传染病。传染病一旦发生，又易于在儿童中相互染易，造成流行。

同时，小儿常表现为"心常有余"，"肝常有余"，这是指儿科临床上既易见心惊，又易见肝风的病证。小儿生理上心神怯弱、肝气未盛，病理上易感外邪、各种外邪均易从火化，因此，易见火热伤心生惊、伤肝引动肝风的证候。

小儿发病有传变迅速的病理特点，主要表现在寒热虚实的迅速转化较成人突出，也即易虚易实、易寒易热。小儿患病，病之初常见邪气呈盛势的实证，但由于其正气易伤而虚，可迅速出现正气被损的虚证或虚实相兼之证。由于小儿"稚阴未长"，故易见阴伤阳亢，表现为热证；又由于小儿"稚阳未充"，故易见阳气虚衰，表现为寒证。小儿的易寒易热常常与易实易虚交错出现，形成寒证、热证迅速转化或兼夹。

2. 脏气清灵，易趋康复

与成人相比，小儿的机体生机蓬勃，脏腑之气清灵，随拨随应，对各种治疗反应灵敏，并且小儿宿疾较少，病情相对单纯，因而，小儿为病虽具有发病容易、传变迅速的特点，但一般说来，病情好转的速度较成人为快，疾病治愈的可能性也较成人为大。例如小儿感冒、咳嗽、泄泻等病证多数发病快，好转也快，小儿哮喘、癫痫、阴水等病证虽病情缠绵，但其预后较成人相对为好。

第三单元 四诊概要

（一）概述

小儿疾病的诊断方法，与临床其他各科一样，均用望、闻、问、切四种不同的诊查手段进行诊断和辨证。因乳婴儿不会说话，较大儿童虽已会说话，也不能正确叙述自己的病情，所以古称儿科为"哑科"。加上就诊时常啼哭吵闹，影响气息脉象，造成诊断上的困难。所以，历代儿科医家对于小儿诊法，既主张四诊合参，又特别重视望诊。

（二）望诊

1. 望诊的主要内容

小儿肌肤柔嫩，反应灵敏。凡外感六淫，内伤乳食，以及脏腑自身功能失调，或气血阴阳的偏盛偏衰，易从面、唇、舌等苗窍各部形诸外，其反映病情的真实性较成人更为明显，不易受到病儿主观因素的影响。通过望诊可以观察病儿的全身和局部情况，从而获得与疾病有关的症状和体征。

望诊内容可分为总体望诊（望神色、望形态）和分部望诊（审苗窍、辨斑疹、察二便、察指纹）两个方面。

2. 望神态的要点与临床意义

望神色就是望小儿的精神与气色。通过对小儿目光、神态、表情、反应等方面的综合观察，了解五脏精气盛衰和病情轻重及预后。凡精神振作、二目有神、表情活泼、面色红润、呼吸调匀、反应敏捷，均为气血调和，神气充沛的表现，是健康或病情轻浅之象；反之，若精神委顿、二目无神、表情呆滞、面色晦暗、呼吸不匀、反应迟钝，均为体弱有病之表现，或病情较重之象。

面部望诊是小儿望神色中的重要组成部分。望面色可以了解脏腑气血的盛衰及邪气之所在。常用的面部望诊方法有五色主病和五部配五脏，其中五色主病是望神察色诊病的主要方法。

（1）五色主病：又称五色诊，即按面色红、青、黄、白、黑五种不同颜色的偏向表现来诊察疾病。

面呈白色，多为寒证、虚证。若面白浮肿，为阳虚水泛，常见于阴水；面色惨白，四肢厥冷，多为滑泄吐利，阳气暴脱，可见于脱证；面白少华，唇色淡白，多为血虚。

面呈红色，多为热证。若面红耳赤，咽痛，脉浮，为风热外感；午后颧红潮热，口唇红赤，为阴虚内热，虚火上炎；若两颧艳红如妆，面白肢厥，冷汗淋漓，为虚阳上越，是阳气欲脱的危重证候。新生儿面色嫩红，或小儿面色白里透红，为正常肤色。

面呈黄色，多为脾虚证或有湿浊。若面色萎黄，形体消瘦，为脾胃功能失调，常见于疳证；面黄无华，脐周阵痛，夜间磨牙，多为肠寄生虫；面目色黄而鲜明，为湿热内蕴之阳黄；面目黄而晦暗，为寒湿阻滞之阴黄；出生后不久出现的黄疸为胎黄，有生理性与病理性之分。

面呈青色，多为寒证、痛证、瘀证、惊痫。若面色白中带青，表情愁苦皱眉，多为里寒腹痛；面青而晦暗，神昏抽搐，常见于惊风和癫痫发作之时；面青唇紫，呼吸急促，为肺气闭塞，气血瘀阻。大凡小儿面呈青色，病情一般较重，应多加观察。

面呈黑色，多为寒证、痛证、瘀证、水饮证。若面色青黑，手足逆冷，多为阴寒里证；面色黑而晦暗，兼有腹痛呕吐，多为药物或食物中毒；面色青黑晦暗为肾气衰竭，不论新病久病，皆属危重。若小儿肤色黑红润泽，体壮无病，是先天肾气充沛的表现。

（2）五部配五脏：根据小儿面部不同部位出现的各种色泽变化，结合所属脏腑来推断病变的部位与性质，就是五部配五脏的望诊方法。五部指左腮、右腮、额上、鼻部、颏部。五部与五脏的关系及主病，最早见于《小儿药证直诀·面上证》："左腮为肝，右腮为肺，额上为心，鼻为脾，颏为肾。"可供临床参考。

3. 审苗窍的要点与临床意义

苗窍是指口、舌、目、鼻、耳及前后二阴。苗窍与脏腑关系密切。舌为心之苗，肝开窍于目，肺开窍于鼻，脾开窍于口，肾开窍于耳及前后二阴。脏腑有病，能在苗窍上有所反映，审察苗窍可以测知脏腑病情。

（1）察舌：主要观察舌体、舌质和舌苔三个方面。正常小儿舌体柔软，淡红润泽，伸缩自如，舌面有干湿适中的薄苔。小儿舌质较成人红嫩。新生儿舌红无苔和哺乳婴儿的乳白苔，均属正常舌象。食后或服药后对舌苔有一定影响，应予注意。若心火上炎则舌红，甚则生疮；心血瘀阻，则舌质紫黯或有瘀斑；心阳不足，则舌质淡白胖嫩；心阴不足，则舌质红绛瘦瘪。

舌体：舌体胖嫩，舌边齿痕显著，多为脾肾阳虚，或有水饮痰湿内停；舌体肿大，色泽青紫，可见于气血瘀滞；舌体强硬，多为热盛伤津；急性热病中出现舌体短缩，舌干绛者，则为热甚津伤，经脉失养而挛缩；舌体肿大，板硬麻木，转动不灵，甚则肿塞满口，称为木舌，由心脾积热，火热循经上行所致；舌下红肿突起，形如小舌，称为重舌，属心脾火炽，上冲舌本所致；舌体不能伸出唇外，转动伸缩不灵，语音不清，称为连舌，因舌系带过短所致；舌伸出唇外，来回掉动，称为弄舌，多为大病之后，心气不足，或属惊风先兆；舌吐唇外，缓缓收回，称吐舌，常为心经有热所致；吐舌不收，心气将绝；时时用舌舔口唇，以致口唇四周色红，或有脱屑、作痒，称舔舌，多因脾经伏热所致。

舌质：正常舌质淡红。若舌质淡白，为气血虚亏；舌质绛红，舌有红刺，为温热病邪入营入血；舌质红少苔，甚则无苔而干，为阴虚火旺；舌质紫黯或紫红，为气血瘀滞；舌起粗大红刺，状如草莓者，常见于猩红热。

舌苔：苔白为寒，苔黄为热。苔白腻为寒湿内滞，或有寒痰食积；苔黄腻为湿热内蕴，或乳食内停；热性病见剥苔，多为阴伤津亏所致；舌苔花剥，状如地图，时隐时现，经久不愈，多为胃之气阴不足所致。若舌苔厚腻垢浊不化，状如霉酱，伴便秘腹胀者，为宿食内积，中焦气机阻滞。当出现异常苔色时，要询问是否吃过某种食物或药品，注意是否系染苔。如吃橄榄、乌梅、铁剂等可使苔色染黑；服青黛可使苔色染青；喝牛奶、豆浆可使苔色染白；吃橘子、蛋黄可使苔色染黄；吃有色糖果可染成糖果色等，均不可误认为是病苔。

（2）察目：黑睛等圆，目珠灵活，目光有神，眼睑开阖自如，是肝肾气血充沛之象。若眼睑浮肿，多为水肿之象。眼睑开阖无力，是元气虚惫；睐时眼睑张开而不闭，是脾虚气弱之露睛；上眼睑下垂不能提起，是气血两虚之睑废。两目呆滞，转动迟钝，是肾精不足，或为惊风之先兆；两目直视，瞪目不活，是肝风内动。白睛黄染，多为黄疸。目赤肿痛，是风热上攻。目眶凹陷，啼哭无泪，是阴津大伤。瞳孔缩小或不等或散大，对光无反应，病情危殆。

（3）察鼻：主要观察鼻内分泌物和鼻形的变化。鼻塞流清涕，为风寒感冒；鼻流黄浊涕，为风热客肺；长期鼻流浊涕，气味腥臭，为肺经郁热；鼻孔干燥，为肺经燥热伤阴；鼻衄鲜红，为肺热迫血妄行；鼻翼扇动，伴气急喘促，为肺气郁闭。

（4）察口：主要观察口唇、口腔、齿龈、咽喉的颜色、润燥及外形变化。唇色淡白，为气血不足；唇色淡青，为风寒束表；唇色红赤，为热；唇色红紫，为瘀热互结；唇色樱红，为暴泻伤阴；唇白而肿，是为唇风；面颊潮红，惟口唇周围苍白，是猩红热征象。

口腔黏膜色淡白为虚为寒，色红为实为热。口腔破溃糜烂，为心脾积热之口疮；口内白屑成片，为鹅口疮。两颊黏膜有针尖大小的白色小点，周围红晕，为麻疹黏膜斑。上下白齿间腮腺管口红肿如粟粒，按摩肿胀腮部无脓水流出者为痄腮（流行性腮腺炎），有脓水流出者为发颐（化脓性腮腺炎）。

齿为骨之余，龈为胃之络。牙齿萌出延迟，为肾气不足；齿衄龈痛，为胃火上炎；牙龈红肿，为胃热熏蒸。新生儿牙龈上有白色斑块斑点，称为马牙。

咽喉为肺胃之门户，是呼吸与饮食通道。咽红，恶寒，发热，是外感之象；咽红，乳蛾肿痛，为外感风热或肺胃之火上炎；乳蛾溢脓，是热壅肉腐；乳蛾大而不红，是为肥大，多为瘀热未尽，或气虚不敛。咽痛微红，有灰白色假膜，不易拭去，为白喉之症。

（5）察耳：小儿耳壳丰厚，颜色红润，是先天肾气充沛的表现；耳壳薄软，耳舟不清，是先天肾气未充的证候。耳内疼痛流脓，为肝胆火盛之证。以耳垂为中心的腮部漫肿疼痛，是痄腮（流行性腮腺炎）之表现。

（6）察二阴：男孩阴囊不紧不松是肾气充沛的表现。若阴囊松弛，多为体虚或发热；阴囊中睾丸肿大透亮不红，为水疝；阴囊中有物下坠，时大时小，上下可移，为小肠下坠之狐疝；阴囊水肿，常见于阳虚阴水。女孩前阴部潮红灼热，常见于湿热下注，亦须注意是否有蛲虫病。

小儿肛门潮湿红痛，多属尿布皮炎。肛门脱出为中气下陷之脱肛；肛门裂开出血，多因大便秘结，热迫大肠，肛门撑裂所致。

4. 斑、疹的辨别与临床意义

一般说来，皮肤之发斑，形态大小不一，不高出皮面，压之不褪色；皮肤之出疹，高出皮面，抚之碍手，压之褪色。斑与疹在儿科多见于外感时行疾病，如麻疹、幼儿急疹、风疹、猩红热、水痘等，也见于杂病，如紫癜等。

斑色红艳，抚之不碍手，压之不褪色，多为热毒炽盛，病在营血；斑色紫暗，面色苍白，肢冷脉细，为气不摄血，血溢脉外。

疹细小状如麻粒，潮热3~4天出疹，口腔颊黏膜出现麻疹黏膜斑者，为麻疹；皮疹细小，呈浅红色，身热不甚，常见于风疹；肤红如锦，稠布疹点，身热，舌绛如草莓，常见于猩红热；丘疹、疱疹、结痂并见，疱疹内有水液色清，见于水痘。斑丘疹大小不一，如云出没，痛痒难忍，常见于荨麻疹。

5. 大便的望诊诊断及临床意义

新生儿出生后3~4天内，大便呈黏稠糊状，褐色，无臭气，日行2~3次，是为胎粪。单纯母乳喂养之婴儿大便呈卵黄色，稠而不成形，稍有酸臭气，日行3次左右。牛乳、羊乳为主喂养者，大便色淡黄，质较干硬，有臭气，日行1~2次。当小儿饮食过渡到与成人接近时，大便亦与成人相似。

大便燥结，为内有实热或阴虚内热；大便稀薄，夹有白色凝块，为内伤乳食；大便稀薄，色黄秽臭，为肠腑湿热；下利清谷，洞泄不止，为脾肾阳虚；大便赤白黏冻，为湿热积滞，常见于痢疾；婴幼儿大便呈果酱色，伴阵发性哭闹，常为肠套叠；大便色泽灰白不黄，多系胆道阻滞。

6. 指纹诊察的方法及临床意义

小儿指纹是指食指桡侧的浅表静脉。婴幼儿皮肤薄嫩，络脉易于显露，故儿科对于3岁以下小儿常以察指纹作为望诊内容之一。

指纹分三关。自虎口向指端，第一节为风关，第二节为气关，第三节为命关。看指纹时要将小儿抱于光亮处，医生用左手食指、拇指固定患儿食指，用右手拇指在小儿食指桡侧命关向风关轻轻推几次，使指纹显露。

正常小儿的指纹大多淡紫隐隐而不显于风关以上。若发生疾病，尤其是危重病证，指纹的浮沉、色泽、部位等可随之发生变化。因而，察指纹对疾病的诊断辨证有一定的参考价值。

指纹的辨证纲要，可以归纳为"浮沉分表里，红紫辨寒热，淡滞定虚实，三关测轻重"。

"浮"指指纹浮现，显露于外，主病邪在表；"沉"指指纹沉伏，深而不显，主病邪在里。纹色鲜红浮露，多为外感风寒；纹色紫红，多为邪热郁滞；纹色淡红，多为内有虚寒；纹色青紫，多为瘀热内结；纹色深紫，多为瘀滞络闭，病情深重。指纹色淡，推之流畅，主气血亏虚；指纹色紫，推之滞涩，复盈缓慢，主实邪内滞，如瘀热、痰湿、积滞等。纹在风关，示病邪初入，病情轻浅；纹达气关，示病邪入里，病情较重；纹进命关，示病邪深入，病情加重；纹达指尖，称透关射甲，若非一向如此，则示病情重危。

察指纹时，应结合患儿无病时的指纹状况，以及患病后的证候表现，全面分析。当指纹与病证不符时，当"舍纹从证"。病情轻者指纹的变化一般不著，故也可"舍纹从证"，或"舍纹从脉"，不必拘泥。

（三）闻诊

1. 啼哭声

啼哭是婴儿的语言，是新生儿的一种本能。新生儿乃至婴幼儿常以啼哭表达要求和痛苦。若喂养不当，护理不善，也会引起啼哭。此类啼哭主要表现为啼哭声调一致，哭声洪亮而长，有泪，哺乳、饮水或更换潮湿尿布、衣着后，抱起亲昵走动，顺其心意后，啼哭即停。若因饥饿引起的啼哭多绵长无力，口作吮乳之状。腹痛引起的啼哭声音尖锐，忽缓忽急，时作时止；肠套叠引起的啼哭声音尖锐阵作，伴呕吐及果酱样或血样大便；夜卧啼哭，睡眠不安，白天如常者为夜啼。一般说来，小儿啼哭以洪亮为实证，哭声微细而弱为虚证；哭声清亮和顺为正常或病轻，哭声尖锐或细弱无力为病重。

2. 咳嗽声

咳嗽是肺系疾病的主症之一，从咳嗽声和痰鸣声可辨别其表里寒热。如干咳无痰或痰少黏稠，多为燥邪犯肺，或肺阴受损；咳声清高，鼻塞声重，多为外感；咳嗽频频，痰稠难咯，喉中痰鸣，多为肺蕴痰热，或肺气闭塞。咳声嘶哑如犬吠状者，常见于白喉、急喉风。连声咳嗽，夜咳为主，咳而呕吐，伴鸡鸣样回声者为顿咳（百日咳）。

3. 大小便的闻诊

大便酸腐，多因伤食；臭味不著，完谷不化，多为脾肾虚寒。小便气味臊臭，多因湿热下注；小便清长如水，多属脾肾阳虚。

（四）问诊

1. 个人史

包括胎产史、喂养史、生长发育史、预防接种史等。

（1）胎产史：要问清胎次、产次，是否足月，顺产或难产，有否流产，以及接生方式、出生地点、出生情况、孕期母亲的营养和健康状况等。

（2）喂养史：包括喂养方式和辅助食品添加情况，是否已经断奶和断奶的情况。对年长儿还应询问饮食习惯，现在的食物种类和食欲等。

（3）生长发育史：包括体格生长和智能发育，如坐、立、行、语、齿等出现的时间；囟门闭合的时间；体重、身长增长情况；对已入学小儿还应了解学习成绩，推测智力情况。

（4）预防接种史：包括卡介苗，麻疹减毒活疫苗，脊髓灰质炎减毒活疫苗，白喉类毒素、百日咳菌苗、破伤风类毒素混合制剂，乙型脑炎疫苗，流行性脑膜炎菌苗，甲型肝炎减毒活疫苗，乙型肝炎血清疫苗，伤寒副伤寒甲乙三联死菌苗等的预防接种情况，并记录接种年龄和反应等。

2. 问病情的要点

包括询问疾病的症状及持续时间、病程中的病情变化、发病的原因等。着重询问寒热、出汗、头身、二便、饮食、睡眠情况。

3. 大便的问诊

若大便溏薄不化，或先干后溏，次数较多，或食后欲便者，多为脾虚运化失职；若便泻日久，形瘦脱肛者，多为中气下陷；若便时哭闹不安，多为腹痛。

4. 饮食的问诊

不思饮食，或所食不多，兼见面白神疲，为脾胃虚弱；若腹部胀满，纳呆恶食，或兼呕恶，为乳食积滞；能食而消瘦，或嗜食异物，多为疳证、虫证。热病时渴饮，为津伤；渴而不欲饮，或饮而不多，多为湿热内蕴。

（五）切诊

1. 儿科脉诊的方法

小儿脉诊与成人有所不同，因小儿寸口部位较短，对较小儿童采用一指定三关的方法，即医者用食指或拇指同时按压寸、关、尺三部，再根据指力轻、中、重的不同，取浮、中、沉，来体会小儿脉象的变化。较大儿童可采用成人三指定寸关尺三部的切脉方法，视患儿寸关尺脉位的长短以调节三指的距离。医者先调息呼吸，然后集中思想切脉。切脉时间应在 1 分钟以上，最好在小孩安静或入睡时进行。

2. 儿科基本脉象

小儿脉象较成人软而稍数，年龄越小，脉搏越快。注意恐惧、活动、啼哭等可影响脉象。一般认为，以成人一息六七至为常度，五至以下为迟，七至以上为数。小儿脉象，主要分浮、沉、迟、数、有力、无力等六种。同时，应注意结、代、细、弦、滑、不整脉等病脉。

浮为病在表，沉为病在里；迟为寒，数为热；有力为实，无力为虚。结脉为心气伤；代脉为脏气损；细脉为阴虚；弦脉为肝旺，或为痛为惊；滑脉为痰食中阻。脉律不整，时缓时数，为心之气血失和。

3. 囟门按诊的临床意义

按察小儿头囟的大小、凹凸、闭合的情况，头颅的坚硬程度等。囟门隆凸，按之紧张，为囟填，多为风火痰热上攻，肝火上亢，热盛生风；囟门凹陷，为囟陷，常因阴津大伤，若兼头颅骨软者为气阴虚弱，精亏骨弱；颅骨按之不坚而有弹性感，多为维生素 D 缺乏性佝偻病。颅骨开解，头缝增宽，头大颈缩，囟门宽大者，为解颅，多属先天肾气不足，或后天髓热壅遏所致。

第四单元 儿科治法概要

（一）中药内治疗法

1. 用药原则

（1）治疗要及时、正确和审慎：由于小儿生理病理上具有脏腑娇嫩、形气未充、发病容易、变化迅速的特点，因此要掌握有利时机，及时采取有效措施，争取主动，力求及时控制病情的发展变化。当病邪在表，且有外解之机时，应因势利导，引邪外达，从表而解，不可凉遏而使表邪留恋，不可发汗太过耗损卫阳，也不可骤然固涩而闭门留寇。

（2）处方轻巧灵活：小儿脏气清灵，随拨随应，在治疗时，处方也就应轻巧灵活。要根据病儿的体质特点、病情轻重及脏腑功能，灵活运用，不宜呆滞，不可重浊，不得妄加攻伐。用药时应注意寒勿伤阳，热勿伤阴，补不碍邪，泻不伤正。对于大苦、大寒、大辛、大热、峻下、毒烈之品，均当慎用，即便有是证而用是药，也应中病即止，或衰其大半而止，不可过剂，以免耗伤小儿正气。

（3）注意顾护脾胃：小儿的生长发育，全靠后天脾胃化生精微之气以充养，疾病的恢复赖脾胃健运生化，先天不足的小儿也要靠后天来调补。儿科医师应十分重视小儿脾胃的特点，处处顾及脾胃之气，切勿使之损伤。患病后注重调理脾胃是儿科的重要治则。

（4）重视先证而治：由于小儿发病容易，传变迅速，虚实寒热的变化较成人为快，故应见微知著，先证而治，挫病势于萌芽之时，挽病机于欲成未成之际。尤其是外感热病，病情发展迅速，而医者在诊察之后，病家需取药煎煮，直到汤药喝下发挥药效，需一段时间，在这一段时间内，病情很可能已经变化。因而，医者应把握这种变化，揭示病情的演变规律，提前一步，在相应的证候出现之前预先落实治疗措施，先发制病，药先于证，先证而治，顿挫病势，防止传变，达到治病防变的目的。即使是治疗内伤杂病时，采用虚则补之、实则泻之、寒者热之、热者寒之已成定理，但补虚致滞、泻实伤正、寒祛热生、热清寒至之变也不可不知。故用补益的同时，应注意兼以消导，免生中满；在用攻下剂时注意扶正，免耗正气；在用温热药时注意病情热化而稍佐以寒凉；在用寒凉药时应防止中寒内生而适当伍以温热，此皆属先证而治之例。

（5）不可乱投补益：补益之剂对体质虚弱的小儿有增强机体功能，助长发育的作用。但是，由于药物每多偏性，有偏性即有偏胜，故虽补剂也不可乱用。小儿生机蓬勃，只要乳哺得当，护养适宜，自能正常生长发育。健康小儿不必靠药物来补益，长期补益可能导致性早熟。或者小儿偶受外邪，或痰湿食滞，未能觉察，若继续服用补益之剂，则是闭门留寇，邪留不去，为害不浅。故补益之剂切不可滥用。

2. 中药用量

小儿用药剂量常随年龄大小、个体差异、病情轻重、方剂组合、药味多少、医师的经验而异。由于小儿服药时常有浪费，所以中药的用量相对较大，尤其是益气健脾、养阴补血、消食和中一类药性平和之剂更是如此。但对一些辛热有毒、苦寒攻伐和药性猛烈的药物，如麻黄、附子、细辛、乌头、大黄、芒硝等，应用时则需要注意毋使过剂。为方便计算，可采用下列比例用药：新生儿用成人量的 1/6，乳婴儿用成人量的 1/3，幼儿用成人量的 1/2，学龄儿童用成人量的 2/3 或接近成人用量。一般病例可按上述比例拟定药物剂量，但若病情急重则不受此限制。如治疗流行性乙型脑炎所用清热解毒药中，生石膏、板蓝根等的用量也有超过成人一般剂量的。此外，尚可按处方中药味的多少、方剂配伍要求决定其剂量。

3. 给药方法

（1）口服给药法：汤剂及各种内服中成药均可口服。汤剂的煎煮，药汁不宜太多，年龄越小药汁的量越要少些，并可采取少量多次喂服的方法，不必限制于一日 2 次服。对抗拒服药的小孩，可固定小儿头部，用小匙将药汁送至舌后部，将小匙竖起，使之自然吞入。切勿捏鼻灌服，以防呛入气管。另外，可在药汁内稍加食糖矫味，使之便于服下。丸剂、片剂可研成细末，加糖水服；颗粒及浸膏可用温开水溶解稀释后喂服。对幼童，服药时最好还是做好说服教育工作，争取患儿主动配合治疗。

（2）鼻饲给药法：对于昏迷或吞咽困难的患儿，可采取鼻饲给药的方法，取消毒鼻饲管轻轻由鼻腔插入食管至胃中，用针筒吸取药液，徐徐注入鼻饲管内。

（3）蒸气及气雾吸入法：用蒸气吸入器械或气雾吸入器，使水蒸气或气雾由病儿口鼻吸入，常用于治疗肺炎喘嗽、哮喘、感冒、咳嗽等。使用中药作气雾吸入，注意不可直接用汤剂、口服液类药剂，只能用注射液类药剂，如穿琥宁注射液等。吸入时可将蒸气对准口鼻，或将管口含于口中，通常每次吸入 20 分钟左右。

（4）吹鼻法：用药末吹入鼻腔内取嚏，或将药液滴入鼻腔内，可治疗窍闭神昏高热等病证。

（5）直肠给药法：取导尿管常规消毒后，轻轻插入肛门直肠中，用针筒吸入药液缓缓注入直肠；或将药液倒入点滴瓶中，接上输液管，使药液徐徐滴入直肠中，从直肠吸收以治疗疾病。此法在一定程度上避免了小儿服药难的问题，而且对于外感发热、肠胃疾病、水毒内闭等有较好的疗效。

（6）注射给药法：将供肌肉注射、静脉滴注的中药制剂，按要求给予肌肉注射、静脉注射或静脉点滴。

4. 常用内治法

（1）疏风解表法：主要适用于外邪侵袭肌表所致的表证。由于外邪郁闭肌表，开阖失司，出现发热、恶风、汗出或无汗等症。可用疏散风邪的药物，使郁于肌表的邪气从汗而解。风寒外感可用疏风散寒的方药，如麻黄汤、荆防败毒散、葱豉汤等；风热外感可用辛凉解表的方药，如银翘散、桑菊饮等。

（2）止咳平喘法：主要适用于邪郁肺经、痰阻肺络所致的咳喘。寒痰内伏可用温肺散寒、化痰平喘的方药，如小青龙汤、射干麻黄汤等；热痰内蕴可用清热化痰、宣肺平喘的方药，如定喘汤、麻杏石甘汤等；咳喘久病，每易由肺及肾，出现肾虚的证候，此时在止咳平喘的方剂中，可加入温肾纳气的药物，如参蛤散等。

（3）清热解毒法：主要适用于邪热炽盛的实热证，如温热病、湿热病、斑疹、痢疾、疮疡等。其中又可分为甘凉清热、苦寒清热、苦泄降热、咸寒清热等，应按邪热之在表、在里，属气、属血，入脏、入腑等，分别选方用药。病邪由表入里而表邪未尽解者，可用栀子豉汤、葛根黄芩黄连汤等清热透邪；证属阳明里热者，可用白虎汤清热生津；湿热化火或湿热留恋，可用白头翁汤、茵陈蒿汤、甘露消毒丹等清热化湿；温热之邪入于营血，发为神昏、斑疹，可用清营汤、犀角地黄汤、神犀丹等清热凉血；出现丹毒、疔疮痈疡等热毒实证者，可用五味消毒饮、黄连解毒汤等解毒消痈；肝胆火旺时，可用龙胆泻肝汤等清肝泻火。

（4）凉血止血法：主要适用于诸种出血的证候，如鼻衄、齿衄、尿血、便血、紫癜等。常用方剂如犀角地黄汤、玉女煎、小蓟饮子、槐花散等，单味参三七、白及、仙鹤草，以及成药云南白药等，也有较好的止血作用。小儿血证常由血热妄行、血不循经引起，用清热凉血法治疗居多；但是，气不摄血、脾不统血、阴虚火旺等其他原因引起的出血，临床也不少见，可用补气、健脾、养阴等法治疗。

（5）安蛔驱虫法：主要适用于小儿肠道虫证，如蛔虫、蛲虫等。其中尤以蛔虫病变化多端，可合并蛔厥（胆道蛔虫症）、虫瘕（蛔虫性肠梗阻）等，发生这些情况时，一般先安蛔缓痛为主，方用乌梅丸等，待病势缓和后，再予驱虫。常用驱蛔方剂，有追虫丸、下虫丸等。驱蛔虫有效中药有使君子、苦楝皮等；驱姜片虫有槟榔等；驱蛲虫有大黄与使君子同用，配合百部煎剂灌肠等法。

（6）消食导滞法：主要适用于小儿饮食不节，乳食内滞之证，如积滞、伤食泻、疳证等。小儿脾胃薄弱，若饮食不节，恣食无度，则脾胃运化无权，轻则呕吐泄泻、厌食腹痛，重则为积为疳，影响生长发育。常用方药如保和丸、消乳丸、鸡内金粉、枳实导滞丸等。在消食导滞药物中，麦芽擅消乳积，山楂能消肉食积，神曲善化谷食积，莱菔子擅消麦面之积。

（7）镇惊开窍法：主要适用于小儿惊风、癫痫等病证。小儿暴受惊恐，神志不安，可用朱砂安神丸、磁朱丸等安神镇惊；热极生风，项强抽搐，可用羚角钩藤汤等镇惊息风；热入营血而神昏、惊厥，可用安宫牛黄丸、至宝丹、紫雪等镇惊开窍，清热解毒；痰浊上蒙，惊风抽搐，可用苏合香丸等豁痰开窍；感受时邪秽浊之气而吐泻昏厥，可用行军散、玉枢丹等辟秽开窍。

（8）利水消肿法：主要适用于水湿停聚，小便短少而水肿的患儿。若为湿邪内蕴，脾失健运，水湿泛于肌肤者，则为阳水；若脾肾阳虚，不能化气行水，水湿内聚为肿，则为阴水。常用方剂，阳水可用麻黄连翘赤小豆汤、四苓散、五皮饮、越婢加术汤等，阴水可用防己黄芪汤、实脾饮、真武汤等。此外，车前子、荠菜花、玉米须等也有较好的消肿利尿作用。

（9）健脾益气法：主要适用于脾胃虚弱，气血不足的小儿，如泄泻、疳证及病后体虚等。常用七味白术散、参苓白术散、异功散、四君子汤、补中益气汤等。单味怀山药粉调服，有良好的健脾止泻作用。气虚与脾虚关系密切，治气虚时多从健脾着手，健脾时多借助益气，故两者常配合运用。

（10）培元补肾法：主要适用于小儿胎禀不足、肾气虚弱及肾不纳气之证，如解颅、五迟、五软、遗尿、哮喘等。常用方剂如六味地黄丸、金匮肾气丸、调元散、参蛤散等。

（11）活血化瘀法：主要适用于各种血瘀之证。如肺炎喘嗽、哮喘见口唇青紫，肌肤有瘀斑瘀点，以及腹痛如针刺，痛有定处，按之有瘀块等。常用桃红四物汤、血府逐瘀汤、少腹逐瘀汤、桃仁承气汤等。基于"气为血之帅，气行则血行"的原则，活血化瘀方中常辅以行气的药物。

（12）回阳救逆法：主要适用于小儿元阳虚衰欲脱之危重证候。临床可见面色苍白，神疲肢厥，冷汗淋漓，气息奄奄，脉微欲绝等，此时必须用峻补阳气的方药加以救治。常用方剂如四逆汤、参附龙牡救逆汤等。

（二）中药外治疗法

目前儿科临床上的外治法，主要使用一些药物进行敷、贴、熏、洗、吹、点、灌、嗅等。这些方法，药简效捷。

1. 熏洗法

是利用中药的药液及蒸气熏蒸、擦洗人体外表的一种治法。如夏日高热无汗，可用香薷煎汤熏洗，发汗退热；麻疹发疹初期，为助透疹，用生麻黄、浮萍、芫荽子、西河柳煎汤后，加黄酒擦洗头部和四肢，并将药液放在室内煮沸，使空气湿润，体表亦能接触药气。

2. 涂敷法

是将新鲜的中草药捣烂，或用药物研末加入水或醋调匀后，涂敷于体表的一种外治法。如用鲜马齿苋、青黛、紫金锭等，任选一种，调敷于腮部，治疗流行性腮腺炎；用吴茱萸粉涂敷于足底涌泉穴，治疗滞颐等。

3. 罨包法

是将药物置于皮肤局部，并加以包扎的一种外治法。多用于汗证、积滞等病证。如用皮硝包扎于脐部，治疗积滞；用五倍子粉加食醋调罨包脐内，治疗盗汗等。

4. 热熨法

是将药炒热后，用布包裹以熨患部或腧穴的一种外治法。如炒热食盐熨腹部，治疗中寒腹痛；用生葱、食盐炒热，熨脐周围及小腹，治疗尿闭等。

5. 敷贴法

是将药物制成软膏、药饼，或研粉撒于普通膏药上，敷贴于局部的一种外治法。如用丁香、肉桂等药粉，撒于普通膏药上贴于脐部，治疗寒证泄泻。再如在夏季三伏天，用延胡索、白芥子、甘遂、细辛研末，以生姜汁调成药饼，中心放少许丁香末，敷于肺俞、膏肓、百劳穴上，治疗哮喘等。

6. 擦拭法

是用药液或药末擦拭局部的一种外治法。如冰硼散擦拭口腔，或用淡盐水，或银花甘草水拭洗口腔，治疗鹅口疮、口疮等。

7. 药袋疗法

选用苍术、白芷、砂仁、丁香、肉桂、甘松、豆蔻、沉香、檀香等芳香药物，根据病情，选药配合成方，研成粉末，制成香袋、肚兜、香枕等。经常佩戴使用，其有辟秽解毒、增进食欲、温脾理气、防病治病等作用。

（三）其他疗法

1. 捏脊疗法

捏脊疗法是儿科常用的一种推拿方法，此法通过对督脉和膀胱经的按摩，调和阴阳，疏理经络，行气活血，恢复脏腑功能，以防治疾病。儿科临床常用于 5 岁以下小儿泄泻、腹痛、厌食、痿证、斜颈等疾病。年幼小儿，治疗效果尤佳。

2. 刺四缝疗法

刺四缝疗法是儿科针法中常用的一种。四缝是经外奇穴，它的位置在食指、中指、无名指及小指四指中节横纹中点，是手三阴经所经过之处。具体操作方法：皮肤局部消毒后，用三棱针刺约 1 分深，刺后用手挤出黄白色黏液少许。

针刺四缝可以清热、除烦、通畅百脉、调和脏腑等，常用于治疗疳证和厌食。

第五单元　喂养与保健

（一）新生儿期保健

新生儿期保健的主要措施：

1. 拭口洁眼

小儿出腹，必须立即做好体表皮肤黏膜的清洁护理。应用消毒纱布探入口内，轻轻拭去小儿口中秽浊污物，包括羊水、污血及胎粪等，以免吞咽入腹甚至误吸入气道。同时，要轻轻拭去眼睛、耳朵中的污物。新生儿皮肤上的胎脂有一定的保护作用，不要马上拭去。但皮肤皱折处及二阴前后应当用纱布蘸消毒植物油轻轻擦拭，去除多余的污垢。

2. 断脐护脐

婴儿出生后随即需要断脐。我国古代已认识到，新生儿断脐护脐不可不慎，若处理不洁会感染邪风而患脐风。新生儿娩出 1 ~ 2 分钟，就要结扎脐带后剪断，处理时必须无菌操作，脐带残端要用干法无菌处理，然后用无菌敷料覆盖。若在特殊情况下未能保证无菌处理，则应在 24 小时内重新消毒，处理脐带残端，以防止感染及脐风。

断脐后还需护脐。脐部要保持清洁、干燥，让脐带残端在数天后自然脱落。在此期间要注意勿让脐部为污水、尿液及其他脏物所侵，淋浴时勿浸湿脐部，避免脐部污染，预防脐风、脐湿、脐疮等疾病。

3. 祛除胎毒

胎毒，指胎中禀受之毒，主要指热毒。胎毒重者，出生时常表现为面目红赤、多啼声响、大便秘结等，易于发生丹毒、痈疖、湿疹、胎黄、胎热、口疮等病证，或造成以后好发热性疾病的体质。

自古以来，我国有给初生儿祛除胎毒的传统方法，给新生儿服用少量具有清热解毒作用的药液，可以减少发病。常用的方法有：银花甘草法；豆豉法，适用于脾胃薄弱者；黄连法，胎禀气弱者勿用；大黄法，胎粪通下后停服，脾虚气弱者勿用。

4. 洗浴衣着

初生之后，一般当时用消毒纱布拭去体表的血迹，次日给小儿洗澡。洗澡水要用开水，待降温至比小儿体温略高时使用，也可在浴汤中加入一枚猪胆汁以助解毒。洗浴时将小儿托于左手前臂，右手持纱布，蘸水后轻轻擦拭小儿体表。不要将小儿没入水中，以免浸湿脐部。洗毕后可在体表涂以少量消毒花生油或滑石粉。洗浴时注意动作轻柔，防止感受风寒。

小儿刚出生，必须注意保暖，尤其是对胎怯儿，寒冷季节更需做好，可以采用暖气、热水袋、辐射式保暖床、暖箱等保暖方法。新生儿衣着要适宜，衣服应柔软、宽松、容易穿换，不用纽扣、松紧带。

5. 生后开乳

产妇分娩之后，应将小儿置于母亲身边，给予爱抚。生后应早期让小儿吸吮乳房，鼓励母亲按需哺乳。一般足月新生儿吸吮能力较强，吞咽功能基本完善。早期开乳有利于促进母乳分泌，对哺乳成功可起重要作用，可以使新生儿早期获得乳汁滋养。开始 2～3 天乳汁分泌不多，但也可满足婴儿的需要，若婴儿有明显的饥饿表现或体重减轻过多，可在哺乳后补授适量糖水或配方乳，但切不可以糖水或牛奶取代母乳。为了保证母乳喂养成功，必须坚持哺乳，代乳法不利于泌乳的建立。只有在无法由母亲喂养的情况下才用购置的配方乳喂养。

（二）婴儿期保健

1. 喂养方式及选择原则

婴儿喂养方法分为母乳喂养、人工喂养和混合喂养三种。生后 6 个月之后以母乳为主要食品者，称为母乳喂养。应大力提倡母乳喂养，宣传母乳喂养的优点。母乳营养丰富，最适合婴儿的生理需要；母乳易为婴儿消化吸收；母乳含优质蛋白质、必需氨基酸及乳糖较多，有利于婴儿脑的发育；母乳具有增进婴儿免疫力的作用；母乳喂哺最为简便而又经济；母乳喂养利于增进母子感情，又便于观察小儿变化，随时照料护理；产后哺乳可刺激子宫收缩早日恢复，推迟月经来潮不易怀孕，哺乳的妇女也较少发生乳腺癌、卵巢癌等。因母乳不足而且无法改善，需喂牛、羊乳或其他代乳品时，称为混合喂养，或称部分母乳喂养。混合喂养方法有两种，即补授法与代授法。母亲因各种原因不能哺婴儿时，可选用牛、羊乳或其他兽乳，或别的代乳品喂养婴儿，称为人工喂养。

2. 母乳喂养的基本方法

母乳喂养，应由乳母细心观察婴儿的个体需要，以按需喂给为原则。一般说来，第 1、2 个月不需定时喂哺，可按婴儿需要随时喂。此时按照小儿睡眠规律可每 2～3 小时喂 1 次，逐渐延长到 3～4 小时 1 次，夜间逐渐停 1 次，一昼夜共 6～7 次。4～5 个月后可减至 5 次。每次哺乳 15～20 分钟。根据各个婴儿的不同情况，适当延长或缩短每次哺乳时间，以吃饱为度。每次哺乳前要用温开水拭净乳头，乳母取坐位，将小儿抱于怀中，让婴儿吸空一侧乳房再吸另一侧。哺乳完毕后将小儿轻轻抱直，头靠母肩，轻拍其背使吸乳时吞入胃中的空气排出，可减少溢乳。母亲患传染病、重症心脏病或肾脏病，或身体过于虚弱者，不宜哺乳。乳头皲裂、感染时可暂停哺乳，但要吸出乳汁，以免病后无乳。

3. 添加辅食的原则

无论母乳喂养、人工喂养或混合喂养的婴儿，都应按时于一定月龄添加辅助食品。添加辅助食品的原则：由少到多，由稀到稠，由细到粗，由一种到多种，在婴儿健康、消化功能正常时逐步添加。添加辅食的顺序可参照下表。

月龄	添加的辅食
1～3 个月	鲜果汁；青菜水；鱼肝油制剂
4～6 个月	米糊、乳儿糕、烂粥；蛋黄、鱼泥、豆腐、动物血；菜泥、水果泥
7～9 个月	烂面、烤馒头片、饼干；碎菜；鱼、蛋、肝泥、肉末
10～12 个月	稠粥、软饭、挂面、馒头、面包；碎菜；碎肉、油、豆制品等

4. 断奶时间及注意点

断奶时间视母婴情况而定。一般可在小儿 10～12 个月时断奶，若母乳量多也可适当延期。断奶应逐渐减少以至停止哺乳，不可骤断。若正值夏季或小儿患病之时，应推迟断奶。

第六单元　胎　怯

（一）概述

胎怯是指新生儿体重低下，身材矮小，脏腑形气均未充实的一种病证。又称"胎弱"。临床不论胎龄长短，以低出生体重儿多见。胎怯多因先天不足，肾脾两虚而致，新生儿一时难以适应出生后的变化，并发新生儿窒息、黄疸、硬肿症、败血症等疾病的比例高，死亡率也较高，成为目前围生期死亡的主要原因之一。

（二）病因

胎怯的病因与胎儿在胞宫内所受气血供养不足形成的生长发育情况密切相关。胎怯是多种原因所致的先天禀赋不足，小儿五脏皆虚，病变的部位主要在肾、脾两脏。

1. 肾精薄弱

生命的原始物质是精，胎儿先天禀受于父母之精而成肾精。父母身体强壮，肾精充足，精神怡悦，精力充沛，才能具有生育能力，形成正常胚胎。凡是影响父母健康的因素，都可以影响胚胎的形成与成长，而产生胎怯。此即《幼科发挥·胎疾》所说："夫男女之生，受气于父，成形于母。故父母强者，生子亦强；父母弱者，生子亦弱。"胎儿在母体内的生长发育，除以肾精为物质基础外，还需不断摄取来自母体的营养，若其母孕期脾胃失调，不能充分吸收水谷精微化生气血以充养胎儿先天肾精，或胎盘功能不全使胎儿禀受懦弱，均可致胎萎不长形成胎怯。

2. 脾肾两虚

肾藏精，精是人体生命活动的物质基础，其中先天之精受之于父母，既是生命之源，又是生长发育之本。先天之精需赖后天之精不断滋养得以充实，后天之精需先天之精蒸化而吸收和转输。胎怯儿成胎之际，肾精不充，胎中脾胃未能充盛而形成气弱，出生之后，肾精薄无以助脾胃之生化，脾气虚无以运乳食之精微。

（三）主要病机

胎怯的病变脏腑主要在肾与脾，发病机理为化源未充，涵养不足，肾脾两虚。因肾藏精，精为生长发育之本，而先天之精需赖后天之精不断滋养才得以充实，若胎儿禀受于其母之气血充养不足，则胎萎不长，形成先天肾脾两虚，导致胎怯的发生。

胎怯儿先天脾肾两虚，则各脏腑无以滋生化育，其形态、功能均不成熟，五脏禀气未充，全身失于涵养。如肺气不足，则皮薄怯寒，毛发不生；心气不足，则血不华色，面无光彩；肝气不足，则筋不束骨，关节不利；脾气不足，则肌肉不生，手足如削；肾气不足，则骨节软弱，身形矮小。

（四）辨证施治

1. 肾精薄弱证

主症：体短形瘦，头大囟张，头发稀黄，耳壳软，哭声低微，肌肤不温，指甲软短，骨弱肢柔，或有先天性缺损畸形，指纹淡。

治法：益精充髓，补肾温阳。

方药：补肾地黄丸加减。常用紫河车、熟地黄、枸杞子、杜仲益肾充髓，鹿角胶、肉苁蓉补肾温阳，茯苓、山药健脾。

2. 脾肾两虚证

主症：啼哭无力，多卧少动，皮肤干皱，肌肉瘠薄，四肢不温，吮乳乏力，呛乳溢乳，嗳气多哕，腹胀腹泻，甚而水肿，指纹淡。

治法：健脾益肾，温运脾阳。

方药：保元汤加减。常用黄芪、人参、白术、茯苓补益脾胃，陈皮、甘草理气和中，肉桂、干姜温阳助运。

第七单元　胎　黄

（一）概述

1. 胎黄的概念

胎黄是婴儿出生后以皮肤面目出现黄疸为特征的病证，因与胎禀因素有关，故称"胎黄"或"胎疸"。现代医学称胎黄为新生儿黄疸，包括新生儿生理性黄疸和血清胆红素增高的一系列疾病，如溶血性黄疸、胆道畸形、肝细胞性黄疸等。

2. 生理性胎黄与病理性胎黄的区别

生理性胎黄与病理性胎黄可从黄疸出现与消退时间、黄疸轻重、是否伴有临床症状三方面加以区别。

生理性胎黄大多在生后 2～3 天出现，4～6 天达高峰，7～10 天消退，早产儿持续时间较长。黄疸较轻。除有轻微食欲不振外，一般无其他临床症状。

病理性胎黄常在生后 24 小时内即出现黄疸，或黄疸持续加深，或消退后复现，3 周后仍不消退。黄疸较深，足月儿血清总胆红素超过 205.2μmol/L（12mg/dL），早产儿超过 256.5μmol/L（15mg/dL）。患儿常伴有不欲吮乳，口渴便秘，发热，或精神萎靡，肢凉纳呆，大便溏薄，甚或右胁下痞块质硬，肚腹膨胀，青筋显露等症状。足月儿间接胆红素超过 307.8μmol/L（18mg/dL），还可引起胆红素脑病（核黄疸），损害中枢神经系统，遗留后遗症。

（二）病因病机

1. 病因

形成新生儿病理性黄疸的原因很多，主要为胎禀湿蕴，如湿热郁蒸、寒湿阻滞，久则气滞血瘀。

2. 主要病机

胎黄的病变脏腑在肝胆、脾胃。其发病机理主要为脾胃湿热或寒湿内蕴，肝失疏泄，胆汁外溢，而致发黄，日久则气滞血瘀。

（1）湿热郁蒸：由于孕母素体湿盛或内蕴湿热之毒，遗于胎儿，或因胎产之时，出生之后，婴儿感受湿热邪毒所致。热为阳邪，故黄色鲜明如橘皮。热毒炽盛，黄疸可迅速加深。而湿热化火，邪陷厥阴，则会出现神昏、抽搐之险象。若正气不支，气阳虚衰，可成虚脱危证。

（2）寒湿阻滞：若小儿先天禀赋不足，脾阳虚弱，湿浊内生，或生后为湿邪所侵，湿从寒化，可致寒湿阻滞。

（3）气滞血瘀：部分小儿禀赋不足，脉络阻滞，或湿热蕴结肝经日久，气血郁阻，可致气滞血瘀而发黄。此因气机不畅，肝胆失常，络脉瘀积而致，故黄色晦暗，伴肚腹胀满，右胁下结成痞块。

此外，尚有因先天缺陷，胆道不通，胆液不能疏泄，横溢肌肤而发黄者。

（三）辨证论治

1. 湿热郁蒸证

主症：面目皮肤发黄，色泽鲜明如橘，哭声响亮，不欲吮乳，口渴唇干，或有发热，大便秘结，小便深黄，舌质红，苔黄腻。

治法：清热利润。

方药：茵陈蒿汤加味。常用茵陈、栀子、大黄清热利湿退黄，佐以泽泻、车前子利水化湿，黄芩、金钱草清热解毒。

热重加虎杖、龙胆草清热泻火；湿重加猪苓、茯苓、滑石渗湿利水；呕吐加半夏、竹茹和中止呕；腹胀加厚朴、枳实行气消痞。

2. 寒湿阻滞证

主症：面目皮肤发黄，色泽晦暗，持久不退，精神萎靡，四肢欠温，纳呆，大便溏薄，色灰白，小便短少，舌质淡，苔白腻。

治法：温中化湿。

方药：茵陈理中汤加减。常用茵陈蒿利胆退黄，干姜、白术、甘草温中燥湿，佐以党参益气健脾，薏苡仁、茯苓健脾渗湿。

3. 气滞血瘀证

主症：面目皮肤发黄，颜色逐渐加深，晦暗无华，右胁下痞块质硬，肚腹膨胀，青筋显露，或见瘀斑、衄血，唇色黯红，舌见瘀点，苔黄。

治法：化瘀消积。

方药：血府逐瘀汤加减。常用柴胡、郁金、枳壳、桃仁、当归、赤芍、丹参行气化瘀。

第八单元　感　冒

（一）概述

感冒是小儿时期常见的外感性疾病之一，临床以发热恶寒、头痛鼻塞、流涕咳嗽、喷嚏为特征。感冒又称伤风。感冒可分为两种：普通感冒为冒受风邪所致，一般病邪轻浅，以肺系症状为主，不造成流行；时行感冒为感受时邪病毒所致，病邪较重，具有流行特征。

本病发病率占儿科疾病首位，除了4～5个月以内小儿较少发病外，可发生于任何年龄的小儿。本病一年四季均可发病，以冬春多见，在季节变换、气候骤变时发病率较高。小儿患感冒，因其生理病理特点，易于出现夹痰、夹滞、夹惊等兼夹证。

现代医学将感冒分为普通感冒和流行性感冒，后者即相当于中医学时行感冒。

（二）病因病机

小儿感冒的病因有外感因素和正虚因素。主要病因为感受外邪，以风邪为主，常兼杂寒、热、暑、湿、燥等，亦有感受时行疫毒所致者。外邪侵犯人体，是否发病，还与正气之强弱有关，当小儿卫外功能减弱时遭遇外邪侵袭，则易于感邪发病。

感冒的病变脏腑在肺，随病情变化，可累及肝脾。外邪经口鼻或皮毛侵犯肺卫。

由于小儿肺脏娇嫩，感邪之后，失于宣肃，气机不利，津液不得敷布而内生痰液，痰壅气道，则咳嗽加剧，喉间痰鸣，此为感冒夹痰。小儿脾常不足，感邪之后，脾运失司，稍有饮食不节，致乳食停积，阻滞中焦，则脘腹胀满，不思乳食，或伴呕吐、泄泻，此为感冒夹滞。小儿神气懦弱，肝气未盛，感邪之后，热扰心肝，易致心神不安，睡卧不实，惊惕抽风，此为感冒夹惊。

（三）辨证论治

1. 主证

（1）风寒感冒证

主症：发热，恶寒，无汗，头痛，鼻流清涕，喷嚏，咳嗽，咽部不红肿，舌淡红，苔薄白，脉浮紧或指纹浮红。

治法：辛温解表。

方药：荆防败毒散、葱豉汤加减。常用葱白、苏叶、豆豉解表发汗，荆芥、防风疏风散寒，杏仁、前胡宣发肺气，桔梗开肺利咽，甘草调和诸药。

（2）风热感冒证

主症：发热重，恶风，有汗或少汗，头痛，鼻塞，鼻流浊涕，喷嚏，咳嗽，痰稠色白或黄，咽红肿痛，口干渴，舌质红，苔薄黄，脉浮数或指纹浮紫。

治法：辛凉解表。

方药：银翘散加减。常用金银花、菊花、连翘清热解表，薄荷、牛蒡子疏风散热、宣肺利咽，豆豉发表除烦，桔梗、前胡宣肺化痰。

（3）暑邪感冒证

主症：发热，无汗或汗出热不解，头晕头痛，鼻塞，身重困倦，胸闷泛恶，口渴心烦，食欲不振，或有呕吐泄泻，小便短黄，舌质红，苔黄腻，脉数或指纹紫滞。

治法：清暑解表。

方药：新加香薷饮加减。常用香薷发汗解表化湿，金银花、连翘解暑清热，藿香、佩兰祛暑利湿，厚朴、白豆蔻、扁豆花化湿和中。

2. 兼证

（1）夹痰

主症：感冒兼见咳嗽较剧，痰多，喉间痰鸣。

治法：辛热解表，宣肺化痰；辛凉解表，清肺化痰。

用药：在疏风解表的基础上，风寒夹痰证加用三拗汤、二陈汤，常用麻黄、杏仁、半夏、陈皮等宣肺化痰。风热夹痰证加用桑菊饮加减，常用桑叶、菊花、瓜蒌皮、浙贝母等清肺化痰。

（2）夹滞

主症：感冒兼见脘腹胀满，不思饮食，呕吐酸腐，口气秽浊，大便酸臭，或腹痛泄泻，或大便秘结，小便短黄，舌苔厚腻，脉滑。

治法：解表兼以消食导滞。

方药：在疏风解表的基础上，加用保和丸加减。常加用山楂、神曲、鸡内金消食化积；莱菔子、枳壳导滞消积。

（3）夹惊

主症：感冒兼见惊惕哭闹，睡卧不宁，甚至骤然抽风，舌质红，脉浮弦。

治法：解表兼以清热镇惊。

方药：在疏风解表的基础上，加用镇惊丸加减。常加用钩藤、僵蚕、蝉蜕清热镇惊。另服小儿回春丹或小儿金丹片。

第九单元 咳 嗽

（一）病因病机

1. 病因

小儿咳嗽发生的原因主要为感受外邪，其中又以感受风邪为主，肺脾虚弱则是本病的主要内因。

2. 主要病机

咳嗽的病变部位在肺，常涉及于脾，病理机制为肺失宣肃。肺为娇脏，其性清宣肃降，上连咽喉，开窍于鼻，外合皮毛，主一身之气，司呼吸。外邪从口鼻或皮毛而入，邪侵于肺，肺气不宣，清肃失职，而发生咳嗽。小儿脾常不足，脾虚生痰，上贮于肺，或咳嗽日久不愈，耗伤正气，可转为内伤咳嗽。其病理因素主要为痰。

（二）辨证论治

1. 风寒咳嗽证

主症：咳嗽频作、声重，咽痒，痰白清稀，鼻塞流涕，恶寒无汗，发热头痛，全身酸痛，舌苔薄白，脉浮紧或指纹浮红。

治法：疏风散寒，宣肺止咳。

方药：金沸草散加减。常用金沸草顺气止咳，前胡、荆芥解散风寒，细辛温经发散，半夏燥湿化痰，茯苓利水除痰。

2. 风热咳嗽证

主症：咳嗽不爽，痰黄黏稠，不易咯出，口渴咽痛，鼻流浊涕，伴有发热恶风，头痛，微汗出，舌质红，苔薄黄，脉浮数或指纹浮紫。

治法：疏风解热，宣肺止咳。

方药：桑菊饮加减。常用桑叶、菊花疏散风热，薄荷、连翘辛凉透邪、清热解表，杏仁、桔梗宣肺止咳，芦根清热生津，甘草和中。

3. 痰热咳嗽证

主症：咳嗽痰多，色黄黏稠，难以咯出，甚则喉间痰鸣，发热口渴，烦躁不宁，尿少色黄，大便干结，舌质红，苔黄腻，脉滑数或指纹紫。

治法：清肺化痰止咳。

方药：清金化痰汤加减。常用桑白皮、前胡、款冬花肃肺止咳，黄芩、栀子、鱼腥草清泄肺热，桔梗、浙贝母、橘红化痰止咳。

稠痰难咯，加瓜蒌皮、胆南星、葶苈子清肺化痰；咳重，胸胁疼痛，加郁金、青皮理气通络；心烦口渴，加石膏、竹叶清心除烦；大便秘结，加瓜蒌仁、制大黄润肠通便。

4. 阴虚咳嗽证

主症：干咳无痰，或痰少而黏，或痰中带血，不易咯出，口渴咽干，喉痒，声音嘶哑，午后潮热或手足心热，舌红，少苔，脉细数。

治法：养阴润肺，兼清余热。

方药：沙参麦冬汤加减。常用南沙参清肺火、养肺阴，麦冬、生地、玉竹清热润燥，天花粉、甘草生津保肺，桑白皮、炙冬花、炙枇杷叶宣肃肺气。

阴虚重，加地骨皮、石斛、阿胶养阴清热；咳嗽重，加炙紫菀、川贝母润肺止咳；痰中带血，加仙鹤草、白茅根、藕节炭清肺止血。

第十单元 肺炎喘嗽

（一）概述

肺炎喘嗽是小儿时期常见的肺系疾病之一，临床以发热、咳嗽、痰壅、气急、鼻扇为主症。本病全年皆有，冬春两季为多，好发于婴幼儿，一般发病较急，若能早期及时治疗，预后良好。

本病包括现代医学所称的支气管肺炎、间质性肺炎、大叶性肺炎等。

（二）病因病机

1. 病因

本病外因责之于感受风邪，或由其他疾病传变而来；内因责之于小儿形气未充，肺脏娇嫩，卫外不固。

2. 病位及主要病机

病位在肺，病机为肺气闭郁。小儿外感风邪，外邪由口鼻或皮毛而入，侵犯肺卫，肺失宣降，清肃之令不行，致肺被邪束，闭郁不宣，化热烁津，炼液成痰，阻于气道，肃降无权，从而出现咳嗽、气喘、痰鸣、鼻扇、发热等肺气闭郁的证候，发为肺炎喘嗽。

3. 心阳虚衰变证的病机

肺主气而朝百脉，若邪气壅盛或正气虚弱，病情进一步发展，可由肺而涉及其他脏腑。若正不胜邪，气滞血瘀加重，可致心失所养，心气不足，甚而心阳虚衰，并使肝脏藏血失调，临床出现呼吸不得，或喘促息微，颜面唇甲发绀，胁下痞块增大，肢端逆冷，皮肤花纹等心阳虚衰的变证。

（三）辨证论治

肺炎喘嗽的治疗以开肺化痰、止咳平喘为主法。

1. 风寒郁肺证

主症：恶寒发热，无汗，呛咳不爽，呼吸气急，痰白而稀，口不渴，咽不红，舌质不红，舌苔薄白或白腻，脉浮紧，指纹浮红。

治法：辛温宣肺，化痰止咳。

方药：华盖散加减。常用麻黄、杏仁、甘草散寒宣肺，荆芥、豆豉辛温解表，桔梗、防风解表宣肺。本证易于化热，可加金银花、连翘清热解毒。

2. 风热郁肺证

主症：初起证候稍轻，见发热恶风，咳嗽气急，痰稠黏或黄，口渴咽红，舌红，苔薄白或黄，脉浮数。重证则见高热烦躁，咳嗽微喘，气急鼻扇，喉中痰鸣，面色赤红，便干尿黄，舌红苔黄，脉滑数，指纹紫滞。

治法：辛凉宣肺，清热化痰。

方药：银翘散合麻杏石甘汤加减。常用麻黄、杏仁、生石膏、生甘草清热宣肺，金银花、连翘清热解毒，薄荷辛凉解表，桔梗、牛蒡子清热利咽。

3. 毒热闭肺证

主症：高热持续，咳嗽剧烈，气急鼻扇，甚至喘憋，涕泪俱无，鼻孔干燥如烟煤，面赤唇红，烦躁口渴，溲赤便秘，舌红而干，舌苔黄腻，脉滑数。

治法：清热解毒，泻肺开闭。

方药：黄连解毒汤合三拗汤加减。常用炙麻黄、杏仁、枳壳、黄连、黄芩、栀子、石膏、甘草、知母。

4. 痰热闭肺证

主症：发热烦躁，咳嗽喘促，呼吸困难，气急鼻扇，喉间痰鸣，口唇发绀，面赤口渴，胸闷热胀满，泛吐淡涎，舌质红，舌苔黄，脉弦滑。

本证多见于肺炎喘嗽 的中期，痰热俱甚，郁闭于肺，而见上述诸症。临床以发热、咳嗽、痰壅、气急、鼻扇为特征。严重者肺气闭塞，可致气滞血瘀，见口唇发绀，胸高气急，痰壅如潮，闷乱烦躁，证属危急，必须及时救治，否则易因邪盛正虚转为变证。

治法：清热涤痰，开肺定喘。

方药：五虎汤合葶苈大枣泻肺汤加减。常用麻黄、杏仁、前胡宣肺止咳，生石膏、黄芩、鱼腥草、甘草清肺泻热，桑白皮、葶苈子、苏子泻肺涤痰，细茶肃肺化痰。

热甚者加栀子、虎杖清泄肺热；热盛便秘，痰壅喘急，加生大黄，或用牛黄夺命散涤痰泻火；痰盛者，加浙贝母、天竺黄、鲜竹沥清化痰热；喘促而面唇青紫者，加丹参、赤芍活血化瘀。

5. 阴虚肺热证

主症：病程较长，低热盗汗，干咳无痰，面色潮红，舌质红乏津，舌苔花剥、苔少或无苔，脉细数。

治法：养阴清肺，润肺止咳。

方药：沙参麦冬汤加减。常用南沙参、麦冬、玉竹、天花粉养阴生津，桑叶、款冬花止咳，生扁豆、甘草健脾。

6. 肺脾气虚证

主症：低热起伏不定，面白少华，动则汗出，咳嗽无力，纳差便溏，神疲乏力，舌质偏淡，舌苔薄白，脉细无力。

治法：补肺健脾，益气化痰。

方药：人参五味子汤加减。常用人参、五味子、茯苓、白术健脾益气敛肺，百部、橘红止咳化痰，生甘草和中。

第十一单元　哮　喘

（一）病因病机

1. 病因

哮喘的病因既有外因，也有内因。内因责之于肺、脾、肾三脏功能不足，导致痰饮留伏，隐伏于肺窍，成为哮喘之夙根。外因责之于感受外邪，接触异物、异味以及嗜食咸酸等。

2. 发作期的病机

哮喘的发作，都是内有痰饮留伏，外受邪气引动而诱发。感受外邪，以六淫为主，六淫之邪，以风寒、风热为多。邪入肺经，肺失宣肃，肺气不利，引动伏痰，痰气交阻于气道，痰随气升，气因痰阻，相互搏击，气机升降不利，致呼吸困难，气息喘促，喉间痰鸣哮吼，发为哮喘。此外，嗜食咸酸厚味、鱼腥发物，接触花粉、绒毛、油漆等异常气味，活动过度或情绪激动，也都能刺激机体，触动伏痰，阻于气道，影响肺的通降功能，而诱发哮喘。

本病的发病都是外因作用于内因的结果，其发作之病机为内有壅塞之气，外有非时之感，膈有胶固之痰，三者相合，闭拒气道，搏击有声，发为哮喘。若是外感风寒，内伤生冷，或素体阳虚，寒痰内伏，则发为寒性哮喘；若是外感风热，或风寒化热，或素体阴虚，痰热内伏，则发为热性哮喘。若是外寒未解，内热已起，可见外寒内热之证；若痰饮壅肺未消，肾阳虚衰已显，又成肺实肾虚之证。

3. 缓解期的病机

哮喘患儿，本为肺、脾、肾三脏不足之身体素质，反复发作，又常导致肺之气阴耗伤、脾之气阳受损、肾之阴阳亏虚，因而形成缓解期虽然痰饮留伏未动，但出现肺脾气虚、脾肾阳虚、肺肾阴虚的不同证候。发作期以邪实为主，缓解期以正虚为主，但亦有发作期、缓解期不明显，发作迁延，虚实夹杂的复杂证候。

（二）诊断标准

1. 常突然发作，发作之前，多有喷嚏、咳嗽等先兆症状。发作时喘促，气急，喉间痰鸣，咳嗽阵作，甚者不能平卧，烦躁不安，口唇青紫。

2. 有反复发作的病史。发作多与某些诱发因素有关，如气候骤变、受凉受热、进食或接触某些过敏物质等。

3. 多有婴儿期湿疹史，家族哮喘史。

4. 肺部听诊：发作时两肺闻及哮鸣音，以呼气时明显，呼气时限延长。支气管哮喘如有继发感染，可闻及湿啰音。

5. 血象检查：一般情况下支气管哮喘的白细胞总数正常，嗜酸性粒细胞可增高；伴肺部细菌感染时，白细胞总数及中性粒细胞均可增高。

（三）辨证论治

1. 热性哮喘证

主症：咳嗽喘息，声高息涌，喉间哮吼痰鸣，咯痰稠黄，胸膈满闷，身热面赤，口干，咽红，尿黄便秘，舌质红，苔黄，脉滑数。

治法：清肺涤痰，止咳平喘。

方药：麻杏石甘汤合苏葶丸加减。常用麻黄、生石膏、黄芩宣肺清热，杏仁、前胡宣肺止咳，葶苈子、苏子、桑白皮泻肺平喘，射干、瓜蒌皮、枳壳降气化痰。

2. 寒性哮喘证

主症：咳嗽气喘，喉间哮鸣，痰多白沫，形寒肢冷，鼻流清涕，面色淡白，恶寒无汗，舌淡红，苔白滑，脉浮滑。

治法：温肺散寒，化痰定喘。

方药：小青龙汤合三子养亲汤加减。常用麻黄、桂枝宣肺散寒，细辛、干姜、半夏温肺化饮，白芥子、苏子、莱菔子行气化痰。白芍药配桂枝，有解表和营、缓急平喘之功；五味子与细辛相伍，一酸一辛，一收一散，共达敛肺平喘之力。一般本证不单用白芍、五味子，以免酸敛收涩留邪之弊。

3. 外寒内热证

主症：喘促气急，咳嗽痰鸣，鼻塞喷嚏，流清涕，或恶寒发热，咯痰黏稠色黄，口渴，大便干结，尿黄，舌红，苔白，脉滑数或浮紧。

治法：解表清里，定喘止咳。

方药：大青龙汤加减。常用麻黄、桂枝、生姜温肺平喘，生石膏清里热，生甘草和中，白芍、五味子敛肺。

4. 肺脾气虚证

主症：多反复感冒，气短自汗，神疲懒言，形瘦纳差，面白少华，便溏，舌质淡，苔薄白，脉细软。

治法：健脾益气，补肺固表。

方药：人参五味子汤合玉屏风散加减。常用人参、五味子补气敛肺，茯苓、白术健脾补气，黄芪、防风益气固表，百部、橘红化痰止咳。

5. 脾肾阳虚证

主症：动则喘促咳嗽，气短心悸，面色苍白，形寒肢冷，脚软无力，腹胀纳差，大便溏泄，舌质淡，苔薄白，脉细弱。

治法：健脾温肾，固摄纳气。

方药：金匮肾气丸加减。常用附子、肉桂温肾补阳，山茱萸、熟地黄补益肝肾，怀山药、茯苓健脾，胡桃肉、五味子、白果敛气固摄。

6. 肺肾阴虚证

主症：咳嗽时作，喘促乏力，咳痰不爽，面色潮红，夜间盗汗，消瘦气短，手足心热，夜尿多，舌质红，苔花剥，脉细数。

治法：养阴清热，补益肺肾。

方药：麦味地黄丸加减。常用麦冬、百合润养肺阴，五味子益肾敛肺，熟地黄、枸杞子、山药补益肾阴，丹皮清热。

第十二单元　鹅口疮

（一）概述

1. 概念

鹅口疮是以口腔、舌上满布白屑为主要临床特征的一种口腔疾病。因其状如鹅口，故称鹅口疮；因其色白如雪片，故又名"雪口"。

2. 发病特点

本病一年四季均可发生。多见于新生儿，久病体弱者，或长期使用抗生素及激素的患者。轻者治疗得当，预后良好；若体虚邪盛者，鹅口疮白屑蔓延，阻碍气道，也可影响呼吸，甚至危及生命。

（二）辨证论治

1. 心脾积热证

主症：口腔满布白屑，周围焮红较甚，面赤唇红，或伴发热，烦躁多啼，口干或渴，大便干结，小便黄赤，舌红，苔薄白，脉滑或指纹紫滞。

治法：清心泻脾。

方药：清热泻脾散加减。常用黄连、栀子清心泻热，黄芩、石膏散脾经郁热，生地黄清热凉血，竹叶、灯心清热降火、导热下行，甘草调和诸药。

2. 虚火上浮证

主症：口腔内白屑散在，周围红晕不著，形体瘦弱，颧红，手足心热，口干不渴，舌红，苔少，脉细或指纹淡紫。

治法：滋阴降火。

方药：知柏地黄丸加减。常用知母、黄柏滋阴降火，熟地黄、山茱萸滋阴补肾，山药、茯苓健脾养阴，丹皮、泽泻泻肝肾之虚火。

第十三单元　口　疮

（一）概述

小儿口疮，以齿龈、舌体、两颊、上颚等处出现白色溃疡，疼痛流涎，或伴发热为特征。若满口糜烂，色红作痛者，称为口糜；溃疡只发生在口唇两侧，称为燕口疮。

（二）辨证论治

1. 风热乘脾证

主症：以口颊、上颚、齿龈、口角溃烂为主，甚则满口糜烂，周围焮红，疼痛拒食，烦躁不安，口臭涎多，小便短赤，大便秘结，或伴发热，舌红，苔薄黄，指纹紫，脉浮数。

治法：疏风散火，清热解毒。

方药：凉膈散加减。常用黄芩、金银花、连翘、栀子清热解毒，大黄通腑泻火，竹叶清心除烦，薄荷升散郁火、外解表热，甘草和中解毒。

2. 心火上炎证

主症：舌上、舌边溃烂，色赤疼痛，饮食困难，心烦不安，口干欲饮，小便短黄，舌尖红，苔薄黄，指纹紫，脉细数。

治法：清心凉血，泻火解毒。

方药：泻心导赤散加减。常用黄连泻心火，生地黄凉心血，竹叶清心除烦，木通导热下行，甘草调和诸药。

3. 虚火上浮证

主症：口腔溃烂，周围色不红或微红，疼痛不甚，反复发作或迁延不愈，神疲颧红，口干不渴，舌红，苔少或花剥，指纹淡紫，脉细数。

治法：滋阴降火，引火归原。

方药：知柏地黄丸加减。常用六味地黄丸滋阴补肾，知母、黄柏清热降火，佐肉桂、牛膝引火下行。

第十四单元　泄　泻

（一）概述

1. 发病情况

本病一年四季均可发生，以夏秋季节发病率为高，不同季节发生的泄泻，证候表现有所不同。2 岁以下小儿发病率高，因婴幼儿脾常不足，易于感受外邪、伤于乳食，或脾肾气阳亏虚，均可导致脾病湿盛而发生泄泻。

2. 转化与预后

轻者治疗得当，预后良好；重者泻下过度，易见气阴两伤，甚至阴竭阳脱；久泻迁延不愈者，则易转为疳证。

（二）病因病机

1. 病因

小儿泄泻的原因，以感受外邪、伤于饮食、脾胃虚弱为多见。其主要病位在脾胃。

2. 主要病机

因胃主受纳、腐熟水谷，脾主运化水湿和水谷精微，若脾胃受病，运化失职，则饮食入胃之后，水谷不化，精微不布，清浊不分，合污而下，致成泄泻。

（三）辨证论治

1. 伤食泻证

主症：大便稀溏，夹有乳凝块或食物残渣，气味酸臭，或如败卵，脘腹胀满，便前腹痛，泻后痛减，腹痛拒按，嗳气酸馊，或有呕吐，不思乳食，夜卧不安，舌苔厚腻，或微黄，脉滑实，指纹滞。

治法：运脾和胃，消食化滞。

方药：保和丸加减。常用焦山楂、焦神曲、鸡内金消食化积导滞，陈皮、半夏理气降逆，茯苓健脾渗湿，连翘清解郁热。腹痛，加木香、槟榔理气止痛；腹胀，加厚朴、莱菔子消积除胀；呕吐，加藿香、生姜和胃止呕。

2. 风寒泻证

主症：大便清稀，夹有泡沫，臭气不甚，肠鸣腹痛，或伴恶寒发热，鼻流清涕，咳嗽，舌质淡，苔薄白，脉浮紧，指纹淡红。

治法：疏风散寒，化湿和中。

方药：藿香正气散加减。常用藿香、苏叶、白芷、生姜疏风散寒、理气化湿，半夏、陈皮、苍术温燥寒湿、调理气机，茯苓、甘草、大枣健脾和胃。大便质稀色淡，泡沫多，加防风炭以祛风止泻；腹痛甚，里寒重，加干姜、砂仁、木香以温中散寒理气；腹胀苔腻，加大腹皮、厚朴顺气消胀；夹有食滞者，去甘草、大枣，加焦山楂、鸡内金消食导滞；小便短少，加泽泻、车前子渗湿利尿；恶寒鼻塞声重，加荆芥、防风以加强解表散寒之力。

3. 湿热泻证

主症：大便水样，或如蛋花汤样，泻下急迫，量多次频，气味秽臭，或见少许黏液，腹痛时作，食欲不振，或伴呕恶，神疲乏力，或发热烦闹，口渴，小便短黄，舌质红，苔黄腻，脉滑数，指纹紫。

治法：清肠解热，化湿止泻。

方药：葛根黄芩黄连汤加减。常用葛根解表退热、生津升阳，黄芩、黄连清解胃肠湿热，地锦草、豆卷清肠化湿，甘草调和诸药。热重泻频，加鸡苏散、辣蓼、马鞭草清热解毒；发热口渴，加生石膏、芦根清热生津；湿重水泻，加车前子、苍术燥湿化湿；泛恶苔腻，加藿香、佩兰芳化湿浊；呕吐，加竹茹、半夏降逆止呕；腹痛，加木香理气止痛；纳差，加焦山楂、焦神曲运脾消食。

4. 脾虚泻证

主症：大便稀溏，色淡不臭，多于食后作泻，时轻时重，面色萎黄，形体消瘦，神疲倦怠，舌淡苔白，脉缓弱，指纹淡。

治法：健脾益气，助运止泻。

方药：参苓白术散加减。常用党参、白术、茯苓、甘草益气补脾，山药、莲肉、扁豆、薏苡仁健脾化湿，砂仁、桔梗理气和胃。

5. 脾肾阳虚泻证

主症：久泻不止，大便清稀，澄澈清冷，完谷不化，或见脱肛，形寒肢冷，面色㿠白，精神萎靡，睡时露睛，舌淡苔白，脉细弱，指纹色淡。

治法：温补脾肾，固涩止泻。

方药：附子理中汤合四神丸加减。常用党参、白术、甘草健脾益气，干姜、吴茱萸温中散寒，附子、补骨脂、肉豆蔻、五味子温肾暖脾、固涩止泻。

6. 气阴两伤证

主症：泻下过度，质稀如水，精神委顿，或心烦不安，目眶及囟门凹陷，皮肤干燥或枯瘪，啼哭无泪，口渴引饮，小便短小，甚至无尿，唇红而干，舌红少津，苔少或无苔，脉细数。

治法：健脾益气，酸甘敛阴。

方药：人参乌梅汤加减。常用人参、炙甘草补气扶脾，乌梅涩肠止泻，木瓜祛湿和胃，四药合用且能酸甘化阴，莲子、山药健脾止泻。

7. 阴竭阳脱证

主症：泻下不止，次频量多，精神萎靡，表情淡漠，面色青灰或苍白，哭声微弱，啼哭无泪，尿少或无，四肢厥冷，舌淡无津，脉沉细欲绝。

治法：挽阴回阳，救逆固脱。

方药：生脉散合参附龙牡救逆汤加减。常用人参大补元气，麦冬、五味子、白芍、炙甘草益气养阴、酸甘化阴，附子回阳固脱，龙骨、牡蛎潜阳救逆。

第十五单元 厌 食

（一）概述

厌食是小儿时期的一种常见病证，临床以较长时期厌恶进食、食量减少为特征。

（二）病因病机

1. 病因

盖胃司受纳，脾主运化，脾胃调和，则口能知五谷饮食之味，正如《灵枢·脉度》所说："脾气通于口，脾和则口能知五谷矣。"若脾胃不和，纳化失职，则造成厌食。

2. 主要病机

（1）喂养不当：小儿脏腑娇嫩，脾常不足，乳食不知自节。若家长缺乏育婴保健知识，婴儿期未按期添加辅食，或片面强调高营养饮食，如过食肥甘、煎炸炙煿之品，超越了小儿脾胃的正常纳化能力，或过于溺爱，纵其所好，恣意零食、偏食、冷食，或饥饱无度，或滥服滋补之品，均可损伤脾胃，产生厌食。

（2）他病伤脾：脾为阴土，喜燥恶湿，得阳则运；胃为阳土，喜润恶燥，得阴则和。若患他病，误用攻伐，或过用苦寒损脾伤阳，或过用温燥耗伤胃阴，或病后未能及时调理，或夏伤暑湿，脾为湿困，均可使受纳运化失常，而致厌恶进食。

（3）先天不足：胎禀不足，脾胃薄弱之儿，往往生后即表现不欲吮乳，若后天失于调养，则脾胃怯弱，乳食难于增进。

（4）情志失调：小儿神气怯弱，易受惊恐。若失于调护，猝受惊吓或打骂，或所欲不遂，或环境变更等，均可致情志抑郁，肝失条达，气机不畅，乘脾犯胃，形成厌食。

（三）辨证论治

1. 脾失健运证

主症：食欲不振，厌恶进食，食而乏味，或伴胸脘痞闷，嗳气泛恶，大便不调，偶尔多食后则脘腹饱胀，形体尚可，精神正常，舌淡红，苔薄白或薄腻，脉尚有力。

治法：调和脾胃，运脾开胃。

方药：不换金正气散加减。常用苍术、藿香燥湿运脾，陈皮、砂仁理气助运，鸡内金、焦山楂开胃消食。

2. 脾胃气虚证

主症：不思进食，食而不化，大便偏稀，夹有不消化食物，面色少华，形体偏瘦，肢倦乏，舌质淡，苔薄白，脉缓无力。

治法：健脾益气，佐以助运。

方药：异功散加味。常用党参、茯苓、白术、甘草健脾益气，佐以陈皮理气助运，焦建曲消食助运。

3. 脾胃阴虚证

主症：不思进食，食少饮多，皮肤失润，大便偏干，小便短黄，甚或烦躁少寐，手足心热，舌红少津，苔少或花剥，脉细数。

治法：滋脾养胃，佐以助运。

方约：养胃增液汤加减。常用沙参、石斛、玉竹滋脾养胃，乌梅、白芍、甘草酸甘化阴，佐以香橼皮理气助运而不过于温燥，谷芽、麦芽和中开胃而不过于消削。

第十六单元　积　滞

（一）概述

积滞是指小儿内伤乳食，停聚中焦，积而不化，气滞不行所形成的一种胃肠疾患。以不思乳食，食而不化，脘腹胀满，嗳气酸腐，大便溏薄或秘结酸臭为特征。

（二）病因病机

引起本病的主要原因为乳食不节，伤及脾胃，致脾胃运化功能失调，或脾胃虚弱，腐熟运化不及，乳食停滞不化。其病位在脾胃，基本病理改变为乳食停聚中脘，积而不化，气滞不行。

1. 乳食内积

小儿脾常不足，乳食不知自节。若调护失宜，喂养不当，则易为乳食所伤。伤于乳者，多因哺乳不节，过急过量，冷热不调；伤于食者，多由饮食喂养不当，偏食嗜食，暴饮暴食，或过食膏粱厚味，煎炸炙煿，或贪食生冷、坚硬难化之物，或添加辅食过多过快。盖胃主受纳，为水谷之海，其气主降；脾主运化，为生化之源，其气主升。若乳食不节，脾胃受损，受纳运化失职，升降失调，宿食停聚，积而不化，则成积滞。伤于乳者，为乳积；伤于食者，则为食积。

2. 脾虚夹积

若禀赋不足，脾胃素虚，或病后失调，脾气亏虚，或过用寒凉攻伐之品，致脾胃虚寒，腐熟运化不及，乳食稍有增加，即停滞不化，而成积滞。

若积久不消，迁延失治，则可进一步损伤脾胃，导致气血生化乏源，营养及生长发育障碍，形体日渐消瘦，而转为疳证。

（三）辨证论治

1. 乳食内积证

主症：不思乳食，嗳腐酸馊，或呕吐食物、乳片，脘腹胀满疼痛，大便酸臭，烦躁啼哭，夜眠不安，手足心热，舌质红，苔白厚或黄厚腻，脉弦滑，指纹紫滞。

治法：消乳化食，和中导滞。

方药：乳积者，选消乳丸加减。食积者，选保和丸加减。常用山楂、神曲、莱菔子、麦芽消食化积，陈皮、香附、砂仁理气消滞，茯苓、半夏健脾化湿、消胀除满，连翘清解郁积之热。

2. 脾虚夹积证

主症：面色萎黄，形体消瘦，神疲肢倦，不思乳食，食则饱胀，腹满喜按，大便稀溏酸腥，夹有乳片或不消化食物残渣，舌质淡，苔白腻，脉细滑，指纹淡滞。

治法：健脾助运，消食化滞。

方药：健脾丸加减。常用党参、白术健脾益气，山楂、神曲、麦芽消食导滞，枳实、陈皮理气消胀，虚实兼顾，消补并施。

第十七单元 疳 证

（一）概述

1. 概念

疳证是由喂养不当或多种疾病影响，导致脾胃受损，气液耗伤而形成的一种慢性疾病。临床以形体消瘦、面色无华、毛发干枯、精神萎靡或烦躁、饮食异常为特征。

2. 疳的含义

"疳"之含义，自古有两种解释：其一曰"疳者甘也"，是指小儿恣食肥甘厚腻，损伤脾胃，形成疳证；其二曰"疳者干也"，是指气液干涸，形体羸瘦。前者言其病因，后者述其病机及主症。

（二）病因病机

1. 病因

引起疳证的病因较多，临床以饮食不节、喂养不当、营养失调、疾病影响以及先天禀赋不足为常见，其病变部位主要在脾胃，可涉及五脏。

2. 主要病机

疳证的主要病变部位在脾胃，其基本病理改变为脾胃受损，津液消亡。因脾胃受损程度不一，病程长短有别，而病情轻重差异悬殊。初起仅表现脾胃失和，运化不健，或胃气未损，脾气已伤，胃强脾弱，肌肤失荣不著，为病情轻浅，正虚不著的疳气阶段；继之脾胃虚损，运化不及，积滞内停，壅塞气机，阻滞络脉，则呈现虚中夹实的疳积证候；若病情进一步发展或失于调治，脾胃日渐衰败，津液消亡，气血耗伤，元气衰惫，则导致干疳。

干疳及疳积重症阶段，因脾胃虚衰，生化乏源，气血亏耗，诸脏失养，必累及其他脏腑，因而易于出现各种兼证，正所谓"有积不治，传之余脏"。若脾病及肝，肝失所养，肝阴不足，不能上承于目，而见视物不清，夜盲目翳者，则谓之"眼疳"；脾病及心，心开窍于舌，心火上炎，而见口舌生疮者，称为"口疳"；脾病及肺，土不生金，肺气受损，卫外不固，易于外感，而见咳嗽、潮热者，称为"肺疳"；脾病及肾，肾精不足，骨失所养，久致骨骼畸形者，称为"骨疳"；脾虚不运，气不化水，水湿泛滥，则出现"疳肿胀"。若脾虚失摄，血不归经，溢出脉外者，则可见皮肤紫斑瘀点及各种出血证候。重者脾气衰败，元气耗竭，直至阴阳离决而猝然死亡。

（三）辨证论治

1. 厌食、积滞、疳证的鉴别

（1）厌食：本病由喂养不当，脾胃运化功能失调所致，以长期食欲不振、厌恶进食为主症，无明显消瘦，精神尚好，病在脾胃，不涉及他脏，一般预后良好。

（2）积滞：本病以不思乳食、食而不化、脘腹胀满、大便酸臭为特征，与疳证以形体消瘦为特征有明显区别。但两者也有密切联系，若积久不消，影响水谷精微化生，致形体日渐消瘦，可转化为疳证。

（3）疳证：临床必有形体消瘦，伴见面色无华、毛发干枯、精神萎靡或烦躁。饮食异常可见食欲不振，或食欲亢进，或嗜食异物。疳积证在形体消瘦的同时有脘腹胀满，疳气证和干疳证则一般没有脘腹胀满。厌食、积滞均以脾胃病变为主，一般不涉及他脏，而疳证则常涉及五脏。

2. 主证

（1）疳气证

主症：形体略瘦，面色少华，毛发稀疏，不思饮食，精神欠佳，性急易怒，大便干稀不调，舌质略淡，苔薄微腻，脉细有力。

治法：调脾健运。

方药：资生健脾丸加减。常用党参、白术、山药益气健脾，茯苓、薏苡仁、泽泻健脾渗湿，藿香、白蔻仁醒脾开胃，山楂、神曲、麦芽消食助运。

（2）干疳证

主症：形体极度消瘦，皮肤干瘪起皱，大肉已脱，皮包骨头，貌似老人，毛发干枯，面色㿠白，精神萎靡，啼哭无力，腹凹如舟，杳不思食，大便稀溏或便秘，舌淡嫩，苔少，脉细弱。

治法：补益气血。

方药：八珍汤加减。常用三棱、莪术化瘀破积，芜荑、槟榔、使君子杀虫消积，青皮、陈皮理气燥湿和中，黄连、胡黄连、灯心清火除烦，麦芽、神曲消食导滞助运，甘草调和诸药。

（3）疳积证

主症：形体明显消瘦，面色萎黄，肚腹膨胀，甚则青筋暴露，毛发稀疏结穗，精神烦躁，夜卧不宁，或见揉眉挖鼻，吮指磨牙，动作异常，食欲不振，或善食易饥，或嗜食异物，舌淡苔腻，脉沉细而滑。

治法：消积理脾。

方药：肥儿丸加减。常用人参、白术、茯苓健脾益气，神曲、山楂、麦芽、鸡内金消食化滞，大腹皮、槟榔理气消积，黄连、胡黄连清心平肝、退热除烦，甘草调和诸药。腹胀明显，加枳实、木香理气宽中；大便秘结，加麻仁、郁李仁润肠通便；烦躁不安，揉眉挖鼻，加栀子、莲子心清热除烦，平肝抑木；多饮善饮，加石斛、天花粉滋阴养胃；恶心呕吐，加竹茹、半夏降逆止呕；胁下痞块，加丹参、郁金、穿山甲活血散结；大便下虫，加苦楝皮、雷丸、使君子、榧子杀虫消积。治疗过程中须注意消积、驱虫药不可久用，应中病即止，积去、虫下后再调理脾胃。

3. 兼证

（1）疳肿胀

主症：足踝浮肿，甚或颜面及全身浮肿，面色无华，神疲乏力，四肢欠温，小便不得，舌淡嫩，苔薄白，脉沉迟无力。

治法：健脾温阳，利水消肿。

方药：防己黄芪汤合五苓散加减。常用黄芪、白术、甘草补气健脾，桂枝温阳通经，茯苓、猪苓、泽泻、防己健脾渗湿利水，生姜、大枣和中安胃，调和营卫。

（2）眼疳

主症：两目干涩，畏光羞明，眼角赤烂，甚则黑睛混浊，白翳遮睛或夜盲。

治法：养血柔肝，滋阴明目。

方药：石斛夜光丸加减。常用石斛、天冬、麦冬、生地黄、枸杞子滋补肝肾，青葙子、菊花、黄连清热泻火明目，牛膝引火下行，茯苓益气健脾，川芎、枳壳行气活血。

（3）口疳

主症：口舌生疮，甚或满口糜烂，秽臭难闻，面赤心烦，夜卧不宁，小便短黄，或吐舌、弄舌，舌质红，苔薄黄，脉细数。

治法：清心泻火，滋阴生津。

方药：泻心导赤散加减。常用黄连、灯心草、朱茯苓、甘草梢清热解毒泻心火，木通清心利尿，淡竹叶、连翘清心除烦，生地黄、玄参、麦冬滋阴凉血生津。外用冰硼散或珠黄散搽口腔患处。

第十八单元 汗 证

（一）概述

汗证是指小儿在安静状态下，正常环境中，全身或局部出汗过多甚则大汗淋漓的一种病证。多见于5岁以内的小儿。

小儿汗证有自汗、盗汗之分。睡中汗出，醒时汗止者，称为盗汗；不分寤寐，无故出汗者，称自汗。盗汗多属阴虚，自汗多属阳虚。小儿汗证往往自汗、盗汗并见。

（二）病因病机

小儿脏腑娇嫩，元气未充，腠理不密，若先天禀赋不足，或后天脾胃失调，肺气虚弱，均可自汗或盗汗。肺主皮毛，脾主肌肉，肺脾气虚，表虚不固，故汗出不止。

营卫为水谷之精气，正常状态下，营行脉中，卫行脉外，营卫之行不失于其常。若小儿营卫之气生成不足，或受疾病影响，或病后护理不当，营卫不和，致营气不能内守而敛藏，卫气不能卫外而固密，则津液从皮毛外泄，发为汗证。

气属阳，血属阴。小儿血气嫩弱，大病久病之后，多气血亏损；或先天不足，后天失养的体弱小儿，气阴虚亏。气虚不能敛阴，阴亏虚火内炽，迫津外泄而为汗。

小儿脾常不足，若平素饮食肥甘厚味，可致积滞内生，郁而生热。甘能助湿，肥能生热，蕴阻脾胃，湿热郁蒸，外泄肌表而致汗出。

小儿汗证有虚实之分，虚证有肺卫不固、营养失调、气阴亏损，实证多因湿热迫蒸所致。

（三）辨证论治

1. 肺卫不固证

主症：以自汗为主，或伴盗汗，以头部、肩背部汗出明显，活动尤甚，神疲乏力，面色少华，平时易患感冒，舌质淡，苔薄白，脉细弱。

治法：益气固表。

方药：玉屏风散合牡蛎散加减。重用黄芪益气固表，白术健脾益气，防风走表御风、调节开合，牡蛎敛阴止汗，浮小麦养心敛汗，麻黄根收涩止汗。

2. 营卫失调证

主症：以自汗为主，或伴盗汗，汗出遍身而不温，畏寒恶风，不发热或伴低热，精神疲倦，胃纳不振，舌质淡红，苔薄白，脉缓。

治法：调和营卫。

方药：黄芪桂枝五物汤加减。常用黄芪益气固表；桂枝温通卫阳，配芍药敛护营阴，共生姜、大枣调和营卫，助黄芪以固表；浮小麦、煅牡蛎收敛止汗。

3. 气阴亏虚证

主症：以盗汗为主，也常伴自汗，形体消瘦，汗出较多，神萎不振，心烦少寐，寐后汗多，或伴低热，口干，手足心灼热，哭声无力，口唇淡红，舌质淡，苔少或见剥苔，脉细弱或细数。

治法：益气养阴。

方药：生脉散加减。常用人参或党参益气生津，麦冬养阴清热，五味子收敛止汗，生黄芪益气固表，瘪桃干收敛止汗。

第十九单元 惊 风

（一）概述

惊风是小儿时期常见的急重病证，临床以抽搐、昏迷为主要症状。惊风一个症状，可出现在许多疾病中。一般以1～5岁儿童发病率最高，具有年龄越小发病率越高的特点。一年四季都可发生。

急惊风的主要病机是热、痰、惊、风的相互影响，互为因果，即所谓"四证"。其主要病位在心肝两经。临床抽搐时的主要表现，可归纳为八种，即搐、搦、掣、颤、反、引、窜、视，古人称之为惊风八候。

惊风一般分为急惊风与慢惊风两大类。凡起病急暴，属阳属实者，称为急惊风；病久中虚，属阴属虚者，称为慢惊风。

（二）病因病机

1. 急惊风

（1）病因：急惊风多由外感时邪、内蕴湿热和暴受惊恐而引发。

（2）病机

1）外感时邪：时邪包括六淫之邪和疫疠之气。小儿肌肤薄弱，卫外不固，若冬春之季，寒温不调，气候骤变，感受风寒风热之邪，邪袭肌表或从口鼻而入，易于传变，郁而化热，热极生风；小儿元气薄弱，真阴不足，易受暑邪，化火最速，传变急骤，内陷厥阴，引动肝风；暑多夹湿，湿蕴热蒸，化为痰浊，蒙蔽心包，痰动则风生；若感受疫疠之邪，则起病急骤，化热化火，逆传心包，火极动风。

2）内蕴湿热：饮食不洁，误食污秽或毒物，湿热疫毒蕴结肠腑，内陷心肝，扰乱神明，而致痢下臭秽，高热昏厥，抽风不止，甚至肢冷脉伏，口鼻气凉，皮肤花斑。

3）暴受惊恐：小儿元气未充，神气怯弱，若乍见异物，偶闻怪声，或不慎跌仆，暴受惊恐，惊则气乱，恐则气下，致使心失守舍，神无所依，轻者神志不宁，惊惕不安，重者心神失主，痰涎上壅，引动肝风，发为惊厥。

2. 慢惊风

（1）病因：慢惊风患儿多体质羸弱，素有脾胃虚弱或脾肾阳虚，致脾虚肝亢或虚极生风。也有急惊风后祛邪未尽，而致肝肾阴虚，虚风内动者。

（2）病机：慢惊风病位在肝、脾、肾，性质以虚为主，也可见虚中夹实证。

1）脾胃虚弱：由于暴吐暴泻，或他病妄用汗、下之法，导致中焦受损，脾胃虚弱。脾土既虚，则脾虚肝旺，肝亢化风，致成慢惊之证。

2）脾肾阳虚：胎禀不足，脾胃素虚，复因吐泻日久或误服寒凉，伐伤阳气，以致脾阳式微，阴寒内盛，不能温煦筋脉，而致时时搐动之慢脾风证。

3）阴虚风动：急惊风迁延失治，或温病后期，阴液亏耗，肝肾精血不足，阴虚内热，灼烁筋脉，致虚风内动而成慢惊。

（三）辨证论治

1. 急惊风四证

急惊风痰、热、惊、风四证俱备。

（1）热证：有表热、里热。昏迷、抽搐为一过性，热退后抽搐自止为表热；高热持续，反复抽搐、昏迷为里热。

（2）痰证：有痰热、痰火、痰浊。神志昏迷，高热痰鸣，为痰热上蒙清窍；妄言谵语，狂躁不宁，为痰火上扰清空；深度昏迷，嗜睡不动，为痰浊内陷心包，蒙蔽心神。

（3）风证：有外风、内风。外风邪在肌表，如高热惊厥，为一过性证候，热退惊风可止；内风病在心肝，热、痰、风三证俱全，反复抽搐，神志不清，病情严重。

（4）惊证：小儿神气怯弱，元气未充，不耐意外刺激，若目触异物，耳闻巨声，或不慎跌仆，暴受惊恐，使神明受扰，肝风内动，出现惊叫惊跳，抽搐神昏。

六淫所致的外风，春季以春温为主，兼加火热证，症见高热，抽风，昏迷，发斑；夏季以暑热为主，暑必夹湿，暑喜归心，症以高热，昏迷为主，兼见抽风，常热、痰、风三证俱全；如夏季高热、抽风、昏迷，伴下痢脓血，则为湿热疫毒，内陷厥阴。

2. 治疗原则

急惊风的主证是热、痰、惊、风，治疗以清热、豁痰、镇惊、息风为基本法则。热甚者应先清热，痰壅者宜先豁痰，惊重者治以镇惊，风盛者急施息风。

第二十单元　水　肿

（一）概述

本单元水肿指急性肾小球肾炎所致的水肿。急性肾小球肾炎简称急性肾炎，是儿科常见的免疫反应性肾小球疾病，临床以急性起病、浮肿、少尿、血尿、蛋白尿及高血压为主要特征。本病多见于感染之后，尤其是溶血性链球菌感染之后。

（二）病因病机

本病的发生，外因为感受风邪、水湿或疮毒入侵，内因主要是肺、脾、肾三脏功能失调。由于小儿感受风热、风寒，或患乳蛾、丹痧、疮疡病后，加之禀赋不足或素体差异，内外因相合导致水液代谢异常，水湿潴留，发为水肿。

1. 感受风邪

风为百病之长，常兼夹热、寒、湿邪，从口鼻或皮毛侵犯肺经，使肺失宣降，通调水道失职，风遏水阻，不能下输膀胱，风水相搏，流溢肌肤，发为水肿，是为"风水"。

2. 湿热内侵

肌肤患有疮疡疖痈、丹痧疹毒，风毒则内归于肺，湿毒则内归于脾。风湿热毒外袭肌表，内归肺脾，肺失通调，脾失运化，水湿内停，泛溢肌肤，引起水肿。

3. 肺脾气虚

肺脾不足，亦是发生水肿的重要因素。盖肺为水之上源，有通调水道之功，且水由气化，气行则水行；脾为土脏，居中焦，有运化水湿之能，为水之堤防，脾健则水湿自能运化。小儿有肺常不足、脾常不足的生理病理特点。若素体不足，肺虚通调失职，气不化水，脾虚运化失权，土不制水，以致水不归经而横溢肌肤，产生水肿。

（三）辨证论治

1. 风水相搏证

主症：水肿自眼睑开始迅速波及全身，以头面肿势为甚，皮色光亮，按之凹陷，随手而起，尿少色赤，微恶风寒或伴发热，咽红咽痛，肢体酸痛，鼻塞，咳嗽，舌质淡，舌苔薄白或薄黄，脉浮。

治法：疏风宣肺，利水消肿。

方药：麻黄连翘赤小豆汤合五苓散加减。常用麻黄、桂枝发散风寒、宣肺利水，连翘清热解毒，杏仁、茯苓、猪苓、泽泻、车前草等宣肺降气、利水消肿，甘草调和诸药。

2. 湿热内侵证

主症：头面肢体浮肿或轻或重，小便黄赤而少，尿血，烦热口渴，头身困重，常有近期疮毒史，舌苔黄腻，脉滑数。

治法：清热利湿，凉血止血。

方药：五味消毒饮合小蓟饮子加减。常用金银花、野菊花、蒲公英、紫花地丁、天葵子清热解毒，桑白皮、生姜皮、大腹皮、茯苓皮利水消肿，陈皮理气和中。

第二十一单元　尿　频

尿频以小便频数为特征。多发于学龄儿童，尤以婴幼儿发病率较高，女孩发病率高于男孩。急性发病者，若治疗及时，预后良好；慢性发病，或反复发作者，常迁延不愈，影响小儿身心健康。

脾肾气虚证

主症：病程日久，小便频数，滴沥不尽，尿液不清，面色萎黄，精神倦怠，食欲不振，甚则畏寒怕冷，手足不温，大便稀薄，眼睑浮肿，舌质淡，或有齿痕，舌苔薄腻，脉细弱。

治法：温补脾肾，升提固摄。

方药：缩泉丸加味。常用山药补肾固精，益智仁温补肾阳、收敛精气，乌药温肾散寒。三药合用，肾虚得补，寒气得散，共奏补肾缩尿之功。

第二十二单元　遗　尿

（一）概述

遗尿又称尿床，是指 3 周岁以上的小儿睡中小便自遗，醒后方觉的一种病证。年龄超过 3 岁，特别是 5 岁以上的儿童，睡中经常遗尿，轻者数日一次，重者可一夜数次，则为病态，方称遗尿症。

本病发病男孩高于女孩，部分有明显的家族史。病程较长，或反复发作，重症病例白天睡眠也会发生遗尿，严重者产生自卑感，影响身心健康和生长发育。

（二）病因病机

1. 肾气不固

是遗尿的主要病因，多由先天禀赋不足引起，如早产、双胎、胎怯等，使元气失充，肾阳不足，下元虚冷，不能温养膀胱，膀胱气化功能失调，闭藏失职，不能制约尿液，而为遗尿。

2. 脾肺气虚

素体虚弱，屡患咳喘泻利，或大病之后，脾肺俱虚。脾虚运化失职，不能转输精微，肺虚治节不行，通调水道失职，三焦气化失司，则膀胱失约，津液不藏，而成遗尿。若脾虚失养，心气不足，或痰浊内蕴，困蒙心神，亦可使小儿夜间困寐不醒而遗尿。

此外，亦有小儿自幼缺少教育，没有养成夜间主动起床排尿的习惯，任其自遗，久而久之，形成习惯性遗尿。

（三）辨证论治

1. 肾气不足证

主症：每夜尿床一次以上，醒后方觉，神疲乏力，面色苍白，肢凉怕冷，小便清长，智力较同龄儿稍差，舌质淡，苔白滑，脉沉无力。

治法：温补肾阳，固涩小便。

方药：菟丝子散加减。

2. 肺脾气虚证

治法：补肺益脾，固涩膀胱。

方药：补中益气汤合缩泉丸加减。常用菟丝子、肉苁蓉、附子温补肾阳，五味子、牡蛎益肾固涩缩小便，鸡内金消食助运以利发挥温肾固涩止遗之效，合缩泉丸协同发挥其效。

3. 心肾失交证

治法：清心滋肾，安神固脬。

方药：导赤散合交泰丸加减。常用生地、竹叶、通草、甘草清心火，黄连、肉桂交泰心肾。

第二十三单元　五迟、五软

(一) 概述

1. 五迟、五软的概念

五迟、五软是小儿生长发育障碍的病证。五迟指立迟、行迟、发迟、齿迟、语迟；五软，是指头项软、口软、手软、脚软、肌肉软。

2. 五迟、五软的区别

(1) 五迟：小儿2～3岁还不能站立、行走，为立迟、行迟；初生无发或少发，随年龄增长，仍稀疏难长为发迟；12个月时尚未出牙以及此后牙齿萌出过慢为齿迟；1～2岁还不会说话为语迟。

(2) 五软：小儿周岁前后头项软弱下垂为头项软；咀嚼无力、时流清涎为口软；手臂不能握举为手软；2～3岁还不能站立、行走为足软；皮宽肌肉松软无力为肌肉软。

(二) 病因病机

1. 病因

五迟、五软的病因，多为先天禀赋不足，亦有后天失于调养者。

(1) 先天因素：父母精血亏损，或孕期调摄失宜，精神、饮食、药治不慎等致病因素遗患胎儿，损伤胎元之气，或年高得子，或堕胎不成而成胎，先天精气未充，髓脑未满，脏气虚弱，筋骨肌肉失养而成。

(2) 后天因素：分娩时难产、产伤，使颅内出血，或生产过程中胎盘早剥、脐带绕颈，生后护理不当，发生窒息、中毒，或温热病后，因高热惊厥、昏迷造成脑髓受损，或乳食不足，喂养失调，致脾胃受损，气血虚弱，精髓不充，而致生长发育障碍。

2. 病机

可概括为正虚和邪实两个方面。正虚是五脏不足，气血虚弱，精髓不充；邪实为痰瘀阻滞心经脑络，心脑神明失主。

肾主骨，肝主筋，脾主肌肉，人能站立行走，需要筋骨肌肉协调运动。若肝肾脾不足，则筋骨肌肉失养见立迟、行迟，头项软而无力，不能抬举，手软无力而下垂，不能握举，足软无力，难于行走。齿为骨之余，肾精不足，牙齿出迟，发为血之余、肾之苗，若肾气不充，血虚失养，见发迟或发稀而枯。言为心声，脑为髓海，若心气不足，肾精不充，髓海不足，则见言语迟缓，智力不聪。脾气不足，则见口软乏力，咀嚼困难，肌肉软弱，松弛无力。五迟、五软若因产伤、外伤等因素，损伤脑髓瘀阻脑络，或热病后痰火上扰，痰浊阻滞，蒙蔽清窍，使窍道不通，心脑神明失主，肢体活动失灵。若痰浊瘀血阻滞心经脑络，也可使元神无主，心窍蒙塞，神识不明而失聪，表现为智力低下、脑性瘫痪。

（三）辨证论治

五迟、五软属于虚证，以补为其治疗大法。如脑发育不全多属肝肾两虚，宜补养肝肾，强筋壮骨。脑性瘫痪、智力低下者多属心脾两虚，宜健脾养心，益智开窍。若因难产、外伤、中毒或温热病后等因素致痰阻滞者，治宜涤痰化瘀，通络开窍。

1. 肝肾亏损证

主症：筋骨瘦弱，发育迟缓，坐起、站立、行走、生齿等明显迟于正常同年龄小儿，头项痿弱，天柱骨倒，头形方大，目无神采，反应迟钝，囟门宽大，易惊，夜卧不安，舌质淡，舌苔少，脉沉细无力，指纹淡。

治法：补肾填髓，养肝强筋。

方药：加味六味地黄丸加减。常用熟地黄、山茱萸滋养肝肾，鹿茸温肾益精，五加皮强筋壮骨，山药健脾益气，茯苓、泽泻健脾渗湿，丹皮凉血活血，麝香活血开窍。

2. 心脾两虚证

主症：语言发育迟滞，精神呆滞，智力低下，头发生长迟缓，发稀萎黄，四肢痿软，肌肉松弛，口角流涎，吮吸咀嚼无力，或见弄舌，纳食欠佳，大便秘结，舌质胖，苔少，脉细缓，指纹色淡。

治法：健脾养心，补益气血。

方药：调元散加减。常用人参、黄芪、白术、山药、茯苓、甘草益气健脾，当归、熟地黄、白芍、川芎补血养心，石菖蒲开窍益智。

3. 痰瘀阻滞证

主症：失聪失语，反应迟钝，意识不清，动作不自主，或有吞咽困难，口流痰涎，喉间痰鸣，或关节强硬，肌肉软弱，或有癫痫发作，舌体胖，有瘀斑瘀点，苔腻，脉沉涩或滑，指纹暗滞。

治法：涤痰开窍，活血通络。

方药：通窍活血汤合二陈汤加减。常用半夏、陈皮、茯苓、远志、石菖蒲涤痰开窍，桃仁、红花、郁金、丹参、川芎、赤芍、麝香活血通络。

第二十四单元　麻　疹

（一）概述

1. 概念

麻疹是由外感麻毒时邪（麻疹病毒）引起的急性出疹性传染病。临床以发热，咳嗽，鼻塞流涕，泪水汪汪，周身皮肤按序布发麻粒大小的红色斑丘疹，皮疹消退时皮肤有糠麸样脱屑和色素沉着斑等为特征。因疹点如麻粒大，故称麻疹。

2. 好发季节及年龄

本病一年四季都有发生，但好发于冬春季节，且常可引起流行。好发年龄为 6 个月至 5 岁。

3. 证候分类与预后

麻疹的病程，一般分为初热期、见形期、收没期三期。若属顺证预后良好。但年幼体弱，正气不足，或护理不当，再感外邪或感染邪毒较重，正不胜邪，麻毒不能顺利外透，极易引起逆证、险证而危及生命。本病患病后一般可获得终身免疫。

（二）病因病机

1. 主要病因

麻疹的病因为外感麻毒时邪。病变部位主要在肺脾二经。

2. 顺证病机

麻毒时邪经口鼻而入，首先犯肺，邪侵肺卫，表卫失和，肺气失宣，而见发热、咳嗽、喷嚏、流涕、眼泪汪汪等，此为初热期。继之邪毒由肺及脾，肺胃热盛，与气血相搏，正气抗邪，托毒外达，从肌肤透发，而见高热、出疹，此为出疹期。疹随热出，毒随疹泄，疹点透齐后，热退疹回。但麻为阳毒，易伤阴液，热去津伤，而见皮肤脱屑，舌红少津等，此为收没期。

3. 逆证病机

若麻毒炽盛，正气不支，无力托毒于外，或复感新邪，化火内陷入里，便产生逆证。脏腑之伤，惟肺尤甚，邪毒闭肺，肺气郁闭，可见咳喘痰鸣，形成邪毒闭肺证。肺胃邪毒炽盛，化热化火，循经上攻咽喉，而见喉肿声嘶，形成热毒攻喉证。邪毒不能外达，内陷心肝，蒙闭清窍，引动肝风，而见神昏抽搐，形成邪陷心肝证。

（三）辨证论治

1. 辨顺逆

（1）顺证：起病时患儿身热不甚，常有微汗，神气清爽，咳嗽而气不促。3～4 天后热势上扬，精神尚可，开始出疹，先见于耳后发际，渐次延及头面、颈部，而后急速蔓延至胸背、腹部、四肢，最后鼻准部及手心、足心均可见疹点。疹点色泽红活，分布均匀，无其他合并症。疹点约在 3 天内透发完毕，嗣后依次隐退，热退咳减，精神转佳，胃纳渐增，渐趋康复。

（2）逆证：出疹期疹出不畅或疹出即没，或疹色紫暗，并见壮热咳剧，痰鸣辘辘，呼吸气急，甚则鼻扇胸高，口唇青紫，这是热毒闭肺，并发肺炎喘嗽的证候；若伴见咽红肿痛，呛咳气急，声音嘶哑，咳如犬吠，是为邪毒攻喉；若神昏谵语，惊厥抽风，是热毒内陷心肝。

2. 分型证治

（1）顺证

1）邪犯肺卫证（初热期）

主症：发热，微恶风寒，鼻塞流涕，喷嚏，咳嗽，眼睑红赤，泪水汪汪，倦怠思睡。发热 2~3 天，口腔两颊黏膜红赤，贴近白齿处可见麻疹黏膜斑（细小白色疹点，周围红晕，累累如麻，由少增多），小便短黄，或大便稀溏，舌苔薄白或微黄，脉浮数。本期从开始发热至疹点出现，为期约 3 天。

治法：辛凉透表，清宣肺卫。

方药：宣毒发表汤加减。常用升麻解肌透疹而解毒，葛根解肌透疹并生津，荆芥、防风、薄荷疏风解表以助透疹，连翘清热解毒，前胡、牛蒡子、甘草、桔梗宣肺利咽止咳。

2）邪入肺胃证（见形期）

主症：壮热持续，起伏如潮，谓之"潮热"，每潮一次，疹随外出，口渴引饮，目赤眵多，咳嗽加剧，烦躁或嗜睡。疹点先从耳后发际开始，继而头面、颈部、胸腹、四肢，最后手心、足底、鼻准部见疹点即为出齐。疹点初期细小而稀少，渐次加密，疹色先红后暗，稍见凸起，触之碍手，压之褪色。大便干结，小便短少，舌质红赤，舌苔黄腻，脉数有力。本期从疹点开始出现至疹点透齐，为期约 3 天。

治法：清凉解毒，透疹达邪。

方药：清解透表汤加减。常用金银花、连翘、桑叶、菊花清凉解毒，西河柳、葛根、蝉蜕、牛蒡子发表透疹，升麻清胃解毒透疹。

3）阴津耗伤证（收没期）

主症：疹点出齐后，发热渐退，咳嗽渐减，疹点依次渐回，皮肤呈糠麸状脱屑，并有色素沉着，胃纳增加，精神好转，质红少津，舌苔薄净，脉细无力或细数。

治法：养阴益气，清解余邪。

方药：沙参麦冬汤加减。常用沙参、麦冬、天花粉、玉竹滋养肺胃津液，扁豆、甘草清养胃气，桑叶清透余热。

（2）逆证

1）邪毒闭肺证

主症：高热不退，面色青灰，烦躁不安，咳嗽气促，鼻翼扇动，喉间痰鸣，口唇发绀，大便秘结，小便短赤，皮疹稠密，疹点紫暗，舌质红赤，舌苔黄腻，脉数有力。

治法：宣肺开闭，清热解毒。

方药：麻杏石甘汤加减。常用麻黄宣肺平喘，石膏清泄肺胃之热以生津，二药相互为用，既能宣肺，又能泄热。杏仁协助麻黄以止咳平喘，甘草与化痰止咳药配伍有润肺止咳作用。

2）热毒攻喉证

主症：咽喉肿痛，声音嘶哑，或咳声重浊，声如犬吠，甚则吸气困难，胸高胁陷，烦躁不安，舌质红，苔黄腻，脉滑数。

治法：清热解毒，得咽消肿。

方药：清咽下痰汤加减。常用玄参、射干、甘草、桔梗、牛蒡子清宣肺气而利咽喉，银花、板蓝根清热解毒，葶苈子泻痰行水、清利咽喉，全瓜蒌、浙贝母化痰散结，马兜铃清肺降气，荆芥疏邪透疹。

3）邪陷心肝证

主症：高热不退，烦躁谵语，皮肤疹点密集成片，遍及周身，色泽紫暗，甚则神昏、抽搐，舌红绛，苔黄起刺，脉数有力。

治法：平肝息火，清心开窍。

方药：羚角钩藤加减。常用羚羊角粉（冲服）、钩藤、桑叶、菊花凉肝息风，茯神安神定志，竹茹、浙贝母化痰清心，鲜生地、白芍、甘草柔肝养筋。

（四）预防与护理

1. 预防

（1）按计划接种麻疹减毒活疫苗。

（2）麻疹流行期间，未患过麻疹的小儿尽量不去公共场所或流行区域，减少感染机会。

（3）易感儿接触传染源后，应隔离观察 21 天。

（4）一旦与麻疹患者接触，应立即隔离观察，一般对接触者隔离观察 14 天，已经免疫接种者观察 4 周。

2. 护理

（1）卧室空气要流通，但须避免直接吹风受寒和过强阳光刺激。

（2）口腔、鼻孔、眼睛、皮肤要保持清洁。

（3）注意补足水分，多吃清淡、容易消化的食物，饮食以流质或半流质为宜，忌食油腻、辛辣厚味食物。

第二十五单元　风　疹

（一）概述

1. 概念

风疹是由外感风疹时邪（风疹病毒）引起的一种急性出疹性传染病。临床以轻度发热，咳嗽、全身皮肤出现细沙样玫瑰色斑丘疹，耳后、枕部臀核（淋巴结）肿大为主要特征。

2. 好发季节及年龄

一年四季均可发生，但好发于冬春季节。多见于 1~5 岁以下的小儿。患病后可获得持久性免疫，预后好。

3. 孕妇预防风疹的重要性

孕妇在妊娠 3 个月内患本病，容易影响胚胎正常发育，引发先天性心脏病、白内障、脑发育障碍等疾病，因此，须特别重视，防止孕期感染。

（二）病因病机

风疹时邪自口鼻而入，首先犯肺，邪蕴于肺，肺气失宣，则见发热、咳嗽、鼻塞、流涕等症；风疹时邪与气血相搏，发于肌肤，则皮疹透发；肺主皮毛，邪从外泄，所以疹点透发后，即热退而解。

风疹病机特点：风疹的病因为外感风疹时邪。风疹的病变脏腑主要在肺卫。

（三）辨证论治

1. 邪犯肺卫证

主症：发热恶风，喷嚏流涕，轻微咳嗽，精神倦怠，胃纳欠佳，疹色浅红，先起于头面、躯干，随即遍及四肢，分布均匀，稀疏细小，2~3 日消退，有瘙痒感，耳后及枕部臀核肿大有压痛，舌质偏红，舌苔薄白或薄黄，脉浮数。

治法：疏风解表清热。

方药：银翘散加减。常用金银花、连翘、竹叶清热解表，牛蒡子疏风清热，与桔梗、甘草配伍清利咽喉、宣肺止咳，荆芥、薄荷、豆豉发汗解表、透疹祛邪，使邪热由肌表而去。

2. 邪入气营证

主症：高热口渴，心烦哭闹，疹色鲜红或紫暗，疹点稠密，甚至可见皮疹融合成片，皮肤猩红，小便黄少，大便秘结，舌质红赤，舌苔黄糙，脉洪数。

治法：清气凉营解毒。

方药：透疹凉解汤加减。常用桑叶、薄荷、牛蒡子、蝉蜕疏风清热、透疹达邪，连翘、黄芩、紫花地丁清热解毒、清气泄热，赤芍、红花凉营活血、透热转气，祛邪外出。

第二十六单元 猩红热

（一）概述

1. 概念

猩红热是感受猩红热时邪（A 族乙型溶血性链球菌）引起的急性传染病。临床以发热，咽喉肿痛或伴糜烂，全身布发弥漫性猩红色皮疹，疹后脱屑蜕皮为特征。

2. 好发季节及年龄

本病主要发生于冬春季节。各年龄均可发病，以 2~8 岁儿童发病率较高。

（二）病因病机

1. 病因

猩红热的病因为感受猩红热时邪所致。

2. 病机

猩红热时邪，乘时令不正，寒暖失常，机体脆弱之时，从口鼻面入，蕴于肺胃，邪正相搏，卫阳被遏，则见恶寒发热、头痛咽痛等证候。邪毒化火，上攻咽喉，则咽喉红肿疼痛，或起白腐糜烂。火热上熏舌本，则舌色红赤，灼津伤液，则舌生芒刺，状如草莓。肺主皮毛，胃主肌肉，热毒外泄，则皮疹发于肌膜之间。热毒炽盛，由气分窜于营分，则表现出气营两燔的证候，故见壮热，烦渴，皮疹如丹或紫红，融合成片。严重者邪毒炽盛，热闭心包，引动肝风，则出现抽搐、昏迷等危重证候。

3. 并发症的病机

在本病的发展过程中或恢复期，因邪毒炽盛，伤于心络，耗损气阴，心失所养，心阳失主，则可导致心悸、脉结代等证候。余邪热毒流窜经络筋肉，关节不利，导致关节红肿热痛的痹证。余邪内归，损伤肺、脾、肾，导致三焦水液输化通调失职，水湿内停，外溢肌肤，则可见水肿、小便不利等证候。

（三）辨证论治

1. 麻疹、幼儿急疹、风疹、猩红热的鉴别诊断

麻疹、风疹、幼儿急疹、猩红热鉴别诊断表

	麻疹	幼儿急疹	风疹	猩红热
潜伏期	6~21 天	7~17 天	5~25 天	1~7 天
初期症状	发热，咳嗽，流涕，泪水汪汪	突然高热，一般情况好	发热，咳嗽，流涕，枕部淋巴结肿大	发热，咽喉红肿疼痛

续表

	麻疹	幼儿急疹	风疹	猩红热
出疹与发热的关系	发热 3~4 天出疹，出疹时发热更高	发热 3~4 天出疹，热退疹出	发热 1/2 至 1 天出疹	发热数小时~1 天出疹，出疹时热高
特殊体征	麻疹黏膜斑	无	无	环口苍白圈，草莓舌，帕氏线
皮疹特点	玫瑰色斑丘疹自耳后发际→额面、颈部→躯干→四肢，3 天左右出齐。疹退后遗留棕色色素斑、糠麸样脱屑	玫瑰色斑疹或斑丘疹，较麻疹细小，发疹无一定顺序，疹出后 1~2 天消退。疹退后无色素沉着，无脱屑	玫瑰色细小斑丘疹自头面→躯干→四肢，24 小时布满全身。疹退后无色素沉着，无脱屑	细小红色丘疹，皮肤猩红，自颈、腋下、腹股沟处开始，2~3 天遍布全身。疹退后无色素沉着，有大片脱皮
血常规检查	白细胞总数下降，淋巴细胞升高	白细胞总数下降，淋巴细胞升高	白细胞总数下降，淋巴细胞升高	白细胞总数升高，中性粒细胞升高

2. 分型论治

（1）邪侵肺卫证

主症：发热骤起，头痛畏寒，肌肤无汗，咽喉红肿疼痛，常影响吞咽，皮肤潮红，痧疹隐隐，舌质红，苔薄白或黄，脉浮数有力。

治法：辛凉宣透，清热利咽。

方药：解肌透痧汤加减。常用甘草、桔梗、射干、牛蒡子清热利咽，蝉蜕、浮萍、豆豉、荆芥、葛根疏风解肌透表，金银花、连翘、大青叶、僵蚕清热解毒。

乳蛾红肿者，加玄参、板蓝根清热解毒；颈部瘰核肿痛者，加夏枯草、紫花地丁清热软坚化痰。

（2）毒炽气营证

主症：壮热不解，烦躁口渴，咽喉肿痛，伴有糜烂白腐，皮疹密布，色红如丹，甚则色紫如瘀点。疹由颈、胸开始，继而弥漫全身，压之褪色，见疹后的 1~2 天舌苔黄糙，舌质起红刺，3~4 天后舌苔剥落，舌而光红起刺，状如草莓，脉数有力。

治法：清气凉营，泻火解毒。

方药：凉营清气汤加减。常用水牛角、赤芍、丹皮、生石膏清气凉营，黄连、黄芩、连翘、板蓝根泻火解毒，生地黄、石斛、芦根、玄参清热护阴生津。

丹痧布而不透，壮热无汗者，加淡豆豉、浮萍发表透邪；苔糙便秘，咽喉糜烂者，加生大黄、元明粉通腑泄热。

（3）疹后阴伤证

主症：丹痧布齐后 1~2 天，身热渐退，咽部糜烂疼痛亦渐减轻，或见低热，唇干口燥，或伴有干咳，食欲不振，舌红少津，苔剥落，脉细数。约 2 周后可见皮肤脱屑蜕皮。

治法：养阴生津，清热润喉。

方药：沙参麦冬汤加减。常用沙参、麦冬、玉竹清润燥热而滋养肺胃之阴液，天花粉生津止渴，甘草清火和中，扁豆健脾和胃，桑叶清疏肺中燥热。

第二十七单元　水　痘

（一）概述

1. 概念

水痘是由水痘时邪（水痘－带状疱疹病毒）引起的一种传染性出疹性疾病。以发热，皮肤黏膜分批出现瘙痒性皮疹，丘疹、疱疹、结痂同时存在为主要特征。

2. 好发季节、年龄

本病一年四季均可发生，以冬春二季发病率高。任何年龄皆可发病，但以 6～9 岁儿童最多见。

（二）病因病机

1. 病因

水痘的病因为外感水痘时邪，部位主要在肺脾两经。

2. 病机

水痘时邪由口鼻而入，蕴郁于肺脾。时邪袭肺，且与内湿相搏，而出现发热、流涕、水痘布露等症。

（三）辨证论治

1. 邪伤肺卫证

主症：发热轻微，或无热，鼻塞流涕，喷嚏，咳嗽，起病后 1～2 天出疹，疹色红润，疱浆清亮，根盘红晕，皮疹瘙痒，分布稀疏，此起彼伏，以躯干为多，舌苔薄白，脉浮数。

治法：疏风清热，利湿解毒。

方药：银翘散加减。常用金银花、连翘、竹叶清热解毒，薄荷辛凉解表，牛蒡子、桔梗、甘草宣肺解毒、利咽祛痰。

2. 邪炽气营证

主症：壮热不退，烦躁不安，口渴欲饮，面红目赤，皮疹分布较密，疹色紫暗，疱浆混浊，甚至可见出血性皮疹、紫癜，大便干结，小便短黄，舌质红或绛，苔黄糙而干，脉数有力。

治法：清热凉营，解毒化湿。

方药：清胃解毒汤加减。常用升麻清热透疹，石膏清气泄热，黄芩、黄连清热解毒，丹皮、生地凉血清热。

第二十八单元　流行性腮腺炎

（一）概述

1. 概念

流行性腮腺炎是由腮腺炎时邪（腮腺炎病毒）引起的一种急性传染病，以发热、耳下腮部漫肿疼痛为主要临床特征。中医学称本病为"痄腮""蛤蟆瘟"等。

2. 好发季节及年龄

本病一年四季都有发生，冬春两季易于流行。好发于 3 岁以上儿童，2 岁以下婴幼儿少见。感染本病后可获得终身免疫。

（二）病因病机

1. 主要病因病机

本病的病因为感受腮腺炎时邪，主要病机为邪毒壅阻足少阳经脉，与气血相搏，凝滞于耳下腮部。

2. 变证的病机

足少阳胆经与足厥阴肝经互为表里，热毒炽盛，邪盛正衰，邪陷厥阴，扰动肝风，蒙蔽心包，可出现高热、昏迷、抽搐等症，此为邪陷心肝变证。足厥阴之脉循少腹、络阴器，若邪毒内传，引睾窜腹，可见睾丸肿胀、疼痛，或少腹疼痛等症，此为毒窜睾腹之变证。

（三）辨证论治

1. 邪犯少阳证

主症：轻微发热恶寒，一侧或两侧耳下腮部漫肿疼痛，咀嚼不便，或有头痛，咽红，纳少，舌质红，舌苔薄白或淡黄，脉浮数。

治法：疏风清热，散结消肿。

方药：柴胡葛根汤加减。常用柴胡、黄芩清利少阳，牛蒡子、葛根、桔梗疏风利咽，金银花、连翘清热解毒，板蓝根专解温毒，夏枯草、赤芍疏肝散结，僵蚕祛风通络消肿。

2. 热毒壅盛证

主症：高热不退，耳下腮部肿痛，坚硬拒按，神昏嗜睡，头痛项强，呕吐，四肢抽搐，舌红，苔黄，脉弦数。

治法：清热解毒，息风开窍。

方药：普济消毒饮加减。常用黄芩、黄连、连翘、板蓝根、升麻清热解毒，柴胡、牛蒡子、马勃、玄参、桔梗、薄荷、甘草清热利咽、消肿散结，陈皮理气、疏通壅滞，僵蚕解毒通络、化痰散结。

3. 毒窜睾腹证

主症：腮部肿胀消退后，一侧或双侧睾丸肿胀疼痛，或少腹疼痛，痛时拒按，舌红，苔黄，脉数。

治法：清肝泻火，活血止痛。

方药：龙胆泻肝汤加减。常用龙胆草、山栀清泻肝胆之火，黄芩、黄连清热解毒，配以柴胡、川楝子疏肝利胆，延胡索、荔枝核理气散结止痛，桃仁活血消肿。

4. 外治法

（1）如意金黄散：适量，以醋或茶水调，外敷患处，每日1~2次。用于腮部肿痛。

（2）玉枢丹：每次0.5~1.5g，以醋或水调匀，外敷患处，每日2次。用于腮部肿痛。

（3）鲜仙人掌：每次取一块，去刺，洗净后捣泥或切成薄片，贴敷患处，每日2次。用于腮部肿痛。

第二十九单元　流行性乙型脑炎

（一）概述

1. 概念

流行性乙型脑炎（简称乙脑、乙型脑炎）是感受流行性乙型脑炎时邪（流行性乙型脑炎病毒）引起，以高热、昏迷、抽搐为主要特征的一种小儿急性传染性疾病。属于中医学暑温范畴。

2. 好发季节、病情及预后

本病有明显的季节性，多发生在7~9月的盛夏时节。10岁以下小儿容易发生，以2~6岁儿童发病率高。本病发病急骤，传变迅速，在病程中容易出现内闭外脱、呼吸障碍危象，急需抢救。重症病例常留下后遗症。近20年来，由于大规模推行流行性乙型脑炎疫苗接种，本病的发病率明显下降，现已少见本病的大规模流行，临床多见散发病例，发病后亦以轻症较为多见。

（二）病因病机

1. 急性期病机

小儿脏腑柔嫩，肌肤薄弱，容易感受暑温时邪而发病。其发病之后，急性期疾病变化不外卫、气、营、血的传变规律。暑温时邪由皮毛而入，病在卫分，首先犯肺，表热蒸盛，肌表不宣，见发热恶寒，头痛颈强。邪正相争，正不压邪，暑邪由表入里，传入气分，肺热燔炽、胃气上逆、肝火上炎，症见壮热，无汗或少汗，头痛剧烈，呕吐频繁，嗜睡或烦躁不宁，四肢抽搐；邪势盛则暑邪进一步侵入营分，心肝俱病，暮热早凉，神识昏迷，四肢抽掣、厥逆；邪毒深入血分，营血热炽，伤津劫液，耗血动血，昏不知人，舌质绛干，吐衄出血，甚至出现呼吸不整，内闭外脱。

2. 恢复期、后遗症期病机

本病后期，由于长期高热、抽风、昏迷，导致伤气耗阴，正气耗伤，余邪留恋，热、痰、风不尽，诸证丛生。病久则气血营卫失调，筋脉失养，或余邪未清，风痰留阻络道，而产生不规则的发热、肢体震颤、神识不慧、痴呆、失语、吞咽困难、四肢强直性瘫痪等症状。若日久不愈，脏腑、经络难以恢复功能，延至终身病残的后遗症。

（三）辨证论治

本病急性期按照温病卫、气、营、血规律发展变化，但传变迅速，卫、气、营、血的界限常不分明，多表现为卫气同病、气营同病、营血同病，热、痰、风三证俱全，出现发热、神昏、抽搐。

1. 急性期

（1）邪犯卫气证

主症：突然发热，微恶风寒，或但热不寒，头痛不舒，颈项强硬，无汗或少汗，口渴引饮，常伴恶心呕吐，或见抽搐，神烦不安或嗜睡，舌质偏红，舌苔薄白或黄，脉浮数或洪数。

治法：辛凉解表，清暑化湿。

方药：偏卫分证用新加香薷饮加减，香薷为解表透暑要药，配以连翘、银花清热解毒，厚朴、鲜扁豆花化湿解暑；偏气分证用白虎汤加减，石膏清阳明之热为主药，知母协石膏清热而滋燥。

（2）邪炽气营证

主症：壮热不退，头痛剧烈，呕吐频繁，口渴引饮，颈项强直，烦躁不安，或神昏谵语，四肢抽搐，喉间痰鸣，呼吸不利，大便干结，小便短赤，舌质红绛，舌苔黄腻，脉数有力。

治法：清气凉营，泻火涤痰。

方药：清瘟败毒饮加减。常用生石膏、知母大清气分之热，水牛角、生地黄、芍药、丹皮清解营分之毒，黄连、黄芩、栀子、大青叶清心泻火。

（3）邪入营血证

主症：热势起伏不退，朝轻暮重，神识昏迷，两目上视，口噤项强，反复抽搐，四肢厥冷，胸腹灼热，二便失禁，或见吐衄、皮肤斑疹，舌质紫绛少津，舌苔薄，脉沉细数。

治法：凉血清心，增液潜阳。

方药：犀角地黄汤合增液汤加减。常用水牛角、鲜生地清解血分热毒，丹皮、赤芍清热凉血、活血散瘀，玄参、麦冬合生地黄增液养阴。

2. 恢复期

病至后期，若由于邪热深重，热病之后气阴耗伤，余邪不清，往往会出现一些恢复期症状，特别是一些病重患儿，多留有阴虚邪恋、痰蒙清窍、内风扰动的证候，必须继续积极治疗。

（1）余热未尽证

主症：低热或不规则发热，面赤颧红，心烦不宁，口干喜饮，小便短少，偶有惊惕，舌红，苔光净，脉细数。或汗出不温，面色㿠白，精神萎靡，小便清长，大便稀溏，舌淡嫩，苔薄，脉细而数。

治法：养阴清热，调和营卫。

方药：青蒿鳖甲汤或黄芪桂枝五物汤加减。

青蒿鳖甲汤适用于阴虚发热证，常用青蒿、地骨皮清虚热、祛余邪，鳖甲养阴潜阳，生地黄、知母清热养阴。

黄芪桂枝五物汤适用于营卫不和以有汗为主症的发热，常用黄芪补益肺脾之气，桂枝、白芍、甘草、生姜、红枣调和营卫。

（2）痰蒙清窍证

主症：意识不清，或痴呆，失语，失聪，吞咽困难，喉间痰鸣，或狂躁不宁，嚎叫哭闹，舌苔黄或无苔，舌质红绛。

治法：豁痰开窍。

方药：涤痰汤或龙胆泻肝汤加减。

涤痰汤适用于痰浊内蒙证，常用胆南星、半夏、天竺黄、菖蒲化痰开窍，陈皮、郁金、枳壳、瓜蒌皮理气化痰。

龙胆泻肝汤适用于痰火内扰证，常用龙胆草、栀子清泻心肝之痰火，生地黄、当归清热养阴，黄芩清热燥湿化痰，泽泻、车前子利尿清心、渗湿化痰。

（3）内风扰动证

主症：肢体震颤，不自主动作，或强直性瘫痪，或癫痫样发作，舌红，苔薄白，脉细弦。

治法：搜风通络，养阴息风。

方药：止痉散或大定风珠加减。

止痉散适用于络中之风证，常用全蝎、蜈蚣、蕲蛇、地龙、僵蚕等搜风通络，生地黄、当归、红花养血润燥，并制虫类药温燥辛窜、易耗伤气血之弊。

大定风珠适用于真阴不足，水不涵木，阴虚风动证，常用龟板、鳖甲、牡蛎潜阳息风，生地黄、玄参、麦冬、白芍、鸡子黄育阴养肝。

（四）预防与护理

1. 预防

（1）搞好环境卫生，做好防蚊灭蚊工作，切断传播途径。

（2）控制传染源，做好疫情报告工作。对病人应早期发现，及时治疗，早期隔离（一般需隔离至体温正常）。

（3）及时进行乙型脑炎灭活疫苗的预防接种。

2. 护理

（1）患儿居室应保持凉爽通风，室温宜保持在30℃以下，病室保持安静。

（2）密切观察患儿的体温、呼吸、脉搏、血压、面色及瞳孔大小、神识变化等，及时发现危重症，以便抢救。

（3）注意患儿五官和皮肤的清洁，可用生理盐水或1∶5000呋喃西林液清洁眼、鼻、口腔等。

（4）昏迷患儿需经常翻身，拍背，更换体位，防止呼吸道梗阻及褥疮发生。

（5）急性期宜流质饮食，供给充分水分，必要时进行鼻饲。恢复期应注意逐渐增加营养。

（6）恢复期要早期进行被动性功能锻炼，使患儿肢体运动功能尽早恢复。

第三十单元 寄生虫病

（一）蛔虫病

1. 肠虫证

主症：轻者可无症状，或时有绕脐腹痛，食欲不振，日渐消瘦，大便不调；重者，面色萎黄，形体消瘦，腹部疼痛，时作时止，可见面部白斑，白睛蓝斑，唇内栗状白点，夜寐龄齿，大便下虫，或粪便镜检有蛔虫卵，舌苔薄腻或花剥，脉滑数。

治法：驱蛔杀虫，调理脾胃。

方药：使君子散加减。常用使君子、芜荑、苦楝皮杀虫驱蛔、调理脾胃，槟榔杀虫下虫，甘草调和诸药。

2. 蛔厥证

主症：腹痛时发时止。突然发生剧烈腹痛，以右胁下及胃脘部疼痛为主，弯腰曲背，辗转不安，肢冷汗出，恶心呕吐，常吐蛔虫，发作间歇时，痛止如常人。重者，腹痛持续不止，时轻时剧，畏寒发热，甚则出现黄疸。舌质红，舌苔厚腻，脉弦数或滑数。

治法：安蛔定痛，继之驱虫。

方药：乌梅丸加减。常用乌梅味酸安蛔止痛；细辛、椒目辛能伏蛔，黄连、黄柏苦能下蛔，配伍使用，辛开苦降，和中止呕；干姜、附子、桂枝暖中散寒以安蛔；当归、人参扶持正气；延胡索、白芍行气缓急止痛。

3. 驱蛔单方

（1）使君子仁，文火炒黄嚼服，每岁1~2粒，最大剂量不超过20粒，晨起空腹时服用，连服2~3天。

（2）驱虫粉：使君子肉8份，生大黄粉1份，和匀，每次剂量为（年龄+0.6）g，饭前1小时吞服，每日3次，连服3天。

（二）蛲虫病

1. 主要临床表现

蛲虫病也是小儿一种常见的肠道寄生虫病。蛲虫体小色白，形细小如线头，故俗称"线虫"。临床表现以夜间肛门及会阴部奇痒、大便或肛周可见白色线状蛲虫为特征。可并见尿频、遗尿、腹痛等症。

2. 预防与护理

（1）加强卫生宣传，切断传播途径。

（2）教育小儿养成良好的卫生习惯，饭前便后洗手，勤剪指甲，纠正吮手的不良习惯。

（3）床上被单及患儿衣裤应勤洗换，并用开水洗烫、煮沸以杀死虫卵。

（4）每日早晚用温水洗会阴部及肛门周围，不穿开裆裤，防止小儿用手搔抓肛门。

（5）积极治疗患儿，减少传播机会。

第三十一单元 夏季热

（一）概述

1. 概念

夏季热是幼儿在暑天发生的特有的季节性疾病。临床以长期发热、口渴多饮、多尿、少汗或汗闭为特征。

2. 发病季节及年龄

本病多见于 6 个月至 3 岁的婴幼儿，5 岁以上者少见。在我国南方如华东、中南、西南地区等气候炎热地区较多见。有严格的发病季节，多集中在 6、7、8 三个月，与气候有密切关系，气温愈高，体温就愈高，秋凉以后，症状多能自行消退。

（二）病因病机

1. 病因

本病的发生与患儿的体质因素有密切关系，尤其先天禀赋薄弱、肾气不足者，或病后失调、气阴不足者，入夏之后，暑热亢盛，小儿不能耐受暑气熏蒸，而患本病。

2. 病机

小儿感受暑气，肌腠受灼，内侵肺脾胃。暑性炎热，易耗气伤津。暑热内蕴，灼伤肺胃之津，故发热，口渴多饮。肺主宣肃，外合皮毛腠理，司开阖，通调水道，暑气伤于肺胃，腠理开阖失司，肌肤闭而失宣，又肺津为暑热所伤，津气两亏，水源不足，水液无以数布，故见少汗或汗闭。同时，小儿脾胃薄弱，加之暑伤脾气，中阳不振，气虚下陷，气不化水，使水液下趋膀胱而尿多。汗、尿同属阴津，同源而异物，故汗闭而尿多。尿过多则津伤，津伤则饮水自救，因而形成少汗或汗闭、口渴多饮、多尿同时出现的现象。

若病程迁延，或素体脾肾阳虚，真元受损，命门火衰，肾失封藏，膀胱固摄失职，小便清长无度；真阴不足，津亏不能上济于心，暑热熏蒸于上，则身热心烦。心胃之火并蒸于上，真阳独虚于下，形成热淫于上、阳虚于下的上盛下虚证。

（三）辨证论治

本病发热与气温有密切关系，天气愈热，体温愈高，天气转凉，体温随之下降。

1. 暑伤肺胃证

主症：入夏后体温逐渐增高，发热持续，气温越高，体温越高，皮肤灼热，少汗或无汗，口渴引饮，小便频数，甚则饮一溲一，精神烦躁，口唇干燥，舌质稍红，苔薄黄，脉数。

治法：清暑益气，养阴生津。

方药：王氏清暑益气汤加减。常用西瓜翠衣、荷梗解暑清热，北沙参、麦冬、石斛益气生津，黄连、知母、竹叶清热泻火，粳米、甘草益胃和中。

2. 上盛下虚证

主症：精神萎靡，或虚烦不安，面色苍白，下肢清冷，小便清长，频繁无度，大便稀溏，身热不退，朝盛暮衰，口渴多饮，舌质淡，舌苔薄黄，脉细数无力。

治法：温补肾阳，清心护阴。

方药：温下清上汤加减。常用附子下温肾阳，黄连上清心火，龙齿、磁石潜浮越之阳，补骨脂、菟丝子、覆盆子、桑螵蛸、莲子、缩泉丸温肾固涩、收敛小便，石斛、蛤粉清热生津止渴。

第三十二单元 紫 癜

（一）病因病机

小儿为稚阴稚阳之体，气血未充，卫外不固，外感时令之邪，六淫皆易从火化，蕴郁于皮毛肌肉之间。风热之邪与气血相搏，迫血妄行，溢于脉外，渗于皮下，发为紫癜。邪重者，还可伤及阴络，出现便血、尿血等。若邪热损伤肠络，血溢络外，碍滞气机，可致剧烈腹痛；夹湿流注关节，则见局部肿痛，屈伸不利。

若小儿先天赋不足，或疾病迁延日久，耗气伤阴，均可致气虚，或素体亏虚为主者，则多见虚证，或虚实并见。

（二）辨证论治

1. 风热伤络证

主症：起病较急，全身皮肤紫癜散发，尤以下肢及臀部居多，呈对称分布，色泽鲜红，大小不一，或伴痒感，可伴有发热、腹痛、关节肿痛、尿血等，舌质红，苔薄黄，脉浮数。

治法：疏风散邪，清热凉血。

方药：连翘败毒散加减。常用薄荷、防风、牛蒡子疏风散邪，连翘、山栀、黄芩、升麻清热解毒，玄参、桔梗养阴清热，当归、赤芍、红花养血活血。

2. 血热妄行证

主症：起病较急，皮肤出现瘀点瘀斑，色泽鲜红，或伴鼻衄、齿衄、尿血、便血，血色鲜红或紫红，同时见心烦、口渴、便秘，或伴腹痛，或有发热，舌红，脉数有力。

治法：清热解毒，凉血止血。

方药：犀角地黄汤加减。常用水牛角清心凉血，生地黄凉血养阴，丹皮、赤芍活血散瘀，紫草、玄参凉血止血，黄芩、生甘草清热解毒。

3. 气不摄血证

主症：起病缓慢，病程迁延，紫癜反复出现，瘀点、瘀斑颜色淡紫，常有鼻衄、齿衄，面色苍黄，神疲乏力，食欲不振，头晕心慌，舌质淡胖，舌苔薄，脉细无力。

治法：健脾养心，益气摄血。

方药：归脾汤加减。常用党参、白术、茯苓、甘草健脾益气，黄芪、当归补气生血，远志、酸枣仁、龙眼肉养血宁心，木香醒脾理气，生姜、大枣调和脾胃。

4. 阴虚火旺证

主症：紫癜时发时止，鼻衄，血色鲜红，低热盗汗，心烦少寐，大便干燥，小便黄赤，舌光红，苔少，脉细数。

治法：滋阴降火，凉血止血。

方药：大补阴丸加减。常用熟地黄、龟板滋阴潜阳以制虚火，黄柏、知母清泻相火，猪脊髓、蜂蜜填精润燥。

针灸学

第一单元　经络系统的组成

细目一　十二经脉

(一) 十二经脉的名称

十二经脉的名称是根据手足、脏腑、阴阳来命名的。手足，表示经脉在上、下肢分布的不同，手经表示其外行路线分布于上肢，足经表示其外行路线分布于下肢。脏腑，表示经脉的脏腑属性，如肺经表示该经脉属肺脏，胃经表示该经脉属胃腑。阴阳，表示经脉的阴阳属性及阴阳气的多寡。阴气最盛为太阴，其次为少阴，再次为厥阴；阳气最盛为阳明，其次为太阳，再次为少阳。

十二经脉的名称分别为手太阴肺经、手阳明大肠经、足阳明胃经、足太阴脾经、手少阴心经、手太阳小肠经、足太阳膀胱经、足少阴肾经、手厥阴心包经、手少阳三焦经、足少阳胆经和足厥阴肝经。

(二) 十二经脉的分布

十二经脉左右对称地分布于头面、躯干和四肢，纵贯全身。与六脏相配属的六条阴经 (六阴经)，分布于四肢内侧和胸腹，上肢内侧为手三阴经，下肢内侧为足三阴经；与六腑相配属的六条阳经 (六阳经)，分布于四肢外侧和头面、躯干，上肢外侧为手三阳经，下肢外侧为足三阳经。十二经脉在四肢的分布呈现一定规律，具体表述如下：

按正立姿势，两臂下垂拇指向前的体位，将上下肢的内外侧分别分成前、中、后三条区线。手足阳经为阳明在前、少阳在中、太阳在后；手足阴经为太阴在前、厥阴在中、少阴在后。其中足三阴经在足内踝上 8 寸以下为厥阴在前、太阴在中、少阴在后，至内踝上 8 寸以上，太阴交出于厥阴之前。

(三) 十二经脉属络表里关系

十二经脉"内属于腑脏，外络于肢节"，在体内与脏腑有明确的属络关系。其中阴经属脏络腑主里，阳经属腑络脏主表。手太阴肺经属肺络大肠，手阳明大肠经属大肠络肺，足阳明胃经属胃络脾，足太阴脾经属脾络胃，手少阴心经属心络小肠，手太阳小肠经属小肠络心，足太阳膀胱经属膀胱络肾，足少阴肾经属肾络膀胱，手厥阴心包经属心包络三焦，手少阳三焦经属三焦络心包，足少阳胆经属胆络肝，足厥阴肝经属肝络胆。

十二经脉之间存在着表里配对关系，即手太阴肺经与手阳明大肠经相表里，足阳明胃经与足太阴脾经相表里，手少阴心经与手太阳小肠经相表里，足太阳膀胱经与足少阴肾经相表里，手厥阴心包经与手少阳三焦经相表里，足少阳胆经与足厥阴肝经相表里。互为表里的经脉在生理上有密切联系，病理上相互影响，治疗时可相互为用。

（四）十二经脉循行走向与交接规律

十二经脉的循行走向规律是：手三阴经从胸走手，手三阳经从手走头，足三阳经从头走足，足三阴经从足走腹（胸）。

十二经脉的循行交接规律是：①相表里的阴经与阳经在手足末端交接，如手太阴肺经在食指端与手阳明大肠经相交接；手少阴心经在小指与手太阳小肠经相交接；手厥阴心包经由掌中至无名指端与手少阳三焦经相交接；足阳明胃经从跗（即足背部）上至大趾与足太阴脾经相交接；足太阳膀胱经在小趾与足少阴肾经相交接；足少阳胆经从跗上分出，至大趾与足厥阴肝经相交接。②同名的阳经与阳经在头面部交接，如手足阳明经交接于鼻，手足太阳经皆通于目内眦，手足少阳经皆通于目外眦。③相互衔接的阴经与阴经在胸中交接，如足太阴经与手少阴经交接于心中，足少阴经与手厥阴经交接于胸中，足厥阴经与手太阴经交接于肺中。

细目二　奇经八脉

（一）奇经八脉的名称

奇经八脉指督脉、任脉、冲脉、带脉、阴维脉、阳维脉、阴跷脉、阳跷脉八条经脉，因与十二经脉不同而别道奇行，故称为奇经八脉。

奇经八脉与十二正经不同，既不直属脏腑，也无表里配合关系，且"别道奇行"，故称"奇经"。

（二）奇经八脉的功能

奇经八脉纵横交错地循行分布于十二经脉之间，主要作用体现在两方面：

其一，沟通了十二经脉之间的联系，将部位相近、功能相似的经脉联系起来，达到统帅有关经脉气血，协调阴阳的作用。如：督脉督领诸阳经，统摄全身阳气和真元，为"阳脉之海"。任脉妊养诸阴经，总调全身阴气和精血，为"阴脉之海"。冲脉具有涵蓄十二经气血的作用，有"十二经脉之海"和"血海"之称。带脉约束了纵行躯干部的诸条经脉。阳维脉主一身之表，阴维脉主一身之里，阴阳维脉具有维系一身阴经和阳经的作用。阴阳跷脉主肢体两侧的阴阳，调节下肢运动与寤寐。同时，奇经八脉在循行分布过程中，与其他各经相互交会沟通，也加强了十二经脉之间的相互联系。如督脉大椎穴为手足三阳经交会之处，任脉关元、中极穴为足三阴经之交会，冲脉加强了足阳明与足少阴经之间的联系，带脉联系着纵行于躯干的各条经脉等。

其二，对十二经脉气血有着蓄积和渗灌的调节作用。奇经八脉犹如湖泊水库，而十二经脉之气则犹如江河之水。当十二经脉和脏腑之气旺盛时，奇经加以储蓄；当十二经脉生理功能需要时，奇经又能渗灌和供应。

细目三　十五络脉

十五络脉的分布特点　十二经脉别络在四肢肘膝关节以下本经络穴分出后，均走向其相表里的经脉，阴经络脉走向阳经，阳经络脉走向阴经，阴阳经的络脉相互交通连接。任脉的别络，从胸骨剑突下鸠尾分出后，散布于腹部；督脉的别络，从尾骨下长强分出后，散布于头部，并走向背部两侧的足太阳经；脾的大络，出于腋下大包穴，散布于胸胁部。

　　全身络脉中，十五络脉较大，此外，络脉又因其形状、大小、深浅的不同，有不同的名称，如浮行于浅表部位的称为"浮络"；络脉最细小的分支称为"孙络"，遍布全身，难以计数；血络则指细小的血管。

第二单元　经络的作用和经络学说的临床应用

细目一　经络的作用

（一）联系脏腑，沟通内外

经络具有联络脏腑和肢体的作用。人体的五脏六腑、四肢百骸、五官九窍、皮肉筋骨等组织器官通过经络的联系而构成一个有机的整体，完成正常的生理活动。十二经脉及其分支等纵横交错、入里出表、通上达下联系了脏腑器官，奇经八脉沟通于十二经之间，经筋皮部联结了肢体筋肉皮肤，从而使人体的各脏腑组织器官有机地联系起来，正如《灵枢·海论》说："夫十二经脉者，内属于府藏，外络于支节。"

（二）运行气血，营养全身

经络具有运行气血，濡养周身的作用。气血是人体生命活动的物质基础，全身各组织器官只有得到气血的温养和濡润才能完成正常的生理功能。经络是人体气血运行的通道，能将营养物质输布到全身各组织脏器，使脏腑组织得以营养，筋骨得以濡润，关节得以通利。所以《灵枢·本藏》指出："经脉者，所以行血气而营阴阳，濡筋骨，利关节者也。"指明了经络具有运行气血、协调阴阳和营养全身的作用。

（三）抗御病邪，保卫机体

营气行于脉中，卫气行于脉外，随经脉和络脉密布于周身，加强了机体的防御能力，起到了抗御外邪，保卫机体的作用。故《灵枢·本藏》又曰："卫气和则分肉解利，皮肤调柔，腠理致密矣。"当疾病侵犯时，孙络和卫气发挥了重要的抗御作用。如《素问·缪刺论篇》所说："夫邪客于形也，必先舍于皮毛，留而不去，入舍于孙脉，留而不去，入舍于络脉，留而不去，入舍于经脉，内连五脏，散于肠胃。"

细目二　经络学说的临床应用

经络学说的临床应用主要体现在指导辨证归经、指导针灸治疗两方面。

（一）指导辨证归经

中药治疗亦可通过经络，使药达病所，从而发挥其治疗作用。如麻黄入肺、膀胱经，故能发汗、平喘和利尿。金元四大家中的张洁古、李杲还根据经络学说，创立了"引经报使药"理论。如治头痛，属太阳经的用羌活；属少阳经的用柴胡。

（二）指导针灸治疗

主要体现在诊断和治疗两方面。

诊断方面：经络具有反映病候的特点。其一，可以通过辨析患者的症状、体征以及相关部位发生的病理变化，以确定疾病所在的经脉。如头痛，可根据经脉在头部的循行分布规律进行鉴别，如前额痛与阳明经有关，侧痛与少阳经有关，枕部痛与太阳经有关，颠顶痛与足厥阴经有关。其二，临床上常通过望诊、切诊以发现病理反应从而帮助诊断疾病。经络望诊主要观察全身经络穴位的色泽、形态变化，如皮肤的皱缩、隆陷、松弛以及颜色的变异、光泽的明晦、色素的沉着和斑疹的有无等；经络切诊主要是在经络腧穴部位上运用按压、触摸等方法来寻找异常变化，如压痛、麻木、硬结、索条状物、肿胀、凹陷等。经络按诊的部位多为背俞穴，其次是胸腹部的募穴以及四肢的原穴、郄穴、合穴或阿是穴等。其三，还可以通过一些现代的检测方法，观察皮肤温度、皮肤电阻、红外热像等现象进行疾病诊断。

治疗方面：对针灸治疗有重要的指导意义。首先，指导针灸临床选穴。针灸临床通常根据经脉循行和主治特点进行循经取穴，如上病下取，下病上取，中病旁取，左右交叉取以及前后对取；又如胃痛近取中脘，循经远取足三里、梁丘；胁痛循经选取阳陵泉、太冲等。《四总穴歌》所载"肚腹三里留，腰背委中求，头项寻列缺，面口合谷收"就是循经取穴的具体体现。其次，指导刺灸方法的选用。如根据皮部与经络脏腑的密切联系，可用皮肤针、皮内针治疗脏腑经脉的病证；经络闭阻、气血瘀滞，可以刺其络脉出血进行治疗，如目赤肿痛刺太阳穴出血、软组织挫伤在其损伤局部刺络拔罐等。

第三单元　腧穴的分类

腧穴分为十四经穴、奇穴和阿是穴三类。

（一）十四经穴

十四经穴是指分布在十二经脉和任督二脉上的腧穴，即归属于十四经的穴位，总称"十四经穴"，简称"经穴"。经穴具有固定的名称和位置，分布在十四经循行路线上，有明确的主治病证，是腧穴的主要组成部分。

2006 年颁布的《中华人民共和国国家标准腧穴名称与定位》（GB/T12346 – 2006）中，经穴总数为 362 个。

（二）奇穴

奇穴是指未归属于十四经穴范围，但有固定名称和位置的经验效穴，统称"经外奇穴"，简称"奇穴"。奇穴是在"阿是穴"的基础上发展起来的，这类腧穴的主治范围比较单一，多数对某些病证有特殊疗效，如百劳穴治瘰疬，四缝穴治小儿疳积等。

奇穴的分布较为分散。历代对奇穴记载不一，也有一些奇穴在发展过程中被归入经穴。

（三）阿是穴

阿是穴又称天应穴、不定穴等，是以压痛或其他反应点作为刺灸的部位，既不是经穴，又不是奇穴，而是按压痛点取穴。这类穴既无具体名称，又无固定位置，多位于病变附近，也可在与病变距离较远处。阿是穴无一定数目。

唐代孙思邈的《备急千金要方》载："有阿是之法，言人有病痛，即令捏其上，若里当其处，不问孔穴，即得便快或痛处，即云阿是，灸刺皆验，故曰阿是穴也。"这种取穴法，出自《内经》所说之"以痛为腧"。《灵枢·五邪》曰："以手疾按之，快然乃刺之。"《素问·缪刺论》曰："疾按之应手如痛，刺之。"《素问·骨空论》曰："切之坚痛，如筋者灸之。"说明或痛或快或特殊反应处，都有阿是之意。

第四单元 腧穴的主治特点和规律

细目一 主治特点

腧穴的主治作用有以下三方面的特点。

（一）近治作用

指腧穴都能治疗其所在部位及邻近脏腑、组织、器官的病证。这是所有腧穴主治作用所具有的共同特点，即"腧穴所在，主治所在"。如眼区的睛明、承泣、四白、球后各穴，均能治眼病；耳区的听宫、听会、翳风、耳门诸穴，均能治疗耳病；胃部的中脘、建里、梁门等穴，均能治疗胃病。

（二）远治作用

指某些腧穴不仅能治局部病证，而且能治本经循行所到达的远隔部位的脏腑、组织、器官的病证。具有远治作用的腧穴，主要指十二经脉在四肢肘、膝关节以下的经穴，即"经脉所通，主治所及"。如合谷穴，不仅能治上肢病证，而且能治颈部和头面部病证等。

（三）特殊作用

指某些腧穴具有双向的良性调整作用和相对的特异性治疗作用。所谓双向的良性调整作用，指同一腧穴对机体不同的病理状态，可以起到两种相反而有效的治疗作用。如"天枢"可治泄泻，又可治便秘；"内关"在心动过速时可减慢心率；心动过缓时，又可提高心率。此外，腧穴的治疗作用还具有相对的特异性，某些腧穴可相对特异地治疗某些病证。如大椎退热，至阴矫正胎位等。

细目二 主治规律

腧穴具有分经主治的规律。分经主治规律即某一经脉所属的经穴均可治疗该经循行部位及其相应脏腑的病证。同一经脉的不同经穴，可以治疗本经相同的病证。如手太阴经腧穴主治肺、喉病证，手阳明经腧穴主治头面病证等。根据腧穴的分经主治规律，后世医家在针灸治疗上有"宁失其穴，勿失其经"之说。

另外，手三阳、手三阴、足三阳、足三阴、任脉和督脉经穴既具有各自的分经主治规律，同时又在某些主治上有共同点。如任脉穴有回阳、固脱及强壮作用；督脉穴可治疗中风、昏迷、热病、头面病；而二经穴均可治疗神志病、脏腑病、妇科病。

总之，十四经腧穴的分经主治既各具特点，又具有某些共性。

第五单元　腧穴的定位方法

常用的腧穴定位方法有体表标志定位法、骨度分寸定位法、手指同身寸定位和简便取穴定位法。

(一) 骨度分寸定位法

骨度分寸定位法简称骨度法,是指以体表骨节为主要标志折量全身各部的长度和宽度,定出分寸,用于腧穴定位的方法,不论男女老幼、高矮胖瘦,一概以此标准折量作为量取腧穴的依据。折量分寸是以患者本人的身材为依据的。全身主要骨度分寸见下表、下图。

骨度分寸表

部位	起止点	折量寸	度量法	说明
头面部	前发际正中至后发际正中	12	直寸	用于确定头部腧穴的纵向距离
	眉间 (印堂) 至前发际正中	3	直寸	用于确定前头部腧穴的纵向距离
	两额角发际 (头维) 之间	9	横寸	用于确定头前部腧穴的横向距离
	耳后两乳突 (完骨) 之间	9	横寸	用于确定头后部腧穴的横向距离
胸腹胁部	胸骨上窝 (天突) 至剑胸结合中点 (歧骨)	9	直寸	用于确定胸部任脉穴的纵向距离
	剑胸结合中点 (歧骨) 至脐中	8	直寸	用于确定上腹部腧穴的纵向距离
	脐中至耻骨联合上缘 (曲骨)	5	直寸	用于确定下腹部腧穴的纵向距离
	两肩胛骨喙突内侧缘之间	12	横寸	用于确定胸部腧穴的横向距离
	两乳头之间	8	横寸	用于确定胸腹部腧穴的横向距离
	腋窝顶点至第 11 肋游离端 (章门)	12	直寸	用于确定胁肋部腧穴的纵向距离
背腰部	肩胛骨内侧缘至后正中线	3	横寸	用于确定背腰部腧穴的横向距离
上肢部	腋前、后纹头至肘横纹 (平尺骨鹰嘴)	9	直寸	用于确定上臂部腧穴的纵向距离
	肘横纹 (平尺骨鹰嘴) 至腕掌 (背) 侧远端横纹	12	直寸	用于确定前臂部腧穴的纵向距离
下肢部	耻骨联合上缘至髌底	18	直寸	用于确定大腿内侧部腧穴的纵向距离
	髌底至髌尖	2	直寸	
	髌尖 (膝中) 至内踝尖 15 寸	15	直寸	用于确定小腿内侧部腧穴的纵向距离
	胫骨内侧髁下方阴陵泉至内踝尖	13	直寸	用于确定小腿内侧部腧穴的纵向距离
	股骨大转子至腘横纹 (平髌尖)	19	直寸	用于确定大腿部前外侧部腧穴的纵向距离
	臀沟至腘横纹	14	直寸	用于确定大腿后部腧穴的纵向距离
	腘横纹 (平髌尖) 至外踝尖	16	直寸	用于确定小腿外侧部腧穴的纵向距离
	内踝尖至足底	3	直寸	用于确定足内侧部腧穴的纵向距离

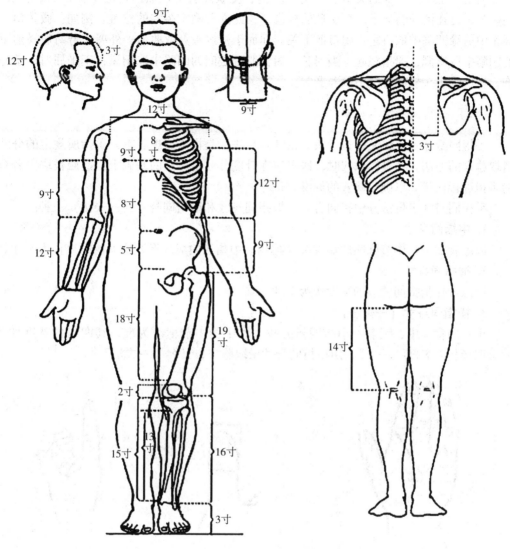

人体骨度定位分寸

（二）体表解剖标志定位法

体表解剖标志定位法是以体表解剖学的各种体表标志为依据确定经穴定位的方法。体表解剖标志可分为固定标志和活动标志两种。

固定标志，指各部位由骨节、肌肉所形成的突起、凹陷及五官轮廓、发际、指（趾）甲、乳头、肚脐等，是在自然姿势下可见的标志，可以借助这些标志确定腧穴的位置。如鼻尖取素髎；两眉中间取印堂；以眉头定攒竹；两乳中间取膻中；以脐为标志，脐中即为神阙，其旁开 2 寸定天枢；俯首显示最高的第七颈椎棘突下取大椎；腓骨小头前下方取阳陵泉；以足内踝尖为标志，在其上 3 寸，胫骨内侧缘后方定三阴交等。另外，背腰部穴的取穴标志又如肩胛冈平第三胸椎棘突，肩胛骨下角平第七胸椎棘突，髂嵴最高点平第四腰椎棘突等。

活动标志，指各部的关节、肌肉、肌腱、皮肤随着活动而出现的空隙、凹陷、皱纹、尖端等，是在活动姿势下才会出现的标志，据此亦可确定腧穴的位置。例如：微张口，耳屏正中前缘凹陷中取听宫；闭口取下关；屈肘于横纹头处取曲池；外展上臂时肩峰前下方的凹陷中取肩髃；拇指跷起，当拇长、短伸肌腱之间的凹陷中取阳溪；正坐屈肘，掌心向胸，当尺骨小头桡侧骨缝中取养老等。

（三）手指同身寸取穴法

手指同身寸定位法又称指量法、指寸定位法，是指依据患者本人手指所规定的分寸以量取腧穴的方法。在具体取穴时，医者应在骨度分寸定位法的基础上，参照被取穴者自身的手指进行比量，以确定腧穴的标准定位。

手指同身寸定位法分中指同身寸、拇指同身寸和横指同身寸（一夫法）三种。

1. 中指同身寸

以患者的中指中节桡侧两端纹头（拇指、中指屈曲成环形）之间的距离作为 1 寸。

2. 拇指同身寸

以患者拇指指间关节的宽度作为 1 寸。

3. 横指同身寸（一夫法）

患者的食、中、无名、小指四指并拢，以中指中节横纹为准，其四指的宽度作为 3 寸。四指相并名曰"一夫"，用横指同身寸量取腧穴，又名"一夫法"。

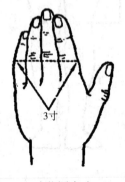 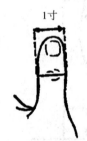 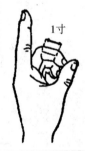

中指同身寸　　　　　　　拇指同身寸　　　　　　　横指同身寸

第六单元 手太阴肺经、穴

（一）经脉循行

手太阴肺经，起于中焦，向下联络大肠，再返回沿胃上口，穿过横膈，入属于肺。从肺系（气管、喉咙部）向外横行至腋窝下，沿上臂内侧下行，循行于手少阴与手厥阴经之前，下至肘中，沿着前臂内侧桡骨尺侧缘下行，经寸口动脉搏动处，行至大鱼际，再沿大鱼际桡侧缘循行直达拇指末端。其支脉，从手腕后分出，沿着食指桡侧直达食指末端。

（二）主治概要

1. 胸、肺、咽喉部与肺脏有关病证：咳嗽，气喘，咽喉肿痛，咯血，胸痛等。
2. 经脉循行部位的其他病证：肩背痛，肘臂挛痛，手腕痛等。

（三）常用腧穴的定位和主治要点

1. 尺泽

【定位】在肘区，肘横纹上，肱二头肌腱桡侧缘凹陷中。

【主治】①咳嗽、气喘、咯血、咽喉肿痛等肺系实热性病证；②肘臂挛痛；③急性吐泻、中暑、小儿惊风等急症。

2. 太渊

【定位】在腕前区，桡骨茎突与舟状骨之间，拇长展肌腱尺侧凹陷中。

【主治】①咳嗽、气喘、咽痛、胸痛等肺系疾患；②无脉症；③腕臂痛。

3. 列缺

【定位】在前臂，腕掌侧远端横纹上1.5寸，拇短伸肌腱和拇长展肌腱之间，拇长展肌腱沟的凹陷中。简便取穴法：两手虎口自然平直交叉，一手食指按在另一手桡骨茎突上，指尖下凹陷中是穴。

【主治】①咳嗽、气喘、咽喉肿痛等肺系病证；②头痛、齿痛、项强、口眼㖞斜等头面部疾患；③手腕痛。

4. 鱼际

【定位】在手外侧，第1掌骨桡侧中点赤白肉际处。

【主治】①咳嗽、咯血、咽干、咽喉肿痛、失音等肺系热性病证；②掌中热；③小儿疳积。

5. 少商

【定位】在手指，拇指末节桡侧，指甲根角侧上方0.1寸（指寸）。

【主治】①咽喉肿痛、鼻衄等肺系实热证；②高热，昏迷，癫狂；③指肿，麻木。

第七单元　手阳明大肠经、穴

（一）经脉循行

手阳明大肠经，起于食指之尖端（桡侧），沿食指桡侧，经过第1、2掌骨之间，上行至腕后两筋之间，沿前臂外侧前缘，至肘部外侧，再沿上臂外侧前缘上行到肩部，经肩峰前，向上循行至背部，与诸阳经交会于大椎穴，再向前行进入缺盆，络于肺，下行穿过横膈，属于大肠。其支脉，从缺盆部上行至颈部，经面颊进入下齿之中，又返回经口角到上口唇，交会于人中（水沟穴），左脉右行，右脉左行，止于对侧鼻孔旁。

（二）主治概要

1. 头面五官病：齿痛，咽喉肿痛，鼻衄，口眼㖞斜，耳聋等。
2. 热病。
3. 神志病：昏迷，眩晕，癫狂等。
4. 肠胃病：腹胀，腹痛，肠鸣，泄泻等。
5. 皮肤病：瘾疹、痤疮、神经性皮炎等。
6. 经脉循行部位的其他病证：手臂酸痛，半身不遂，手臂麻木等。

（三）常用腧穴的定位和主治要点

1. 商阳
【定位】在手指，食指末节桡侧，指甲根角侧上方0.1寸（指寸）。
【主治】①齿痛、咽喉肿痛等五官疾患；②热病、昏迷等热证、急症；③手指麻木。

2. 合谷
【定位】在手背，第2掌骨桡侧的中点处。简便取穴法：以一手的拇指指间关节横纹，放在另一手拇、食指之间的指蹼缘上，当拇指下是穴。
【主治】①头痛、目赤肿痛、鼻衄、齿痛、口眼㖞斜、耳聋等头面五官诸疾；②发热恶寒等外感病证；③热病无汗或多汗；④经闭、滞产等妇产科病证；⑤上肢疼痛、不遂；⑥牙拔除术、甲状腺手术等口面五官及颈部手术针麻常用穴。

3. 手三里
【定位】在前臂，阳溪穴与曲池穴连线上，肘横纹下2寸处。
【主治】肩臂痛麻、上肢不遂等上肢病证。

4. 曲池
【定位】在肘区，屈肘成直角，在尺泽与肱骨外上髁连线中点凹陷处。
【主治】①手臂痹痛、上肢不遂等上肢病证；②热病；③眩晕；④腹痛、吐泻等肠胃病证；⑤咽喉肿痛、齿痛、目赤肿痛等五官热性病证；⑥瘾疹、湿疹、瘰疬等皮外科疾患；⑦癫狂。

5. 臂臑

【定位】在臂部，曲池上7寸，三角肌前缘处。

【主治】①肩臂疼痛；②瘰疬。

6. 迎香

【定位】在面部，鼻翼外缘中点旁，鼻唇沟中。

【主治】①鼻塞、鼽衄等鼻病；②口㖞、面痒等面部病证；③胆道蛔虫症。

第八单元　足阳明胃经、穴

（一）经脉循行

足阳明胃经，起于鼻旁，上行鼻根，与足太阳经脉相汇合，再沿鼻的外侧下行，入上齿龈中，返回环绕口唇，入下唇交会于承浆穴；再向后沿下颌下缘，至大迎穴处，再沿下颌角至颊车穴，上行到耳前，过足少阳经的上关穴处，沿发际至额颅部。其支脉，从大迎前下走人迎穴，沿喉咙入缺盆，下横膈，入属于胃，联络于脾。其直行的经脉，从缺盆沿乳房内侧下行，经脐旁到下腹部的气冲部；一支脉从胃口分出，沿腹内下行，至气冲部与直行经脉相汇合。由此经髀关、伏兔穴下行，至膝关节中。再沿胫骨外侧前缘下行，经足背到第 2 足趾外侧端（厉兑穴）；一支脉从膝下 3 寸处分出，下行到中趾外侧端；一支脉从足背分出，沿足大趾内侧直行到末端。

（二）主治概要

1. 胃肠病：食欲不振，胃痛，呕吐，噎膈，腹胀，泄泻，痢疾，便秘等。
2. 头面五官病：目赤痛痒，目翳，眼睑动。
3. 神志病：癫狂。
4. 热病。
5. 皮肤病：瘾疹、痤疮、神经性皮炎等。
6. 经脉循行部位的其他病证：下肢痿痹，转筋

（三）常用腧穴的定位和主治要点

1. 地仓
【定位】在面部，口角旁约 0.4 寸（指寸）。
【主治】口㖞、流涎、面痛等局部病证。

2. 颊车
【定位】在面部，下颌角前上方一横指（中指），闭口咬紧牙时咬肌隆起，放松时按之凹陷处。
【主治】齿痛、牙关不利、颊肿、口角㖞斜等局部病证。

3. 下关
【定位】在面部，颧弓下缘中央与下颌切迹之间凹陷中。
【主治】①牙关不利、面痛、齿痛、口眼㖞斜等面口病证；②耳聋、耳鸣、聤耳等耳疾。

4. 头维

【定位】在头部，当额角发际直上0.5寸，头正中线旁开4.5寸。

【主治】头痛、眩晕、目痛、迎风流泪等头目病证。

5. 天枢

【定位】在腹部，横平脐中，前正中线旁开2寸。

【主治】①腹痛、腹胀、便秘、腹泻、痢疾等胃肠病证；②月经不调、痛经等妇科疾患。

6. 归来

【定位】在下腹部，脐中下4寸，前正中线旁开2寸。

【主治】①小腹痛，疝气；②月经不调、带下、阴挺、闭经等妇科病证。

7. 足三里

【定位】在小腿外侧，犊鼻下3寸，胫骨前嵴外1横指处，犊鼻与解溪连线上。

【主治】①胃痛、呕吐、噎膈、腹胀、腹泻、痢疾、便秘等胃肠病证；②下肢痿痹；③心悸、眩晕、癫狂等神志病；④乳痈、肠痈等外科疾患；⑤虚劳诸证，为强壮保健要穴。

8. 上巨虚

【定位】在小腿外侧，犊鼻下6寸，犊鼻与解溪连线上。

【主治】①肠鸣、腹痛、腹泻、便秘、肠痈等胃肠病证；②下肢痿痹。

9. 丰隆

【定位】在小腿外侧，外踝尖上8寸，胫骨前肌外缘；条口旁开1寸。

【主治】①头痛，眩晕，癫狂；②咳嗽、痰多等痰饮病证；③下肢痿痹；④腹胀，便秘。

10. 内庭

【定位】在足背第2、3趾间，趾蹼缘后方赤白肉际处。

【主治】①齿痛、咽喉肿痛、鼻衄等五官热性病证；②热病；③胃病吐酸、腹泻、痢疾、便秘等肠胃病证；④足背肿痛，跖趾关节痛。

第九单元　足太阴脾经、穴

（一）经脉循行

足太阴脾经，起于足大趾末端，沿着大趾内侧赤白肉际，经过大趾本节后的第一跖趾关节后面，上行至内踝前面，再沿小腿内侧胫骨后缘上行，至内踝上 8 寸处交于足厥阴经之前，再沿膝股部内侧前缘上行，进入腹部，属脾，联络胃；再经过横膈上行，夹咽部两旁，连系舌根，分散于舌下。其支脉，从胃上膈，注心中。

（二）主治概要

1. 脾胃病：胃痛，呕吐，腹痛，泄泻，便秘等。
2. 妇科病：月经过多，崩漏等。
3. 前阴病：阴挺，不孕，遗精，阳痿等。
4. 经脉循行部位的其他病证：下肢痿痹，胸胁痛等。

（三）常用腧穴的定位及主治要点

1. 隐白
【定位】在足趾，大趾末节内侧，趾甲根角侧后方0.1寸（指寸）。
【主治】①月经过多、崩漏等妇科病；②癫狂，多梦。

2. 公孙
【定位】在跖区，第1跖骨基底部的前下方赤白肉际处。
【主治】①胃痛、呕吐、腹痛、腹泻、痢疾等脾胃肠腑病证；②心烦、失眠、狂证等神志病证；③逆气里急、气上冲心（奔豚气）等冲脉病证。

3. 三阴交
【定位】在小腿内侧，内踝尖上3寸，胫骨内侧缘后际。
【主治】①肠鸣腹胀、腹泻等脾胃病证；②月经不调、带下、阴挺、不孕、滞产等妇产科病证；③遗精、阳痿、遗尿等生殖泌尿系统疾患；④心悸，失眠，眩晕；⑤下肢痿痹；⑥湿疹，荨麻疹。

4. 阴陵泉
【定位】在小腿内侧，胫骨内侧髁下缘与胫骨内侧缘之间的凹陷中。
【主治】①腹胀、腹泻、水肿、黄疸等脾湿证；②小便不利、遗尿、尿失禁等泌尿系统疾患；③膝痛、下肢痿痹等下肢病证；④阴部痛、痛经、带下、遗精等妇科和男科病证。

5. 血海

【定位】在股前区，髌底内侧端上 2 寸，股内侧肌隆起处。简便取穴法：患者屈膝，医者以左手掌心按于患者右膝髌骨上缘（或者右手掌心按于患者左膝髌骨上缘），第 2～5 指向上伸直，拇指约成 45°斜置，拇指尖下是穴。

【主治】①月经不调，痛经，经闭，崩漏；②湿疹，瘾疹，丹毒，皮肤瘙痒。

第十单元　手少阴心经、穴

（一）经脉循行

手少阴心经，起于心中，出属心系（心与其他脏器相连的组织）；下行经过横膈，联络小肠。其支脉，从心系向上，夹着食道上行，连于目系（眼球连接于脑的组织）。其直行经脉，从心系上行到肺部，再向外下到达腋窝部，沿着上臂内侧后缘，行于手太阴经和手厥阴经的后面，到达肘窝；再沿前臂内侧后缘，至掌后豌豆骨部，进入掌内，止于小指桡侧末端。

（二）主治概要

1. 心、胸、神志病：心痛，心悸，癫狂痫等。
2. 经脉循行部位的其他病证：肩臂疼痛，胁肋疼痛，腕臂痛等。

（三）常用腧穴的定位和主治要点

1. 少海
【定位】在肘前区，横平肘横纹，肱骨内上髁前缘。
【主治】①心痛、癔症等心病、神志病；②肘臂挛痛，臂麻手颤；③瘰疬。

2. 阴郄
【定位】在前臂前区，腕掌侧远端横纹上0.5寸，尺侧腕屈肌腱的桡侧缘。
【主治】①心痛、惊悸等心病；②吐血，衄血。

3. 通里
【定位】在前臂前区，腕掌侧远端横纹上1寸，尺侧腕屈肌腱的桡侧缘。
【主治】①心悸、怔忡等心病；②舌强不语，暴喑；③腕臂痛。

4. 神门
【定位】在腕前区，腕掌侧远端横纹尺侧端，尺侧腕屈肌腱的桡侧凹陷处。
【主治】心痛、心烦、惊悸、怔忡、健忘、失眠、痴呆、癫狂痫等心与神志病证。

5. 少冲
【定位】在手指，小指末节桡侧，指甲根角侧上方0.1寸（指寸）。
【主治】①心悸、心痛、癫狂昏迷等心及神志病证；②热病。

第十一单元 手太阳小肠经、穴

（一）经脉循行

手太阳小肠经，起于手小指尺侧端，沿着手背外侧至腕部，出于尺骨茎突，直上沿着前臂外侧后缘，经尺骨鹰嘴与肱骨内上髁之间，沿上臂外侧后缘，到达肩关节，绕行肩胛部，交会于大椎，向下进入缺盆部，联络心，沿着食管，经过横膈，到达胃部，属于小肠。其支脉，从缺盆分出，沿着颈部，上达面颊，到目外眦，向后进入耳中。另一支脉，从颊部分出，上行目眶下，抵于鼻旁，至目内眦，斜行络于颧骨部。

（二）主治概要

1. 头面五官病：头痛，目翳，咽喉肿痛等。
2. 热病。
3. 神志病：昏迷，发热，疟疾等。
4. 经脉循行部位的其他病证：项背强痛，腰背痛，手指及肘臂挛痛等。

（三）常用腧穴的定位和主治要点

1. 少泽
【定位】在手指，小指末节尺侧，指甲根角侧上方0.1寸（指寸）。
【主治】①乳痈、乳汁少等乳疾；②昏迷、热病等急症、热证；③头痛、目翳、咽喉肿痛等头面五官病证。

2. 后溪
【定位】在手内侧，第5掌指关节尺侧近端赤白肉际凹陷中。
【主治】①头项强痛，腰背痛，手指及肘臂挛痛等痛证；②癫狂痫。

3. 养老
【定位】在前臂后区，腕背横纹上1寸，尺骨头桡侧凹陷中。
【主治】①目视不明，头痛；②肩、背、肘、臂酸痛，急性腰痛等痛证。

4. 天宗
【定位】在肩胛区，肩胛冈中点与肩胛骨下角连线上1/3与下2/3交点凹陷中。
【主治】①肩胛疼痛、肩背部损伤等局部病证；②乳痈；③气喘。

5. 听宫
【定位】在面部，耳屏正中与下颌骨髁突之间的凹陷中。
【主治】①耳鸣、耳聋、聤耳等耳疾；②齿痛；③癫狂痫。

第十二单元　足太阳膀胱经、穴

（一）经脉循行

足太阳膀胱经，起始于内眼角，向上过额部，与督脉交会于头顶。其支脉，从头顶分出到耳上角。其直行经脉，从头顶入颅内络脑，再浅出沿枕项部下行，从肩胛内侧脊柱两旁下行到达腰部，进入脊旁肌肉，入内络于肾，属于膀胱。一支脉从腰中分出，向下夹脊旁，通过臀部，进入腘窝中；一支脉从左右肩胛内侧分别下行，穿过脊旁肌肉，经过髋关节部，沿大腿外侧后缘下行，会合于腘窝内，向下通过腓肠肌，出外踝的后方，沿第5跖骨粗隆，至小趾的外侧末端。

（二）主治概要

1. 脏腑病证：十二脏腑及其相关组织器官病证。
2. 神志病：癫、狂、痫等。
3. 头面五官病：头痛、鼻塞、鼻衄等。
4. 经脉循行部位的其他病证：项、背、腰、下肢病证等。

（三）常用腧穴的定位和主治要点

1. 睛明
【定位】在面部，目内眦内上方眶内侧壁凹陷中。
【主治】①目赤肿痛、流泪、视物不明、目眩、近视、夜盲、色盲等目疾；②急性腰扭伤，坐骨神经痛。

2. 攒竹
【定位】在面部，眉头凹陷中，额切迹处。
【主治】①头痛，眉棱骨痛；②眼睑眴动、眼睑下垂、口眼㖞斜、目视不明、流泪、目赤肿痛等眼疾；③呃逆；④急性腰扭伤。

3. 天柱
【定位】在颈后区，横平第2颈椎棘突上际，斜方肌外缘凹陷中。
【主治】①后头痛，项强，肩背痛；②眩晕，咽喉肿痛，鼻塞，目赤肿痛，近视。

4. 肺俞
【定位】在脊柱区，第3胸椎棘突下，后正中线旁开1.5寸。
【主治】①咳嗽、气喘、咯血等肺疾；②骨蒸潮热、盗汗等阴虚病证；③皮肤瘙痒、瘾疹等皮肤病。

5. 心俞

【定位】在脊柱区，第5胸椎棘突下，后正中线旁开1.5寸。

【主治】①心痛、惊悸、失眠、健忘、癫痫、盗汗等心与神志病变；②盗汗，遗精。

6. 膈俞

【定位】在脊柱区，第7胸椎棘突下，后正中线旁开1.5寸。

【主治】①呕吐、呃逆、气喘等上逆之证；②贫血、吐血、便血等血证；③瘾疹、皮肤瘙痒等皮肤病证。

7. 肝俞

【定位】在脊柱区，第9胸椎棘突下，后正中线旁开1.5寸。

【主治】①黄疸、胁痛等肝胆病证；②目赤、目视不明、目眩、夜盲、迎风流泪等目疾；③癫狂痫；④脊背痛。

8. 脾俞

【定位】在脊柱区，第11胸椎棘突下，后正中线旁开1.5寸。

【主治】①腹胀、纳呆、呕吐、腹泻、痢疾、便血、水肿等脾胃肠腑病证；②多食善饥，身体消瘦；③背痛。

9. 肾俞

【定位】在脊柱区，第2腰椎棘突下，后正中线旁开1.5寸。

【主治】①头晕、耳鸣、耳聋等肾虚病证；②遗尿、遗精、阳痿、早泄、不育等泌尿生殖系疾患；③月经不调、带下、不孕等妇科病证；④腰痛；⑤慢性腹泻。

10. 大肠俞

【定位】在脊柱区，第4腰椎棘突下，后正中线旁开1.5寸。

【主治】①腰腿痛；②腹胀、腹泻、便秘等胃肠病证。

11. 次髎

【定位】在骶区，正对第2骶后孔中。

【主治】①月经不调、痛经、带下等妇科病证；②小便不利；③遗精、疝气等男科病证；④腰骶痛，下肢痿痹。

12. 委中

【定位】在膝后区，腘横纹中点。

【主治】①腰背痛、下肢痿痹等腰及下肢病证；②腹痛、急性吐泻等急症；③丹毒，皮肤瘙痒，疔疮。

13. 承山

【定位】在小腿后区，腓肠肌两肌腹与肌腱交角处。

【主治】①腰腿拘急，疼痛；②痔疾，便秘。

14. 昆仑

【定位】在踝区，外踝尖与跟腱之间的凹陷中。

【主治】①后头痛，项强，腰骶疼痛，足踝肿痛；②癫痫；③滞产。

15. 申脉

【定位】在踝区，外踝尖直下，外踝下缘与跟骨之间凹陷中。

【主治】①头痛，眩晕；②癫狂痫、失眠等神志疾患；③腰腿酸痛。

16. 至阴

【定位】在足趾，小趾末节外侧，趾甲根角侧后方0.1寸（指寸）。

【主治】①胎位不正，滞产；②头痛，目痛，鼻塞，鼻衄。

第十三单元　足少阴肾经、穴

（一）经脉循行

足少阴肾经，起于足小趾下，斜走足心，行舟骨粗隆下，经内踝的后方，向下进入足跟中，沿小腿内侧上行，经腘窝内侧，沿大腿内侧后缘上行，贯脊柱，属于肾，络于膀胱（有穴通路还出于前，从横骨穴处上行于腹部前正中线旁 0.5 寸，胸部前正中线旁 2 寸，止于锁骨下缘俞府穴处）。其直行支脉，从肾脏向上经过肝、膈，进入肺脏，沿着喉咙，夹舌根旁；另一支脉，从肺分出，联络心，流注于胸中。

（二）主治概要

1. 头和五官病：头痛，目眩，咽喉肿痛，齿痛，耳聋，耳鸣等。
2. 妇科病，前阴病：月经不调，遗精，阳痿，小便频数等。
3. 经脉循行部位的其他病证：下肢厥冷，内踝肿痛等。

（三）常用腧穴的定位和主治要点

1. 涌泉

【定位】在足底，屈足卷趾时足心最凹陷中。约当足底第 2、3 趾蹼缘与足跟连线的前 1/3 与后 2/3 交点凹陷中。

【主治】①昏厥、中暑、小儿惊风、癫狂痫、头痛、头晕、目眩、失眠等急症及神志病证；②咯血、咽喉肿痛、喉痹、失音等肺系病证；③大便难，小便不利；④奔豚气；⑤足心热。

2. 照海

【定位】在踝区，内踝尖下 1 寸，内踝下缘边际凹陷中

【主治】①癫痫、失眠等精神、神志病证；②咽喉干痛、目赤肿痛等五官热性病证；③月经不调、痛经、带下、阴挺、阴痒等妇科病证；④小便频数，癃闭。

3. 太溪

【定位】在踝区，内踝尖与跟腱之间的凹陷中。

【主治】①头痛、目眩、失眠、健忘、遗精、阳痿等肾虚证；②咽喉肿痛、齿痛、耳鸣、耳聋等阴虚性五官病证；③咳嗽、气喘、咯血、胸痛等肺系疾患；④消渴，小便频数，便秘；⑤月经不调；⑥腰脊痛，下肢厥冷，内踝肿痛。

4. 复溜

【定位】在小腿内侧，太溪穴上 2 寸，当跟腱的前缘。

【主治】①水肿、腹胀、腹泻等胃肠病证；②水肿、汗证（盗汗，无汗或多汗）等津

液输布失调病证；③腰脊强痛，下肢痿痹。

5. 阴谷

【定位】在膝后区，腘横纹上，半腱肌肌腱外侧缘。

【主治】①阳痿，月经不调，崩漏，疝气，阴中痛，癃闭；②膝股内侧痛。

第十四单元 手厥阴心包经、穴

（一）经脉循行

手厥阴心包经，起于胸中，属心包络，向下经过横膈自胸至腹依次联络上、中、下三焦。其支脉，从胸部向外侧循行，至腋下3寸处，再向上抵达腋部，沿上臂内侧下进入肘中，再向下到前臂，沿两筋之间，进入掌中，循行至中指的末端。一支脉从掌中分出，沿无名指到指端。行于手太阴、手少阴经之间。

（二）主治概要

1. 心胸、神志病：心痛，心悸，心烦，胸闷，癫狂痫等。
2. 胃腑病证：胃痛，呕吐等。
3. 经脉循行部位的其他病证：上臂内侧痛，肘臂挛麻，腕痛，掌中热等。

（三）常用腧穴的定位和主治要点

1. 曲泽
【定位】在肘前区，肘横纹上，肱二头肌腱的尺侧缘凹陷中。
【主治】①心痛、心悸、善惊等心系病证；②胃痛、呕血、呕吐等胃腑热性病证；③热病，中暑；④肘臂挛痛，上肢颤动。

2. 郄门
【定位】在前臂前区，腕掌侧远端横纹上5寸，掌长肌腱与桡侧腕屈肌腱之间。
【主治】①心痛、心悸、心烦、胸痛等心胸病证；②咳血、呕血、衄血等热性出血证；③疔疮；④癫痫。

3. 内关
【定位】在前臂前区，腕掌侧远端横纹上2寸，掌长肌腱与桡侧腕屈肌腱之间。
【主治】①心痛、胸闷、心动过速或过缓等心系病证；②胃痛、呕吐、呃逆等胃腑病证；③中风，偏瘫，眩晕，偏头痛；④失眠、郁证、癫狂痫等神志病证；⑤肘臂挛痛。

4. 劳宫
【定位】在掌区，横平第3掌指关节近端，第2、3掌骨之间偏于第3掌骨。简便取穴法：自然握拳，中指尖下是穴。
【主治】①中风昏迷、中暑等急症；②心痛、烦闷、癫狂痫等心与神志疾患；③口疮，口臭。

第十五单元 手少阳三焦经、穴

（一）经脉循行

手少阳三焦经，起于无名指尺侧末端，向上经小指与无名指之间、手腕背侧，上达前臂外侧，沿桡骨和尺骨之间，过肘尖，沿上臂外侧上行至肩部，交出足少阳经之后，进入缺盆部，分布于胸中，散络于心包，向下通过横膈，从胸至腹，依次属上、中、下三焦。其支脉，从胸中分出，进入缺盆部，上行经颈项旁，经耳后直上，到达额角，再下行至面颊部，到达眼眶下部。另一支脉，从耳后分出，进入耳中，再浅出到耳前，经上关、面颊到目外眦。

（二）主治概要

1. 头面五官病：头、目、耳、颊、咽喉病等。
2. 热病。
3. 胸胁病。
4. 经脉循行部位的其他病证：肩臂外侧痛，上肢挛急、麻木、不遂等。

（三）常用腧穴的定位和主治要点

1. 中渚
【定位】在手背，第4、5掌骨间，第4掌指关节近端凹陷中。
【主治】①头痛、耳鸣、耳聋、目赤、喉痹等头面五官病证；②肩背肘臂酸痛，手指不能屈伸。

2. 支沟
【定位】在前臂后区，腕背侧远端横纹上3寸，尺骨与桡骨间隙中点。
【主治】①便秘；②耳鸣，耳聋，暴喑；③胁肋疼痛。

3. 外关
【定位】在前臂后区，腕背侧远端横纹上2寸，尺骨与桡骨间隙中点。
【主治】①热病；②头痛、目赤肿痛、耳鸣、耳聋等头面五官病证；③胁肋痛；④上肢痿痹不遂。

4. 肩髎
【定位】在三角肌区，肩峰角与肱骨大结节两骨间凹陷中。
【主治】①肩臂挛痛不遂；②风疹。

5. 翳风
【定位】在颈部，耳垂后方，乳突下端前方凹陷中。

【主治】①耳鸣、耳聋等耳疾；②口眼㖞斜、牙关紧闭、颊肿等面、口病证；③瘰疬。

6. 丝竹空

【定位】在面部，眉梢凹陷处。

【主治】①癫痫；②头痛、眩晕、目赤肿痛、眼睑瞤动等头目病证；③齿痛。

第十六单元　足少阳胆经、穴

（一）经脉循行

足少阳胆经，起于目外眦，上行额角部，下行至耳后，沿颈项部至肩上，下入缺盆。耳部分支，从耳后进入耳中，出走耳前到目外眦后方。外眦部支脉，从目外眦下走大迎，会合于手少阳经到达目眶下，行经颊车，由颈部下行，与前脉在缺盆部会合，再向下进入胸中，穿过横膈，络肝，属胆，再沿胁肋内下行至腹股沟动脉部，经过外阴部毛际横行入髋关节部。其直行经脉从缺盆下行，经腋部、侧胸部、胁肋部，再下行与前脉会合于髋关节部，再向下沿着大腿外侧、膝外缘下行经腓骨之前，至外踝前，沿足背部，止于第4趾外侧端。足背部分支，从足背上分出，沿第1、2跖骨间，出于大趾端，穿过趾甲，出趾背毫毛部。

（二）主治概要

1. 头面五官病：侧头、目、耳、咽喉病等。
2. 肝胆病：黄疸、口苦、胁痛等。
3. 热病。
4. 神志病：癫狂等。
5. 胸胁病。
6. 经脉循行部位的其他病证：下肢痹痛、麻木、不遂等。

（三）常用腧穴的定位和主治要点

1. 阳白
【定位】在头部，眉上1寸，瞳孔直上。
【主治】①头痛，眩晕；②眼睑瞤动，眼睑下垂，口眼㖞斜；③目赤肿痛、视物模糊等目疾。

2. 听会
【定位】在面部，耳屏间切迹与下颌骨髁突之间的凹陷中。
【主治】①耳鸣、耳聋、聤耳等耳疾；②齿痛，口㖞，面痛。

3. 风池
【定位】在颈后区，枕骨之下，胸锁乳突肌上端与斜方肌上端之间的凹陷中。
【主治】①头痛、眩晕、失眠、中风、癫痫、耳鸣、耳聋等内风所致的病证；②感冒、热病、口眼㖞斜等外风所致的病证；③目赤肿痛、视物不明、鼻塞、衄䘌、咽痛等五官病证；④颈项强痛。

4. 环跳

【定位】在臀部，股骨大转子最凸点与骶管裂孔连线的外 1/3 与内 2/3 交点处。

【主治】①腰腿痛、下肢痿痹、半身不遂等腰腿疾患；②风疹。

5. 风市

【定位】在股部，髌底上 7 寸；直立垂手，掌心贴于大腿时，中指尖所指凹陷中，髂胫束后缘。

【主治】①下肢痿痹、麻木，半身不遂；②遍身瘙痒。

6. 阳陵泉

【定位】在小腿外侧，腓骨小头前下方凹陷中。

【主治】①黄疸、胁痛、口苦、呕吐、吞酸等肝胆及胃病证；②膝肿痛，下肢痿痹、麻木；③小儿惊风。

7. 悬钟

【定位】在小腿外侧，外踝尖上 3 寸，腓骨前缘。

【主治】①痴呆、中风、半身不遂等髓海不足疾患；②颈项强痛，胸胁满痛，下肢痿痹，脚气。

8. 丘墟

【定位】在踝区，外踝的前下方，趾长伸肌腱的外侧凹陷中。

【主治】①目赤肿痛、目生翳膜等目疾；②下肢痿痹，颈项痛，腋下肿，胸胁痛，外踝肿痛，足内翻，足下垂等证；③疟疾。

9. 足临泣

【定位】在足背，第 4、5 跖骨底结合部的前方，第 5 趾长伸肌腱外侧凹陷中。

【主治】①偏头痛、目赤肿痛、胁肋疼痛、足跗疼痛等痛证；②月经不调，乳痈；③瘰疬；④疟疾。

第十七单元　足厥阴肝经、穴

（一）经脉循行

足厥阴肝经，起于足大趾背毫毛部，沿足背经内踝前上行，至内踝上8寸处交于足太阴经之后，上经腘窝内缘，沿大腿内侧，上入阴毛中，环绕阴器；再上行抵达小腹，夹胃，属于肝，络于胆；再上行通过横膈，分布于胁肋部；继续上行经喉咙的后面，上入鼻咽部，连目系，从额部浅出，与督脉在颠顶部相会。其支脉，从目系下循面颊，环绕唇内。另一支脉，从肝部分出，穿过横膈，注于肺。

（二）主治概要

1. 肝胆病：黄疸，胸胁胀痛，呕逆及肝风内动所致的中风、头痛、眩晕、惊风等。
2. 妇科病、前阴病：月经不调、痛经、崩漏、带下、遗尿、小便不利等。
3. 经脉循行部位的其他病证：下肢痹痛、麻木、不遂等。

（三）常用腧穴的定位和主治要点

1. 大敦

【定位】在足趾，足大趾末节外侧，趾甲根角侧后方0.1寸（指寸）。

【主治】①疝气，少腹痛；②遗尿、癃闭、五淋、尿血等泌尿系病证；③月经不调、崩漏、缩阴、阴中痛、阴挺等月经病及前阴病证；④癫痫，善寐。

2. 行间

【定位】在足背，第1、2趾间，趾蹼缘后方赤白肉际处。

【主治】①中风、癫痫、头痛、目眩、目赤肿痛、青盲、口歪等肝经风热病证；②月经不调、痛经、闭经、崩漏、带下等妇科经带病证；③阴中痛、疝气；④遗尿、癃闭、五淋等泌尿系病证。

3. 太冲

【定位】在足背，第1、2跖骨间，跖骨底结合部前方凹陷中，或触及动脉搏动。

【主治】①中风、癫狂痫、小儿惊风、头痛、眩晕、耳鸣、目赤肿痛、口歪、咽痛等肝经风热病证；②月经不调、痛经、经闭、崩漏、带下、难产等妇科病证；③黄疸、胁痛、腹胀、呕逆等肝胃病证；④癃闭，遗尿；⑤下肢痿痹，足跗肿痛。

4. 期门

【定位】在胸部，第6肋间隙，前正中线旁开4寸。

【主治】①胸胁胀痛、呕吐、吞酸、呃逆、腹胀、腹泻等肝胃病证；②奔豚气；③乳痈。

第十八单元　督脉经、穴

（一）经脉循行

督脉，起于小腹内，下行于会阴部，向后从尾骨端上行脊柱的内部，上达项后风府，进入脑内，上行至颠顶，沿前额下行鼻柱，止于上唇系带处。

（二）主治概要

1. 脏腑病：五脏六腑相关病证。
2. 神志病：失眠、健忘、癫痫、昏迷、发热、中暑、惊厥等。
3. 热病。
4. 头面五官病：头痛，眩晕，口、齿、鼻、目等疾患。
5. 经脉循行部位的其他病证：头项、脊背、腰骶疼痛，下肢痿痹等。

（三）常用腧穴的定位和主治要点

1. 腰阳关
【定位】在脊柱区，第4腰椎棘突下凹陷中，后正中线上。
【主治】①腰骶疼痛，下肢痿痹；②月经不调、赤白带下等妇科病证；③遗精、阳痿等男科病证。

2. 大椎
【定位】在脊柱区，第7颈椎棘突下凹陷中，后正中线上。
【主治】①热病、疟疾、恶寒发热、咳嗽、气喘等外感病证；②骨蒸潮热；③癫狂痫证、小儿惊风等神志病证；④项强，脊痛；⑤风疹，痤疮。

3. 哑门
【定位】在颈后区，第2颈椎棘突上际凹陷中，后正中线上。
【主治】①暴喑，舌强不语；②癫狂痫、癔症等神志病证；③头痛，颈项强痛。

4. 百会
【定位】在头部，前发际正中直上5寸
【主治】①痴呆、中风、失语、瘛疭、失眠、健忘、癫狂痫证、癔症等神志病证；②头风、头痛、眩晕、耳鸣等头面病证；④脱肛、阴挺、胃下垂、肾下垂等气失固摄而致的下陷性病证。

5. 神庭
【定位】在头部，前发际正中直上0.5寸。
【主治】①癫狂痫，不寐，惊悸；②头痛，眩晕，目赤，目翳，鼻渊，鼻衄。

6. 水沟

【定位】在面部，人中沟的上 1/3 与下 2/3 交界点处。

【主治】①昏迷、晕厥、中风、中暑、休克、呼吸衰竭等急危重症，为急救要穴之一；②癔症、癫狂痫、急慢惊风等神志病证；③鼻塞、鼻衄、面肿、口歪、齿痛、牙关紧闭等面鼻口部病证；④闪挫腰痛。

7. 印堂

【定位】在头部，两眉毛内侧端中间的凹陷中。

【主治】①不寐，健忘，痴呆，痫病，小儿惊风；②头痛，眩晕，鼻渊，鼻衄，鼻衄。

第十九单元　任脉经、穴

（一）经脉循行

任脉，起于小腹内，下出于会阴部，向前上行于阴毛部，循腹沿前正中线上行，经关元等穴至咽喉，再上行环绕口唇，经面部进入目眶下，联系于目。

（二）主治概要

1. 脏腑病：腹部、胸部相关内脏病。
2. 妇科病、前阴病：月经不调，痛经，崩漏，带下，遗精，阳痿，小便不利，遗尿等。
3. 颈及面口病：瘿气，梅核气，咽喉肿痛，暴喑，口歪，齿痛等。
4. 神志病：癫痫，失眠等。
5. 虚证：部分腧穴有强壮作用，主治虚劳、虚脱等证。
6. 胸腹局部病证。

（三）常用腧穴的定位和主治要点

1. 中极
【定位】在下腹部，脐中下 4 寸，前正中线上。
【主治】①遗尿、小便不利、癃闭等泌尿系病证；②遗精、阳痿、不育等男科病证；③月经不调、崩漏、阴挺、阴痒、不孕、产后恶露不止、带下等妇科病证。

2. 关元
【定位】在下腹部，脐中下 3 寸，前正中线上。
【主治】①中风脱证、虚劳冷惫、羸瘦无力等元气虚损病证；②少腹疼痛，疝气；③腹泻、痢疾、脱肛、便血等肠腑病证；④五淋、尿血、尿闭、尿频等泌尿系病证；⑤遗精、阳痿、早泄、白浊等男科病；⑥月经不调、痛经、经闭、崩漏、带下、阴挺、恶露不尽、胞衣不下等妇科病证；⑦保健灸常用穴。

3. 气海
【定位】在下腹部，脐中下 1.5 寸，前正中线上。
【主治】①虚脱、形体羸瘦、脏气衰惫、乏力等气虚病证；②水谷不化、绕脐疼痛、腹泻、痢疾、便秘等肠腑病证；③小便不利、遗尿等泌尿系病证；④遗精，阳痿，疝气；⑤月经不调、痛经、经闭、崩漏、带下、阴挺、产后恶露不止、胞衣不下等妇科病证；⑥保健灸常用穴。

4. 神阙

【定位】在脐区，脐中央。

【主治】①虚脱、中风脱证等元阳暴脱；②腹痛、腹胀、腹泻、痢疾、便秘、脱肛等肠腑病证；③水肿，小便不利；④保健灸常用穴。

5. 中脘

【定位】在上腹部，脐中上4寸，前正中线上。

【主治】①胃痛、腹胀、纳呆、呕吐、吞酸、呃逆、小儿疳疾等脾胃病证；②黄疸；③癫狂痫、脏躁、失眠等神志病。

6. 膻中

【定位】在胸部，横平第4肋间隙，前正中线上。

【主治】①咳嗽、气喘、胸闷、心痛、噎膈、呃逆等胸中气机不畅的病证；②产后乳少、乳痈、乳癖等胸乳病证。

7. 廉泉

【定位】在颈前区，喉结上方，舌骨上缘凹陷中，前正中线上。

【主治】中风失语、暴喑、吞咽困难、舌缓流涎、舌下肿痛、口舌生疮、喉痹等咽喉口舌病证。

8. 承浆

【定位】在面部，颏唇沟的正中凹陷处。

【主治】①口喝、齿龈肿痛、流涎面肿等口面部病证；②暴喑；③癫痫。

第二十单元 常用奇穴

1. 四神聪

【定位】在头部，百会前后左右各旁开1寸，共4穴。

【主治】①头痛，眩晕；②失眠、健忘、癫痫等神志病证。

2. 太阳

【定位】在头部，当眉梢与目外眦之间，向后约一横指的凹陷处。

【主治】①头痛；②目疾；③面瘫，面痛。

3. 夹脊

【定位】在脊柱区，第1胸椎至第5腰椎棘突下两侧，后正中线旁开0.5寸，一侧17穴。

【主治】上胸部的穴位治疗心肺、上肢疾病，下胸部的穴位治疗胃肠疾病，腰部的穴位治疗腰腹及下肢疾病。

4. 十宣

【定位】在手指，十指尖端，距指甲游离缘0.1寸（指寸），左右共10穴。

【主治】①昏迷；②癫痫；③高热，咽喉肿痛；④手指麻木。

5. 四缝

【定位】在手指，第2~5指掌面的近侧指间关节横纹的中央，一手4穴。

【主治】①小儿疳积；②百日咳。

6. 阑尾

【定位】在小腿前侧上部，当犊鼻下5寸，胫骨前缘旁开一横指。

【主治】①急慢性阑尾炎；②下肢痿痹。

7. 胆囊

【定位】在小腿外侧，腓骨小头直下2寸。

【主治】①急慢性胆囊炎、胆石症、胆道蛔虫症等胆腑病证；②下肢痿痹。

8. 膝眼

【定位】屈膝，在髌韧带两侧凹陷处，在内侧的称为内膝眼，在外侧的称为外膝眼。

【主治】①膝痛，腿痛；②脚气。

第二十一单元　毫针刺法

细目一　针刺准备

体位　体位的选择，应以有利于准确定取腧穴、便于针灸施术操作和较长时间留针而不致疲劳为原则，临床上针刺的常用体位主要有以下几种：

1. 仰卧位

适宜于取头、面、胸、腹部腧穴和上下肢部分腧穴。

2. 侧卧位

适宜于取身体侧面少阳经腧穴和上、下肢部分腧穴。

3. 俯卧位

适宜于头、项、脊背、腰骶部腧穴和下肢背侧及上肢部分腧穴。

4. 仰靠坐位

适宜于取前头、颜面和颈前等部位的腧穴。

5. 俯伏坐位

适宜于取后头和项、背部的腧穴。

6. 侧伏坐位

适宜于取头部的一侧、面颊及耳前后部位的腧穴。

除上述常用体位外，对某些腧穴应根据针刺的具体要求采取相应的体位。同时在一般情况下，应注意选取能用一种体位完成针刺治疗的处方腧穴。对初诊、精神紧张或年老、体弱、病重的患者，应尽量采取卧位，以防病人感到疲劳或晕针；对患有严重心脏病和严重呼吸系统疾病的患者应慎用俯卧位。

细目二　进针方法

常用的双手进针法有4种。

1. 指切进针法

又称爪切进针法，用押手拇指或食指端切按在腧穴位置的旁边，刺手持针，紧靠手指甲面将针刺入腧穴。本法适宜于短针的进针。

2. 夹持进针法

或称骈指进针法，即用押手拇、食二指持捏消毒干棉球，夹住针身下端，将针尖固定在所刺腧穴的皮肤表面位置，刺手捻动针柄，将针刺入腧穴。本法适用于长针的进针。

3. 舒张进针法

用押手拇、食二指将针刺入腧穴部位的皮肤向两侧撑开，使皮肤绷紧，刺手持针，使针从押手拇、食二指的中间刺入。本法主要用于皮肤松弛部位的腧穴。

4. 提捏进针法

用押手拇、食二指将针刺入腧穴部位的皮肤提起，刺手持针，从捏起皮肤的上端将针刺入。本法主要用于皮肉浅薄部位的腧穴，如印堂穴。

细目三　针刺角度

针刺角度一般分直刺、斜刺、平刺3种。

1. 直刺

是针身与皮肤表面呈90°刺入。此法适用于人体大部分腧穴。

2. 斜刺

是针身与皮肤表面约呈45°刺入。此法适用于肌肉浅薄处或内有重要脏器，或不宜直刺、深刺的腧穴。

3. 平刺

也称横刺、沿皮刺。是针身与皮肤表面呈约15°或沿皮以更小的角度刺入。此法适用于皮薄肉少部位的腧穴，如头部的腧穴等。

细目四　行针与得气

（一）行针的基本手法

行针的基本手法是毫针刺法的基本动作，主要有提插法、捻转法两种。

1. 提插法

即将针刺入腧穴一定深度后，施以上提下插的操作手法。针由浅层向下刺入深层的操作谓之插，从深层向上引退至浅层的谓之提，如此反复地上下呈纵向运动的行针手法，即为提插法。提插幅度的大小、层次的变化、频率的快慢和操作时间的长短，应根据患者的体质、病情、腧穴部位和针刺目的等灵活掌握。

一般认为行针时提插的幅度大，频率快，刺激量就大；反之，提插的幅度小，频率慢，刺激量就小。

2. 捻转法

即将针刺入腧穴一定深度后，施向前向后捻转动作使针在腧穴内反复前后来回旋转的行针手法。捻转角度的大小、频率的快慢、时间的长短等，需根据患者的体质、病情、腧穴的部位、针刺目的等具体情况而定。

一般认为捻转角度大，频率快，用力重，其刺激量就大；反之，刺激量就小。

（二）得气的概念与临床意义

1. 概念

得气古称"气至"，近称"针感"，是指毫针刺入腧穴一定深度后，施以提插或捻转等行针手法，使针刺部位获得"经气"感应，谓之得气。

针下是否得气，可以从患者对针刺的感觉和反应、医者对刺手指下的感觉等两方面加以判断。当针刺得气时，患者的针刺部位有酸、麻、胀、重等自觉反应，有时可出现局部的热、凉、痒、痛、蚁行等感觉，或呈现沿着一定的方向和部位传导和扩散现象。少数患者还会出现循经性肌肤动𥆧、震颤等反应，有的还可见到针刺腧穴部位的循经性皮疹带或红、白线状现象。当患者有自觉反应的同时，医者的刺手亦能体会到针下沉紧、涩滞或针体颤动等反应。若针刺后未得气，则患者无任何特殊感觉或反应，医者刺手亦感觉到针下空松、虚滑。"轻滑慢而未来，沉涩紧而已至……气之至也，如鱼吞钩饵之浮沉；气未至也，如闲处幽堂之深邃"（《标幽赋》）是对得气与否所做的形象描述。

2. 临床意义

得气是施行针刺产生治疗作用的关键，是判断患者经气盛衰、取穴准确与否的依据，是施行守气、行气和补泻手法的基础，得气与否、气至的迟速，不仅关系针刺的治疗效果，而且可以借此窥测疾病的预后。《灵枢·九针十二原》之"刺之要，气至而有效"表明了针刺得气的重要意义。一般而言，得气迅速时，临床疗效较好；得气较慢时效果就差；若不得气时，就难以取效；若经反复施用各种候气、催气手法后，经气仍不至者，多属正气衰竭，预后极差；若初诊不得气或得气缓慢，经使用正确的针刺方法治疗之后，开始得气或得气较快，表示病人正气恢复，预后良好。《金针赋》所谓"气速效速，气迟效迟"即为此意。但也应当注意，得气的强弱也须因人因病而异，如一般体弱者得气宜弱，健壮者得气宜强；痹证者宜针感强些，面肌痉挛宜针感弱些。

细目五　针刺补泻

1. 捻转补泻

（1）补法：针下得气后，捻转角度小，用力轻，频率慢，操作时间短，结合拇指向前、食指向后（左转用力为主）者为补法。

（2）泻法：针下得气后，捻转角度大，用力重，频率快，操作时间长，结合拇指向后、食指向前（右转用力为主）者为泻法。

2. 提插补泻

（1）补法：针下得气后，先浅后深，重插轻提，提插幅度小，频率慢，操作时间短者为补法。

（2）泻法：针下得气后，先深后浅，轻插重提，提插幅度大，频率快，操作时间长者为泻法。

3. 平补平泻

进针得气后，施行均匀的提插、捻转手法。

细目六　针刺异常情况与注意事项

（一）晕针的表现、处理与预防

晕针是在针刺治疗中病人发生的晕厥现象。

1. 症状

患者突然出现精神疲倦、头晕目眩，面色苍白，恶心欲吐，多汗、心慌、四肢发冷，血压下降，脉象沉细，甚则神志昏迷，扑倒在地，唇甲青紫，二便失禁，脉微细欲绝。

2. 处理

立即停止针刺，将针全部起出。使患者平卧，注意保暖，轻者仰卧片刻，给饮温开水或糖水后，即可恢复正常。重者在上述处理基础上，可刺人中、素髎、内关、足三里、灸百会、关元、气海等穴，即可恢复。若仍不省人事，呼吸细微，脉细弱者，应配合其他治疗或采用急救措施。

3. 预防

对初次接受针刺治疗或精神过度紧张，身体虚弱者，应先做好解释安抚，消除对针刺的顾虑和恐惧，同时选择舒适的体位，最好采用卧位，选穴宜少，手法要轻；若饥饿、疲劳、大渴时，应在进食、休息、饮水后再行针刺；医者在针刺治疗过程中，要精神专一，注意观察病人的神色，询问病人的感觉，一旦有不适等晕针先兆，可及早采取处理措施，防患于未然。

（二）针刺注意事项

1. 特殊生理状态的针刺注意事项

（1）过于饥饿、疲劳，精神过于紧张者不宜立即进行针刺。

（2）年老体弱、针刺耐受程度差、初次针刺者，应使用卧位针刺，且不宜强刺激。

（3）妇女行经时，若非为了调经，三阴交、合谷、昆仑、至阴等一些通经活血的腧穴应慎刺。

2. 妊娠妇女、小儿针刺时的注意事项

（1）妊娠妇女：妇女怀孕三个月者，不宜针刺小腹部的腧穴；若怀孕三个月以上者，腹部、腰骶部腧穴也不宜针刺。三阴交、合谷、昆仑、至阴等腧穴，在怀孕期亦应予禁刺，此外，怀孕期需要针刺治疗者，应注意精简针刺穴位、不宜使用强刺激手法。习惯性流产的孕妇则应慎用针刺。

（2）小儿：小儿囟门未合时，头项部的腧穴一般不宜针刺。对于不能合作的小儿，针刺时宜采用速针法，不宜留针。

3. 颈项、眼区、胸胁腹背等部位腧穴的针刺注意事项

（1）颈项部位腧穴：针刺颈部的天突穴时，应注意针刺角度、方向和深度，避免刺伤气管、主动脉弓，针刺人迎穴要使用押手拨开颈总动脉、缓慢进针。针刺项部的风府、哑门等腧穴，要注意掌握针刺角度方向和深度，不宜大幅度的提插、捻转，以免刺伤延髓。

（2）眼区腧穴：针刺眼区的睛明、承泣、上明、球后等腧穴，应注意针刺的方向、角度、深度，缓慢进针，仔细体察针下感觉，避免使用大幅度提插、捻转手法。出针时动作轻柔，出针后按压针孔以防止或减少出血。

（3）胸胁、腰背部位腧穴：对胸、胁、腰、背脏腑所居之处的腧穴，不宜直刺、深刺，肝脾肿大、肺气肿患者更应注意。如刺胸、背、腋、胁、缺盆等部位的腧穴，若直刺过深，都有伤及肺脏的可能，使空气进入胸膜腔，导致创伤性气胸，轻者出现胸痛、胸闷、心慌、呼吸不畅，甚则呼吸困难唇甲发绀、出汗、血压下降等症。对此症应及时采取治疗措施。因此，医者在进行针刺过程中精神必须高度集中，令患者选择适当的体位，严格掌握进针的深度、角度，以防止事故的发生。

（4）腹部腧穴：上腹部近胸部的腧穴不宜深刺或向上斜刺，以免刺伤胃、肝或心脏。针刺下腹部腧穴时，应了解患者膀胱充盈状况，如有尿潴留时要掌握适当的针刺方向、角度、深度等，避免误伤膀胱。对于妇女，应注意询问其怀孕情况。

4. 不宜针刺的疾病

（1）常有自发性出血或损伤后出血不止的患者，不宜针刺。

（2）皮肤有感染、溃疡、瘢痕或肿瘤的部位，不宜针刺。

第二十二单元 常用灸法

（一）灸法的作用

1. 温经散寒

灸火的温和热力具有直接的温通经络、驱散寒邪之功。临床上常用于治疗寒凝血滞、经络痹阻所引起的寒湿痹痛、痛经、经闭、胃脘痛、寒疝腹痛、泄泻等。灸法更适合治疗寒性病证。

2. 扶阳固脱

灸火的热力具有扶助阳气、举陷固脱的功能。《扁鹊心书》记载："真气虚则人病，真气脱则人死，保命之法，灼艾第一。"阳气下陷或欲脱之危证，皆可用灸法，以扶助虚脱之阳气。临床上多用于治疗虚寒证、寒厥证、脱证和中气不足、阳气下陷而引起的遗尿、脱肛、阴挺、崩漏、带下、久泻、久痢、痰饮等。

3. 消瘀散结

艾灸具有行气活血、消瘀散结的作用。气为血帅，血随气行，气得温则行，气行则血亦行。灸能使气机通畅，营卫调和，从而消瘀散结。临床常用于治疗气血凝滞之疾，如乳痈初起、瘰疬、瘿瘤等。

4. 防病保健

灸法可以激发人体正气，增强抗病能力，无病时施灸有防病保健的作用。常灸关元、气海、命门、足三里有防病保健作用，今人称之为"保健灸"。

（二）灸法的种类及适应范围

常用的灸法分为艾灸法和其他灸法。艾灸法主要以艾绒为材料，包括艾炷灸、艾条灸、温针灸、温灸器灸。

1. 艾炷灸

艾炷灸是将艾绒制作成艾炷后，置于施灸部位点燃而治病的方法。艾炷灸又分直接灸与间接灸两类。

（1）直接灸：直接灸是将大小适宜的艾炷，直接放在皮肤上施灸的方法。若施灸时需将皮肤烧伤化脓，愈后留有瘢痕者，称为瘢痕灸；若不使皮肤烧伤化脓，不留瘢痕者，称为无瘢痕灸。

1）瘢痕灸：又名化脓灸。施灸时先将所灸腧穴部位涂以少量的大蒜汁，以增加黏附和刺激作用，然后将艾炷置于腧穴上，用火点燃艾炷施灸。每壮艾炷必须燃尽，除去灰烬后，方可继续易炷再灸，待规定壮数灸完为止。施灸时由于艾火烧灼皮肤，因此可产生剧痛，此时可用手在施灸腧穴周围轻轻拍打，借以缓解疼痛。在正常情况下，灸后1周左右，施灸部位化脓形成灸疮，5~6周灸疮自行痊愈，结痂脱落后而留下瘢痕。因此，施灸前必须征求患者同意合作后，方可使用本法。临床上常用于治疗哮喘、肺痨、瘰疬等慢性顽疾。

2）无瘢痕灸：又名非化脓灸。施灸时先在所灸腧穴部位涂以少量的凡士林，以使艾炷便于黏附，然后将艾炷置于腧穴上点燃施灸，当艾炷燃剩 2/5～1/4 而患者感到微有灼痛时，即可易炷再灸，待将规定壮数灸完为止。一般应灸至局部皮肤出现红晕而不起泡为度。一般虚寒性疾患，均可采用此法。

（2）间接灸：间接灸是指用药物或其他材料将艾炷与施灸腧穴部位的皮肤隔开，进行施灸的方法，又称隔物灸。常用的有如下几种。

1）隔姜灸：将鲜姜切成直径 2～3cm、厚 0.2～0.3cm 的薄片，中间以针刺数孔，置于应灸的腧穴部位或患处，再将艾炷放在姜片上点燃施灸。当艾炷燃尽，再易炷施灸。灸完所规定的壮数，一般 6～9 壮，以使皮肤红润而不起泡为度。本法有温胃止呕，散寒止痛的作用，常用于因寒而致的呕吐、腹痛以及风寒痹痛等病症。

2）隔蒜灸：用鲜大蒜头，切成厚 0.2～0.3cm 的薄片，中间以针刺数孔（捣蒜如泥亦可），置于应灸腧穴或患处，然后将艾炷放在蒜片上，点燃施灸。待艾炷燃尽，易炷再灸，直至灸完规定的壮数，一般 5～7 壮。本法有清热解毒，杀虫等作用，多用于治疗瘰疬、肺痨及初起的肿疡等病症。

3）隔盐灸：用干燥的食盐（以青盐为佳）填敷于脐部，或于盐上再置一薄姜片，上置大艾炷施灸，一般 5～9 壮。本法有回阳、救逆、固脱的作用，多用于治疗伤寒阴证或吐泻并作、中风脱证等病症。治疗时须连续施灸，不拘壮数，以脉起、肢温、证候改善为度。

4）隔附子饼灸：将附子研成粉末，用酒调和做成直径约 3cm、厚约 0.8cm 的附子饼，中间以针刺数孔，放在应灸腧穴或患处，上面再放艾炷施灸，直至灸完所规定壮数为止。本法有温补肾阳等作用。多用于治疗命门火衰而致的阳痿、早泄或疮疡久溃不敛等病症。

2. 艾条灸

艾条灸中，将艾条悬放在距离穴位一定高度上进行熏烤，不使艾条点燃端直接接触皮肤，称为悬起灸。悬起灸根据其操作方法不同，分为温和灸、雀啄灸和回旋灸。

（1）温和灸：施灸时将艾条的一端点燃，对准应灸的腧穴部位或患处，距皮肤 2～3cm，进行熏烤，使患者局部有温热感而无灼痛为宜。一般每处灸 5～10 分钟，至皮肤出现红晕为度。对于昏厥、局部知觉迟钝的患者，医者可将中、食二指分张，置于施灸部位的两侧，这样可以通过医者手指的感觉来测知患者局部的受热程度，以便随时调节施灸的距离和防止烫伤。

（2）雀啄灸：施灸时，将艾条点燃的一端对施灸部位的皮肤，并不固定在一定的距离，而是像雀啄食般的一上一下施灸，以给施灸局部一个变量的刺激。

（3）回旋灸：施灸时，艾卷点燃的一端与施灸部位的皮肤虽然保持一定的距离，但不固定，而是向左右方向移动或反复旋转地施灸。

以上诸法对一般应灸的病证均可采用，但温和灸多用于慢性病，雀啄灸、回旋灸多用于急性病。

3. 温针灸

温针灸是针刺与艾灸结合应用的一种方法，适用于既需要留针而又适宜用艾灸的病证。操作方法是，将针刺入腧穴得气后并给予适当补泻手法而留针时，将纯净细软的艾绒捏在针尾上，或用艾条一段长约 2cm，插在针柄上，点燃施灸。待艾绒或艾条烧完后除去灰烬，将针取出。此法针灸并用、简便易行可以发挥针和灸的作用，达到治疗的目的。

第二十三单元 其他针法

（一）电针法

电针法是将针刺入腧穴得气后，在针具上通以适量脉冲电流，利用针和电两种刺激相结合，以防治疾病的一种方法。

1. 电针常用输出波型和作用特点

常见的脉冲波型有疏密波、断续波、连续波。不同波型的作用特点如下。

（1）疏密波：是疏波、密波自动交替出现的一种波形，疏、密交替持续的时间各约1.5秒，能克服单一波形易产生适应的缺点。动力作用较大，治疗时兴奋效应占优势。能增加代谢，促进气血循环，改善组织营养，消除炎性水肿。常用于止血、扭挫伤、关节周围炎、气血运行障碍、坐骨神经痛、面瘫、肌无力、局部冻伤等。

（2）断续波：是有节律地时断、时续自动出现的一种波形。断时，在1.5秒时间内无脉冲电输出；续时，是密波连续工作1.5秒。断续波形，机体不易产生适应，其动力作用颇强，能提高肌肉组织的兴奋性，对横纹肌有良好的刺激收缩作用。常用于治疗痿证、瘫痪等。

（3）连续波：亦叫可调波，是单个脉冲采用不同方式组合而形成。频率有每分钟几十次至每秒钟几百次不等。频率快的叫密波（或叫高频连续波），一般在50~100次/秒；频率慢的叫疏波（或叫低频连续波），一般是2~5次/秒。可用频率旋扭任意选择疏、密波形。密波易产生抑制反应，常用于止痛、镇静、缓解肌肉和血管痉挛等。疏波则兴奋作用较为明显，刺激作用强，常用于治疗痿证和各种肌肉关节、韧带、肌腱的损伤等。

2. 操作方法

（1）配穴处方：电针法的处方配穴与针刺法相同。一般选用其中的主穴，配相应的辅穴。多选同侧肢体的穴位配对，以1~3对穴位为宜。

（2）电针方法：针刺入穴位有得气感应后，将输出电位器调至于"0"位，将两根导线连接在两个配对的针柄上（或负极接主穴，正极接配穴），然后打开电源开关，选择波型，慢慢调至适宜的输出电流量。通电时间一般在5~20分钟，如感觉弱时，可适当加大输出电流量，或暂时断电1~2分钟后再行通电。当达到预定时间后，先将输出电位器调至"0"位，然后关闭电源开关，取下导线，最后出针。

（3）电流的刺激强度：当电流开到一定强度时，患者有麻、刺感，这时的电流强度为"感觉阈"。若将电流强度继续增加至患者局部开始出现刺痛感时，此时的电流强度称为"痛阈"。所需强度因人、因部位、因病而异。一般情况下，应在感觉阈和痛阈之间调节适宜的刺激强度。强度以患者能耐受的强度为宜。

为确保电针治疗的安全，操作时应注意检查电针仪器（包括导线）的质量，连接导线时，一般应避免电流回路通过心脏、延髓、脊髓，输出电流强度不宜过大。此外，孕妇应慎用电针。

3. 适应范围

临床常用于各种痛症、痹证和心、胃、肠、胆、膀胱、子宫等器官的功能失调，以及癫狂和肌肉、韧带、关节的损伤性疾病等，并可用于针刺麻醉。

（二）三棱针法

用三棱针刺破人体的一定部位，放出少量血液，达到治疗疾病目的的方法，称三棱针法。

1. 操作方法

三棱针的针刺方法一般分为点刺法、散刺法、刺络法、挑刺法四种。

（1）点刺法：针刺前，在预定针刺部位上下用押手拇食指向针刺处推按，使血液积聚于针刺部位，继之用2%碘酒棉球消毒，再用75%酒精棉球脱碘，或用安尔碘局部消毒。针刺时，押手拇、食、中三指捏紧被刺部位，右手持针，用刺手拇、食两指捏住针柄，中指指腹紧靠针身下端，针尖露出2~5mm。对准已消毒的部位，刺入2~5mm深，随即将针迅速退出，轻轻挤压针孔周围，使出血少许，然后用消毒棉球按压针孔。此法多用于指、趾末端的十宣、十二井穴和耳尖及头面部的攒竹、上星、太阳等穴。

（2）散刺法：又称豹纹刺，是对病变局部周围进行点刺的一种方法。根据病变部位大小的不同，可刺10~20针，由病变外缘环形向中心点刺，以促使瘀血或水肿得以排除，达到祛瘀生新，通经活络的目的。此法多用于局部瘀血、血肿或水肿、顽癣等。

（3）刺络法：先用带子或橡皮管，结扎在针刺部位上端（近心端），然后迅速消毒。针刺时左手拇指压在被针刺部位下端，右手持三棱针对准针刺部位的静脉，刺入脉中（2~3mm），立即将针退出，使其流出少量血液，也可轻轻按压静脉上端，以助瘀血外出。出血停止后，再用消毒棉球按压针孔。此法多用于曲泽、委中等穴，治疗急性吐泻、疼痛、中暑、发热等。

（4）挑刺法：用左手按压施术部位两侧，或捏起皮肤，使皮肤固定，右手持针迅速刺入皮肤1~2mm，随即将针身倾斜挑破皮肤，使之出少量血液或少量黏液。也有再刺入2~5mm深，将针身倾斜并使针尖轻轻挑起，挑断皮下部分纤维组织，然后出针，覆盖敷料。此法常用于肩周炎、胃痛、颈椎综合征、失眠、支气管哮喘、血管神经性头痛等。

操作时注意严格消毒、预防感染，孕妇、有出血倾向的患者不宜使用本法。一般情况下应避免刺伤动脉。

2. 适应范围

三棱针放血疗法具有通经活络、开窍泻热、消肿止痛等作用。凡各种实证、热证、瘀血、疼痛等均可应用。较常用于某些急症和慢性病，如昏厥、高热、中暑、中风闭证、咽喉肿痛、目赤肿痛、顽癣、疔痈初起、扭挫伤、疳证、痔疮、顽痹、头痛、丹毒、指（趾）麻木等。

第二十四单元　针灸治疗

细目一　针灸处方

（一）选穴原则

选穴原则是临证选穴应该遵循的基本法则，主要包括近部选穴、远部选穴、辨证选穴和对症选穴。近部选穴和远部选穴是主要针对病变部位而确定腧穴的选穴原则；辨证选穴和对症选穴是针对疾病表现出的证候或症状而确立的选穴原则。

1. 近部选穴

近部选穴是指选取病痛所在部位或邻近部位的腧穴。这一取穴原则是根据腧穴普遍具有近治作用的特点而来的，体现了"腧穴所在，主治所在"的治疗规律。应用范围非常广泛，适用于几乎所有病证，更多用于治疗体表部位较明显、病变范围较局限者，如眼病取睛明，耳病取听宫，鼻病取迎香，胃痛取中脘，膝痛取膝眼等。

2. 远部选穴

远部选穴是指选取距离病痛较远处部位的腧穴。这一取穴原则是根据腧穴具有远治作用的特点提出来的，体现了"经脉所通，主治所及"的治疗规律，是针灸处方选穴的基本方法。远部选穴在针灸临床上应用十分广泛，通常以肘膝关节以下的穴位为主。广泛用于治疗脏腑病、头面、五官、躯干疾患。如胃痛选足阳明胃经的足三里，腰背痛选足太阳膀胱经的委中，上牙痛选足阳明胃经的内庭，下牙痛选手阳明大肠经的合谷等。

3. 辨证选穴

辨证选穴是根据疾病的证候特点，分析病因病机而辨证选取穴位的方法。临床上有许多病证，如发热、昏厥、虚脱、癫狂、失眠、健忘、嗜睡、多梦、自汗、盗汗、贫血、月经不调等均无明显局限的病变部位，而呈现全身症状，因无法辨病位，不能应用上述按部位选穴的方法，此时，就需辨证选穴，如肾阴不足导致的虚热选肾俞、太溪，心肾不交导致的失眠选心俞、肾俞等。辨证选穴所含内容丰富，应用时主要是针对不同的病因、病机、证型而选取不同的穴位。

4. 对症选穴

对症选穴是针对疾病的个别突出的症状而选取穴位。由于对症选穴是长期临床经验的总结，疗效较高，又称为"经验选穴"。这是腧穴特殊治疗作用及临床经验在针灸处方中的具体运用，如发热取大椎，痰多取丰隆，哮喘取定喘，虫证取百虫窝，落枕取外劳宫，腰痛取腰痛点，面瘫取牵正，目赤取耳尖等。对症选穴所用的是大部分奇穴的主治特点。

（二）配穴方法

在指在选穴原则的指导下，针对疾病的病位、病因、病机等，选取主治相同或相近，具有协同作用的腧穴加以配伍应用的方法。可概括为按部位配穴和按经脉配穴两大类。

1. 按部配穴

按部配穴是结合身体上腧穴分布的部位进行穴位配伍的方法，主要包括远近配穴法、上下配穴法、前后配穴法、左右配穴法。

（1）远近配穴法：是以病变部位为依据，在病变附近和远部同时选穴配伍组成处方的方法。如眼病以局部的睛明、邻近的风池、远端的光明相配；痔疮以局部的长强、下肢的承山相配；痛经以局部的关元、远端的三阴交相配。

（2）上下配穴法：是将腰部以上腧穴和腰部以下腧穴配合应用的方法。如头项强痛，上取大椎、下配昆仑；胸腹满闷，上取内关、下配公孙；子宫脱垂，上取百会，下配气海等。如胃脘痛可上取内关，下取足三里；咽痛上取鱼际、下取太溪。八脉交会穴的配对应用即属于上下配穴法。

（3）前后配穴法：是将人体前部和后部的腧穴配合应用的方法，主要指将胸腹部和背腰部的腧穴配合应用，又称"腹背阴阳配穴法"。常用于治疗脏腑疾病，如肺病前取中府，后取肺俞；心胸疾病前取巨阙，后取心俞；胃脘疼痛，前取中脘、梁门，后取胃俞、筋缩等。此法还用于治疗一些躯干病证，如腰痛前取天枢，后取肾俞；脊柱强痛，前取水沟，后取脊中等。俞募配穴属于前后配穴法。

（4）左右配穴法：是将人体左侧和右侧的腧穴配合应用的方法。本法是基于人体十二经脉左右对称分布和部分经脉左右交叉的特点总结而成的。

临床上，为了加强腧穴的协同作用，常选择左右同一腧穴配合运用，如胃痛可选用双侧足三里、梁丘穴等。但左右配穴法并不局限于选双侧同一腧穴，如右侧面瘫取右侧的地仓、颊车和左侧合谷；左侧偏头痛，选左侧的太阳和右侧的外关同样属于左右配穴。另外，左右配穴法既可以左右同取，也可以左病取右、右病取左。

2. 按经配穴

按经配穴是根据经脉理论和经脉之间的联系进行配穴的方法。主要包括本经配穴法、表里经配穴法、同名经配穴法等。

（1）本经配穴法：是指某一脏腑、经脉发生病变时，即遵循"不盛不虚，以经取之"的治疗原则，选用本经脉的腧穴配伍组成处方的方法。如胆经郁热导致的少阳头痛，可取率谷、风池、侠溪；胃火循经上扰的牙痛，可取颊车、内庭；咳嗽可取中府、太渊；急性胃痛取足三里、梁丘等。

（2）表里经配穴法：是以脏腑、经脉的阴阳表里配合关系为依据的配穴方法。当某一脏腑经脉发生疾病时，取本经和其相表里经脉的腧穴配合组成处方。如风热袭肺导致的感冒咳嗽，可选肺经的尺泽和大肠经的曲池、合谷；胃痛取三阴交、足三里；肝病取期门、太冲配阳陵泉。原络配穴法是表里经配穴法在临床上的具体运用。

（3）同名经配穴法：是将手足同名经的腧穴相互配合组成处方的方法。如阳明头痛取手阳明经的合谷配足阳明经的内庭；太阳头痛取手太阳经的后溪配足太阳经的昆仑；失眠、多梦，取手少阴经的神门配足少阴经的太溪。

细目二　特定穴

特定穴是指十四经中具有特殊治疗作用，并有特定称号的腧穴。根据其不同的分布特点、含义和治疗作用，将特定穴分为"五输穴""原穴""络穴""郄穴""下合穴""背俞穴""募穴""八会穴""八脉交会穴"和"交会穴"十类。

（一）五输穴的临床应用

五输穴是指十二经脉肘膝关节以下，被称为井、荥、输、经、合的五个腧穴。有关记载首见于《灵枢·九针十二原》："所出为井、所溜为荥、所注为输、所行为经、所入为合。"这是对五输穴经气流注特点的概括。

1. 分布特点与组成

古人把经气运行过程用自然界的水流由小到大，由浅入深的变化来形容，把五输穴按井、荥、输、经、合的顺序，从四肢末端向肘、膝方向依次排列。"井"穴多位于手足之端，喻作水的源头，是经气所出的部位，即"所出为井"。"荥"穴多位于掌指或跖趾关节之前，喻作水流尚微，萦迂未成大流，是经气流行的部位，即"所溜为荥"。"输"穴多位于掌指或跖趾关节之后，喻作水流由小而大，由浅注深，是经气渐盛，由此注彼的部位，即"所注为输"。"经"穴多位于腕踝关节以上，喻作水流变大，畅通无阻，是经气正盛运行经过的部位，即"所行为经"。"合"穴位于肘膝关节附近，喻作江河水流汇入湖海，是经气由此深入，进而会合于脏腑的部位，即"所入为合"。

由于每条经有 5 个穴位属于五输穴，故人体共有五输穴 60 个。五输穴不仅有经脉归属，还配属五行，《灵枢·本输》指出阴经井穴属木，阳经井穴属金，以此类推。十二经脉五输穴的穴名及其五行属性见下表。

六阴经五输穴及五行属性表

经脉名称	井（木）	荥（火）	输（土）	经（金）	合（水）
手太阴肺经	少商	鱼际	太渊	经渠	尺泽
手厥阴心包经	中冲	劳宫	大陵	间使	曲泽
手少阴心经	少冲	少府	神门	灵道	少海
足太阴脾经	隐白	大都	太白	商丘	阴陵泉
足少阴肾经	涌泉	然谷	太溪	复溜	阴谷
足厥阴肝经	大敦	行间	太冲	中封	曲泉

六阳经五输穴及五行属性表

经脉名称	井（金）	荥（水）	输（木）	经（火）	合（土）
手阳明大肠经	商阳	二间	三间	阳溪	曲池
手少阳三焦经	关冲	液门	中渚	支沟	天井
手太阳小肠经	少泽	前谷	后溪	阳谷	小海
足阳明胃经	厉兑	内庭	陷谷	解溪	足三里
足少阳胆经	足窍阴	侠溪	足临泣	阳辅	阳陵泉
足太阳膀胱经	至阴	足通谷	束骨	昆仑	委中

2. 临床运用

五输穴的临床运用主要归纳为以下三点：

（1）按五输穴主病特点选用：《灵枢·顺气一日分为四时》云："病在脏者，取之井；病变于色者，取之荥；病时间时甚者，取之输；病变于音者，取之经；经满而血者，病在胃及以饮食不节得病者，取之合。"其后《难经·六十八难》又作了补充："井主心下满，荥主身热，输主体重节痛，经主喘咳寒热，合主逆气而泄。"《灵枢》又有"合治内腑"之说。综合近代临床的应用情况，井穴多用于急救，荥穴多用于治疗热证，输穴多用于治疗关节疼痛，经穴治疗作用不典型，合穴多用于治疗相关脏腑病证。

（2）按五行生克关系选用：五输穴具有五行属性，根据《难经·六十九难》提出"虚者补其母，实者泻其子"的观点，将五输穴配属五行使用，然后按"生我者为母，我生者为子"的原则，虚证用母穴，实证用子穴。这一取穴法亦称为子母补泻取穴法。

本经子母补泻法较常用。例如，肺经实证"泻其子"，肺在五行中属"金"，因"金生水"，"水"为"金"之子，故可选本经五输穴中属"水"的合穴即尺泽；肺经虚证"补其母"，肺属"金"，"土生金"，"土"为"金"之母，因此，应选本经属"土"的五输穴，即输穴太渊。这都属于本经子母补泻法的应用。各经五输穴本经子母补泻取穴见下表。

本经子母补泻取穴表

	脏						腑					
	金	水	木	火	相火	土	金	水	木	火	相火	土
经脉	肺经	肾经	肝经	心经	心包经	脾经	大肠经	膀胱经	胆经	小肠经	三焦经	胃经
母穴	太渊	复溜	曲泉	少冲	中冲	大都	曲池	至阴	侠溪	后溪	中渚	解溪
子穴	尺泽	涌泉	行间	神门	大陵	商丘	二间	束骨	阳辅	小海	天井	厉兑

（二）原穴、络穴的临床应用

十二经脉在腕、踝关节附近各有一个腧穴，是脏腑原气经过和留止的部位，称为"原穴"，又名"十二原"。络穴是指络脉从本经别出的部位。

1. 分布特点与组成

原穴分布在腕、踝关节附近的十二经上。阴经五脏之原穴，与五输穴中的输穴为同一穴，即阴经的输穴与原穴为同一穴，阳经则除输穴外，还有一个原穴。

十二经的络穴都位于肘膝关节以下，任脉之络穴鸠尾散于腹，督脉之络穴长强散于头上，脾之大络大包穴布于胸胁，共十五穴，故称为"十五络穴"。

十二经脉原穴与络穴见下表。

十二经脉原穴与络穴表

经脉	原穴	络穴	经脉	原穴	络穴
手太阴肺经	太渊	列缺	手阳明大肠经	合谷	偏历
手厥阴心包经	大陵	内关	手少阳三焦经	阳池	外关
手少阴心经	神门	通里	手太阳小肠经	腕骨	支正
足太阴脾经	太白	公孙	足阳明胃经	冲阳	丰隆
足厥阴肝经	太冲	蠡沟	足少阳胆经	丘墟	光明
足少阴肾经	太溪	大钟	足太阳膀胱经	京骨	飞扬

2. 临床应用

原穴可用于诊断和治疗脏腑疾病。《灵枢·九针十二原》曰:"五脏有疾也,应出十二原,十二原各有所出,明知其原,睹其应而知五脏之害矣。"原穴是脏腑原气所留止之处,因此脏腑发生病变时,就会反映到相应的原穴上。

《难经·六十六难》记载:"五脏六腑之有病者,皆取其原也。"《灵枢·九针十二原》说:"凡此十二原者,主治五脏六腑之有疾者也。"原穴有调整其脏腑经络虚实各证的功能,针刺原穴能使三焦原气通畅,从而发挥其维护正气,抗御病邪的作用。

十二络脉具有加强表里两经联系的作用,络穴能沟通表里二经,故有"一络通二经"之说,因此,十二经的络穴除可治疗本经脉的病证、本络脉的虚实病证外,还能治疗其相表里之经的病证。如手少阴心经别络,实则胸中支满,虚则不能言语,皆可取其络穴通里来治疗。又如手太阴经的络穴列缺,能治肺经的咳嗽、喘息,也能治手阳明大肠经的齿痛、头项痛等疾患;肝经络穴蠡沟,既可治疗肝经病证,又可治疗胆经病证;同样胆经络穴光明,既可治疗胆经病证,又可治疗肝经病证。

原穴和络穴可单独使用,也可相互配合使用。临床上常把先病经脉的原穴和后病的相表里经脉的络穴相配合,称为"原络配穴法"或"主客原络配穴法",是表里经配穴法的典型用法。如肺经先病,先取其经的原穴太渊,大肠后病,再取该经络穴偏历。反之,大肠先病,先取本经原穴合谷,肺经后病,后取该经络穴列缺。

(三)背俞穴、募穴

背俞穴是脏腑之气输注于背腰部的腧穴。募穴是脏腑之气结聚于胸腹部的腧穴。

1. 分布特点和组成

背俞穴分布于背腰部的膀胱经第1侧线上,大体依脏腑所处位置的高低而上下排列,五脏六腑(加上心包)各有一相应的背俞穴,共十二个,依据脏腑的名称来命名。

募穴分布在胸腹部相关经脉上,又称为"腹募穴"和"前募穴"。多位于脏腑附近的部位。五脏六腑(加上心包)各有一相应的募穴,共十二个。

背俞穴与募穴

六脏	背俞穴	募穴	六腑	背俞穴	募穴
肺	肺俞	中府	大肠	大肠俞	天枢
心包	厥阴俞	膻中	三焦	三焦俞	石门
心	心俞	巨阙	小肠	小肠俞	关元
脾	脾俞	章门	胃	胃俞	中脘
肝	肝俞	期门	胆	胆俞	日月
肾	肾俞	京门	膀胱	膀胱俞	中极

2. 临床应用

由于背俞穴和募穴都是脏腑之气输注和汇聚的部位，在分布上大体与对应的脏腑所在部位的上下排列相接近，因此，主要用于治疗相关脏腑的病变，如肺热咳嗽，可泻肺之背俞穴肺俞；寒邪犯胃出现的胃痛，可灸胃之募穴中脘。另外，背俞穴和募穴还可用于治疗与对应脏腑经络相联属的组织器官疾患，如肝开窍于目，主筋，目疾、筋病可选肝俞；肾开窍于耳，耳疾可选肾俞。

临床上腑病多选其募穴治疗，脏病多选其背俞穴治疗，但并不是绝对的。

脏腑之气可通过气街与其俞、募穴相联系。由于俞、募穴密切联系脏腑之气，所以临床上常用俞募配穴法，即把病变脏腑的俞、募穴配合运用，发挥其协同作用，也称前后配穴法，是前后配穴法典型的实例。

背俞穴和募穴也用于疾病的诊断，因为脏腑发生病变时，常在背俞穴、募穴上出现阳性反应，如压痛、敏感等。因此诊察按压背俞穴、募穴，可结合其他辨证资料诊断脏腑的疾患。

（四）八脉交会穴的临床应用

八脉交会穴是指与奇经八脉相通的十二经脉在四肢部的八个腧穴，原称"交经八穴"、"流注八穴"和"八脉八穴"。

1. 分布特点和组成

八脉交会穴均分布于肘膝以下，包括公孙、内关、后溪、申脉、足临泣、外关、列缺、照海。

2. 临床应用

古人认为这八个腧穴分别与相应的奇经八脉经气相通。《医学入门·子午八法》说："周身三百六十穴，统于手足六十六穴。六十六穴又统于八穴。"这里的"八穴"就是指八脉交会穴。

临床应用中，可以单独治疗各自相通的奇经病证，如督脉病变出现的腰脊强痛，可选通督脉的后溪治疗；冲脉病变出现的胸腹气逆，可选通冲脉的公孙治疗。又常把公孙和内关、后溪和申脉、足临泣和外关、列缺和照海相配，治疗两脉相合部位的疾病，如公孙配内关治疗胃、心、胸部病症和疟疾，后溪配申脉治内眼角、耳、项、肩胛部位病及发热恶寒等表证，外关配足临泣治疗外眼角、耳、颊、颈、肩部病及寒热往来证，列缺配照海治咽喉、胸膈、肺病和阴虚内热等。

八脉交会穴配伍及主治病证列表如下：

八脉交会穴配伍及主治病证

穴名	主治	相配合主治
公孙	冲脉病证	心、胸、胃疾病
内关	阴维脉病证	
后溪	督脉病证	目内眦、颈项、耳、肩部疾病
申脉	阳跷脉病证	
足临泣	带脉病证	目锐眦、耳后、颊、颈、肩部疾病
外关	阳维脉病证	
列缺	任脉病证	肺系、咽喉、胸膈疾病
照海	阴跷脉病证	

（五）八会穴的临床应用

八会穴，是指脏、腑、气、血、筋、脉、骨、髓等精气所会聚的腧穴。"会"，是聚会的意思。

1. 分布特点和组成

八会穴分部在躯干部和四肢部，其中脏、腑、气、血、骨之会穴位于躯干部，筋、脉、髓之会穴位于四肢部。八会穴的组成是，脏会章门，腑会中脘，气会膻中，血会膈俞，筋会阳陵泉，脉会太渊，骨会大杼，髓会绝骨。

八会穴表

八会	穴名	经属
脏会	章门	足厥阴肝经
腑会	中脘	任脉
气会	膻中	任脉
血会	膈俞	足太阳膀胱经
筋会	阳陵泉	足少阳胆经
脉会	太渊	手太阴肺经
骨会	大杼	足太阳膀胱经
髓会	绝骨	足少阳胆经

2. 临床应用

八会穴对于各自所会的脏、腑、气、血、筋、脉、骨、髓相关的病证有特殊的治疗作用，凡与此八者有关的病证均可选用相关的八会穴来治疗，如六腑之病，可选腑会中脘，血证可选血会膈俞等。此外《难经·四十五难》记载："热病在内者，取其会之气穴也。"提示八会穴还可治疗相关的热病。

（六）郄穴的临床应用

十二经脉和奇经八脉中的阴跷脉、阳跷脉、阴维脉、阳维脉之经气深聚的部位称为郄穴。

1. 分布特点和组成

郄穴大多分布在四肢肘膝关节以下。十二经脉各有一个郄穴，阴阳跷脉及阴阳维脉也各有一个郄穴，合称为十六郄穴。

十六郄穴表

阴经	郄穴	阳经	郄穴
手太阴肺经	孔最	手阳明大肠经	温溜
手厥阴心包经	郄门	手少阳三焦经	会宗
手少阴心经	阴郄	手太阳小肠经	养老
足太阴脾经	地机	足阳明胃经	梁丘
足厥阴肝经	中都	足少阳胆经	外丘
足少阴肾经	水泉	足太阳膀胱经	金门
阴维脉	筑宾	阳维脉	阳交
阴跷脉	交信	阳跷脉	跗阳

2. 临床应用

郄穴多用于治疗本经循行部位及所属脏腑的急性病证。一般来说，阴经郄穴多治疗血证，阳经郄穴多治疗急性痛证。如孔最治咳血，中都治崩漏，颈项痛取外丘，胃脘疼痛取梁丘等。

另外，脏腑疾患也可在相应的郄穴上出现疼痛或压痛，有助于疾病的诊断。

第二十五单元 头面躯体病证

（一）头痛

1. 辨证要点

头痛常与外感风邪以及情志、饮食、体虚久病等因素有关。病位在头，与肝、脾、肾关系密切。头为诸阳之会，所有阳经都循行到头，足厥阴肝经上行到颠顶，故头痛与手足三阳经、足厥阴经、督脉密切相关。各种外邪或内伤因素导致头部经络功能失常，气血失调，头部脉络不通或脑窍失养均可导致头痛的发生。

应根据疼痛部位进行经络辨证：枕部痛或下连于项者为太阳头痛，额痛或兼眉棱、鼻根部痛者为阳明头痛，两侧头部疼痛者为少阳头痛，颠顶痛或连于目系者为厥阴头痛。

本病又可以分为外感头痛和内伤头痛。

（1）外感头痛：主症为头痛较急，痛无休止，外感表证明显。

若头痛连及项背，兼恶风畏寒，苔薄白，脉浮紧者，为风寒头痛；头痛而胀，兼发热，苔黄，脉浮数者，为风热头痛；头痛如裹，兼肢体困重，苔白腻，脉濡者，为风湿头痛。

（2）内伤头痛：主症为头痛反复发作，时轻时重，常伴头晕，遇劳或情志刺激而发作、加重。

若头胀痛、跳痛、掣痛或两侧、颠顶作痛，兼心烦易怒、口苦、脉弦者，为肝阳上亢头痛；头痛昏蒙，兼胸闷脘胀，苔白腻，脉滑者，为痰浊头痛；头痛迁延日久，或头部有外伤史，痛处固定不移，舌紫黯，脉细涩者，为瘀血头痛；头空痛、昏痛，兼神疲无力，面色不华，舌淡苔白，脉细弱者，为血虚头痛。

2. 治法

调和气血，通络止痛。根据头痛部位循经取穴和取阿是穴为主。

3. 处方

主穴：百会、太阳、风池、阿是穴、合谷。

配穴：太阳头痛配天柱、后溪、昆仑；阳明头痛配印堂、内庭；少阳头痛配率谷、外关、足临泣；厥阴头痛配四神聪、太冲、内关。风寒头痛配风门、列缺；风热头痛配曲池、大椎；风湿头痛配头维、阴陵泉；肝阳上亢头痛配太溪、太冲；痰浊头痛配中脘、丰隆；瘀血头痛配血海、膈俞；血虚头痛配脾俞、足三里。

方义：局部取百会、太阳、风池、阿是穴，可疏导头部经气；且风池为足少阳与阳维脉的交会穴，功能祛风活血，通络止痛；合谷为行气止痛要穴，善治头面诸疾，诸穴合用共奏通经活络止痛之效。

4. 治疗操作

毫针虚补实泻法。寒证加灸；瘀血头痛可在阿是穴点刺出血。头痛剧烈者，阿是穴可采用强刺激和久留针。

（二）落枕

1. 辨证要点

落枕常与睡眠姿势不正，或枕头高低不适，或因负重颈部过度扭转，或寒邪侵袭颈背部等因素有关。本病病位在颈项部经筋，与督脉、手足太阳和足少阳经密切相关。基本病机是经筋受损，筋络拘急，气血阻滞不通。

项背部强痛，低头加重，项背部压痛明显者，病在督脉与太阳经；颈肩部疼痛，头部歪向患侧，颈肩部压痛明显者，病在少阳经。

有明显的感受风寒史，颈项疼痛重着，或伴恶寒发热、头痛者，为风寒袭络；颈项部刺痛，固定不移，且有明显的夜卧姿势不当或颈项外伤史者，为气滞血瘀。

2. 治法

疏经活络，调和气血。取局部阿是穴和手太阳、足少阳经穴为主。

3. 处方

主穴：外劳宫、天柱、阿是穴、后溪、悬钟。

配穴：病在督脉、太阳经者配大椎、束骨；病在少阳经配风池、肩井。风寒袭络配风池、合谷；气滞血瘀配内关、合谷。肩痛配肩髃；背痛配天宗。

方义：外劳宫是治疗落枕的经验穴；天柱、阿是穴舒缓局部筋脉；后溪能够疏调督脉、太阳经脉气血；悬钟疏调少阳经脉气血。诸穴远近相配，共奏疏调颈部气血、缓急止痛之效。

4. 治疗操作

毫针泻法。先刺远端外劳宫、后溪、悬钟，持续捻转，嘱患者慢慢活动颈部，一般颈项疼痛立即缓解，再针刺局部腧穴。风寒袭络者可局部配合艾灸，气滞血瘀者可局部配合三棱针点刺放血。

（三）漏肩风

1. 辨证要点

本病多与体虚、劳损、风寒侵袭肩部等因素有关。病位在肩部经筋，与手三阳、手太阴经密切相关。手三阳经及手太阴经分别循行于肩前、肩外、肩后及肩内侧，肩部感受风寒，气血痹阻，或劳作过度、外伤，损及筋脉，气滞血瘀，或年老气血不足，筋脉失养，皆可使肩部筋脉气血不利，不通或不荣而痛。本病以实证为主，也有本虚标实之证。

疼痛以肩前外部为主者为手阳明经证，以肩外侧为主者为手少阳经证，以肩后部为主者为在手太阳经证，以肩前部为主者为手太阴经证。

有明显感受风寒史、遇风痛增者为外邪内侵；肩部有外伤或劳作过度史、疼痛拒按者为气滞血瘀；肩部以酸痛为主，劳累加重，或伴眩晕乏力者为气血虚弱。

2. 治法

通经活络，舒筋止痛。取局部穴位为主，配合循经远端取穴。

3. 处方

主穴：肩髃、肩髎、肩贞、阿是穴、阳陵泉、条口透承山。

配穴：手阳明经证配合谷；手少阳经证配外关；手太阳经证配后溪；手太阴经证配列缺。外邪内侵配合谷、风池；气滞血瘀配内关、膈俞；气血虚弱配足三里、气海。

方义：肩髃、肩髎、肩贞分别为手阳明经、手少阳经、手太阳经腧穴，配阿是穴，均为局部取穴，可疏通肩部经络气血，活血祛风止痛。阳陵泉为筋之会，可舒筋止痛。条口透承山可疏导太阳、阳明两经气血，为临床经验效穴。

4. 治疗操作

毫针泻法或平补平泻。先刺远端穴，行针后让患者运动肩关节。局部穴可加灸法。

（四）腰痛

1. 辨证要点

腰痛的病位在腰部，腰为肾之府，肾经贯脊属肾，膀胱经夹脊络肾，督脉并于脊里，故本病与肾及足太阳膀胱经、督脉等关系密切。感受外邪、跌仆损伤、年老体衰、劳欲太过等因素导致腰部经络气血阻滞，或经络失于温煦、濡养，均可致腰痛。

根据疼痛部位进行经络辨证：疼痛在腰脊中部者为督脉病证，疼痛在腰脊两侧者为足太阳经证。

腰部冷痛重着，或拘挛不可俯仰，有明显腰部受寒史者，为寒湿腰痛；腰部刺痛，痛有定处，腰部有明显损伤或陈伤史者，为瘀血腰痛；腰痛起病缓慢，隐隐作痛，反复发作者，为肾虚腰痛。

2. 治法

通经止痛。取局部阿是穴及足太阳经穴为主。

3. 处方

主穴：大肠俞、阿是穴、委中。

配穴：督脉病证配后溪；足太阳经证配申脉；腰椎病变配腰夹脊。寒湿腰痛配命门、腰阳关；瘀血腰痛配膈俞、次髎；肾虚腰痛配肾俞、太溪。

方义：大肠俞、阿是穴疏通腰部经络气血，通经止痛；膀胱之脉，夹脊抵腰络肾，"腰背委中求"，循经远取委中，以疏通足太阳经气，是治疗腰背部疼痛的要穴。

4. 治疗操作

毫针虚补实泻法。寒湿腰痛或肾虚腰痛加灸法；瘀血腰痛阿是穴用刺络拔罐；痛势较急者委中点刺放血。

（五）痹证

1. 辨证要点

本病常与外感风、寒、湿、热等邪气及人体正气不足等因素有关。本病病位在肉、筋、骨。外邪侵入机体，痹阻关节肌肉经络，气血运行不畅，则导致痹病。根据病邪偏胜和症状特点，分为行痹（风痹）、痛痹（寒痹）、着痹（湿痹）。

主症为关节肌肉疼痛，屈伸不利。

若痛无定处，舌质淡，苔薄白，脉浮者，为行痹；疼痛剧烈，痛有定处，遇寒痛剧，苔薄白，脉弦紧者，为痛痹；疼痛重着，或肿胀麻木，苔白腻，脉濡缓者，为着痹；红肿热痛，舌红，苔黄燥，脉滑数者，为热痹。

2. 治法

通络止痛。以局部穴位为主，配合循经取穴及辨证选穴。

3. 处方

主穴：阿是穴、局部经穴。

配穴：行痹配膈俞、血海；痛痹配肾俞、关元；着痹配阴陵泉、足三里；热痹配大椎、曲池。另可根据疼痛的部位循经配穴。

方义：阿是穴和局部经穴能疏通患部经络气血，调和营卫，则风寒湿热等外邪无所依附，痹病自除。

4. 治疗操作

毫针泻法或平补平泻。痛痹、着痹者加灸法。大椎、曲池可点刺放血，局部腧穴可加拔罐法。

第二十六单元 内科病证

（一）中风

1. 辨证要点

中风的发生与多种因素有关，风、火、痰、瘀为主要病因。病位在脑，与心、肝、脾、肾关系密切。本病多在内伤积损的基础上，复因情志不遂、烦劳过度、饮食不节、外邪侵袭等因素，导致脏腑阴阳失调，气血逆乱，上扰清窍，窍闭神匿，神不导气所致。

（1）中经络：主症为意识清楚，半身不遂，口角㖞斜，语言不利。

兼见面红目赤，眩晕头痛，口苦，舌红或绛，苔黄，脉弦有力者，为肝阳暴亢；兼肢体麻木或手足拘急，头晕目眩，苔腻，脉弦滑者，为风痰阻络；兼口黏痰多，腹胀便秘，舌红，苔黄腻或灰黑，脉弦滑大者，为痰热腑实；兼肢体软弱，偏身麻木，面色淡白，气短乏力，舌黯，苔白腻，脉细涩者，为气虚血瘀；兼肢体麻木，手足拘挛，眩晕耳鸣，舌红，苔少，脉细数者，为阴虚风动。

（2）中脏腑：主症为突然昏仆，不省人事，或神志恍惚、嗜睡，兼见半身不遂，口角㖞斜。

若见神昏，牙关紧闭，口噤不开，两手握固，肢体强痉，大小便闭者，为闭证；昏愦无知，目合口开，四肢瘫软，手撒肢冷，汗多，二便自遗，脉微细欲绝者，为脱证。

2. 治法

（1）中经络：疏通经络，醒脑调神。取督脉、手厥阴及足太阴经穴为主。

（2）中脏腑：闭证：平肝息风，醒脑开窍。取督脉、手厥阴和十二井穴为主。脱证：回阳固脱。以任脉经穴为主。

3. 处方

（1）中经络

主穴：水沟、内关、三阴交、极泉、尺泽、委中。

配穴：肝阳暴亢配太冲、太溪；风痰阻络配丰隆、合谷；痰热腑实配曲池、内庭、丰隆；气虚血瘀配气海、血海、足三里；阴虚风动配太溪、风池。上肢不遂配肩髃、曲池、手三里、合谷；下肢不遂配环跳、足三里、风市、阳陵泉、悬钟、太冲。病侧肢体屈曲拘挛者，肘部配曲泽，腕部配大陵，膝部配曲泉，踝部配太溪；足内翻配丘墟透照海；足外翻配太溪、中封；足下垂配解溪。口角㖞斜配地仓、颊车、合谷、太冲；语言謇涩配廉泉、通里、哑门；吞咽困难配廉泉、金津、玉液。

方义：中风病位在脑，督脉入络脑，水沟为督脉要穴，可醒脑开窍、调神导气；心主血脉藏神，内关为心包经络穴，可调理心气、疏通气血；三阴交为足三阴经交会穴，可滋补肝肾；极泉、尺泽、委中，可疏通肢体经络。

（2）中脏腑

1）闭证

取穴：水沟、十二井、太冲、丰隆、劳宫。

方义：闭证为肝阳暴张，气血上逆所致，故取十二井穴点刺出血，并泻水沟，开窍启闭；足厥阴经循行至颠顶，泻太冲降肝经逆气以平息肝阳。脾胃为生痰之源，痰浊壅遏，气机失宣，取足阳明经络穴丰隆，以豁痰开窍；"荥主身热"，故取手厥阴经荥穴劳宫清心泄热。

2）脱证

取穴：关元、神阙。

方义：任脉为阴脉之海，关元为任脉与足三阴经交会穴，为三焦元气所出，联系命门真阳，为阴中含阳的穴位，取之能回阳救逆。神阙为真气所系，故用大艾炷重灸，以回垂绝之阳。

4. 治疗操作

水沟向上方斜刺，用雀啄法，以眼球湿润为度；内关用泻法；三阴交用补法；刺极泉时，在原穴位置下1寸心经上取穴，避开动脉，直刺进针，用提插泻法，以患者上肢有麻胀感和抽动感为度；尺泽、委中直刺，用提插法使肢体有抽动感。

十二井穴用三棱针点刺出血；太冲、丰隆、劳宫用泻法；神阙用隔盐灸，关元用大艾炷灸，至四肢转温为止。

（二）眩晕

1. 辨证要点

本病的发生多与忧郁恼怒、恣食厚味、劳伤过度、跌仆损伤等因素有关。病位在脑，与肝、脾、肾相关。基本病机不外虚实两端，虚证为髓海不足或气血虚弱，清窍失养；实证多与气、血、痰、瘀扰乱清窍有关。

主症为头晕目眩，视物旋转。轻者如坐车船，飘摇不定，闭目少顷即可复常；重者两眼昏花缭乱，视物不明，旋摇不止，难以站立，昏昏欲倒，甚则跌仆。

兼见面红目赤，目胀耳鸣，烦躁易怒，舌红，苔黄，脉弦数者，为肝阳上亢；兼头重如裹，视物旋转，舌淡，苔白腻，脉弦滑者，为痰湿中阻；兼目眩，面白或萎黄，神倦乏力，舌淡，苔薄白，脉弱者，为气血两虚；眩晕久作不已，兼少寐健忘，耳鸣，腰酸膝软，舌红，脉弦细者，为肾精不足。

2. 治法

（1）实证：平肝潜阳，化痰定眩。取足少阳、足厥阴经穴及督脉穴为主。

（2）虚证：益气养血，填精定眩。以督脉穴和相应背俞穴为主。

3. 处方

（1）实证

主穴：百会、风池、太冲、内关。

配穴：肝阳上亢配行间、侠溪、太溪；痰湿中阻配头维、中脘、丰隆。

方义：眩晕病位在脑，脑为髓海，督脉入络于脑，故选用位于颠顶的百会，清头目、止眩晕；风池亦为近部取穴，疏调头部气机；太冲为肝经之原穴，可平肝潜阳；内关为八脉交会穴，通于阴维脉，既可宽胸理气，和胃化痰，又与太冲相配以加强平肝之力。

（2）虚证

主穴：百会、风池、肝俞、肾俞、足三里。

配穴：气血两虚配气海、脾俞、胃俞；肾精不足配太溪、悬钟、三阴交。

方义：百会升提气血；风池疏调头部气血；肝俞、肾俞滋补肝肾，益精填髓，培元固本；足三里补益气血，充髓止晕。

4. 治疗操作

实证毫针用泻法，虚证百会、风池用平补平泻法，余穴用补法，可灸。

（三）面瘫

1. 辨证要点

本病的发生多与正气不足，脉络空虚，风寒或风热之邪乘虚而入等因素有关。病位在面部，与太阳、阳明经筋有关。手足阳经均上行头面部，当邪气阻滞面部经络，尤其是手太阳和足阳明经筋功能失调，可导致面瘫的发生。

主症以口眼㖞斜为特点。通常急性发作，常在睡眠醒来时发现一侧面部肌肉板滞、麻木、瘫痪，额纹消失，眼裂变大，露睛流泪，鼻唇沟变浅，口角下垂歪向健侧，病侧不能皱眉、蹙额、闭目、露齿、鼓颊；部分患者初起时有耳后疼痛，还可出现患侧舌前2/3味觉减退或消失、听觉过敏等症状。部分患者病程迁延日久，可因瘫痪肌肉出现挛缩，口角反牵向患侧，甚则出现面肌痉挛，形成"倒错"现象。

若发病初期，面部有受凉史，舌淡，苔薄白，脉浮紧者，为风寒外袭；发病初期，继发于风热感冒或其他头面部炎症性、病毒性疾病，舌红，苔薄黄，脉浮数者，为风热侵袭；恢复期或病程较长者，兼见肢体困倦无力，舌淡，苔白，脉沉细者，为气血不足。

2. 治法

祛风通络，疏调经筋。取局部穴、手足阳明经穴为主。

3. 处方

主穴：攒竹、阳白、四白、颧髎、颊车、地仓、合谷、太冲。

配穴：风寒外袭配风池、风府；风热侵袭配外关、关冲；气血不足配足三里、气海。眼睑闭合不全配鱼腰、丝竹空、申脉；鼻唇沟变浅配迎香；人中沟歪斜配水沟；颏唇沟歪斜配承浆；乳突部疼痛配翳风；舌麻、味觉减退配廉泉。

方义：面部诸穴可疏通局部经筋气血，活血通络。"面口合谷收"，合谷为循经远端取穴，可祛除阳明、太阳经筋之邪气，祛风通络。太冲为足厥阴经原穴，肝经循行"上出额"，"下颊里，环唇内"，与合谷相配，具有加强疏调面颊部经气作用。

4. 治疗操作

面部腧穴均行平补平泻法，恢复期可加灸法。发病初期，面部腧穴手法不宜过重，针刺不宜过深，肢体远端腧穴行泻法且手法宜重；恢复期，足三里行补法，合谷、太冲行平补平泻法。

（四）不寐

1. 辨证要点

不寐常与饮食不节、情志失常、劳逸失调、病后体虚等因素有关。病位在心，与肝、脾、肾等脏腑功能失调密切相关。各种情志刺激及内伤因素导致火、痰等病理产物存留于体内，影响于心，使心神失养或心神被扰，心神不安，阴跷脉、阳跷脉功能失于平衡，而出现不寐。

主症为经常不能获得正常睡眠。轻者入寐困难或寐而易醒，醒后不寐；重者彻夜难眠。

兼多梦易醒，心悸健忘，舌淡，苔薄白，脉细弱者，为心脾两虚；心烦不寐，或时寐时醒，手足心热，颧红潮热，舌红，苔少，脉细数者，为心肾不交；夜寐多梦，易惊善恐，舌淡，苔薄，脉弦细者，为心胆气虚；难以入睡，急躁易怒，舌红，苔黄，脉弦数者，为肝火扰神；眠而不安，胸闷脘痞，舌红，苔黄腻，脉滑数者，为脾胃不和。

2. 治法

舒脑宁心，安神利眠。取督脉、手少阴穴为主。

3. 处方

主穴：百会、安眠、神门、三阴交、照海、申脉。

配穴，为心脾两虚配心俞、脾俞；心肾不交配太溪、肾俞；心胆气虚配心俞、胆俞；肝火扰神配行间、侠溪；脾胃不和配足三里、内关。噩梦多配厉兑、隐白；头晕配风池、悬钟；重症不寐配夹脊、四神聪。

方义：脑为元神之府，督脉入络于脑，取督脉穴百会镇静安神，舒脑安眠；安眠穴位居头部，是治疗不寐的经验效穴；心主神明，取心经原穴神门以宁心安神；三阴交为足三阴经交会穴，能调和与不寐密切相关的肝脾肾三脏；跷脉主寤寐，司眼睑开阖，照海通阴跷脉，申脉通阳跷脉，两穴同用可调节阴阳跷脉以安神助眠。

4. 治疗操作

毫针平补平泻，照海用补法，申脉用泻法。配穴则虚补实泻，心胆气虚者可配合灸法。

（五）感冒

1. 辨证要点

本病的发生常与风邪或时行疫毒之邪、体虚等因素有关。病位在肺卫。在气候突变、腠理疏懈、卫气不固的情况下，外邪乘虚从口鼻或皮毛而入，首伤肺卫，导致卫阳被遏，营卫失和，肺气失宣，发为本病。以风邪为主因，每与当令之气（寒、热、暑湿）或非时之气（时行疫毒）夹杂为患。

主症为恶寒发热、鼻塞流涕、咳嗽、头痛、周身酸楚不适。

若恶寒重，发热轻或不发热，无汗，喷嚏，苔薄白，脉浮紧者，为风寒感冒；微恶风寒，发热重，浊涕，痰稠或黄，咽喉肿痛，苔薄黄，脉浮数者，为风热感冒；夹湿则头痛如裹，胸闷纳呆；夹暑则汗出不解，心烦口渴。

2. 治法

祛风解表。取手太阴、手阳明经穴及督脉穴为主。

3. 处方

主穴：列缺、合谷、风池、大椎、太阳。

配穴：风寒感冒配风门、肺俞；风热感冒配曲池、尺泽；夹湿配阴陵泉；夹暑配委中。体虚感冒配足三里，咽喉疼痛配少商、商阳。

方义：感冒为外邪侵犯肺卫所致，太阴、阳明互为表里，故取手太阴、手阳明经列缺、合谷以祛邪解表；风池为足少阳经与阳维脉的交会穴，"阳维为病苦寒热"，故风池既可疏散风邪，又与太阳穴相配可清利头目；督脉主一身之阳气，温灸大椎可通阳散寒，刺络出血可清泻热邪。

4. 治疗操作

主穴以毫针泻法，风寒感冒可加灸法，风热感冒大椎可行刺络拔罐法；配穴中足三里用补法，尺泽、委中、少商、商阳可点刺出血。

（六）哮喘

1. 辨证要点

哮喘的发生常与外邪、饮食、情志、体虚等因素有关，病理因素以痰为根本。病位在肺，与脾肾关系密切。其发生多为痰饮伏肺，每因外邪侵袭、饮食不当、情志刺激、体虚劳倦等诱因引动而触发，以致痰壅气道，肺气宣降功能失常。

（1）实证：主症为病程短，或当发作期，哮喘声高气粗，呼吸深长有余，呼出为快，体质较强，脉象有力。

若喉中哮鸣如水鸡声，痰多，色白，稀薄或多泡沫，伴风寒表证，苔薄白，脉浮紧者，为风寒外袭；喉中痰鸣如吼，胸高气粗，痰色黄或白，黏着稠厚，伴口渴，便秘，舌红，苔黄腻，脉滑数者，为痰热阻肺。

（2）虚证：主症为病程长，反复发作或当缓解期，哮喘声低气怯，气息短促，深吸为快，体质虚弱，脉弱无力。

若喘促气短，动则加剧，喉中痰鸣，痰稀，神疲，汗出，舌淡，苔白，脉细弱者，为肺气虚；气息短促，呼多吸少，动则喘甚，耳鸣，腰膝酸软，舌淡，苔薄白，脉沉细者，为肾气虚。

2. 治法

（1）实证：祛邪肃肺，化痰平喘。取手太阴经穴及相应背俞穴为主。
（2）虚证：补益肺肾，止哮平喘。取相应背俞穴及手太阴、足少阴经穴为主。

3. 处方

（1）实证

主穴：列缺、尺泽、肺俞、中府、定喘。

配穴：风寒外袭配风门、合谷；痰热阻肺配丰隆、曲池；喘甚者配天突。

方义：手太阴经络穴列缺可宣通肺气，祛邪外出；合穴尺泽以肃肺化痰，降逆平喘；肺俞、中府，俞募相配，调理肺脏，宣肺祛痰，止哮平喘；定喘为治疗哮喘的经验效穴。

（2）虚证

主穴：肺俞、膏肓、肾俞、太渊、太溪、足三里、定喘。

配穴：肺气虚配气海；肾气虚配关元。

方义：肺俞、膏肓针灸并用，可补益肺气；补肾俞以纳肾气；肺经原穴太渊配肾经原穴太溪，可充肺肾之气；足三里调补胃气，以资生化之源，使水谷精微上归于肺；定喘为平喘之效穴。

4. 治疗操作

毫针常规刺，实证用泻法，虚证用补法，风寒及肺肾气虚者可酌加灸或拔罐法。

（七）胃痛

1. 辨证要点

胃痛与寒邪客胃、饮食伤胃、情志不畅和脾胃虚弱等因素有关。胃痛的病位在胃，与肝、脾也有关。无论是胃腑本身病变还是其他脏腑的病变影响到胃腑，使胃气失和、胃络不通或胃失温煦濡养均可导致胃痛。

实证病势较急，痛势较剧，痛处拒按，食后痛增；虚证病势较缓，痛势较轻，痛处喜按，空腹痛甚。

若见胃痛暴作，恶寒喜暖，口不渴，或喜热饮，舌淡苔薄白，脉弦紧者，为寒邪客胃；胃脘胀满疼痛，嗳腐吞酸，或呕吐不消化食物，吐后或矢气后痛减，苔厚腻，脉滑者，为饮食伤胃；胃脘胀痛，痛连两胁，每因情志因素而诱发或加重，嗳气泛酸，喜太息，苔薄白，脉弦者，为肝气犯胃；胃痛如刺，痛有定处，或有呕血便黑，舌质紫暗或有瘀斑，脉涩者，为瘀血停胃。胃脘隐痛喜暖，泛吐清水，神疲肢倦，手足不温，大便溏薄，舌淡苔白，脉虚弱或迟缓者，为脾胃虚寒；胃脘灼热隐痛，似饥而不欲食，口燥咽干，大便干结，舌红少津，脉细数者，为胃阴不足。

2. 治法

和胃止痛。取胃的募穴、足阳明经穴为主。

3. 处方

主穴：中脘、足三里、内关。

配穴：寒邪客胃配胃俞；饮食伤胃配梁门、下脘；肝气犯胃配期门、太冲；瘀血停胃配膈俞、三阴交；脾胃虚寒配关元、脾俞、胃俞；胃阴不足配胃俞、三阴交、内庭。

方义：本病病位在胃，局部近取胃之募穴中脘，循经远取胃之下合穴足三里，远近相配，疏调胃腑气机，和胃止痛。内关为八脉交会穴，宽胸解郁，行气止痛。

4. 治疗操作

根据虚实证候进行相应毫针补泻，寒邪客胃、脾胃虚寒者宜加用灸法。疼痛发作时可适当加强刺激，持续运针 1~3 分钟，中脘等局部穴以捻转为主，中等强度刺激。

（八）呕吐

1. 辨证要点

呕吐常与外邪犯胃、饮食不节、情志失调、体虚劳倦等因素有关。病位在胃，与肝、脾有关。六淫外邪，侵犯胃腑，或饮食不节，食滞胃腑，或恼怒伤肝，横逆犯胃，或忧思劳倦，内伤脾胃，均可致胃失和降，气逆于上而发生呕吐。

实证一般发病急，呕吐量多，吐出物多酸臭味；虚证病程较长，发病较缓，时作时止，吐出物不多，腐臭味不甚。

若呕吐清水或稀涎，食久乃吐，舌淡，苔薄白，脉迟者，为寒邪客胃；呕吐酸苦热臭，食入即吐，舌红，苔薄黄，脉数者，为热邪内蕴；因暴饮暴食而呕吐酸腐，脘腹胀满，嗳气厌食，苔厚腻，脉滑实者，为饮食停滞；呕吐多因情志不畅而发作，嗳气吞酸，胸胁胀满，脉弦者，为肝气犯胃；呕吐清水痰涎，脘痞纳呆，头眩心悸，苔白腻，脉滑者，为痰饮内停；饮食稍有不慎即发呕吐，时作时止，面色无华，少气懒言，纳呆便溏，舌淡苔薄，脉弱者，为脾胃虚寒。

2. 治法

和胃理气，降逆止呕。取胃的募穴及足阳明、手厥阴经穴为主。

3. 处方

主穴：中脘、足三里、内关。

配穴：寒邪客胃配上脘、胃俞；热邪内蕴配合谷、金津、玉液；饮食停滞配梁门、天枢；肝气犯胃配期门、太冲；痰饮内停配丰隆、公孙；脾胃虚寒配脾俞、胃俞。

方义：中脘居于胃脘部，为胃的募穴，可理气和胃止呕；足三里为胃的下合穴，"合治内腑"，可疏理胃肠气机，与中脘远近相配，通降胃气；内关为手厥阴经络穴，又为八脉交会穴，功擅宽胸理气，和胃降逆，为止呕要穴。

4. 治疗操作

主穴毫针平补平泻法。寒气客胃或脾胃虚寒者宜配合灸法，热邪内蕴者金津、玉液点刺出血。

（九）泄泻

1. 辨证要点

外感风寒湿热及饮食、起居、情志失宜等均可引起泄泻。病位在肠，与脾关系最为密切，也与胃、肝、肾有关。各种外邪及内伤因素均可导致脾虚湿盛，肠道传化失常，清浊不分而发生泄泻，脾失健运是病机关键。

（1）急性泄泻：主症为发病势急，病程短，泄泻次数多，多属实证。

若大便清稀或如水样，腹痛肠鸣，身寒喜温，苔白滑，脉濡缓者，为寒湿内盛；泻下急迫，或泻而不爽，黄褐臭秽，肛门灼热，舌红，苔黄腻，脉濡数者，为肠腑湿热；泻下恶臭，腹痛肠鸣，泻后痛减，嗳腐吞酸，脘腹胀满，不思饮食，舌苔垢浊或厚腻，脉滑者，为食滞肠胃。

（2）慢性泄泻：主症为发病势缓，病程较长，便泻次数较少，呈间歇性发作，多为虚证或虚实夹杂。

若大便时溏时泻，迁延反复，稍进油腻食物则便次增多，面黄神疲，舌淡苔白，脉细弱者，为脾气虚弱；黎明前脐腹作痛，肠鸣即泻，完谷不化，泻后则安，腹部喜暖，腰膝酸软，舌淡苔白，脉沉细者，为肾阳虚衰；泄泻肠鸣，腹痛攻窜，矢气频作，胸胁胀闷，嗳气食少，每因情志因素而发作或加重，舌淡，脉弦者，为肝气乘脾。

2. 治法

（1）急性泄泻：除湿导滞，通调腑气。取足阳明、足太阴经穴为主。

（2）慢性泄泻：健脾温肾，固本止泻。取任脉、足阳明、足太阴经穴为主。

3. 处方

（1）急性泄泻

主穴：天枢、上巨虚、阴陵泉、水分。

配穴：寒湿内盛配神阙；肠腑湿热配内庭、曲池；食滞肠胃配中脘。泻下脓血配曲池、三阴交、内庭。

方义：天枢为大肠募穴，与大肠下合穴上巨虚合用，调理肠腑而止泻；阴陵泉可健脾化湿；水分利小便而实大便。

（2）慢性泄泻

主穴：神阙、天枢、足三里、公孙。

配穴：脾气虚弱配脾俞、太白；肾阳虚衰配肾俞、关元；肝气乘脾配肝俞、太冲。久泻虚陷者配百会。

方义：灸神阙可温补元阳，固本止泻；天枢属胃经穴，又为大肠募穴，能调理肠胃气机；足三里、公孙能调理脾胃，健脾化湿止泻。

4. 治疗操作

神阙穴用隔盐灸或隔姜灸，其他腧穴常规针刺；寒湿及脾虚、肾虚证针灸并用（肾阳虚衰者可用隔附子饼灸）。

（十）便秘

1. 辨证要点

便秘多与饮食不节、情志失调、劳倦体虚、外邪侵袭等因素有关。病位在肠，与脾、胃、肺、肝、肾等脏腑的功能失调有关。无论是肠腑疾患或是其他脏腑的病变影响到肠腑，使肠腑壅塞不通或肠失滋润及糟粕内停，均可导致便秘。

主症为大便秘结不通，排便艰涩难解。

若见大便干结，腹胀腹痛，口干口臭，小便短赤，舌红，苔黄燥，脉滑数者，为热秘；欲便不得，或便而不爽，腹中胀痛，胸胁痞满，舌苔薄腻，脉弦者，为气秘；大便艰涩，腹部拘急冷痛，畏寒喜暖，小便清长，舌淡苔白，脉沉迟者，为冷秘；虽有便意，但排出不畅，便质不干硬，临厕努挣乏力，舌淡苔薄，脉细弱者，为虚秘。

2. 治法

理肠通便。取大肠的背俞穴、募穴及下合穴为主。

3. 处方

主穴：天枢、大肠俞、上巨虚、支沟。

配穴：热秘配合谷、曲池；气秘配太冲、中脘；冷秘配神阙、关元；虚秘配足三里、脾俞、气海，兼阴伤津亏者加照海、太溪。

方义：近取大肠募穴天枢与大肠俞同用为俞募配穴，远取大肠下合穴上巨虚合治内腑，三穴同用通调大肠腑气，理肠通便；支沟宣通三焦，行气导滞，为通便之经验效穴。

4. 治疗操作

毫针实泻虚补。冷秘、虚秘宜配合灸法。

第二十七单元 妇儿科病证

（一）痛经

1. 辨证要点

痛经病位在胞宫、冲任，与肝、肾关系密切。外邪客于胞宫，或情志不舒等导致气血滞于胞宫，冲任瘀阻，"不通则痛"，为实证；多种原因导致气血不足，冲任虚损，胞脉失于濡养，"不荣则痛"，为虚证。

疼痛发于经前或经行之初，以绞痛、灼痛、刺痛为主，疼痛拒按，月经量少，质稠，行而不畅，血色紫黯有块，块下痛缓者，为实证；月经将净或经后始作痛者，以隐痛、坠痛为主，喜按喜揉，量少色淡或色黯者，为虚证。

经前或经期小腹胀痛拒按，经血量少，行而不畅，血色紫黯有块，块下痛缓，伴有乳房胀痛，舌质紫黯或有瘀点，脉弦者，为气滞血瘀；小腹冷痛拒按，得热痛减，量少色黯，面色青白，肢冷畏寒，舌黯苔白，脉沉紧者，为寒凝血瘀。小腹隐痛喜按，月经量少色淡，面色无华，舌淡，脉细无力者，为气血虚弱；经后小腹绵绵作痛，月经色黯量少，伴腰骶酸痛，头晕耳鸣，舌淡红苔薄，脉沉细者，为肾气亏损。

2. 治法

（1）实证：行气活血，调经止痛。取任脉、足太阴经穴为主。

（2）虚证：调补气血，温养冲任。取任脉、足太阴、足阳明经穴为主。

3. 处方

（1）实证

主穴：中极、次髎、地机、三阴交。

配穴：气滞血瘀配太冲、血海；寒凝血瘀配关元、归来。

方义：中极为任脉穴，与足三阴经相交会，可通调冲任，理下焦之气；次髎为治疗痛经的经验穴；地机为脾经郄穴，善于治痛治血，取之能行气活血止痛；三阴交为足三阴经交会穴，能调理肝、脾、肾，活血止痛。

（2）虚证

主穴：关元、足三里、三阴交。

配穴：气血虚弱配气海、脾俞；肾气亏损配太溪、肾俞。

方义：关元为任脉穴，又为全身强壮要穴，可补益肝肾，温养冲任；足三里为足阳明胃经穴，功擅补益气血；三阴交可调理肝、脾、肾，健脾益气养血。三穴合用，可使气血充足，胞宫得养，冲任自调。

4. 治疗操作

（1）实证：毫针泻法，寒凝者加艾灸。

（2）虚证：毫针补法，可加灸。

（二）崩漏

1. 辨证要点

本病多与素体阳盛或劳倦思虑、饮食不节、房劳多产、七情内伤等产生的湿、热、瘀有关。病位在胞宫，与冲、任二脉及肝、脾、肾关系密切。多种原因导致的虚（脾、肾）、热和瘀，均可使子宫藏泄失常，使冲任不固，不能制约经血，从而导致崩漏的发生。

经血非时暴下，量多势急，经血色红质稠者，多为实证；经血久崩久漏，淋沥难尽，经血色淡质稀者，多为虚证。

月经量多，色鲜红或深红，质稠，舌红，脉数者，为血热；月经时多时少，色紫黯有块，舌黯，脉弦或涩者，为血瘀；出血量多，色紫红而黏腻，兼带下量多，苔黄腻，脉濡数者，为湿热；血色正常或有血块，兼时叹息，小腹胀痛，苔薄，脉弦者，为气郁。月经量多，色淡质稀，苔白，脉沉弱者，为脾虚；经血色淡质清，兼腰酸肢冷，舌淡，苔薄，脉沉细者，为肾虚。

2. 治法

（1）实证：清热利湿，固经止血。取任脉、足太阴经穴为主。

（2）虚证：健脾补肾，固冲止血。取任脉及足太阴、足阳明经穴为主。

3. 处方

（1）实证

主穴：关元、三阴交、隐白。

配穴：血热配中极、血海；血瘀配血海、膈俞；湿热配中极、阴陵泉；气郁配膻中、太冲。

方义：关元为任脉与足三阴经交会穴，可通调冲任，固摄经血；三阴交为足三阴经交会穴，既可健脾调肝固肾，又可清泻三经的湿、热、瘀邪，邪除则脾可统血；隐白为脾经的井穴，可健脾统血，是治疗崩漏的经验穴。

（2）虚证

主穴：气海、三阴交、肾俞、足三里。

配穴：脾虚配百会、脾俞；肾虚配肾俞、太溪。

方义：气海既是任脉穴，又为气之海，可补下元，固胞宫；三阴交为足三阴经交会穴，配合肾俞可补脾肾，固冲任；足三里为胃经合穴，善助气血化生，补气摄血。

4. 治疗操作

（1）实证：毫针刺，关元用平补平泻法，其余穴位用泻法，隐白艾炷灸。

（2）虚证：毫针补法，可灸。

（三）缺乳

1. 辨证要点

缺乳病位在乳房，胃经经过乳房，肝经至乳下，脾经行乳外，故本病与胃、肝、脾关系密切。乳汁由气血化生，赖肝气疏泄与调节，因而乳汁生化不足或乳络不畅均可导致乳少。

产后乳少，乳房松软不胀，或乳腺细小者，多属虚证；产后乳少，乳房胀满而痛，乳腺胀硬，或乳房虽松软，但躯体肥盛者，多属实证。

乳少汁稀，兼面色少华，倦怠乏力者，为气血虚弱；乳少汁稠，兼胸胁胀满，情志抑郁者，为肝郁气滞。

2. 治法

调理气血，疏通乳络。取足阳明经、任脉穴为主。

3. 处方

主穴：乳根、膻中、少泽。

配穴：气血虚弱配足三里、脾俞、胃俞；肝郁气滞配太冲、内关。

方义：乳根疏通阳明经气而催乳；膻中为气会，调气通络而催乳；少泽为通乳之经验穴。三穴合用，共达催乳、通乳之功。

4. 治疗操作

乳根针尖向乳基底部横刺至双乳微胀为佳；膻中向两侧乳房横刺 0.5 ~ 1 寸；少泽点刺出血或浅刺。气血不足者可加灸。

（四）遗尿

1. 辨证要点

本病病位在膀胱，与任脉及肾、肺、脾、肝关系密切。多由禀赋不足、病后体弱，导致肾气不足，下元虚冷，膀胱约束无力；或病后脾肺气虚，水道制约无权，因而发生遗尿。另外，肝经热郁化火，也可迫注膀胱而致遗尿。

睡中经常遗尿，多则一夜数次，醒后方觉，兼神疲乏力，面色苍白，肢凉怕冷，舌淡者，为肾气不足；睡后遗尿，少气懒言，食欲不振，大便溏薄，自汗出，舌淡，苔薄，脉细无力者，为脾肺气虚；遗出之尿，量少味臊，性情急躁，面赤唇红，或夜间咬牙，唇红，苔黄，脉数有力者，为肝经郁热。

2. 治法

调理膀胱，温肾健脾。取任脉、足太阴经穴及膀胱的背俞穴、募穴为主。

3. 处方

主穴：关元、中极、膀胱俞、三阴交。

配穴：肾气不足配肾俞、命门、太溪；脾肺气虚配肺俞、气海、足三里；肝经郁热配行间、阳陵泉。夜梦多配百会、神门。

方义：关元为任脉与足三阴经交会穴，培补元气，固摄下元；中极、膀胱俞为膀胱之俞募配穴，可振奋膀胱气化功能；三阴交为足三阴经交会穴，可通调肝、脾、肾三经经气，健脾益气，益肾固本而止遗尿。

4. 治疗操作

毫针补法或平补平泻法，可灸。下腹部穴位针尖向下斜刺，以针感达到前阴部为佳。

第二十八单元　皮外骨伤、五官科病证

（一）瘾疹

1. 辨证要点

瘾疹病位在肌肤腠理，与感受风邪及脏腑气血盛衰关系密切。腠理不固，风邪入侵；或因体质素虚，食用鱼虾荤腥食物，致胃肠积热，复感风邪，均可使邪郁腠理而发病。基本病机是营卫失和，邪郁腠理。

瘾疹起病急骤，皮肤突发瘙痒不止，可见大小不等、形状各异的风团，融合成片或孤立散在，淡红或白色，边界清楚，此伏彼起，一日之内可发作数次者，病情较急；反复发作，缠绵不愈，风团时多时少时无者，病情较缓。

风团色红，灼热剧痒，遇热加重，舌红，苔薄黄，脉浮数者，为风热犯表；风团色白，遇风寒加重，舌淡，苔薄白，脉浮紧者，为风寒束表；风团色红，脘腹疼痛，恶心呕吐，舌红，苔黄腻，脉滑数者，为胃肠积热；风疹反复发作，午后或夜间加剧，口干，舌红，少苔，脉细数无力者，为血虚风燥。

2. 治法

疏风和营。取手阳明、足太阴经穴为主。

3. 处方

主穴：曲池、合谷、血海、膈俞、三阴交。

配穴：风热犯表配大椎、风门；风寒束表配风门、肺俞；胃肠积热配天枢、足三里；血虚风燥配脾俞、足三里。呼吸困难配天突，恶心呕吐配内关。

方义：曲池、合谷属于手阳明经穴，与肺经相表里，可通经络、行气血、疏风清热；血海、膈俞合用意在"治风先治血，血行风自灭"，两组穴位相配能疏风、活血、止痒；三阴交属足太阴经，乃足三阴经之交会穴，可养血活血、润燥祛风止痒。

4. 治疗操作

毫针泻法。膈俞可点刺出血。风寒束表者可灸，血虚风燥者只针不灸。

（二）蛇串疮

1. 辨证要点

本病病位在皮部，主要与肝、脾相关。多由于情志内伤，肝经郁热，热灼皮肤，或脾虚生湿，感染毒邪，湿热火毒蕴结肌肤而成。年老体弱者，常因血虚肝旺，气血凝滞，而致疼痛剧烈，病程迁延。

初起时患部皮肤灼热刺痛、发红，继则出现簇集性粟粒大小丘状疱疹，多呈带状排列，多发生于身体一侧，以腰、胁部最为常见。疱疹消失后部分病人可遗留疼痛，可持续数月或更久。

皮损鲜红，疱壁紧张，灼热刺痛，兼口苦，烦躁易怒，苔黄，脉弦滑数者，为肝胆火盛；皮损色淡，疱壁松弛，兼胸脘痞满，纳差，舌红，苔黄腻，脉濡数者，为脾胃湿热。皮疹消退后局部仍疼痛不止，或见有色素沉着，兼心烦不寐，舌紫黯，苔薄白，脉弦细者，为瘀血阻络。

2. 治法

泻火解毒、清热利湿。取局部阿是穴及相应夹脊穴为主。

3. 处方

主穴：局部阿是穴、夹脊穴。

配穴：肝胆火盛配行间、侠溪；脾胃湿热配阴陵泉、内庭；瘀血阻络配血海、三阴交。便秘配天枢；心烦配神门。

方义：局部阿是穴围刺或点刺拔罐，可引火毒外出；本病是疱疹病毒侵害神经根所致，取相应的夹脊穴，直针毒邪所留之处，可泻火解毒，通络止痛。

4. 治疗操作

毫针泻法，强刺激。皮损局部阿是穴用围针法，即在疱疹带的头、尾各刺一针，两旁则根据疱疹带的大小选取数点，向疱疹带中央沿皮平刺。

（三）扭伤

1. 辨证要点

本病多发于腰、踝、膝、腕、肘、髋等部位，病位在经筋。多因剧烈运动或负重不当、跌仆闪挫、牵拉以及过度扭转等原因，使关节超越正常活动范围，引起筋脉及关节损伤，气血壅滞于局部，经气运行受阻，而致局部肿胀疼痛，甚至关节活动受限。本病属于实证。

新伤疼痛肿胀，活动不利者，为气滞血瘀；若为陈伤，遇天气变化反复发作者，为寒湿侵袭，瘀血阻络。

2. 治法

祛瘀消肿，舒筋通络。取扭伤局部腧穴为主。

3. 处方

主穴：阿是穴、局部腧穴。腰部：阿是穴、大肠俞、腰痛点、委中。颈部：阿是穴、风池、绝骨、后溪。肩部：阿是穴、肩髃、肩髎、肩贞。肘部：阿是穴、曲池、小海、天井。腕部：阿是穴、阳溪、阳池、阳谷。髋部：阿是穴、环跳、秩边、居髎。膝部：阿是穴、膝眼、膝阳关、梁丘。踝部：阿是穴、申脉、解溪、丘墟。

配穴：①根据病位配合循经远端腧穴：急性腰扭伤，督脉病证配水沟或后溪，足太阳经筋病证配昆仑或后溪，手阳明经筋病证配手三里或三间。②根据病位在其上下循经邻近取穴：如膝内侧扭伤，病在足太阴脾经，可在扭伤部位其上取血海，其下取阴陵泉。③根据手足同名经配穴法进行配穴：踝关节与腕关节对应，膝关节与肘关节对应，髋关节与肩关节对应。例如，踝关节外侧昆仑穴、申脉穴处扭伤，病在足太阳经，可在对侧腕关节手太阳经养老穴、阳谷穴处寻找最明显的压痛的穴位针刺；再如，膝关节内上方扭伤，病在足太阴经，可在对侧手太阴经尺泽穴处寻找最明显的压痛点针刺；以此类推。

方义：扭伤多为关节伤筋，属经筋病，"在筋守筋"，故治疗当以扭伤局部取穴为主，以疏通经络，散除局部的气血壅滞，配合循经远部取穴，加强疏导本经气血的作用，达到"通则不痛"的效果。

4. 治疗操作

毫针泻法。陈旧性损伤留针加灸法，或用温针灸。针灸对急性扭伤者，常先针刺远端穴位，并令患者同时活动患部，常有针入痛止之效。

（四）目赤肿痛

1. 辨证要点

目赤肿痛常与外感风热、时疫热毒之邪，或肝胆火盛等因素有关。病位在目，十二经脉中除手阳明大肠经外，其余五条阳经皆直接联系眼睛，足厥阴肝经与手少阴心经也联系目系，故目赤肿痛的发生与上述七条经脉有关，但与肝胆两经关系密切。各种外邪或肝胆之火，循经上扰，热毒蕴结目窍，均可导致目赤肿痛的发生。

主症为目赤肿痛，羞明，流泪，眵多。

若起病较急，目睛红赤灼热，痒痛皆作，眵多清稀或黄黏，苔薄白或微黄，脉浮数者，为外感风热；起病稍缓，病初眼有异物感，视物不清，继而目赤肿痛，眵多胶结，兼口苦咽干，苔黄，脉弦数者，为肝胆火盛。

2. 治法

疏风散热，消肿止痛。以近部取穴及手阳明、足厥阴经穴为主。

3. 处方

主穴：睛明、太阳、风池、合谷、太冲。

配穴：外感风热配少商、外关；肝胆火盛配行间、侠溪。

方义：取局部穴睛明、太阳宣泄患部郁热以消肿；目为肝之窍，阳明、厥阴等经脉均循行至目系，故取合谷调阳明经气以疏泄风热，太冲、风池分属于肝胆两经，上下相应，可导肝胆之火下行。

4. 治疗操作

毫针泻法，太阳、少商点刺出血。

（五）耳鸣耳聋

1. 辨证要点

本病常与肝胆火旺、外感风邪和肾精亏耗等因素有关。病位在耳。肾开窍于耳，少阳经入耳中，故本病与肝胆、肾关系密切。火热或精亏致耳部脉络不通或失于濡养均可导致耳鸣、耳聋的发生。

（1）实证：主症为暴病耳聋，或耳中觉胀，耳鸣如潮，鸣声隆隆不断，按之不减。

兼耳闷胀，畏寒，发热，舌红，苔薄，脉浮数者，为外感风邪；兼头胀，面赤，咽干，脉弦者，为肝胆火盛；兼耳内憋气感明显，胸闷痰多，苔黄腻，脉弦滑者，为痰火郁结。

（2）虚证：主症为久病耳聋，耳鸣如蝉，时作时止，劳累则加剧，按之鸣声减弱。

兼头晕，遗精，带下，腰膝酸软，脉虚细者，为肾精亏损；兼神疲乏力，食少腹胀，便溏，脉细弱者，为脾胃虚弱。

2. 治法

（1）实证：疏风泻火，通络开窍。取局部穴及手足少阳经穴为主。

（2）虚证：补肾养窍。取局部穴及足少阴经穴为主。

3. 处方

（1）实证

主穴：听会、翳风、中渚、侠溪。

配穴：外感风邪配外关、合谷；肝胆火盛配行间、丘墟；痰火郁结配丰隆、阴陵泉。

方义：手足少阳经脉均绕行于耳之前后并入耳中，听会属足少阳经，翳风属手少阳经，两穴又均居耳部，可疏导少阳经气，主治耳疾；循经远取侠溪、中渚，通上达下，疏导少阳经气，宣通耳窍。

（2）虚证

主穴：听宫、翳风、太溪、肾俞。

配穴：脾胃虚弱配气海、足三里。

方义：太溪、肾俞能补肾填精，上荣耳窍；听宫为手太阳经与手、足少阳经之交会穴，气通耳内，具有聪耳启闭之功，为治耳疾要穴；配手少阳经局部的翳风穴，可疏导少阳经气，宣通耳窍。

4. 治疗操作

听会、听宫、翳风的针感宜向耳底或耳周传导为佳，余穴常规针刺，虚证可加灸。

（六）咽喉肿痛

1. 辨证要点

咽喉肿痛的发生常与外感风热、饮食不节和体虚劳累等因素有关。本病病位在咽喉，咽通于胃，喉为肺系，肾经上循喉咙，结于廉泉，故本病与肺、胃、肾等脏腑关系密切。外感风热熏灼肺系，或肺胃二经郁热上壅，或肾阴亏耗，虚火上炎，均可导致咽喉肿痛的发生。基本病机是火热或虚火上灼咽喉。

主症为咽喉部红肿疼痛、吞咽不适。

兼发热，汗出，头痛，咳嗽，舌质红，苔薄白或微黄，脉浮数者为外感风热；兼吞咽困难，高热，口渴喜饮，大便秘结，小便黄赤，舌红，苔黄，脉数有力者为肺胃热盛；兼咽干微肿，疼痛以午后或入夜尤甚，或咽部异物感，手足心热，舌红，少苔，脉细数者为阴虚火旺。

2. 治法

（1）实证：清热利咽，消肿止痛。取手太阴、手足阳明经穴为主。

（2）虚证：滋阴降火，利咽止痛。取足少阴经穴为主。

3. 处方

（1）实证

主穴：少商、合谷、尺泽、关冲。

配穴：外感风热配风池、外关；肺胃热盛配内庭、鱼际。

方义：少商为手太阴肺经的井穴，点刺出血，可清泻肺热，为治疗实证咽喉肿痛的要穴；合谷疏泄阳明郁热；尺泽为手太阴经合穴，以泻肺经实热；关冲为手少阳三焦经的井穴，点刺出血，可清泻三焦之火，消肿利咽。

（2）虚证

取穴：太溪、照海、列缺、鱼际。

方义：太溪为肾经原穴，有滋阴降火作用；照海亦属肾经，又通阴跷脉，列缺属手太阴肺经，通任脉，二穴相配，为八脉交会组穴，擅治咽喉疾患；鱼际为手太阴经的荥穴，可清肺热、利咽喉。

4. 治疗操作

实证用泻法，少商、关冲点刺出血；虚证用补法或平补平泻法，列缺、照海行针时可配合做吞咽动作。

（七）牙痛

1. 辨证要点

牙痛常与外感风热、胃肠积热或肾气亏虚等因素有关，并因遇冷、热、酸、甜等刺激时发作或加重。病位在齿，肾主骨，齿为骨之余，手、足阳明经分别入下齿、上齿，故本病与胃、肾关系密切。外邪与内热等因素均可伤及龈肉，灼烁脉络，发为牙痛。

主症为牙齿疼痛。

若起病急，牙痛甚而龈肿，伴形寒身热，脉浮数者，为风火牙痛；牙痛剧烈，齿龈红肿或出脓血，口臭，口渴，便秘，舌红，苔黄燥，脉洪数者，为胃火牙痛；起病较缓，牙痛隐作，时作时止，牙龈微红肿或见萎缩，齿浮动，舌红，少苔，脉细数者，为虚火牙痛。

2. 治法

祛风泻火，通络止痛。取手、足阳明经穴为主。

3. 处方

主穴：合谷、颊车、下关。

配穴：风火牙痛配外关、风池；胃火牙痛配内庭、二间；虚火牙痛配太溪、行间。

方义：手足阳明经分入上下齿，合谷为手阳明经原穴，可清阳明之热，为治疗牙痛之要穴；颊车、下关属局部取穴，疏泄足阳明经气，消肿止痛。

4. 治疗操作

毫针泻法，或平补平泻。循经远取可左右交叉刺，合谷持续行针 1～2 分钟。虚火牙痛者，太溪可用补法。

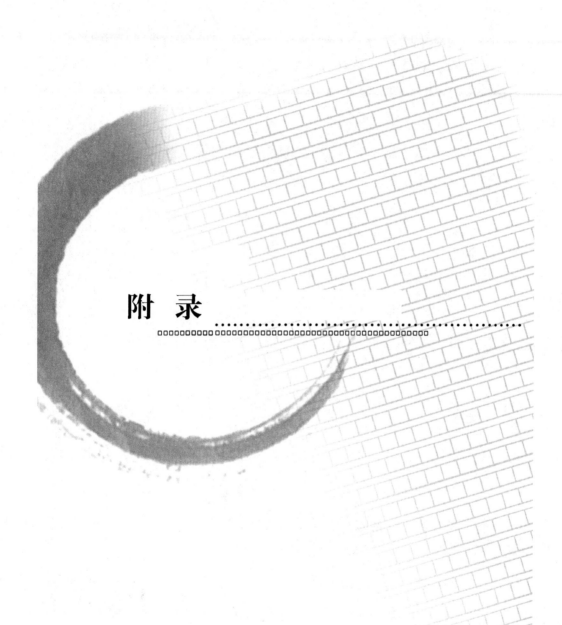

附　录

传统医学师承人员出师和确有专长人员考核
实践技能模拟试题

试题1

考核内容		评分参考
叙述并演示望舌的体位、伸舌姿势，判断舌红白腻滑苔的临床意义	望舌体位	望舌时，医生姿势可略高于患者，患者可采用坐位或仰卧位
		患者面向自然光，头略扬起，自然地将舌伸出口外
	伸舌姿势	舌体放松，舌面平展，舌尖略向下，尽量张口时舌体充分暴露
		避免伸舌姿势错误：①避免伸舌过分用力，要求患者自然放松；②避免伸舌时间过久，要求医生迅速敏捷，若一次判断不准，可让患者休息片刻，再重新望舌
	舌红苔白腻滑的临床意义	舌质主要反映正气，舌色红主实热、阴虚
		舌苔主要反映邪气，舌苔白腻而滑，为痰浊、寒湿内阻，阳气被遏，气机阻滞
		综合分析，初步判断为内热，复有寒湿困阻

试题2

考核内容		评分参考
叙述并指出合谷穴的定位，演示其常规针刺操作	1. 定位	(1) 在手背，第1、2掌骨间，当第2掌骨桡侧的中点处
		(2) 以一手的拇指指间关节横纹，放在另一手拇、食指之间的指蹼缘上，当拇指尖下是穴
	2. 操作	(1) 消毒：医者手指、针刺部位
		(2) 进针：选针：1~2寸毫针。进针：直刺0.5~1寸
		(3) 行针：提插或捻转
		(4) 询问患者感觉，或通过医者指下感觉，判断是否得气
		(5) 留针：15~30分钟，或根据需要决定留针时间
		(6) 出针：将针先提至皮下，再出针，用棉球或棉签按压
		(7) 医疗垃圾弃置：包括使用过的棉球或棉签、毫针等

试题 3

考核内容		评分参考
叙述并演示走罐法的操作	1. 准备	（1）选择大小适宜的罐、酒精棉球、镊子、火柴或火机等。选择并暴露走罐施术部位
		（2）在罐口或所拔部位的皮肤上涂一层凡士林等润滑剂
	2. 操作	（1）用闪火法，将罐吸拔于皮肤
		（2）用右手握住罐子，向上下或左右需要拔的部位，往返推动，至所拔部位的皮肤红润、充血甚或瘀血
		（3）起罐：先用一手扶住火罐，另一手拇指或食指从罐口旁边按压，使气体进入罐内，即可将罐取下
		（4）医疗垃圾弃置

试题 4

考核内容	评分参考
叙述大鱼际揉法的动作要领，并演示操作	1. 以手掌大鱼际部着力于施术部位上
	2. 沉肩，屈肘成 120°~140°，肘部外翘，腕关节放松，呈微屈或水平状
	3. 以肘关节为支点，前臂做主动运动，带动腕关节进行左右摆动
	4. 使大鱼际在治疗部位上进行轻柔灵活的揉动
	5. 手法频率为每分钟 120~140 次

试题 5

考核内容		评分参考
叙述依据五行相生规律确定的治则和治法，并以肝阴血虚为例说明补母的治法	治则	补母或虚则补其母
		泻子或实则泻其子
	治法	滋水涵木法（或滋肾养肝法、滋补肝肾法），即滋肾阴以养肝阴
		益火补土法（或温肾健脾法、温补脾肾法），即温肾阳以补脾阳
		培土生金法，即健脾生气以补益肺气
		金水相生法（或滋养肺肾法），即滋养肺肾之阴
		当肝阴血虚时，除用补肝阴血的药物（如白芍）外，还可以用补益肾精（如何首乌）的药物，通过"水生木"的作用，促使肝血的恢复

试题 6

考核内容		评分参考
五味子	功效	收敛固涩，益气生津，补肾宁心
	应用	1. 久咳虚喘。本品味酸收敛，甘温而润，能上敛肺气，下滋肾阴，为治疗久咳虚喘之要药。可用于肺虚久咳，肺肾两虚喘咳，寒饮咳喘证
		2. 自汗、盗汗。本品五味俱全，以酸为主，善能敛肺止汗
		3. 遗精、滑精。本品甘温而涩，入肾，能补肾涩精止遗，为治肾虚精关不固遗精、滑精之常用药
		4. 久泻不止。本品味酸涩收敛，能涩肠止泻。用于脾肾虚寒之久泻不止
		5. 津伤口渴，消渴。本品甘以益气，酸能生津，具有益气生津止渴之功。治热伤气阴，汗多口渴，或阴虚内热，口渴多饮之消渴证
		6. 心悸，失眠，多梦。本品能补益心肾，又能宁心安神。治阴血亏损，心神失养，或心肾不交之虚烦心悸，失眠多梦
	用法用量	水煎服，3～6g；研末服，1～3g

试题 7

考核内容		评分参考
薏苡仁	功效	利水消肿，渗湿，健脾，除痹，清热排脓
	应用	1. 水肿，小便不利，脚气。本品淡渗甘补，利水消肿，健脾补中。常用于脾虚湿盛之水肿腹胀，小便不利；水肿喘急；脚气浮肿
		2. 脾虚泄泻。本品能渗除脾湿，健脾止泻，宜治脾虚湿盛之泄泻
		3. 湿痹拘挛。本品渗湿除痹，能舒筋脉，缓和拘挛。常用治湿痹而筋脉拘急疼痛者；可治风湿久痹，筋脉挛急；药性偏凉，能清热而利湿；亦可治湿温初起或暑湿邪在气分，头痛恶寒，胸闷气重者
		4. 肺痈，肠痈。本品清肺肠之热，排脓消痈。治疗肺痈胸痛，咳吐脓痰；肠痈
	用法用量	用量：煎服，9～30g。用法：清热利湿宜生用，健脾止泻宜炒用

试题 8

考核内容		评分参考
补中益气汤	功效	1. 补中益气
		2. 升阳举陷
	主治	1. 脾虚气陷证。饮食减少,体倦肢软,少气懒言,面色萎黄,大便稀溏,舌淡脉虚,以及脱肛,子宫脱垂,久泻久痢,崩漏等
		2. 气虚发热证。身热自汗,渴喜热饮,气短乏力,舌淡,脉虚大无力
	组方原则及配伍意义	1. 君药:黄芪。味甘微温,入脾、肺经,补中益气,升阳固表
		2. 臣药:人参、炙甘草、白术。补气健脾,增强黄芪补益中气之功
		3. 佐药:当归、陈皮、升麻、柴胡。当归养血和营,协人参、黄芪以补气养血;陈皮理气和胃,使诸药补而不滞。升麻、柴胡在君臣药益气补中的基础上升提下陷之中气而举陷
		4. 使药:升麻、柴胡、炙甘草

试题 9

考核内容		评分参考
小柴胡汤	功效	和解少阳
	主治	1. 伤寒少阳证。往来寒热,胸胁苦满,默默不欲饮食,心烦喜呕,口苦,咽干,目眩,舌苔薄白,脉弦
		2. 热入血室证。妇人中风,经水适断,寒热发作有时
		3. 黄疸、疟疾以及内伤杂病而见少阳证者
	组方原则及配伍意义	1. 君药:柴胡。苦平,入肝胆经,透泄少阳之邪,并能疏泄气机之郁滞,使少阳半表之邪得以疏散
		2. 臣药:黄芩。苦寒,清泄少阳半里之热
		3. 佐药:半夏、生姜、人参、大枣。夏、姜和胃降逆止呕;参、枣益气健脾
		4. 使药:炙甘草。助参、枣扶正,且能调和诸药

传统医学师承人员出师和确有专长人员考核

综合笔试模拟试卷（一）

答 题 说 明

每道考题下面有 A、B、C、D、E 五个备选答案。请从中选择一个最佳答案，并在答题卡上将相应题号的相应字母所属的方框涂黑。

1. 中医学理论体系的基本特点是
   A. 辨证求因和审因论治
   B. 阴阳五行和脏腑经络
   C. 整体观念和辨证论治
   D. 望闻问切和辨证论治
   E. 辨病论治和审证施治

2. "阴在内，阳之守也；阳在外，阴之使也"，说明阴阳之间的关系是
   A. 对立制约
   B. 互根互用
   C. 相互交感
   D. 消长平衡
   E. 互相转化

3. 下列各项，属阴中之阴的脏是
   A. 心　　　　　B. 肺
   C. 脾　　　　　D. 肝
   E. 肾

4. 下列各项，属阳的药味是
   A. 辛　　　　　B. 苦
   C. 凉　　　　　D. 酸
   E. 咸

5. 生理特性为阳脏而主通神明的脏是
   A. 心　　　　　B. 肺
   C. 脾　　　　　D. 肾
   E. 肝

6. 下列各项，具有"主统血"功能的是
   A. 脾气　　　　B. 心气
   C. 肝气　　　　D. 宗气
   E. 营气

7. 下列各项，属于小肠主要生理功能的是
   A. 主运化水液
   B. 主通调水道
   C. 主泌别清浊
   D. 主腐熟水谷
   E. 主传导化物

8. 下列各项，被称为"元神之府"的是
   A. 心　　　　　B. 肝
   C. 脑　　　　　D. 胆
   E. 三焦

9. 人体生命活动的原动力指的是
   A. 元气　　　　B. 宗气
   C. 营气　　　　D. 卫气
   E. 精气

10. 在血液循环中起主导作用的脏腑功能是
    A. 肺气的宣降
    B. 心气的推动
    C. 脾气的统摄
    D. 肝气的疏泄

E. 肝气的藏血

11. 下列各项，**不属**津液功能的是
    A. 滋润皮肤肌肉
    B. 充养骨髓脑髓
    C. 濡养关节孔窍
    D. 调节脏腑活动
    E. 充养血脉

12. 临床治疗血虚，常配以补气药，其理论依据是
    A. 气能行血　　　　B. 气能摄血
    C. 气能生血　　　　D. 气能统血
    E. 气使血动

13. 具有"善行而数变"特性的病邪是
    A. 风邪　　　　　　B. 寒邪
    C. 湿邪　　　　　　D. 暑邪
    E. 火邪

14. 邪滞经络关节，出现肌肤不仁、关节疼痛重着的症状，其邪气是
    A. 风邪　　　　　　B. 寒邪
    C. 暑邪　　　　　　D. 湿邪
    E. 燥邪

15. 下列各项，**不属**疠气致病特点的是
    A. 发病急骤凶猛
    B. 有明显的季节性
    C. 有强烈的传染性
    D. 易大面积流行
    E. 一气一病，症状相似

16. 七情致病可影响脏腑气机，过度思虑常见的是
    A. 气上　　　　　　B. 气缓
    C. 气消　　　　　　D. 气下
    E. 气结

17. 多食咸，易致的病证是
    A. 骨痛而发落
    B. 肉胝皱而唇揭
    C. 筋急而爪枯
    D. 皮槁而毛拔
    E. 脉凝泣而色变

18. 瘀血所致出血的特点是
    A. 量少，色淡红

B. 量多，色淡红
C. 量少，色紫暗
D. 量少，色鲜红
E. 量多，色鲜红

19. 疾病发生的重要条件是
    A. 阴气　　　　　　B. 元气
    C. 正气　　　　　　D. 真气
    E. 邪气

20. 正虚邪盛，多形成的证候是
    A. 实证　　　　　　B. 虚证
    C. 虚实夹杂证　　　D. 实热证
    E. 寒湿证

21. 阴偏衰的病机特点是
    A. 阳热亢盛　　　　B. 阴寒偏盛
    C. 阳不制阴　　　　D. 阴不制阳
    E. 阴损及阳

22. 手足蠕动并见低热起伏的主要病机是
    A. 热极生风　　　　B. 肝阳化风
    C. 阴虚风动　　　　D. 血虚生风
    E. 血燥生风

23. "见肝之病，知肝传脾，当先实脾"体现的预防原则是
    A. 未病先防
    B. 早期诊治
    C. 防止病邪侵害
    D. 先安未受邪之地
    E. 调摄饮食

24. 妇人经期慎用破血药所属的治则是
    A. 调理气血　　　　B. 治病求本
    C. 因时制宜　　　　D. 因人制宜
    E. 因病治疗

25. 下列各项，属于中医诊断基本原则的是
    A. 司外揣内　　　　B. 以常衡变
    C. 见微知著　　　　D. 整体审察
    E. 辨证施治

26. 午后低热，且感觉有热自骨内向外透发，证属
    A. 里实热证

B. 阳明腑实证

C. 阴虚火旺证

D. 气虚证

E. 血虚证

27. 渐起耳鸣，声细如蝉，按之可减，多属

A. 实证　　　　B. 虚证

C. 寒证　　　　D. 热证

E. 表证

28. 患者排便时里急后重，常提示的是

A. 痰热内盛

B. 湿热内阻

C. 肝胃郁热

D. 脾胃虚弱

E. 食滞胃肠

29. 下列各项，**不属**失神特征表现的是

A. 神昏谵语　　B. 骨枯肉脱

C. 撮空理线　　D. 反应迟钝

E. 目光乏神

30. 久病重病面色苍白，时而泛红如妆，游移不定，属于

A. 邪热亢盛　　B. 阴虚火旺

C. 气虚血少　　D. 虚阳上越

E. 阳虚水泛

31. 咽部一侧或两侧喉核红肿，表面有脓点，咽痛不适的病证是

A. 白喉　　　　B. 乳蛾

C. 发颐　　　　D. 口疮

E. 瘿瘤

32. 久流浊涕，质稠、量多、气腥臭者，属于

A. 外感风寒　　B. 外感风热

C. 湿热蕴阻　　D. 湿浊上泛

E. 热毒蕴肺

33. 舌边病变反应的脏腑是

A. 心　　　　　B. 肺

C. 脾　　　　　D. 肝

E. 肾

34. 舌色淡白光莹，舌体瘦薄的临床

意义是

A. 阳气亏虚　　B. 阳虚水停

C. 津液耗伤　　D. 阴虚火旺

E. 气血两虚

35. 多见于寒证，又可见于实热证的脉象是

A. 数脉　　　　B. 疾脉

C. 紧脉　　　　D. 促脉

E. 迟脉

36. 表现为往来流利，应指圆滑，如盘走珠的脉象是

A. 浮脉　　　　B. 洪脉

C. 弦脉　　　　D. 滑脉

E. 动脉

37. 虚里搏动迟弱的临床意义是

A. 饮停心包　　B. 心肺气绝

C. 心阳不足　　D. 宗气内虚

E. 宗气不守

38. 下列各项，属虚证临床表现的是

A. 声高气粗　　B. 舌苔厚腻

C. 胀满时减　　D. 脉象有力

E. 蒸蒸壮热

39. 气滞证的临床表现是

A. 头昏眼花　　B. 胀闷疼痛

C. 嗳气恶心　　D. 腹部坠胀

E. 手足发麻

40. 下列各项，鉴别风寒犯肺证和风热犯肺证的主要症状是

A. 恶寒发热　　B. 鼻塞流涕

C. 咳嗽有痰　　D. 咽喉肿痛

E. 苔薄脉浮

41. 以食少腹胀，便溏，甚则完谷不化，畏寒怕冷，面白少华为特征的证候是

A. 脾气虚证　　B. 脾阳虚证

C. 肾阳虚证　　D. 脾肾阳虚证

E. 脾虚气陷证

42. 下列各项，鉴别肝火炽盛证和肝阳上亢证的主要症状是

A. 头晕胀痛　　B. 面红目赤

C. 头重脚轻　　D. 急躁易怒

E. 舌红脉弦

43. 以腰膝酸软、神疲乏力、小便频数而清、尿后余沥不尽、舌淡、脉弱为特征的证候是
    A. 肾阳虚证　　　　B. 肾虚水泛证
    C. 肾阴虚证　　　　D. 肾精不足证
    E. 肾气不固证

44. 腹痛拒按，大便中夹有不消化的食物，酸腐臭秽，其证候是
    A. 肝脾不调证　　　B. 寒湿内盛证
    C. 大肠湿热证　　　D. 脾肾阳虚证
    E. 食滞胃肠证

45. 一种药物能够消除另一种药物的毒副作用，它们的配伍关系是
    A. 相须　　　　　　B. 相使
    C. 相杀　　　　　　D. 相恶
    E. 相反

46. 在"十八反"中，与白及相反的药物是
    A. 藜芦　　　　　　B. 乌头
    C. 甘草　　　　　　D. 白蔹
    E. 芫花

47. 既可治外感表证，又可治疮疡初起兼有表证的药物是
    A. 荆芥　　　　　　B. 桂枝
    C. 蝉蜕　　　　　　D. 羌活
    E. 白芷

48. 既能解肌退热，又能升阳止泻的药物是
    A. 升麻　　　　　　B. 桑叶
    C. 薄荷　　　　　　D. 葛根
    E. 蝉蜕

49. 具有清热泻火、生津止渴、止呕功效的药物是
    A. 石膏　　　　　　B. 芦根
    C. 知母　　　　　　D. 栀子
    E. 淡竹叶

50. 黄芩具有的功效是
    A. 清泻心火　　　　B. 清泻肺火
    C. 泻肝胆火　　　　D. 滋肾泻火
    E. 泻三焦火

51. 具有清热解毒、凉血消斑功效的药物是
    A. 金银花　　　　　B. 蒲公英
    C. 大青叶　　　　　D. 白头翁
    E. 天花粉

52. 玄参的功效是
    A. 清热凉血，活血祛瘀
    B. 清热凉血，泻火解毒
    C. 清热解毒，散瘀止痛
    D. 清热解毒，利水消肿
    E. 清热泻火，解毒透疹

53. 下列各项，**不属**青蒿功效的是
    A. 凉血除蒸　　　　B. 清透虚热
    C. 清肺降火　　　　D. 解暑
    E. 截疟

54. 芒硝治疗便秘，尤为适宜的是
    A. 气滞便秘　　　　B. 实热便秘
    C. 血瘀便秘　　　　D. 血虚便秘
    E. 津亏便秘

55. 木瓜具有的功效是
    A. 活血　　　　　　B. 行气
    C. 化痰　　　　　　D. 泻下
    E. 化湿

56. 既能治骨蒸潮热，又能治湿热黄疸的药物是
    A. 茵陈　　　　　　B. 郁金
    C. 川乌　　　　　　D. 蕲蛇
    E. 秦艽

57. 具有祛风湿、补肝肾、强筋骨、安胎功效的药物是
    A. 五加皮　　　　　B. 桑寄生
    C. 白鲜皮　　　　　D. 苦参
    E. 秦皮

58. 具有燥湿消痰、下气除满功效的药物是
    A. 豆蔻　　　　　　B. 苍术
    C. 砂仁　　　　　　D. 藿香
    E. 厚朴

59. 治疗水肿，心悸失眠，应选用的药物是
    A. 茯苓　　　　　　B. 猪苓

C. 泽泻　　　　　　D. 滑石

E. 薏苡仁

60. 可与附子相须为用，治疗心肾阳虚，阴寒内盛所致亡阳厥逆，脉微欲绝的药物是

 A. 生姜　　　　　　B. 花椒

 C. 丁香　　　　　　D. 干姜

 E. 肉桂

61. 具有疏肝破气、消积化滞功效的药物是

 A. 枳实　　　　　　B. 陈皮

 C. 沉香　　　　　　D. 青皮

 E. 木香

62. 既能消食除胀，又能降气化痰的药物是

 A. 山楂　　　　　　B. 麦芽

 C. 神曲　　　　　　D. 莱菔子

 E. 鸡内金

63. 下列各项，为治妇科下焦虚寒或寒客胞宫之要药的是

 A. 三七　　　　　　B. 艾叶

 C. 白及　　　　　　D. 地榆

 E. 茜草

64. 既能活血止痛，又能清心凉血、利胆退黄的药物是

 A. 香附　　　　　　B. 郁金

 C. 茵陈　　　　　　D. 丹参

 E. 延胡索

65. 既可治疗妇人月经不调、痛经、闭经，又可治疗风湿痹痛、手足麻木、血虚萎黄的药物是

 A. 益母草　　　　　B. 鸡血藤

 C. 首乌藤　　　　　D. 延胡索

 E. 血余炭

66. 半夏外用具有的功效是

 A. 清热解毒　　　　B. 祛风杀虫

 C. 降逆平喘　　　　D. 消肿止痛

 E. 祛风解痉

67. 治疗百日咳、肺痨、头虱，应选用的药物是

 A. 白芥子　　　　　B. 紫苏子

C. 百部　　　　　　D. 竹茹

E. 紫菀

68. 既能解郁安神，又能活血消肿的药物是

 A. 远志　　　　　　B. 首乌藤

 C. 合欢皮　　　　　D. 灵磁石

 E. 朱砂

69. 配合君、臣药以加强治疗作用，或直接治疗次要兼证的药物，称为

 A. 引经药　　　　　B. 调和药

 C. 佐助药　　　　　D. 佐制药

 E. 反佐药

70. 桂枝汤证的主要临床表现是

 A. 恶寒发热，无汗而喘，脉浮紧

 B. 汗出恶风，小便不利，苔白，脉浮

 C. 自汗恶风，面色苍白，舌淡，脉虚

 D. 恶风发热，汗出，鼻鸣干呕，脉浮缓

 E. 恶寒发热，汗出而喘，脉浮缓

71. 大承气汤证身热的特点是

 A. 往来寒热　　　　B. 身热夜甚

 C. 骨蒸潮热　　　　D. 潮热谵语

 E. 夜热早凉

72. 小柴胡汤中用于"和胃降逆止呕"的主要药物是

 A. 柴胡与半夏　　　B. 黄芩与人参

 C. 人参与生姜　　　D. 人参与半夏

 E. 半夏与生姜

73. 可治疗伤寒、温病、暑病余热未清，气津两伤证的方剂是

 A. 龙胆泻肝汤　　　B. 竹叶石膏汤

 C. 清营汤　　　　　D. 白虎汤

 E. 凉膈散

74. 具有清热解毒、消肿溃坚、活血止痛功用的方剂是

 A. 犀角地黄汤　　　B. 普济消毒饮

 C. 黄连解毒汤　　　D. 仙方活命饮

 E. 复元活血汤

75. 小建中汤的功用是
　　A. 温中祛寒，补气健脾
　　B. 温中补虚，和里缓急
　　C. 温中补虚，降逆止呕
　　D. 温补气血，缓急止痛
　　E. 温中补虚，降逆止痛

76. 主治血虚寒厥证的方剂是
　　A. 四逆汤
　　B. 四逆散
　　C. 当归四逆汤
　　D. 厚朴温中汤
　　E. 黄芪桂枝五物汤

77. 下列各项，属于参苓白术散功用的是
　　A. 渗湿止泻　　　B. 和里缓急
　　C. 升阳举陷　　　D. 补气滋阴
　　E. 降逆止呕

78. 下列各项，**不属**完带汤配伍特点的是
　　A. 寓补于散　　　B. 寄消于升
　　C. 肝脾同治　　　D. 培土抑木
　　E. 滋而不腻

79. 金匮肾气丸原方组成中用量最大的药物是
　　A. 附子　　　　　B. 山药
　　C. 干地黄　　　　D. 山茱萸
　　E. 牡丹皮

80. 真人养脏汤的功用是
　　A. 补脾泻肝，升阳止泻
　　B. 温肾暖脾，固肠止泻
　　C. 补气健脾，渗湿止泻
　　D. 涩肠固脱，温补脾肾
　　E. 温中祛寒，补气健脾

81. 复元活血汤的佐药是
　　A. 大黄、当归
　　B. 桃仁、红花
　　C. 当归、瓜蒌根
　　D. 大黄、天花粉
　　E. 大黄、桃仁

82. 镇肝息风汤的主治病证是
　　A. 破伤风

　　B. 头风
　　C. 太阳中风
　　D. 真中风
　　E. 类中风

83. 麦门冬汤的臣药是
　　A. 人参
　　B. 麦冬
　　C. 甘草
　　D. 粳米
　　E. 大枣

84. 五苓散的主治证是
　　A. 风湿证
　　B. 水热互结证
　　C. 表虚不固之风水证
　　D. 膀胱气化不利之蓄水证
　　E. 中阳不足之痰饮证

85. 苓桂术甘汤的功用是
　　A. 理气健脾，利水消肿
　　B. 温阳利水，消肿止痛
　　C. 温阳化饮，健脾利湿
　　D. 温阳健脾，行气利水
　　E. 解表化饮，止咳平喘

86. 清气化痰丸与温胆汤组成中均含有的药物是
　　A. 半夏、大枣　　B. 半夏、甘草
　　C. 枳实、茯苓　　D. 竹茹、半夏
　　E. 橘红、乌梅

87. 下列各项，**不属**藿香正气散组成药物的是
　　A. 陈皮　　　　　B. 枳实
　　C. 紫苏　　　　　D. 大腹皮
　　E. 炙甘草

88. 玉女煎的主治证是
　　A. 胃火炽盛证
　　B. 肝火犯胃证
　　C. 胃虚痰阻证
　　D. 胃热阴虚证
　　E. 胃气虚寒证

89. 主治大头瘟的方剂是
　　A. 普济消毒饮
　　B. 清瘟败毒饮

C. 龙胆泻肝汤

D. 蒿芩清胆汤

E. 黄连解毒汤

90. 主治外感温燥证的方剂是

A. 百合固金汤

B. 麦门冬汤

C. 桑菊饮

D. 杏苏散

E. 桑杏汤

91. 治疗湿热食积证的方剂是

A. 保和丸

B. 健脾丸

C. 木香槟榔丸

D. 枳实导滞丸

E. 枳实消痞丸

92. 治疗寒热虚实错杂之久泻久痢者，应选用的方剂是

A. 乌梅丸

B. 半夏泻心汤

C. 三子养亲汤

D. 补中益气汤

E. 真人养脏汤

B1 型题 （93～150 题）

答 题 说 明

两道试题共用 A、B、C、D、E 五个备选答案，备选答案在上，题干在下。每题请从中选择一个最佳答案，并在答题卡上将相应题号的相应字母所属的方框涂黑。每个备选答案可能被选择一次、多次或不被选择。

A. 肺病及肾

B. 肺病及脾

C. 肺病及心

D. 肺病及肝

E. 脾病及心

93. 上述各项，属五行相乘传变的是

94. 上述各项，属五行相侮传变的是

A. 心　　　　B. 肝

C. 脾　　　　D. 肺

E. 肾

95. 主通调水道的脏是

96. 主司和调节全身水液代谢的脏是

A. 主气的宣发和升散

B. 如雾

C. 如沤

D. 如渎

E. 主运化水液

97. 中焦的生理特点是

98. 下焦的生理特点是

A. 心与肾　　　B. 肺与肝

C. 脾与肾　　　D. 肾与肝

E. 肝与胆

99. 主要表现在水火既济、精神互用的脏腑是

100. 主要表现在同司疏泄、共主勇怯的脏腑是

A. 阳脉之海　　　B. 阴脉之海

C. 血海　　　　　D. 气海

E. 水谷之海

101. 任脉被称为

102. 冲脉被称为

A. 骨　　　　B. 气

C. 筋　　　　D. 肉

E. 血

103. 劳逸失度时，久立可伤及的是

104. 劳逸失度时，久卧可伤及的是

A. 气滞血瘀　　　B. 气虚血瘀

C. 气不摄血　　　D. 气随血脱

E. 气血两虚

105. 妇女产后大出血，出现晕厥、冷汗淋漓，其病机是

106. 气郁后出现心前区刺痛、唇舌青紫，其病机是

A. 寒者热之　　B. 热者寒之
C. 寒因寒用　　D. 热因热用
E. 实则泻之

107. 表热证用辛凉解表方药治疗，其治则是

108. 热厥证用寒凉方药治疗，其治则是

A. 痛兼有胀　　B. 痛如针刺
C. 痛如刀绞　　D. 沉重而痛
E. 抽掣引痛

109. 瘀血引起的疼痛特点是

110. 有形实邪阻闭气机引起的疼痛特点是

A. 指纹偏红　　B. 指纹紫红
C. 指纹青色　　D. 指纹淡白
E. 指纹紫黑

111. 小儿外感表证、寒证，指纹的表现是

112. 小儿里热证，指纹的表现是

A. 谵语　　　　B. 郑声
C. 独语　　　　D. 错语
E. 狂言

113. 表现为神识不清、语言重复、时断时续、语声低弱的是

114. 表现为神识清楚、语言时有错乱、语后自知言错的是

A. 血瘀证　　　B. 血寒证
C. 血热证　　　D. 气滞血瘀证
E. 气血两虚证

115. 妇女痛经，经量少，经色紫暗，

乳房胀痛，胸闷不舒，舌紫暗，脉弦，其证候是

116. 妇女痛经，经色紫暗，少腹冷痛，得温痛减，舌青紫，脉沉弦，其证候是

A. 心血虚证
B. 心气虚证
C. 心脉痹阻证
D. 心脾气血虚证
E. 心肾不交证

117. 可见心悸怔忡，心胸憋闷刺痛，舌质晦暗，脉涩的是

118. 可见心悸怔忡、头晕、多梦、健忘、神疲乏力、食少腹胀的是

A. 润肺下气，止咳化痰
B. 清肺化痰，止咳平喘
C. 清肺止咳，降逆止呕
D. 泻肺平喘，利水消肿
E. 温肺祛痰，止咳平喘

119. 桑白皮具有的功效是

120. 葶苈子具有的功效是

A. 代赭石　　　　B. 刺蒺藜
C. 羚羊角　　　　D. 石决明
E. 珍珠

121. 具有平肝潜阳、清肝明目功效的药物是

122. 具有平肝潜阳、凉血止血功效的药物是

A. 续断　　　　　B. 桑叶
C. 天麻　　　　　D. 牛黄
E. 钩藤

123. 治疗外感风热，头痛目赤以及斑疹透发不畅之证，可选用的药物是

124. 治疗肢体麻木，手足不遂，风湿痹痛及眩晕、头痛，可选用的药

物是

A. 白术　　　　　B. 黄芪
C. 人参　　　　　D. 甘草
E. 西洋参

125. 具有健脾益气、燥湿利尿、止
汗、安胎功效的药物是
126. 具有大补元气、补脾益肺、安神
益智功效的药物是

A. 覆盆子　　　　B. 菟丝子
C. 补骨脂　　　　D. 沙苑子
E. 淫羊藿

127. 具有补肾壮阳、纳气平喘功效的
药物是
128. 具有补肾壮阳、祛风除湿功效的
药物是

A. 白扁豆　　　　B. 当归
C. 甘草　　　　　D. 山药
E. 北沙参

129. 具有养阴清肺、益胃生津功效的
药物是
130. 具有补脾养胃、补肾涩精功效的
药物是

A. 芡实　　　　　B. 诃子
C. 乌梅　　　　　D. 五倍子
E. 肉豆蔻

131. 治疗肺虚久咳，蛔厥腹痛，应选
用的药物是
132. 治疗虚泻，冷痢，胃寒胀痛，食
少呕吐，应选用的药物是

A. 莲子　　　　　B. 芡实
C. 肉豆蔻　　　　D. 海螵蛸
E. 桑螵蛸

133. 治疗便血、外伤出血，应选用的
药物是
134. 治疗崩漏、吐血，应选用的药

物是

A. 白虎汤　　　　B. 大承气汤
C. 小柴胡汤　　　D. 大柴胡汤
E. 葛根黄芩黄连汤

135. 治疗伤寒少阳阳明合病的方剂是
136. 治疗协热下利证的方剂是

A. 寒热错杂之痞证
B. 脾虚肝旺之痛泻
C. 少阳湿热证
D. 肝郁血虚脾弱证
E. 邪伏膜原证

137. 逍遥散的主治证是
138. 半夏泻心汤的主治证是

A. 黄芪、五味子
B. 人参、白术
C. 黄芪、麻黄根
D. 小麦、人参
E. 牡蛎、龙骨

139. 牡蛎散中含有的药物是
140. 固冲汤中含有的药物是

A. 枳壳　　　　　B. 白前
C. 苏叶　　　　　D. 肉桂
E. 大腹皮

141. 暖肝煎组成中含有的药物是
142. 半夏厚朴汤组成中含有的药物是

A. 败毒散　　　　B. 清胃散
C. 芍药汤　　　　D. 白头翁汤
E. 葛根芩连汤

143. 主治湿热痢疾的方剂是
144. 主治热毒痢疾的方剂是

A. 清泻肝火，降逆止呕
B. 清胆利湿，和胃化痰
C. 温中补虚，降逆止呕
D. 化痰散饮，和胃降逆

E. 降气平喘，祛痰止咳

145. 苏子降气汤的功用是

146. 吴茱萸汤的功用是

A. 真阴不足证

B. 营血虚滞证

C. 心脾气血两虚证

D. 下元虚衰，痰浊上泛之喑痱证

E. 阴血阳气虚弱，心脉失养证

147. 地黄饮子的主治证是

148. 炙甘草汤的主治证是

A. 败毒散

B. 止嗽散

C. 大柴胡汤

D. 藿香正气散

E. 九味羌活汤

149. 组成中柴胡、前胡并用的方剂是

150. 组成中桔梗、枳壳并用的方剂是

参 考 答 案

1. C	2. B	3. E	4. A	5. A	6. A
7. C	8. C	9. A	10. B	11. D	12. C
13. A	14. D	15. B	16. E	17. E	18. C
19. E	20. C	21. D	22. C	23. D	24. D
25. D	26. C	27. B	28. B	29. E	30. D
31. B	32. C	33. D	34. E	35. E	36. D
37. C	38. C	39. B	40. D	41. B	42. C
43. E	44. E	45. C	46. B	47. A	48. D
49. B	50. B	51. C	52. B	53. C	54. B
55. E	56. E	57. B	58. E	59. A	60. D
61. D	62. D	63. B	64. B	65. B	66. D
67. C	68. C	69. C	70. D	71. D	72. E
73. B	74. D	75. B	76. C	77. A	78. E
79. C	80. D	81. C	82. E	83. A	84. D
85. C	86. C	87. B	88. D	89. A	90. E
91. D	92. A	93. D	94. C	95. D	96. E
97. C	98. D	99. A	100. E	101. B	102. C
103. A	104. B	105. D	106. A	107. B	108. C
109. B	110. C	111. A	112. B	113. B	114. D
115. D	116. B	117. C	118. D	119. D	120. D
121. D	122. A	123. E	124. C	125. A	126. C
127. C	128. E	129. E	130. D	131. C	132. E
133. D	134. D	135. D	136. E	137. D	138. A
139. C	140. E	141. D	142. C	143. C	144. E
145. E	146. C	147. D	148. E	149. A	150. A

传统医学师承人员出师和确有专长人员考核

综合笔试模拟试卷（二）

A1 型题（1~75 题）

答 题 说 明

每道考题下面有 A、B、C、D、E 五个备选答案。请从中选择一个最佳答案，并在答题卡上将相应题号的相应字母所属的方框涂黑。

1. 治疗感冒暑湿伤表证，应首选的方剂是
   - A. 荆防达表汤
   - B. 葱豉桔梗汤
   - C. 新加香薷饮
   - D. 参苏饮
   - E. 加减葳蕤汤

2. 不寐辨证应首先分辨的是
   - A. 阴阳
   - B. 气血
   - C. 营卫
   - D. 虚实
   - E. 寒热

3. 治疗肺痈恢复期，应首选的方剂是
   - A. 千金苇茎汤
   - B. 加味桔梗汤
   - C. 如金解毒散
   - D. 桔梗杏仁煎
   - E. 桔梗白散

4. 胸痹的主要病机是
   - A. 气滞血瘀
   - B. 寒凝气滞
   - C. 痰瘀交阻
   - D. 阳气虚衰
   - E. 心脉痹阻

5. 下列各项，**不属**狂证主要特征的是
   - A. 气力倍增
   - B. 情绪低落
   - C. 自我感觉良好
   - D. 言语增多
   - E. 喜动恶静

6. 治疗癫证痰气郁结证，应首选的方剂是
   - A. 逍遥散合顺气导痰汤
   - B. 越鞠丸合养心汤
   - C. 生铁落饮
   - D. 癫狂梦醒汤
   - E. 琥珀养心丹合二阴煎

7. 痫病与五脏均有关联，但主要责之于
   - A. 肺、脾
   - B. 肝、肾
   - C. 心、肝
   - D. 肺、肾
   - E. 肝、脾

8. 泄泻的基本病机是
   - A. 肝脾不和
   - B. 脾病湿盛
   - C. 脾胃失和
   - D. 肾阳不足
   - E. 脾气亏虚

9. 治疗郁证心神失养证，应首选的方剂是
   - A. 柴胡疏肝散
   - B. 甘麦大枣汤
   - C. 丹栀逍遥散
   - D. 半夏厚朴汤
   - E. 天王补心丹

10. 厥阴头痛，可选用的引经药是
    - A. 羌活、蔓荆子
    - B. 知母、黄芩
    - C. 葛根、白芷
    - D. 柴胡、川芎
    - E. 吴茱萸、藁本

11. 下列各项，**不属**眩晕病因的是
    - A. 情志不遂
    - B. 年高肾亏
    - C. 跌仆损伤
    - D. 饮食不节
    - E. 感受外邪

12. 治疗中风恢复期气虚络瘀证，应
首选的方剂是
　　A. 补阳还五汤　　B. 地黄饮子
　　C. 牵正散　　　　D. 天麻钩藤饮
　　E. 参苓白术散

13. 血淋和尿血的鉴别要点是
　　A. 有无小便量少　B. 有无尿痛
　　C. 有无小便频数　D. 有无腰痛
　　E. 有无排尿困难

14. 治疗胃痛湿热中阻证，应首选的
方剂是
　　A. 香苏散　　　　B. 清中汤
　　C. 一贯煎　　　　D. 失笑散
　　E. 黄芪汤

15. 治疗痹证痰瘀痹阻证，应首选的
方剂是
　　A. 防风汤　　　　B. 乌头汤
　　C. 薏苡仁汤　　　D. 宣痹汤
　　E. 双合汤

16. 疼痛突然发作，病势急剧，其疼
痛类别是
　　A. 啄痛　　　　　B. 持续痛
　　C. 阵发痛　　　　D. 猝痛
　　E. 绞痛

17. 下列各项，适宜用软膏剂治疗
的是
　　A. 急性皮肤病渗液较多者
　　B. 急性皮肤病无渗出者
　　C. 亚急性皮肤病具有糜烂者
　　D. 慢性皮肤病具有结痂、皲裂者
　　E. 亚急性皮肤病无渗液者

18. 下列各项，可用于疮疡阳证的是
　　A. 金黄膏　　　　B. 冲和膏
　　C. 红油膏　　　　D. 黄连膏
　　E. 回阳玉龙膏

19. 适用于乳漏深层漏管的外治法是
　　A. 腐蚀法　　　　B. 垫棉法
　　C. 敷贴法　　　　D. 挂线法
　　E. 结扎法

20. "肛门围绕，折纹破裂，便结者，
火燥也。"所描述的疾病是
　　A. 肛瘘　　　　　B. 息肉痔
　　C. 肛隐窝炎　　　D. 肛痈
　　E. 肛裂

21. 治疗慢性前列腺炎湿热蕴结证，
应首选的方剂是
　　A. 阳和汤　　　　B. 金铃子散
　　C. 沉香散　　　　D. 苍附导痰汤
　　E. 八正散

22. 肠痈内治法的治疗关键是
　　A. 利湿解毒　　　B. 通腑泄热
　　C. 养阴清热　　　D. 疏通经络
　　E. 益胃生津

23. 治疗男性不育症湿热下注证，应
首选的方剂是
　　A. 程氏萆薢分清饮
　　B. 十全大补汤
　　C. 金匮肾气丸
　　D. 左归丸
　　E. 五子衍宗丸

24. 下列各项，**不属**瘤、岩常见病因
的是
　　A. 情志郁结　　　B. 六淫之邪
　　C. 饮食不节　　　D. 跌扑损伤
　　E. 脏腑失调

25. 疮疡内治，清血分热常用的方
剂是
　　A. 五味消毒饮　　B. 仙方活命饮
　　C. 黄连解毒汤　　D. 犀角地黄汤
　　E. 清骨散

26. 治疗乳癖冲任失调证，应首选的
方剂是
　　A. 瓜蒌牛蒡汤
　　B. 柴胡疏肝散
　　C. 逍遥蒌贝散
　　D. 左归丸合小金丹
　　E. 二仙汤合四物汤

27. 石瘿的病因病机是
    A. 风火、痰浊、气滞
    B. 气滞、血瘀、痰凝
    C. 阴虚、火毒、痰瘀
    D. 肝郁、气滞、痰凝
    E. 气滞、血虚、寒凝

28. 内痔便血，大便时可脱出肛外，便后自行回纳。其分期是
    A. 一期　　　　　B. 二期
    C. 三期　　　　　D. 四期
    E. 五期

29. 血栓闭塞性脉管炎（脱疽）的好发年龄是
    A. 60 岁以上　　B. 40 岁以上
    C. 10 岁以下　　D. 10 ~ 19 岁
    E. 20 ~ 40 岁

30. 下列关于乳痈成脓期切开术的要求，**错误**的是
    A. 应在波动感及压痛最明显处切开排脓
    B. 切口应垂直乳络方向并与脓腔基底大小一致
    C. 应避免手术损伤乳络形成乳漏
    D. 切口位置应选择脓肿稍低的部位
    E. 脓肿小而浅者可用针吸穿刺抽脓

31. 下列各项，在月经产生过程中起主导作用的是
    A. 心　　　　　B. 肝
    C. 脾　　　　　D. 肺
    E. 肾

32. 治疗月经后期血虚证，应首选的方剂是
    A. 六味地黄汤
    B. 艾附暖宫丸
    C. 乌药汤
    D. 大补元煎
    E. 温经汤

33. 下列各项，**不属**月经过少血虚证临床表现的是
    A. 经行量少，色淡，质稀
    B. 面色萎黄，口唇色淡
    C. 头晕眼花，心悸怔忡
    D. 小腹冷痛，胀满
    E. 舌质淡，脉细

34. 丹栀逍遥散适宜治疗的病证是
    A. 月经先后不定期肝郁证
    B. 月经先期阳盛血热证
    C. 月经先期肝郁血热证
    D. 经间期出血湿热证
    E. 月经先期阴虚血热证

35. 治疗月经过多气虚证，应选用的方剂是
    A. 保阴煎　　　　B. 举元煎
    C. 失笑散　　　　D. 归肾丸
    E. 通瘀煎

36. 崩漏虚热证的治法是
    A. 滋肾育阴，固冲止血
    B. 清热凉血，固冲止血
    C. 养阴清热，固冲止血
    D. 温肾益气，固冲止血
    E. 补肾益气，固冲止血

37. 治疗胎漏气血虚弱证，应首选的方剂是
    A. 寿胎丸　　　　B. 八珍汤
    C. 保阴煎　　　　D. 胎元饮
    E. 桂枝茯苓丸

38. 急性盆腔炎的主要病因是
    A. 湿毒内结　　　B. 瘀血阻滞
    C. 湿热瘀结　　　D. 瘀热内阻
    E. 痰湿互结

39. 妊娠恶阻的治疗原则是
    A. 健脾和胃，温中止呕
    B. 益气养阴，和胃止呕
    C. 调气和中，降逆止呕
    D. 清肝和胃，降逆止呕
    E. 宽胸理气，化痰止呕

40. 治疗痛经寒凝血瘀证，应首选的方剂是
    A. 四物汤
    B. 温胞饮
    C. 圣愈汤
    D. 少腹逐瘀汤
    E. 益肾调经汤

41. 完带汤治疗带下过多的适应证候是
    A. 肾阳虚证   B. 肝郁证
    C. 脾虚证   D. 湿热证
    E. 湿毒证

42. 闭经阴虚血燥证可见的表现是
    A. 潮热汗出，五心烦热
    B. 头晕耳鸣，腰酸腿软
    C. 形寒肢冷，大便溏薄
    D. 心悸怔忡，皮肤欠润
    E. 形体肥胖，带下量多

43. 子宫脱垂的病因病机是
    A. 脾虚、阳虚
    B. 肝郁、气陷
    C. 血虚、肾虚
    D. 气虚、肾虚
    E. 肝郁、肾虚

44. 产后病的病机特点是
    A. 气血不足   B. 多虚多瘀
    C. 瘀血内阻   D. 外邪易侵
    E. 营卫失和

45. 治疗产后恶露不绝血瘀证，应首选的方剂是
    A. 失笑散
    B. 生化汤
    C. 两地汤
    D. 大黄牡丹皮汤
    E. 少腹逐瘀汤

46. 小儿出生后前囟正常闭合的时间是
    A. 6~7个月   B. 8~9个月
    C. 10~11个月   D. 12~18个月

E. 20~24个月

47. 下列各项，符合小儿"稚阴稚阳"生理特点的是
    A. 生机蓬勃   B. 气血充盛
    C. 有阳无阴   D. 阴盛阳衰
    E. 机体柔嫩

48. 小儿指纹紫红，提示的是
    A. 虚寒   B. 食积
    C. 痰热   D. 虚热
    E. 郁热

49. 足月新生儿生理性黄疸消退的时间是
    A. 4~6天   B. 7~9天
    C. 10~14天   D. 15~20天
    E. 20天之后

50. 下列各项，**不属**急惊风证候的是
    A. 眩   B. 搐
    C. 颤   D. 窜
    E. 视

51. 治疗鹅口疮虚火上浮证，应首选的方剂是
    A. 银翘散   B. 桑菊饮
    C. 清热泻脾散   D. 知柏地黄丸
    E. 甘露消毒饮

52. 小儿自汗为主，头、肩部汗出明显，其证候是
    A. 肺卫不固证   B. 营卫失调证
    C. 气阴亏损证   D. 湿热郁蒸证
    E. 阴阳失调证

53. 治疗小儿肺炎喘嗽痰热闭肺证，若热盛便秘，痰壅喘急，宜加用的方剂是
    A. 增液承气汤   B. 沙参麦冬汤
    C. 牛黄夺命散   D. 黄连解毒汤
    E. 人参五味子汤

54. 适宜应用使君子散的病证是
    A. 虫瘕证   B. 肠虫证
    C. 蛲虫病   D. 绦虫病
    E. 蛔厥证

55. 流行性乙型脑炎急性期的三大主症是
    A. 高热、抽搐、神昏
    B. 抽搐、神昏、呕吐
    C. 高热、神昏、黏液样便
    D. 高热、神昏、咳喘
    E. 高热、抽搐、瘀斑

56. 治疗小儿寒性哮喘，应首选的方剂是
    A. 麦味地黄丸
    B. 人参五味子汤
    C. 大青龙汤
    D. 小青龙汤合三子养亲汤
    E. 麻杏石甘汤合苏葶丸

57. 风寒泻的大便特点是
    A. 清稀，夹有泡沫，臭气不甚
    B. 清稀，澄澈清冷，完谷不化
    C. 水样，气味秽臭，或见黏液
    D. 稀溏，夹有乳块，气味酸臭
    E. 稀溏，色淡不臭，时轻时重

58. 麻疹透齐的标志部位是
    A. 胸腹、头颈
    B. 四肢、臀部
    C. 手足心、鼻准部
    D. 头颈、耳后
    E. 耳后、发际

59. 治疗夏季热上盛下虚证的治法是
    A. 温补脾阳，清肺祛暑
    B. 温补脾阳，清心除烦
    C. 温补肾阳，清肺祛暑
    D. 温补肾阳，清心除烦
    E. 温补肾阳，清心护阴

60. 小儿紫癜血热妄行证的治法是
    A. 疏风散邪，清热凉血
    B. 清热解毒，凉血止血
    C. 健脾养心，益气摄血
    D. 滋阴降火，凉血止血
    E. 健脾益气，凉血止血

61. 手三阴经在上肢部的分布规律是
    A. 太阴在前，厥阴在中，少阴在后
    B. 太阴在前，少阴在中，厥阴在后
    C. 厥阴在前，太阴在中，少阴在后
    D. 少阴在前，厥阴在中，太阴在后
    E. 厥阴在前，少阴在中，太阴在后

62. 足三阳经的循行走向规律是
    A. 从胸走手　　　B. 从足走胸
    C. 从手走头　　　D. 从头走足
    E. 从足走腹

63. 肘横纹至腕掌侧横纹的骨度分寸是
    A. 8 寸　　　　　B. 9 寸
    C. 12 寸　　　　 D. 16 寸
    E. 18 寸

64. 太渊穴的主治病证是
    A. 无脉症　　　　B. 肩背痛
    C. 头痛　　　　　D. 噎膈
    E. 泄泻

65. 照海穴的定位是
    A. 内踝高点正下缘凹陷处
    B. 外踝直下方凹陷中
    C. 外踝高点与跟腱之间凹陷处
    D. 内踝高点与跟腱后缘连线的中点凹陷处
    E. 内踝前下方凹陷中

66. 能治疗心痛、胸闷、失眠、胃痛、眩晕的腧穴是
    A. 膻中　　　　　B. 内关
    C. 公孙　　　　　D. 神门
    E. 心俞

67. 翳风穴归属的经脉是
    A. 足少阳胆经
    B. 手少阳三焦经
    C. 手太阳小肠经
    D. 足太阳膀胱经

E. 足阳明胃经

68. 下列各项，**不属**大椎穴主治范围的是
   A. 热病　　　　　B. 骨蒸潮热
   C. 黄疸　　　　　D. 风疹
   E. 癫狂痫证

69. 善治头风、头痛、眩晕的腧穴是
   A. 百会　　　　　B. 大椎
   C. 颊车　　　　　D. 哑门
   E. 承浆

70. 针刺头、面、胸腹、上下肢部的腧穴，适宜的体位是
   A. 仰靠坐位　　　B. 俯伏坐位
   C. 侧卧位　　　　D. 俯卧位
   E. 仰卧位

71. 下列关于针刺注意事项的叙述，**错误**的是
   A. 高热者不宜针刺
   B. 自发出血者不宜针刺
   C. 孕妇不宜针刺腹部穴
   D. 皮肤感染者不宜针刺患部腧穴
   E. 婴儿头顶部的腧穴不宜针刺

72. **不适宜**用三棱针治疗的病症是
   A. 咽喉肿痛　　　B. 中风脱证
   C. 顽癣　　　　　D. 昏厥
   E. 高热

73. 下列各项，属远部选穴的是
   A. 牙痛取合谷
   B. 胎位不正取至阴
   C. 颠顶痛取百会
   D. 汗证取阴郄
   E. 面瘫取颊车

74. 常用于治疗急性疼痛的特定穴是
   A. 原穴　　　　　B. 俞穴
   C. 五输穴　　　　D. 八会穴
   E. 郄穴

75. 治疗少阳头痛，除主穴外，还应选取的配穴是
   A. 攒竹、合谷、内庭
   B. 率谷、外关、足临泣
   C. 天柱、后溪、申脉
   D. 四神聪、太冲、内关
   E. 太阳、丰隆、阴陵泉

A2 型题 （76～120 题）

答 题 说 明

　　每道考题由两个以上相关因素组成或以一个简要病历形式出现，其下面都有 A、B、C、D、E 五个备选答案。请从中选择一个最佳答案，并在答题卡上将相应题号的相应字母所属的方框涂黑。

76. 患者干咳，喉痒，咽喉干痛，唇鼻干燥，头痛发热，舌质红干而少津，苔薄黄，脉浮数。治疗应首选的方剂是
   A. 桑菊饮　　　　B. 止嗽散
   C. 泻白散　　　　D. 三拗汤
   E. 桑杏汤

77. 患者喉中痰鸣如吼，胸高胁胀，痰黄黏稠，咯吐不利，烦闷不安，面赤汗出，舌红苔黄，脉弦滑。治疗应首选的方剂是
   A. 射干麻黄汤　　B. 定喘汤
   C. 三子养亲汤　　D. 苏子降气汤
   E. 葶苈大枣泻肺汤

78. 患者喘促气短，声低气怯，咳声低弱，咳痰稀白，自汗畏风，舌淡红，苔薄白，脉软弱。治疗应首选的方剂是

A. 三子养亲汤合二陈汤

B. 生脉散合补肺汤

C. 七味都气丸合生脉散

D. 金匮肾气丸合参蛤散

E. 苏子降气汤合二陈汤

79. 患者心悸易惊，心烦失眠，五心烦热，口干，盗汗，耳鸣腰酸，头晕目眩，舌红少津，苔少，脉细数。其治法是

A. 镇惊定志，养心安神

B. 补血养心，益气安神

C. 滋阴清火，养心安神

D. 温补心阳，安神定悸

E. 振奋心阳，宁心安神

80. 患者突然呕吐，发热恶寒，头身疼痛，胸脘满闷，舌苔白腻，脉濡缓。其治法是

A. 散寒和胃，理气止痛

B. 散寒止痛，理气疏肝

C. 清化湿热，和胃止呕

D. 化痰理气，活血止痛

E. 疏邪解表，化浊和中

81. 患者腹部疼痛，里急后重，痢下赤白脓血，黏稠如胶冻，腥臭，肛门灼热，小便短赤，舌苔黄腻，脉滑数。治疗应首选的方剂是

A. 芍药汤　　　B. 荆防败毒散

C. 香连丸　　　D. 藿香正气散

E. 白头翁汤

82. 患者 3 个月前因胸胁部撞伤后，而出现胁肋刺痛，痛有定处，入夜痛甚，舌质紫暗，脉沉涩。治疗应首选的方剂是

A. 膈下逐瘀汤　B. 少腹逐瘀汤

C. 复元活血汤　D. 调营饮

E. 香附旋覆花汤

83. 患者全身水肿，反复发作 1 年，下肢明显，按之凹陷不易恢复，脘腹胀满，纳减便溏，神疲乏力，

小便短少，舌质淡，苔白腻，脉沉缓。治疗应首选的方剂是

A. 五苓散　　　B. 济生肾气丸

C. 越婢加术汤　D. 实脾饮

E. 疏凿饮子

84. 患者小便热涩刺痛，尿色深红，夹有血块，小腹拘急胀痛，心烦，舌尖红，苔黄，脉滑数。治疗应首选的方剂是

A. 石韦散　　　B. 沉香散

C. 春泽汤　　　D. 清肺饮

E. 小蓟饮子

85. 患者右手食指生疮，整个患指红肿疼痛，手指呈半屈曲状，指腹部有明显压痛。脓成切开时，应选择的手术切口是

A. 患指两侧斜切口

B. 患指侧面纵切口

C. 患指掌面纵切口

D. 患指背面横切口

E. 患指指腹弧形切口

86. 患者，男，38 岁。膝部酸痛，疮形不红不热，漫肿无头。治疗应选用的外用药是

A. 太乙膏　　　B. 千锤膏

C. 咬头膏　　　D. 青黛散油膏

E. 阳和解凝膏

87. 患者素有足癣史，右小腿足部突然红肿热痛伴高热 5 天。局部症见皮肤鲜红一片，肿势不高，色如丹涂，边界清楚，按压时红色稍退，放手后立即恢复，皮肤摸之灼手，触痛明显。其诊断是

A. 瓜藤缠　　　B. 发

C. 流火　　　　D. 痈

E. 青蛇毒

88. 患者，男，25 岁。左手背不慎被火焰灼伤，皮肤有大小不等水疱，疼痛不剧，基底部苍白，间有红

色斑点，潮湿。其烧伤深度为

A. Ⅰ度   B. 浅Ⅱ度

C. 深Ⅱ度   D. 浅Ⅲ度

E. 深Ⅲ度

89. 患者，男，66 岁。有高血压病史
10 余年。2 年来双下肢发凉麻木，
时有小腿部抽痛及间歇性跛行，
近来足痛转为持久性静止痛，夜
间尤甚，往往抱膝而坐，足背动
脉搏动消失。其诊断是

A. 血栓闭塞性脉管炎

B. 雷诺氏病

C. 糖尿病足

D. 动脉硬化性闭塞症

E. 动脉栓塞

90. 患者，男，45 岁。左上臂内侧有
一肿块，呈半球形，暗红色，质
地柔软，状如海绵，压之可缩小。
应首先考虑的是

A. 气瘤   B. 筋瘤

C. 脂瘤   D. 血瘤

E. 肉瘤

91. 患者，男，33 岁。患白疕，皮疹
呈点滴状，颜色鲜红，层层银屑，
瘙痒剧烈，抓之有点状出血，伴
口干舌燥，咽喉疼痛，大便干燥，
小便黄赤，舌质红，苔薄黄，脉
弦滑。其治法是

A. 清热泻火，凉血解毒

B. 清利湿热，解毒通络

C. 活血化瘀，解毒通络

D. 养血滋阴，润肤息风

E. 清热凉血，解毒消斑

92. 患者，男，48 岁。背部生疮，初
起肿块上有一粟粒样脓头，抓破
后局部肿痛加剧，色红灼热，脓
头相继增多，溃后如蜂窝状，伴
有寒热头痛，纳呆，便秘，溲赤，
舌质红，苔黄，脉弦数。其诊

断是

A. 疔   B. 疖

C. 有头疽   D. 发

E. 痈

93. 患者，男，55 岁。肛周肿痛，皮
色暗红，脓肿溃后脓出稀薄，疮
口难敛，伴午后潮热，心烦口干，
盗汗，舌红，苔少，脉细数。治
疗应首选的方剂是

A. 仙方活命饮合脏连丸

B. 透脓散合活血散瘀汤

C. 青蒿鳖甲汤合三妙丸

D. 地榆散合黄连解毒汤

E. 萆薢化毒汤合槐角丸

94. 患者月经停闭不行，乳房胀痛，
精神抑郁，烦躁易怒，少腹胀痛
拒按，舌质暗，有瘀点，脉沉弦
而涩，尿妊娠试验阴性。治疗应
首选的方剂是

A. 人参养荣丸   B. 血府逐瘀汤

C. 加减一阴煎   D. 苍附导痰丸

E. 加减苁蓉菟丝子丸

95. 患者带下量多，绵绵不断，质清
稀，无臭味，腰酸肢冷，小腹发
凉，舌淡，苔白，脉沉迟。其治
法是

A. 清利湿热，解毒杀虫

B. 滋肾养阴，清热利湿

C. 温肾培元，固涩止带

D. 健脾益气，升阳除湿

E. 清热解毒，利湿排脓

96. 患者产后低热不退，恶露量多，
色淡质稀，腹痛绵绵，按之痛减，
心悸自汗，舌淡，苔白，脉细数。
其证候是

A. 血虚证   B. 气滞证

C. 湿热证   D. 血瘀证

E. 感染邪毒证

97. 患者胞宫有结块 2 年，触之不坚，固定难移，月经量多，胸闷不舒，腰腹疼痛，舌胖紫暗，苔白腻，脉沉涩。其证候是
    A. 气滞血瘀证　B. 痰湿瘀结证
    C. 湿热瘀阻证　D. 寒湿凝滞证
    E. 肾虚血瘀证

98. 患者，女，40 岁，已婚。经血非时而下，淋沥日久不尽，色淡红，质清稀，伴神疲气短，面浮肢肿，纳呆便溏，舌淡胖，苔白，脉沉弱。治疗应首选的方剂是
    A. 补中益气汤
    B. 固本止崩汤
    C. 加减苁蓉菟丝子丸
    D. 举元煎
    E. 归脾汤

99. 患者，女，20 岁，未婚。经行量多，色深红，质黏稠，口渴心烦，尿黄便干，舌红，苔薄黄，脉滑数。其证候是
    A. 血虚证　　　　B. 气虚证
    C. 血瘀证　　　　D. 血热证
    E. 阴虚证

100. 患者，女，43 岁，已婚。结婚 10 年不孕，月经先后无定期，量少，色鲜，头晕耳鸣，腰膝酸软，五心烦热，舌淡，苔薄，脉细。治疗应首选的方剂是
    A. 养精种玉汤　B. 毓麟珠
    C. 开郁种玉汤　D. 温胞饮
    E. 育阴汤

101. 患者，女，25 岁，已婚。有盆腔炎病史，下腹部疼痛结块，缠绵日久，痛连腰骶，经行加重，经血量多有块，带下量多，精神不振，纳少乏力，舌质紫暗，有瘀点，苔白，脉弦涩无力。治疗应首选的方剂是

    A. 理冲汤　　　　B. 膈下逐瘀汤
    C. 少腹逐瘀汤　D. 血府逐瘀汤
    E. 银甲丸

102. 患者，女，28 岁，已婚。两次月经中间阴道出血，量较多，色深红，质黏腻，平时带下量多色黄，纳呆腹胀，口苦咽干，舌红，苔黄腻，脉滑数。其治法是
    A. 益气补肾，固冲止血
    B. 清热化瘀，固冲止血
    C. 养阴清热，固冲止血
    D. 补肾养肝，固冲止血
    E. 清利湿热，固冲止血

103. 患儿，男，2 岁，体重 11kg。近 3 个月不思进食，食后腹胀，嗳气泛恶，大便时干时溏，舌淡红，苔白微腻，指纹略显滞涩。其诊断是
    A. 厌食，脾失健运证
    B. 厌食，脾胃气虚证
    C. 疳证，疳气
    D. 疳证，疳积
    E. 疳证，干疳

104. 患儿，男，6 岁。面目浮肿，下肢亦肿，尿少色赤，伴发热，咽痛，鼻塞。其证候是
    A. 风水相搏证　B. 湿热内侵证
    C. 脾肾阳虚证　D. 水毒内闭证
    E. 脾虚湿困证

105. 患儿，6 岁。猩红热皮疹布齐后 2 天，皮肤开始脱屑脱皮，仍有低热，咽部疼痛减轻，干咳唇燥，食欲不振，舌红少津。治疗应首选的方剂是
    A. 银翘散
    B. 一贯煎
    C. 地骨皮饮
    D. 人参五味子汤
    E. 沙参麦冬汤

106. 患儿，女，出生后 26 天。面目皮肤发黄，颜色逐渐加深，晦暗无华，肚腹膨胀，右胁下可扪及较硬痞块。其治法是
   A. 健脾利湿　　B. 温中化湿
   C. 温阳固脱　　D. 化瘀消积
   E. 清热利湿

107. 患儿，1 岁 2 个月。不思饮食，呕吐酸馊食物残渣，腹部胀满拒按，烦躁哭闹，夜眠不安，手足心热，大便酸臭，舌质红，苔黄腻。其治法是
   A. 温中　　　　B. 益气
   C. 养阴　　　　D. 消导
   E. 健脾

108. 患儿，男，10 岁。反复咳喘 4 年，近 3 天又作。发热恶寒，鼻流清涕，咳嗽喘促，喉中哮鸣，痰黄黏稠，便干溲黄，舌红，苔白，脉浮紧。其证候是
   A. 风寒闭肺证　B. 风热感冒证
   C. 外寒内热证　D. 肺脾气虚证
   E. 痰浊阻肺证

109. 患儿，男，10 岁。反复出现尿频 3 年，近 1 周小便频数淋沥不尽，精神倦怠，面色苍黄，食欲不振，畏寒怕冷，大便稀薄，眼睑浮肿，舌质淡，有齿痕，苔薄腻，脉细弱。治疗应首选的方剂是
   A. 八正散　　　B. 缩泉丸
   C. 金匮肾气丸 D. 六味地黄丸
   E. 知柏地黄丸

110. 患儿，3 岁。筋骨痿弱，发育迟缓，坐、立、行走、牙齿的发育都晚于同龄小儿，颈项痿软，天柱骨倒，目无神采，夜卧不安，舌淡，苔少，脉沉细无力。其治法是
   A. 益气养阴

B. 滋阴清肺
C. 活血通络
D. 补肾填髓，养肝强筋
E. 柔肝止痛，益气健脾

111. 患儿，出生 7 天。啼哭无力，肌肉瘠薄，皮肤干皱，四肢不温，吮乳乏力。其诊断是
   A. 胎黄　　　　B. 胎怯
   C. 五迟　　　　D. 五软
   E. 疳证

112. 患者肩部酸痛 2 周，遇风寒痛增，得温痛缓。治疗除主穴外，还应选取的配穴是
   A. 膈俞、血海 B. 合谷、风池
   C. 曲池、大椎 D. 肾俞、关元
   E. 曲池、尺泽

113. 患者头晕目眩，泛泛欲吐，急躁易怒，胁肋胀痛，耳鸣，口苦，舌红，苔黄，脉弦。治疗除主穴外，还应选取的配穴是
   A. 行间、侠溪、太溪
   B. 合谷、太冲、中脘
   C. 血海、膈俞、足三里
   D. 太溪、悬钟、阴陵泉
   E. 脾俞、胃俞、足三里

114. 患者经常不易入睡，寐而易醒，舌淡，脉细。治疗应首选的经穴是
   A. 督脉及手、足厥阴经穴
   B. 相应八脉交会穴、督脉及手少阴经穴
   C. 相应八脉交会穴、任脉及足厥阴经穴
   D. 督脉及足少阳、足少阴经穴
   E. 督脉、任脉及手、足厥阴经穴

115. 患者，女，18 岁。因过食生冷而致腹泻，腹痛肠鸣，大便恶臭，泻后痛减，伴有未消化食物，嗳

腐吞酸，不思饮食。治疗除主穴外，还应选取的配穴是

A. 内庭　　　B. 神阙

C. 支沟　　　D. 中脘

E. 肾俞

116. 患者，女，26 岁。每次月经后腹痛隐隐，喜按，经色淡，量少，舌红少苔，脉细。治疗应选取的主穴是

A. 三阴交、太溪、悬钟

B. 三阴交、脾俞、胃俞

C. 三阴交、中极、次髎

D. 三阴交、肝俞、肾俞

E. 三阴交、足三里、气海

117. 患儿，7 岁。睡中遗尿，每周数次，面色㿠白，舌淡，脉细。治疗除相应背俞穴外，还应选用的经穴是

A. 足太阳、足少阴经穴

B. 足太阳、手太阴经穴

C. 足太阳、手少阳经穴

D. 任脉、足太阳经穴

E. 任脉、足太阴经穴

118. 患者，女，45 岁。10 天前觉胁肋部皮肤灼热疼痛，皮色发红，继则出现簇集性粟粒大小丘状疱

疹，呈带状排列，经过治疗后疱疹减少，仍有胁肋部针刺样疼痛。治疗应选取的主穴是

A. 血海、内庭

B. 大敦、行间

C. 阴陵泉、内庭

D. 局部阿是穴、太冲

E. 局部阿是穴、夹脊

119. 患者昨日搬重物时不慎腰部扭伤，右侧腰部疼痛明显，活动受限。循经远取应选用的腧穴是

A. 人中、后溪

B. 太溪、复溜

C. 手三里、三间

D. 昆仑、悬钟

E. 太冲、行间

120. 患者，女，64 岁。耳鸣如蝉 4 年，时作时止，劳累则加剧，按之鸣声减弱。治疗应选取的主穴是

A. 太阳、听会、角孙

B. 丘墟、足窍阴、外关

C. 太阳、听会、合谷

D. 听会、侠溪、中渚

E. 太溪、照海、听宫

B1 型题（121～150 题）

答 题 说 明

两道试题共用 A、B、C、D、E 五个备选答案，备选答案在上，题干在下。每题请从中选择一个最佳答案，并在答题卡上将相应题号的相应字母所属的方框涂黑。每个备选答案可能被选择一次、多次或不被选择。

A. 泻白散合黛蛤散

B. 泻心汤合十灰散

C. 地榆散合槐角丸

D. 清胃散合泻心汤

E. 茜根散合龙胆泻肝汤

121. 治疗便血肠道湿热证，应首选的方剂是

122. 治疗咳血肝火犯肺证，应首选的方剂是

A. 玉液汤　　　B. 沙参麦冬汤

C. 清燥救肺汤　D. 玉女煎

E. 消渴方

123. 治疗上消肺热津伤证，应首选的方剂是

124. 治疗中消胃热炽盛证，应首选的方剂是

A. 茵陈五苓散　B. 茵陈蒿汤

C. 大柴胡汤　　D. 茵陈术附汤

E. 甘露消毒丹

125. 治疗黄疸阳黄胆腑郁热证，应首选的方剂是

126. 治疗黄疸阳黄热重于湿证，应首选的方剂是

A. 瓜蒌牛蒡汤合逍遥散

B. 柴胡疏肝散合桃仁红花煎

C. 逍遥散合桃红四物汤

D. 小金丹合黄连温胆汤

E. 逍遥散合海藻玉壶汤

127. 治疗乳核血瘀痰凝证，应首选的方剂是

128. 治疗肉瘿气滞痰凝证，应首选的方剂是

A. 水疱　　　　B. 隧道

C. 丘疹　　　　D. 风团

E. 瘙痒

129. 疥疮的特异性皮疹是

130. 瘾疹的常见皮损是

A. 内痔　　　　B. 窦道

C. 下肢丹毒　　D. 肛裂

E. 甲下瘀血

131. 结扎法的适应证是

132. 引流法的适应证是

A. 丹栀逍遥散　B. 八物汤加味

C. 通窍活血汤　D. 清肝引经汤

E. 顺经汤

133. 治疗经行浮肿气滞血瘀证，应首选的方剂是

134. 治疗经行吐衄肝经郁火证，应首选的方剂是

A. 少腹逐瘀汤　B. 当归芍药散

C. 大黄牡丹汤　D. 龙胆泻肝汤

E. 苍附导痰丸

135. 治疗阴痒肝经湿热证，应首选的方剂是

136. 治疗慢性盆腔炎寒湿凝滞证，应首选的方剂是

A. 健脾利湿，养血润燥

B. 补肾益气，消肿止痛

C. 健脾利水

D. 补肾温阳，化气行水

E. 理气行滞，除湿消肿

137. 子肿脾虚证的治法是

138. 子肿肾虚证的治法是

A. 8　　　　　　B. 9

C. 10　　　　　D. 11

E. 12

139. 按公式计算，10 个月婴儿的体重（kg）是

140. 按公式计算，2 周岁小儿的体重（kg）是

A. 小便短少，皮肤干燥

B. 小便清长，四肢欠温

C. 尿次频数，皮肤灼热

D. 尿次频数，面色苍白

E. 尿少或无，四肢厥冷

141. 泄泻气阴两伤变证的特点是

142. 泄泻阴竭阳脱变证的特点是

A. 疏风　　　　B. 养阴

C. 解毒　　　　D. 燥湿

E. 解毒化湿

143. 治疗风疹邪入气营证，应与清气凉营法配合使用的治法是

144. 治疗水痘邪炽气营证，应与清气凉营法配合使用的治法是

A. 第2胸椎棘突下，旁开1.5寸

B. 第3胸椎棘突下，旁开1.5寸

C. 第4胸椎棘突下，旁开1.5寸

D. 第5胸椎棘突下，旁开1.5寸

E. 第6胸椎棘突下，旁开1.5寸

145. 肺俞的定位是

146. 心俞的定位是

A. 风门　　　　B. 丰隆

C. 天突　　　　D. 气海

E. 关元

147. 治疗哮喘痰热阻肺证，除主穴外，应选取的配穴是

148. 治疗哮喘肺气不足证，除主穴外，应选取的配穴是

A. 合谷、内庭

B. 太冲、中脘

C. 脾俞、气海

D. 足三里、三阴交

E. 神阙、关元

149. 针灸治疗热秘，除主穴外，还应选取的配穴是

150. 针灸治疗阳虚秘，除主穴外，还应选取的配穴是

参 考 答 案

1. C	2. D	3. D	4. E	5. B	6. A
7. C	8. B	9. B	10. E	11. E	12. A
13. B	14. B	15. E	16. D	17. D	18. A
19. D	20. E	21. E	22. B	23. A	24. D
25. D	26. E	27. B	28. B	29. E	30. B
31. E	32. D	33. D	34. C	35. B	36. C
37. D	38. C	39. C	40. D	41. C	42. A
43. D	44. B	45. B	46. D	47. E	48. E
49. C	50. A	51. D	52. A	53. C	54. B
55. A	56. D	57. A	58. C	59. E	60. B
61. A	62. D	63. C	64. A	65. A	66. B
67. B	68. C	69. A	70. E	71. A	72. B
73. A	74. E	75. B	76. E	77. B	78. B
79. C	80. E	81. A	82. C	83. D	84. E
85. B	86. E	87. C	88. C	89. D	90. D
91. E	92. C	93. C	94. B	95. C	96. A
97. B	98. B	99. D	100. A	101. A	102. E
103. A	104. A	105. E	106. D	107. D	108. C
109. B	110. D	111. B	112. B	113. A	114. B

115. D	116. E	117. E	118. E	119. C	120. E
121. C	122. A	123. E	124. D	125. C	126. B
127. C	128. E	129. B	130. D	131. A	132. B
133. B	134. D	135. D	136. A	137. C	138. D
139. B	140. E	141. A	142. E	143. C	144. E
145. B	146. D	147. B	148. D	149. A	150. E